TRAITÉ PRATIQUE

DE

GYNÉCOLOGIE

PAR

LE Dr A. AUVARD

ACCOUCHEUR DES HÔPITAUX DE PARIS

DEUXIÈME ÉDITION REVUE ET AUGMENTÉE

Avec 655 figures dans le texte

ET 12 PLANCHES EN COULEUR HORS TEXTE

PARIS

OCTAVE DOIN, ÉDITEUR

8, PLACE DE L'ODÉON, 8

1894

TRAITÉ PRATIQUE

DE

GYNÉCOLOGIE

DU MÊME AUTEUR

1. DE LA PINCE A OS ET DU CRANIOCLASTE, 1884.

2. DE LA CONDUITE A TENIR DANS LE CAS DE PLACENTA PRÆVIA, 1888.

3. DU TRAITEMENT DE L'ÉCLAMPSIE PUERPÉRALE, 1888.

4. TRAVAUX D'OBSTÉTRIQUE. — (3 vol. in-8, avec 308 figures intercalées dans le texte et planches, 1889).

TOME I. — Grossesse gémellaire. — Couveuse. — Bassin ostéomalacique. — Pince à os et cranioclaste. — Délivrance physiologique. — Adhérence partielle du placenta. — Placentas multiples. — Fibrôme et accouchement. — Menstruation, ovulation, fécondation. — Version mixte. — Embryotomie. — Viburnum prunifolium. — Ophtalmie purulente. — Hypnotisme et suggestion. — Insertion vélamenteuse du cordon. — Avortement. — Tumeur placentaire. — Hernie ombilicale. — Pneumonie lobaire suppurée. — Tête fœtale et périnée. — Septicémie mammaire. — Utérus puerpéral. — Torticolis congénital. — Montée de lait et ablation du sein. — Durée héréditaire du travail. — Double poche des eaux et grossesse gémellaire. — Thrombus du col utérin. — Antisepsie. — Vessie puerpérale. — Mamelles surnuméraires. — Antipyrine en obstétrique. — Insertion vélamenteuse du cordon. — Rétrécissement des vaisseaux du cordon.

TOME II. — Adipose et puerpéralité. — Mécanisme de la sortie des épaules (tête première). — Tamponnement intra-utérin. — Contribution à l'étude des annexes ovulaires et à celles de la délivrance, des déchirures vulvaires après l'accouchement, et de la hauteur de l'utérus pendant le postpartum.

TOME III. — Extraction de la tête fœtale. — Des présentations en général et en particulier de celles du front et de l'abdomen. — Obliquité latérale de l'utérus gravide. — Mort subite puerpérale. — Du diagnostic de l'époque de l'accouchement.

5. HYGIÈNE INFANTILE ANCIENNE ET MODERNE. — En collaboration avec M. Pingat. Paris, 1889.

6. LE NOUVEAU-NÉ. — Physiologie. Hygiène. Allaitement. Maladies les plus fréquentes et leur traitement. Paris, 1890.

7. DE L'ANTISEPSIE EN GYNÉCOLOGIE ET EN OBSTÉTRIQUE. — Paris, 1891.

8. TRAITÉ PRATIQUE D'ACCOUCHEMENTS. 1re édition 1890.
— 2e édition 1891.
— 3e édition 1894.

9. SÉMÉIOLOGIE GÉNITALE, 1892.

10. MENSTRUATION ET FÉCONDATION. — État normal et pathologique, 1892.

11. FORMULAIRE OBSTÉTRICAL ILLUSTRÉ, 1892.

12. FORMULAIRE GYNÉCOLOGIQUE ILLUSTRÉ, 1892.

13. ANESTHÉSIE CHIRURGICALE ET OBSTÉTRICALE. — En collaboration avec M. Caubet, 1892.

14. GUIDE DE THÉRAPEUTIQUE GÉNÉRALE ET SPÉCIALE. — En collaboration avec MM. Brocq, Chaput, Delpeuch, Desnos, Lubet-Barbon, Trousseau.

15. THÉRAPEUTIQUE OBSTÉTRICALE. — Paris, 1893.

16. MANUEL DE THÉRAPEUTIQUE GYNÉCOLOGIQUE. — En 7 volumes. En collaboration avec MM. Caubet, De Kervilly, Touvenaint, Berlin, d'Hotman, Ozenne.

TRAITÉ PRATIQUE

DE

GYNÉCOLOGIE

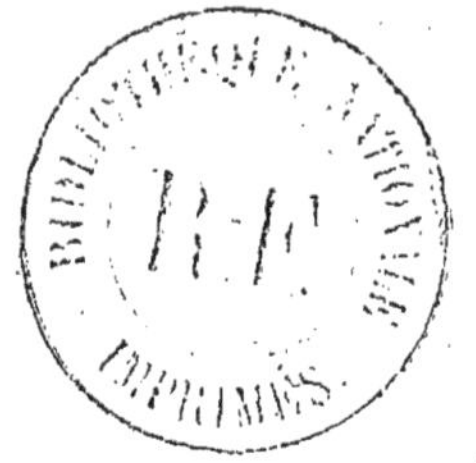

PAR

LE DR A. AUVARD

ACCOUCHEUR DES HÔPITAUX DE PARIS

DEUXIÈME ÉDITION REVUE ET AUGMENTÉE

Avec 655 figures dans le texte

ET 12 PLANCHES EN COULEUR HORS TEXTE

PARIS

OCTAVE DOIN, ÉDITEUR

8, PLACE DE L'ODÉON, 8

1894

TABLE

INTRODUCTION			1
CHAPITRE	I.	— Pathologie générale	5
—	II.	— Thérapeutique générale	47
—	III.	— Malformations génitales	113
—	IV.	— Vulve et vagin	149
—	V.	— Génitalite	197
—	VI.	— Déviations utérines	321
—	VII.	— Inversions utérines	439
	VIII.	— Hémorragies péri-utérines	457
—	IX.	— Tumeurs génitales	483
—	X.	— Emménologie	595
—	XI.	— Stérilité	635
—	XII.	— Voies urinaires	675
—	XIII.	— Rectum et bassim	720
—	XIV.	— Abdominopathies simili-génitales	777
—	XV.	— Diagnostic des génitopathies	817
TABLES			845

TRAITÉ PRATIQUE
DE GYNÉCOLOGIE

INTRODUCTION

Ce livre est consacré à l'étude des organes génitaux de la femme, à l'état normal et pathologique, en dehors de la puerpéralité.

Le titre de *Gynécologie*, que j'ai adopté parce qu'il est à peu près universellement accepté, est inexact, car il signifie *traité de la femme* (γυνη, λογος), et je ne m'occupe ici que d'un appareil, celui, il est vrai, qui la caractérise essentiellement.

Celui de *Gynécopathie* ne vaudrait guère mieux, car il implique toutes les maladies féminines, et pas spécialement celles de l'appareil génital.

Le véritable titre serait :

TRAITÉ
DE GÉNITOLOGIE FÉMININE
APUERPÉRALE

Génitologie féminine, c'est-à-dire traité des organes génitaux féminins (état normal et pathologique).

Apuerpérale, c'est-à-dire en dehors de la puerpéralité, car tout ce qui concerne l'obstétrique est ici laissé de côté.

La *génitologie féminine* se divise en effet en deux parties :

1° La génitologie puerpérale (tocologie, obstétrique), c'est la science des accouchements;

2° La génitologie apuerpérale, qui est celle que nous avons en vue et qu'on désigne habituellement du nom de *gynécologie*. Par respect pour les classiques, par condescendance aux usages, j'adopte, mais à contre cœur, ce terme de *gynécologie*.

Sans vouloir faire l'histoire de cette science spéciale, je crois nécessaire d'en tracer les étapes, qui sont au nombre de cinq principales.

Première période. — *Période embryonnaire. Période vulvaire.* — Période qui s'étend jusqu'au commencement du siècle actuel. La gynécologie est à l'état embryonnaire; on examine à peine les organes génitaux, s'arrêtant le plus souvent à la vulve, d'où le nom de *période vulvaire*. qu'on peut lui donner, bien qu'on ait fait quelques timides examens vaginaux.

Deuxième période. — (Récamier.) — *Période vaginale. Période du spéculum.* — Cette période, qui commence avec le siècle, débute par l'apparition du spéculum en 1801. Récamier, en faisant hardiment usage de cet instrument explorateur, inaugure une ère féconde à la gynécologie; il préconise également la curette utérine et l'amputation du col, mais l'absence d'antisepsie l'empêche de réussir; si Récamier avait eu Pasteur et Lister comme contemporains, il aurait probablement atteint la perfection thérapeutique de l'école actuelle.

Troisième période. — (Huguier. Lisfranc. Velpeau.) — *Période utérine. Période de l'hystéromètre.* — Cette période comprend le milieu du siècle actuel. En 1843, Huguier et Simpson inventent l'hystéromètre, qui donne à l'explorateur accès jusque dans la cavité utérine. Toute l'attention est portée sur l'utérus, mais les accidents dont cet organe est la source sont interprétés différemment par Lisfranc et Velpeau.

Les maladies utérines se résument :

Pour Lisfranc, dans l'*engorgement ;*
Pour Velpeau, dans les *déviations*.

En 1849, grande discussion à l'Académie de médecine où les deux camps se dessinent nettement, les uns avec Lisfranc n'admettant que l'engorgement utérin, les autres avec Velpeau ne voyant que les déviations.

Chaque gynécologue, suivant la pathogénie qu'il admet, institue un traitement en conséquence. Les partisans des déviations essaient, avec l'hystéromètre et les pessaires de redresser l'utérus, les autres combattent l'engorgement par les révulsifs, le repos, les évacuations sanguines.

En 1854, nouvelle discussion à l'Académie de médecine, où l'emploi de l'hystéromètre pour redresser l'utérus est condamné, à cause des nombreux accidents dont il est la source.

Quatrième période. — (Allemagne : Simon, Martin, Hegar. — Etats-Unis : Sims, Bozeman.) — *Période périutérine. Période du bistouri.* — L'explorateur ne se borne plus comme précédemment à l'utérus, mais il interroge avec soin le pourtour de l'utérus, les annexes, dont l'état pathologique est reconnu fréquent.

Grâce à la sécurité donnée par l'antisepsie, les gynécologues deviennent audacieux; ils emploient le bistouri dans la plupart des affections génitales de la femme; la thérapeutique gynécologique devient essentiellement chirurgicale.

Après l'ère du spéculum, puis de l'hystéromètre, vient donc celle du bistouri, qui aura été dans le siècle actuel le couronnement de la thérapeutique gynécologique.

Mentionnons aussi l'introduction du *massage* et de l'*électricité*, appelés à rendre d'importants services dans le traitement des maladies des femmes.

Cinquième période. — *Période d'épanouissement* — Nous touchons à la période de maturité et d'épanouissement de la gynécologie; période dont il serait encore prématuré de vouloir écrire l'histoire.

Ces quelques mots sur l'évolution de la gynécologie m'ont semblé ici indispensables, d'autant plus que dans le cours de cet ouvrage j'ai volontairement omis l'historique de la plupart des questions, ne voulant pas faire œuvre encyclopédique, mais simplement exposer, dans une description aussi brève que possible, l'état actuel de la science sur les divers points de la gynécologie.

C'est dans le même but que j'ai éliminé toutes les anciennes théories et tous les traitements, parfois bizarres, qu'on trouve complaisamment décrits dans les anciens traités de gynécologie.

Cette table rase pourra déplaire aux amateurs de routine, qui ne manqueront pas de traiter mon livre de révolutionnaire et qui m'accuseront de mépriser mes ancêtres en science gynécologique, idée d'ailleurs qui est loin de mon esprit.

Ce n'est pas pour eux que j'écris, mais uniquement pour les médecins qui veulent se livrer à la pratique de la gynécologie.

J'espère leur donner un livre aussi court que possible et où ils pourront néanmoins puiser toutes les notions, qui leur sont indispensables pour le diagnostic et la thérapeutique des maladies génitales de la femme.

Le succès de la première édition semble m'annoncer que j'ai réussi; puisse celui de la deuxième que j'ai modifiée et complétée dans le même but, en être la confirmation!

CHAPITRE PREMIER

PATHOLOGIE GÉNÉRALE

SOMMAIRE

Pages.

I. *Étiologie générale.*
1. Congestion. 7
2. Microbes. 8
3. Traumatismes. 8
4. Troubles dans la statique utérine. 9
5. Malformations congénitales et acquises 9
6. Tumeurs. 9
7. Maladies cutanées. 9
8. Troubles fonctionnels 9

II. *Symptomatologie.*
1. Douleurs 10
2. Troubles fonctionnels 11
3. Modifications de l'état général. 11
4. Changements de couleur et d'aspect des organes génitaux. 11
5. Modifications de la sonorité abdominale. 11
6. Modifications de forme, de volume, de situation et de consistance. . . . 11
7. Changements produits dans la circulation génitale. 11

III. *Diagnostic général.*
Généralités.
1° Interrogatoire de la malade. 12
2° Examen direct du système génital. 13
Tables à examen. 14
Position de la femme. Horizontale. { dorsale. 16
latérale. 16
génupectorale . . . . 16 }
— — Verticale 18
a. Inspection. 18
b. Palpation et percussion 18
c. Auscultation. 20
d. Toucher. . . . . { urétro-vésical 20
ano-rectal 22
vagino-utérin . . . . 24 }
e. Exploration instrumentale. { exploration génitale 30
— urinaire 41
— intestinale. . . . . 43 }
f. Procédés d'exception . . . { 1. Examens micrographique et microbiologique. 44
2. Anesthésie exploratrice 44
3. Laparotomie exploratrice. . . . . 44 }
3° Étude des autres systèmes et de l'état général 45

IV. *Pronostic général.*

PATHOLOGIE GÉNÉRALE

I

ÉTIOLOGIE GÉNÉRALE

La nature a voulu que la femme fût dominée par l'appareil génital, afin de faire d'elle un être essentiellement reproducteur.

Toutes les passions, tout l'instinct de l'être féminin gravitent autour de ce système, dont l'importance est telle que ses maladies ont un retentissement très marqué sur l'organisme.

On a dit que l'hystérie, ce détraquement nerveux de la femme, dépendait souvent d'un état pathologique des organes génitaux, ou de leur fonctionnement anormal (par manque ou excès). La pathogénie de cette maladie est encore trop mal connue pour qu'on puisse se prononcer; on sait cependant que les affections génitales causent nettement certains troubles nerveux tels que névralgie, migraine, tremblement, accès de sanglot, accès convulsifs, diarrhée [1].

On comprend ainsi l'énorme importance du système génital chez la femme et comment des troubles en apparence légers du côté de cet appareil pourront avoir un retentissement marqué sur tout l'organisme.

Les causes, susceptibles d'amener ces troubles, sont variées; il convient surtout de citer :

1. Congestion. — 2. Microbes. — 3. Traumatismes. — 4. Troubles dans la statique utérine. — 5. Malformations congénitales ou acquises. — 6. Tumeurs. — 7. Maladies cutanées. — 8. Troubles fonctionnels.

Un mot sur chacune de ces causes :

1° Congestion.

Périodiquement la menstruation établit une congestion utérine, incapable de créer une maladie par elle-même, mais donnant un coup de fouet aux états pathologiques déjà existants. Tels les ovarites, salpingites.

[1] Voir *Odebrecht. in Beit. z. Geb. und Gyn.*, *Jubilé d'A. Hegar*, 1889, p. 87.

Une congestion intense peut également amener des ruptures vasculaires (hématocèle intra ou sous-péritonéale), car à côté des hématocèles qui ne sont autre chose que des grossesses extra-utérines, il y a celles qui sont causées par de simples ruptures vasculaires, en dehors de l'état puerpéral.

Enfin la congestion utérine existe à l'état isolé en dehors de toute inflammation, c'est-à-dire de tout microbe, entretenue par des vêtements trop serrés, par des fatigues exagérées, une excitation sexuelle dépassant les bornes; congestion douloureusement perçue dans le pelvis comme la céphalalgie à la tête, sorte de *céphalalgie utérine*.

2° Microbes.

Les microbes, auxquels se trouvent exposés les organes génitaux, sont nombreux; mais il en est trois principales catégories, qui jouent un rôle considérable et prépondérant dans les génitopathies.

a. Les *microbes puerpéraux*, qui s'introduisent dans les voies génitales à la suite d'un avortement ou d'un accouchement, quelquefois même pendant le postpartum, à la faveur des nombreuses plaies génitales qui existent à ce moment.

b. Les *microbes sexuels*, et sous cette dénomination je désigne, tous les microogranismes, auxquels le coït sert de véhicule habituel; tels ceux de la *blennorragie*, de la *syphilis*, des *chancres mous*, trinité menaçante dont les épines entourent toutes les roses de la jouissance sexuelle.

c. Enfin les *microbes médicaux*, c'est-à-dire ceux qui peuvent être portés sur la surface génitale par un doigt ou un instrument malpropre, lors d'une exploration médicale.

3° Traumatismes.

Le trauma peut être *accidentel*, *sexuel* ou *médical*.

Accidentel, quand il survient à la suite d'une chute, d'un coup.

Sexuel, alors que par sa quantité ou sa qualité le coït dépasse les limites permises.

Le système génital est celui qui satisfait les passions les plus intenses de l'humanité, aussi subit-il des assauts, des traumatismes continuels, qui sont pour lui la cause de fréquentes maladies.

La masturbation agit dans le même sens; elle a été accusée par certains auteurs d'être la source fréquente des maladies génitales [1]. Elle amènerait la congestion, parfois même l'inflammation de l'utérus, la congestion ovarienne et les névralgies qui en dépendent, la vaginite et surtout la vulvite. — Cette influence étiologique ne saurait être niée, elle peut nettement produire la vulvite et entretenir dans tout le système génital une congestion favorable à la continuation ou à l'aggravation d'une inflammation déjà existante; par son action dépressive sur le système nerveux, elle favorise les troubles hystériques et par là même le développement des névralgies génitales; toute-

[1] Chapmann. *Am. J. of Obstetrics*, mai et juin, 1883.

fois il convient de ne pas en exagérer l'importance, en dehors de la vulvite elle constituera plutôt une cause adjuvante qu'une cause réellement efficiente.

Médical, quand pour une exploration ou dans un but criminel (avortement) un instrument est introduit dans l'utérus.

4° Statique génitale.

L'utérus est maintenu en place par des liens divers, qui seront ultérieurement étudiés ; sa statique est intimement liée à celle de tous les organes abdominaux.

Si les conditions normales du maintien utérin n'existent plus, on voit les *déviations* et le *prolapsus* survenir.

Il existe encore d'autres *déplacements* dépendant de tumeurs périutérines, ou de rétractions cicatricielles, mais la situation de l'utérus ne constitue en pareil cas qu'un état pathologique secondaire et d'importance relativement faible.

5° Malformations.

Tantôt congénitales, tels l'hermaphrodisme, les imperforations anale et rectale, la bifidité vagino-utérine, etc.

Tantôt acquises, telles les atrésies vaginales à la suite de gangrène, les fistules *urino-génitales* ou *intestino-génitales.*

6° Les tumeurs.

Vulve. — Éléphantiasis. — Épithélioma.
Utérus. — Fibrome. — Sarcome. — Cancer.
Ovaires. — Kystes. — Sarcome. — Cancer.

7° **Les maladies cutanées**, qu'on observe à la vulve, comme l'eczéma, le psoriasis, ne jouent qu'un rôle secondaire dans la gynécopathie.

8° Nous terminons par les **troubles fonctionnels**, qui peuvent altérer le fonctionnement normal des organes génitaux, tels le *vaginisme*, l'*aménorrée* la *dysménorrée*.

La menstruation est un appel mensuel aux maladies génitales, une invite à la recrudescence d'une maladie déjà existant.

Tout grand changement fonctionnel de l'utérus, *puberté*, *grossesse*, *ménopause*, prédispose également aux génitopathies.

On a encore invoqué d'autres causes, telles les *diathèses*, le *célibat*, la *stérilité ;* ce sont des causes d'ordre secondaire, qui ne créent pas une maladie mais lui impriment un aspect clinique spécial ; il en sera question chemin faisant et à propos de chaque maladie en particulier.

Tels sont les *huit* principaux groupes des génitopathies. — Toutefois ce n'est pas en suivant ces différents groupes que nous étudierons la gynécologie; il y a en effet intérêt pour cette étude à aborder et à traiter complètement l'histoire pathologique de chaque région génitale; aussi dans le plan que j'adopte, nous verrons successivement :

Les maladies de la vulve;
— du vagin;
— de l'utérus;
— des voies urinaires;
— du rectum et du bassin.

Seules les malformations, qui seront plus compréhensibles si elles sont étudiées en bloc, formeront un chapitre, dont l'élément étiologique constituera le point de départ; pour terminer enfin nous examinerons surtout au point de vue séméiologique, certains troubles douloureux et fonctionnels (aménorrée, métrorragie, dysménorrée, stérilité).

II

SYMPTOMATOLOGIE GÉNÉRALE

Les différents symptômes, provoqués par les maladies génitales, sont :

1° La *douleur*, qui siège le plus souvent :

Dans les lombes;
A l'hypogastre;
Ou dans les membres inférieurs.

Ce sont ses trois localisations les plus fréquentes.

Elle paraît même avoir une prédilection pour la région lombaire. Quelle est la femme qui ne connaît pas les *douleurs de reins?* Tout événement utérin, l'accouchement en particulier, retentit, à cause de ses attaches nerveuses, sur cette région de l'organisme.

La douleur dans la gynécopathie peut ne pas rester localisée à la sphère génitale, mais se montrer dans une région plus ou moins éloignée. Ces irradiations douloureuses sont connues sous le nom de *synalgies*.

Exemples de synalgies : la constriction temporale alors qu'on avale un aliment glacé, — le grincement des dents qui résulte de l'audition d'un son aigu, — le prurit des fosses nasales par l'impression sur la rétine d'une lumière trop vive, — la névralgie temporale qui accompagne l'iritis, — la névralgie ilio-lombaire ou sciatique dans la blennorragie masculine.

Or avec une métrite on peut avoir de la névralgie intercostale, de la céphalalgie, de la gastralgie, de la sciatique; les synalgies auxquelles donnent lieu les affections génitales sont d'ailleurs très variées quant à leur siège.

Dans l'appréciation de la douleur au point de vue séméiologique, c'est-à-dire comme symptôme d'une affection génitale, il y a lieu de tenir compte du sujet auquel on a affaire.

Chez une hystérique, une neurasthénique, il suffit d'une lésion minime pour provoquer des douleurs excessivement vives; ces maladies nerveuses sont même susceptibles ainsi qu'on le sait de créer dans la sphère génitale des névralgies très intenses sans que l'appareil génital présente à l'examen la moindre tare pathologique.

A l'opposé de ces sensitives, nous trouvons les endormies du système nerveux dont la réaction douloureuse est peu accentuée, et qui supportent en souffrant à peine des lésions assez sérieuses du système génital ; ces dernières sont à l'époque actuelle beaucoup plus rares que les premières.

Le clinicien ne devra jamais, dans l'appréciation des symptômes, perdre de vue cette variabilité de la sensibilité féminine.

2° Les *troubles fonctionnels*, tels que les pertes blanches ou rouges, *fleurs* qui se développent dans un terrain pathologique et sont particulièrement vivaces.

3° Les *modifications de l'état général*, amaigrissement, affaiblissement, anéantissement, fièvre, anémie, etc.

4° Les *changements de couleur et d'aspect* des organes génitaux internes et externes (coloration rouge, violacée; ulcération; saillie constituée par les plaques muqueuses ou une tumeur).

5° Les *modifications de la sonorité* de l'abdomen.

6° Les *modifications de forme, de volume, de situation et de consistance*, surtout du côté de l'utérus et des annexes.

7° Les *changements produits dans la circulation génitale* se traduisant par des souffles divers, notamment dans les cas de tumeurs.

Les symptômes rangés sous les chiffres 1, 2, 3 appartiennent à ce qu'on appelle les *symptômes rationnels ou subjectifs*, c'est-à-dire qu'ils sont perçus par la femme elle-même. Ceux des quatre dernières catégories répondent aux *symptômes physiques* ou *objectifs*, c'est-à-dire qu'ils ne peuvent être reconnus que par le médecin.

Toutefois, il vaut mieux, au point de vue pratique, examiner ces différents symptômes, comme nous allons le faire au diagnostic, en procédant successivement : 1° à l'interrogatoire ; 2° à l'inspection ; 3° à la palpation ; 4° à l'auscultation ; 5° au toucher ; 6° à l'exploration instrumentale.

Enfin parmi les symptômes auxquels peuvent donner lieu les affections génitales, il importe de mentionner les divers troubles qui naissent sous leur influence au niveau d'organes lointains, tels que :

Estomac (gastralgie, difficulté de la digestion);
Cœur (palpitations);
Cerveau (céphalalgie, migraine);
Et enfin des organes des sens, odorat, ouïe, vue.

L'œil a particulièrement à souffrir des affections génitales. Cahn[1] a réuni dans une importante monographie les différents troubles oculaires dépen-

[1] *Uterus und Auge*, 1890.

dant du système génital; il a montré qu'au moment des règles, il pouvait y avoir des éruptions herpétiques de la cornée ou des hémorragies rétiniennes, qu'avec la dysménorrée on notait parfois un rétrécissement du champ visuel et des processus glaucomateux, que chez les aménorréiques on voyait survenir de la kératite interstitielle ou de la choroïdite atrophique; enfin qu'à la suite de simples manœuvres génitales on pouvait observer des troubles oculaires; Mooren par exemple cite le cas d'une femme devenue amblyopique à la suite d'un examen au spéculum.

III

DIAGNOSTIC GÉNÉRAL

GÉNÉRALITÉS

Suivant le principe du docteur Berlin[1] : « *En gynécologie comme en médecine générale il faut procéder à l'examen clinique du sujet suivant un ordre méthodique, dont on ne doit jamais se départir.* »

Cet ordre doit être le suivant :

1° Interrogatoire de la malade;
2° Examen direct du système génital ;
3° Etude des autres systèmes et de l'état général.

1° INTERROGATOIRE DE LA MALADE

La malade sera interrogée sur ses antécédents héréditaires et personnels.

On s'informera de l'époque de l'instauration menstruelle, de l'évolution des règles, de leur abondance, des accouchements et surtout des suites de couches, source la plus habituelle des maladies génitales.

Arrivant ensuite à la maladie actuelle, on en précisera le début, la marche.

Enfin, on ne manquera pas de s'enquérir des traitements déjà suivis, qui pourraient parfois mettre sur la voie d'un diagnostic soupçonné au premier abord, si par exemple un traitement hydrargyrique avait été donné, indiquant l'existence de la syphilis.

La notion du traitement antérieur est également indispensable, alors qu'on a à formuler une thérapeutique, afin d'éviter l'emploi de moyens déjà ordonnés et qui n'ont eu aucun résultat favorable.

[1] *Guide de diagnostic gynécologique à l'usage des praticiens*, Paris, 1893.

Le symptôme *douleur* devra fixer tout particulièrement l'attention du gynécologue, car il est d'un précieux secours pour arriver au diagnostic parfois vague de l'affection génitale ; en tout cas c'est lui qui met sur la voie de ce diagnostic.

Siège, topographie, forme, périodicité, allure de la douleur seront étudiées avec soin.

D'ailleurs à cet égard il n'y a qu'à laisser parler la femme, c'est en général parce qu'elle souffre, qu'elle vient consulter et elle s'étend avec complaisance sur toutes les douleurs qu'elle éprouve, n'en omettant aucun détail, quelle qu'en soit la nature.

Enfin on terminera l'interrogatoire par l'étude des troubles fonctionnels, à savoir :

Les troubles de la menstruation :

Aménorrée ;
Métrorragie ;
Dysménorrée ;

Les leucorrée et icorrée.

Les troubles de la fonction sexuelle :

Frigidité ;
Vaginisme ;
Impuissance ;
Coïtophobie.

Je me contente ici de mentionner ces différents troubles, qui feront l'objet d'une étude complète et détaillée dans le courant de cet ouvrage.

2° EXAMEN DIRECT DU SYSTÈME GÉNITAL

Cet examen est pratiqué :

Tantôt au domicile de la malade ;
Tantôt au domicile du médecin.

Autant que possible on doit préférer cette dernière alternative, car dans le cabinet d'exploration médicale tout est disposé pour cet examen, qui se fait ainsi sans difficultés, et avec tout avantage pour la perfection du diagnostic.

Cependant il est un assez grand nombre de circonstances, telles que l'existence d'une maladie aiguë, la difficulté pour la malade de se déplacer, alors qu'elle est atteinte d'une volumineuse tumeur de l'abdomen ou d'une métrorragie sérieuse, etc., qui nécessitent l'examen à domicile.

Cet examen pourra être fait, s'il s'agit simplement de la palpation de l'auscultation et de toucher, en laissant la malade étendue dans sa position normale ; mais s'il faut inspecter la vulve, appliquer le spéculum, ce qui est la règle, il sera nécessaire de placer la femme en travers du lit, un pied appuyant de chaque côté sur une chaise, et la vulve autant que possible située en face d'une fenêtre, ainsi que l'indique la figure 1.

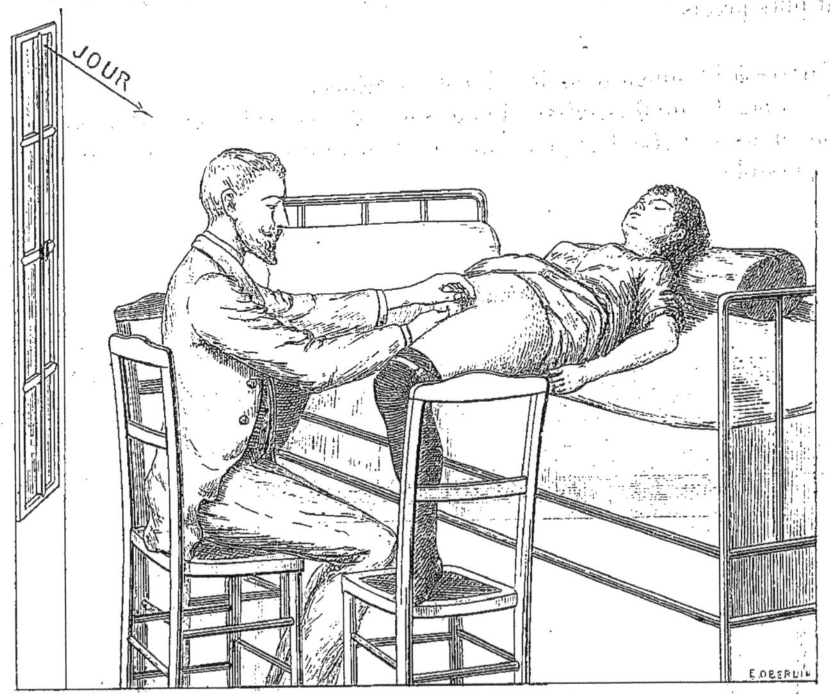

Fig. 1. — Examen gynécologique de la femme à son domicile.

Dans le cas où la disposition de la chambre ne permettrait pas cet éclairage, on peut modifier la disposition du lit, de manière à le rendre possible,

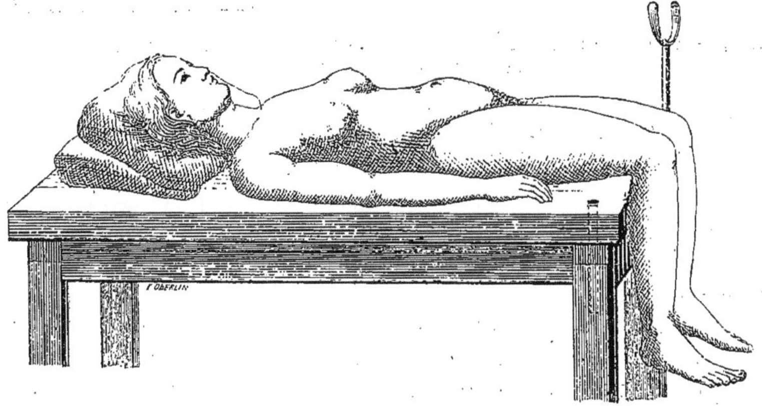

Fig. 2. — Femme étendue sur la table d'examen pour permettre la palpation.

sinon se servir d'éclairage artificiel, c'est-à-dire d'une simple bougie ou d'une petite lampe avec une cuiller en argent comme réflecteur.

On sera réduit à cet éclairage, alors que la lumière naturelle pour une raison quelconque fera défaut, mais cette dernière doit lui être préférée toutes les fois que cela est possible, car les renseignements qu'elle fournit sont plus précis.

J'arrive à l'examen dans le cabinet du médecin.

Ce cabinet, qu'il s'agisse d'une salle de consultation dans une clinique, dans un hôpital ou dans un appartement privé, devra être aussi simple que possible.

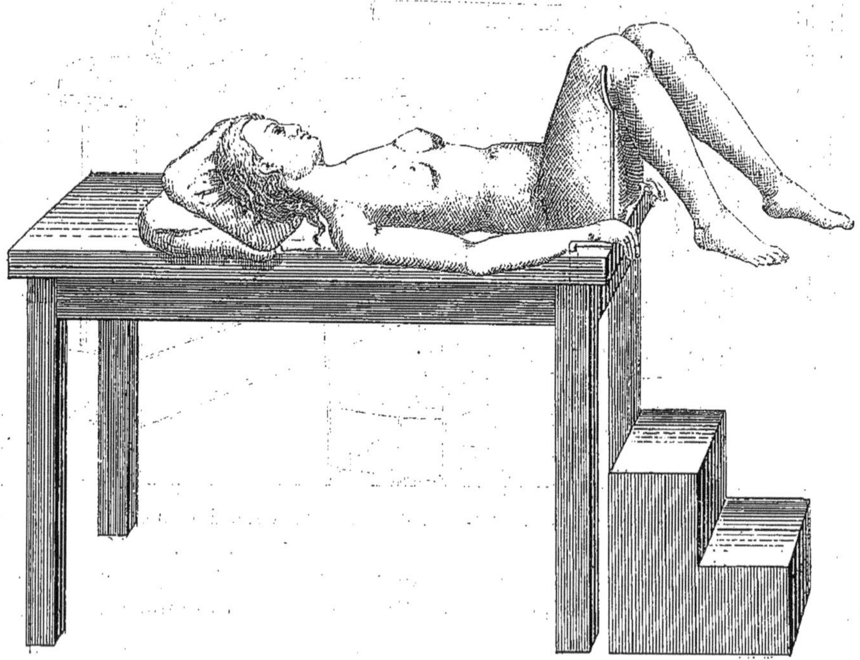

Fig. 3. — Femme en position vulvaire, les membres inférieurs maintenus par des croissants (toucher et spéculum).

On devra éviter l'étalage des instruments et des appareils, qui effraient inutilement les malades, déjà très préoccupées de l'exploration qu'elles vont subir.

La pièce sera convenablement chauffée, de manière à ce que la malade puisse facilement se dévêtir; il faut en effet que le ventre soit libre, c'est-à-dire le corset enlevé.

Il sera nécessaire d'avoir une ou plusieurs fenêtres donnant un jour abondant. — Une seule suffit, pourvu qu'elle soit assez grande, si la salle n'est destinée qu'à un examen simultané.

Pour faire l'examen génital un meuble spécial, sur lequel on pourra placer la femme en différentes positions, est indispensable.

Parmi les nombreux appareils préconisés à cet usage (fauteuils, lits) le plus simple est le meilleur, et pour ma part je donne la préférence à la table représentée par la figure 2.

Cette table haute de 90 centimètres, solidement construite, présente une longueur suffisante pour que la femme puisse s'y étendre complètement, sauf les jambes qui pendent à l'extrémité; cette position allongée étant indispensable pour la facile palpation du ventre. — Au niveau des coins se trouvent des trous dans lesquels on peut glisser soit des croissants pour placer la femme comme l'indique la figure 3, soit des étriers comme le montre la figure 4. — Sur la table sera posée une couverture ordinaire pliée sur elle-même de manière à adoucir le décubitus, avec un ou deux coussins mobiles pour servir d'appui à la tête de la patiente.

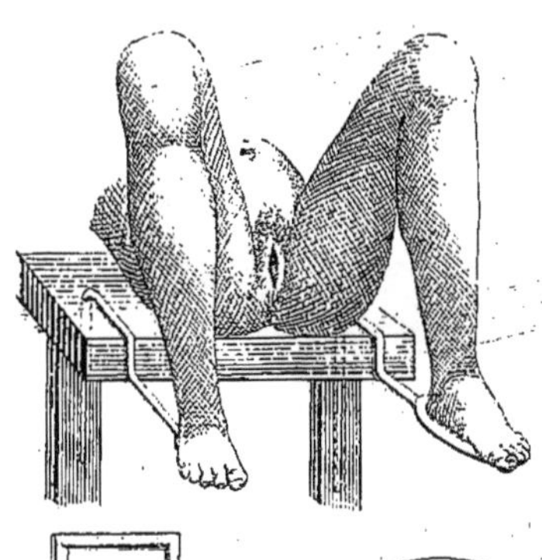

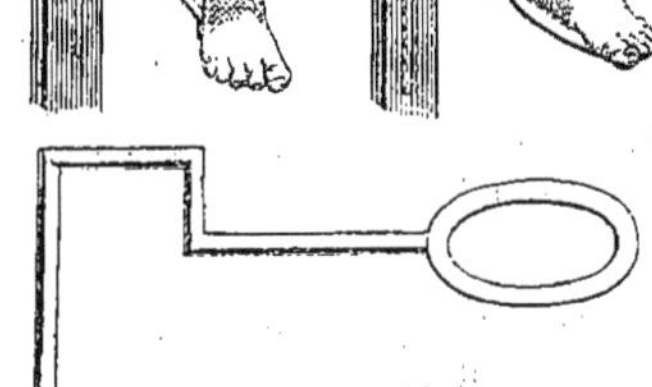

Fig. 4. — Femme en position vulvaire, les membres inférieurs étant maintenus par des étriers. — Un étrier détaché de la table.

La femme pourra être examinée en position :

Dorsale;
Latérale;
ou *Génupectorale.*

Position dorsale. — La femme, suivant l'examen qu'on veut faire, est étendue sur la table comme sur un lit (fig. 2), ou placée en position vulvaire comme l'indique la figure 3; le siège affleurant le bord de la plate-forme, et chacun des pieds occupant un étrier (fig. 4) ou chacun des creux poplités un croissant (fig. 3)[1].

Position latérale. — La femme est disposée comme la montre la figure 5. Le siège et la fesse inférieure affleurant le bord de la table. Les deux cuisses fléchies sur le tronc à angle droit ou à angle légèrement aigu, la supérieure un peu plus fléchie que l'inférieure. — Il est important que le thorax soit incliné en avant, en reculant l'épaule inférieure et en avançant la supérieure, de manière à abaisser autant que possible thorax et abdomen, et à favoriser ainsi la béance du vagin; les intestins éloignés du petit bassin par la pesanteur, au lieu de comprimer les parois vaginales tendent au contraire à les écarter, en attirant à eux la paroi vaginale supérieure.

Position génupectorale. — La femme est placée sur les genoux et sur les coudes dans l'attitude indiquée par la figure 6. Les cuisses doivent être ver-

[1] Dans cette figure et les ultérieures du même genre, la femme est représentée nue, afin de bien faire comprendre tous les détails de la position qu'elle doit prendre pour l'examen, mais cet examen doit être fait avec des vêtements suffisants pour sauvegarder la pudeur sans gêner l'exploration médicale. — Il est indispensable, pour la palpation abdominale que le corset soit enlevé.

ticales. Le tronc incliné autant que possible en avant, grâce à l'abaissement du thorax, de manière à ce que la pesanteur attire l'intestin dans la direction contraire à celle du petit bassin.

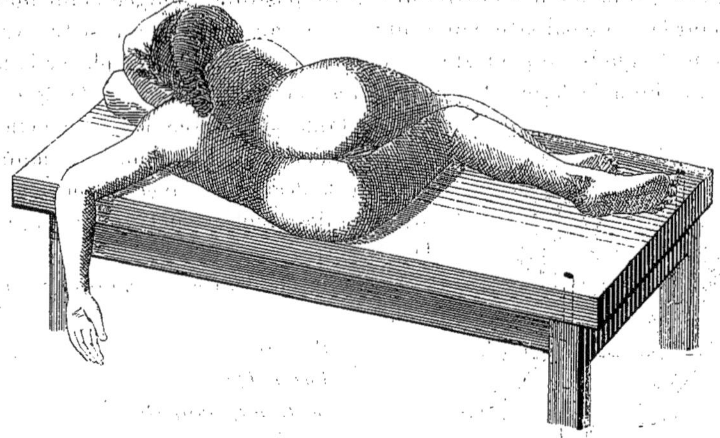

Fig. 5. — Femme couchée sur la table d'examen en position latérale gauche. Position de Sims (toucher et spéculum).

L'examen en position genupectorale doit être réservé pour des cas exceptionnels, quand on soupçonne, par exemple, une fistule vésico-vaginale,

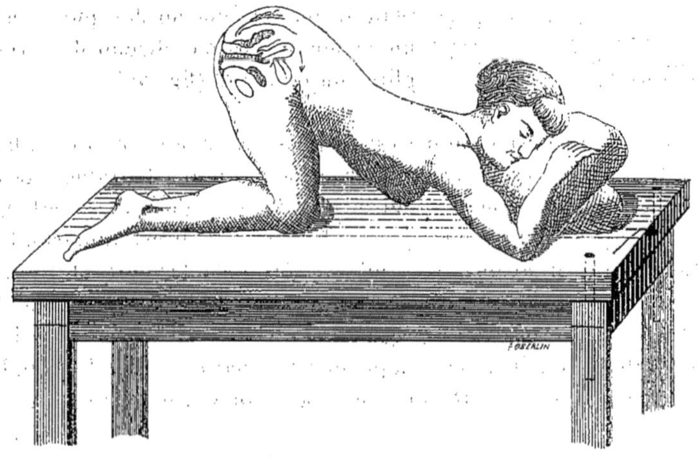

Fig. 6. — Femme placée sur la table d'examen en position génupectorale. (La flèche indique l'action de la pesanteur sur l'utérus.)

car cette attitude est désagréable à la femme et ne peut être tolérée longtemps par elle.

La position dorsale est la plus généralement usitée en France pour l'exploration gynécologique, c'est elle qui permet de pratiquer avec le plus de facilité le toucher combiné au palper. Or le *palper-toucher* est parmi les différents procédés d'investigation, le plus fécond en renseignements.

La position latérale est préférée en Angleterre et par un certain nombre de médecins aux États-Unis; elle est, en effet, meilleure pour l'examen de la paroi postérieure du bassin, et aussi pour certains cas d'exploration de la paroi antérieure du vagin ou de l'intérieur de l'utérus, mais d'une façon générale, elle est moins commode que la position dorsale et ne doit être usitée que comme mode d'exception, de même que la position génupectorale.

Outre les trois positions horizontales dont il vient d'être question, la femme peut encore être examinée dans l'*attitude verticale*.

Cette situation debout est indispensable dans certains cas pour s'assurer par le toucher de la situation de l'utérus, quand il existe, par exemple, un certain degré de prolapsus que la situation horizontale fait disparaître.

a. **Inspection.**

L'inspection portera particulièrement sur l'*abdomen* et les *organes génitaux externes*.

Au niveau de l'abdomen elle permettra de reconnaître :

Les changements de surface (vergetures, pigmentation en cas de grossesse);

Et les changements de forme ou volume (distension par une tumeur, du liquide ascitique).

L'inspection des organes génitaux externes est des plus importantes en gynécologie, alors même que les symptômes accusés par la femme ne font pas soupçonner leur état pathologique.

Leur coloration violacée conduit parfois à supposer l'existence d'une grossesse; la présence d'ulcérations soulève la question de la syphilis.

En séparant les grandes et petites lèvres, on aperçoit le méat urétral (petits polypes fréquents, goutte purulente de l'urétrite), l'orifice vulvo-vaginal (hymen ou ses débris; écoulements leucorréiques, sanguins).

En écartant transversalement les fesses, on facilite l'exploration du périnée et de l'anus (déchirure du périnée, hémorroïdes).

En introduisant un doigt dans l'anus, on peut repousser la paroi vaginale postérieure par l'orifice vulvaire (colpocèle artificielle) et l'explorer ainsi sans instrument (procédé du retournement vaginal); — de même en refoulant à l'aide d'un doigt placé dans le vagin, la muqueuse rectale vers l'orifice anal, on peut la faire saillir et en voir le détail (procédé du retournement rectal, *Courty*).

L'inspection, facilitée par l'emploi d'instruments (spéculum, endoscope, etc.), permet l'examen des cavités vésicale, vagino-utérine, rectale; cette étude sera faite avec l'*exploration instrumentale*.

b. **Palpation et percussion.**

L'œil ayant terminé son rôle investigateur, nous nous adressons au tact; la palpation fait suite à l'inspection.

La percussion n'est qu'une variété de palpation, dans laquelle on imprime une secousse brusque aux tissus, soit pour déterminer certains phénomènes comme le flot dans l'ascite, soit pour apprécier la sonorité de la région explorée; dans ce dernier cas, l'ouïe participe à l'exploration, l'auscultation vient aider le palper.

A l'aide de la *palpation* on peut d'abord juger la température de la peau, puis en pinçant la paroi abdominale se rendre compte de son épaisseur, enfin, en déprimant cette paroi, délimiter les contours, et apprécier le contenu des tumeurs développées dans l'abdomen.

Pour bien pratiquer la palpation il faut obtenir le relâchement de la paroi abdominale aussi complet que possible. — Dans ce but la malade sera commodément étendue sur un plan horizontal, les jambes allongées et non fléchies, car en les fléchissant, elle maintient involontairement tendus les muscles abdominaux.

On causera avec la patiente de manière à la distraire de l'exploration qu'on pratique; souvent par un massage doux de la paroi, pendant quelques instants, on arrive à en obtenir le relâchement complet.

Chez les femmes difficiles à examiner, craintives et nerveuses, on se trouvera bien de faire passer le poing d'un aide sous le sacrum, au voisinage des lombes, ou de glisser un coussin étroit sous la même région; quand le siège de la malade est ainsi soulevé, par un mécanisme d'ailleurs difficile à expliquer, la paroi abdominale devient presque toujours d'une grande souplesse.

La palpation pour être bien faite demande une grande douceur; chez les femmes obèses ou à parois sensibles le palper ne sera fructueux qu'à cette condition.

En cas de diagnostic douteux et dont la nécessité s'impose au point de vue d'une intervention, il faudra la faire sous le chloroforme.

Quand, les deux mains appliquées aux extrémités d'une tumeur, nous exerçons une pression avec l'une d'elles, lorsque la tumeur est solide nous sentons avec la main restée immobile un déplacement en masse.

S'il s'agit d'une collection liquide, la main témoin sent une sorte d'ondulation, due au déplacement du contenu, et désignée sous le nom de *fluctuation*.

Si enfin avec cette même tumeur liquide, nous imprimons d'un côté un choc brusque, comme on peut le produire avec une chiquenaude par exemple, la main réceptrice éprouve une sensation de choc, auquel on a donné le nom de *flot*.

La fluctuation et le flot ont donc entre eux une grande analogie; également révélateurs d'une tumeur liquide, l'une se produit par une simple *pression*, l'autre par une véritable *percussion*.

C'est par des secousses analogues à celles qui font percevoir le flot, qu'on arrive parfois à sentir le *ballottement*, généralement dû à la présence d'un fœtus, exceptionnellement à des tumeurs abdominales nageant dans du liquide ascitique.

Une simple mention pour le *frémissement hydatique*.

Enfin par la percussion, aidée de l'oreille, on pourra, en opérant comme on est habitué à le faire pour l'exploration thoracique, savoir si le contenu de la région examinée est *solide* ou *gazeux*, suivant qu'il y a matité ou sonorité tympanique.

c. Auscultation.

L'auscultation de l'abdomen et des organes génitaux n'a d'importance que pour le diagnostic différentiel de la grossesse avec les différentes tumeurs, susceptibles de la simuler.

Les souffles variés, que l'oreille peut percevoir en dehors de la gravidité, n'ont, à l'exception des anévrismes aortiques, qu'un intérêt théorique.

d. Toucher.

SOMMAIRE

Définition.
Variétés.
- I. *Toucher urétro-vésical.*
- II. *Toucher ano-rectal.*
- III. *Toucher vagino-utérin.*
  - 1° *Préliminaires* { *a.* femme. / *b.* gynécologue.
  - 2° *Exécution du toucher.*
    - 1° Etape vulvaire.
    - 2° — vaginale.
    - 3° — utérine.
    - 4° — périutérine.
    - 5° — pelvienne.

On réserve le nom de *toucher* à une variété de palper, qui ne se fait pas en surface comme ce dernier mode d'investigation, mais en profondeur.

Le palper est externe et se pratique à travers la peau; le toucher est interne et a lieu au contact des muqueuses.

Il y a trois variétés de toucher:

L'urétro-vésical;
L'ano-rectal;
Le vagino-utérin.

I. — TOUCHER URÉTRO-VÉSICAL

Cette exploration exige la dilatation préalable de l'urètre, que *Simon* conseille de pratiquer à l'aide de petites sondes en gomme durcie et de volume croissant.

Ce toucher pratiqué ainsi que l'indique la figure 7 ne constitue qu'un mode très exceptionnel d'exploration, et ne peut être réellement utile que pour éclairer un diagnostic douteux de tumeur urétro-vésicale ou pour le cathétérisme des uretères.

Dans ce dernier cas (fig. 8) l'extrémité de l'index doit arriver jusqu'à

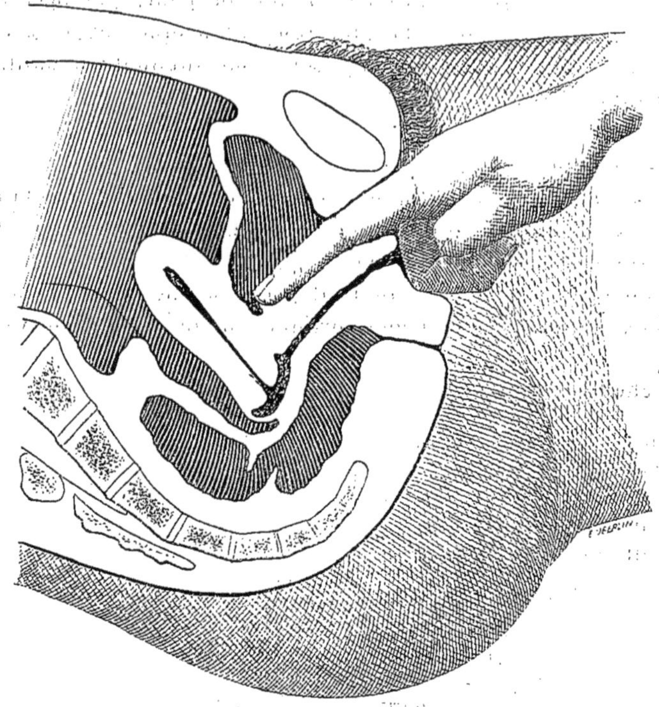

Fig. 7. — Toucher urétro-vésical.

l'embouchure de l'uretère, de manière à diriger dans son ouverture la pointe du cathéter.

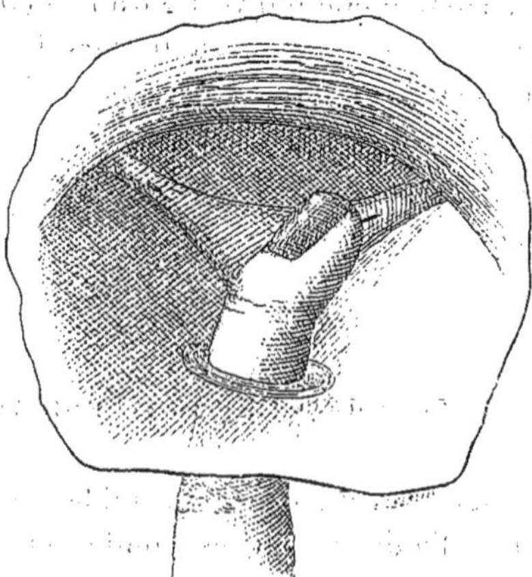

Fig. 8. — Toucher urétro-vésical exécuté en vue du cathétérisme des uretères.

Inutile d'insister sur ce toucher explorateur, qui jusqu'à présent est resté plus théorique que pratique.

II. — TOUCHER ANO-RECTAL

Le *toucher ano-rectal*, fait après évacuation préalable des matières fécales, pourra renseigner sur le volume de l'utérus, sur le siège exact des tumeurs, qui seraient placées en arrière de lui, enfin sur les affections de l'anus et du rectum.

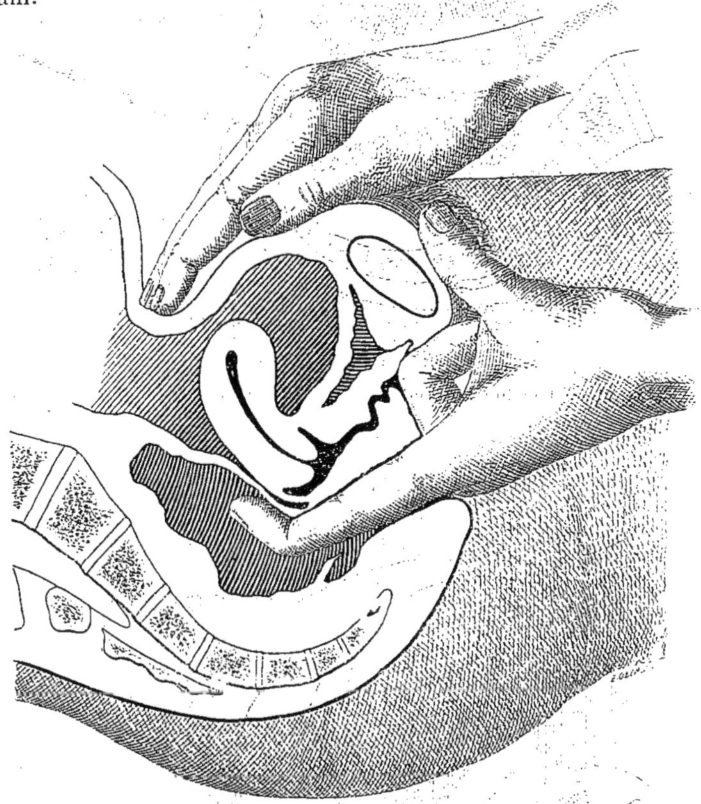

Fig. 9. — Toucher ano-rectal combiné à la palpation abdominale.

On y aura surtout recours, quand l'exploration vaginale est rendue difficile ou impossible par un obstacle quelconque : vaginisme, rétrécissement ou oblitération cicatricielle du vagin, hymen intact ou trop étroit.

Mais ces conditions sont exceptionnelles, et dans la grande majorité des cas on pratiquera, à moins de maladies ano-rectales, le toucher vaginal.

Pour explorer la face postérieure de l'utérus par le toucher rectal, on pourra abaisser le col utérin saisi avec une pince de Museux (fig. 10). Ce mode d'exploration fournira parfois des renseignements précieux.

Le toucher *manuel* du rectum conseillé par *Simon* (fig. 11) exige l'emploi du chloroforme, il expose à la rupture du rectum, à l'incontinence des

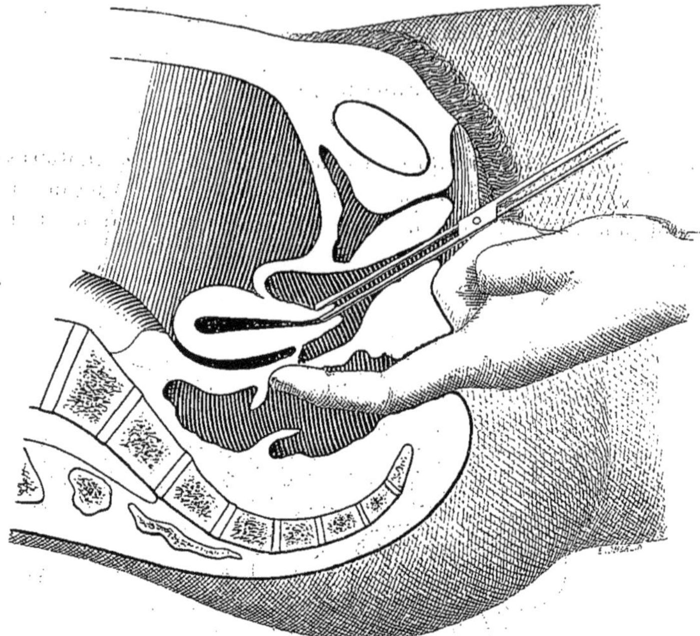

Fig. 10. — Toucher ano-rectal avec abaissement artificiel de l'utérus.

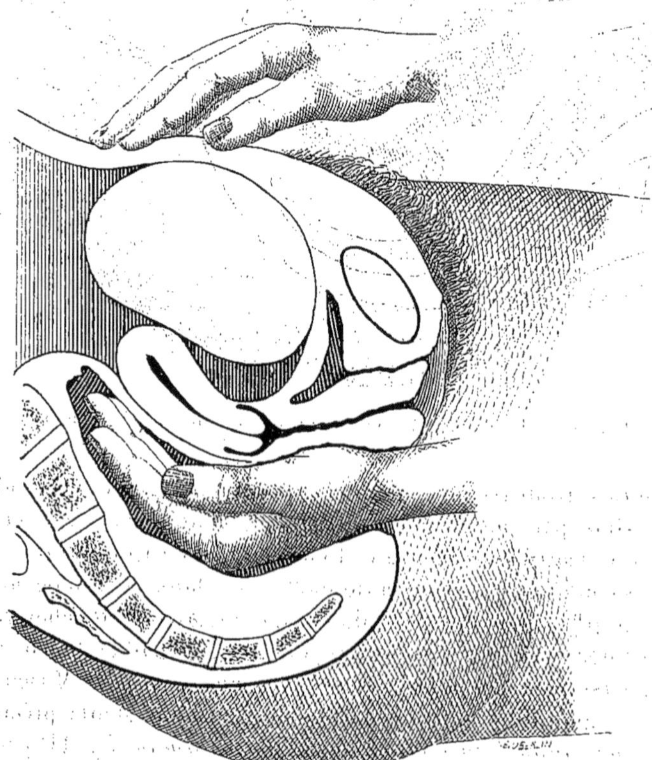

Fig. 11. — Toucher manuel du rectum. (Méthode de Simon.)

matières fécales, par relâchement du sphincter; c'est un moyen violent et dangereux, qu'on réservera pour des cas tout à fait exceptionnels.

III. — TOUCHER VAGINO-UTÉRIN

Le *toucher vaginal* peut être fait, la femme étant debout ou couchée.

La position debout permet un examen rapide et sommaire, mais très incomplet.

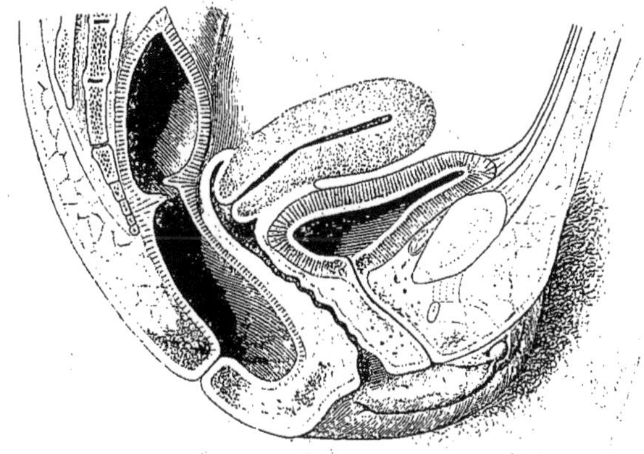

Fig. 12. — Position de l'utérus, alors que la vessie est vide, ou presque vide.

Pour bien pratiquer le toucher vagino-utérin, il est nécessaire que la vessie et le rectum soient préalablement vidés par la miction et la défécation.

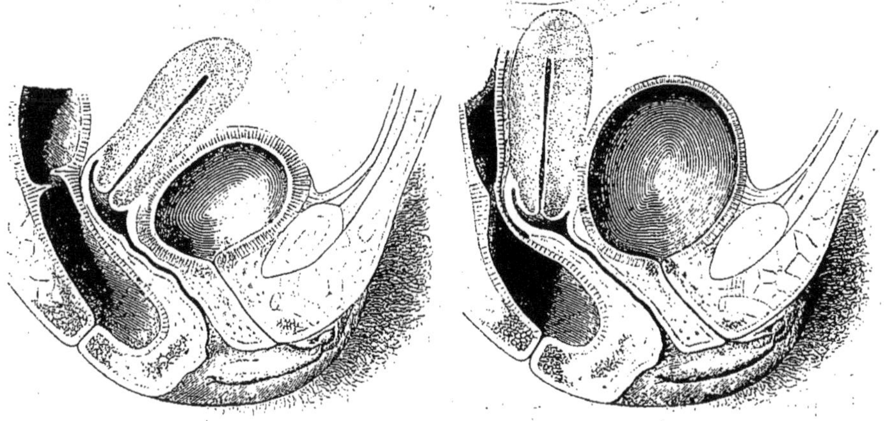

Fig. 13. — Position de l'utérus, alors que la vessie est modérément pleine.

Fig. 14. — Position de l'utérus, alors que la vessie est distendue de liquide.

— On peut voir en effet par les trois figures ci-jointes (fig. 12, 13, 14), quant à ce qui concerne la vessie, combien la position de l'utérus varie suivant qu'elle est pleine ou vide. — Une vessie pleine repousse l'utérus en arrière et en haut, le place en légère rétroversion, et si le rectum est simultanément encombré de matières fécales le rend très difficilement perceptible à l'exploration digitale.

La position horizontale est la seule qui permette une exploration consciencieuse et suffisante, et, sauf rares exceptions, c'est toujours à elle qu'il faudra recourir.

La femme sera placée dans la même position que pour le palper, ou plutôt

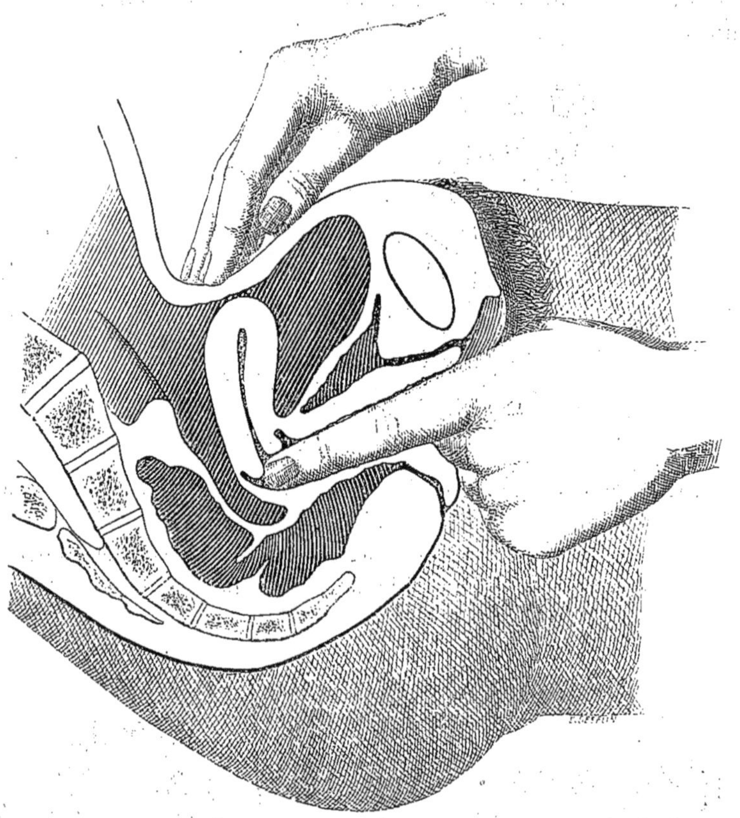

Fig. 15. — Toucher vaginal combiné à la palpation abdominale (toucher-palper).

laissée dans cette position, puisqu'on pratique généralement le toucher après le palper (fig. 2), on exigera simplement un écartement un peu plus marqué des cuisses.

La position du spéculum (fig. 3 et 4) est également bonne pour le toucher vagino-utérin, c'est même celle que préfèrent la plupart des gynécologues, afin de n'avoir pas à déplacer la femme pour appliquer ensuite le spéculum.

Le toucher peut aussi avoir lieu dans les positions latérale ou génupectorale, mais c'est dans la position dorsale qu'il fournit les meilleurs résultats, car on est à même de le compléter par le *palper abdominal*, qu'il ne faut jamais oublier de lui associer, sous peine de rendre l'exploration bien moins complète (fig. 15). — La main abdominale en effet, en abaissant les organes pelviens, les amène à la rencontre du doigt qui pratique le toucher et facilite ainsi leur examen.

Le toucher peut être :

Unidigital : pratiqué avec l'index, les autres doigts étant fléchis et repliés dans le creux de la main.

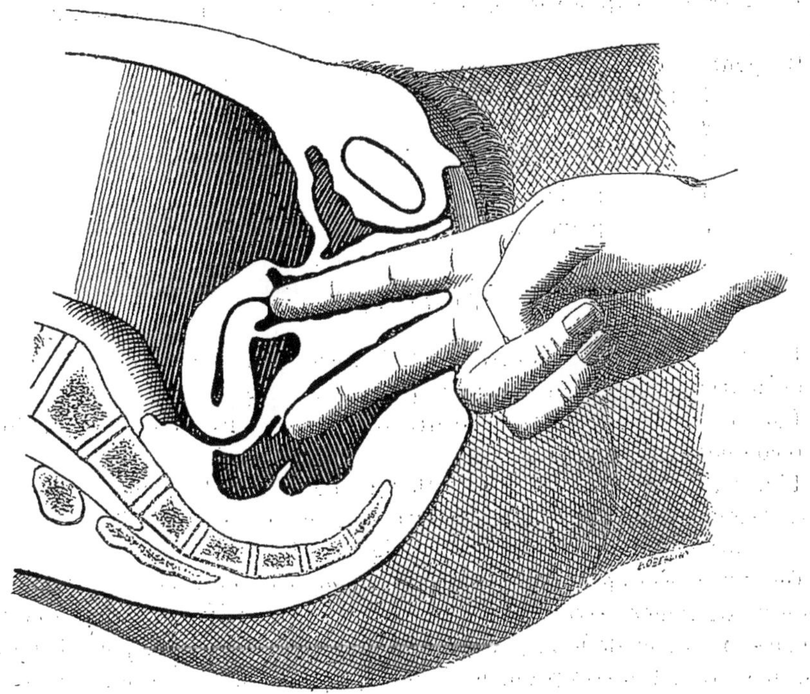

Fig. 16. — Toucher vagino-rectal combiné (Récamier).

Bidigital : index et médius. — L'introduction des deux doigts vu la longueur plus considérable du médius, permet de pénétrer plus profondément, et on y aura recours sans inconvénient chez les multigestes.

Les deux doigts peuvent être introduits dans le vagin, ou glissés, l'un dans le vagin, l'autre dans le rectum (fig. 16), ainsi que l'a indiqué *Récamier*.

Manuel : on fait pénétrer toute la main dans les organes génitaux, le plus souvent pour aller au moment de l'accouchement explorer le contenu de l'utérus dans le cas de présentation vicieuse par exemple. La main peut, après l'accouchement, être introduite sans usage du chloroforme, bien qu'il soit préférable d'y avoir recours ; en dehors de la puerpéralité l'introduction de la main dans le vagin nécessite l'anesthésie.

Ainsi qu'il a été dit, le toucher doit être combiné au palper (*exploration digitale combinée*) (fig. 15) ; les deux mains s'entr'aidant, l'une à l'intérieur, l'autre à l'extérieur, fournissent des résultats bien plus précis et complets que ceux donnés par le toucher ou la palpation, pratiqués isolément.

Quand le doigt n'est pas assez long pour atteindre l'organe qu'on veut explorer, l'autre main, venant en aide à travers la paroi abdominale, amène en l'abaissant l'organe réfractaire.

C'est ainsi que d'une façon indirecte s'allonge le doigt, qui par l'exercice arrive à explorer avec facilité tout le contenu pelvien.

Le secret de l'exploration génitale consiste à savoir jouer de la paroi abdominale.

On peut décrire cinq étapes au toucher vagino-utérin :

1° Etape vulvaire,
2° — vaginale,
3° — utérine,
4° — péri-utérine,
5° — pelvienne.

1° ÉTAPE VULVAIRE

La vulve étant facilement accessible à la vue, le gynécologue explorera avec plus de fruit cette région par l'œil que par le doigt[1].

Dans cette première étape vulvaire, il est deux orifices qu'il faut s'habituer à reconnaître facilement.

L'*urétral*, pour pratiquer le cathétérisme, quand la femme ne veut pas être découverte ou que l'œdème vulvaire gêne l'accès du vestibule.

Le *vaginal*, qui doit conduire le doigt vers le col utérin.

On commencera par la *recherche de l'orifice vaginal* : pour ce faire, l'index tenu verticalement sera, en cheminant le long de la face interne des cuisses, amené au contact de la région vulvo-périnéale, arrêté en ce point le long de son bord radial, il sera promené transversalement à la surface des organes génitaux jusqu'à ce qu'il rencontre la fente vulvaire ; à ce moment l'extrémité du doigt se trouve, en général, au contact du périnée, et en la remontant légèrement, elle arrive au niveau de l'orifice vaginal, dans lequel elle pénètre sans difficulté.

Pour déterminer la *situation de l'orifice urétral*, l'index après avoir trouvé l'orifice vaginal, explore de bas en haut le vestibule, et rencontre un petit pertuis, du diamètre d'une lentille environ, qu'il sait avec un peu d'exercice reconnaître assez aisément. Quand cet orifice est trouvé, il est facile de porter jusqu'à lui le cathéter, qu'on veut faire pénétrer dans la vessie.

2° ÉTAPE VAGINALE

Le doigt en parcourant le vagin de la superficie vers la profondeur franchit

[1] Quelques femmes refusent par pudeur l'inspection des organes génitaux et permettent le toucher; c'est une pudeur bien mal comprise, car le toucher vulvaire, s'adressant à des organes d'une sensibilité spéciale très accentuée, est loin d'offrir la décence et la réserve de l'examen oculaire.

successivement l'orifice vulvo-vaginal, où il peut être arrêté par le constricteur de la vulve (vaginisme inférieur).

Un peu plus loin un nouvel anneau musculaire constitué par le releveur coccy-périnéal, et qui peut également se contracter ou se contracturer (vaginisme supérieur).

Continuant son chemin, le doigt suivant tantôt la paroi antérieure, tantôt la postérieure, tantôt la latérale droite ou gauche, arrive dans les culs-de-sac correspondants, qui entourent en couronne le col de l'utérus.

Je signale en passant l'importance de rechercher attentivement les vagins doubles, qui passent souvent inaperçus[1].

3° ÉTAPE UTÉRINE

Pour atteindre le col utérin dans les cas difficiles il faut, le siège de la femme étant élevé :

1° Abaisser le coude jusque sur le plan du lit; on place ainsi le doigt dans la bonne direction pour arriver au but;

2° Ecarter successivement les grandes et petites lèvres de chaque côté, de manière à insinuer la main entre elles ; grâce à cette petite manœuvre, on pénètre aisément à un travers de doigt plus loin.

Quand le col utérin est examiné, on peut en déprimant successivement chaque cul-de-sac, pendant que la main abdominale appuie de haut en bas dans la direction ombilico-coccygienne, explorer les faces antérieure, latérales et postérieure de l'utérus.

4° ÉTAPE PÉRI-UTÉRINE

En déprimant la paroi vaginale, circulairement du cul de sac postérieur à l'antérieur, le doigt rencontre :

Le rectum
L'ovaire. . . . . }
La trompe. . . . } ligaments larges.
Le ligament rond. }
Les vessie, uretères, urètre.

[1] A l'hôpital de Lourcine pendant mon internat, j'ai soigné et examiné au spéculum une jeune femme atteinte de vaginite, et ne me suis aperçu de la duplicité du vagin qu'au bout de quelques examens. D'autres personnes avaient également laisser passer la malformation. Une année auparavant cette même femme était restée pendant deux mois dans une autre salle du même hôpital, soignée pour une maladie génitale, et sur son observation le vagin double n'était pas mentionné. La cloison arrivait à un centimètre de l'orifice vaginal.

Dans un autre cas, examinant avec un collègue, une femme en travail, l'ayant touchée l'un et l'autre d'une main différente nous arrivions sur un col, dont les modifications n'étaient pas les mêmes. Aucun de nous n'avait remarqué la duplicité du vagin qui s'étendait jusqu'à l'orifice vulvo-vaginal (on pouvait voir la cloison en écartant les grandes et les

L'exploration de l'ovaire, des trompes et surtout du ligament rond et des uretères demande une grande habitude du toucher; parfois le doigt le plus exercé ne peut les sentir.

La direction, dans laquelle le doigt quittant l'utérus rencontrera ces différents organes, est représentée par les flèches de la figure 17.

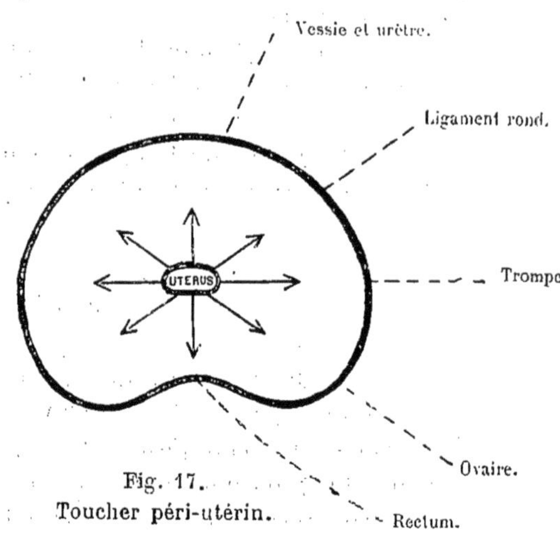

Fig. 17.
Toucher péri-utérin.
Flèches indiquant la direction dans laquelle le doigt devra rayonner pour l'exploration péri-utérine.

Ces divers organes sont plus faciles à trouver, quand ils deviennent le siège d'une affection pathologique quelconque, et c'est d'ailleurs, en pareille circonstance que leur exploration devient utile.

Tous les ligaments, qui sont dans la sphère utérine (ligaments utéro-sacré, tubo-ovarien, utéro-ovarien, utéro-pubien, rond), ne peuvent être que difficilement sentis par le doigt à l'état normal parce qu'ils ne sont pas tendus.

La *tension* seule les révèle au doigt explorateur, qu'elle soit *pathologique* ou *artificielle*.

Pathologique, quand une inflammation locale source de rétraction, un déplacement utérin ou une tumeur en est la cause.

Artificielle, lorsque le doigt ou un instrument écarte l'utérus, et par cette action arrive à tirailler ces ligaments.

5° ÉTAPE PELVIENNE

En déprimant fortement le vagin et les tissus mous avoisinant, on peut sans douleur réelle pour la femme, explorer la paroi pelvienne, et même arriver jusqu'au détroit supérieur et à l'angle sacro-vertébral.

Résumant ce qui vient d'être dit au sujet de l'exploration péri-utérine et le complétant par les détails de l'exploration pelvienne, nous aurons successivement en partant des divers culs-de-sac et en suivant la direction des flèches du schéma 17 :

1° *Cul-de-sac postérieur :*

a. Rectum.

b. Coccyx, sacrum, promontoire.

petites lèvres). Nous retouchâmes une seconde fois la femme sans nous apercevoir de la malformation génitale, et à un troisième examen seulement, le doigt ayant accidentellement rencontré la cloison, notre désaccord s'expliqua; chacun de nous, placé d'un côté différent de la femme, pénétrait en pratiquant le toucher, dans un vagin différent.

2° *Cul-de-sac antérieur :*

a. Vessie, uretères, urètre.

b. Pubis. Points supérieur et inférieur de la symphyse.

3° et 4° *Culs-de-sac latéraux :*

1° Direction du ligament rond.

a. Ligament rond.

b. Branche ischio-pubienne. Trou obturateur. Branche ilio-pectinée.

2° Direction de la trompe :

a. Trompe.

b. Ischion et épine sciatique, quadrilatère-cotyloïdien. Détroit supérieur correspondant.

3° Direction de l'ovaire :

a. Ovaire.

b. Grand et petit ligaments sacro-sciatiques. Grande échancrure sciatique. Détroit supérieur correspondant.

Le toucher vaginal est sans danger à la double condition d'être fait avec des doigts aseptiques dans un vagin également aseptique, et d'être pratiqué avec douceur.

Si ces précautions en effet ne sont pas prises, on peut voir des accidents septicémiques (lymphangite péri-utérine) être la conséquence du toucher, l'ongle ayant blessé le col et inoculé à ce niveau des microbes.

En outre, si le toucher est fait avec brusquerie, on peut amener la rupture d'abcès salpingiens ou autres, avec accidents péritonitiques promptement mortels.

e. Exploration instrumentale.

SOMMAIRE

a. Exploration génitale	1. Vagin. — Spéculum.		
	2. Utérus	Examen indirect	Hystéromètre.
		Examen direct	Endoscope. Toucher. Inspection.
	3. Annexes.		
b. Exploration urinaire	4. Urètre.		
	5. Vessie.		
	6. Uretères.		
c. Exploration intestinale	7. Anus et rectum.		

1° VAGIN

Pour permettre l'exploration oculaire du vagin, l'emploi d'un instrument spécial écartant les parois de cette cavité est indispensable ; le spéculum (de *specere*, regarder) répond à cet usage.

Le nombre des spéculums inventés ou modifiés par les gynécologues est considérable et égale presque celui des forceps en obstétrique ; je me limiterai à la description des types principaux et indispensables.

Les spéculums se divisent en deux grandes catégories : les uns en forme de tubes, les autres constitués par une ou plusieurs valves.

a. — Spéculums tubulés.

Le plus connu et le plus employé est celui de Fergusson (fig. 18).

Il se compose d'un cylindre, évasé d'un côté et taillé en bec de flûte de l'autre, de manière à faciliter son entrée dans l'orifice vulvo-vaginal.

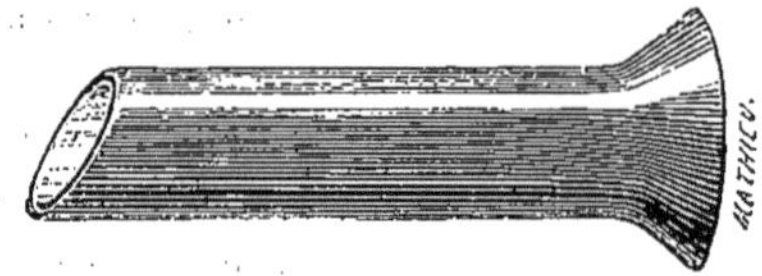

Fig. 18. — Spéculum de Fergusson.

Ce tube est tantôt en caoutchouc durci et garni en son intérieur d'une véritable glace, tantôt en métal; cette dernière variété est de beaucoup préférable car elle est moins fragile, plus aseptique, et permet de faire avec plus de sécurité les applications caustiques sur le col, ou les cautérisations au fer rouge[1].

b. Spéculums valvés.

1° *Multivalve.* — Tel le spéculum de Ricord à quatre valves (fig. 19) ; il en existe encore de plus compliqués.

Ces spéculums ne présentent aucun avantage sérieux sur les bivalves qu'on leur préfère généralement et avec raison.

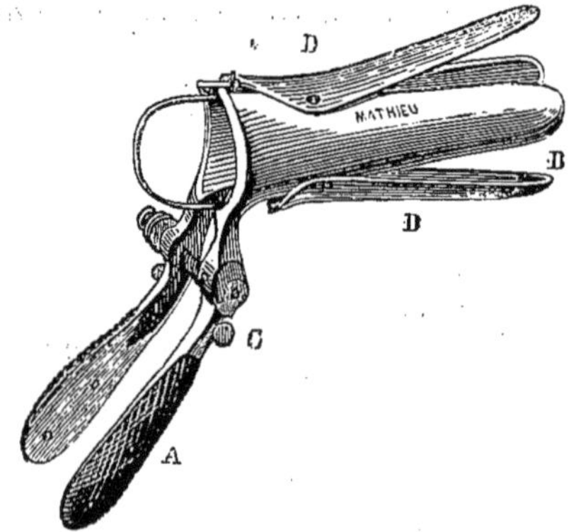

Fig. 19. — Spéculum quadrivalve de Ricord.

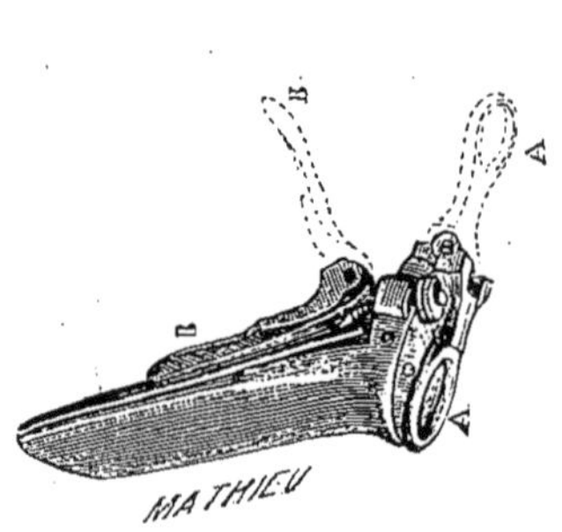

Fig. 20. — Spéculum bivalve de Cusco.

2° *Bivalve.* — Le spéculum de Cusco (fig. 20) est le modèle le plus commode et le plus parfait de cette variété. Les deux valves dont il se compose, articulées en bec de canard, s'appliquent l'une à la paroi antérieure du vagin, et l'autre à la paroi postérieure; l'écartement de leur extrémité ouvre largement le canal vaginal, et permet de voir avec la plus grande facilité le col de l'utérus.

[1] Le spéculum métallique rend inutile l'usage du spéculum en bois de même forme, qu'on employait fréquemment il y a quelques années.

3° *Univalve.* — Le spéculum de Sims (fig. 21) est le plus connu parmi les univalves.

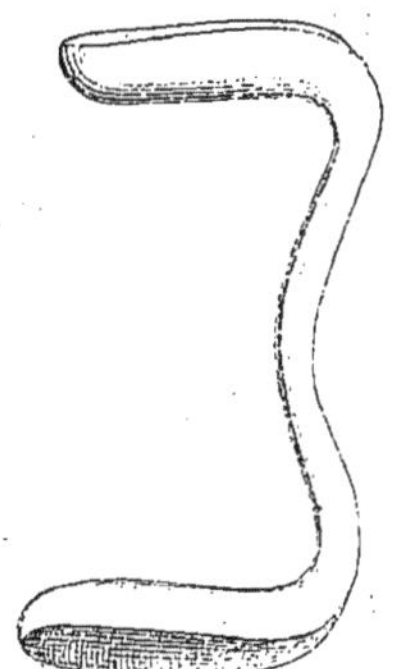
Fig. 21. — Spéculum univalve de Sims.

Il se compose, il est vrai, de deux valves d'inégal volume, mais chacune d'elles est destinée à être employée à l'exclusion de l'autre.

L'examen vaginal ne se fait que par l'introduction d'une seule valve.

On peut à cet effet se servir des simples écarteurs vulvo-vaginaux, analogues à ceux qui sont employés pour les opérations gynécologiques par la voie vaginale.

4° *Combiné.* — Souvent, pour pratiquer un examen vaginal complet, il est nécessaire soit d'avoir un spéculum bivalve, soit un univalve. Pour éviter de se charger de ces deux instruments, je les ai réunis en un seul (fig. 22).

La valve supérieure mobile permet d'avoir à volonté un spéculum bivalve ou univalve. Le manche de bois est lui-même mobile, et peut, soit être enlevé, soit articulé dans les deux sens indiqués par la figure ci-jointe (fig. 22).

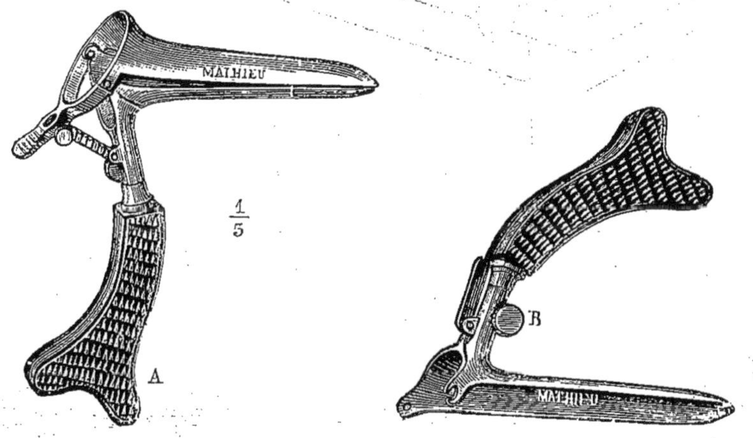

Fig. 22. — Spéculum univalve et bivalve (Auvard).

Connaissant les principales formes de spéculum, étudions leur mode d'emploi dans chacune des positions de la femme :

Position génupectorale.

Employer le spéculum univalve, qui, permettant de soulever la paroi postérieure du vagin, donnera à la vue facile accès sur les parois antérieure et latérales.

Position latérale.

La femme étant couchée dans la position latérale ou anglaise indiquée précédemment (fig. 5), on peut se servir d'un spéculum cylindrique ou bivalve, mais c'est avec raison qu'on donne la préférence à l'univalve (fig. 21).

L'instrument appliqué contre le périnée et la paroi vaginale postérieure est attiré dans la direction du sacrum, de manière à ouvrir largement le vagin.

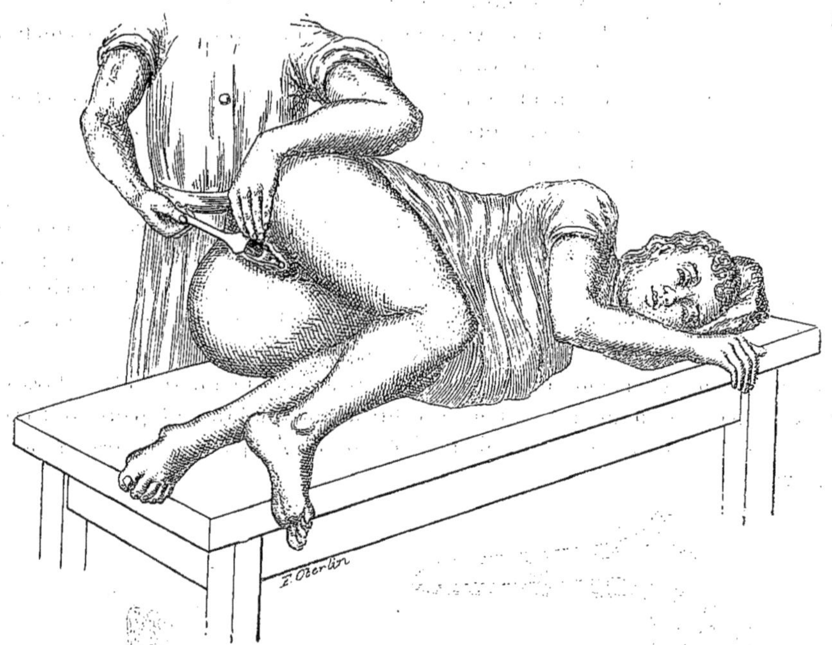

Fig. 23. — Application du spéculum univalve dans la position latérale.

Si la paroi antérieure, insuffisamment entraînée par la pesanteur, ne laisse pas assez largement à découvert le col utérin, on l'éloignera à l'aide du doigt ou d'un écarteur (fig. 24).

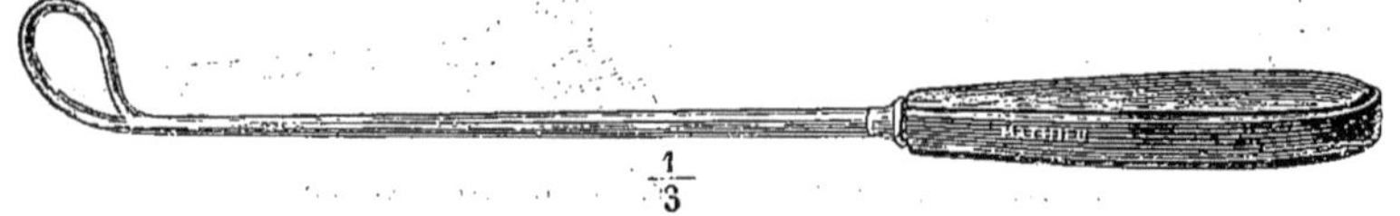

$\frac{1}{3}$

Fig. 24. — Dépresseur de Sims.

Position dorsale.

On fera plus volontiers usage des spéculums cylindriques ou bivalves.

Le spéculum *cylindrique* exige, pour être facilement introduit, qu'au moment où il pénètre à travers l'orifice vulvo-vaginal, on déprime fortement la fourchette avec l'extrémité de l'instrument.

Par cette manœuvre on ouvre en quelque sorte la bouche vaginale qui avale l'instrument.

Pour trouver le col on enfonce le spéculum, en cherchant autant que possible l'interstice des deux parois vaginales antérieure et postérieure; cet interstice conduit forcément à l'orifice utérin.

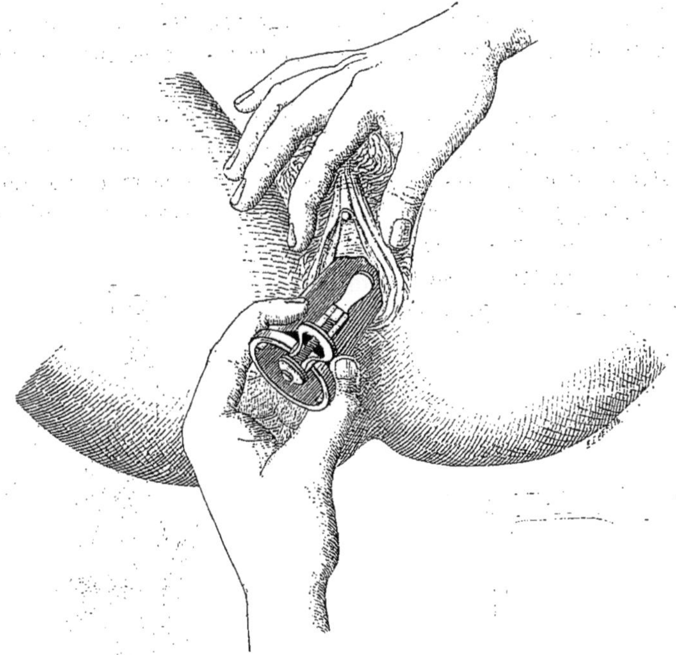

Fig. 25. — Introduction du spéculum bivalve.

L'usage du spéculum *bivalve* est moins douloureux pour la femme, et il permet une exploration plus complète de l'intérieur du vagin.

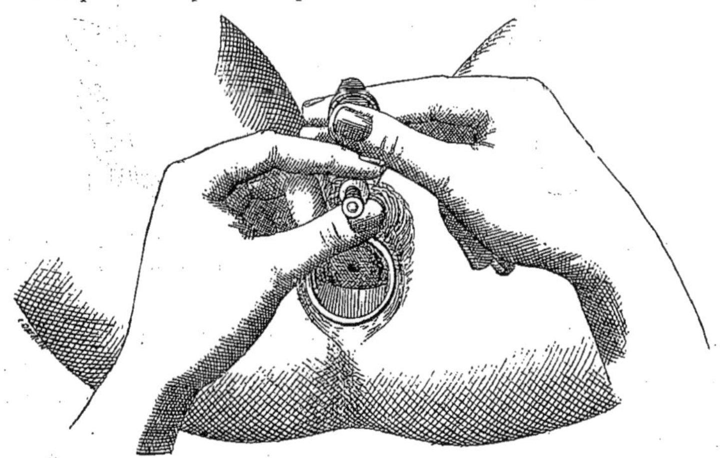

Fig. 26. — Découverte du col.

Pour l'introduire, présenter *obliquement* (fig. 25), à l'orifice vulvo-vaginal l'extrémité des valves, bien appliquées l'une contre l'autre, c'est-à-dire le spéculum fermé.

Après avoir fait pénétrer l'instrument à un ou deux centimètres, le placer transversalement, puis en l'ouvrant légèrement, l'enfoncer, en suivant comme tout à l'heure l'interstice des deux parois vaginales.

Quand le col est découvert on écarte largement les deux valves, et on les fixe dans cette dernière position à l'aide de la vis placée sur les manches à cet effet.

Pour enlever le spéculum, on desserre la vis d'écartement, tout en maintenant éloignées les valves pour ne pas pincer le col, puis on retire doucement l'instrument en le laissant progressivement se fermer; au moment où les valves s'échappent de l'orifice vulvo-vaginal, avoir soin qu'une fausse manœuvre n'amène pas leur écartement, sans quoi elles heurtent la surface vulvaire d'une façon désagréable pour la femme.

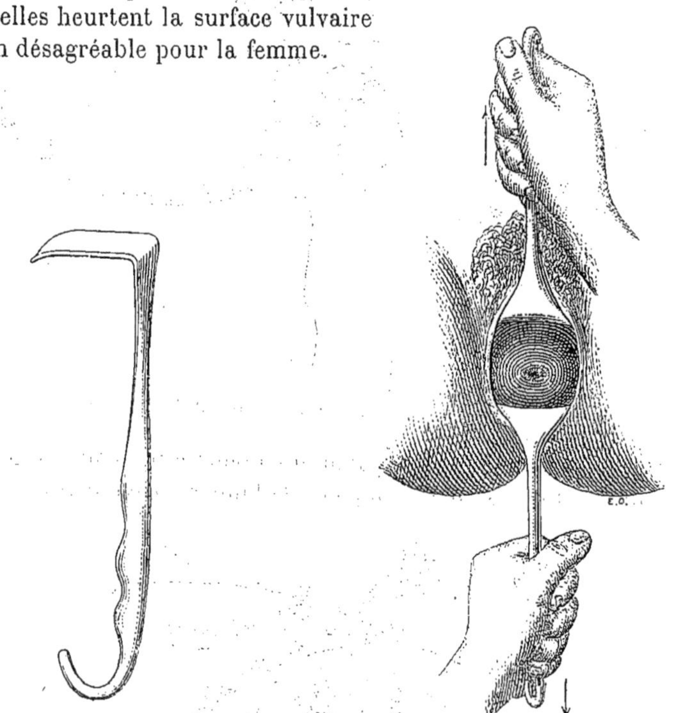

Fig. 27. — Un écarteur vaginal.

Fig. 28. — Col mis à découvert à l'aide de deux écarteurs vaginaux.

Dans les cas relativement rares où il est nécessaire de découvrir largement le col afin de l'explorer bien complètement, ou encore lorsqu'on veut découvrir un orifice fistuleux dans le fond du vagin, on aura avantage à se servir du spéculum univalve, ou simplement de deux écarteurs vaginaux (fig. 27), l'un soulevant la paroi vaginale supérieure, l'autre abaissant le périnée et la paroi vaginale postérieure, ainsi que l'indique la figure 28.

Pour cette exploration un aide est indispensable afin de tenir une ou les deux valves, pendant qu'on se livre aux manœuvres complémentaires que nécessite l'exploration.

L'examen au spéculum doit, autant que possible, ne pas être omis dans une exploration génitale, car il arrive souvent qu'un état pathologique du col (ulcération, chancre mou) passe inaperçu au doigt alors qu'il devient très net à la vue.

En un mot il ne faut pas croire qu'un col est normal quand il semble tel au doigt, mais s'en assurer par la vue au moyen du spéculum.

2° UTÉRUS

Le spéculum permet d'apercevoir la surface vaginale du col, mais pour explorer l'intérieur de l'utérus, d'autres instruments sont nécessaires.

Une tige rigide, malléable ou souple, introduite dans la cavité utérine mesure l'étendue longitudinale, et vérifie en même temps la direction du canal utérin.

L'instrument dont on se sert pour pratiquer le cathétérisme s'appelle hystéromètre[1].

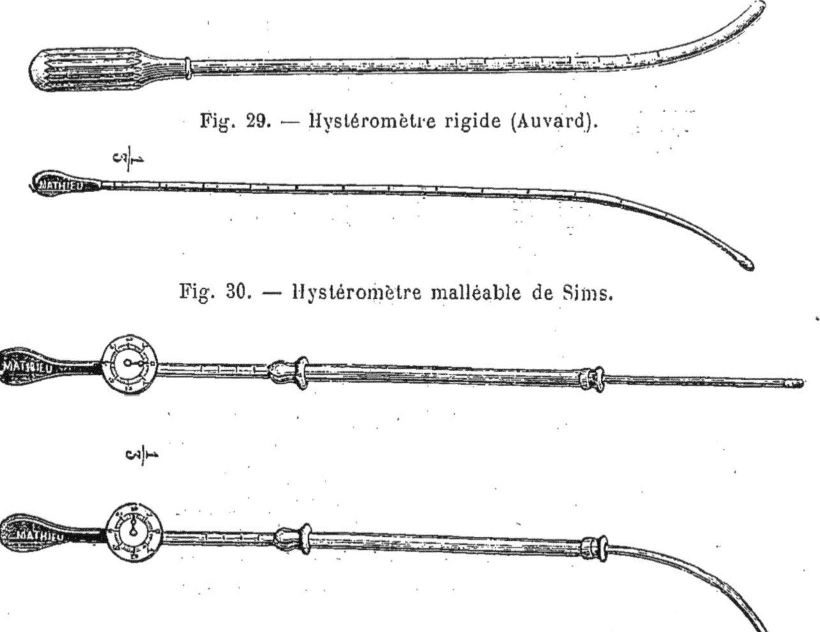

Fig. 29. — Hystéromètre rigide (Auvard).

Fig. 30. — Hystéromètre malléable de Sims.

Fig. 31. — Hystéromètre flexible de M. Terrillon, avec cadran indicateur.

Parmi les nombreux hystéromètres je cite les trois suivants, l'un rigide (fig. 29), l'autre malléable (fig. 30), le troisième flexible (fig. 31). Ce dernier a l'avantage de traduire sur le petit cadran les déviations de l'utérus.

L'hystéromètre rigide ordinaire à grosse extrémité bien mousse est le meilleur, car il est le plus aseptique et le plus simple.

[1] υστερα matrice, μετρον mesure.

Le plus souvent je me sers pour l'hystérométrie de dilatateurs métalliques, construits d'après le modèle à ceux de Hégar, mais qui sont en métal, au lieu d'être en caoutchouc durci comme ceux de cet auteur : l'ensemble de ces dilatateurs métalliques est représenté par la figure ci-jointe (fig. 32).

Une graduation inscrite sur le manche, afin que la tige dilatatrice reste

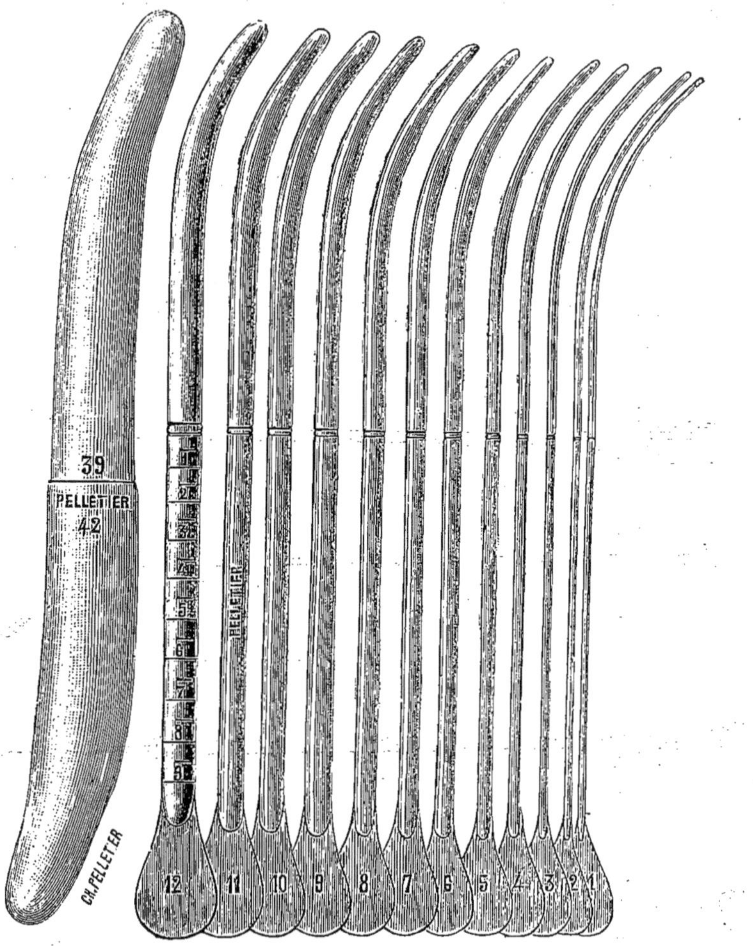

Fig. 32. — Dilatateurs métalliques de volume progressif (Auvard).
(Le chiffre de l'hystéromètre indique en millimètres le diamètre de l'instrument. — La série continue après le n° 42 de 3 en 3 millimètres jusqu'à n° 70, et plus loin si on le désire.)

absolument lisse, permet de mesurer la profondeur de l'utérus, en reportant la portion d'un dilatateur retiré de l'utérus sur le manche d'un autre dilatateur, manche qui, ainsi qu'il vient d'être dit, est gradué.

Ces dilatateurs peuvent servir à la fois d'hytéromètre et de dilatateur, évitant l'usage de deux instruments différents, et simplifiant par conséquent l'instrumentation du gynécologue.

Avec eux on a en outre l'avantage d'avoir des hystéromètres de différents calibres, ce qui est souvent nécessaire pour l'exploration utérine.

Deux précautions préliminaires sont indispensables toutes les fois qu'on veut pratiquer l'hystérométrie.

1° S'assurer que la femme n'est pas enceinte. S'abstenir en cas de doute;

2° Vérifier s'il n'existe aucune inflammation aiguë ou subaiguë de l'utérus ou de ses annexes; le cathétérisme en effet, pratiqué dans ces conditions, est susceptible d'amener une recrudescence dans les accidents locaux.

On devra renoncer momentanément à l'hystérométrie, si on suppose que l'utérus renferme quelque élément infectieux, auquel un traumatisme intra-utérin pourrait ouvrir la voie des lymphatiques.

L'hystérométrie pour être inoffensive, alors qu'il n'existe aucune contre-indication à son emploi, doit être pratiquée avec *douceur* et *antisepsie.*

Douceur. — C'est dire qu'il ne faut exercer avec l'hystéromètre aucune violence.

Il convient de diriger l'instrument de manière à ce qu'il trouve sa voie et ne se la fraye pas.

Aussitôt que la femme accuse de la douleur on changera la direction de l'instrument, on tâtonnera jusqu'à ce que l'hystéromètre s'enfonce pour ainsi dire spontanément,

L'hystérométrie quand elle est douloureuse est mal faite; d'une façon générale toute exploration gynécologique doit être indolore.

Un bon gynécologue doit, sauf rares exceptions, examiner une femme sans la faire souffrir.

Antisepsie. — La tige de l'hystéromètre, alors qu'elle est métallique, ce qui doit être la règle, sera préalablement flambée.

Si on introduit l'hystéromètre sans spéculum les injections vaginales antiseptiques sont nécessaires, afin d'éviter le transport d'éléments infectieux du vagin dans l'utérus.

Alors qu'on se sert du spéculum cette injection n'est plus indispensable, mais il faudra en pareil cas balayer la surface du col et particulièrement de l'orifice externe avec un tampon de coton hydrophile imbibé d'une solution antiseptique: il sera même préférable, si possible, de faire pénétrer dans la cavité cervicale une pince, armée d'un petit tampon de coton chargé de la solution antiseptique de manière à nettoyer cette cavité.

L'hystérométrie peut être pratiquée dans les trois positions de la femme; on préfère en général la position dorsale ou encore latérale.

L'emploi préalable du spéculum facilite l'accès du col, mais il modifie la situation normale de l'utérus, et empêche par conséquent de recueillir un des principaux renseignements qu'on demande à l'hystéromètre, c'est-à-dire la direction du canal utérin.

Aussi est-il préférable de pratiquer le cathétérisme sans spéculum, de la façon suivante : l'extrémité de l'hystéromètre est portée jusqu'au museau de tanche à l'aide de l'index seul ou de l'index et médius de la main droite introduits dans le vagin (fig. 33), puis tout en laissant le ou les doigts en place, on pousse avec l'autre main lentement le cathéter dans la direction supposée de la cavité utérine.

L'hystéromètre pénètre sans difficulté jusqu'à l'isthme au niveau duquel il est en général arrêté; on incline alors la pointe en différents sens, au besoin on imprime un mouvement de rotation à l'instrument qui ne tarde pas à s'avancer jusqu'à ce qu'il arrive au fond de l'utérus; ce dont on est averti par la résistance qu'on éprouve, et par une légère douleur à tendance suffocante éprouvée par la femme.

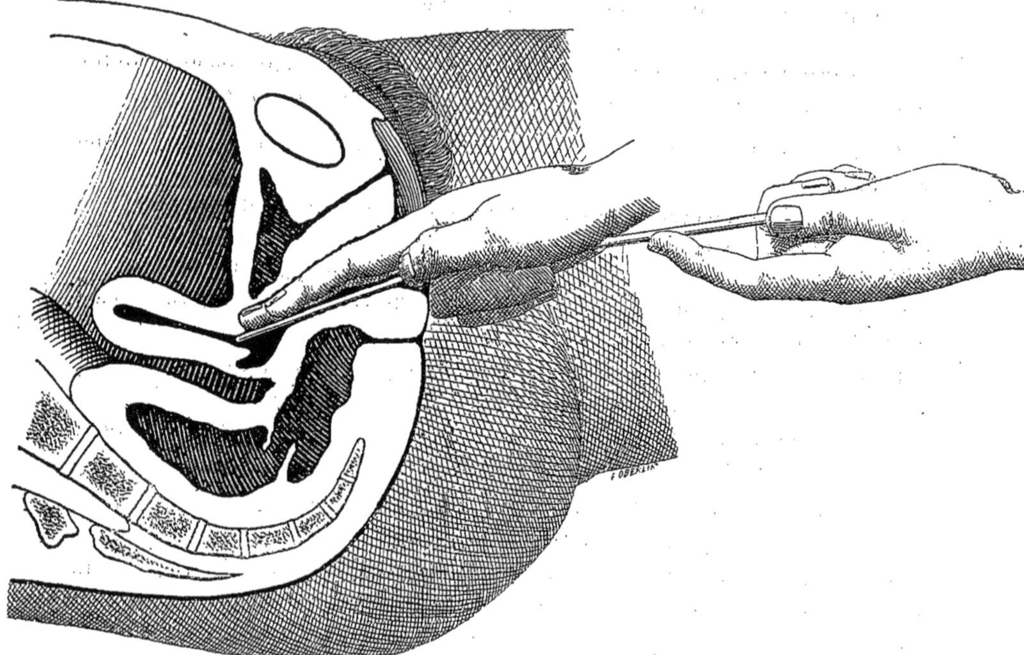

Fig. 33. — Introduction de l'hystéromètre sans le spéculum à l'aide des doigts.

On retire l'instrument, en maintenant le doigt vaginal au point de la tige, qui correspondait à l'orifice externe; on peut ainsi mesurer la longueur de l'utérus.

Quant à la direction du canal utérin elle est appréciée par les mouvements imprimés à l'hystéromètre au fur et à mesure de sa pénétration.

L'hystérométrie ne devra être faite qu'avec circonspection, et que quand elle est indispensable pour parfaire un diagnostic, car même pratiquée avec douceur et avec toute l'antisepsie désirable, elle expose à des accidents parfois inévitables, et qui tiennent à la sensibilité même du sujet.

A côté des femmes pour lesquelles l'introduction de l'hystéromètre est indifférente, et qui la supportent avec la même facilité que l'application du spéculum, il en est qui accusent une douleur très vive au moment de la pénétration de l'instrument.

Cette douleur peut être locale, dans d'autres cas se traduire par une véritable angoisse due à une tendance à la syncope.

Ces phénomènes d'angoisse existent surtout alors que l'instrument traverse l'isthme ou qu'il arrive au contact du fond de l'utérus, ce sont là les deux points angoissants du cathétérisme utérin.

L'angoisse peut aboutir à une véritable syncope; on a même noté à la suite d'une simple hystérométrie faite avec toutes les précautions voulues des cas de mort subite[1].

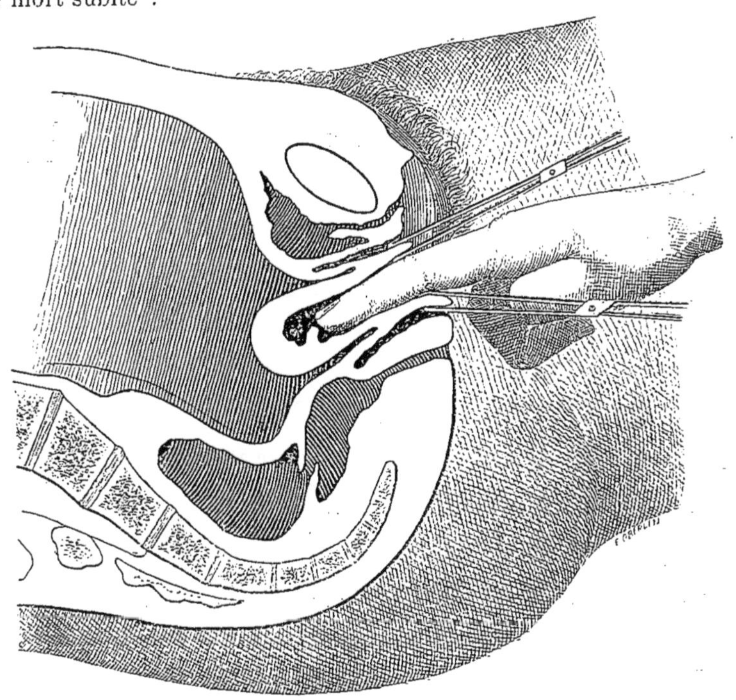

Fig. 34. — Toucher intra-utérin avec abaissement de l'utérus.

Ces accidents heureusement très exceptionnels, s'ils ne doivent pas faire abandonner l'hystérométrie, moyen de diagnostic précieux en un assez grand nombre de cas, doivent rendre circonspect dans son emploi.

En faire usage ainsi qu'y sont habitués certains gynécologues, comme méthode d'exploration courante, constitue un véritable abus.

Au lieu de cet examen indirect de la cavité utérine, on peut procéder à un examen direct avec l'*endoscope*, le *doigt*, ou en ouvrant suffisamment la cavité utéro-cervicale, pour permettre l'*inspection directe*.

L'usage de l'endoscope est abandonné, car cet instrument ne laisse voir que des détails insignifiants.

[1] Voir thèse Bonvalot, 1892. *De la mort subite; phénomènes d'inhibition ayant pour point de départ l'utérus.*

Le *toucher utérin* (fig. 34) est au contraire une source précieuse de diagnostic; il exige pour être pratiqué deux précautions préalables :

1° La dilatation du col ;

2° L'abaissement de l'utérus que nous étudierons au chapitre *Opérations*.

On arrive ainsi à faire pénétrer le doigt dans la cavité utérine, et à découvrir les altérations de la muqueuse, les tumeurs, les malformations dont l'organe peut être le siège.

Pour permettre à la vue l'accès direct de la cavité utérine, on a proposé divers dilatateurs ou spéculums intra-utérins, tel celui représenté par la figure 35; mais ces instruments ne donnent pas une ouverture suffisante du

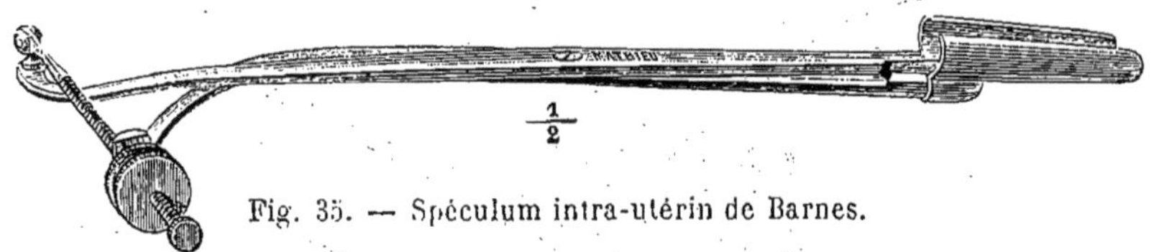

Fig. 35. — Spéculum intra-utérin de Barnes.

col, et il est nécessaire de dilater plus largement le canal cervical, ce qu'on pourra obtenir à l'aide de la *méthode de Vulliet*, qui sera décrite ultérieurement.

3° ANNEXES

Les annexes, à moins d'ouverture de la cavité abdominale, sont à peu près inaccessibles à l'exploration instrumentale.

La ponction capillaire de certains kystes doit être mentionnée ici comme pouvant fournir de précieux renseignements.

Peut-être arrivera-t-on à explorer par l'utérus la trompe pathologique, de même qu'on pratique le cathétérisme des uretères par la vessie, mais l'examen gynécologique est encore loin d'atteindre ce degré de perfection.

4° URÈTRE

L'urètre peut être exploré à l'aide d'un cathéter métallique ou élastique, permettant d'en reconnaître la sensibilité et la largeur. On a également préconisé des endoscopes urétraux et vésicaux dont l'usage est très restreint, mais qui pourront être utiles en certains cas.

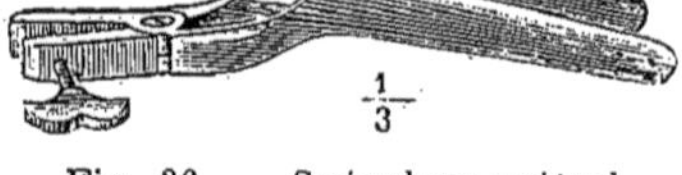

Fig. 36. — Spéculum urétral (Mathieu).

L'emploi d'un spéculum spécial (fig. 36) pourra parfois rendre quelques services.

Je ne parle pas du toucher après dilatation préalable dont il a été précédemment question.

5° VESSIE

L'exploration instrumentale, la plus pratiquée pour la vessie, et la plus féconde en renseignements se fait avec un cathéter métallique, permettant d'en parcourir toute la surface.

6° URETÈRES

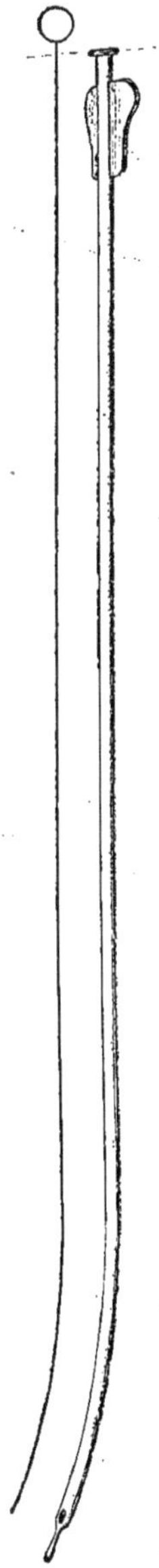

Le cathétérisme des uretères a quelques avantages pratiques. Il permet de rétablir la perméabilité du canal obturé à la suite de coliques néphrétiques, de faire cesser la rétention d'urine dans le bassinet, et d'enrayer les progrès de l'hydronéphrose.

En s'assurant du bon fonctionnement d'un rein, il a été possible de pratiquer la néphrectomie du côté opposé, et dans d'autres cas, les troubles fonctionnels du rein opposé ont contre-indiqué l'opération.

Alors que le diagnostic était hésitant entre une tumeur ovarienne et un rein flottant malade, le cathétérisme de l'uretère correspondant a fait reconnaître la tumeur ovarienne à la direction régulière du canal et à l'intégrité de la fonction rénale.

Enfin, chez une hématurique, la constatation successive du sang dans chacun des uretères a permis d'écarter le diagnostic d'affection organique d'un rein à opérer, et conduit au diagnostic d'une double pyélite chronique.

Trois procédés ont été préconisés pour pratiquer le cathétérisme de l'uretère :

Celui de *Simon*, qui consiste à dilater préalablement l'urètre, de manière à pouvoir y introduire le doigt et à guider avec son aide la sonde jusqu'à l'orifice uretérique.

Celui de *Grünfeld* et *Newman*, dans lequel un endoscope permet de voir l'orifice de l'uretère et d'y porter la sonde.

Ces deux procédés sont inférieurs à celui de *Pawlik*, qui est le plus généralement suivi.

Procédé de Pawlik. — Pawlik se sert d'une sonde métallique terminée par une extrémité boutonnée et dans laquelle on peut glisser un mandrin (fig. 37).

La femme est placée dans la position génupectorale ou dans la position de la taille. Cette dernière est beaucoup plus commode pour la femme et le plus souvent adoptée.

On déprime le périnée avec un spéculum de *Simon* (fig. 38), de manière à tendre transversalement la paroi vaginale supérieure. Cette tension a l'énorme avantage de rendre plus saillants les bords du trigone vésical.

Fig. 37. — Cathéter uretérin de Pawlik.

On introduit alors la sonde dans la vessie ; aussitôt que l'extrémité a dépassé l'orifice urétral, on dirige la pointe vers le bas-fond de la vessie en la poussant latéralement ; elle rencontre là une rigole, qui la conduit jusqu'au niveau de l'orifice urétérique.

Arrivée là et retenue, la sonde doit être animée de petits mouvements de glissement, de rotation, d'élévation et d'abaissement jusqu'à ce qu'elle ait pénétré.

On reconnaît que la sonde est dans l'uretère, aux conditions suivantes :

Elle ne trouve plus de résistance à cheminer en avant, alors que les mouvements de latéralité sont gênés ;

Ouverte, elle laisse échapper un jet saccadé d'urine, tandis que l'évacuation de la vessie est continue ;

En injectant un liquide coloré dans la vessie, suivant que le liquide qui revient par la sonde est coloré ou de l'urine normale, on saura où se trouve l'extrémité de la sonde.

Le cathétérisme de l'uretère est rarement suivi de *complications* (fièvre, douleurs abdominales, péritonite partielle).

Quant aux *difficultés*, elles sont nombreuses et tiennent soit aux anomalies des uretères, soit aux états pathologiques divers qui altèrent leurs configuration et situation normales.

D'une façon générale cette exploration est peu usitée à cause des difficultés de son exécution. Je crois que *Pawlik* et *Howard A. Kelly*[1] sont à peu près les seuls gynécologues à la pratiquer d'une façon usuelle.

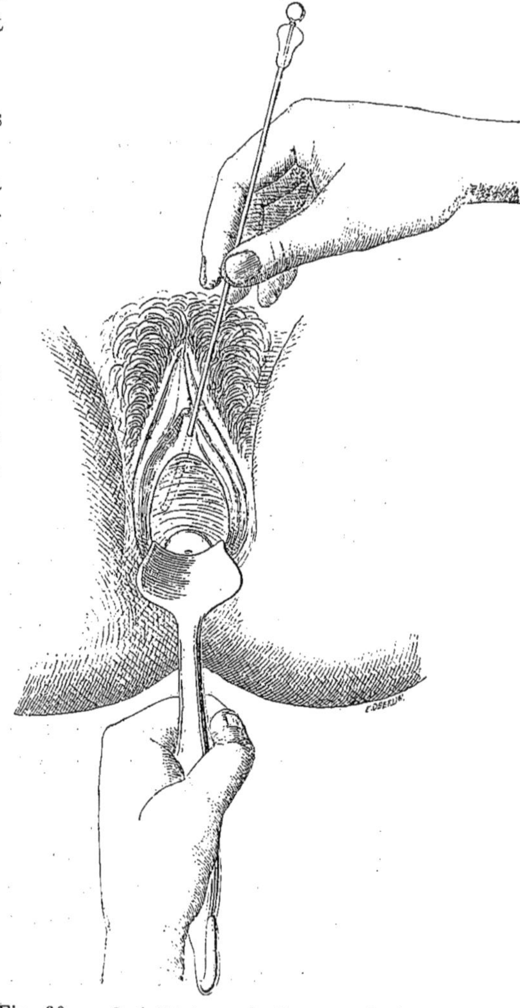

Fig. 38. — Cathétérisme de l'uretère droit.

7° ANUS ET RECTUM

A l'aide d'un spéculum vaginal, ou mieux d'un spéculum spécial, comme celui représenté par la figure 39, il est possible d'explorer la surface du conduit anal, et de la partie inférieure du rectum.

Cet examen ne se fera bien que si la patiente est anesthésiée.

[1] *American, J. of obstetrics*, 1892, n° 6.

f. Procédés d'exception.

Comme procédés exceptionnels d'exploration gynécologique, je mentionnerai :

1° Les *examens micrographique et microbiologique.*

Le premier pouvant fournir des renseignements précieux, alors par exemple qu'il s'agit de déterminer la nature néoplasique d'une ulcération du col.

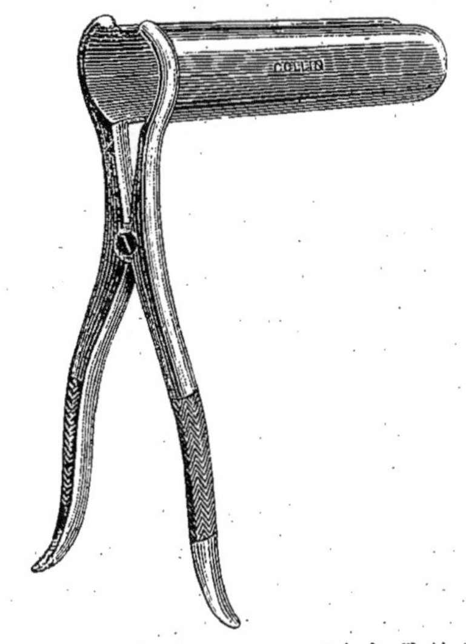

Fig. 39. — Spéculum ano-rectal de Trélat.

Le second capable de déterminer la nature de certains écoulements, par exemple, la nature blennorragique d'une vaginite, en permettant de constater la présence du gonococcus.

2° L'*anesthésie exploratrice* sera parfois indispensable pour le diagnostic de tumeurs abdominales, ou pour l'examen vaginal, quand la sensibilité ou la résistance de la paroi abdominale dans le premier cas et l'hyperesthésie de l'orifice vulvo-vaginal dans le second, rendent l'exploration impossible sans l'aide du sommeil artificiel.

3° Enfin, la *laparotomie exploratrice*, de même que la simple ponction dans d'autres cas, est parfois indispensable pour éclairer un diagnostic hésitant.

Mais, ainsi que je l'indiquai au début, ces moyens d'exploration ne font pas partie de ceux qu'emploie journellement le gynécologue, qui doit se montrer aussi sobre que possible de l'anesthésie et surtout de la laparotomie à cause des dangers auxquels elle expose la femme.

3° ÉTUDE DES AUTRES SYSTÈMES ET DE L'ÉTAT GÉNÉRAL

Alors qu'on fait une exploration gynécologique, il ne faut pas se borner simplement à l'examen du système génital, sans quoi on s'expose à un diagnostic incomplet et par là même très préjudiciable au succès du traitement qu'on ordonne.

Si par exemple chez une cardiaque atteinte de métrorragies, on ne prête attention qu'aux hémorragies utérines, sans se préoccuper de l'état du cœur; outre qu'on aura vraisemblablement méconnu la véritable nature de ces hémorragies, il est probable que le traitement institué, laissant le cœur de côté, n'aura qu'une influence très médiocre sinon nulle sur les accidents.

Autre exemple : voici une femme qui présente un épithélioma au début, justiciable de l'hystérectomie vaginale totale; le gynécologue oublie d'examiner les autres systèmes, notamment l'urine, or, il existe une albuminurie intense dépendant d'une néphrite ancienne. — Il opère, la malade meurt des suites, à cause de l'état de ses reins. — L'opérateur est fautif parce qu'il a borné son examen au seul système génital; s'il avait connu l'état des reins, ou il n'aurait pas opéré, ou il aurait fait subir à sa malade un traitement préparatoire.

Les exemples qui démontrent la nécessité de cet examen complet sont pour ainsi dire quotidiens et prouvent, en outre, que le gynécologue ne doit pas seulement connaître la pathologie du système génital, mais avoir des idées très précises sur toute la pathologie.

Cet examen devra être complet et porter sur le points suivants, que je me contente d'énoncer ici :

a. *État général.*

1° aigu.
  Fièvre.
  Affaiblissement.

2° chronique.
  Diathèses. — Bien que les diathèses soient actuellement délaissées, il y a lieu de savoir si le sujet auquel on a à faire est :
    une lymphatique;
    une nerveuse;
    une arthritique;
  et de diriger le traitement général, complémentaire du traitement local, en conséquence.

b. *État local.*

1° *Système nerveux :* Neurasthénie. Hystérie. Névralgies.
2° *Système cardio-pulmonaire.*
3° *Système digestif et ses annexes :* (foie). — État de la digestion stomacale et intestinale. Défécation.
4° *Système urinaire :* Diabète. Albuminurie. État des reins, des uretères, de la vessie, de l'urètre.

IV

PRONOSTIC GÉNÉRAL

Le pronostic des génitopathies est soumis à des influences trop diverses pour qu'il soit possible d'en tracer ici autre chose qu'une esquisse.

Il dépend en effet :

De la maladie même; on ne saurait en effet comparer un cancer et une endométrite.

De la femme; les sujets robustes, fortement constitués, mèneront à guérison une génitopathie, plus facilement que des névropathes et des chlorotiques.

Des conditions où la patiente est placée; une femme obligée de travailler pour vivre, se soignera difficilement, et ne saurait guérir aussi rapidement que la fortunée, dont tous les loisirs peuvent être employés à sa propre cure.

Enfin et surtout du *traitement;* il n'est pas ou presque pas de maladies génitales qui guérissent spontanément; mais avec une bonne thérapeutique, sagement conduite, on peut venir assez promptement à bout de toutes les maladies guérissables.

Dans le prochain chapitre nous examinerons les ressources que cette thérapeutique nous fournit, et nous verrons plus tard, à propos de chaque maladie, l'usage que nous devons faire de ces différents moyens.

CHAPITRE II

THÉRAPEUTIQUE GÉNÉRALE

SOMMAIRE

	Pages
1. Médicaments pris à l'intérieur	49
(Ergot; morphine; hydrastis; viburnum; hamamelis; apiol; sabine)	
2. Hydrothérapie	50
Divers procédés	
Mode d'action	
Indications et contre-indications	
3. Eaux minérales	52
4. Hygiène du vêtement (vêtements, ceinture)	54
Corset. — Ceinture hypogastrique. — Ceinture abdominale	
5. Émissions sanguines locales. — Révulsifs. — Caustiques	56
6. Antiseptiques	58
7. Injections cavitaires et interstitielles	63
Injections interstitielles	
Injections cavitaires	
a. Vaginales	63
b. Utérines	69
c. Vésicales	71
d. Rectales	72
8. Tampons, suppositoires, topiques	74
9. Pessaires	77
Médicamenteux	
Instrumentaux	
10. Gymnastique, massage	82
11. Électricité	
Franklinisation	87
Faradisation	89
Galvanisation	93
12. Opérations. (Principes généraux.)	
Généralités	98
Opérations	
Abdominales	100
Vulvaires	106
Appendice	110

THÉRAPEUTIQUE GÉNÉRALE

Dans la thérapeutique gynécologique on peut employer presque toutes les ressources de la thérapeutique générale (calmants, purgatifs révulsifs, etc.); je n'envisagerai pas ici ces divers modes de traitement, mais je me contenterai d'examiner ceux qui s'appliquent plus spécialement à la gynécologie et qui sont mentionnés dans le sommaire qui précède.

I

MÉDICAMENTS PRIS A L'INTÉRIEUR

Tous les agents de la thérapeutique usuelle peuvent être employés en gynécologie; les calmants les narcotiques, les toniques, les laxatifs sont d'usage journalier, je renvoie pour leur étude à la thérapeutique générale et je ne mentionnerai ici que quelques médicaments, qui semblent avoir une action spéciale sur l'appareil génital; tels que l'ergot de seigle, la morphine, l'hamamelis virginica, l'hydrastis canadensis, le viburnum prunifolium, l'apiol, la sabine.

L'*ergot de seigle*, qu'on donne plus volontiers en injections sous-cutanées (ergotine Yvon ou ergotinine Tanret), exerce une action très marquée sur la fibre utérine, dont il amène la contraction prolongée, c'est-à-dire tétaniforme.

Ce médicament très employé en obstétrique, est également utile en gynécologie dans le cas d'hémorragie, causée par simple atonie ou relâchement utérin.

L'administration prolongée de cet agent thérapeutique peut aussi amener un certain retrait dans les fibrômes.

La *morphine* exerce sur l'utérus une action hémostatique; elle semble anémier cet organe.

Toutefois son usage ne saurait être conseillé dans ce but, étant donnée la facilité avec laquelle la femme s'habitue à l'usage de ce narcotique et devient morphinomane.

L'*hamamelis virginica* est un arbuste qui croît aux Etats-Unis, et dont on emploie l'écorce et les feuilles sous forme d'extrait fluide ou de teinture.

C'est à la teinture qu'on donne la préférence en France, à la dose de 5 à 10 gouttes.

Ce médicament d'ailleurs est peu toxique, cependant il est bon de ne pas dépasser 20 gouttes par vingt-quatre heures.

L'hamamelis agit comme hémostatique utérin.

L'*hydrastis canadensis* est une renonculacée de l'Amérique du Nord, dont la souche vivace est employée sous forme de teinture.

Cette teinture est également prescrite comme hémostatique utérin à la dose de 20 à 30 gouttes en vingt-quatre heures.

Le *viburnum prunifolium*, arbuste du sud des Etats-Unis est livré (écorce) à l'usage médical sous forme d'extrait fluide ou de teinture.

Cette teinture, au 1/2, peut être administrée à la dose de 50 à 100 gouttes en vingt-quatre heures.

Contrairement aux agents qui précèdent, le viburnum semble relâcher l'utérus et calmer les contractions douloureuses de cet organe, d'où son emploi contre les douleurs de la dysménorrée et les menaces d'avortement.

L'*apiol*, qui est extrait des graines du persil, est très connu et employé pour son action emménagogue.

On l'ordonne plus volontiers en capsules à la dose de 0gr,20 par capsule, une ou deux matin et soir.

La *sabine* est également employée comme emménagogue; plus énergique que l'apiol elle devient facilement toxique, aussi redoute-t-on son emploi pour cette dernière raison.

On la prescrit le plus souvent sous forme de pilules.

Poudre de sabine.	5 gr.
Poudre de centaurée.	3 —
Extrait d'armoise.	q. s.

Pour 30 pilules. — 2 à 4 pilules par jour.

II

HYDROTHÉRAPIE

SOMMAIRE

Définition.
Divers procédés;
Douches.
Bains.
Mode d'action.
Indications et contre-indications.

Solides, *liquides* ou *gaz* peuvent être placés au contact de la peau dans un but thérapeutique.

Parmi les solides, je citerai l'application de poudres (amidon, etc.), de sacs de plomb et de sable, et aussi le massage qui agit mécaniquement sur les tissus.

Parmi les gaz : les bains de vapeur, les fumigations, l'aérothérapie.

L'application des liquides à la surface de la peau est désignée sous le nom d'*hydrothérapie;* c'est de cette dernière méthode thérapeutique qu'il va être question ici.

Douches et *bains* constituent les deux modes d'administration de l'hydrothérapie.

La *douche* consiste dans la projection plus ou moins brusque de liquide à la surface du corps, sous forme de *jet*, de *pluie* (verticale, horizontale ou en cercle), de *lame*.

Elle ne dure en général que quelques secondes (10 à 20), rarement plus d'une minute.

Elle peut être *générale* ou *locale* (lombes, hypogastre, périnée, pieds).

Le *bain* est caractérisé par le simple contact du liquide sur la peau sans projection.

La douche frappe, le bain n'exerce aucun traumatisme.

La durée en est très variable, tantôt quelques secondes comme dans l'immersion, dans les affusions (usage du Tub, du drap mouillé), tantôt prolongée pendant une demi-heure, une heure et même davantage.

On a essayé dans certaines affections de faire séjourner la malade dans un bain continu.

Le bain peut être *général* (bain de mer, de rivière, piscine, baignoire) ou *local* (bain de siège, de pied, de main, bain vaginal, à l'aide d'un spéculum grillagé (fig. 40) qu'on applique pendant le séjour dans la baignoire).

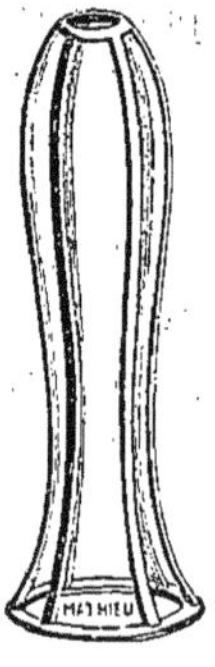

Fig. 40. Spéculum grillagé pour bains.

Le liquide dans lequel est plongée partie ou totalité du corps est *simple* ou *médicamenteux* (alcalin, sulfureux, etc.).

Le patient est dans le bain tantôt *actif* (natation), tantôt *passif* (baignoire).

Que l'eau soit administrée en douche ou en bain, elle peut être employée à différentes températures :

0 à 10° très froide.
10 à 20° froide.
20 à 30° tiède.
30 à 40° chaude.
40 à 50° très chaude.

Au-dessus de 50° le liquide ne peut plus être supporté et produit des accidents de brûlure.

La douche est en général de 10 à 20° et le bain de 30 à 40°.

L'hydrothérapie agit sur le système nerveux le plus souvent comme sédatif et calmant, cependant sous certaines formes, elle peut devenir un excitant.

Elle favorise la circulation du sang à la périphérie du corps et facilite l'action cardiaque.

Elle est pour la nutrition un excitant énergique, et doit être comptée parmi les meilleurs toniques.

Enfin les bains médicamenteux ont une action propre, en rapport avec les principes qu'ils contiennent.

L'hydrothérapie trouve des *indications* dans la plupart des affections génitales de la femme, les bains luttant heureusement contre bon nombre d'affections aiguës, et les douches locales ou générales convenant au contraire aux maladies chroniques.

C'est ainsi que les bains seront employés avec avantage dans les affections inflammatoires de la vulve (vulvite, Bartholinite) ou du vagin (vaginite), et les douches froides sur le rachis et les lombes dans les cas de troubles menstruels, de congestion utérine, de métrite chronique, de pelvi-péritonite ancienne.

Toute inflammation aiguë, ou subaiguë avec tendance à rechute *contre-indique* l'emploi des douches : on a pendant longtemps considéré l'époque des règles comme contraire à toute espèce d'hydrothérapie, mais sauf pour quelques natures impressionnables, cette médication pourra, sans inconvénients, être continuée à ce moment.

III

EAUX MINÉRALES

L'action des eaux minérales sur l'économie est très complexe.

La malade, qui quitte ses occupations et la ville, trouve dans la station où il séjourne, le grand air, le calme et la tranquillité d'esprit, souvent des distractions qui changent le cours de ses idées, enfin il marche, fait de l'exercice. — Ces conditions sont salutaires à l'état général.

Les eaux par elles-mêmes agissent différemment suivant le mode d'administration.

Les *bains généraux ou locaux* (bains de siège, injections) réveillent les fonctions cutanées, excitent la circulation périphérique et modifient également par leur contact la vitalité des organes (vagin, col de l'utérus, en cas d'injection vaginale).

Les *bains de vapeur* et les vaporisations locales ont une action analogue et amènent en plus l'absorption par les poumons[1] des principes divers.

[1] L'absorption par la peau étant en pareil cas, de même que pour le bain, à peu près nulle.

Enfin l'eau minérale prise *en boisson*, outre son influence spéciale sur les fonctions digestives (stimulation de l'appétit, accélération de la digestion, cessation de la constipation, production de la diarrhée) agit par l'absorption des principes qu'elle contient.

Toutefois, contrairement à ce qu'on pourrait croire au premier abord, cette action est difficile à analyser; deux eaux de composition à peu près semblable sont loin d'avoir les mêmes résultats, et on ignore le véritable élément actif de certaines eaux, par exemple celles de Contrexéville dont l'efficacité sur la gravelle urinaire est bien connue.

Aussi, à la suite de *Scoutteten*, on en est arrivé à dire que les eaux minérales agissent surtout par les courants électriques qu'elles développent et dont on a pu constater la réalité; cette hypothèse, mal acceptée au premier abord, tend actuellement à être admise.

Quel que soit ce mode d'action encore vague, il est certain que les eaux minérales influent d'une façon efficace sur les maladies génitales de la femme, en modifiant et l'état général et l'état local. L'existence de cette double action, d'habitude simultanée, ne doit pas être oubliée.

Les *eaux acidulées gazeuses* (Chateldon, Condillac, etc.) améliorent surtout l'état général. Cependant les injections vaginales avec les eaux chargées d'acide carbonique amènent une sédation notable de la douleur dans les cas de névralgie utérine, ou de phénomènes douloureux vagues dans le petit bassin.

Les *eaux alcalines* (Vichy, Vals, Pougues, Royat, etc.) paraissent influencer heureusement la métrite chronique chez les femmes arthritiques.

Les *eaux salines* (Balaruc, Bourbonne, Bourbon-l'Archambault, Kreuznach, Marienbad, Salies-de-Béarn, etc.), en général excitantes, conviennent à l'aménorrée, à certains cas de leucorrée; il faudra les éviter toutes les fois qu'il existe un état inflammatoire des organes génitaux.

Les *eaux sulfureuses* (Barèges, Cauterets, Bagnères-de-Luchon, etc.), également excitantes, ont, quant à ce qui concerne les organes génitaux, les mêmes indications que les eaux salines et conviendront particulièrement aux scrofuleuses.

Enfin les *eaux ferrugineuses* (Lamalou, Schwalback, Bussang, Orezza, etc.) ne semblent pas avoir d'action directe sur les organes génitaux, mais seront utiles chez les femmes anémiées par une longue maladie génitale et pourront heureusement seconder le traitement local, qui a amené la guérison des accidents génitaux.

Pour compléter ces indications générales, j'emprunte à M. *Verjon* le tableau suivant qu'il a publié dans le *Nouveau Dictionnaire de méd. et de chir. pratique*, à l'article *Eaux minérales*.

Eaux minérales indiquées dans les maladies des organes génitaux de la femme :

Aménorrée. Dysménorrée	Hombourg, La Motte, Ems, Schlangenbad, Plombières, Spa, Schwalbach, Forges, Bussang.
Métrorragie passive.	Wiesbaden, Soden et eaux ferrugineuses.

Leucorrée	Saint-Sauveur, Eaux-Chaudes, Bagnères-de-Luchon, Le Mont-Dore.
Métrite chronique.	Ussat, Bagnères-de-Bigorre, Plombières, Vichy, Néris, Le Mont-Dore, Ems, La Motte.
Stérilité	Eaux ferrugineuses, eaux alcalines.
Tumeurs fibreuses de l'utérus. .	Kissingen, Salins, Vals.

J'ajouterai simplement à cette dernière Salies-de-Béarn, dont l'action sur les fibrômes et les anciennes métrites est ordinairement très nette.

IV

VÊTEMENTS — CEINTURES

CORSET — CEINTURE HYPOGASTRIQUE — CEINTURE ABDOMINALE

Une jeune élégante, pâle et chétive, demandait à *Cuvier* quelques conseils médicaux; le célèbre savant la conduisit dans une serre du Jardin des Plantes, et lui montrant une des plus jolies plantes : « Naguère, madame, vous ressembliez à cette fleur, et demain cette fleur vous ressemblera. » Le lendemain, en effet, la fleur était fanée, car on avait appliqué un lien circulaire sur la tige, et *Cuvier* d'ajouter : « Vous vous fanerez de même sous l'affreuse compression de votre *corset;* vous perdrez peu à peu le charme de votre jeunesse, si vous n'avez pas assez d'empire sur la mode pour abandonner ce dangereux vêtement. »

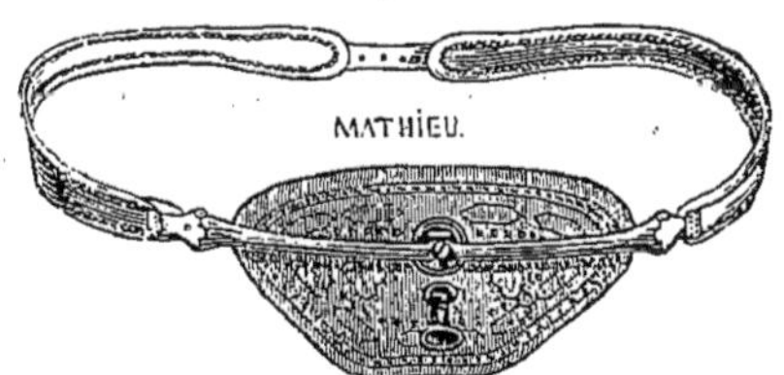

Fig. 41. — Ceinture hypogastrique.

Taille fine, hanches accentuées, gorge saillante sont, d'après les idées régnantes, les trois principaux éléments de la beauté féminine. Or le corset, en serrant la taille, dessine les hanches et refoule la poitrine de bas en haut, de manière à faire proéminer les seins. — De l'usage à l'abus, il n'y a qu'un pas; aussi voit-on nombre de femmes s'étrangler la taille avec ce vêtement et provoquer des troubles digestifs ainsi que l'abaissement de l'intestin, qui, appuyant sur les organes du petit bassin, en gêne le fonctionnement normal; il en résulte également des troubles sérieux dans le jeu des organes thoraciques.

En attendant que l'usage de ce vêtement ait disparu, date peut-être encore éloignée, car la mode en paraît tenace, l'introduction du corset en France datant de Catherine de Médicis (1532), on remédiera à ses pernicieux effets en conseillant de le porter modérément serré, et en maintenant, dans le cas où l'indication se présente, la masse intestinale à l'aide d'une *ceinture hypogastrique* (fig. 41).

La ceinture hypogastrique qu'on pourrait appeler l'*antidote* du corset, se compose, ainsi que l'indique la figure 41, d'une plaque destinée à s'appliquer au-dessus du pubis et maintenue en place à l'aide d'un lien élastique circulaire. Un mécanisme spécial permet d'incliner plus ou moins la plaque suivant l'axe métallique qui la fixe. Cette ceinture est d'un heureux effet dans les cas de prolapsus utérin léger ou d'antédéviation douloureuse.

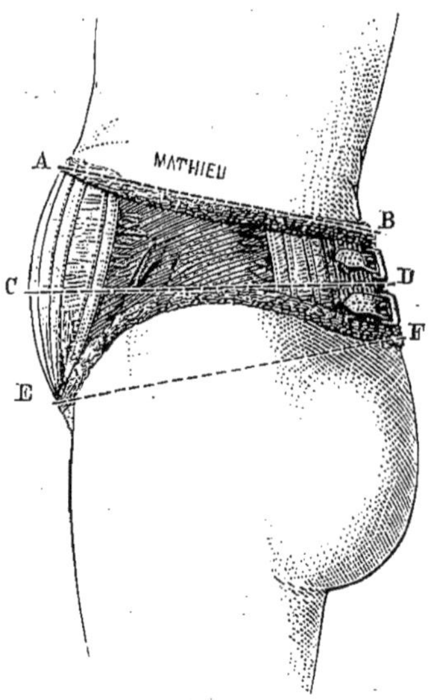

Fig. 42. — Ceinture abdominale.

Différente de la précédente est la *ceinture abdominale* (fig. 42), qui a pour but de maintenir la paroi de l'abdomen dans la plus grande partie de son étendue, et surtout dans la région sous-ombilicale.

La ceinture abdominale est de préférence indiquée chez les femmes obèses,

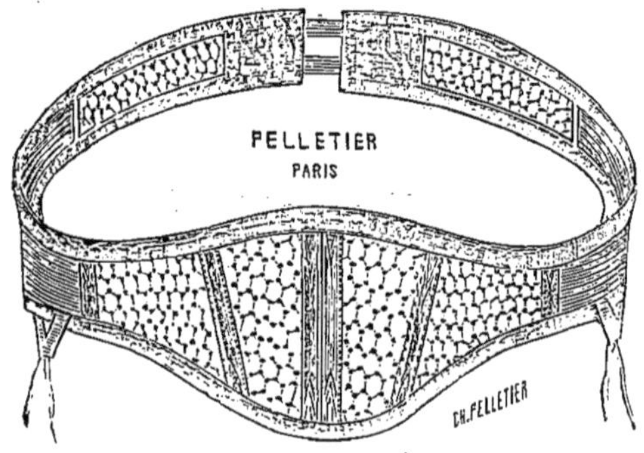

Fig. 43. — Ceinture abdominale à mailles.

chez celles dont le ventre a été distendu par plusieurs grossesses ou par une tumeur (kyste de l'ovaire opéré).

Des ceintures analogues, mais plus amples, sont souvent utiles aux femmes enceintes, alors qu'il y a tendance à l'antéversion.

Cette ceinture peut être faite de tissu plus léger; d'une façon générale, elle sera plus légère et mieux supportée, lorsqu'elle est à mailles représentant, ainsi que l'indique la figure 43, une sorte de filet, qui soutient l'abdomen comme un véritable hamac.

On a encore proposé d'autres modèles de ceinture, mais leur importance est accessoire, relativement aux deux variétés précédentes, qui suffisent aux besoins ordinaires de la gynécologie.

Parmi ces diverses ceintures, je mentionnerai tout particulièrement, à cause de son importance, celle de *Glénard*, qui se compose d'une ceinture abdominale, à laquelle on fixe deux pelotes qui répondent à la partie interne et inférieure des régions iliaques, pelotes destinées à maintenir plus spécialement la masse intestinale; cet appareil est surtout indiqué dans les cas d'*entéroptose*.

Il existe encore d'autres ceintures ou bandages abdominaux, tels ceux destinés à maintenir les hernies inguinales, crurales et ombilicales, à fixer le rein et le foie mobile; qu'il me suffise de les mentionner ici.

V

ÉMISSIONS SANGUINES — RÉVULSIFS — CAUSTIQUES

Les émissions sanguines, les révulsifs et les caustiques sont trois moyens journellement employés contre les inflammations génitales.

1° Les *émissions sanguines* peuvent être générales ou locales.

Les premières sont représentées par la saignée, très rarement employée en gynécologie.

Les secondes, d'un usage beaucoup plus répandu, s'adressent au col utérin ou à la surface cutanée des cuisses et de l'hypogastre.

Sur le col utérin, on se sert de scarifications et de sangsues; sur la peau, de sangsues et de ventouses scarifiées.

Les émissions sanguines ne présentent ici aucune particularité; les sangsues sur le col sont généralement abandonnées, on leur préfère les scarifications, qu'on pratique avec un bistouri bien aseptique, après l'introduction d'un spéculum cylindrique ou bivalve. Chaque piqûre aura de 2 à 6 millimètres de profondeur. Elles seront au nombre de dix à vingt. Tous les instruments spéciaux préconisés pour leur exécution sont inutiles et encombrent mal à propos l'arsenal gynécologique; je ferai cependant une exception pour la herse, qui sera décrite au traitement de la métrite.

2° Les *révulsifs* sont fréquemment employés dans les génitopathies féminines; les deux plus habituels sont la teinture d'iode et le vésicatoire, dont l'action est plus énergique; l'un et l'autre s'appliquent dans la région sous-ombilicale de l'abdomen.

3° Les *caustiques* sont destinés de préférence au col utérin et à la surface de l'endométrium.

On les divise en potentiels ou chimiques et actuels ou physiques.

Comme caustiques chimiques, on a employé à peu près toute la série connue en thérapeutique, tels parmi les principaux :

Agents solides : la pâte de Vienne (parties égales de potasse caustique et de chaux vive), le caustique de Filhos (potasse à la chaux 5, chaux vive 1), la pâte de Canquoin (parties égales de chlorure de zinc et de farine de blé ou de seigle), le crayon de nitrate d'argent.

La *pâte de chlorure de zinc*, préconisée par M. *Dumontpallier*, est peu différente de celle de Canquoin et se compose de :

Chlorure de zinc.	1
Farine de seigle	2

qu'on moule sous forme de crayons ayant environ un demi-centimètre de diamètre. — Ce crayon, qu'on a employé dans le cas d'endométrite, est coupé à la longueur de la cavité utérine, préalablement mesurée à l'hystéromètre. Introduit dans la cavité utérine, il est maintenu en place par un tampon de coton hydrophile ; il fond en douze à vingt-quatre heures et cautérise énergiquement toute la muqueuse, qui est expulsée en bloc au bout de quatre à dix jours.

Agents liquides : Nitrate acide de mercure, acide nitrique, acide sulfurique, acide chlorhydrique, acide chromique, perchlorure de fer, teinture d'iode, solution de nitrate d'argent, acide phénique, créosote.

En général, tous ces caustiques agissent efficacement quand ils sont bien appliqués, et on comprend que chaque spécialiste ait pu les préconiser avec de bons résultats à l'appui.

Comme caustique liquide, la *créosote de hêtre* mérite une mention spéciale, car elle a l'avantage sur les autres agents du même ordre de s'infiltrer dans les tissus à une assez grande profondeur et assure ainsi une guérison plus complète. — Elle est employée en solution dans de la glycérine au 1/2 (solution forte), au 1/3 et enfin au 1/4 (solution faible). — Elle est portée dans l'intérieur de l'utérus attiré au voisinage de la vulve, avec un pinceau, un écouvillon, une mince tige entourée d'ouate, ou avec le porte-topique que j'ai imaginé à cet effet (fig. 44) et qui a pour but, quand on promène son

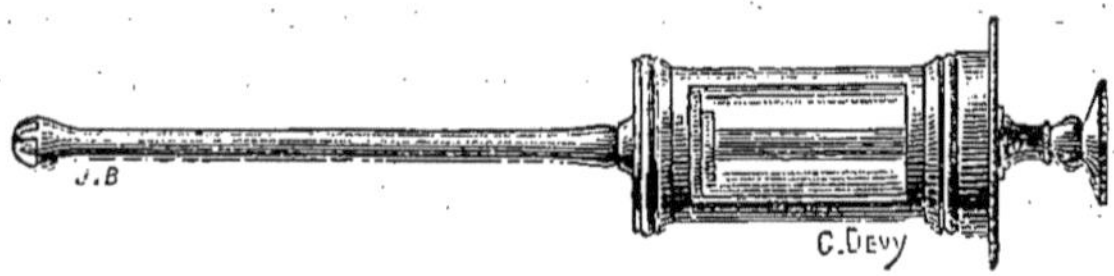

Fig. 44. — Porte-caustique intra-utérin.

extrémité sur la surface utérine, de répandre également le caustique introduit et de rendre ainsi son action aussi uniforme et complète que possible. (Voir le *Traitement de la métrite*.)

A côté des caustiques chimiques, se trouvent ceux qui agissent *physique-*

ment par leur simple contact, le fer rouge ordinaire, le thermo-cautère Paquelin et le galvano-cautère.

Leur action est en général limitée au col utérin.

Ces caustiques sont beaucoup moins employés depuis les opérations plastiques qu'on exécute sur cette région et dont le résultat thérapeutique est bien supérieur.

VI

ANTISEPTIQUES

Les antiseptiques qu'il est indispensable d'avoir en gynécologie sont :

Antiseptiques liquides :
- Bichlorure de mercure;
- Acide phénique.

Antiseptiques pulvérulents :
- Iodoforme;
- Acide borique.

Le *bichlorure de mercure* s'emploie en solution de $\frac{1}{1000}$ (liqueur de van Swieten) à $\frac{1}{4000}$.

On formulera les paquets suivants (Budin) :

Bichlorure de mercure	0,25 à 1 gr.
Acide tartrique	1 à 4 gr.
Solution de carmin d'indigo à 5 p. 100. . .	2 gouttes.

pour un paquet. — Un paquet par litre d'eau filtrée ou bouillie. — 1 gramme de bichlorure de mercure par paquet donne une solution de $\frac{1}{1000}$ — 0,25 donne $\frac{1}{4000}$; on devine les intermédiaires.

On fait également, avec la même formule, en y ajoutant une substance agglutinante, des pastilles qui sont plus commodes pour le transport dans une trousse (fig. 45).

Pour l'acide phénique, on prescrira la solution mère suivante :

Acide phénique.	245 grammes.
Alcool ou glycérine	245 —
Essence de thym ou de lavande . .	10 —

Une cuillerée à soupe par litre d'eau donne une solution à $\frac{1}{100}$.

L'essence de thym et de lavande n'est utile que pour masquer l'odeur de l'acide phénique. Comme le prix en est assez élevé, on pourra la supprimer à volonté.

L'*iodoforme* s'emploie en poudre pour le pansement des plaies, comme topique vaginal et cervical. On peut aussi l'incorporer à la vaseline et à la glycérine.

L'iodoforme est très employé en gynécologie sous forme de gaze préparée à l'aide de cette poudre au taux de 50 p. 100, 30 p. 100, 10 p. 100, ou à des degrés intermédiaires.

Cette gaze existe sous forme de carré ou de bandes, mais les bandes sont particulièrement commodes pour le tamponnement des cavités profondes (vagin, utérus, morcellement utérin, cavité ouverte d'un abcès, laparotomie pour hémostase). Je me sers à cet égard de bandes à 20 p. 100 de 15 centimètres de large, d'une longueur de 5 mètres. Elles sont également commodes pour l'accoucheur et pour le gynécologue.

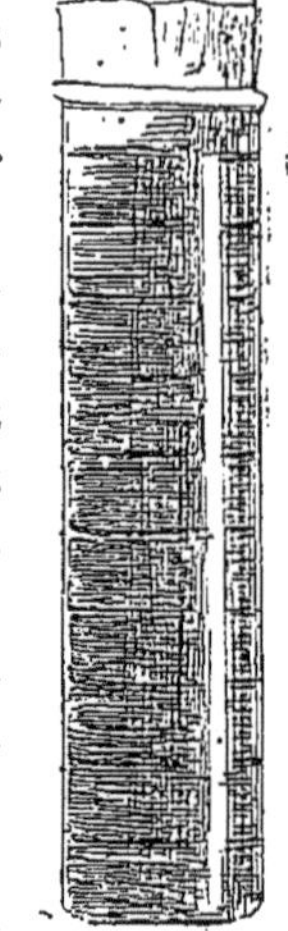

Fig. 45. Tube de pastilles antiseptiques.

L'iodoforme qui est un excellent antiseptique a malheureusement un gros inconvénient, c'est d'être excessivement *toxique*. Ce danger n'existe, il est vrai, que lorsque le médicament est mis au contact de plaies récentes, mais en pareil cas il est très prononcé, et pour ma part j'y ai renoncé pour les plaies récentes.

Cette *intoxication* se manifeste à un degré léger par de la céphalalgie, de l'affaiblissement de la mémoire, de l'agitation et de l'insomnie ; dans la forme grave par une première période de délire furieux, suivie d'une seconde période comateuse, qui se termine par la mort. Le pouls devient très fréquent, même quand il n'y a pas élévation de température ; il oscille entre 120 et 180. — La température au début est plutôt abaissée et reste telle dans les formes légères, mais dans les formes graves et mortelles elle monte progressivement à partir surtout du début de la période comateuse pour arriver à 40 et 41°, au moment de la mort. — Le traitement direct de cette intoxication est nul, car une fois que le poison a pénétré dans l'économie, il n'y a pas de contrepoison qui puisse le détruire, mais on s'efforcera dans le traitement qu'on instituera de poursuivre un double but : 1° relever l'action cardiaque paralysée par le poison, et 2° favoriser l'élimination par les émonctoires naturels. — La première indication sera remplie par l'usage de la digitale, de la caféine et de l'éther. la seconde, par l'administration des mêmes médicaments, par les frictions cutanées à l'alcool, par l'administration de purgatifs. A l'intérieur on donnera de l'alcool à haute dose et du lait, et on pourra aussi recourir aux inhalations d'oxygène.

L'*acide borique* répond aux mêmes usages que l'iodoforme ; inodore, il est d'un emploi moins gênant ; malheureusement son pouvoir antiseptique n'est pas aussi énergique que celui de l'iodoforme.

L'antisepsie des vêtements et du corps est la même que pour la chirurgie en général.

Je me bornerai à rappeler ici l'*antisepsie des mains* à cause de son importance.

Pour une simple exploration, un savonnage ordinaire des mains suivi au besoin de l'immersion pendant deux ou trois minutes dans une solution de sublimé à $\frac{1}{2000}$ est suffisante. Cette dernière précaution est indispensable, si les mains ont été récemment au contact d'éléments septiques (pus, cancer, pièce anatomique, etc.).

Quand on veut pratiquer une opération et surtout une laparotomie, un lavage plus complet est nécessaire; je procède de la façon suivante[1] :

1° Immersion des mains dans un mélange à parties égales de teinture d'iode et d'alcool;

2° Savonnage des mains, à l'aide d'une brosse à ongles, jusqu'à disparition de la coloration laissée par la teinture d'iode;

3° Immersion des mains dans l'alcool à 80°, pour débarrasser des substances grasses;

4° Nouveau savonnage;

5° immersion pendant une bonne minute dans une solution de bichlorure de mercure au $\frac{1}{2000}$.

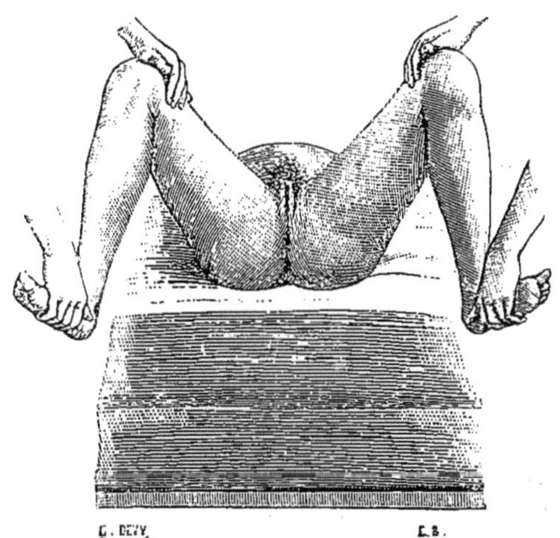

Fig. 46. — Femme en position vulvaire.

Pour réaliser l'*asepsie des organes génitaux*, on placera la femme en position vulvaire (fig. 46). — Une toile cirée glissée sous le siège tombe dans un seau où elle conduit le liquide. La vulve est savonnée et brossée, puis irriguée avec une solution de sublimé à $\frac{1}{2000}$. Si on doit procéder à une opération plastique du périnée, il faudra, après avoir rasé les poils :

1° Brosser et savonner à l'eau simple;

2° Laver à l'alcool à 80°;

3° Savonner de nouveau;

4° Laver avec une solution de bichlorure à $\frac{1}{2000}$.

Le vagin est ensuite nettoyé avec une injection de bichlorure de mercure

[1] Auvard. *De l'antisepsie*, 1891, p. 55.

à $\frac{1}{2000}$, en ayant soin de frotter avec un ou deux doigts toute la surface du vagin et du col.

Je commence volontiers par le lavage du vagin, afin de ne pas infecter secondairement la vulve.

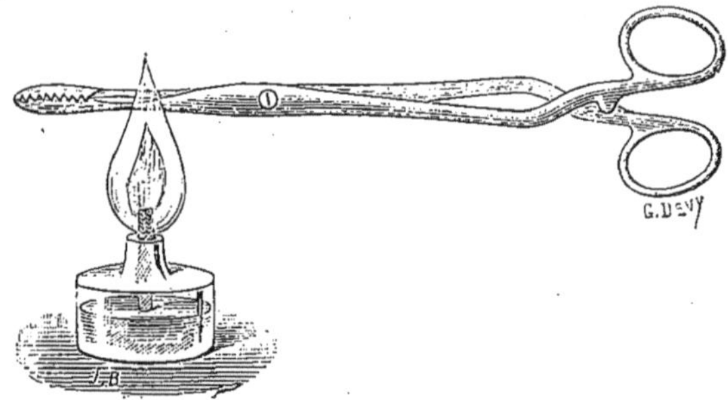

Fig. 47. — Flambage avec une lampe à alcool.

Je ne parle pas de l'antisepsie intra-utérine, car elle se fait avec l'opération même ; dans la plupart des interventions par la voie vulvaire, il est en effet bon et prudent de faire le curage de l'utérus ; le curage n'est autre chose qu'un nettoyage.

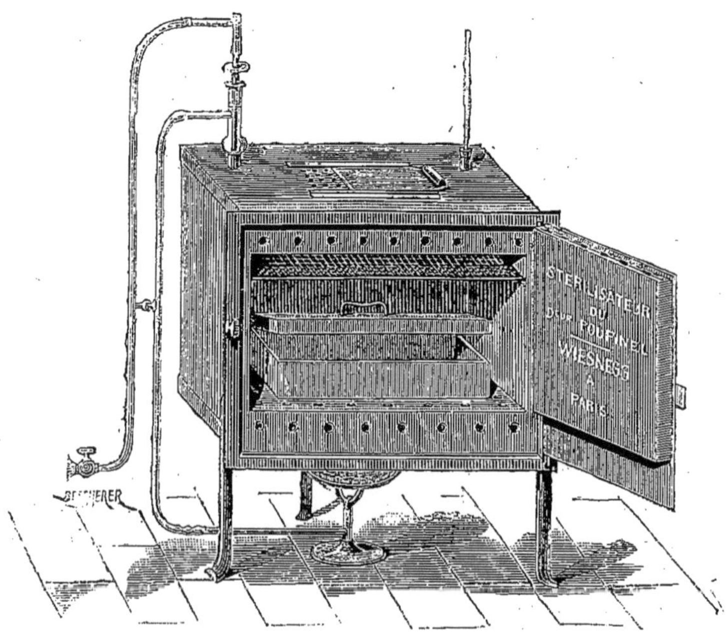

Fig. 48. — Étuve sèche de M. Poupinel.

Toute exploration ou opération doit être faite avec des instruments aseptiques.

Pour les instruments métalliques, l'asepsie sera obtenue à l'aide du *flambage*, de l'*eau bouillante* ou de l'*étuve sèche*.

Pour l'antisepsie, le flambage (fig. 47) ou l'immersion dans l'eau bouillante sont les moyens les plus pratiques.

En vue d'une opération, il est plus sûr et plus commode de faire passer à l'étuve sèche tous les instruments enfermés dans une même boîte. Température 150°, pendant une demi-heure.

Les instruments en *gomme* et en *caoutchouc* seront désinfectés par un séjour pendant vingt-quatre heures au moins dans une solution phéniquée au $\frac{1}{20}$ ou sublimée au $\frac{1}{1000}$.

La plupart des instruments en verre peuvent être passés à l'étuve, sinon ils seront désinfectés comme le caoutchouc.

La *gaze simple* employée le plus souvent sous forme de bandes, sera trempée dans l'eau bouillante, puis dans une solution de sublimé au $\frac{1}{1000}$. Une de ces deux immersions peut suffire au besoin.

La *gaze iodoformée* est par elle-même suffisamment antiseptique pour ne nécessiter aucune préparation spéciale.

Le *coton hydrophile*, s'il doit servir à de simples pansements vaginaux, ne nécessite pas de désinfection spéciale, il sera seulement bon de le recouvrir d'un antiseptique pulvérulent (iodoforme, salol), ou de l'imbiber d'une solution antiseptique (sublimé, acide phénique). Si le coton hydrophile doit être porté au contact d'une plaie récente, il sera prudent de le faire passer dans l'étuve sèche ; avant toute opération, on peut en mettre dans les boîtes d'instruments une certaine quantité, qui se trouve étuvée en même temps qu'eux.

Les *éponges*, qu'on a en vain essayé de remplacer par d'autres tissus, ne présentent aucun danger septique, si elles sont bien désinfectées.

Voici leur meilleur mode de préparation (Terrillon) :

1° Les éponges neuves sont battues avec un maillet de bois, afin d'enlever toutes les particules calcaires qu'elles renferment ;

2° On les lave ensuite à l'eau chaude (50 à 60°) de façon à leur faire perdre une matière verdâtre qu'elles conservent souvent; le lavage entraîne les grains de sable que le battage a mis en liberté ;

3° Les éponges, bien comprimées, sont plongées dans une solution froide de permanganate de potasse à $\frac{1}{100}$; elles y restent de quarante-cinq à soixante minutes, temps nécessaire à l'oxydation des parties organiques qu'elles contiennent ;

4° Après avoir été de nouveau lavées à l'eau chaude à 60°, on les jette dans une solution de bisulfite de soude à $\frac{2}{100}$. Les éponges blanchissent alors à cause du dégagement d'acide sulfureux.

Les placer dans une solution de sublimé au $\frac{1}{1000}$, où elles doivent séjourner au moins pendant dix heures avant d'être employées; les conserver dans ce liquide.

Après chaque opération, les éponges sont soumises à la même préparation, moins le battage. Si l'opération est simple et ne présente aucune trace d'éléments septiques, il suffit de les laver à grande eau et de les remettre dans la solution de sublimé au $\frac{1}{1000}$.

L'*eau* employée pour toute opération, surtout pour la laparotomie, devra être passée au filtre Chamberland, le seul qui présente une garantie sérieuse au point de vue microbien. — A défaut de filtre, on emploie l'ébullition. — La distillation pourrait également être employée, quand on a un appareil pratique à sa disposition; mais le filtrage ou l'ébullition seront en pratique les procédés de choix.

VII

INJECTIONS

SOMMAIRE

1° *Injections interstitielles.*
2° *Injections cavitaires.*
- *a.* Vaginales.
  - 1° antiseptiques.
  - 2° thermiques.
  - 3° mécaniques.
  - 4° médicamenteuses.
- *b.* Utérines.
- *c.* Vésicales.
- *d.* Urétrales.
- *e.* Rectales.

Les injections sont tantôt *interstitielles*, c'est-à-dire faites dans l'épaisseur même des tissus, tantôt *cavitaires*, pratiquées dans le vagin, dans l'utérus, dans la vessie ou dans le rectum.

1° Les *injections interstitielles* sont conduites dans l'épaisseur du col utérin ou d'un fibrome facilement accessible, à l'aide d'une seringue analogue à celle de Pravaz, mais de plus grandes dimensions.

On a injecté de la teinture d'iode, de l'alcool, de la liqueur arsénicale de Fowler, de l'acide phénique, et surtout de l'ergotine.

Cette méthode, vivement soutenue par *Schüking*, est peu employée, car ses résultats ne sont pas suffisamment bons pour compenser les dangers auxquels elle expose.

2° Les *injections cavitaires* s'exécuteront différemment, suivant leur siège et suivant le but thérapeutique qu'on se propose. — Elles peuvent être : *a*, vaginales; *b*, utérines; *c*, vésicales; *d*, urétrales; *e*, rectales.

A. — VAGINALES

Les injections vaginales sont celles qu'on aura le plus souvent à pratiquer. Quand au lieu de quelques litres (1 à 5 environ) on en fait passer un plus grand nombre par la cavité vaginale, l'injection prend le nom d'*irrigation*.

L'irrigation peut même être continue, c'est-à-dire durer pendant plusieurs heures consécutives.

L'irrigation *continue* est peu employée en gynécologie, parce qu'elle constitue une méthode compliquée; il n'en est pas de même de l'irrigation *temporaire*, qui se fait d'ailleurs comme une injection, dont elle ne diffère que par l'abondance du liquide et la durée.

L'injection vaginale suivant le but thérapeutique qu'on se propose peut être :

Antiseptique ;
Thermique ;
Mécanique ;
Médicamenteuse.

Quelle que soit la variété, un appareil (injecteur) destiné à porter le liquide jusque dans la cavité vaginale sera indispensable.

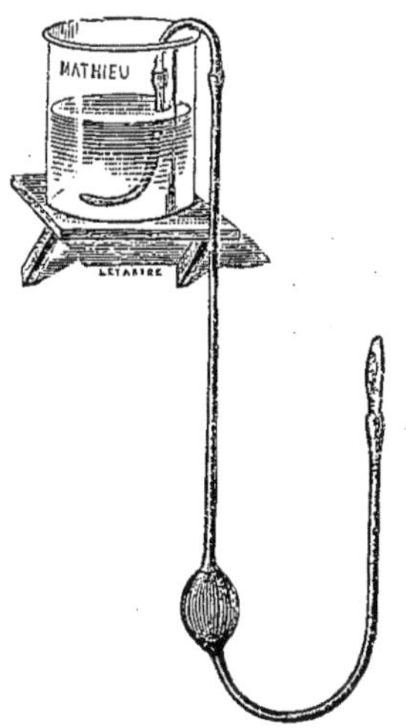

Fig. 49. — Injecteur siphon.

Le nombre des injecteurs est considérable; le plus simple est le meilleur.

Tous les appareils à pompe et à soupape sont mauvais, parce qu'ils lancent le liquide en jet saccadé, pouvant heurter le col utérin, et parce que leur propreté est toujours douteuse.

On peut recommander à cause de sa simplicité, le syphon constitué par un tube en caoutchouc (fig. 49) et qui après avoir été amorcé, permet d'injecter dans le vagin le liquide contenu dans le vase où baigne une des extrémités du tuyau.

Le vide-bouteille de M. *Galante* (fig. 50), qui peut s'adapter à une bouteille quelconque, est un appareil très pratique, de même les vide-bouteilles récemment préconisés par MM. *Budin* et *Crouzat*.

L'injecteur le plus commode et dont le volume constitue le seul inconvénient, est celui représenté par la figure 51 (injecteur sphérique en métal émaillé). Il se compose d'un réservoir sphérique en métal émaillé contenant deux litres, muni d'une anse et d'une tubulure sur laquelle s'adapte un tuyau en caoutchouc, dont l'extrémité vient se terminer à la canule vaginale. Émaillé, il n'est pas altéré par le sublimé; en métal, la chaleur ne peut le briser, comme cela arrive avec le verre; enfin, le liquide descendant par son propre poids s'écoule doucement et d'une façon continue, sans produire aucun traumatisme sur les organes génitaux.

Comme *canule vaginale*, on se servira :

Soit d'un simple tube en verre, terminé à ses deux extrémités par une seule ouverture; la canule en pomme d'arrosoir est moins facile à purger l'air.

Soit d'une canule en caoutchouc; un tube en caoutchouc semi-rigide constitue l'appareil le plus commode.

Soit d'une canule en métal avec extrémité grillagée (fig. 51). C'est à cette variété que je donne la préférence.

Revenons aux diverses variétés d'injections vaginales, qui réclament chacune un manuel spécial.

1° **Injection antiseptique.** — Se servir comme solution de bichlorure de mercure à $\frac{1}{4,000}$ ou d'acide phénique à $\frac{1}{100}$. — Température froide ou tiède.

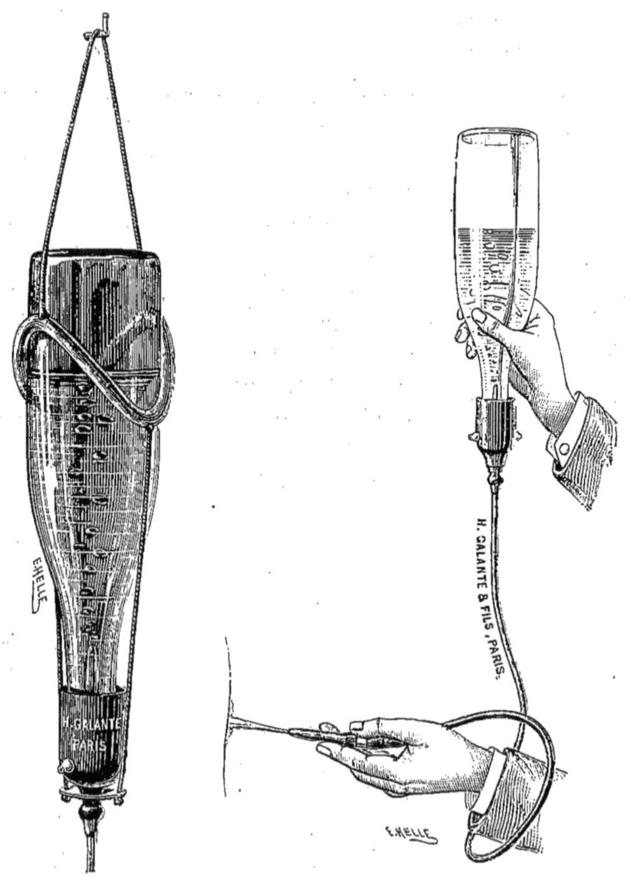

Fig. 50. — Vide-bouteille de M. Galante.

Placer la femme en position vulvaire; chaque pied reposant sur une chaise ou un tabouret élevé; une toile cirée ou plusieurs journaux superposés sont placés sous le siège et viennent pendre, par leur extrémité, dans un seau destiné à recueillir le liquide.

Commencer par un savonnage soigneux de la vulve. Introduire ensuite la canule dans le vagin, et pendant l'écoulement du liquide, avec un ou deux doigts, frotter toute la surface vagino-cervicale, de manière à détacher tout le mucus qui la recouvre.

2° **Injection thermique.** — La chaleur et le froid ont une action analogue sur l'utérus; ils amènent la contraction de la fibre musculaire et exercent par là même une action décongestive et hémostatique.

L'eau froide doit être à la température de 0 à 10°, et l'eau chaude de 40 à 50°; entre ces limites (10 à 40°), l'eau devient tiède et n'exerce plus la même action.

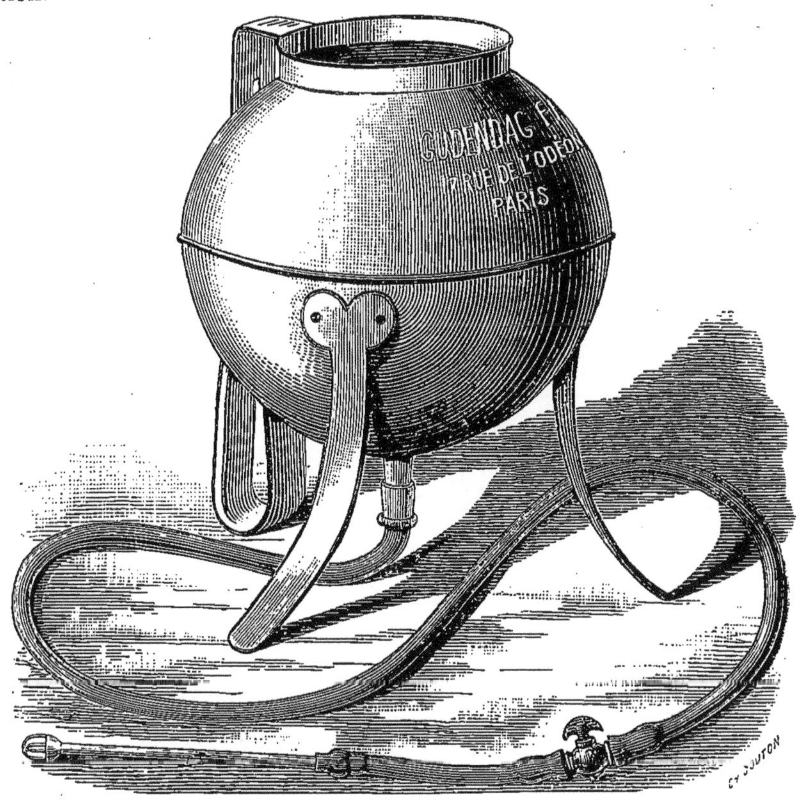

Fig. 51. — Injecteur vaginal en métal émaillé.

On préfère en général l'usage de liquide chaud, parce qu'il est mieux toléré par la femme et parce qu'il est plus aisé de se procurer de l'eau suffisamment chaude que suffisamment froide.

Pour pratiquer cette injection on peut laisser la femme dans la position longitudinale sur son lit ou la mettre dans la position vulvaire.

Position vulvaire. — Les détails en ont été donnés précédemment (voir fig. 46). Pour empêcher le reflux trop rapide du liquide, la femme ou l'opérateur applique une main sur la vulve, comme l'indique la figure 53.

Position longitudinale. — On glisse sous le siège de la malade un bassin, soit arrondi, soit de préférence ovale; si l'injection doit être abondante et dépasser deux litres, il est nécessaire d'avoir un bassin qui permette l'écoulement simultané du liquide, comme cela est représenté par la figure 54, où le dispositif général de l'opération est indiqué.

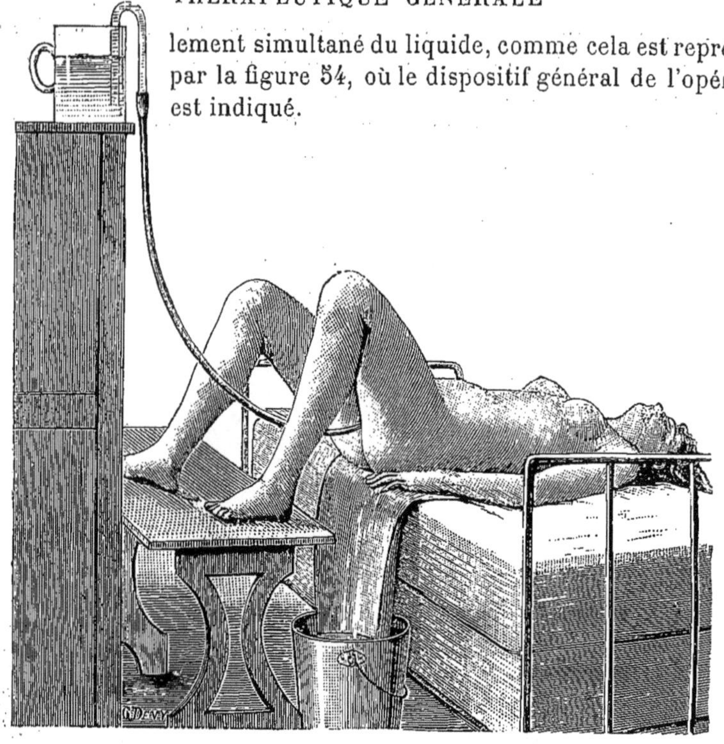

Fig. 52. — Femme prenant une injection vaginale dans la position horizontale.

Le liquide devra être tenu à 50° dans l'injecteur vaginal ; inutile d'ailleurs de prendre un thermomètre, la main renseigne suffisamment ; le liquide doit être à la limite de la température supportable.

Pendant que l'eau s'écoule dans le vagin, il faut avoir soin d'obstruer la vulve avec les doigts placés parallèlement aux grandes lèvres, deux de chaque côté de la canule, qui se trouve entre le médius et l'annulaire ; on règle ainsi la sortie du liquide. — Quand, en effet, une certaine quantité d'eau chaude est arrivée dans le vagin qu'elle a distendu, elle se refroidit ; en écartant les doigts vulvaires, on laisse alors partir une partie du contenu, qui est aussitôt et spontanément remplacée par une quantité égale venant du réservoir et qui réchauffe le restant du contenu vaginal.

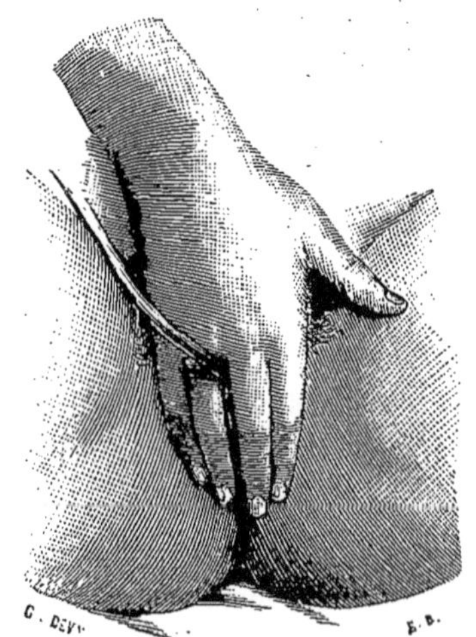

Fig. 53. — Main obturant la vulve pour empêcher le reflux du liquide injecté dans le vagin.

C'est ainsi par une série d'injections subintrantes, qu'on permet le mieux à la chaleur d'exercer son heureuse action sur les organes génitaux.

Ces injections seront faites avec de l'eau simple préalablement bouillie ou filtrée, sans addition de médicaments, car c'est uniquement par leur température qu'elles agissent; au besoin, on pourra cependant y ajouter un peu d'acide phénique ou borique en faible quantité. Quelques gynécologues font usage de sublimé à $\frac{1}{4000}$, non pour rechercher une action médicamenteuse, mais simplement pour stériliser l'eau; cette pratique me semble recommandable.

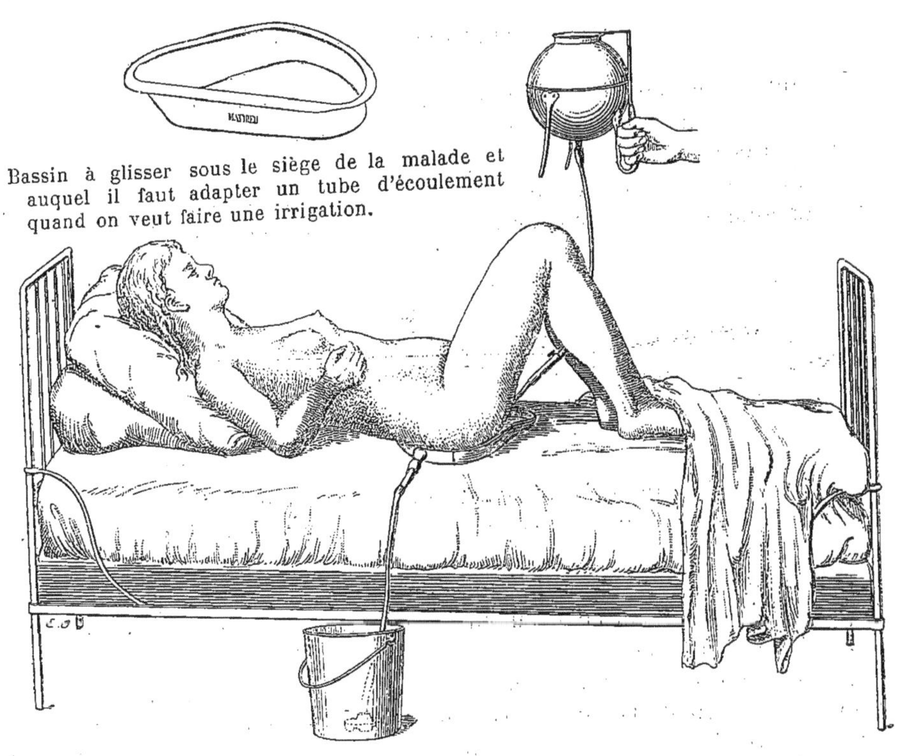

Fig. 54. — Injection vaginale, donnée dans la position longitudinale de la femme.

3° **Injection mécanique.** — Le seul but de l'injection en pareil cas est la distension du vagin, destinée à pratiquer une sorte de massage interne.

Cette distension, jointe à l'action de la chaleur, est salutaire dans certains cas de pelvipéritonite ancienne.

On l'obtient en élevant le réservoir de l'injecteur de 1 mètre à $1^{m},50$ audessus du niveau vulvaire, et en empêchant avec la main la sortie du liquide hors des organes génitaux.

4° **Injection médicamenteuse.** — Les médicaments les plus variés ont été employés : laudanum, vin aromatique, tanin, alun, perchlorure de fer, permanganate de potasse, vinaigre, eau de feuilles de noyer, etc.

L'action de ces médicaments, dilués dans l'eau de l'injection et ne séjournant que quelques instants dans le vagin, dont le pouvoir absorbant est très faible, peut en général être considérée comme faible.

Il convient cependant d'excepter les poudres (tanin et alun) qui, restant dans le vagin après l'injection, agissent par leur séjour prolongé; de même les antiseptiques dont il a été question au début de ce chapitre, et enfin les caustiques (solution de nitrate d'argent), qui peuvent rendre de réels services comme modificateurs de la surface vaginale.

B. — INJECTIONS UTÉRINES

Les injections dans la cavité du corps et du col de l'utérus n'auront en dehors de la puerpéralité des chances de réussite que si elles sont faites dans un but antiseptique.

Les injections caustiques, préconisées par quelques auteurs, sont en général abandonnées, car on leur préfère l'usage de caustiques solides ou pâteux

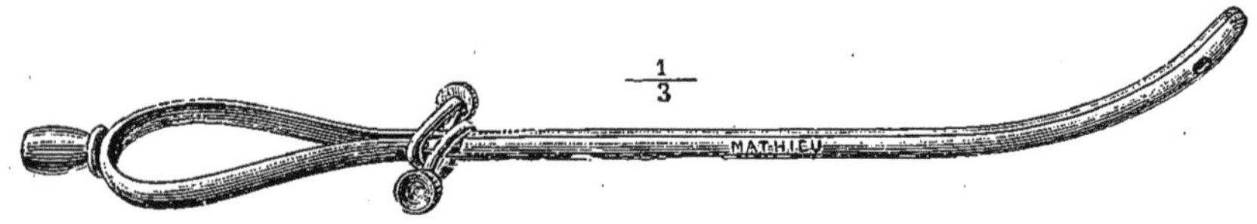

Fig. 55. — Sonde de M. Doléris.

Pour porter le liquide jusque dans l'utérus on se servira d'une des nombreuses sondes préconisées à cet effet, et parmi lesquelles celle de M. *Doléris* (fig. 55) est une des meilleures, car elle permet la dilatation simultanée de l'isthme utérin, assurant ainsi le libre retour du liquide.

La sonde en fer à cheval de M. Budin est au contraire préférable quand il s'agit d'utérus puerpéral.

Quand l'injection doit être suivie ou accompagnée du curage utérin, il suffit de se servir de la curette irrigatrice, dont on verra la description et l'usage au traitement de l'endométrite.

Pour pratiquer l'injection, la femme est placée dans la position vulvaire (fig. 46) comme pour l'injection vaginale antiseptique, et ayant fait le lavage préalable de la vulve et du vagin, on introduit, après l'avoir amorcée, la sonde dans l'utérus, soit à l'aide du doigt, soit après application du spéculum, soit après abaissement du col avec une ou deux pinces à griffe; cette dernière manœuvre, nullement dangereuse et peu douloureuse, est celle qui facilite le plus l'opération.

On emploiera les mêmes liquides antiseptiques que pour le vagin.

Les injections intra-utérines devront toujours être faites avec la plus grande prudence, car soit par action réflexe, soit par pénétration du liquide injecté dans la circulation et peut-être aussi par le fait du reflux de liquide par la trompe, bien que cette dernière explication soit peu satisfaisante, elles peuvent être la cause d'accidents graves, parfois même promptement mortels.

Les cas relatés par les auteurs sont nombreux. *Pletzer.*[1] a récemment rapporté un cas de mort prompte après une injection de perchlorure de fer, et de contraction tétanique après une injection de teinture d'iode.

Ces diverses injections, pouvant être suppléées par des cautérisations d'une autre nature, devront être réservées à des cas exceptionnels.

La prétendue sécurité donnée par la sonde à double courant n'est qu'illusoire quant à ce qui concerne les liquides caustiques ayant une action énergique sur la surface utérine.

Les accidents que peuvent causer les injections intra-utérines ont été récemment bien étudiées par M. *Bonvalot*[2].

Réunissant toutes les observations, où des accidents sont survenus à la suite d'explorations ou d'injections génitales, cet auteur a montré que des syncopes graves et même mortelles pouvaient survenir par action de la cause soit sur le col, soit sur le corps de l'utérus :

Action sur le col :

- Injection vaginale;
- Simple toucher.

Action sur le corps :

- Cathétérisme utérin ;
- Injection intra-utérine ;
- Manœuvre abortive;
- Accouchement ou avortement spontané.

Le mécanisme de la syncope et de la mort, quand elle se produit, paraît être, en dehors des cas où il existe des lésions susceptibles de l'expliquer, des phénomènes d'*inhibition*.

Par inhibition on entend l'arrêt d'une fonction organique par action réflexe, et dans le cas particulier l'arrêt du cœur ; le nerf d'arrêt étant pour cet organe le pneumogastrique.

Quant à ce qui concerne les injections intra-utérines, qui nous intéressent ici d'une façon spéciale, le mécanisme de la mort invoqué par les auteurs est :

Soit la pénétration de liquide dans le péritoine par les trompes;

Soit la pénétration d'air ou de liquide dans les veines utérines;

Soit les phénomènes d'inhibition en question.

Sans vouloir nier les deux premiers mécanismes, qui semblent avoir été nettement prouvés par quelques auteurs, on tend actuellement à admettre que le mécanisme de la mort par inhibition cardiaque doit être le plus fréquent, et que c'est lui qui répond le mieux à la généralité des faits.

Donc, tout en prenant les précautions désirables pour faciliter le retour du liquide, et pour empêcher par là même la pénétration soit dans les trompes,

[1] *Cent. f. gyn.*, 1892, n° 18, et 25.

[2] *De la Mort subite.* Phénomènes d'inhibition ayant pour point de départ l'utérus. Thèse de Paris, 1892.

soit dans les veines utérines, le médecin doit savoir que dans certains cas, heureusement très rares, il ne pourra prévenir les accidents syncopaux en question et la mort qui en est parfois le résultat.

Les accidents en pareil cas ne dépendent pas du médecin ni d'une imprudence commise par lui, mais uniquement du sujet auquel il a affaire.

D'autre part, la possibilité de ces accidents d'une gravité exceptionnelle ne doit pas faire abandonner l'usage de moyens, dont la puissance thérapeutique est reconnue; car, pour un accident qu'il aura, le gynécologue guérira par contre un grand nombre de femmes.

En thérapeutique, tout remède a ses dangers qu'il faut connaître, mais ces dangers, à moins d'être notables, ne doivent pas conduire à l'abstention thérapeutique, ce qui serait une conséquence fâcheuse.

A côté de ces accidents graves il peut en survenir de moins sérieux, soit après l'injection, soit après toute intervention intra-utérine; tels sont les phénomènes d'inflammation péri-utérine, pelvi-cellulite ou pelvi-péritonite; parfois ce sont simplement des douleurs plus ou moins vives sous forme de coliques utérines, ou de pelvi-péritonisme et qui durent pendant quelques minutes, d'autres fois pendant quelques heures.

Ces derniers accidents douloureux sont bénins et seront facilement calmés à l'aide d'une piqûre de morphine; ils se distinguent des accidents inflammatoires par l'absence de fièvre et par l'insensibilité relative des culs-de-sac au toucher vaginal.

Quant aux accidents inflammatoires, ils seront combattus par un traitement approprié. (Voir *Pelvi-péritonite*, *Pelvi-cellulite*, *Salpingo-ovarite.*)

C. — INJECTIONS VÉSICALES

L'injection vésicale comme la vaginale sera, suivant les cas, *antiseptique*, *thermique*, *mécanique*, *médicamenteuse*.

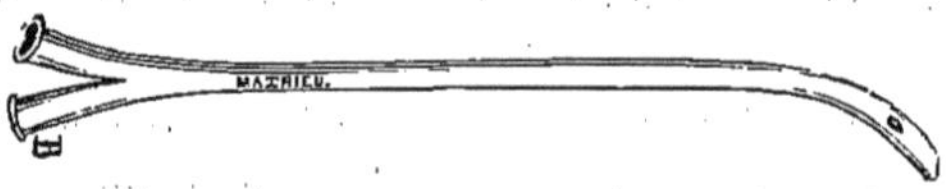

Fig. 56. — Sonde vésicale à double courant.

On pourra la pratiquer avec une sonde vésicale ordinaire en gomme ou en métal.

Le liquide sera introduit à l'aide d'une seringue ou de l'injecteur vaginal ordinaire suffisamment élevé pour vaincre la tonicité de la vessie.

Toutefois l'injection se fera plus commodément et plus complètement avec une sonde à double courant (fig. 56).

L'injection sera pratiquée d'après les mêmes principes que ceux qui vont être indiqués pour le rectum (voir fig. 58).

Les deux mains régleront l'entrée et la sortie du liquide.

D. — INJECTIONS URÉTRALES

Les injections urétrales se font en cas d'urétrite.

On peut les pratiquer avec une simple seringue de verre, dont l'extrémité est

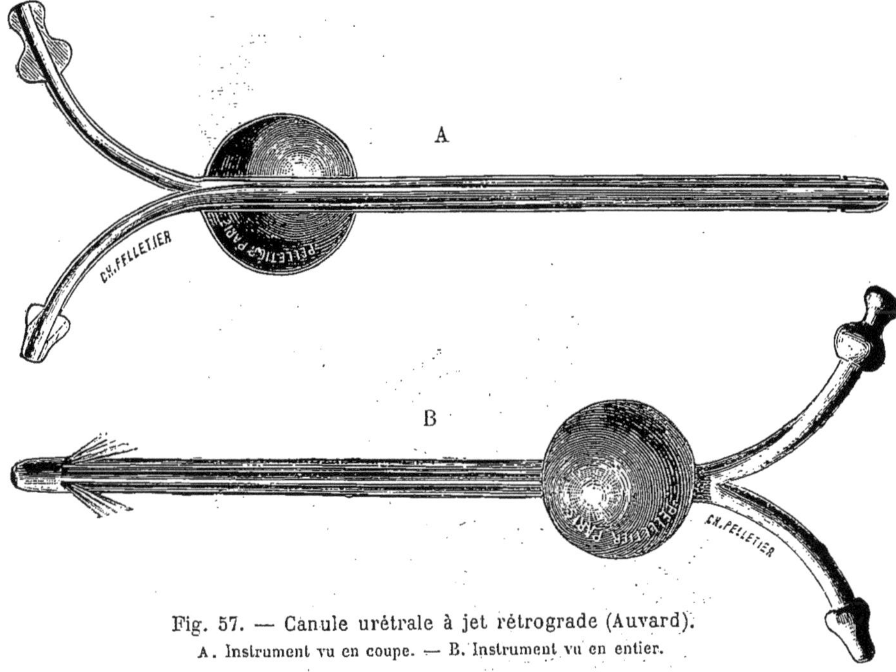

Fig. 57. — Canule urétrale à jet rétrograde (Auvard).
A. Instrument vu en coupe. — B. Instrument vu en entier.

introduite dans le méat urinaire et en poussant le liquide d'avant en arrière.

Ainsi effectuées, elles ont l'inconvénient d'entraîner vers la vessie les éléments pathogènes.

Aussi pour les pratiquer avec plus de sécurité faut-il employer une seringue à jet rétrograde comme est, par exemple, celle de *Langlebert*, ou encore le petit appareil ci-joint construit dans ce but, et dont la figure 57 explique le mode et les détails de construction. — C'est, en somme une sonde à double courant, l'une des canules, par laquelle doit pénétrer le liquide d'injection se termine à un bon centimètre de l'extrémité de l'appareil, par une série d'orifices qui laissent échapper le liquide en le dirigeant en arrière, l'autre s'ouvre à l'extrémité de l'appareil, et indique en laissant écouler l'urine, le moment exact où on pénètre dans la vessie, afin que l'appareil ne soit pas enfoncé plus loin. La boule qui est à la base de l'instrument est simplement destinée à en faciliter la prise.

E. — INJECTIONS RECTALES

Les injections rectales, en dehors des *lavements*, tantôt simplement évacuateurs, tantôt médicamenteux (chloral, laudanum, etc.), sont surtout thermiques et mécaniques.

Les injections chaudes, faites dans le rectum, en quantité aussi considérable que la femme peut les supporter, modifient heureusement les anciens exsudats de pelvi-péritonite, et aussi certaines déviations postérieures de l'utérus.

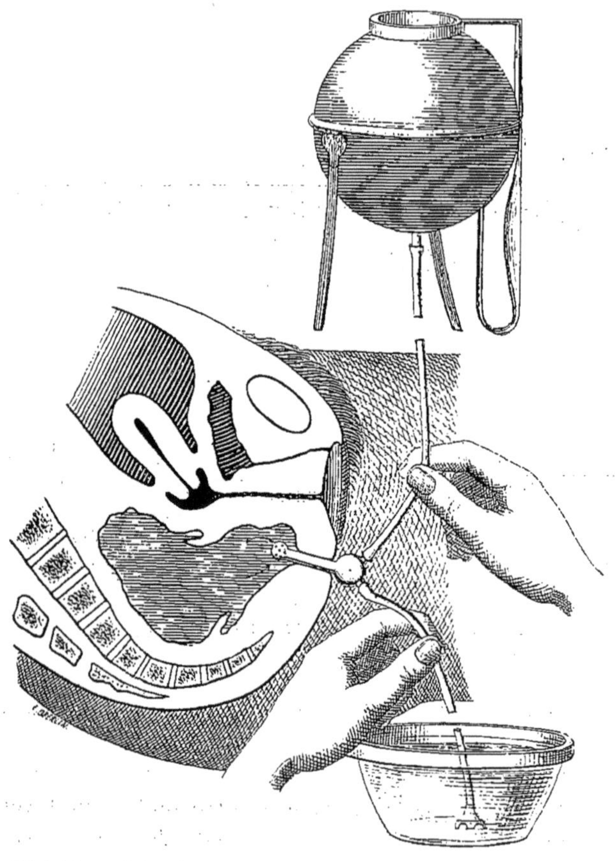

Fig. 58. — Injection rectale avec sonde à double courant.

Après l'évacuation préalable du rectum, on fera les injections à l'aide d'une sonde à double courant, très analogue à celle employée pour la vessie, mais munie de deux renflements (fig. 58) destinés à entrer en contact de la partie superficielle et profonde du sphincter anal, de manière à assurer une certaine fixité à l'appareil appliqué.

La femme peut prendre seule cette injection, couchée dans son lit; le réservoir injecteur est placé à 1 mètre environ au-dessus du niveau de l'anus, le réservoir récepteur au pied du lit, le tuyau qui y aboutit passant sous une des cuisses de la patiente.

Chacun des tuyaux d'arrivée et de départ est tenu par une main, pincé entre le pouce et l'index pour régler à volonté le passage du liquide.

La femme laisse arriver le liquide chaud (45 à 50°) jusqu'à ce qu'elle éprouve une sensation désagréable de réplétion dans le petit bassin; elle pince alors le tuyau d'arrivée, et au bout de quelques instants laisse échapper par le tuyau de sortie une certaine quantité de liquide.

La même manœuvre est recommencée une série de fois jusqu'à ce que l'injection soit terminée.

Il est bon que cette injection soit abondante, une dizaine de litres environ.

A cet effet, il convient d'avoir des réservoirs (injecteur et récepteur) de cette capacité, ou un aide qui les remplit et vide pendant l'opération.

Il est préférable, en terminant l'irrigation du rectum, de laisser une certaine quantité de liquide dans cette portion de l'intestin, afin que l'action en soit prolongée.

Ces irrigations rectales donnent de bons résultats dans les névralgies pelviennes et ovariennes, dans les anciennes pelvi-péritonite et pelvi-cellulite, dans les cas de congestion utérine avec fixation de l'organe par des adhérences péritonéales; enfin en décongestionnant l'utérus, elles calment certaines formes de dysménorrée

Je préfère le mode opératoire qui vient d'être décrit et où l'injection se fait d'une façon continue, aux simples lavements répétés que conseillent la plupart des auteurs.

VIII

TOPIQUES — SUPPOSITOIRES — TAMPONS

Les topiques, soit gazeux (injection dans le vagin d'acide carbonique, de chloroforme pulvérisé), soit habituellement liquides ou solides, peuvent être appliqués sur la vulve, à la surface vaginale, sur le col utérin, ou enfin dans la cavité utérine au niveau du col ou du corps.

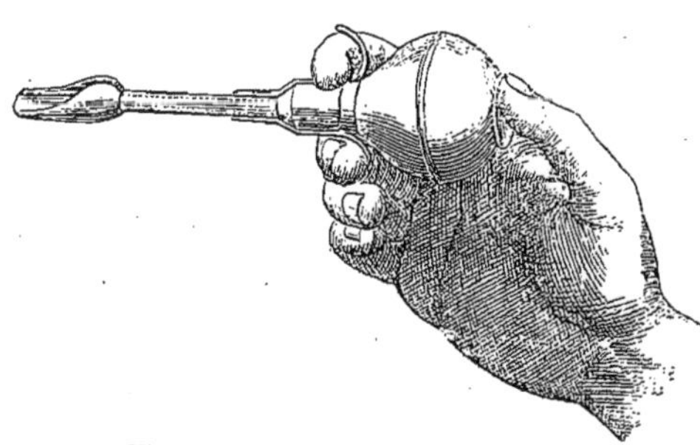

Fig. 59. — Insufflateur (Auvard).

Ces topiques sont de différentes sortes :

Des *caustiques* (voir le chapitre qui leur est consacré);

Des *astringents :* alun, tanin, ratanhia;

Des *calmants :* belladone, opium, cocaïne, antipyrine;

Des *antiseptiques :* iodoforme, iodol, salol, acide borique.

A la vulve, les topiques liquides ou solides seront appliqués comme en tout autre point de la surface du corps et maintenus par un bandage approprié.

Dans le vagin, les liquides seront injectés (voir le chapitre précédent sur les *Injections vaginales*[1]), et les solides appliqués sous la forme de *poudre*, de *pâte* ou de corps durcis fondant à la chaleur et à l'humidité (*suppositoire*).

L'introduction des poudres (tanin, alun, iodoforme, etc.) exige l'emploi préalable du spéculum, de manière à permettre l'accès direct de la muqueuse

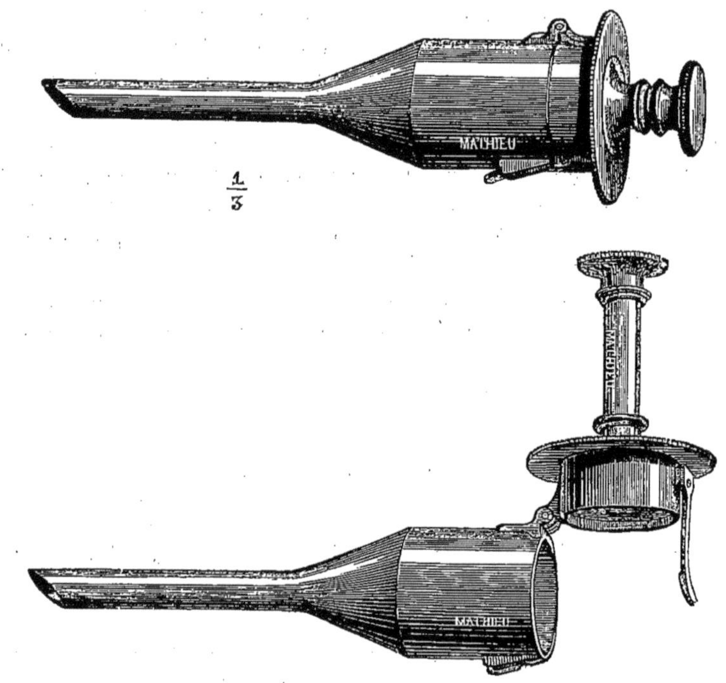

Fig. 60. — Porte-pommade (Auvard).

vaginale. La poudre sera portée sur le point désiré avec une spatule, ou mieux insufflée à l'aide d'un appareil spécial (fig. 59).

Les pâtes (de préférence mélanges de vaseline, amidon, avec addition d'un médicament actif), dont j'ai préconisé l'emploi avec M. Terrillon, pourront être introduites dans le vagin à l'aide du porte-pommade, représenté par la figure 60, que M. Mathieu a construit en 1880 (sur mes indications.

Les solides seront appliqués sous forme de suppositoires (pessaires médicamenteux de Simpson). Les suppositoires se préparent avec une des substances suivantes : *beurre de cacao* , cire blanche, suif, gomme.

[1] On a encore préconisé l'emploi de capsules gélatineuses, permettant l'introduction de liquides dans le vagin.

Exemple : Suppositoire à l'iodoforme

Iodoforme.	1 gr.
Glycérine	0 50
Beurre de cacao	Q. s.

Pour un suppositoire.

On donne à ces suppositoires diverses formes : conique, cylindrique, ovalaire (fig. 61). Cette dernière est plus commode pour le vagin.

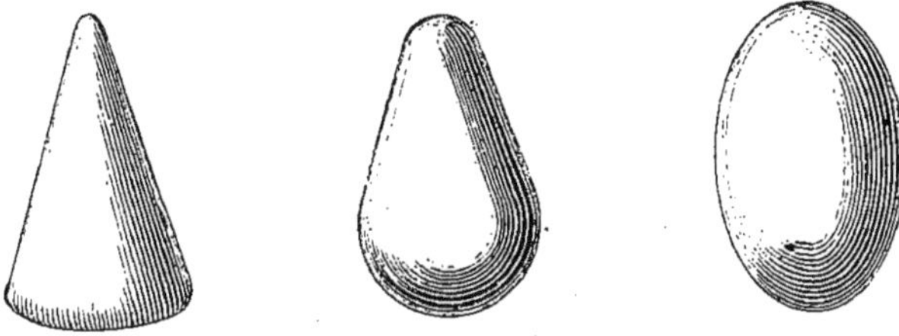

Fig. 61. — Suppositoires et pessaires médicamenteux.

Les suppositoires fondent en deux à six heures et entretiennent ainsi dans le vagin un bain médicamenteux d'un effet très salutaire.

Les topiques qu'on destine à la surface vaginale du col pourront être appliqués, d'après les procédés qui viennent d'être indiqués à l'instant pour le vagin; cette identité se comprend facilement si on réfléchit que le col utérin, par sa surface libre, fait partie de la cavité vaginale qu'il complète supérieurement.

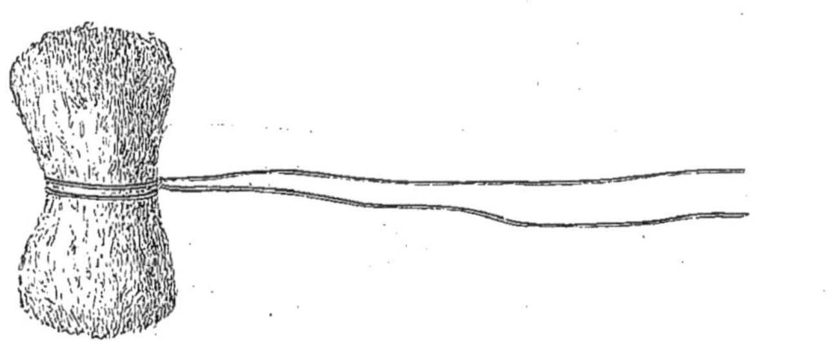

Fig. 62. — Tampon vaginal.

Fig. 63. — Crayon intra-utérin.

Toutefois, pour l'application de topiques cervicaux, on préfère le classique tampon de coton (ouate hydrophile) (fig. 62) qu'on imbibe de liquide, qu'on recouvre de pâte, ou dans lequel on enferme un corps pulvérulent, et qui est porté, à l'aide du spéculum, jusqu'au contact du col où il est abandonné.

Le topique ainsi appliqué agit forcément sur la surface vaginale en même temps que sur le col.

Les *topiques intra-utérins* sont de préférence des liquides (voir au chapitre précédent les *Injections intra-utérines*), et les suppositoires, faits avec les mêmes substances et médicaments que pour le vagin; mais ils ont ici une forme allongée qui leur a valu le nom de *crayons*, ou encore de *bougies;* d'une longueur de 7 centimètres environ, ils peuvent, après l'application du spéculum être introduits jusqu'au fond de l'utérus. Pour empêcher leur sortie on place sur le col un tampon vaginal, qu'on laisse six à huit heures en place.

Tous ces topiques, très employés il y a quelques années, sont actuellement beaucoup moins en faveur, on leur reproche avec raison de n'agir que superficiellement; néanmoins, dans certaines affections, la vaginite par exemple, ils constituent la base du traitement, et leur action est des plus salutaires.

IX

PESSAIRES

Par *pessaire*, on entend tantôt un médicament de forme consistante qu'on introduit dans le vagin où il doit fondre et agir comme topique (tels les suppositoires vaginaux), tantôt un instrument destiné à maintenir l'utérus.

Donc deux variétés de pessaires :

Les uns *médicamenteux;*
Les autres *instrumentaux.*

Les premiers ont été étudiés avec les topiques, inutile d'y revenir ici. Je me bornerai à l'étude des seconds, auxquels d'ailleurs on réserve presque exclusivement la dénomination de pessaires.

Il existe quatre variétés de pessaires instrumentaux :

1° *Les vagino-abdominaux;*
2° *Les vaginaux;*
3° *Les utérins ou intra-utérins;*
4° *Les combinés ou mixtes.*

Ces diverses appellations se définissent d'elles-mêmes.

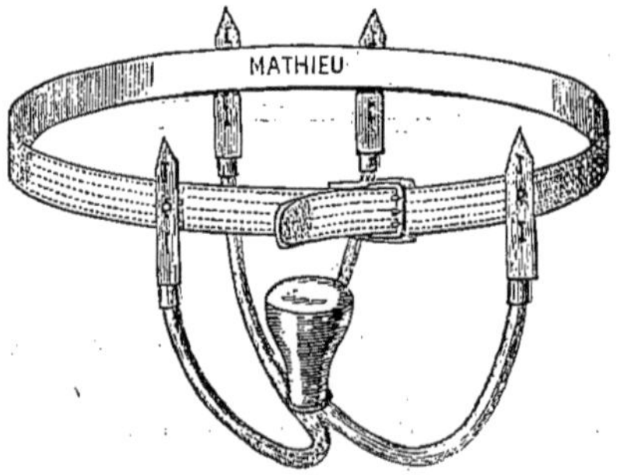

Fig. 64. — Pessaire vagino-abdominal de Courty

1° *Pessaires vagino-abdominaux.* — Ces pessaires sont composés, ainsi que l'indique la figure 64, d'une pelote ou d'un anneau vaginal, fixé par des liens à une ceinture abdominale.

Il en existe de nombreux modèles; le plus simple est le meilleur, par exemple celui de Courty, représenté par la figure ci-jointe (fig. 64).

Ils sont destinés à remédier au prolapsus utérin.

2° *Pessaires vaginaux.* — Les pessaires vaginaux sont ceux qui ont le plus excité et tenté le génie inventif des gynécologues.

Chacun dans l'espoir de passer à la postérité a voulu attacher son nom à un nouveau modèle.

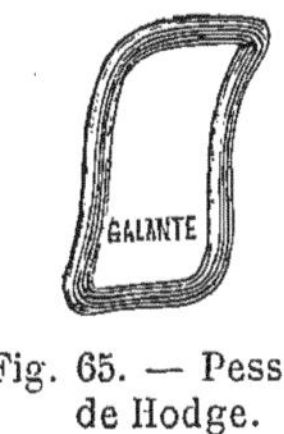

Fig. 65. — Pessaire de Hodge.

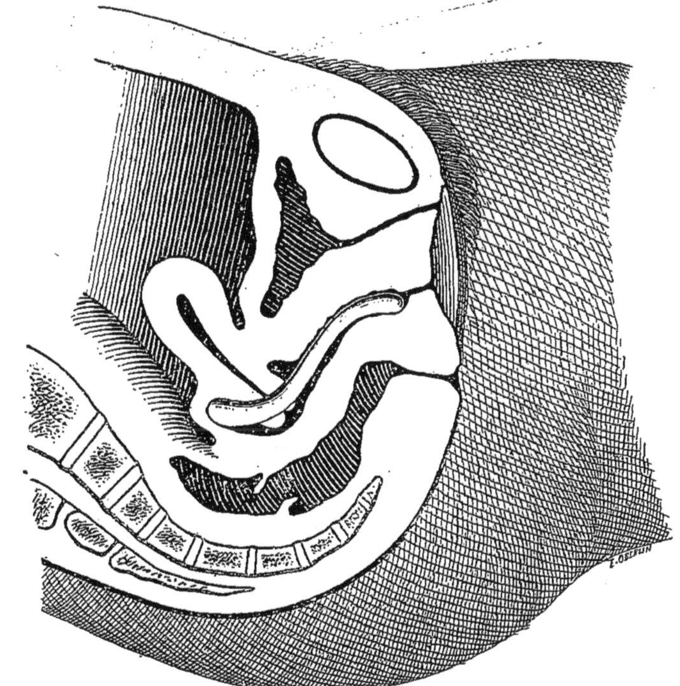

Fig. 66. — Pessaire de Hodge en place.

Dans ce fatras d'inventions souvent incohérentes, je ne mentionnerai que trois variétés, je pourrais même, si je ne craignais d'être trop exclusif, me borner à une, la dernière.

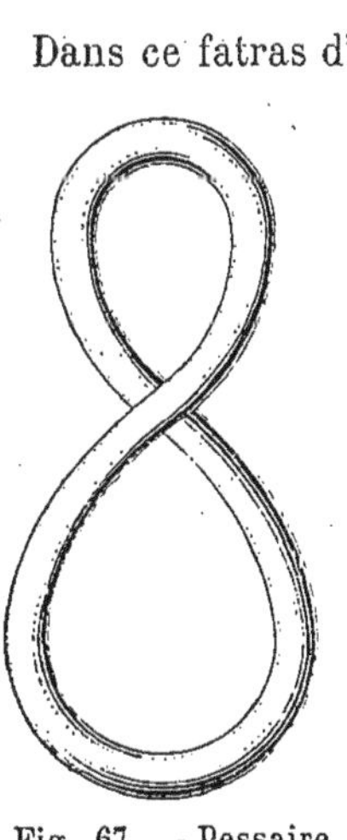

Fig. 67. — Pessaire de Schultze en 8.

Les trois pessaires en question sont ceux de *Hodge*, *Schultze* et *Dumontpallier*.

Le *pessaire de Hodge* (fig. 65) rappelle un rectangle à angles mousses, qui, vu de profil, donne la courbure de la lettre S.

Il est fait en caoutchouc durci, en aluminium, en celluloïde, quelquefois en métal malléable, de manière à pouvoir être changé légèrement de forme suivant les cas.

Il doit être appliqué dans le vagin comme l'indique la figure 66.

On pense qu'il agit par un mouvement de levier : la partie antérieure étant poussée dans la direction du périnée par la pression intra-abdominale, relève la partie postérieure qui se trouve dans le cul-de-sac postérieur du vagin, et appuie ainsi sur le corps de l'utérus en le repoussant en haut et en avant.

D'où l'emploi de cet instrument dans les déviations du corps utérin en arrière.

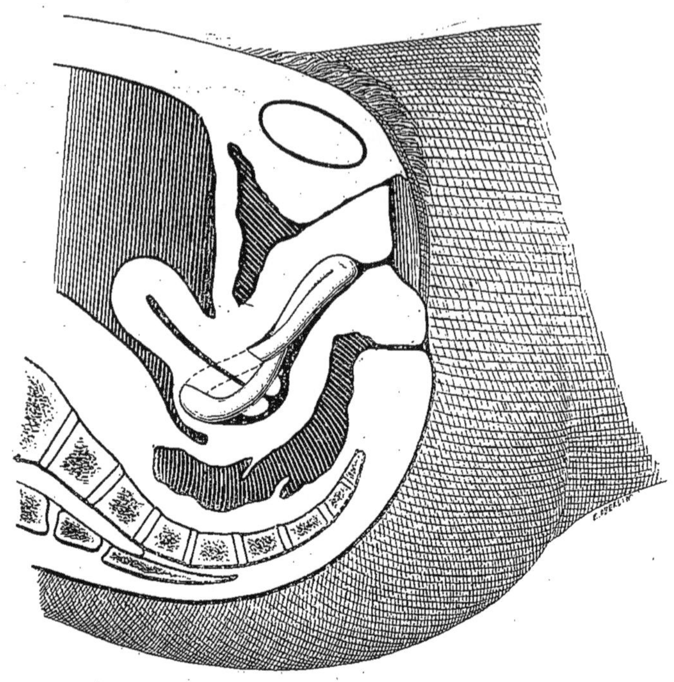

Fig. 68. — Pessaire de Schultze appliqué.

Cette théorie du levier est hypothétique, je crois plus volontiers que le pessaire de Hodge agit en distendant le cul-de-sac postérieur et en tendant

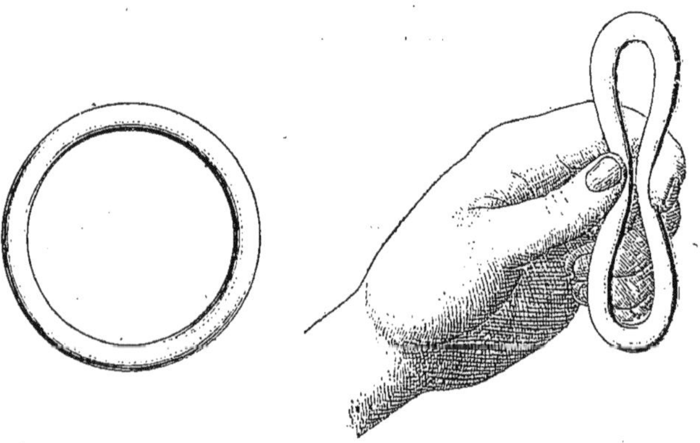

Fig. 69. — Pessaire anneau de Dumontpallier.

les ligaments utéro-sacrés; le col utérin ainsi attiré vers le sacrum, tend à redresser tout l'utérus.

Le simple anneau élastique a la même action, et vu sa moindre complication est préférable.

Le *pessaire de Schultze* (fig. 67) a la forme d'un 8 de chiffre. Il se place dans le vagin de telle sorte que le col occupe l'anneau postérieur, l'anneau antérieur distend le vagin et vient prendre un point d'appui plus ou moins direct contre la symphyse pubienne (fig. 68). Ce pessaire destiné à remédier aux rétrodéviations, n'est guère employé qu'en Allemagne, son pays natal.

Le *pessaire de Dumontpallier*, encore désigné sous le nom de *Mayer*, se

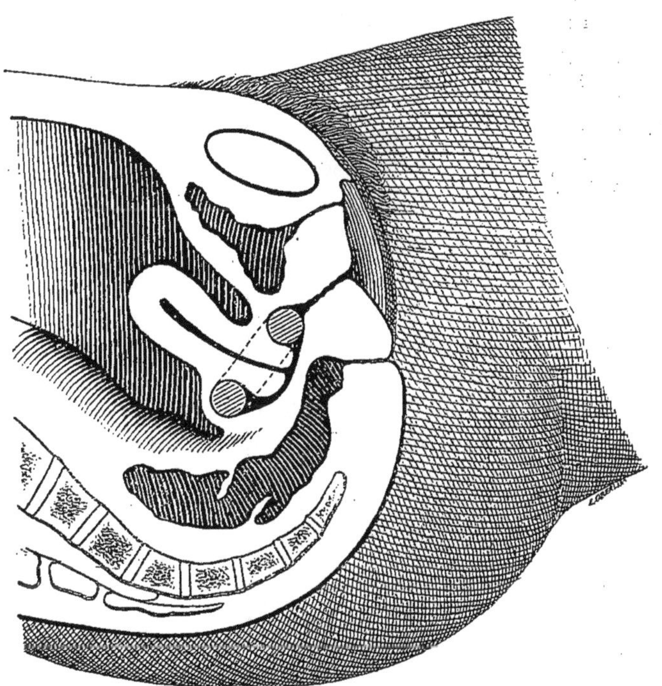

Fig. 70. — Pessaire de Dumontpallier en place.

compose d'un simple anneau élastique, qu'on introduit dans le vagin en l'aplatissant, et qui, laissé libre, reprend sa forme arrondie.

La partie postérieure de l'anneau se trouve dans le cul-de-sac postérieur, l'antérieure distend la partie antérieure du vagin.

Ce pessaire ne doit pas être trop élastique sans quoi il reste passif dans le vagin; sa résistance doit être suffisante pour qu'étant appliqué, il garde sa forme annulaire.

Beaucoup de ces pessaires agissent d'une façon incomplète par le fait même de ce manque de résistance.

Malgré les critiques qu'on lui a adressées, cet anneau élastique est susceptible de répondre comme pessaire à la plupart des besoins de la gynécologie : je l'emploie presque exclusivement.

3° *Pessaires intra-utérins.* — Les pessaires intra-utérins sont de deux sortes, les uns rigides (fig. 71 et 72[1]) destinés à maintenir l'utérus droit, alors qu'ils sont introduits dans la cavité utérine, les autres souples, en

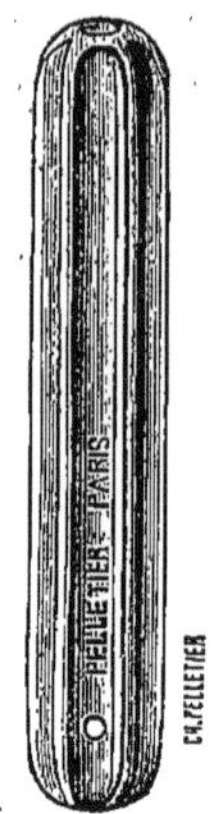

Fig. 71.
Pessaire intra-utérin de Lefour, modifié par Auvard.

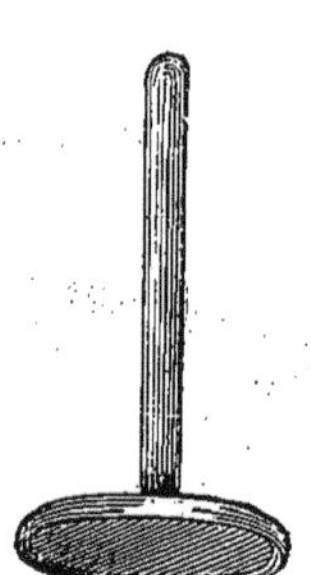

Fig. 72.
Pessaire intra-utérin de Simpson.

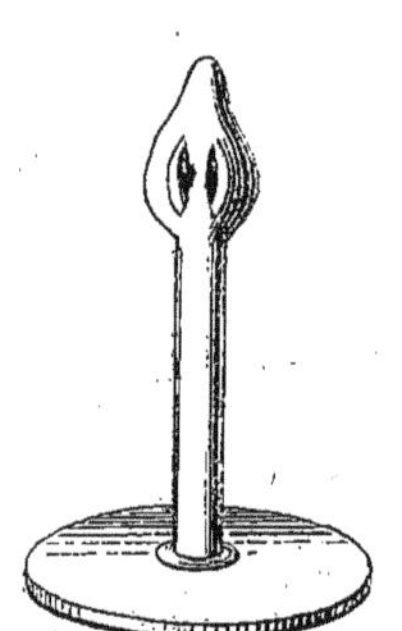

Fig. 73.
Pessaire intra-utérin de Greenhalg.

caoutchouc, perforés d'un canal, forment une sorte de drainage utérin, facilitant l'écoulement des mucosités.

Les premiers sont avantageusement employés dans nombre de flexions utérines, ou d'étroitesse de l'isthme; ils ne sont pas dangereux quand ils sont appliqués avec les précaution antiseptique suffisantes; les seconds sont d'une efficacité moindre, car la souplesse du caoutchouc est insuffisante à maintenir la perméabilité du canal utérin ou la rectitude de cet organe, alors qu'il est fléchi; aussi le pessaire intra-utérin souple a-t-il à peu près complètement disparu de la thérapeutique gynécologique malgré les tentatives de réhabilitation, dont il a été récemment l'objet.

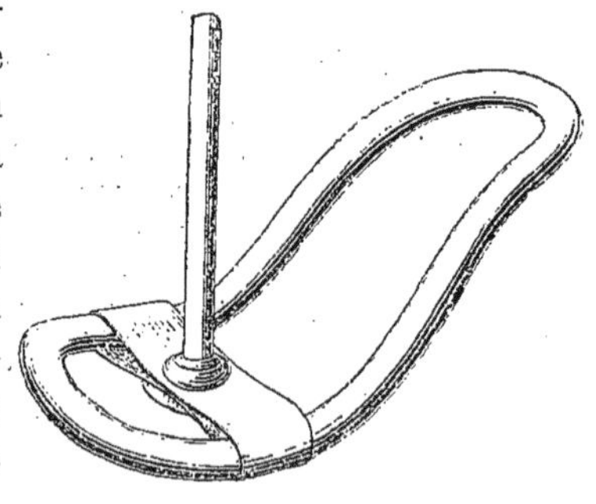

Fig. 74.
Pessaire combiné de Studley.

4° *Pessaires mixtes ou combinés.* — Le pessaire de Studley représenté par la figure 64 explique le type de ces pessaires à la fois intra-utérins par la tige médiane, et vaginaux par l'anneau. Ces instruments sont, peut-être à tort, rarement employés.

Des différents pessaires qui viennent d'être examinés et dont il sera de nouveau question à propos des déviations utérines, on voit donc que deux méritent seulement d'être retenus.

[1] Le pessaire de Simpson est formé par l'accolement de deux métaux, zinc et cuivre, dans le but de produire un dégagement d'électricité (?).

Le *vagino-abdominal de Courty.*

Et surtout l'*anneau élastique de Dumontpallier.*

Il est très important que ce dernier présente une certaine rigidité.

Les pessaires, quand ils sont bien appliqués et surveillés, sont sans danger; mais il n'en est pas de même alors qu'avec des malades négligentes, ils sont abandonnés pendant plusieurs années dans la cavité vaginale, paraissant totalement oubliés par les femmes, qui les portent.

Neugebeauer[1], dans un intéressant travail où il a pu réunir 242 cas relatifs à ce sujet, a montré que les accidents auxquels ces pessaires oubliés pouvaient donner lieu, étaient les suivants :

Perforation du rectum;
Perforation de la vessie ;
Perforation simultanée du rectum et de la vessie;
Perforation d'un uretère ;
Perforation de l'urètre;
Perforation du cul-de-sac de Douglas;
Pénétration du pessaire dans le tissu cellulaire péri-vaginal ;
Pénétration du pessaire vaginal dans l'utérus.

Ces divers accidents ne doivent pas faire abandonner l'usage des pessaires, qui est précieux dans un grand nombre de cas, mais ils doivent avertir le gynécologue que l'usage de ces appareils doit être surveillé avec soin, moyennant quoi aucune complication de ce genre n'est à redouter.

X

GYMNASTIQUE — MASSAGE

Gymnastique est synonyme d'exercice, de fonctionnement.

Il y a donc une gymnastique pour chaque système, pour chaque organe, pour chaque élément vivant. Gymnastiques cérébrale, pulmonaire, cardiaque, musculaire, articulaire, etc.

Toutefois le mot gymnastique s'applique plus volontiers à un excès de fonctionnement, en vue d'un but déterminé, thérapeutique ou autre, et l'usage l'a réservé plus particulièrement à l'exercice du système musculaire.

D'où la définition de Larousse (Grand Dictionnaire), « art qui a pour but de donner au corps, par des exercices appropriés, de la force et de la souplesse ».

La gymnastique, prise dans ce dernier sens, peut être :

Soit active, mouvements volontaires s'adressant aux muscles striés, *gymnastique proprement dite.*

Soit passive, manipulations, intéressant de préférence mais non exclu-

[1] *Zur Warnung beim gebrauche von Scheidespessarien. Archiv. f. gynäk.* Bd. XLIII, Heft. 3.

sivement les muscles lisses, *massage* (de l'arabe *mass*, manier, toucher, palper).

Dans le second cas les muscles lisses, n'obéissant pas à la volonté, ne peuvent être exercés que par des excitations directes et extérieures, dont le massage constitue une variété importante; d'autres agents, l'électricité par exemple, répondent au même but.

En gynécologie ces deux variétés de gymnastique sont appelées à rendre des services signalés.

Je ne m'occuperai pas ici de la gymnastique proprement dite qu'on ne peut trop recommander pour l'éducation des filles, et dont le rôle préventif et curatif dans la pathologie génitale ne saurait faire de doutes.

Je signalerai cependant les *mouvements contrariés*[1] auxquels *Brandt* a volontiers recours pour seconder le massage génital, soit mouvements contrariés d'adduction des cuisses pour fortifier les muscles du diaphragme pelvien et surtout le releveur coccy-périnéal dans le cas de prolapsus utérin, soit mouvements contrariés d'abduction des cuisses pour appeler le sang à la périphérie du bassin dans les inflammations chroniques des organes génitaux.

Mais c'est surtout du *massage*, dont il sera ici question.

Le massage, introduit dans la gynécologie par un officier de l'armée suédoise, le major *Thure Brandt*, encore vivant et exerçant à Stockholm, a depuis été employé avec succès par plusieurs médecins, *Nissen*, *Sahlin*, *Howitz*, *Von Preuschen*, *Schultze*, *Norstrom*, *Prochownik*, *Ott*, *Macnaughton Jones*, *Vulliet*, *Reybmair*, *d'Hotman de Villiers*, etc.

Il semble donner de bons résultats dans deux genres d'affections génitales:

1° Dans les lésions inflammatoires anciennes et chroniques de l'utérus et ses annexes;

2° Dans les déplacements utérins (déviations ou prolapsus).

Dans le premier cas il agit sur la circulation (probablement sur les fibres lisses des artères) qu'il régularise, et aussi sur les exsudats anciens dont il favorise la résorption.

Dans le second il lutte contre la métrite qui accompagne à des degrés divers les déplacements utérins et fortifie, grâce à des manœuvres spéciales, les ligaments suspenseurs de la matrice (ligaments larges, ligaments ronds, ligaments utéro-sacrés).

Le manuel opératoire du massage diffère suivant le but qu'on se propose d'obtenir, et à cet égard on peut en décrire deux variétés, l'un *calmant*, l'autre *excitant*.

Massage calmant. (Pour remédier à l'inflammation chronique de l'utérus et de ses annexes.) — La femme déshabillée, ou au moins le corps libre, est étendue sur une chaise longue assez haute ou sur un lit; la tête repose sur

[1] C'est-à-dire mouvements exécutés par une personne, alors qu'un aide s'oppose partiellement à leur exécution.

un oreiller; les membres inférieurs sont fléchis, et les cuisses légèrement écartées l'une de l'autre.

L'opérateur se place à gauche de la patiente; un ou deux doigts (index et médius) préalablement enduits d'un corps gras sont introduits dans le vagin et se dirigent vers le col de l'utérus.

Les doigts de l'autre main, déprimant avec grande douceur, et au besoin par une série de tâtonnements, la paroi abdominale, vont à la rencontre

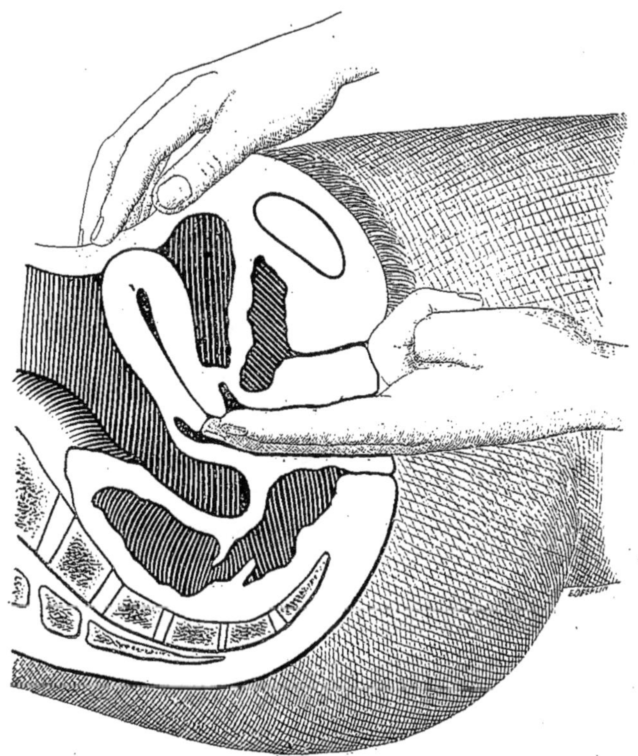

Fig. 75. — Massage calmant.

du corps utérin; aussitôt que la matrice est pincée entre les doigts vaginaux et abdominaux, on exerce sur toute son étendue une série de pressions, de frictions d'énergie progressive, comme si on voulait chasser de l'organe tout le sang qui y circule.

Après le corps on masse le col de l'utérus en procédant de même.

Quant on veut agir sur les annexes, on les pince également entre le cul-de-sac vaginal et la paroi abdominale en agissant sur elles comme sur l'utérus.

Les séances de massage doivent durer cinq minutes environ, un peu plus ou un peu moins suivant la tolérance de la femme.

Elles seront répétées tous les jours ou même deux fois par jour; quelquefois au début, il est cependant utile de les espacer, pour obtenir l'accoutumance du sujet.

La durée du traitement, qui sera interrompu au moment des règles, est de quinze jours à deux mois environ.

Massage excitant. (Destiné à remédier au relâchement ligamenteux, cause de déviation ou de prolapsus.) Le principe de cette excitation est un tiraillement brusque et momentané exercé sur les ligaments de l'utérus [1].

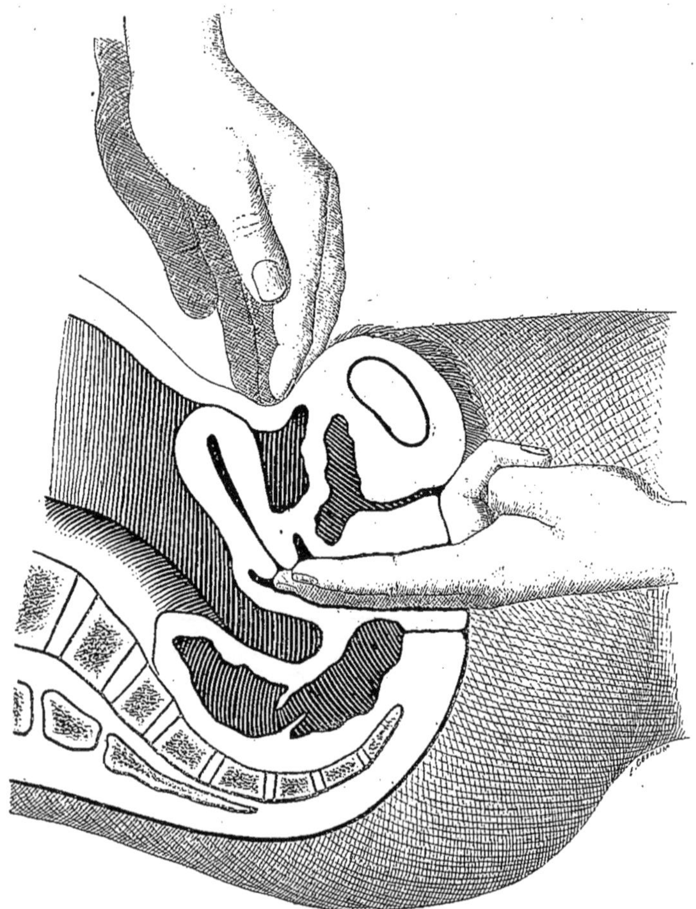

Fig. 76. — Massage excitant.

La femme étant placée comme tout à l'heure, deux personnes sont nécessaires pour pratiquer le massage excitant.

L'une qui par le toucher combiné au palper saisit l'utérus (fig. 76), et

[1] On peut se demander comment des tiraillements sont capables de fortifier les ligaments utérins, alors que dans le prolapsus ces mêmes tiraillements, exercés par l'organe procident, les affaiblissent et les paralysent. Il importe de remarquer que dans le prolapsus l'action est continue, tandis que dans le massage elle est passagère et intermittente, d'où résultat absolument contraire dans les deux cas. Il en est de même d'une marche forcée qui épuise un individu, alors qu'un exercice modéré et bien conduit le fortifie.

l'élève dans l'excavation ; l'autre (fig. 76) qui, se plaçant en face de l'abdomen, plonge dans l'excavation pelvienne les deux mains dont le pouce regarde l'ombilic ; l'extrémité des doigts, déprimant les tissus, arrive au voisinage du sacrum, chassant l'utérus en haut ; un brusque mouvement d'élévation est alors imprimé à l'utérus, dans la direction de l'ombilic, les mains sont promptement relevées, et l'utérus abandonné à lui-même reprend sa position première. — La manœuvre doit être recommencée trois à quatre fois par séance.

Cette élévation de l'utérus, quand elle est bien faite, et elle peut l'être sans difficulté chez les femmes maigres et à parois souples, doit en effet exercer un tiraillement notable sur tous les ligaments fixateurs ; son action thérapeutique devient ainsi compréhensible et admissible.

Le massage excitant est en général combiné au calmant, car le déplacement utérin s'accompagne le plus souvent d'un état inflammatoire chronique de l'utérus, contre lequel il importe d'agir simultanément, sous peine de voir tout traitement échouer.

Le massage pourra être appliqué la plupart du temps sans dangers ; il existe cependant trois *contre-indications* à son emploi : — l'inflammation aiguë de l'utérus ou de ses annexes, — l'écoulement menstruel, — et enfin la grossesse.

La virginité ne sera un obstacle que si l'hymen est trop étroit, et encore pourra-t-on arriver à l'utérus par la voie rectale au lieu de la vaginale[1].

XI

ÉLECTRICITÉ

SOMMAIRE

1° Franklinisation.
Instrumentation.
Emploi et indications.

2° Faradisation.
Instrumentation.
Emploi et indications.

3° Voltaïsation électrique.
Instrumentation.
Emploi et indications.
Dangers et contre-indications.

Tous les genres d'électricité sont employés en gynécologie. On a recours, suivant les besoins, à la franklinisation, à la faradisation ou à la voltaïsation.

[1] Consulter pour tout ce qui a trait à cette question du massage gynécologique l'intéressante publication de Jentzer et Bourcart : *Gymnastique gynécologique et traitement manuel des maladies de l'utérus et de ses annexes*. Genève, 1891. — Et d'Hotman de Villiers, *Manuel de thérapeutique gynécologique*, t. VI, Paris, 1893.

Je vais décrire succinctement les appareils et les applications électriques qui sont les plus communément employés, ainsi que les maladies qui en sont justiciables.

1° FRANKLINISATION

L'appareil le plus employé est la machine Carré, dont nous donnons la figure (fig. 78).

Toutefois la *machine de Wimhurst* (fig. 77), qui est bien moins volumineuse et bien plus commode comme maniement, me semble préférable à cause de la simplification qu'elle apporte dans l'instrumentation électrique.

La *machine de Carré* (fig. 78) se compose de deux plateaux, l'un de verre et l'autre d'ébonite, tournant dans le même sens.

Le plateau de verre frotte sur deux coussins de cuir et s'électrise ; il électrise par induction le plateau d'ébonite qui transmet au gros conducteur ou condensateur l'électricité ainsi formée.

Une tige relie le condensateur à un plateau de verre ou de bois à pieds de verre, sur lequel on place la malade, qui se charge ainsi d'électricité négative.

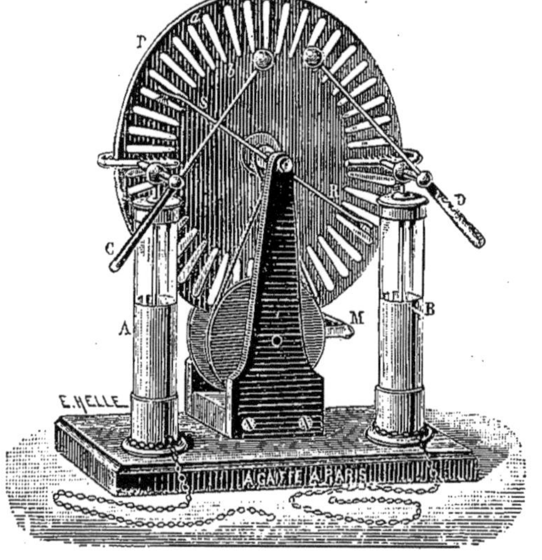

Fig. 77. — Machine de Wimhurst.

Des excitateurs font jaillir l'étincelle ou le souffle aux points choisis par le médecin.

Les excitateurs sont en bois ou en métal. Ils sont terminés par une ou plusieurs surfaces pointues pour le *souffle* et l'*aigrette ;* par une boule plus ou moins grosse en métal pour l'étincelle.

Isolés par un manche, ils sont reliés au sol par une chaîne métallique.

On emploie l'électricité franklinienne dans les maladies utérines, qui ont un retentissement sur l'économie tout entière et qui entraînent cet état spécial, décrit sous le nom de neurasthénie.

Toutes les nerveuses se trouvent bien du bain électrique avec ou sans étincelle.

Cette catégorie de femmes, dont l'état général est plus atteint que les organes génitaux, est très commune et se rencontre journellement. Elles consultent pour leur utérus, qui est moins pathologique certainement que l'ensemble général. Souvent même le gynécologue ne découvre aucune lésion locale.

Ces femmes se trouveront bien des applications frankliniennes, sous forme de bains électriques plus ou moins prolongés, qui leur apporteront le calme et le sommeil.

Le médecin doit se rappeler que ces malades sont très sensibles à l'élec-

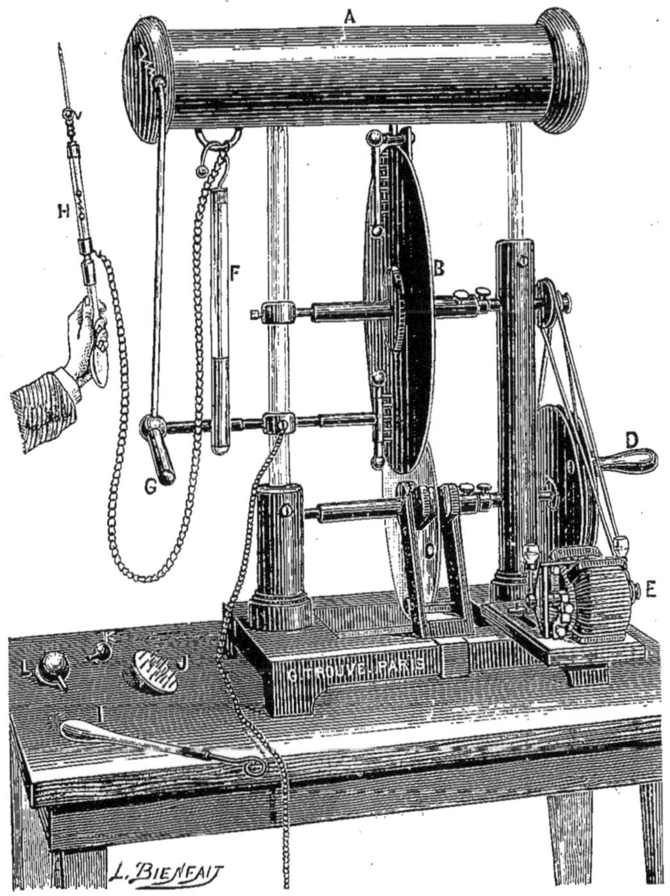

Fig. 78. — Machine Carré.

tricité et qu'il ne faut jamais les brusquer par des applications électriques intensives au début.

Il faut commencer par le bain électrique franklinien sans souffle, pour les habituer à l'électricité et les familiariser avec cet appareil et cet outillage un peu compliqué qui effraie plus, de prime abord, qu'il ne calme.

C'est une catégorie de malades excessivement impressionnables qu'un rien bouleverse et que la moindre faute opératoire ferait fuir à tout jamais le cabinet du médecin.

Dès qu'elles sont un peu habituées à la médication électrique, on peut faire du souffle, soit avec le bâton en bois, soit avec la boule de bois qu'on promène sur les points plus particulièrement sensibles.

On arrivera ainsi en quelques séances à l'étincelle avec la plus petite boule de métal, et on est souvent étonné de la résistance de ces femmes, aux plus fortes étincelles quand elles ont subi un entraînement rationnel.

Dans l'aménorrée, dans la dysménorrée, dans les névralgies ovariennes, lombaires ou lombo-abdominales ; dans certaines formes de vaginisme et d'hypéresthésie généralisée, dans tous les cas où les lésions utérines sont liées à un élément douloureux peu localisé, occupant une grande surface, c'est à la franklinisation qu'il faudra avoir recours.

Au début, séances sédatives plus ou moins longues, dix minutes à une demi-heure.

A la fin, séances plus courtes, cinq à dix minutes.

Tension haute pour le bain.

Avec l'étincelle, tension proportionnelle à la réceptivité individuelle.

Le nombre des applications est variable : une à quatre semaines de traitement dans les cas ordinaires ou moyens.

Les premières séances doivent avoir lieu tous les jours, exceptionnellement deux fois par jour, au début seulement.

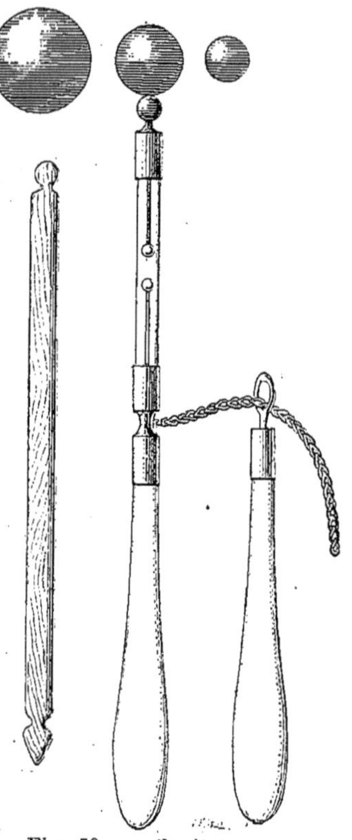

Fig. 79. — Excitateurs.

2° FARADISATION

Jusqu'à ces dernières années la faradisation occupait une place exclusive en gynécologie.

C'est A. Tripier qui a attaché son nom à ce genre de traitement, puisque, dès 1859, il a commencé à faradiser l'utérus.

Les appareils faradiques sont nombreux. Ils sont généralement bons et répondent à tous les besoins. Je donne la figure de celui de Tripier, fabriqué par Gaiffe (fig. 80).

Dans ce genre d'appareils il faut que le médecin s'attache à avoir un interrupteur facile à graduer à volonté.

Les excitateurs sont unipolaires ou bipolaires, vaginaux et utérins ; nous en donnons quelques modèles (fig. 81, 82, 83).

Pour le vagin la technique opératoire est peu compliquée surtout avec l'électrode bipolaire. — L'instrument sera porté doucement et appuyé légèrement sur la partie, où l'on veut localiser la faradisation. — Le négatif touchera directement le point le plus sensible.

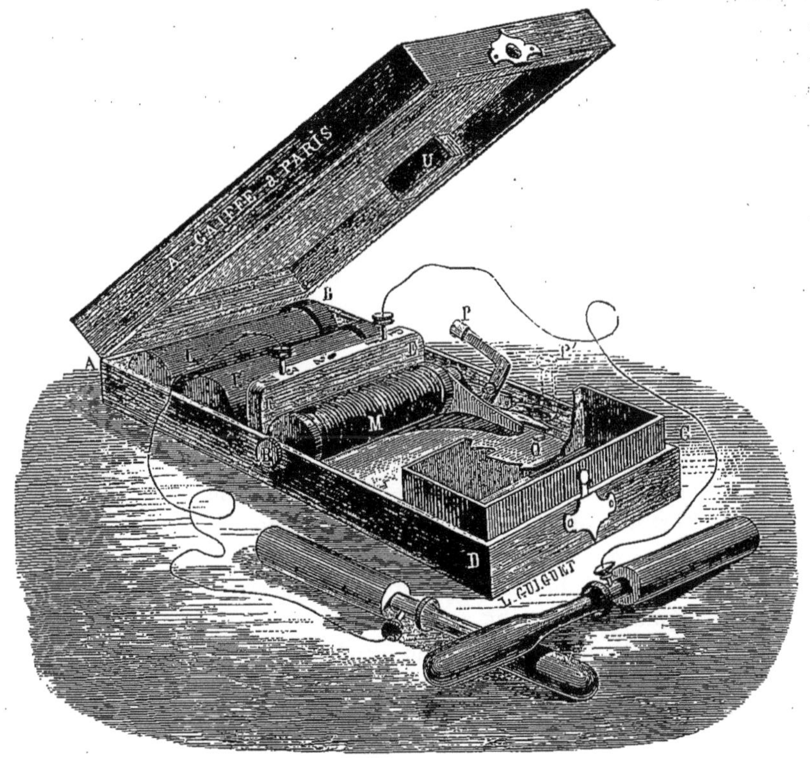

Fig. 80. — Appareil à chariot portatif de Tripier.

La faradisation utérine demande un peu plus d'habileté et une antisepsie parfaite, puisqu'on pénètre dans la cavité utérine. — Electrode aseptique,

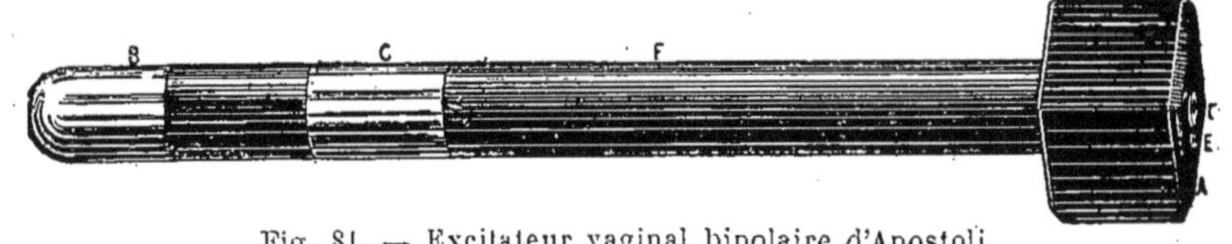

Fig. 81. — Excitateur vaginal bipolaire d'Apostoli.

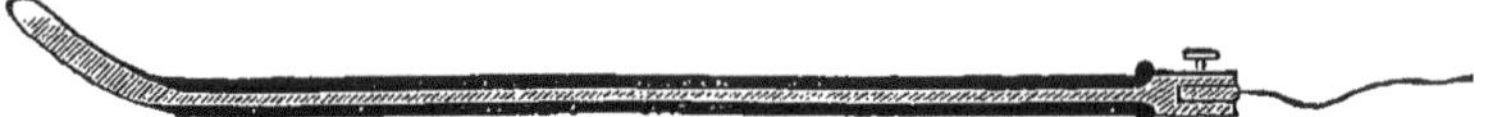

Fig. 82. — Excitateur utérin simple de Tripier.

doigts et mains aseptiques, vagin nettoyé. — On opère avec ou sans spéculum. C'est peut-être plus facile sans spéculum. La figure 84 montre cette technique opératoire.

Quand on emploie le courant de tension, il faut aller de la tension la plus faible à la plus élevée progressivement, par l'engainement de la bobine sans faire trop souffrir la malade.

Intermittences très rapides.

Durée, de cinq minutes à une demi-heure, jusqu'à la cessation de la douleur.

Avec le courant de quantité, on arrivera rarement au maximum de la tension, parce que cette application est plus douloureuse que l'autre.

On doit arriver à la contraction du muscle utérin et faire durer la séance trois minutes au maximum, une fois la contraction obtenue.

On voit, d'après les excitateurs, qu'il y a deux opérations distinctes de faradisation : une vaginale et une utérine ou, pour mieux dire, une extra-utérine et une intra-utérine.

La faradisation extra-utérine se pratique avec l'électrode unipolaire ou avec la bipolaire. Quand on se sert de l'unipolaire, il faut une autre électrode placée sur le ventre dans la vessie ou dans le rectum, pour fermer le circuit. C'est une opération qu'on fait exceptionnellement.

La plus usitée est la faradisation avec l'électrode bipolaire vaginale et utérine.

Les électrodes vaginales sont de différentes grosseurs, qu'on emploie suivant les besoins.

Il faut se rappeler que le propre des courants induits est d'être interrompus et de déterminer les contractions; que des deux bobines dont on se sert habituellement, l'une donne un courant de *tension* et l'autre un courant de *quantité*.

Le courant de tension agit surtout sur le système nerveux et le courant de quantité sur le système musculaire.

Le médecin a toujours avantage à *localiser*, suivant l'expression de *Duchenne* (de Boulogne) ces deux genres différents d'électricité, suivant qu'il veut avoir des contractions musculaires ou une action directe sur le système nerveux.

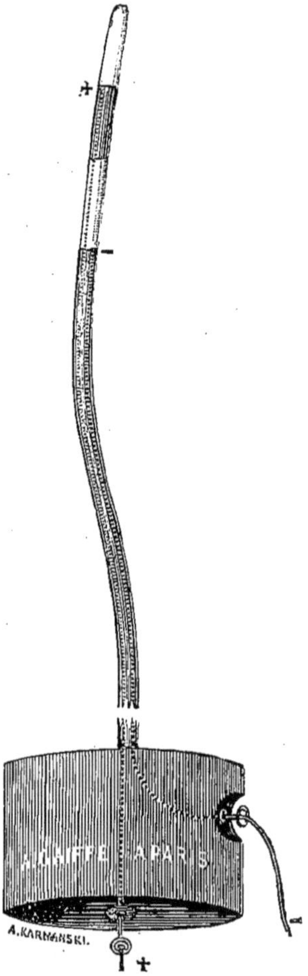

Fig. 83. — Electrode utérine bipolaire d'Apostoli.

Le repos n'est pas nécessaire après l'opération, il est plus avantageux de faire circuler et marcher un peu les malades.

On emploie la faradisation dans toutes les affections où domine l'élément douleur et quand il y atonie du muscle utérin. Il y a avantage souvent à combiner la faradisation et la franklinisation. La seconde prépare le terrain et favorise l'application locale faradique, qui serait très excitante employée d'emblée.

Les hypéresthésies vaginales, — les névralgies obturatrices et utéro-ovariennes, — le vaginisme — la douleur ovarienne — les hypéresthésies utérines, dont l'histoire n'est pas encore faite et qu'on classe sous le nom d'utérus irritables, — la métrite dans sa forme douloureuse — les dysmé-

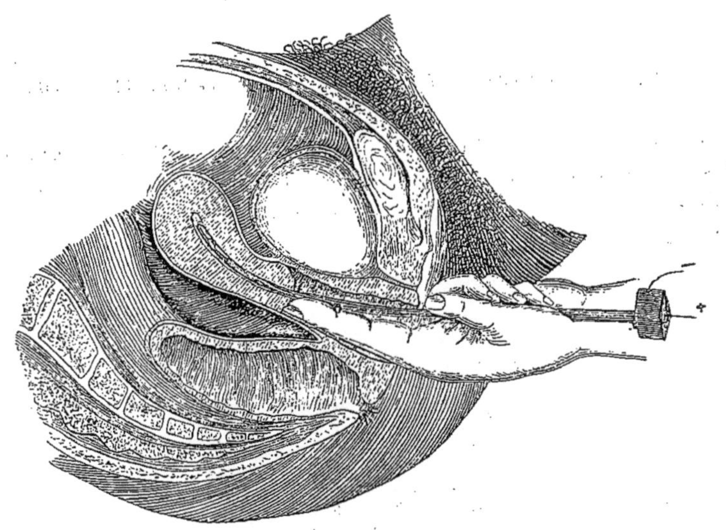

Fig. 84. — Introduction dans l'utérus de l'électrode bipolaire.

norrées non mécaniques — l'ovarite et la périmétrite subaiguë — seront traitées par le courant de tension faradique.

Le courant de quantité faradique sera appliqué à la subinvolution non septique, à la métrite parenchymateuse et à tous les déplacements utérins.

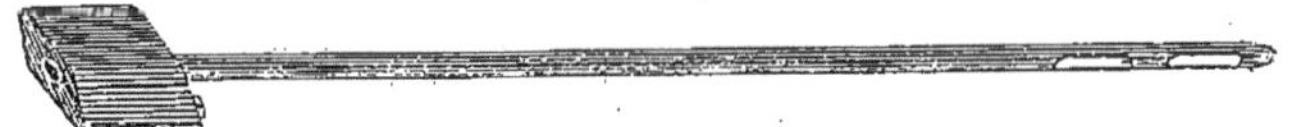

Fig. 85. — Électrode bipolaire utérine de Brivois.

Le tableau ci-joint indique la technique opératoire à suivre dans chaque cas :

Abaissement, prolapsus.	Faradisation	vaginale, abdomino-utérine, sacro-utérine, lombo-sus-pubienne, cervico-utérine, recto-utérine.
Antéversion et antéflexion.	Faradisation	recto-utérine, abdomino-rectale.
Rétroversion et rétroflexion.	Faradisation	vésico-utérine, vésico-abdominale, bi-inguino-utérine, bi-inguino-vaginale.

Mentionnons le procédé spécial du Dr Brivois et son électrode particulière bipolaire destinée à faire contracter un segment quelconque de l'utérus : l'antérieur dans la rétroversion et la rétroflexion, le postérieur dans l'antéversion et l'antéflexion.

3° VOLTAÏSATION — ÉLECTROLYSE — GALVANISATION

Le courant continu est à l'heure actuelle le plus employé en gynécologie. Les piles sont de deux sortes : fixes ou portatives.

Les piles fixes conviennent surtout dans le cabinet ou dans les hôpitaux, je donne la figure d'une de ces piles (fig. 86).

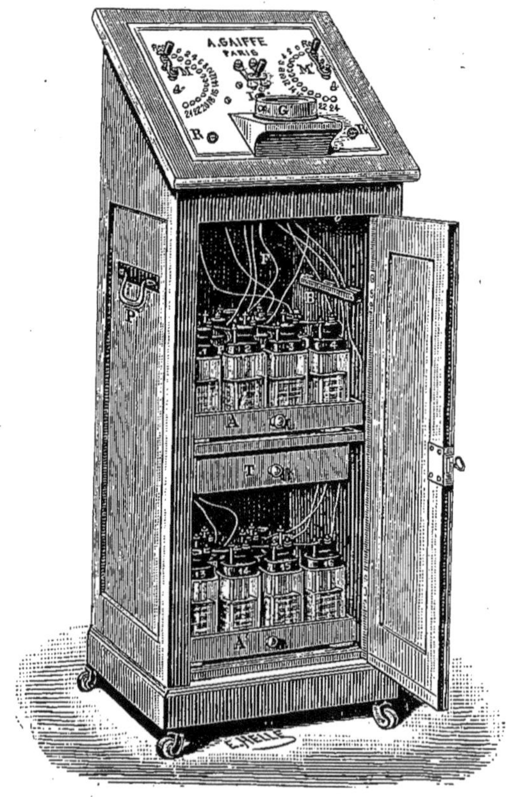

Fig. 86. — Meuble de cabinet (Gaiffe).

Les piles portatives sont préférables pour les médecins ne faisant pas un usage constant de l'électricité.

Parmi les modèles fabriqués, le plus pratique est le modèle au bisulfate de mercure de 24 éléments avec interrupteur (fig. 87).

Le galvanomètre, qui est la balance servant à peser le médicament électrique, doit être indépendant. Le meilleur est actuellement le galvanomètre, apériodique de Gaiffe, construit de façon à ce que l'aiguille aimantée ne subisse pas la déviation magnétique (fig. 88).

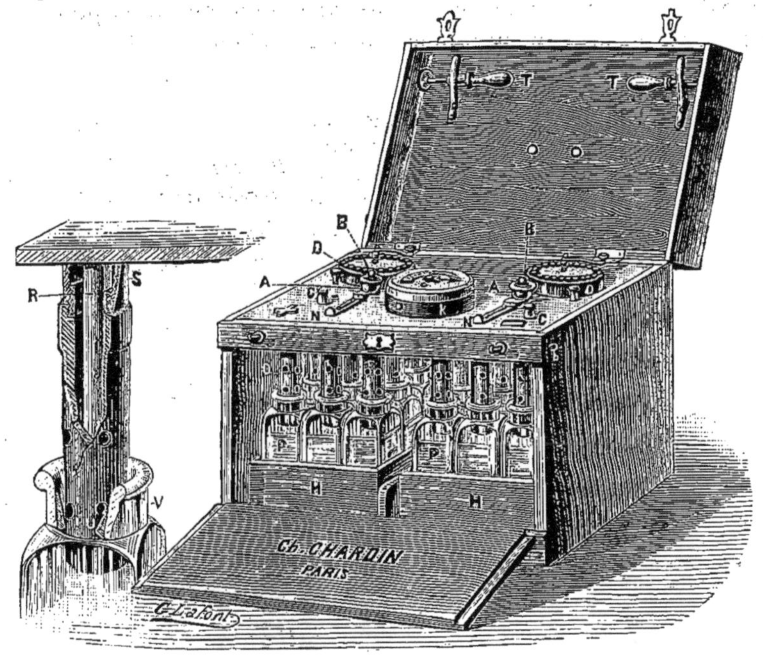

Fig. 87. — Batterie portative à grands éléments (Chardin).

Les hystéromètres destinés à pénétrer dans la cavité utérine sont de deux sortes : en platine (fig. 89) et en charbon (fig. 90).

Les hystéromètres en charbon sont de plusieurs grandeurs et grosseurs,

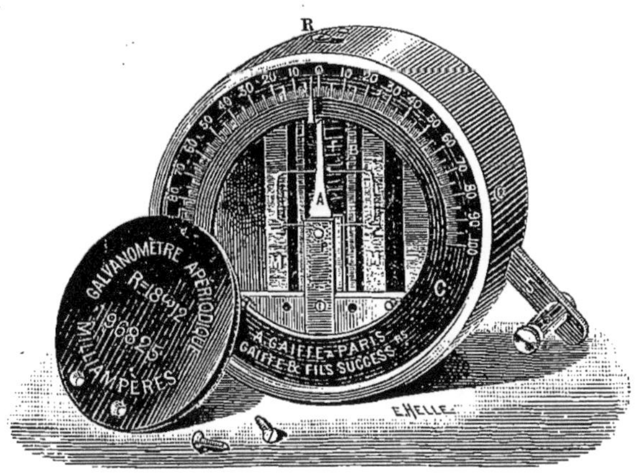

Fig. 88. — Galvanomètre apériodique (Gaiffe).

destinés à se mouler dans la cavité utérine et à la remplir exactement. La figure 90 représente les charbons de M. Brivois et en montre les différents modèles.

Les électrodes intra-utérines consistent en différentes sortes de tampons, dont les plus pratiques sont ceux en charbon recouverts de peau de chamois, qu'on a soin de laisser séjourner dans une solution antiseptique pour qu'elles présentent, au moment propice, un degré d'humidité et d'antisepticité convenables.

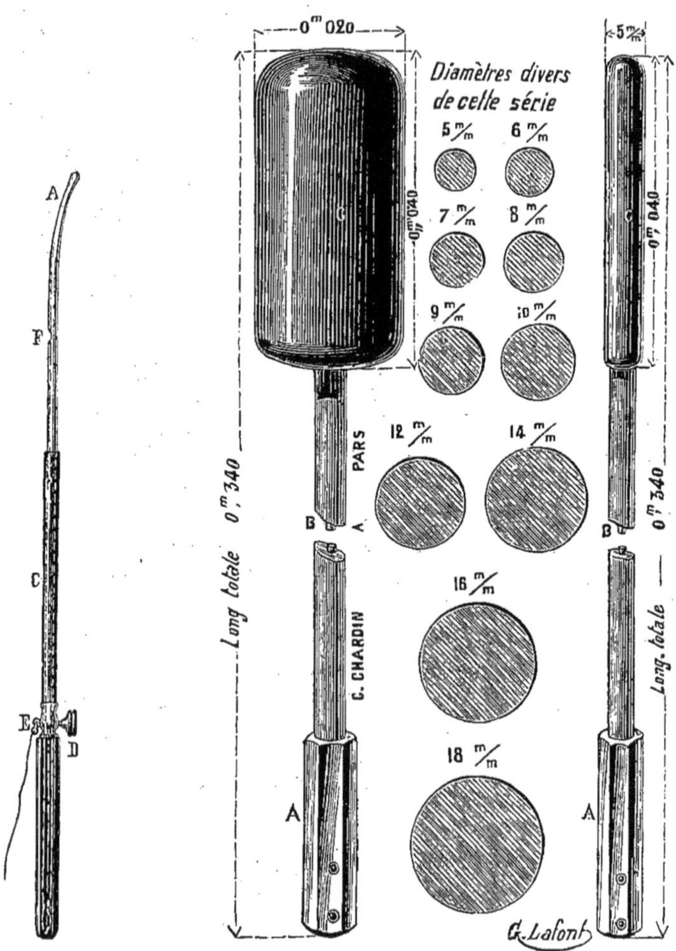

Fig. 89. — Hystéromètre en platine d'Apostoli.

Fig. 90. — Électrodes de Brivois.

On applique sur le ventre des électrodes en terre glaise, en gélosine, en feutre absorbant, en amadou, en tarlatane. Chacune de ces électrodes a ses partisans.

La meilleure et celle qui fait le moins souffrir les femmes est, malgré ses inconvénients de préparation et d'application, celle en terre glaise. Viennent après les gâteaux de gélosine et de feutre absorbant; vu sa grande simplicité, c'est à ce dernier modèle que je donne la préférence pour la pratique courante.

L'opération qu'on pratique dans la cavité utérine et qui a pour but la modification chimique de la muqueuse au point localement visé, et un effet dynamique et électrolytique interpolaire, s'appelle *chimicaustie intra-utérine.* A l'étranger on la nomme *électrolyse.*

Cette opération doit être faite avec tout le luxe d'antisepsie indispensable quand on opère dans la cavité utérine. Hystéromètres aseptiques, passés à la flamme, à l'eau bouillante ou à l'étuve Poupinel ; mains, vagin et col nettoyés et aseptiques.

Courant constant enregistré par le galvanomètre, avec ou sans interruptions et renversements.

Intensité variable suivant la cautérisation qu'on veut effectuer 25 à 300 milliampères.

Durée habituelle cinq minutes.

Antisepsie plus nécessaire encore après l'opération qu'avant, à cause de l'élimination de l'escarre. Repos absolu après l'opération.

Les méthodes extra-utérines ne sont pas si compliquées et ne réclament pas autant de soins antiseptiques, puisqu'elles ne s'adressent pas à la muqueuse utérine.

Elles n'ont en vue que la modification produite par l'effet dynamique ou électrolytique du courant continu et négligent complètement la muqueuse utérine.

De là deux applications bien distinctes.

Toutes les fois que la muqueuse sera malade on devra faire une application intra-utérine si c'est possible; cette opération aura un effet curatif que ne possédera pas l'application externe sans influence sur la muqueuse.

Les applications intra-utérines ne comporteront autant que possible ni interruptions ni renversements de courant.

Les applications extra-utérines pourront au contraire se combiner avec les interruptions et les renversements.

Il existe une opération intra-utérine, qui nécessite beaucoup de soin et une habileté consommée; je veux parler de la *ponction électrique ou voltaponcture.*

Cette opération se pratique, quand on ne peut pénétrer par les voies naturelles dans l'utérus et qu'on veut exercer une influence locale plus marquée sur cet organe par le courant continu.

Il est souvent nécessaire d'endormir les malades, parce que la voltaponcture est une opération généralement douloureuse.

On ponctionne avec un trocart filiforme, enfoncé de 2 à 5 millimètres de profondeur au centre de la tumeur si c'est un fibrôme, ou de la trompe si c'est une salpingite, toujours en arrière ou latéralement dans le point le plus rapproché de l'axe de l'utérus.

Intensité, durée et antisepsie comme dans la chimicaustie intra-utérine.

Pour bien résumer et fixer ces diverses opérations dans l'esprit, on consultera avec fruit le tableau synoptique suivant que je dois à l'obligeance du Dr Brivois et qui fera comprendre la technique opératoire ainsi que les actions respectives des deux pôles.

CHIMICAUSTIE INTRA-UTÉRINE

Électrode	*Platine*, petites cavités. *Charbon*, grandes cavités.			
Pôle	*positif*	décongestionnant hémostatique antiseptique	dans hyperhémies et hypertrophies.	vasculaires, congestives, inflammatoires, septiques.
	négatif	congestionnant hémorragipare moins antiseptique	dans hyperplasies et atrophies.	non vasculaires, conjonctives, scléreuses, atones.
Intensité	*haute*, sans lésion péri-utérine, supportable de 50 à 300 m. a. *faible*, avec lésion péri-utérine, 20 à 50 m. a.			
Durée	5 *minutes*, habituelle. 10 *à* 12 *minutes*, pour cautérisation complète de la muqueuse.			
Antisepsie. .	*rigoureuse* avant et après l'opération.			
Repos. . .	*obligatoire* après l'opération.			

Applications pratiques. — Indications.

Certains fibrômes utérins sont heureusement influencés par la médication électrique.

Cette médication n'est pas curative comme l'opération chirurgicale, qu'elle prépare souvent, par suite de la progression du fibrôme du côté du péritoine ou de la muqueuse utérine.

C'est une méthode plutôt médicale et palliative, qui a à son actif des cures symptomatiques nettement appréciables et des effets de régression dans le volume de la tumeur.

Ces diminutions dans le volume des fibrômes sont variables, et pour n'être pas toujours considérables ni constantes, elles n'en sont pas moins réelles.

Les fibrômes qui régressent le plus sont les fibrômes mous, congestifs, récents.

Les fibrômes très durs ou mous à petites géodes, anciens, très volumineux, rétrocèdent plus difficilement et dans des proportions moins considérables.

La subinvolution septique, les métrites chroniques et en particulier la métrite parenchymateuse, les métrorragies et l'aménorrée, les dysménorrées de cause mécanique par suite d'atrésie, les salpingites et en particulier la salpingite catarrale, sont justifiables du traitement électrique par le courant continu.

La périmétrite chronique, exsudative sera aussi heureusement influencée par la médication électrique, à condition qu'on procède avec ménagement et qu'on évite les hautes intensités.

Enfin on pourra ouvrir quelques collections liquides, kystiques, purulentes ou hémorragiques, au moyen de la ponciton électrique; le trocart dans ce cas représente exclusivement le pôle négatif.

D'une façon générale, mieux vaudra limiter aux fibrômes et aux névralgies pelviennes l'emploi de l'électricité; c'est surtout dans ces deux affections qu'elle rend de réels services.

Contre-indications.

Il est de toute nécessité de faire un diagnostic certain avant d'employer l'électricité.

Aussi tout médecin s'occupant de l'électrisation des organes génitaux de la femme, doit, s'il pose lui-même l'indication, être un gynécologue instruit.

Ne pas électriser les tumeurs kystiques, purulentes, les sarcômes, pris pour des fibrômes, car on hâterait l'évolution de la maladie.

Le courant continu aide le diagnostic dans le cas de tumeur à contenu douteux, car la réaction post-opératoire indique, si on a affaire à une tumeur simple ou compliquée.

Les kystes, les tumeurs fibro-kystiques, hors le cas où on évacue la collection liquide par la volta-poncture, les salpingites à contenu purulent, ou soupçonné tel, contre-indiquent l'emploi de l'électricité.

On ne se servirait de cette méthode que pour évacuer une tumeur liquide ou pour cautériser et modifier la cavité une fois l'ouverture obtenue; c'est à la volta-poncture négative qu'il faudrait alors s'adresser exclusivement.

XI

OPÉRATIONS

SOMMAIRE

- Généralités.
  - Salle d'opération. Température.
  - Table, instruments.
  - Anesthésie locale et générale.
- Opérations.
  - 1° Abdominales.
    - Boîte à instruments.
    - Aides, leur disposition.
    - Soins consécutifs.
  - 2° Vulvaires.
    - Boîte à instruments.
    - Aides, leur disposition.
    - Soins consécutifs.
- Appendice.
  - Position de Sims.
  - Position de Trendelenburg.
  - Position génupectorale.

Il existe une race de chirurgiens qui ne peut faire une opération sans déborder tout le temps de mauvaise humeur, pestant contre les instruments, contre le malade, contre les aides, contre tout ce qui les entoure. Il n'y a pas là simple vice de caractère, mais défaut d'éducation chirurgicale. Le talent de l'opérateur ne consiste pas seulement à bien tailler un lambeau ou à extirper dextrement une tumeur, mais à savoir bien préparer une intervention et à dresser ses aides à cet égard, or quand une opération est bien préparée, tout marche en général à souhaits et la mauvaise humeur est inutile.

Cette préparation consiste en une série de détails parfois fastidieux mais très importants à connaître, et dont je vais ici aborder l'exposé.

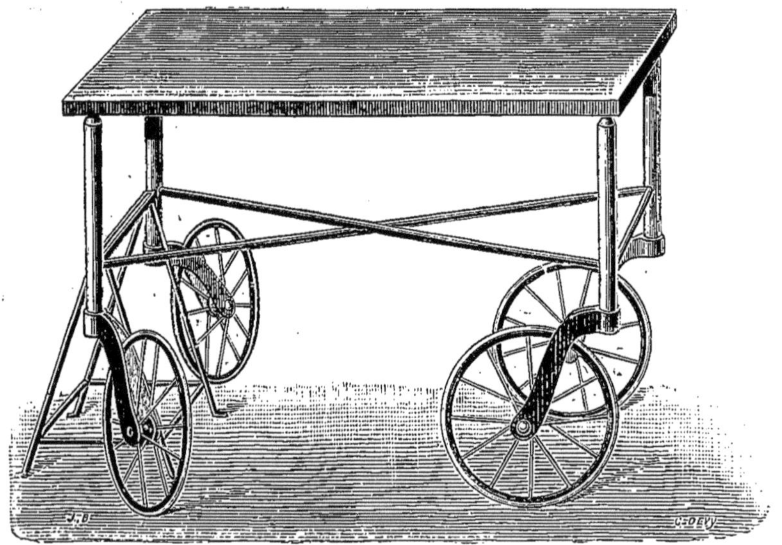

Fig. 91. — Table d'opération roulante, fixation à l'aide d'un chevalet (Auvard).

La *pièce* dans laquelle on opère doit être aussi nue que possible; la nudité est la base de l'antisepsie. Depuis quelques années, on a construit à l'étranger et en France des salles d'opérations très dispendieuses, c'est un luxe inutile.

Une pièce propre, bien aérée et bien chauffée, largement éclairée, qu'on puisse nettoyer facilement, telle est la salle d'opération idéale.

La température de la salle pendant l'opération doit être de 25°.

En fait de *tables d'opération* on a également fait des merveilles de construction; prenez une simple table de bois ou de métal.

Le métal est préférable parce qu'il ne pourrit pas sous l'influence de l'humidité (suite de lavages opératoires) et parce qu'il se nettoie plus facilement.

Je me sers d'une table en métal, formant chariot, et qu'on immobilise à l'aide d'un appareil très simple, un petit chevalet représenté par la figure 91.

Comme *table à instruments* une étagère sur laquelle on placera des plateaux mobiles, ou une table spécialement faite dans ce but, analogue à celle représentée par la figure 92.

L'*anesthésie* sera confiée à un aide spécial, autant que possible toujours le même.

Pour la plupart des opérations gynécologiques, l'anesthésie totale est nécessaire; pour quelques-unes cependant, périnéoraphie, raccourcissement

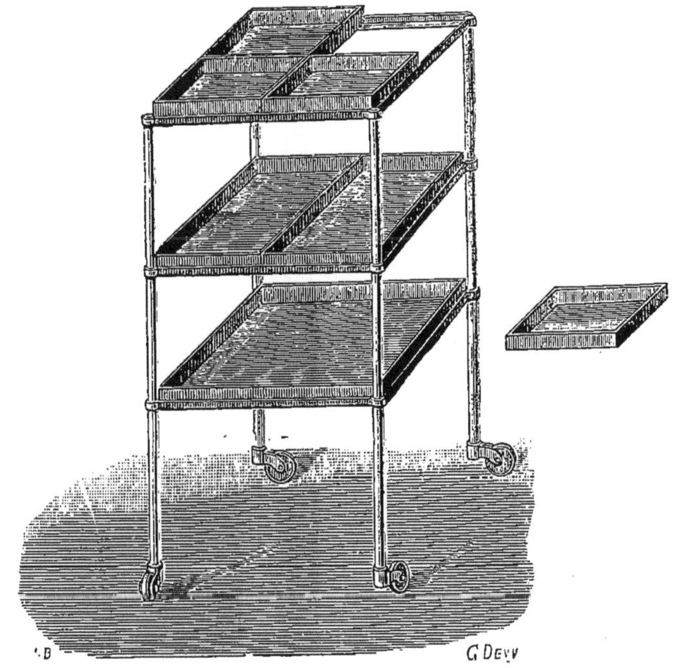

Fig. 92. — Table étagère pour instruments. Un plateau détaché.

des ligaments ronds, etc., on peut se contenter de l'anesthésie locale à l'aide de la cocaïne.

L'anesthésie générale sera faite avec le chloroforme à doses petites et fréquemment répétées[1].

J'arrive aux détails même de l'opération, tout à fait différents suivant qu'on intervient par la voie abdominale ou par la voie vulvaire.

OPÉRATIONS ABDOMINALES (Laparotomie)

Les instruments nécessaires à la plupart des laparatomies sont :

[1] Pour tout ce qui a trait à l'anesthésie, consultez : *Anesthésie chirurgicale et obstétricale*, par Auvard et Caubet. Paris, 1892.

1° Une boîte avec bistouris;
2° Une paire de ciseaux;
3° Un rasoir;
4° Deux pinces de Museux;

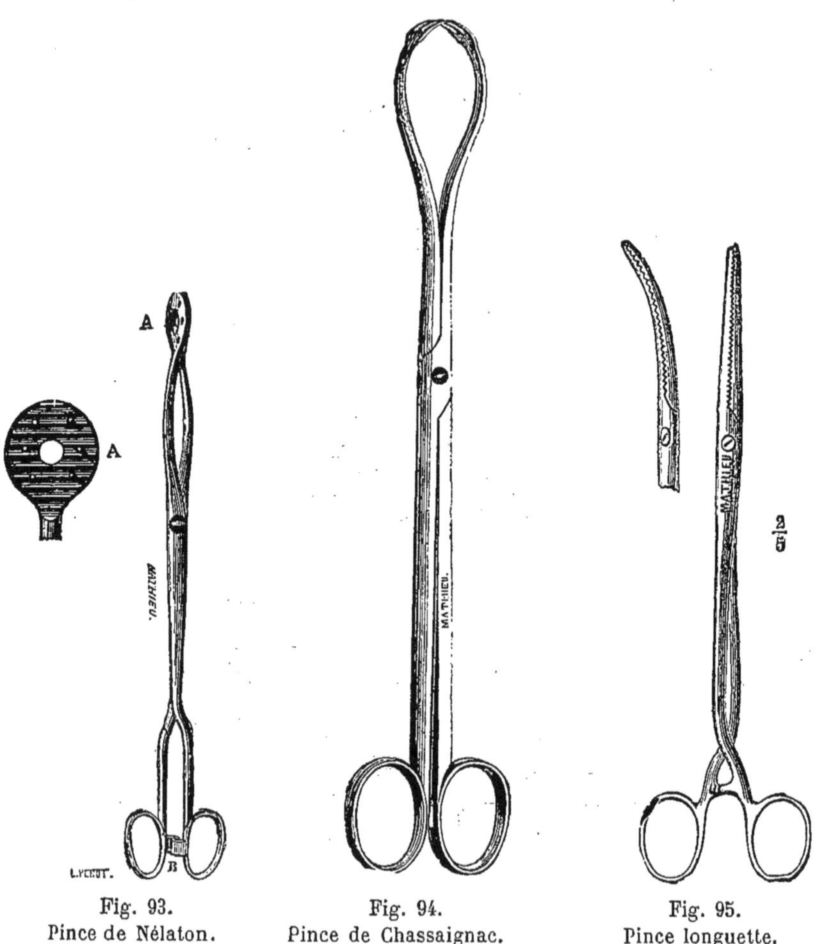

Fig. 93. Pince de Nélaton.

Fig. 94. Pince de Chassaignac.

Fig. 95. Pince longuette.

5° Quatre pinces de Nélaton (fig. 93);
6° Deux pinces de Chassaignac (fig. 94);
7° Douze pinces à forci-pressure;
8° Quatre pinces longuettes (fig. 95);
9° Quatre longues pinces à pansement pour monter les éponges;
10° Deux écarteurs (fig. 96);
11° Une aiguille de Deschamps;
12° Une sonde vésicale;
13° Un trocart pour évacuer le contenu du kyste (fig. 97);
14° Un laveur abdominal (fig. 98);
15° Pour contenir les aiguilles un flacon en verre avec bouchon métallique,

ou une boîte métallique analogue à celles dont on se sert comme blague à tabac;

16° Un porte-aiguille (fig. 99).

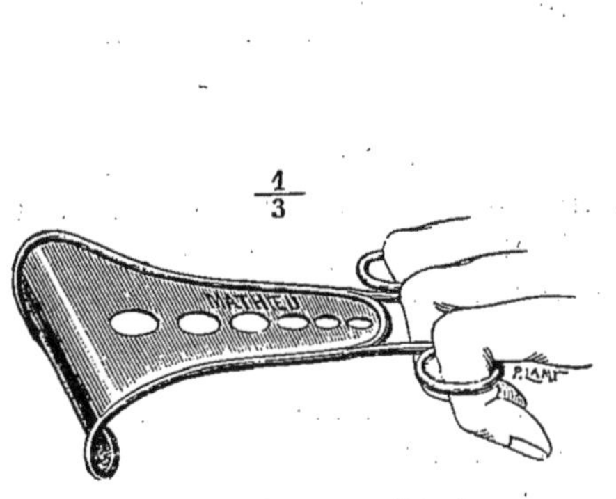

Fig. 96. — Ecarteur (Péan).

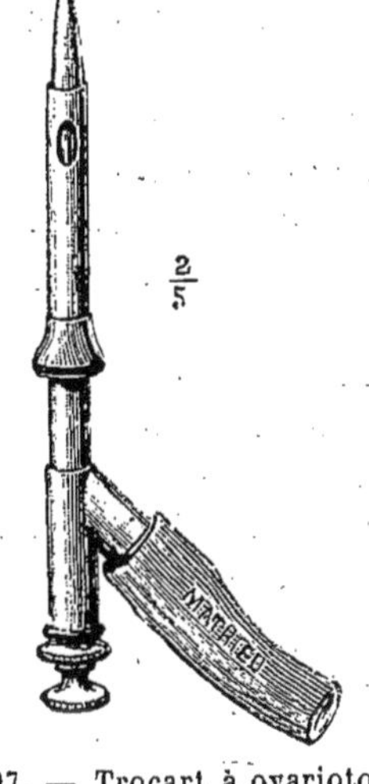

Fig. 97. — Trocart à ovariotomie.

Tous ces instruments sont placés dans une *boîte métallique*, qui permet de

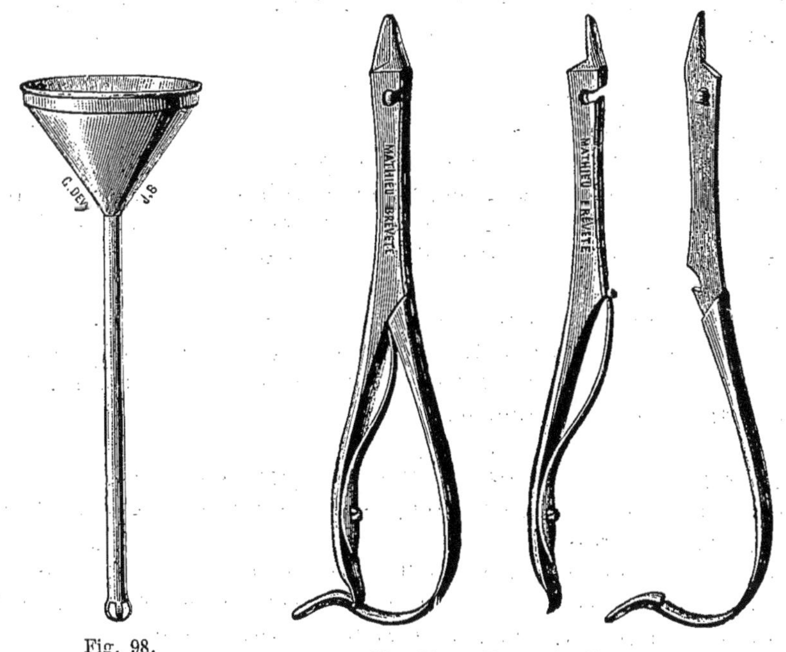

Fig. 98.
Laveur péritonéal (Auvard).

Fig. 99. — Porte-aiguille (Mathieu).

les soumettre à l'action d'une étuve sèche, et au besoin de les transporter, si l'opération doit être faite dans la clientèle de la ville.

On aura des éponges au nombre de 12, ayant subi une préparation spéciale de manière à être aseptiques [1] et six serviettes ayant baigné pendant une heure au moins dans une solution de bichlorure de mercure à $\frac{1}{4000}$.

Le matériel à sutures comprend quatre substances qui répondent à tous les besoins de la gynécologie opératoire, et qui d'ailleurs suffisent également pour la chirurgie générale, à savoir : le catgut, le crin de Florence, la soie, le fil d'argent.

1° Le *catgut* s'emploie de préférence dans la chirurgie du col utérin, il est bon de faire usage de fils assez gros, n° 4 par exemple, afin d'avoir des liens assez résistants et qui ne se résorbent pas trop promptement. Pour la stérilisation de ces fils je donne la préférence au procédé de *Martin*, qui consiste à les laisser tremper :

Pendant quatre jours dans la solution du sublimé au $\frac{1}{1000}$;
— — dans l'huile de genévrier;
— — dans l'alcool.

Puis on le conserve indéfiniment dans l'alcool.

Cette stérilisation doit être faite par l'opérateur lui-même ou un de ses aides directs; on ne saurait en effet avoir confiance au catgut stérilisé par le fabricant.

2° Le *crin de Florence*, *Silk worm gut*, boyau de ver à soie, est extrait de la glande setigère du ver à soie.

C'est le crin dont les pêcheurs se servent pour la ligne, *fishing gut*.

Il a sur la soie l'avantage de couper moins les tissus, d'être moins poreux et exposer moins à l'infection secondaire au niveau des sutures; d'autre part étant plus lisse que la soie, il fait moins souffrir les patients alors qu'on retire les sutures.

Pour la stérilisation le meilleur procédé consiste à le faire baigner et à le conserver dans une solution de sublimé au $\frac{1}{1000}$ préparé sans alcool, car l'alcool le rend cassant; la solution de sublimé pourra être préparée avec l'acide tartrique ou le sel ordinaire.

3° La *soie* est une des substances les plus employées pour les sutures; elle présente à la fois l'avantage de la souplesse et de la résistance; la meilleure est la soie plate et tressée.

La stérilisation s'obtient par l'ébullition suivie de l'immersion dans une solution de sublimé au $\frac{1}{1000}$, préparée sans alcool comme pour le crin de Florence, car l'alcool a ici l'inconvénient de la rendre cassante.

Il est bon que cette stérilisation n'ait pas lieu longtemps avant l'opération, sans quoi à la longue cette substance perd de sa solidité.

[1] Voir Auvard. *De l'Antisepsie en gynécologie et en obstétrique*, 1891, p. 114.

Pour les sutures perdues et pour la ligature des pédicules, elle constitue le meilleur matériel, car pour les premières elle présente toute la souplesse nécessaire, et pour les secondes toute la solidité et résistance désirables; le nœud ne se défait pas, pourvu qu'on ait soin de faire le nœud chirurgical (voir ci-dessous sa description avec figure).

4° Le *fil d'argent* sera rarement employé en gynécologie; il ne convient guère que pour la suture osseuse, où aucune autre substance ne peut rivaliser avec lui.

Pour la stérilisation on peut alors qu'il est assez gros le passer à l'étuve avec les instruments, sinon le soumettre à l'ébullition.

Bien que je n'ai pas à entrer ici dans les détails des ligatures, qui font partie de la chirurgie générale, il peut être nécessaire, étant donné leur importance pour l'hémostase intra-péritonéale, d'indiquer la façon dont doit être fait un nœud solide, auquel convient réellement la dénomination de *nœud chirurgical.*

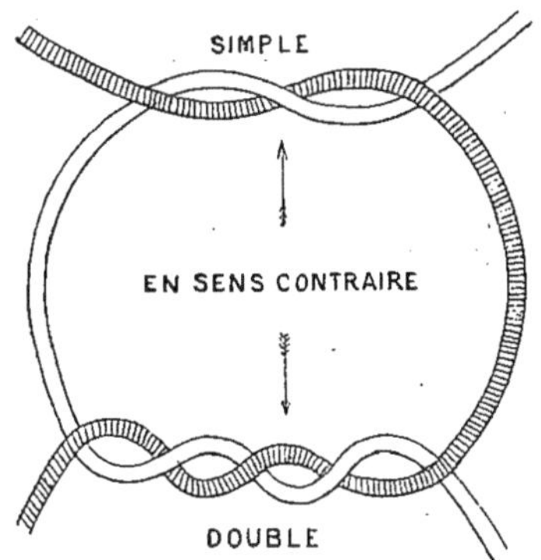

Fig. 100. — Nœud chirurgical. Schéma indiquant le sens de l'entortillement.

Pour la première boucle, les deux chefs de fil seront enroulés deux fois autour d'eux-mêmes (fig. 100) et convenablement serrés; ce double entortillement a l'avantage de prévenir le desserrement pendant qu'on fait la seconde boucle.

La seconde boucle doit être simple et exécutée en sens contraire de la première.

Suffisamment serré, ce nœud, est à toute épreuve au moins avec la soie, car s'il s'agit de catgut, le gonflement du fil permet le desserrement et même le favorise.

Le *dispositif général de la laparotomie* est des plus importants, afin que chirurgien et assistants sachent où trouver tous les objets nécessaires au cours de l'intervention. Ce dispositif sera celui indiqué par la figure 101. Cette figure schématique est suffisamment explicite pour me dispenser de toute explication complémentaire.

Au moment de commencer l'opération, la paroi abdominale sera recouverte d'une couche de teinture d'iode mélangée à moitié alcool comme pour la toilette des mains, savonnée jusqu'à disparition de la teinte produite par cet agent médicamenteux, lavée à l'alcool et enfin avec une solution de sublimé à $\frac{1}{2000}$.

Je ne m'arrête pas aux détails de l'intervention qui seront vus ultérieurement avec chaque opération en particulier, de même qu'à toutes les précautions antiseptiques que je ne puis aborder ici.

Qu'il me suffise de rappeler ici que les trois qualités dominantes de toute laparotomie sont :

La brièveté ;
L'hémostase ;
L'asepsie.

Tout opérateur qui soignera avec l'attention voulue ces trois éléments :

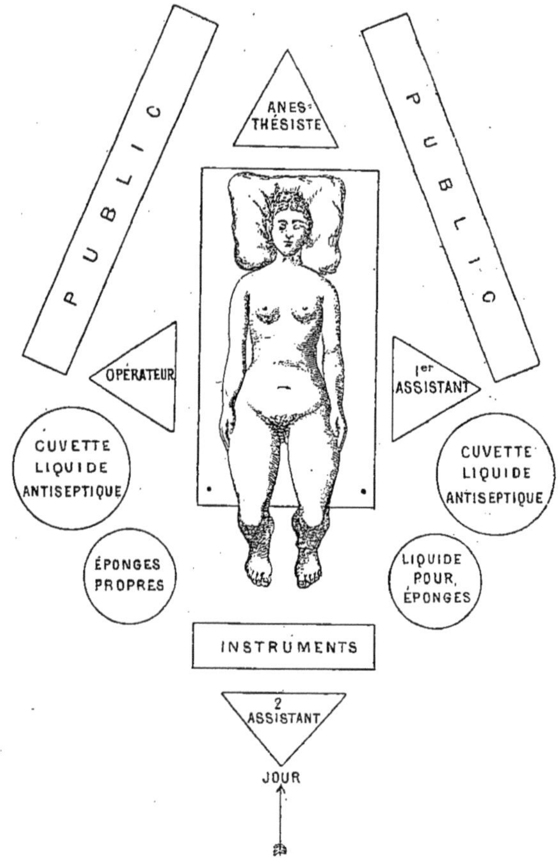

Fig. 101. — Dispositif général pour une laparotomie.

— temps, — sang — et microbes, — se mettra dans les meilleures conditions au point de vue de la réussite.

Un mot seulement sur la conduite post-opératoire, qui est à peu près la même dans tous les cas.

La malade à qui on ouvre le ventre a momentanément une paralysie ou une parésie intestinale.

Pendant les deux premiers jours l'anus reste muet, pendant les deux jours suivants quelques gaz sont rendus, symptôme du réveil intestinal, enfin au cinquième jour en général a lieu la première garde-robe.

Or on donnera :

Pendant les deux premiers jours : boisson très espacée et rare, eau et alcool. La malade a d'ailleurs des vomissements, suite de l'anesthésie, qui empêchent l'alimentation.

Pendant les deux jours suivants : boisson à volonté, bouillon, lait, alcool, champagne, café, thé.

Commencer l'alimentation solide aussitôt que la *première garde-robe a eu lieu*.

Ne jamais permettre le lever avant quinze jours.

Faire porter une ceinture pour soutenir la cicatrice de la paroi abdominale.

Les trois causes de mort les plus fréquentes pendant les jours consécutifs à toute laparotomie sont le *choc*, l'*hémorragie*, la *péritonite*.

Le traitement du choc sera surtout préventif et consistera à éviter pendant l'opération le refroidissement de l'opérée, et aussi d'épargner le sang par une hémostase rapide et soignée. Après l'opération on le combattra par les injections sous-cutanées d'éther, de caféine, en réchauffant la malade, et en lui administrant de l'alcool par la bouche ou en lavement; malheureusement les vomissements de l'anesthésie empêchent le plus souvent de faire usage de la première voie.

L'hémorragie peut se produire pendant l'opération, ou lui être consécutive; pendant l'opération on se conforme aux méthodes habituelles et connues de l'hémostase. Si l'hémorragie est post-opératoire, il ne faudra pas hésiter à rouvrir l'abdomen pour aller à la recherche du point hémorragipare, qu'il importe de lier si on veut sauver la malade.

La péritonite se traitera par les moyens ordinaires.

Quelquefois au bout de trois ou quatre semaines, au moment où l'opérée bien portante va quitter l'hôpital ou commence à sortir, on peut observer la mort subite, due vraisemblablement à une embolie dont le point de départ est dans les veines voisines du champ opératoire. Fort heureusement c'est un accident très rare, contre lequel la thérapeutique est impuissante, mais dont le gynécologue ne doit pas ignorer la possibilité.

OPÉRATIONS VULVAIRES[1]

Les instruments nécessaires pour les opérations vulvaires sont les suivants :

1° Une boîte à bistouris;

2° Une paire de ciseaux;

3° Un rasoir;

4° Quatre pinces de Museux;

5° Quatre pinces à forci-pressure;

[1] Par opération vulvaire j'entends toutes les opérations qu'on fait sur la vulve, le vagin et l'utérus par la voie vaginale, de même les opérations sur la vessie, le rectum et l'anus, dans lesquelles on n'intéresse pas la paroi abdominale.

6° Un dilatateur utérin (fig. 102);

7° Deux valves vaginales, une supérieure et une inférieure, plus deux écarteurs latéraux.

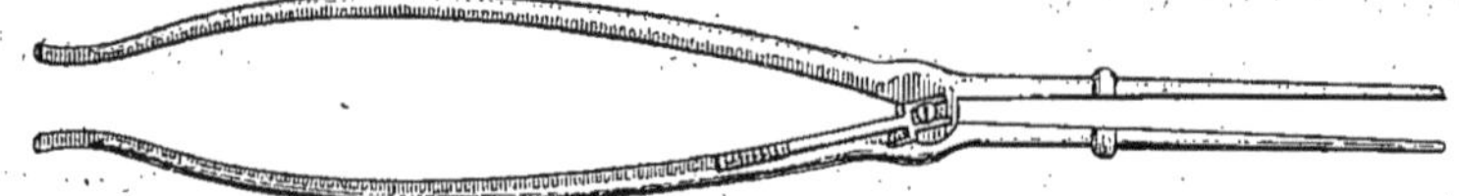

Fig. 102. — Dilatateur utérin à deux branches.

Je me sers, soit de ma valve inférieure pesante, représentée par la figure 103, soit de mon spéculum auto-fixateur (fig. 104);

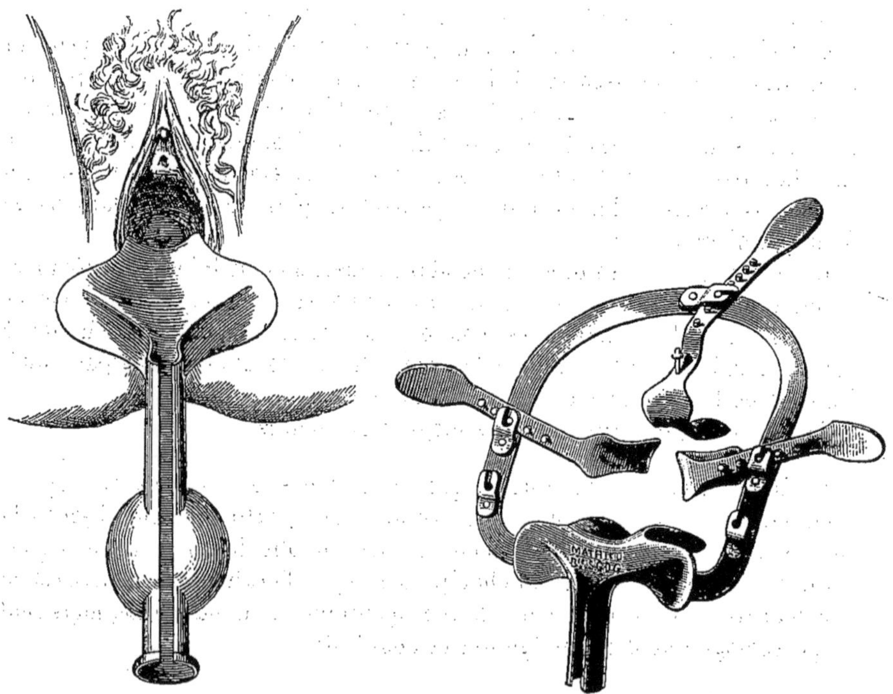

Fig. 103. — Valve vaginale pesante.   Fig. 104. — Spéculum auto-fixateur.

L'un ou l'autre appareil dispense de l'aide, habituellement nécessaire pour abaisser le périnée.

Il faut en outre comme instruments :

8° Deux longues pinces à pansement;

9° Un hystéromètre métallique;

10° Une aiguille de Deschamps;

11° Deux curettes irrigatrices de petit et gros calibre (fig. 105);

12° Un râteau cervical, pour ratisser la cavité cervicale et ouvrir les glandes malades qui occupent l'épaisseur de la muqueuse;

13° Une pince à disséquer et une pince à griffes ;

14° Une sonde vésicale ;

15° Un flacon avec fermeture métallique à vis pour renfermer les aiguilles ;

16° Un porte-aiguille ;

17° Les dilatateurs de Hegar, en métal (voir p. 37).

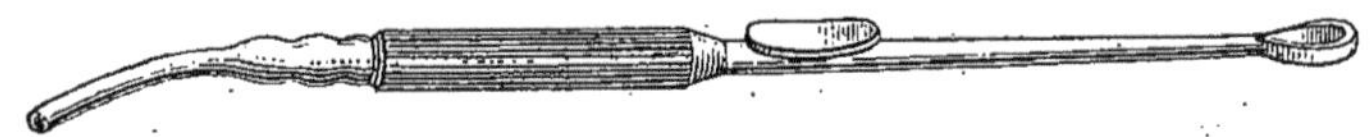

Fig. 105. — Curette irrigatrice (Auvard).

Le tout contenu dans une boîte métallique pouvant aller à l'étuve sèche.

En cas d'opération spéciale, par exemple fistule vésico-vaginale, il faudra y joindre les instruments nécessaires à cette intervention.

Les éponges sont inutiles, car en général on fait les opérations vulvaires avec l'*irrigation continue* d'eau filtrée ou bouillie. Toutefois en cas d'hys-

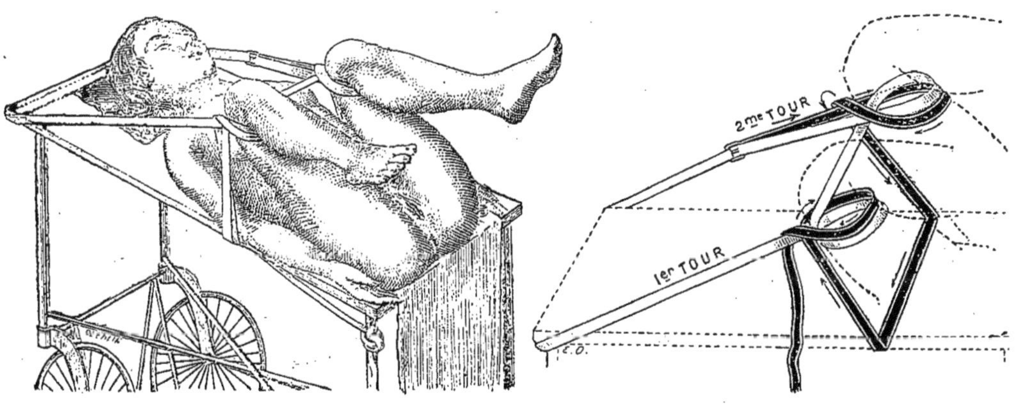

Fig. 106. — Courroie fixant les membres inférieurs pour une opération vulvaire (Auvard).

Fig. 107. — Schéma montrant la dispositio de la courroie.

térectomie ou d'opération spéciale, il est nécessaire d'en avoir quelques-unes, ainsi que du coton aseptisé par le passage à l'étuve avec les instruments.

La femme est placée en position vulvaire après anesthésie ; les jambes fortement relevées en arrière sont maintenues par des croissants, ou une courroie (fig. 106 et 107), ou une simple écharpe (fig. 108) ou enfin par des aides ; on se sert encore volontiers pour maintenir les membres inférieurs d'appareils appelés en allemand, *Beinhalter* et en anglais *crotch* (fig. 109, 110, 111). Une toile cirée est glissée sous le siège et tombe dans un vase pour y conduire le liquide.

La disposition générale de l'opération est celle indiquée par la figure 112.

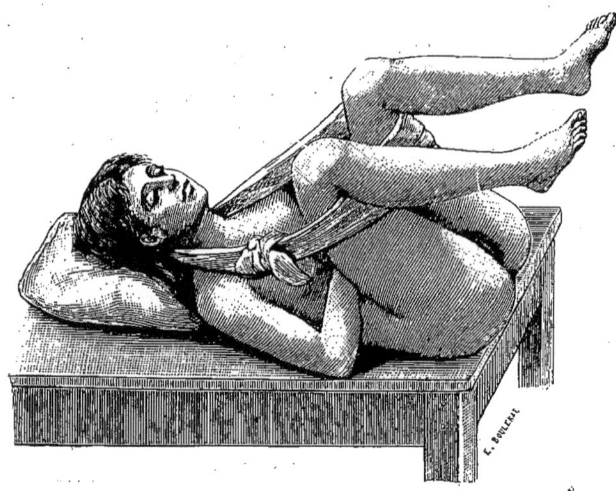

Fig. 108. — Echarpe de Dickinson.

Avant de procéder à l'opération, la vulve est savonnée et rasée. On la lave soigneusement avec une solution de bichlorure à $\frac{1}{2000}$, même précau-

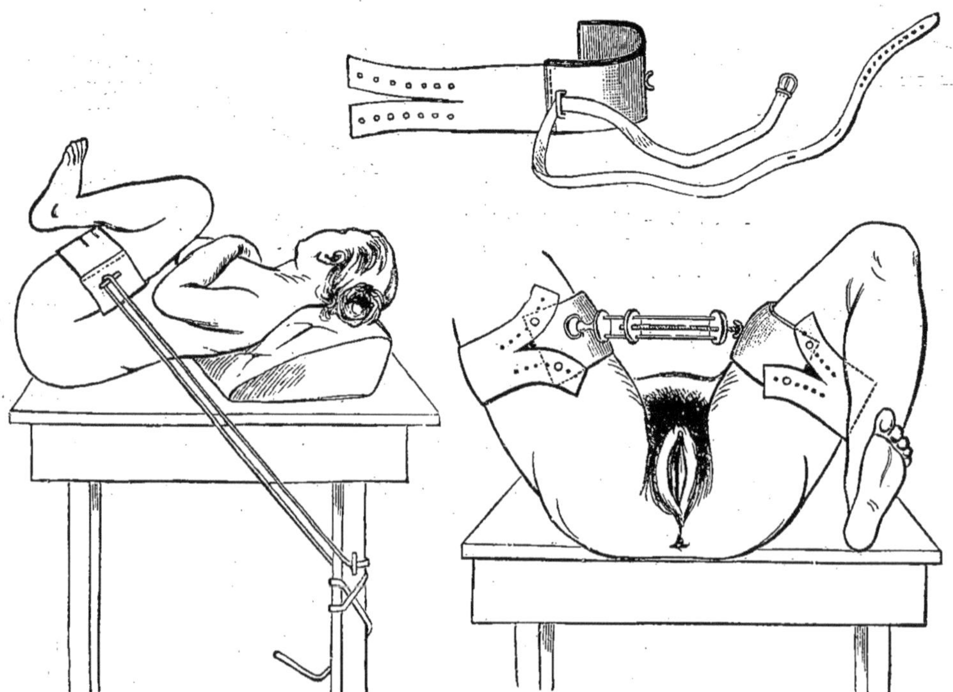

Fig. 109, 110, 111. — *Beinhalter* de Sänger.

tion pour le vagin, en ayant soin d'en frotter les parois avec les doigts, car le simple contact du liquide ne suffit pas à produire une asepsie suffisante.

Pour éviter l'expulsion des matières fécales pendant l'opération, il faut avoir soin de purger la malade la veille, ou mieux l'avant-veille et de lui donner dans la soirée qui précède l'intervention, une pilule d'extrait d'opium 0,05.

Si des matières s'échappent pendant l'opération, on introduit, pour les arrêter, un tampon de coton dans la partie inférieure du rectum.

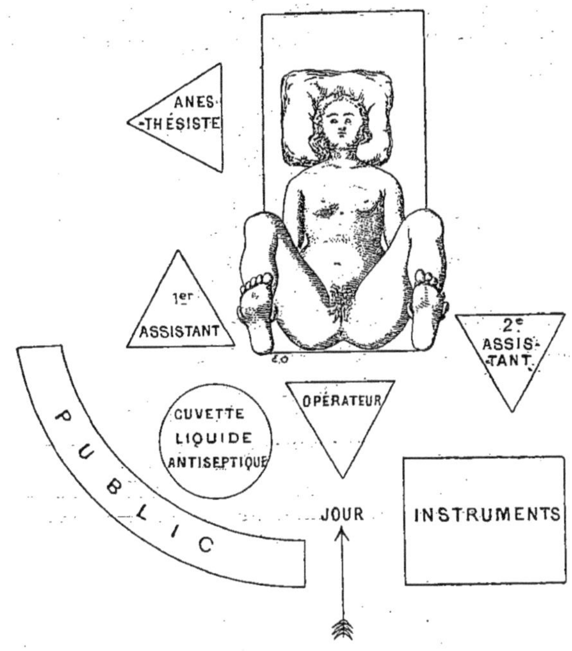

Fig. 112. — Dispositif général pour une opération vulvaire.

A moins de périnéoraphie, on pourra commencer l'alimentation solide aussitôt que les vomissements auront cessé, c'est-à-dire au bout de trente-six à quarante-huit heures. L'appétit de la patiente est d'ailleurs le meilleur guide.

Les deux *positions* que nous venons de décrire, l'une pour les opérations abdominales, l'autre pour les vulvaires, sont celles qu'on emploie généralement; cependant il en est quelques autres qu'il est indispensable de connaître parce qu'elles peuvent rendre de signalés services dans quelques occasions.

C'est ainsi que les Anglais et beaucoup d'Américains pratiquent les opérations vaginales dans la *position latérale ou de Sims*, indiquée par la figure 5 (p. 17). Cette position pourra être commode pour opérer certaines fistules vésico-vaginales.

On a également employé dans le même but la position génupectorale (fig. 6), à laquelle on a renoncé, car l'anesthésie est très difficile dans cette situation, et la femme se fatigue rapidement.

En Allemagne, on opère beaucoup depuis quelque temps dans la position indiquée par *Trendelenburg*, *position abdomino-pelvienne*, dont la figure 113 donne l'attitude générale.

Elle est utile dans certaines laparotomies pour permettre de mieux voir dans le petit bassin; les intestins étant éloignés vers le diaphragme par l'action de la pesanteur.

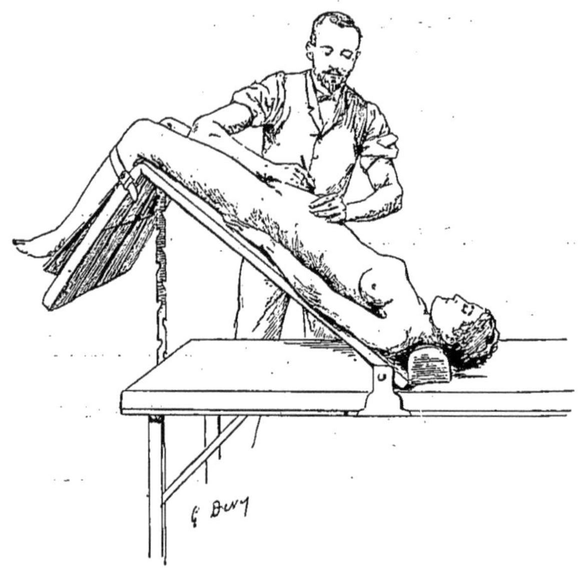

Fig. 113. — Position inclinée de Trendelenburg.

Elle ne gêne en aucune façon l'anesthésie.

Toutefois il n'est pas probable que cette position arrive à être préférée, ainsi que le croient quelques auteurs, à la position horizontale habituelle; mais comme position exceptionnelle elle peut rendre de grands services à l'opérateur.

Enfin dans les cas d'opération difficile, alors qu'après avoir pratiqué la laparotomie, l'utérus se trouve complètement enlevé, il peut être utile pour terminer l'hémostase dans le pelvis, alors qu'on procède par la voie abdominale, d'éclairer par le vagin en faisant placer des rétracteurs, afin d'ouvrir ce canal et laisser pénétrer la lumière jusqu'au fond du bassin, sorte de fenêtre lumineuse qu'on ouvre sur le champ opératoire.

Pour pouvoir procéder de la sorte, on laisse la femme en position dorso-abdominale, le siège affleurant le bord de la table, et on écarte largement les jambes tout en les laissant horizontales.

Cette *position abdomino-vulvaire* facilite beaucoup toute manœuvre nécessitée dans le pelvis pour placer des sutures, ou pour tout autre but chirurgical.

Si nous résumons les diverses positions opératoires, dont il a été précédemment question, nous arrivons aux résultats suivants :

I. Position génu-pectorale (peu usitée);
II. Position latérale (peu usitée);
III. Position dorsale.
 1° Vulvaire;
 2° Abdominale;
 3° Abdomino-pelvienne (Trendelenburg);
 4° Abdomino-vulvaire.

La position abdomino-vulvaire ne diffère de l'abdominale que par l'écartement très prononcé des membres inférieurs.

CHAPITRE III

MALFORMATIONS GÉNITALES

SOMMAIRE

Pages.

1. Développement des organes génitaux. . . . .
    a. Développement des organes profonds 116
    b. Développement des organes superficiels. 118
2. Bifidités . . . .
    a. Développement égal des deux moitiés 119
    b. Développement inégal des deux moitiés. 120
3. Abouchements anormaux et imperforations . . . .
    a. Abouchements anormaux. 121
    b. Imperforations. 122
4. Hermaphrodisme . . . .
    a. Gynandrie 128
    b. Androgynie. 129
5. États rudimentaires. . . . .
    a. Vulve. 130
    b. Vagin. 130
    c. Utérus. 130
6. Malformations diverses. . . . .
    a. Anneaux congénitaux. 132
    b. Brides. 132
7. Fistules . . . .
    a. Fistule vésico-vaginale. 136
    b. Fistule vagino-rectale 141
    c. Fistule urétro-vaginale 144
    d. Fistule vagino-anale 144
    e. Fistule vésico-utérine 146
    f. Fistule recto-utérine 146
    g. Fistule uretéro-vaginale. 147
    h. Fistule entéro-vaginale 148

MALFORMATIONS GÉNITALES

Les malformations génitales sont les unes congénitales, les autres acquises; les premières dépendent d'un vice de développement, les secondes de traumatismes, brûlures, abcès, etc.

Après une étude très sommaire du développement génital, j'aborderai l'étude des diverses malformations dans l'ordre indiqué par le sommaire.

I

DÉVELOPPEMENT DES ORGANES GÉNITAUX

Le développement des organes génitaux doit être étudié en deux parties:

a. Développement des organes profonds;

b. Développement des organes superficiels.

A. — DÉVELOPPEMENT DES ORGANES PROFONDS

Trois organes embryonnaires : les *corps de Wolff*, les *canaux de Wolff*, les *canaux de Müller*[1], président chez l'homme comme chez la femme au développement des organes génitaux profonds.

Les *corps de Wolff*, placés de chaque côté de la colonne vertébrale, dans la région qu'occuperont plus tard les reins, sont destinés à s'atrophier, sauf leur partie interne, qui fournit le testicule chez l'homme, l'ovaire chez la femme.

Le *canal de Wolff* forme chez l'homme l'*épididyme* et le *canal déférent;* il *disparaît chez la femme.*

On en retrouve les restes à côté de l'ovaire entre les ailerons moyen et postérieur du ligament large, ces restes constitués par une série de canaux (Epioophores et Paraoophores) perpendiculairement implantés (en forme de peigne) sur le canal de Wolff, constituent le *corps de Rosenmuller* ou *paro-*

[1] Il existe de chaque côté de la colonne vertébrale, 1 corps de Wolff, 1 canal de Wolff, 1 canal de Müller, en tout 6 organes, 3 de chaque côté.

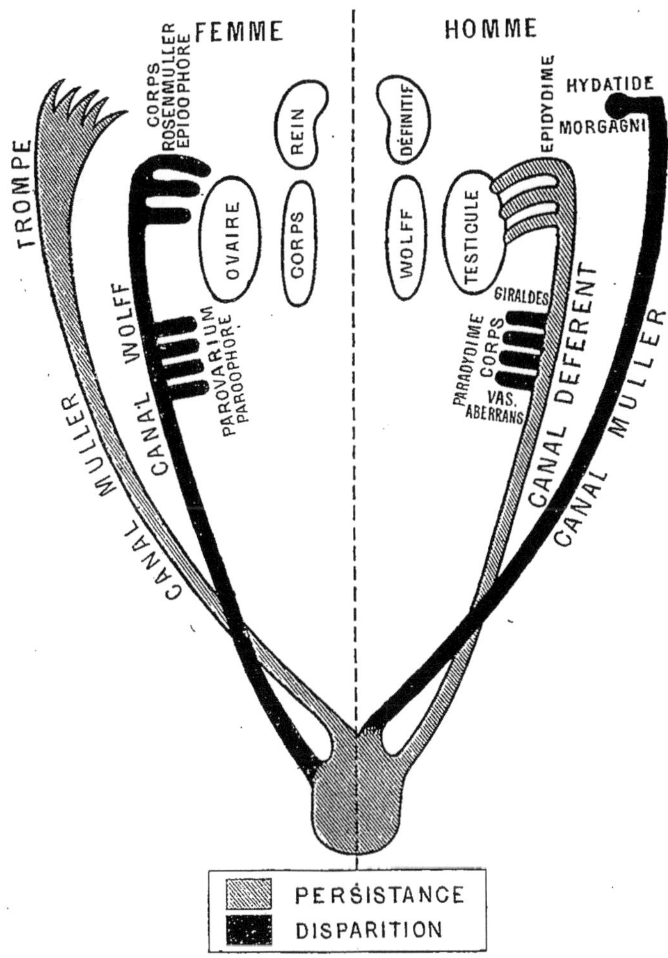

Fig. 114. — Développement des organes génitaux mâles et femelles (organes profonds).

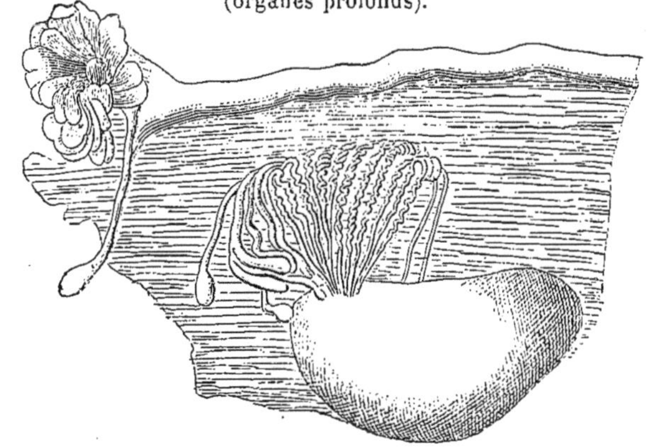

Fig. 115. — Corps de Rosenmuller ou parovarium. Hydatide de Morgagni appendue à la trompe.

varium (fig. 115) et jouent un rôle important dans la pathogénie des kystes de cette région.

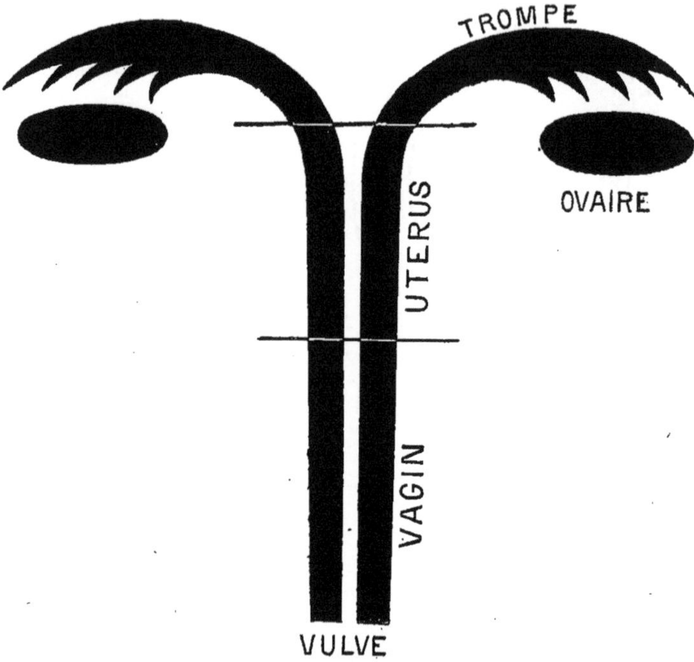

Fig. 116. — Canaux de Müller.

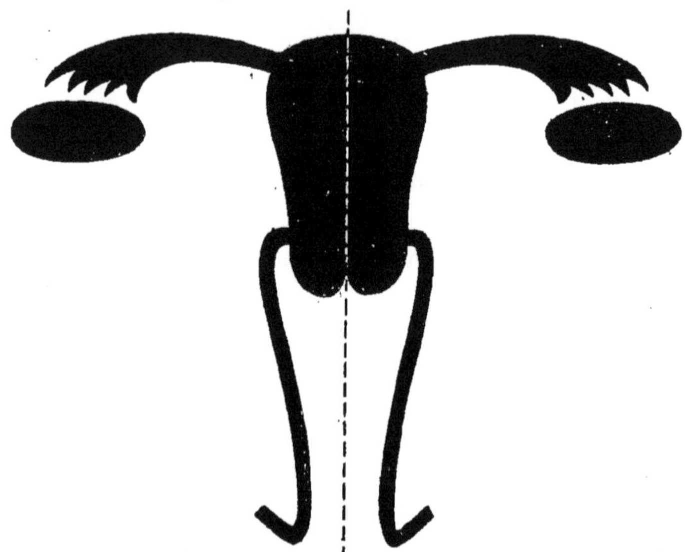

Fig. 117. — Constitution des organes génitaux profonds par la fusion des canaux de Müller.

Le *canal de Müller* disparaît chez l'homme et persiste au contraire chez la femme (fig. 114) où il constitue la *trompe*, l'*utérus* et le *vagin*.

A son extrémité profonde se trouve souvent un petit kyste qu'on rencontre dans les deux sexes, l'*hydatide de Morgagni.*

Les canaux de Müller sont disposés l'un à côté de l'autre comme l'indique la figure 116.

La portion *profonde* reste libre et forme la trompe.

La portion *moyenne* par sa fusion donne naissance à l'utérus (fig. 117).

La portion *superficielle* par une fusion analogue constitue le vagin (fig. 117).

Si cette fusion est incomplète on a un utérus ou un vagin double; vice de conformation, qui sera étudié ultérieurement.

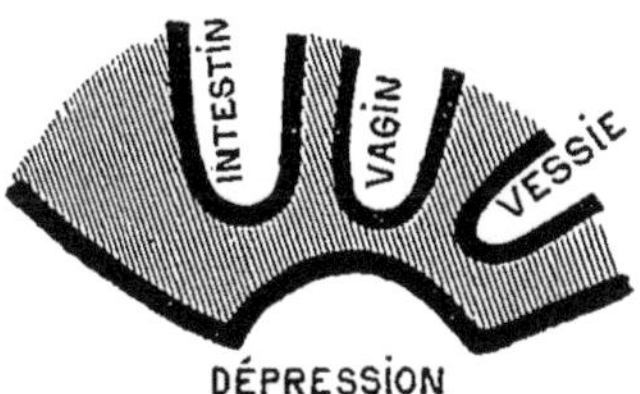

Fig. 118. — Développement des organes génitaux superficiels.

B. — DÉVELOPPEMENT DES ORGANES SUPERFICIELS

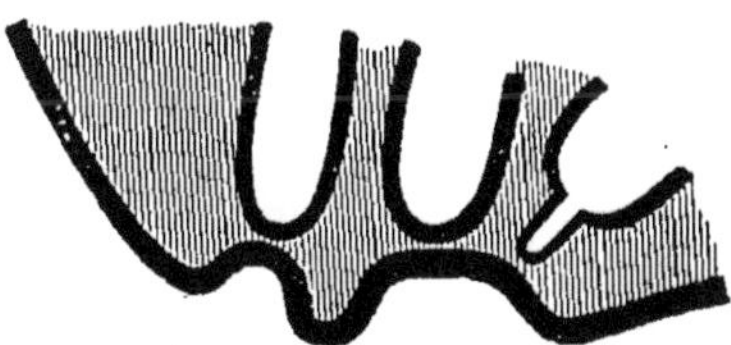
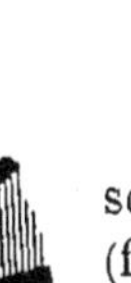

Fig. 119. — Scission en deux de la dépression externe.

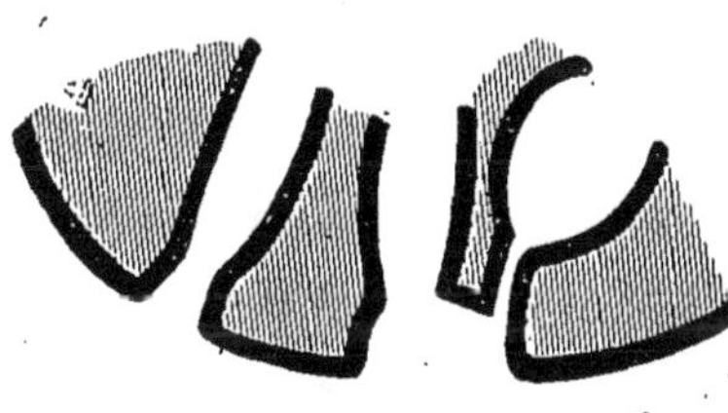

Fig. 120. — Fusion.

Dans la région cutanée où plus tard sera la vulve, se fait une dépression (fig. 118) qui, en se creusant, va à la rencontre de trois conduits profondément placés à savoir l'intestin, le vagin (formé par la réunion des canaux de Müller) et la vessie.

Cette dépression unique se scinde bientôt en deux secondaires (fig. 119), l'une postérieure qui va se réunir à l'intestin et qui constitue l'anus, l'autre antérieure, qui n'est autre que la *vulve* et qui va s'ouvrir dans le vagin et dans la vessie (fig. 120).

Si la réunion de la dépression superficielle avec le conduit profond n'a pas lieu, il y a imperforation soit du rectum, soit du vagin, soit de la vessie, malformations qui seront exposées plus loin.

II

BIFIDITES

Le vagin et l'utérus sont formés par l'accolement et la fusion des deux canaux de Müller; si cette fusion est nulle ou incomplète, ces organes deviennent *bifides.*

Dans cette bifidité, il peut y avoir développement *égal* ou *inégal* des deux moitiés.

A. — DÉVELOPPEMENT ÉGAL DES DEUX MOITIÉS

Dans le dédoublement du canal utéro-vaginal, qui se fait de la profondeur vers la superficie, tantôt l'utérus est simplement *cloisonné*, tantôt *dédoublé*.

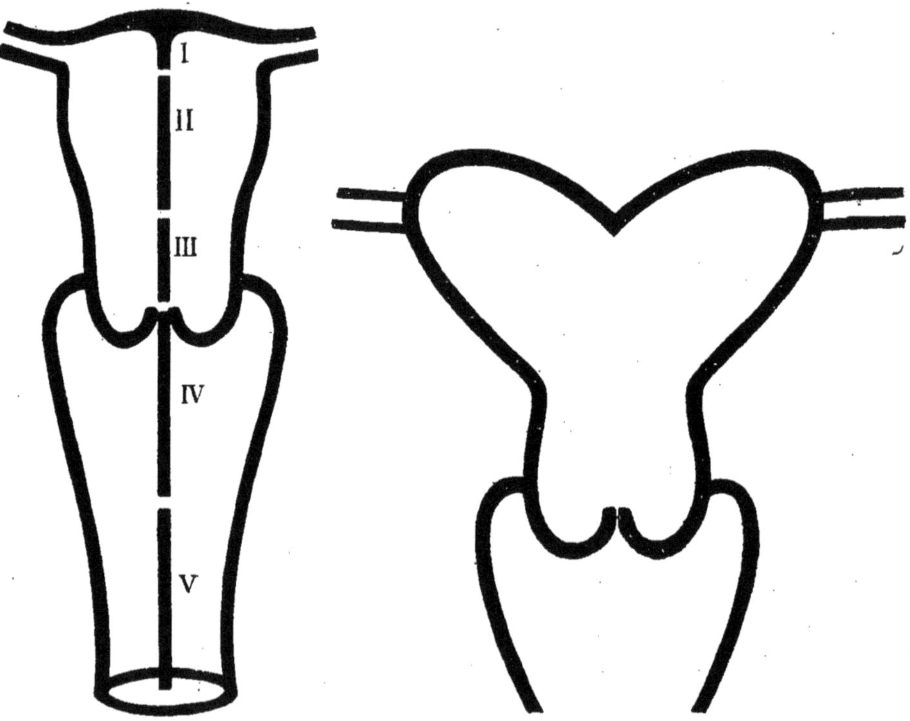

Fig. 121. — Utérus cloisonné. Fig. 122. — Utérus bilobé.

Dans le premier cas, l'examen interne de l'utérus n'indique pas la déformation, ainsi qu'il le fait dans le second.

1° *Utérus cloisonné*, 5 degrés (fig. 121).

I. Ebauche de cloison ;
II. Cloison corporéale ;
III. Cloison corporéo-cervicale ;
IV. Cloison utéro-vaginale incomplète ;
V. Cloison utéro-vaginale complète.

2° *Utérus dédoublé*.

I. Deux cornes (fig. 122) ;

II. Deux corps (fig. 123);

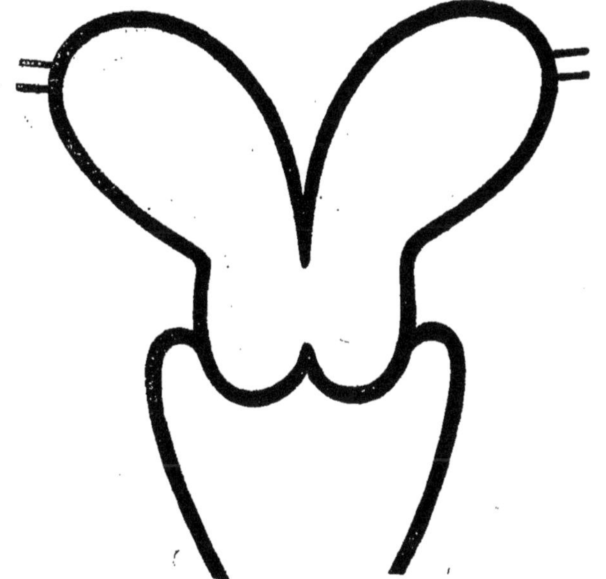

Fig. 123. — Utérus bifide.

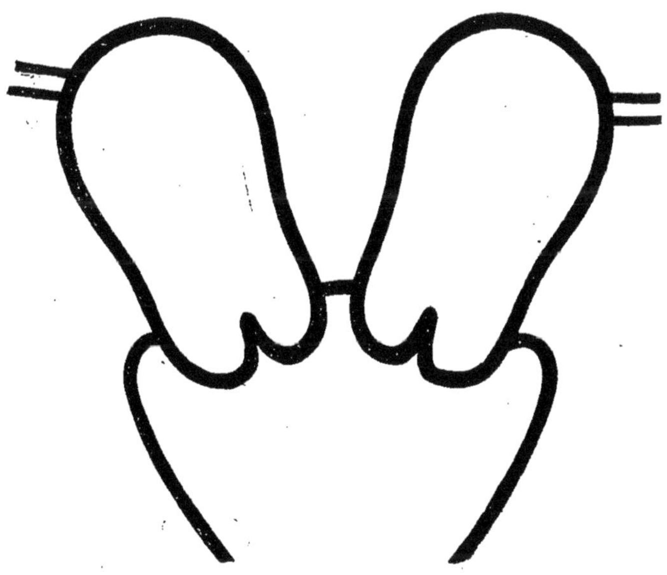

Fig. 124. — Utérus double.

III. Deux utérus séparés (fig. 124).

B. — DÉVELOPPEMENT INÉGAL DES DEUX MOITIÉS

Un des canaux de Müller s'est incomplètement développé, de telle sorte que les organes génitaux présentent une asymétrie qui peut prendre diverses formes, et dont la figure 125 nous donne un exemple.

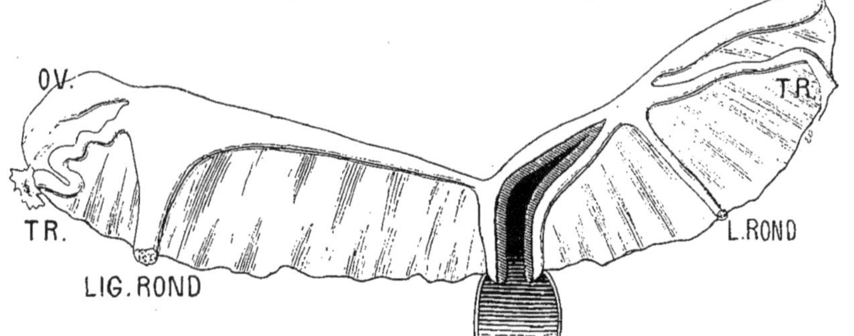

Fig. 125. — Utérus unicorne (Schrœder).
OV, ovaire. — TR, trompe.

Je n'insiste pas davantage sur ces bifidités génitales, bien qu'elles soient importantes et connues, car elles ne réclament aucun traitement spécial.

III

ABOUCHEMENTS ANORMAUX ET IMPERFORATIONS

La pathogénie des abouchements anormaux et des imperforations est analogue; dans l'un et l'autre cas, il y a anomalie dans la jonction de la dépression cutanée ou superficielle et des organes profonds.

La différence est toutefois importante au point de vue physiologique, car si l'abouchement anormal gêne la fonction de l'organe malformé; l'imperforation l'empêche, et s'il s'agit du rectum ou de la vessie, est incompatible avec la vie.

A. — ABOUCHEMENTS ANORMAUX

1° Fusion recto-vaginale (fig. 126);
2° Fusion vagino-rectale (fig. 127);

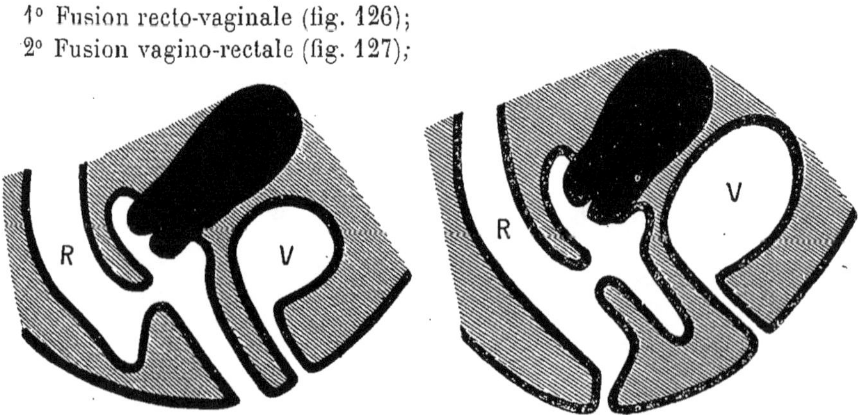

Fig. 126. Fig. 127.
R, Rectum. — V, Vessie.

3° Fusion vagino-vésicale (fig. 128);
4° Fusion vagino-recto-vésicale (fig. 129);
5° Ouverture sus-pubienne du vagin et de l'urètre (fig. 130).

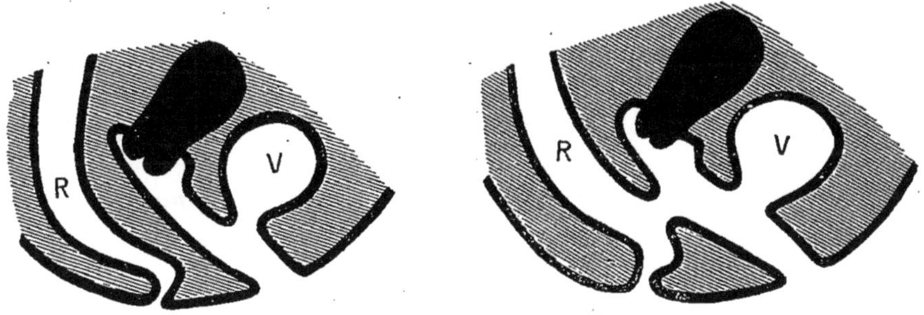

Fig. 128.

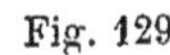

Fig. 129.

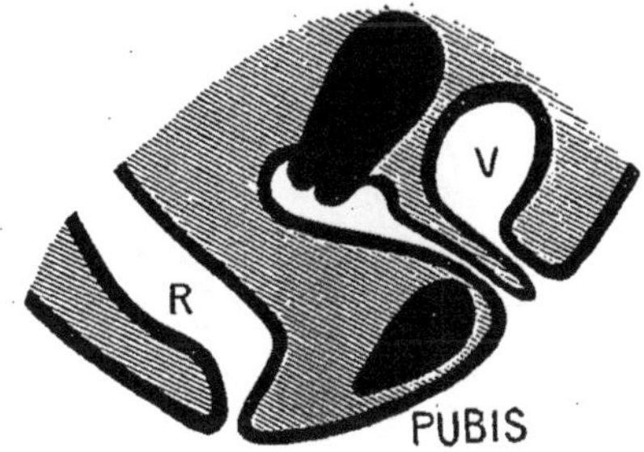

Fig. 130.

Souvent ces vices de conformation coïncident avec ceux d'autres organes entraînant la non-viabilité.

Quand l'individu est viable et qu'il se développe, le gynécologue pourra être conduit à y remédier par des opérations plastiques, mais l'occasion en est tellement rare qu'il est inutile de les décrire ici.

B. — IMPERFORATIONS

L'imperforation de l'anus ou de la vessie est incompatible avec la vie. Quand un enfant vient au monde avec ce vice de conformation il doit donc être opéré de suite, mais c'est le chirurgien qui sera appelé en pareil cas à remédier à cette erreur de développement et non le gynécologue.

Il n'en sera pas de même s'il s'agit d'une imperforation utérine ou vaginale; la femme grandit avec sa malformation et ce n'est souvent qu'à dix-huit ou vingt ans, *parce que les règles n'ont pas encore paru*, que le médecin est invité à donner son avis, et à tenter une opération curatrice.

Quand il y a imperforation du canal génital, le symptôme caractéristique est l'absence totale d'écoulement menstruel; ce symptôme se traduit anatomiquement par la *tumeur sanguine* que forme le sang accumulé en amont de l'obstacle.

La distension du vagin s'appelle *hématocolpos*.
— de l'utérus s'appelle *hématomètre*.

Les trompes elles-mêmes peuvent être soumises à la même influence et donner lieu à l'*hématosalpinx*.

Bref, il y a un *hématome intra-génital*, dont le siège varie suivant les cas.

Les figures ci-jointes vont expliquer les divers aspects cliniques de cette affection :

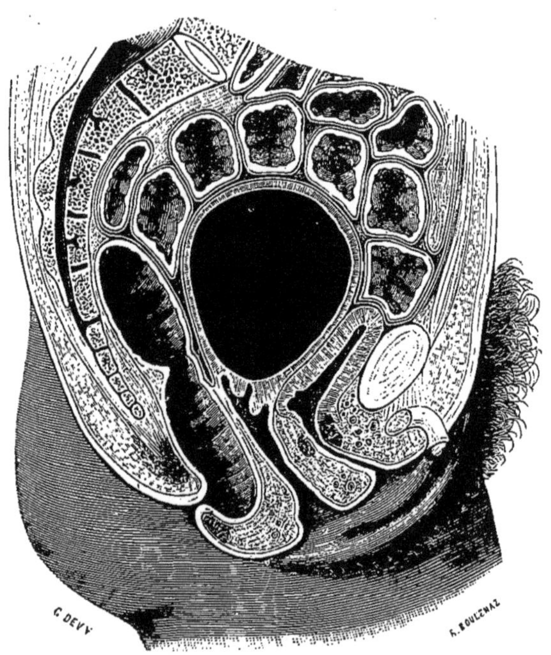

Fig. 131. — Hématomètre.

Figure 131. — Le col étant imperforé, le sang s'accumule dans l'utérus : *hématomètre*. L'imperforation dans ce cas s'explique par l'obstruction même des canaux de Müller sur leur trajet, comme l'urètre, par exemple, peut chez l'homme s'obstruer à la suite d'un rétrécissement d'origine inflammatoire.

Figure 132. — L'imperforation existe à l'union de la vulve et du vagin; la dépression cutanée n'ayant pas rejoint le vagin. Le vagin est distendu par le sang : *hématocolpos*. L'utérus coiffe la tumeur.

Figure 133. — L'utérus peut avoir, dans le même vice de conformation que tout à l'heure, été distendu en même temps que le vagin ; il y a alors combinaison d'hématomètre et d'hématocolpos, soit un *hématocolpomètre*.

J'ai déjà signalé l'*hématocolpométrosalpinx*.

Figure 135. — L'hématome peut coïncider avec une autre malformation

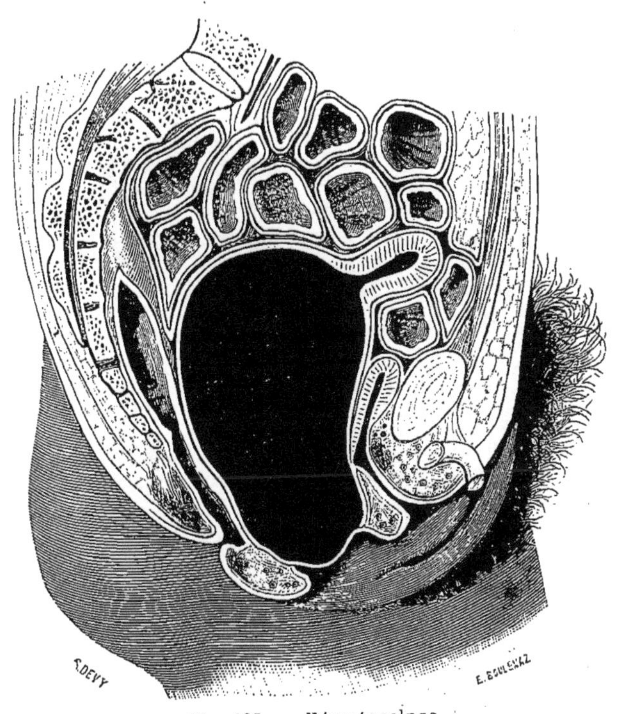

Fig. 132. — Hématocolpos.

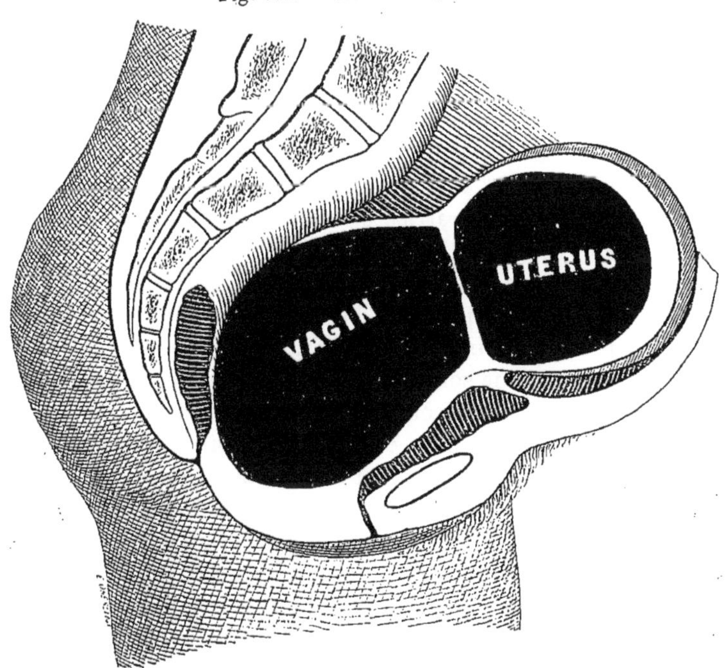

Fig. 133. — Hématocolpos-Hématomètre ou Hématocolpomètre (Barnes).

génitale, c'est ainsi qu'on a signalé l'*hématocolpomètre latéral*, en cas de bifidité génitale. Le canal de Müller non ouvert au dehors est distendu par le sang.

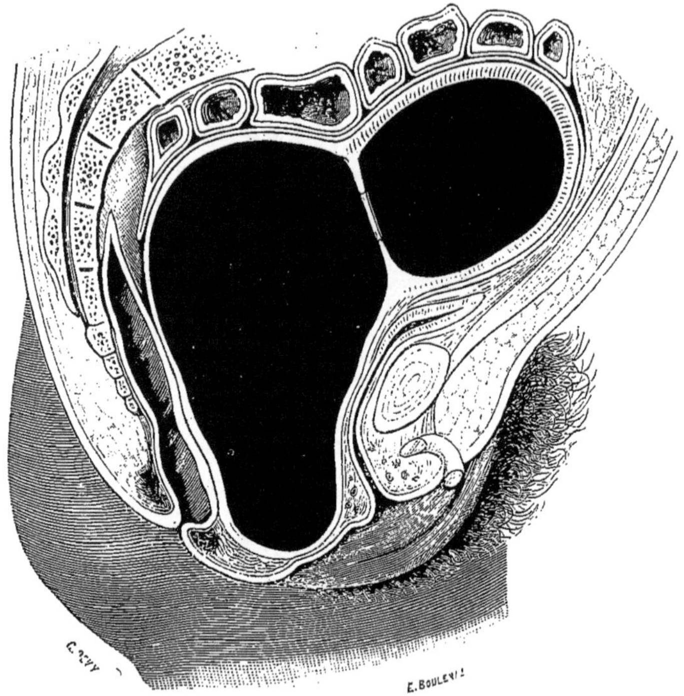

Fig. 134. — Autre variété d'hématocolpomètre, où la tumeur vaginale est plus saillante, plus rapprochée de la peau.

L'indication thérapeutique s'impose formelle : *ouvrir le canal génital imperforé et lui donner opératoirement une forme se rapprochant autant que possible de la normale*.

Eviter toute ponction exploratrice et toute opération incomplète ; le diagnostic est facile et l'intervention doit être d'emblée hardie et radicale, sans quoi on s'exposera aux accidents de septicémie et de suppuration.

L'opération sera simple, quand le bistouri n'est séparé de la collection sanguine que par l'hymen imperforé. Incision cruciale, évacuation du sang, lavage de la cavité avec une solution antiseptique faible, tamponnement à la gaze iodoformée pendant douze ou vingt-quatre heures.

Si la tumeur vaginale est plus éloignée de l'orifice vulvaire, l'opération croît en difficultés proportionnellement à la distance même de la tumeur. Il faut alors, après avoir introduit un doigt dans le rectum et un cathéter dans l'urètre, se frayer avec le bistouri une voie entre ces deux canaux et arriver ainsi progressivement et prudemment jusqu'à l'hématocolpos. Chemin faisant on pincera, liera, ou brûlera au thermocautère les vaisseaux fournissant du sang, de manière à assurer l'hémostase. Arrivé à la poche, on la saisit avec une pince de Museux, on l'ouvre largement par une incision transversale ; le sang s'écoule analogue à du chocolat un peu boueux. Si la paroi vaginale est accessible, on fait circulairement passer une série de sutures à la soie, de manière à attirer le vagin aussi près que possible de la vulve. Un grand lavage antiseptique de la cavité de l'hématome, suivi d'un tamponnement à la gaze iodoformée, termine l'opération.

Dans l'*hématomètre*, après dilatation du vagin par des tamponnements successifs de manière à faciliter l'accès de l'utérus, on abaissera, à l'aide de pinces de Museux, le col autant que la prudence le permettra. Muni d'un fin trocart, on cherchera par l'orifice utérin le chemin le plus direct pour arriver sans sortir du territoire utérin, jusqu'à l'hématomètre. La voie trouvée, on incisera prudemment, en guidant le bistouri sur le trocart. L'ouverture pratiquée, on glissera jusque dans la cavité utérine un drain en croix, dont le bout viendra pendre dans le vagin. L'évacuation sanguine se fera petit à petit par le canal du caoutchouc; le drain sera retiré après quelques jours. Cette façon de traiter l'hématomètre présente une certaine analogie avec la thérapeutique des abcès profonds du petit bassin.

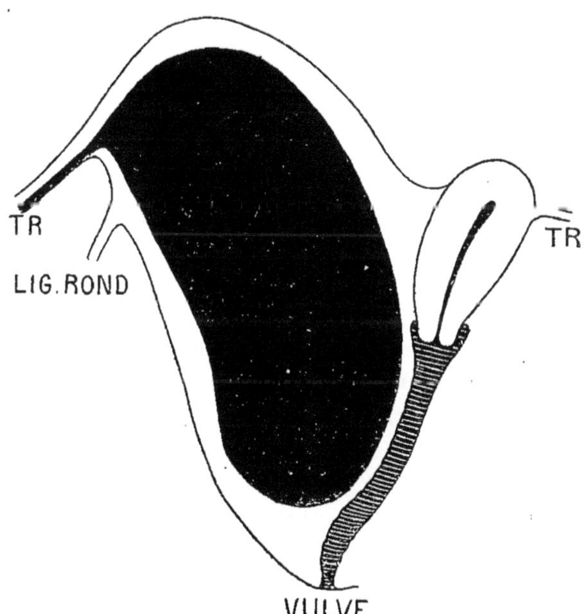

Fig. 135. — Hématocolpomètre latéral (A. Martin).

L'*hématocolpomètre latéral* sera diversement traité suivant qu'il est facilement ou difficilement accessible par le vagin.

Facilement, on l'ouvrira par une large incision le faisant communiquer avec le vagin.

Difficilement, la laparotomie est préférable, on enlève la tumeur sanguine comme une pyosalpinx.

L'*hématosalpinx* est une fâcheuse complication de l'hématomètre, car avec la minceur de la paroi tubaire, il y a danger de rupture dans le péritoine, soit spontanément, soit à la suite de l'opération, qui a pour but d'établir la perméabilité du canal génital.

Dans toute opération de ce genre, de même que dans toute exploration, la possibilité de cette rupture doit hanter l'esprit du gynécologue, qui ne pourrait hésiter à faire la laparotomie dans l'une des deux circonstances suivantes :

Soit symptômes brusques d'hémorragie interne, coïncidant avec la disparition de la tumeur constituée par un hématosalpinx.

Soit avec l'anesthésie chloroformique, et alors que les symptômes de l'hémorragie interne peuvent au premier abord passer inaperçus, disparition brusque de la tumeur constituée par l'hématosalpinx, sans qu'il y ait écoulement correspondant de liquide sanguin par les voies naturelles.

Dans l'un et l'autre cas, la laparotomie est l'unique chance de salut pour la malade. On lavera le péritoine, et on enlèvera la trompe rompue.

IV

HERMAPHRODISME

Hermaphrodisme vient du grec ηρμαφροδιτος, personnage de la mythologie qui réunissait les deux sexes et qui était fils d'Ερμης, Mercure, et d'Αφροδιτη, Vénus.

L'hermaphrodisme *complet*, c'est-à-dire permettant à un individu de se reproduire seul et par lui-même, comme cela existe par exemple chez les cestoïdes, est inconnu dans l'espèce humaine.

L'hermaphrodisme *vrai*, caractérisé par la présence chez la même personne d'un testicule et d'un ovaire, sans que pour cela la reproduction unisexuelle soit possible, a été admis par quelques auteurs, et on a pu en réunir dans la science six ou sept cas, mais dont l'observation est incomplète, de telle sorte qu'ils sont discutables.

La démonstration de l'hermaphrodisme vrai reste donc encore à faire.

L'hermaphrodisme *apparent* ou *pseudo-hermaphrodisme* est seul prouvé. Il est constitué par une malformation des organes génitaux, telle qu'un examen superficiel, et même un examen attentif peuvent tromper sur le sexe de l'individu. Un homme est pris pour une femme ou réciproquement.

On devine de suite deux catégories d'hermaphrodites (apparents, les seuls qui existent).

Les *gynandres :* femme ressemblant à homme ;

Les *androgynes :* homme ressemblant à femme.

Un exemple de l'une et l'autre variété nous mettra au courant de la malformation.

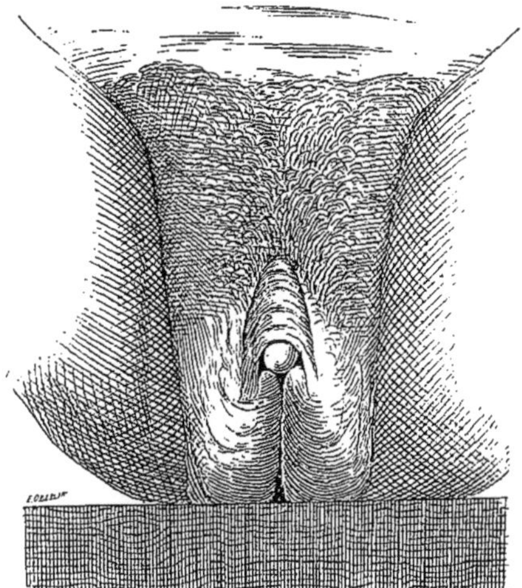

Fig. 136. — Organes génitaux de Madeleine Lefort, vus de face.

A. — GYNANDRIE

Observation de *Marie-Madeleine Lefort*[1] : « Cet individu, examiné une première fois par Béclard à l'âge de seize ans, succomba en 1866 dans le service de B. Horteloup, à l'Hôtel-Dieu, et le diagnostic du sexe féminin porté par Béclard pendant sa vie fut pleinement vérifié par l'autopsie. Au-dessous d'un clitoris très développé et creusé inférieurement d'un canal urétral dé-

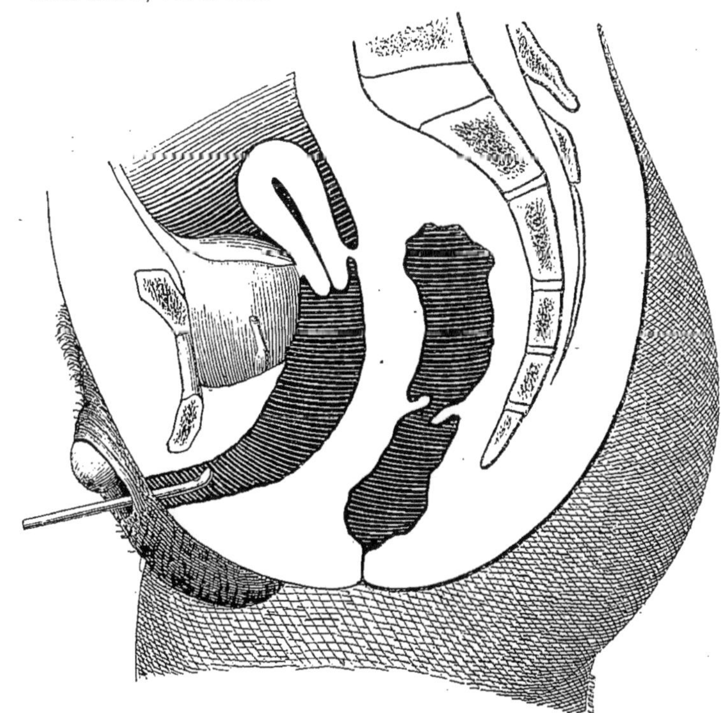

Fig. 137. — Coupe des organes génitaux de Madeleine Lefort.

primé, se trouvait la fente vulvaire : le vagin était remplacé par un étroit

[1] *Dict. Jaccoud.* Article *Hermaphrodisme,* page 501, auquel sont également empruntées les figures 136 et 137.

conduit de 8 à 10 centimètres, aboutissant à un utérus bien conformé. Les règles apparurent dès l'âge de huit ans, et sortaient par un orifice situé à la racine du clitoris. Marie-Madeleine n'avait du sexe masculin que les caractères secondaires : volume du larynx, voix forte et timbrée, barbe très développée; l'indifférence sexuelle était presque absolue. »

B. — ANDROGYNIE

Observation de *Julie D...* (homme).

Julie D...[1], âgée de vingt-quatre ans, stature moyenne, système pileux peu développé, aspect féminin des mamelles. Grandes lèvres dans lesquelles se trouvent des testicules; à droite le testicule descend assez bas et la palpation permet facilement de reconnaître un épididyme, à gauche il reste au niveau de l'orifice inguinal externe. Le pénis est un peu moins gros que le médius, et mesure 3 centimètres et demi; il est maintenu inférieurement par la bride habituelle de l'hypospadias; dans l'érection ce pénis, d'aspect clitoridien, double de volume. La vulve présente un hymen complexe en forme de collerette, derrière lequel se trouve un vagin qui admet facilement l'index, et qui à 7 centimètres se termine en cul-de-sac. Pas trace d'utérus. Le sujet est peu intelligent et il est impossible de savoir s'il a des penchants sexuels pour l'homme ou pour la femme.

Julie D..., n'est autre chose qu'un homme hypospade.

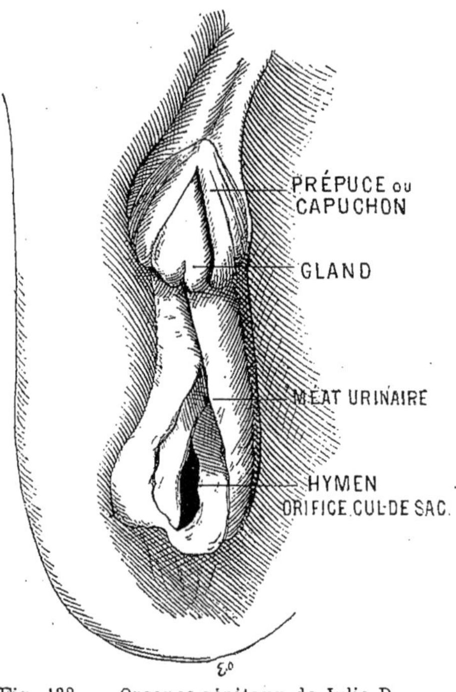

Fig. 138. — Organes génitaux de Julie D. (homme) (Pozzi).

Le *diagnostic du sexe* dans l'hermaphrodisme est parfois très difficile à porter. Je ne parle ici que des sujets adultes.

Il ne faudra tenir qu'un faible compte de la conformation générale de l'individu (barbe, voix, formes du corps, développement des seins) ; on peut en dire autant des appétits sexuels qui, d'ailleurs, sont souvent affaiblis chez l'hermaphrodite.

Le diagnostic devra être basé sur l'examen même de l'appareil génital.

Il est deux organes sur lesquels on dirigera plus particulièrement l'attention :

Les glandes génitales;

L'utérus.

[1] Pozzi. *Mémoires de la Société de Biologie*, t. XXXVII, p. 26.

Quand, malgré l'apparence masculine des organes génitaux externes, on trouve un utérus, le sexe ne saurait être douteux, il s'agit d'une femme.

Mais si le vagin est rudimentaire, ou réduit à un simple cordon, qui empêche d'en constater l'existence, on recherchera les *glandes génitales*, testicules ou ovaires.

Si ces glandes sont extérieures, c'est-à-dire peuvent être senties dans les replis cutanés qui existent de chaque côté de la fente génitale et qui sont, suivant le sexe, ou le scrotum ou les grandes lèvres, on conclut plutôt au sexe masculin, sinon au sexe féminin ; mais ce ne sont là que de simples présomptions, car avec des glandes non superficielles on peut avoir affaire à un homme cryptorchide, et avec des glandes superficielles, à une femme avec hernie ovarienne dans les grandes lèvres, bien que cette hernie soit très exceptionnellement double.

Souvent dans ces cas douteux, l'autopsie et l'examen microscopique des glandes génitales, qui sont en somme le critérium du sexe, permettront seuls d'établir un diagnostic jusque-là incertain.

V

ÉTATS RUDIMENTAIRES

Vulve, vagin et utérus peuvent se développer d'une façon incomplète ; l'*état rudimentaire* d'un de ces organes est parfois gros de conséquence au point de vue physiologique.

A. — VULVE

1° Etat infantile. Vulve en miniature. A vingt ans la vulve a le même développement que chez un enfant de huit à dix ans ;

2° Absence de petites lèvres, et parfois du capuchon ;

3° Absence de grandes et petites lèvres, la vulve est plane et se continue insensiblement avec l'orifice vaginal.

B. — VAGIN

1° Trop court, gêne le coït ;

2° Trop étroit, entrave l'accouchement.

C. — UTÉRUS

Le manque de développement peut atteindre *tout l'utérus* ou le *corps* seul.

Si tout l'utérus est atrophié, l'organe arrive parfois à être tellement réduit qu'il semble manquer ; il n'y a qu'un rudiment de matrice impropre aux fonctions de la génération.

Quand le corps seul est atrophié la configuration générale de l'utérus est assez bien celle qu'on trouve chez l'enfant, où les dimensions du col l'emportent notablement sur celles du corps, d'où la dénomination d'*utérus infantile* (fig. 139).

Dans l'un et l'autre cas, la grossesse est d'ordinaire impossible, car si la fécondation peut avoir lieu, l'œuf ne trouve pas dans cet utérus rudimentaire les conditions voulues pour s'y greffer et s'y développer.

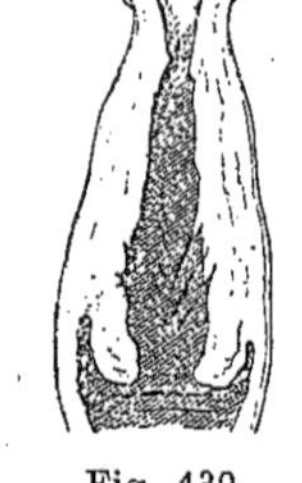
Fig. 139. Utérus infantile (Schrœder).

Une fonction pour être normale demande un organe normal.

Cette cause est fréquente parmi celles de la stérilité.

Au point de vue étiologique l'atrophie de l'utérus, qui dans ces dernières temps a été particulièrement étudiée par *Gottschalk*[1], a été divisée en trois catégories :

Atrophie congénitale;
Atrophie acquise;
Atrophie sénile.

L'*atrophie congénitale* résulte d'un vice même de conformation du système génital.

Suivant son degré, elle s'accompagne d'une menstruation incomplète, d'aménorrée et enfin de stérilité.

L'*atrophie acquise* survient à la suite de causes multiples, telles que certaines formes d'endométrite, les maladies chroniques des ovaires, les exsudats péri-utérins, l'involution puerpérale exagérée, l'allaitement trop prolongé et la galactorrée pathologique, certaines maladies générales comme la fièvre typhoïde, la scarlatine, le diabète.

Les *symptômes* par lesquels elle se manifeste sont le plus souvent vagues et consistent en céphalalgies, étouffements, palpitations, météorisme intestinal, faiblesse généralisée; localement sensation douloureuse à l'hypogastre leucorrée, aménorrée.

A l'examen direct on peut, dans les cas faciles, sentir nettement l'utérus diminué de volume, utérus qui est parfois dévié (le plus souvent en rétroflexion).

L'atrophie peut ne pas se borner à la matrice et s'étendre aux trompes et aux ovaires; ces derniers sont quelquefois sentis dans le cul-de-sac de Douglas, mobiles et pas plus gros qu'une noisette.

Si le vagin participe à l'atrophie, il se rétrécit dans sa partie profonde comme il le fait sous l'influence de la sénilité.

Dans certains cas la paroi vaginale devient sèche; la conséquence en est une sensation de prurit et de cuisson fort pénible.

[1] *Wolkmann's Klinische Vorträge*, 1892.

A un degré plus avancé les seins s'atrophient aussi et le visage même de la malade prend les caractères d'une sénilité précoce.

Le *traitement* de l'atrophie acquise de l'utérus sera d'abord et avant tout étiologique; il s'adressera à l'une des causes précédemment énumérées et à laquelle on appliquera une thérapeutique appropriée.

Contre l'atrophie elle-même on emploiera le massage et l'électricité; le massage sera fait suivant les principes habituels, l'électricité sera employée sous forme de courant galvanique, le pôle positif introduit dans le vagin ou, si possible, dans l'utérus à l'aide d'une électrode en charbon (vagin), en platine (utérus); l'autre électrode (terre glaise ou amadou) étant placée sur la paroi abdominale.

Dans certains cas, les scarifications du col répétées une ou deux fois par semaine activent la nutrition utérine et sont d'un heureux secours.

Gottschalk dans les cas d'atrophie où l'aménorrée constitue le symptôme principal, a employé avec avantage le permanganate de potasse en pilules de $0^{gr},06$ à $0^{gr},10$ (4 par jour) et la santonine sous forme de pilules également à la dose de $0^{gr},02$ par jour.

Il ne faudra pas omettre le traitement général : toniques, hydrothérapie, frictions sèches sur le corps, exercice, stations hydrominérales appropriées.

Qu'il nous suffise de mentionner en terminant l'*atrophie sénile*, dont l'intérêt est purement théorique.

VI

MALFORMATIONS DIVERSES

A. — ANNEAUX CONGÉNITAUX

Ces anneaux se rencontrent soit au voisinage de l'orifice interne de l'utérus, soit dans le vagin; ils constituent des diaphragmes plus ou moins complets nécessitant parfois l'action du bistouri.

Les canaux de Müller après leur fusion subissent une ampliation d'étendue variable suivant la région génitale.

Supposons sur leur trajet un anneau inextensible, en ce point se formera un diaphragme.

Cette hypothèse peut nous donner une idée sur la pathogénie de cette malformation, sans toutefois l'expliquer complètement, car l'anneau pathogène est une simple supposition.

B. — BRIDES

Des brides présentant les conformations les plus variées sillonnent parfois le vagin en différents sens.

Les unes sont *congénitales*, les autres *acquises* et résultent soit de traumatismes opératoires accidentels ou obstétricaux, soit de l'action de caustiques énergiques.

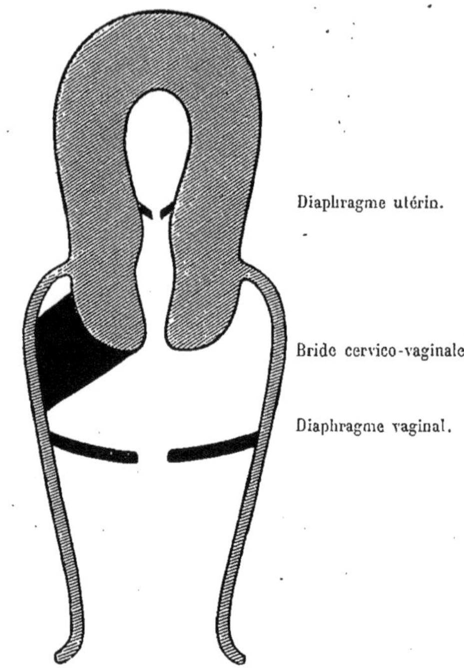

Fig. 140. — Brides et anneaux congénitaux.

Ces brides vaginales sont assez fréquentes au sommet du col à la suite de l'accouchement, et elles immobilisent douloureusement l'utérus, de telle sorte

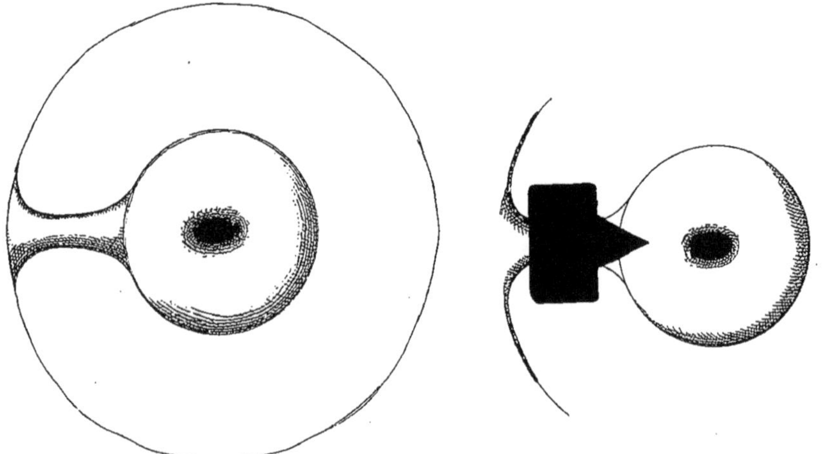

Fig. 141. — Bride cervico-vaginale.

Fig. 142. — Section de la bride.

que tout mouvement imprimé à cet organe, soit par la marche, soit par l'effort, soit par le coït, est la source pour la femme de sensations pénibles.

On peut à l'aide de massages, de pansements fréquents avec de gros tampons distendant le fond du vagin et encore par l'application fréquente et continue du pessaire à air, arriver à relâcher ces brides et à soulager la femme, mais le meilleur traitement consiste à sectionner la bride douloureuse, qu'on opérera en se conformant au manuel opératoire représenté par les figures ci-jointes (fig. 142, 143, 144).

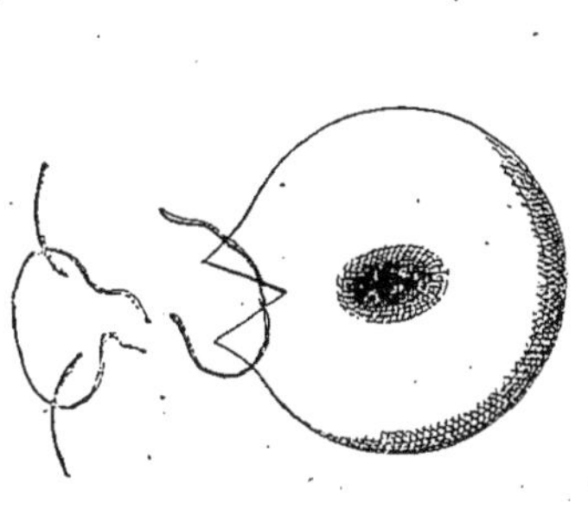

Fig. 143. — Passage des sutures.

Fig. 144. — Sutures achevées et serrées.

1° Section de la bride, en enlevant un petit cube du tissu cicatriciel, et prolongement de l'avivement vers le col utérin (fig. 142);

2° Ligatures des deux lèvres de la paroi vaginale libérées par cet avivement, et, d'autre part, des deux lèvres de la paroi utérine ainsi que l'indique la figure 143;

3° Alors que les sutures sont serrées, on a le résultat indiqué par la figure 144.

Ces sutures peuvent être faites au catgut, sinon à la soie ou au crin de Florence.

VII

FISTULES

La fistule est un canal pathologique, tantôt *borgne* et n'ayant par conséquent qu'une ouverture ; tantôt complet et faisant communiquer deux organes voisins. Je n'ai ici en vue que celles qui aboutissent au canal génital.

Comme l'indiquent les figures 145 et 146, les diverses fistules possibles sont les suivantes :

Fig. 145.	*Vagino.*	Vésicales ou urétrales.	
		Rectales ou anales.	
	Utéro .	Vésicales.	
		Rectales.	
Fig. 146.	*Vagino.*	Entériques	très rares.
		Uretérales	

Si la communication existe entre l'intestin et le canal génital, gaz et matières fécales s'échappent par le vagin et la vulve.

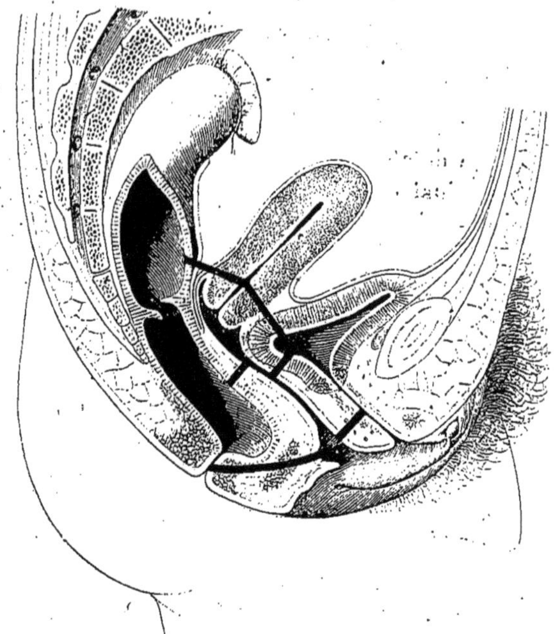

Fig. 145. — Fistules génitales.

Si la fistule est urinaire, c'est l'urine qui s'écoule par la même voie. L'écoulement a lieu goutte à goutte et continuellement quand l'ouverture existe au

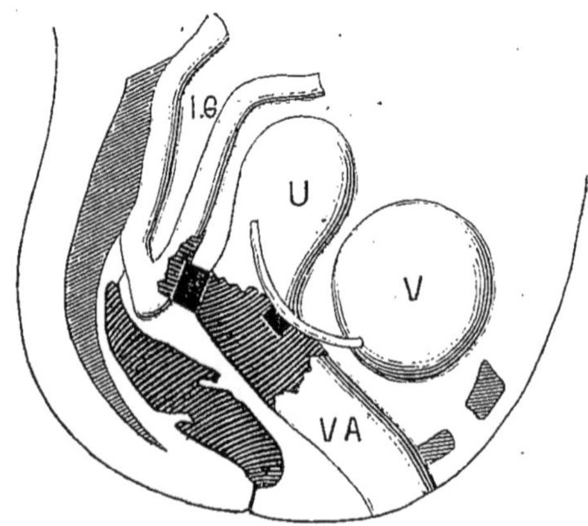

Fig. 146. — Fistules génitales (vagino-intestinales et vagino-uretériennes).
IG, intestin grêle. — U, utérus. — V, vessie. — VA, vagin.

niveau de l'uretère et de la vessie, au moment de la miction seulement quand la fistule est urétrale.

Au toucher vaginal, on peut sentir le plus souvent l'orifice fistulaire à moins qu'il ne siège dans l'utérus même.

Au spéculum, il est également possible de le trouver en injectant soit dans les voies urinaires, soit dans le rectum suivant les cas, un liquide coloré, du lait par exemple, qui reviendra par l'orifice vaginal; un cathéter pourra également suivre le trajet du liquide injecté. Exception pour les fistules de l'uretère et du petit intestin.

Parfois l'examen au doigt et au spéculum est rendu très difficile par les cicatrices du canal vaginal et par l'inflammation chronique, qui envahit le pourtour de l'orifice fistulaire.

Quelques fistules sont *congénitales* (il en a été précédemment question), la plupart sont *acquises;* ces dernières sont ici seules en question.

Les différentes causes capables de les produire sont :

1° Le *cancer;* ces fistules constituent une classe à part, car elles sont incurables; elles ne forment qu'un épisode dans la marche envahissante du néoplasme. — On pourrait en dire autant de celles qui succèdent aux *ulcérations tuberculeuses*, mais dont l'existence est relativement rare.

2° L'*accouchement* est ici la source étiologique par excellence. — La partie fœtale, séjournant trop longtemps dans le vagin amène par compression la formation d'une escarre, qui en se détachant crée la fistule. — L'écoulement par le vagin d'urine, de gaz et matières fécales, six à huit jours après l'accouchement, c'est-à-dire au moment de la chute de l'escarre en est le signe révélateur. — Le traumatisme produit par une intervention obstétricale peut également créer des communications anormales, mais qui, contrairement aux précédentes, ont une tendance spontanée vers la guérison.

3° La blessure produite par une *opération chirurgicale.*

4° L'ulcération résultant de la présence dans la vessie d'un *calcul*, qui se fraie une voie jusque dans le vagin, ou d'un corps étranger intra-vaginal, tel qu'un pessaire.

5° Enfin, les *phlegmons* qui, par la suppuration dont ils sont la source, créent des communications variables et souvent capricieuses.

A part quelques fistules d'origine traumatique qui guérissent spontanément, la règle est qu'elles nécessitent une intervention chirurgicale; l'opération varie avec la fistule.

A. — FISTULE VÉSICO-VAGINALE (la plus commune).

Pour opérer avec le maximum de chances de réussite une fistule vésico-vaginale, il faut :

Dilater largement le vagin de manière à rendre facile l'accès de la fistule ;

Faire un avivement étendu, sans intéresser un uretère;

Affronter très exactement les surfaces avivées.

Les trois conditions qui font le plus souvent échouer l'opération de la fistule vésico-vaginale sont :

Le manque d'antisepsie ;

L'insuffisance de l'avivement ;

L'application irrégulière des sutures, amenant une adaptation incomplète des surfaces avivées.

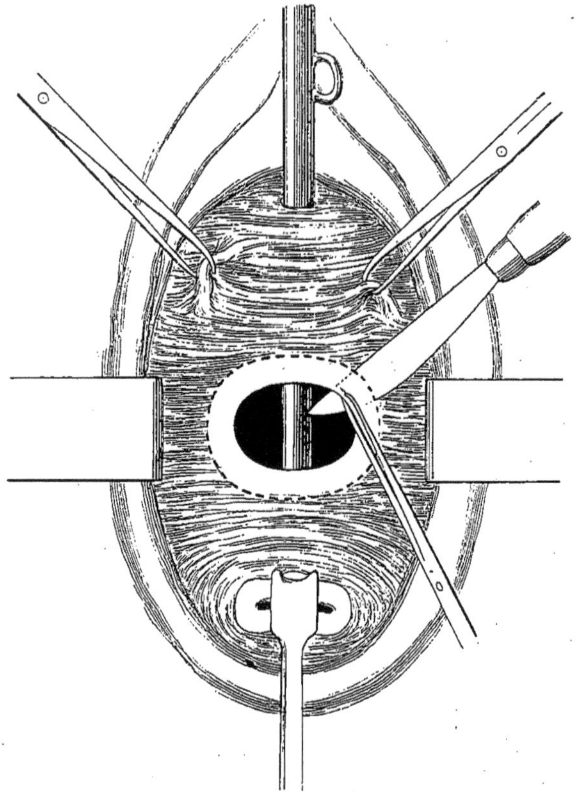

Fig. 147. — Avivement des bords de la fistule.

L'*opération* comprend : les soins préliminaires — l'avivement — le placement des sutures — les soins consécutifs.

Soins préliminaires. — Dilater pendant quelques jours le vagin avec un pessaire Gariel, de manière à assouplir les cicatrices et à élargir le canal vaginal.

Faire simultanément des injections vaginales et vésicales avec une solution boriquée pour préparer l'asepsie de la région.

Avivement. — La patiente étant anesthésiée, on la placera suivant le cas, soit en position vulvaire, soit en position latérale.

L'attitude génupectorale est généralement abandonnée, comme étant trop incommode pour la patiente et l'anesthésie.

L'orifice vulvaire est largement ouvert avec des écarteurs; à l'aide de trois ou quatre pinces de Museux on fixe la paroi vaginale à une certaine distance de l'ouverture fistuleuse, pinces qui sont maintenues par les aides.

On introduit un cathéter dans la vessie à travers l'urètre, pour servir de point de repère profond.

Avec une pince à griffes on saisit le bord de l'ouverture, et à l'aide d'un bistouri ordinaire ou coudé, comme on en fait spécialement pour cette opération, on avive le bord fistuleux, en respectant, si possible, la muqueuse vésicale, car incisée elle fournit beaucoup de sang.

L'avivement terminé et complété au besoin avec des ciseaux coudés, également spéciaux pour cette opération, on procède aux sutures.

Sutures. — Les sutures seront placées dans le sens antéro-postérieur (fig. 148) ou transversal, suivant qu'on prévoit l'affrontement plus facile dans l'une ou l'autre direction.

Elles peuvent être faites au fil d'argent, au crin de Florence; on préfère en général le *crin de Florence*.

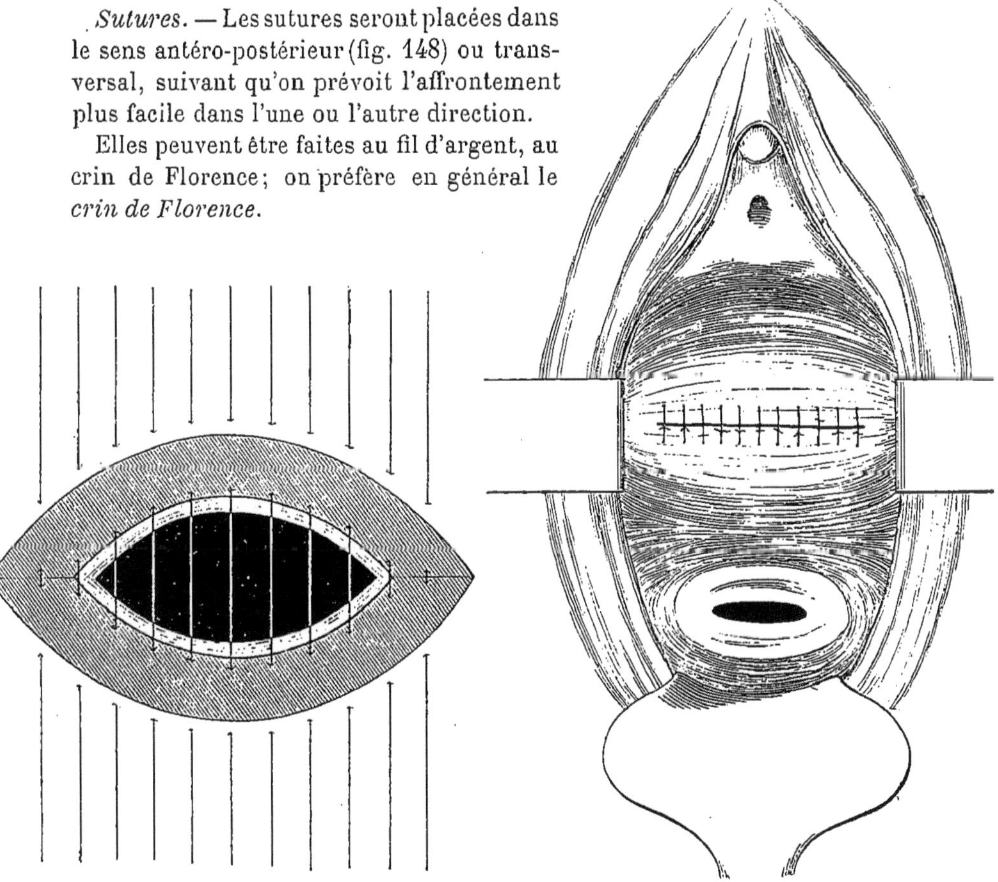

Fig. 148. — Placement des sutures.

Fig. 149. — Sutures serrées.

Les sutures seront passées à l'aide de petites aiguilles courbes, maintenues par un porte-aiguille ordinaire, piquées à un centimètre du bord avivé et sortant au-dessus de la muqueuse vésicale qu'il faut autant que possible respecter; on placera un point de suture tous les demi-centimètres.

Quand toutes les sutures sont placées, on les lie en les serrant modérément, afin de ne pas étrangler les tissus.

Il est bon de pratiquer alors l'injection dans la vessie d'un liquide coloré,

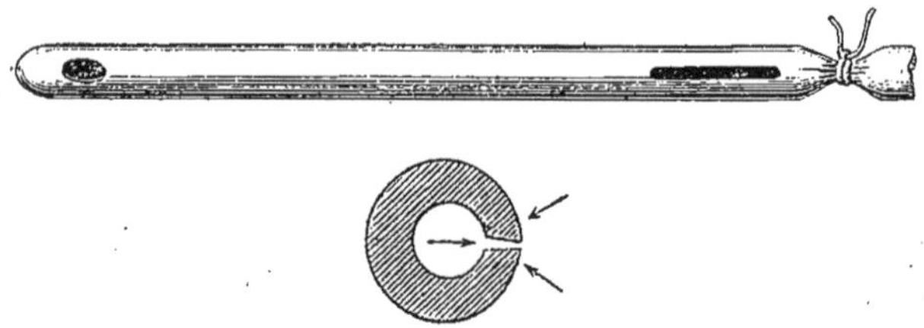

Fig. 150. — Sonde ordinaire ; le caoutchouc formant soupape.

afin de voir si l'occlusion est bien complète ; si elle ne l'était pas, on placerait des sutures complémentaires.

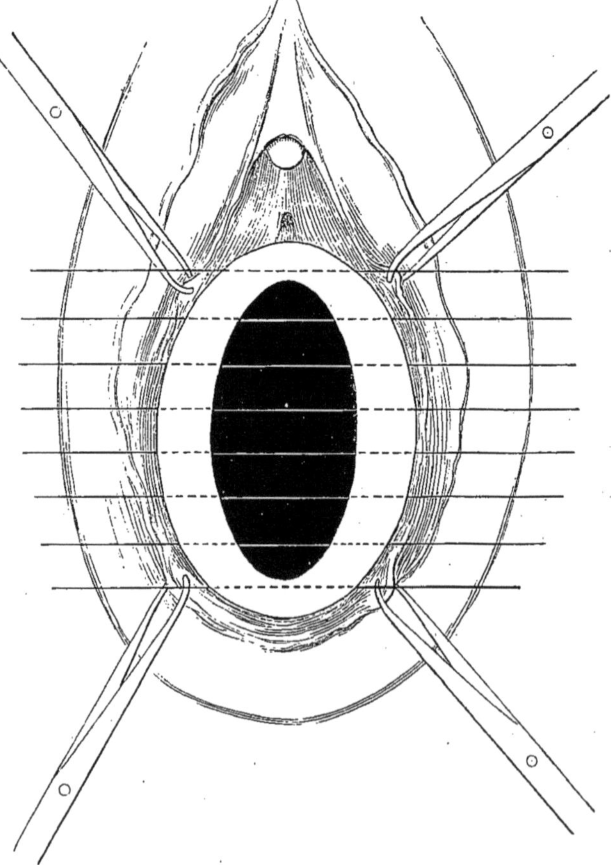

Fig. 151. — Oblitération du vagin ; sutures transversales.

Soins consécutifs. — Tamponnement vaginal à la gaze iodoformée qui sera laissé deux ou trois jours en place.

Dans la vessie on fixe à demeure une sonde en gomme, terminée extérieurement par une soupape qui permet la sortie graduelle de l'urine, sans donner accès de l'extérieur à l'intérieur.

Pour cela, il suffit de prendre une sonde ordinaire qu'on lie à son extrémité, et sur laquelle on fait avec un bistouri une petite ouverture longitudinale en amont de la ligature ; la soupape se trouve ainsi créée (fig. 150).

La sonde sera enlevée après huit jours; on fera pendant huit autres jours le cathétérisme quatre fois par jour.

Ablation des fils au bout de quinze jours.

Parmi les causes d'*échec* les plus fréquentes dans le traitement opératoire des fistules vésico-vaginales, par la méthode qui vient d'être indiquée, nous avons mentionné :

1° L'impossibilité d'obtenir un affrontement exact et complet de la surface avivée, dont on recherche la réunion;

2° La présence, au niveau de la plaie opératoire ou dans son voisinage très proche, de l'embouchure d'un uretère qui se trouve compris dans les sutures, d'ou insuccès certain.

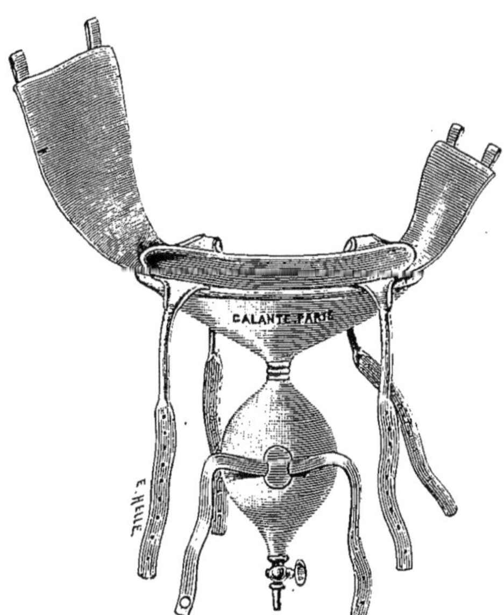

Fig. 152. — Réservoir en caoutchouc pour l'incontinence d'urine.

Pour éviter ce double écueil, *Dittel*[1] a conseillé de traiter ces fistules à l'aide de la laparotomie ; il incise le cul-de-sac vésico-utérin, sépare l'utérus de la vessie, puis le vagin de la vessie, jusqu'à ce qu'il arrive au niveau de la fistule ; et il réunit par des sutures séparées au niveau de la fistule, la paroi vaginale à la paroi vaginale, et la paroi vésicale à la paroi vésicale.

On est à même avec ce procédé opératoire d'agir plus complètement et par conséquent d'augmenter les chances de réussite.

Ce procédé opératoire n'est d'ailleurs pas exclusif aux fistules vésico-vaginales, mais peut s'appliquer très heureusement aux autres variétés de fistules, notamment aux vésico-utérines.

Il n'est également point impossible que pour guérir certaines variétés de fistules vésicales on soit amené à ouvrir la vessie par la taille hypogastrique ; c'est là une voie non encore employée pour le traitement opératoire de ces fistules, et qui, combinée à la voie vaginale, pourra peut-être permettre d'arriver à des résultats opératoires supérieurs à ceux donnés par les méthodes chirurgicales actuellement employées.

[1] Voir Chaput. *Soc. obst. et gyn. de Paris*, juin 1893.

Mais dans les cas où l'une des opérations précédentes, même après plusieurs tentatives, ne peut aboutir à l'occlusion de la fistule, on sera autorisé à proposer et à pratiquer l'*oblitération du vagin.*

Cette oblitération ne sera qu'un pis-aller, car si la femme est encore réglée le sang mensuel devra s'échapper par l'urètre, et produira une irritation variable des tissus profonds.

Parfois l'urine accumulée dans le vagin forme à ce niveau des calculs phosphatiques, source de douleurs plus ou moins vives. De telle sorte que certains opérateurs ont été obligés de rouvrir des vagins, dont ils avaient pratiqué l'occlusion.

Cependant si la femme, dégoûtée de son infirmité, veut tenter les chances de cette opération, le chirurgien ne saurait la lui refuser.

Le vagin avivé circulairement au niveau de l'orifice vulvo-vaginal, ainsi que l'indique la figure 151, sera fermé par une série de sutures transversales à la soie.

Dans les cas où l'oblitération du vagin n'est pas tentée, on pourra comme palliatif faire porter à la femme un réservoir en caoutchouc destiné à recevoir l'urine au fur et à mesure de son écoulement (fig. 152).

B. — FISTULE VAGINO-RECTALE

Les *fistules recto-vaginales* varient beaucoup quant à leur forme, leur étendue, leur direction. Quelques-unes sont minimes, à peine perceptibles ; d'autres mesurent de 3 à 4 centimètres et parfois même davantage.

Leur *forme* rappelle souvent celle d'un cercle ou d'un ovale, quelquefois celle d'un fer à cheval.

Leur *situation* est dans la plupart des cas médiane et la distance qui se trouve entre elles et l'anus est soumise à de grandes variations. Il va de soi qu'une situation élevée de la fistule est une condition défavorable au point de vue opératoire.

Lorsque la perte de substance, qui a été le point de départ de la fistule, est considérable, les deux orifices vaginal et rectal ne sont séparés que par l'épaisseur de la cloison, il n'y a pour ainsi dire point de trajet. Au contraire, si la fistule est étroite le trajet peut mesurer une certaine longueur.

Les *symptômes* auxquels les fistules recto-vaginales donnent lieu sont de divers ordres.

Un fait attire avant tout l'attention des malades, c'est le passage des gaz et de matières fécales à travers la fistule dans le vagin. Ce phénomène peut manquer, quand le trajet est très petit et sinueux, mais il se produit néanmoins lorsqu'il y a de la diarrhée ou sous l'influence des efforts.

L'examen direct à l'aide du spéculum de Marion Sims permet de se rendre compte de la situation et de l'étendue de la fistule.

Dans le cas où la fistule a des dimensions trop petites pour être aperçue par la simple inspection de la cloison recto-vaginale ; on fera prendre un lavement avec un liquide coloré, en même temps qu'on mettra la paroi postérieure du vagin à découvert.

Le *pronostic* des fistules recto-vaginales est grave. En effet, lorsqu'elles atteignent des proportions considérables, la guérison est quelquefois très difficile à obtenir et les malades conservent une infirmité dégoûtante, qui à la longue se complique d'inflammation de la muqueuse vaginale et vulvaire et parfois de sphacèle. Il ne faut cependant pas oublier que les petites fistules peuvent guérir spontanément.

Les *traitements* qu'on a préconisés contre les fistules recto-vaginales sont très nombreux.

Nous ne décrirons que ceux qui sont le plus souvent mis en usage.

La méthode *américaine*, due à *Bozeman* et *Marion Sims*, est pratiquée de la façon suivante :

On met la malade dans la position de la taille.

Elle est maintenue par deux aides, un troisième relève la paroi supérieure du vagin.

On *avive* les bords de la fistule sur une longueur de 6 à 10 millimètres, sans toucher au rectum, puis on suture avec du crin de Florence ou de la soie, de telle façon qu'il se forme dans la cavité du rectum une crête saillante qui s'oppose dans une certaine mesure à la pénétration des matières fécales. On passera les fils avec une aiguille très courbée à 5 millimètres en dehors des parties avivées, et on fera cheminer l'aiguille de façon à ne pas intéresser la muqueuse rectale.

Pendant les jours qui suivent l'opération, on administre 5 centigrammes d'extrait d'opium pour empêcher les malades d'aller à la garde-robe.

Les fils sont enlevés du huitième au douzième jour.

Richet et plus tard *Simon* ont préconisé la section du périnée et de la cloison recto-vaginale jusqu'à la fistule, puis la suture de la fistule avivée et de toutes les parties avivées, comme s'il s'agissait de réparer une déchirure complète du périnée. — La méthode est bonne, mais elle est en disproportion avec la lésion et d'autre part, quand on a affaire à une fistule située très haut dans le vagin, on doit hésiter à fendre la cloison recto-vaginale sur une grande hauteur, car le succès dans ce cas devient problématique.

M. *Le Dentu* a conseillé de faire l'avivement en surface de manière (fig. 153) que les deux lambeaux avivés puissent s'appliquer l'un sur l'autre parallèlement à la direction du vagin et du rectum, les sutures sont appliquées de manière à obtenir un large affrontement (fig. 153), un petit rouleau de gaze iodoformée (fig. 154) est compris sous la suture de manière à ce que les tissus adaptés ne se plissent pas sur eux-mêmes.

[1] *Société de chirurgie*, 1er oct. 1890.

Le procédé de M. *Le Dentu* est délicat à exécuter, et je crois plus simple le procédé suivant, qui m'a dans un cas fort bien réussi :

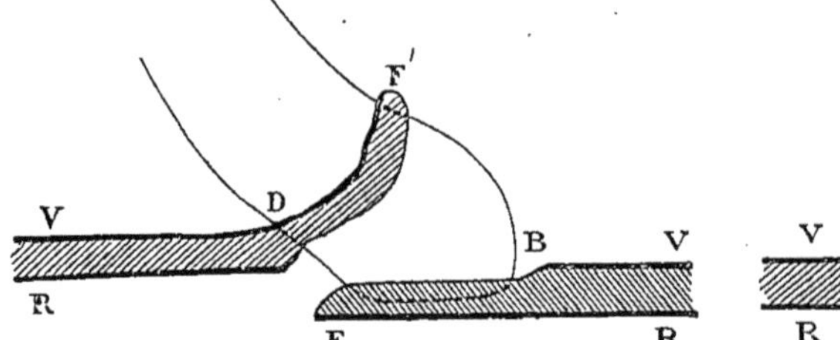

Fig. 153. — Avivement et passage du fil.

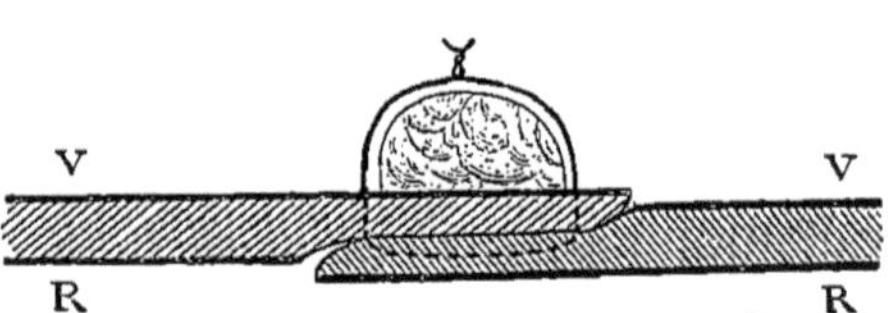

Fig. 154. — Fil serré et entourant un petit tampon de gaze iodoforme.

V, vagin. — R, rectum. — D F, B F', passage du fil pour réunir les surfaces avivées.

Soins préliminaires. — On purgera énergiquement la malade l'avant-veille de l'opération, et on lui donnera la veille et les six jours consécutifs à l'opération une pilule d'extrait thébaïque de 0,05, de manière à produire la constipation. Dilatation préalable du vagin avec le pessaire Gariel. Lavages antiseptiques.

Avivement. — L'avivement sera fait par dédoublement de la paroi recto-vaginale, ainsi que l'indique la figure 156. On dédoublera ainsi dans l'épaisseur de un centimètre à un centimètre et demi.

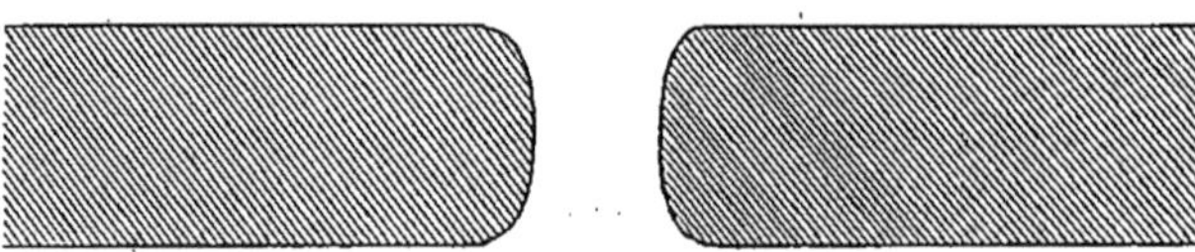

Fig. 155. — Paroi de la fistule avant l'avivement.

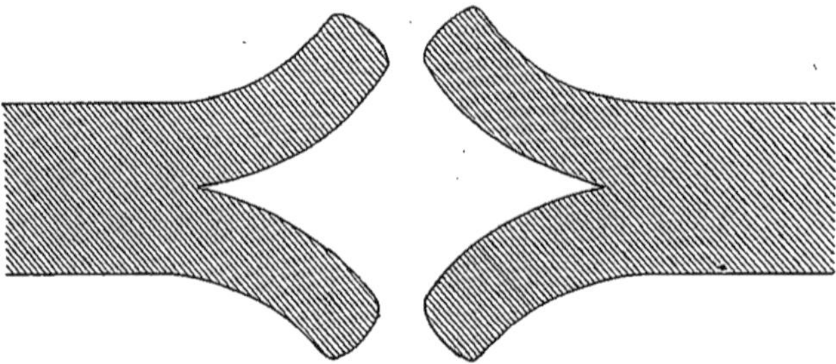

Fig. 156. — Avivement par dédoublement à l'aide du bistouri.

Sutures. — Chacune des surfaces avivées est réunie à celle du côté opposé : paroi rectale avec paroi rectale, paroi vaginale avec paroi vaginale (fig. 157).

La suture de la paroi rectale est faite au catgut sous forme de suture continue. Elle tombera d'elle-même après la réunion des tissus du sixième au huitième jour.

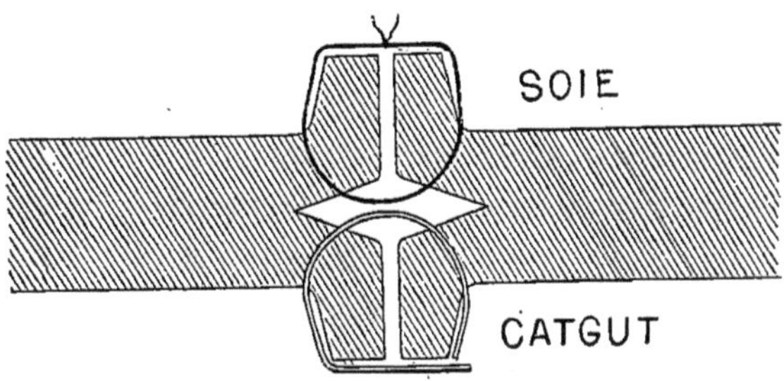

Fig. 157. — Sutures vues de face.
Soie ou crin de Florence du côté du vagin et catgut du côté du rectum.

La suture de la paroi vaginale est faite à points interrompus avec la soie ou le crin de Florence.

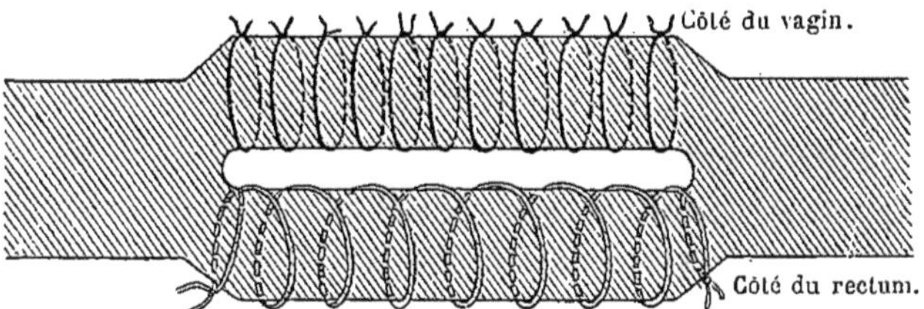

Fig. 158. Sutures vues de profil.

Soins consécutifs. — Tamponnement vaginal à la gaze iodoformée, à laisser deux jours en place. — Ablation des fils de soie ou crin de Florence au bout de quinze jours.

C. — FISTULE URÉTRO-VAGINALE

La fistule urétro-vaginale sera opérée d'une façon analogue à la vésico-vaginale.

D. — FISTULES VAGINO OU VULVO-ANALES

Les *fistules vagino ou vulvo-anales* ont ordinairement un trajet simple et permettent l'introduction facile d'un stylet; exceptionnellement ce trajet est sinueux et difficilement explorable.

L'orifice *vulvaire* se trouve tantôt au voisinage de la fourchette, tantôt à la face interne des grandes lèvres; au lieu d'un seul, il n'est pas rare de trouver plusieurs orifices qui communiquent ou non avec un trajet fistuleux principal.

L'orifice *rectal* s'ouvre généralement immédiatement au-dessus de l'orifice anal.

Les abcès de la glande vulvo-vaginale ouverts à la fois du côté de la peau et du côté du rectum, de même que les ulcérations syphilitiques, peuvent donner lieu à la formation de fistules.

Elles n'entraînent aucun symptôme grave et n'ont que l'inconvénient d'être la source d'un suintement purulent, qui, s'il dure trop longtemps, peut déterminer une irritation considérable de la région vulvaire.

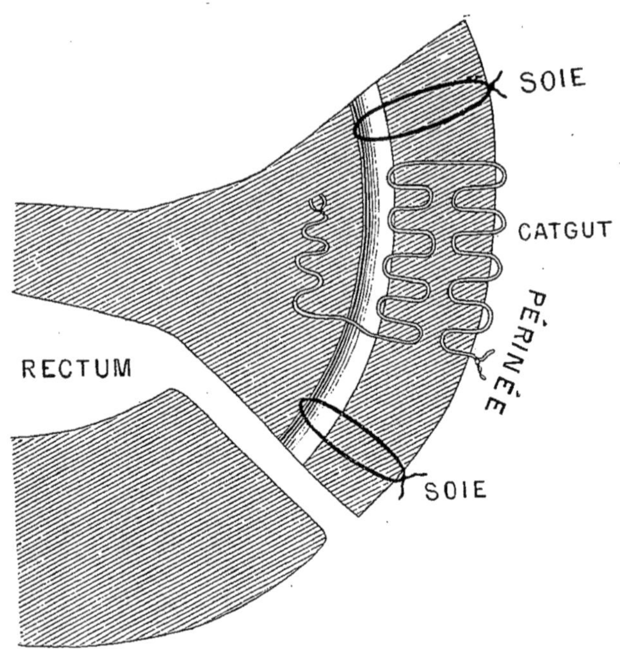

Fig. 159. — Fistule vagino-anale.

Au moment de la défécation il arrive quelquefois que des gaz et des matières fécales passent à travers la fistule, mais le fait est encore assez rare.

On *traitera* les petites fistules qui n'ont, en somme, aucune gravité, — comme on traite les simples petites fistules à l'anus, — par l'incision avec cautérisation consécutive.

Mais quand le trajet fistuleux est assez profond et que, pour arriver jusqu'à lui, on est obligé de sectionner une assez grande épaisseur de tissu, il vaut mieux recourir au procédé opératoire suivant :

Ce procédé opératoire consiste à pratiquer une périnéoraphie d'après la méthode de *Lawson-Tait* (fig. 159). Pour cela on fait une incision en U avec le bistouri ou les ciseaux, dans la partie la plus déclive à 2 centimètres environ au-dessous de la fourchette ; — on place deux ligatures de soie fermant supérieurement et inférieurement le trajet fistuleux de manière à l'obturer dans toute son étendue ; — on ferme la plaie d'avivement à l'aide d'une suture continue au catgut en trois ou quatre étages. Les fils de soie sont laissés en place quinze jours.

E. — FISTULE VÉSICO-UTÉRINE

En cas de fistule vésico-utérine (fig. 160), on fera soit l'avivement du pourtour de la fistule après dilatation suffisante du canal cervical à la laminaire

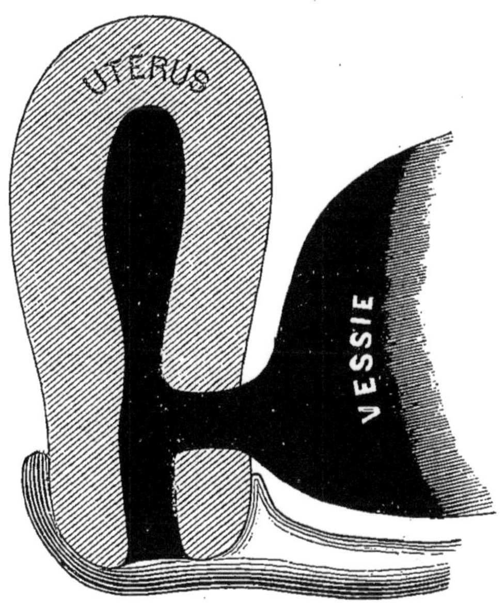

Fig. 160. — Fistule vésico-utérine.

où à la gaze iodoformée et on suturera la surface avivée au crin de Florence (fig. 161-162) — soit l'oblitération de l'utérus au niveau de l'orifice externe

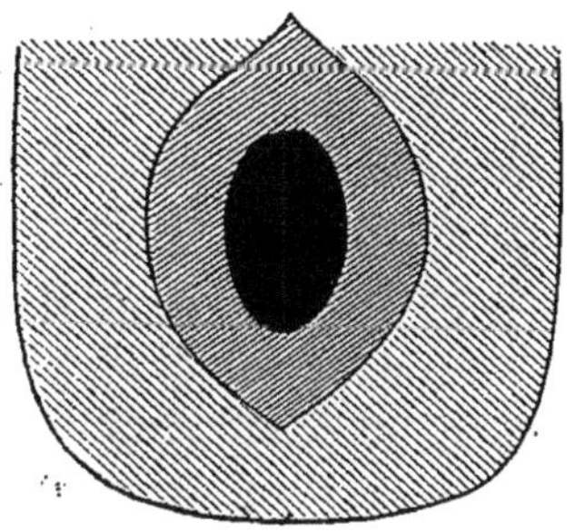

Fig. 161. — Avivement de la fistule vésico-utérine, fait du côté de la cavité cervicale.

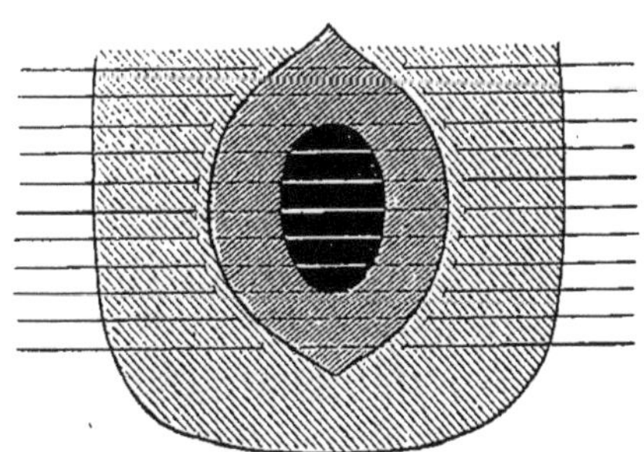

Fig. 162. — Sutures transversales à lier du côté de la cavité cervicale.

(fig. 163-164), opération analogue dans son genre à l'oblitération de l'orifice vulvo-vaginal, en cas de fistule vésico-vaginale.

F. — FISTULE RECTO-UTÉRINE

Même opération que pour la vésico-utérine.

G. — FISTULE URETÉRO-VAGINALE

Cette fistule sera opérée d'après le procédé de *Landau* (fig. 165) : passage

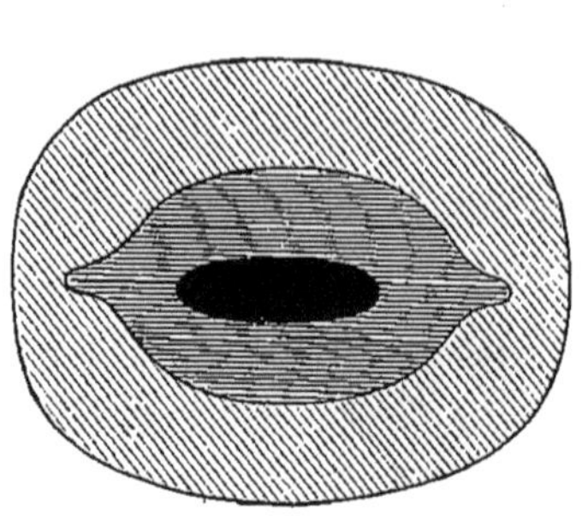

Fig. 163. — Avivement du pourtour de l'orifice externe de l'utérus.

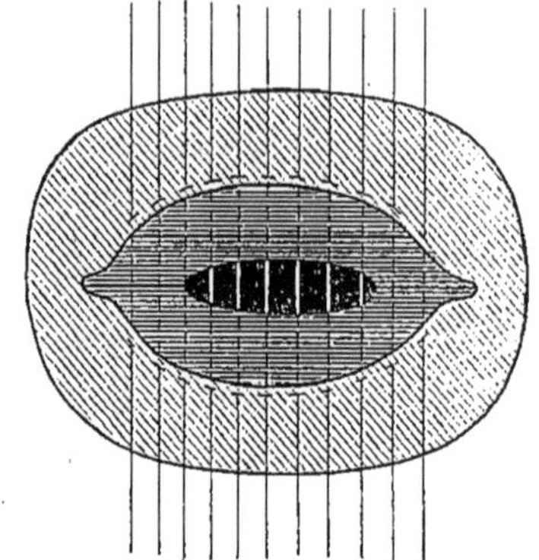

Fig. 164. — Sutures antéro-postérieures

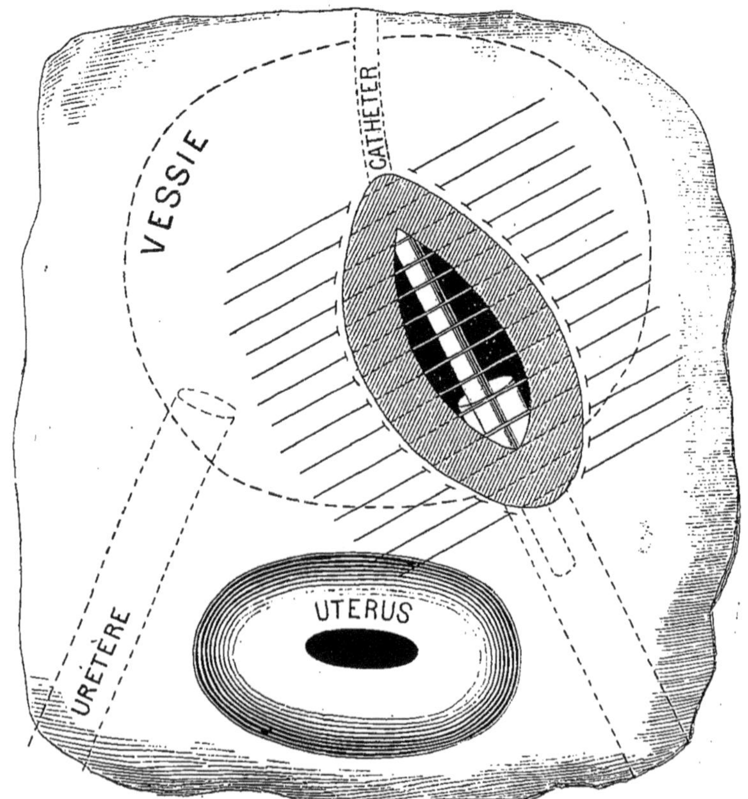

Fig. 165. — Opération de la fistule uretéro-vaginale (Landau).

par l'urètre et la vessie d'un cathéter spécial jusque dans l'uretère intéressé;

l'opération n'est possible qu'à cette condition. — Avivement comme dans une fistule vésico-vaginale, en ayant soin de ne pas blesser l'uretère. — Sutures passant au-dessous de l'uretère qu'elles doivent respecter.

H. — FISTULE ENTÉRO-VAGINALE

La guérison de ces fistules pourra être obtenue soit par avivement et sutures directes, soit par laparotomie destinée à détacher l'anse ouverte et à en obturer l'orifice (?), soit par l'occlusion du vagin après avoir fait communiquer la partie profonde du vagin avec le rectum, de manière à créer derrière l'occlusion une fistule entéro-vagino-rectale.

CHAPITRE IV

VULVE ET VAGIN

SOMMAIRE

Pages.

1° *Anatomie et physiologie.*

Premier plan : Mont de Vénus. 151
Grandes lèvres . . . .
Périnée . . . .

Deuxième plan : Capuchon 151
Clitoris. . . . .
Petites lèvres . . . .
Fourchette. . . . .

Troisième plan : Vestibule 153
Méat et tubercule . . . .
Vagin. . . . .
Hymen . . . .

2° *Inflammations.*

a. Inflammations deutéropathiques. 160
b. Inflammations protopathiques. 163

3° *Eruptions et ulcérations.*

a. Contagieuses 170
b. Non contagieuses. 175

4° *Tumeurs.*

a. Gazeuses. 177
b. Liquides. 178
c. Solides. 181

5° *Traumatismes*

Variétés 185
Résultats et inconvénients 187
Traitement. — *Périnéoraphie*. 188

6. *Parasites. — Névralgies. — Prurit* 195

VULVE ET VAGIN

I

ANATOMIE — PHYSIOLOGIE

La vulve constitue l'entrée des organes génitaux féminins; elle est en quelque sorte leur devanture.

Trois plans successifs la composent :

Premier plan : *Mont de Vénus. — Grandes lèvres. — Périnée.*

Les grandes lèvres forment deux replis verticaux, qui se recourbent supérieurement pour se confondre avec le pénil ou mont de Vénus, et viennent en bas par une courbe analogue expirer sur le périnée.

C'est pour ainsi dire le même repli cutané, qui dessine un ovale dont la grosse extrémité est le pénil, la petite le périnée et les côtés les grandes lèvres.

Au centre de cet ovale se trouvent les autres organes vulvaires, dont il va être ultérieurement question.

Ce repli cutané présente deux versants : l'un excentrique, qui latéralement regarde les cuisses, en haut l'abdomen, c'est le versant fémoro-abdominal ; l'autre concentrique, vaginal.

Je ne parle pas du périnée où le collier cutané s'aplatit et semble disparaître.

Le versant fémoro-abdominal est couvert de poils; le versant vaginal au contraire est glabre, lisse, normalement humide, souvent en contact avec celui du côté opposé, de telle sorte que les deux grandes lèvres, par leur accolement, cachent à la vue les autres organes vulvaires, comme deux rideaux amenés au contact l'un de l'autre.

Ce contact, qui n'est pas constant, est détruit par l'écartement des cuisses ; les grandes lèvres s'entr'ouvrent alors, et laissent apercevoir le second plan, dont voici le détail :

Second plan : *Capuchon et clitoris. — Petites lèvres. — Fourchette.*

Les deux petites lèvres ou nymphes sont deux replis cutanés analogues et parallèles aux grandes lèvres, mais beaucoup plus minces qu'elles.

Verticalement placées le long de l'orifice vaginal, dont elles sont comme les satellites, elles se divisent supérieurement pour enfermer dans leur dédoublement le clitoris.

Des deux replis que forme ce dédoublement, l'un est large et abrite le clitoris, c'est le *capuchon*, l'autre est mince, effilé, vient se perdre à la partie inférieure de cet organe érectile pour constituer le *frein* du clitoris.

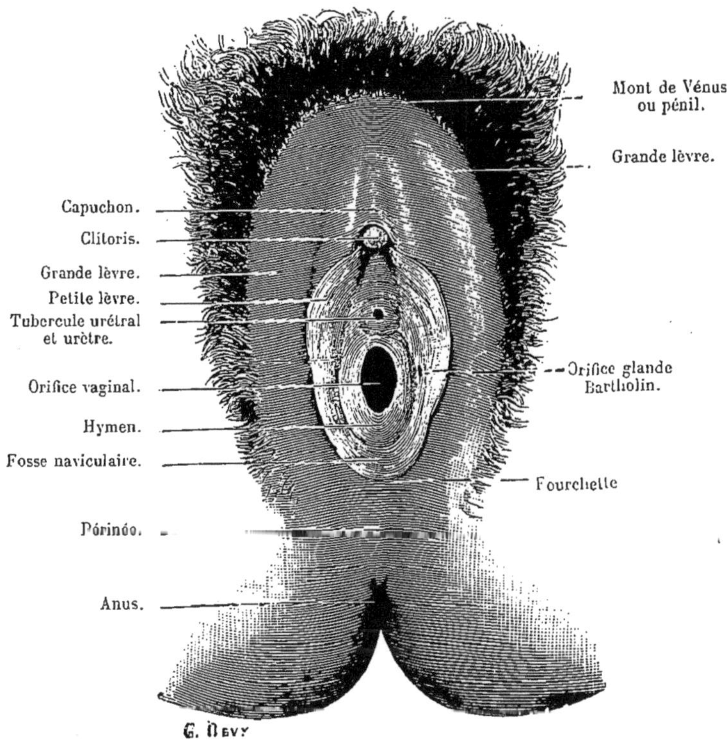

Fig. 166. — Vulve vierge.

Inférieurement les petites lèvres s'amincissent, diminuent d'ampleur et se réunissent au niveau d'un petit repli transversal, appelé *fourchette* ou commissure antérieure du périnée.

La fourchette n'est donc autre chose que le trait d'union inférieur des petites lèvres, de même que le périnée était dans cette région celui des grandes lèvres.

Ainsi considéré, le second plan vulvaire, comme le premier, forme un cercle continu, constitué par le capuchon et clitoris en haut, les petites lèvres latéralement, la fourchette en bas.

Les petites lèvres avec leurs réunions supérieure et inférieure, figurent de même que les grandes, une sorte d'ovale, de collier, concentrique par rapport au précédent, et par conséquent plus petit que lui.

Les petites lèvres sont séparées des grandes par un sillon assez profond, qui vient supérieurement contourner le capuchon et qui inférieurement disparaît au voisinage de la fourchette.

A la face interne des petites lèvres, on voit un sillon semblable qui, parti du frein clitoridien, suit la base des nymphes, et les sépare inféro-latéralement de l'entrée du vagin ou de l'hymen quand il existe.

Excentriquement par rapport à ce sillon, se trouve le second plan vulvaire que nous venons de passer en revue et concentriquement le troisième plan, dont il va être question.

Troisième plan : *Vestibule. — Méat urinaire et son tubercule. — Vagin et hymen.*

Dans l'espace circonscrit par le sillon précédemment décrit, à la base du versant interne des petites lèvres, on trouve une surface elliptique qu'on peut

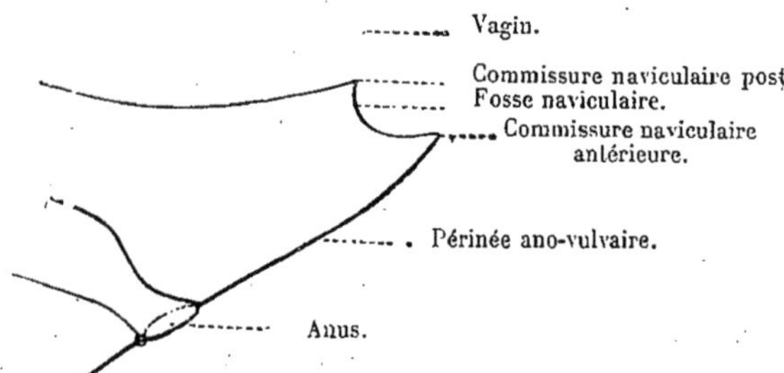

Fig. 167. — Profil périnéo-vulvaire.

diviser en deux parties approximativement égales, par une ligne transversale.

La surface placée au-dessus de cette ligne est occupée par le *vestibule*, et celle qui est située au-dessous par l'*orifice vaginal.*

L'étage supérieur ou vestibulaire présente une saillie ou tubercule urétral avec le méat urinaire, terminaison de l'urètre.

L'étage inférieur ou vaginal est occupé par l'orifice vaginal, qui vient, en ce point, s'ouvrir au dehors, plus ou moins protégé et recouvert par l'hymen ou les caroncules qui en représentent les débris.

En décrivant la fourchette périnéale, j'ai volontairement omis de parler de la *fosse naviculaire.* On appelle ainsi une petite dépression située entre la fourchette et l'hymen ou ses débris et bordée par les deux commissures naviculaires antérieure et postérieure (fig. 167).

La vulve ne présente pas les mêmes caractères chez la petite fille, chez la femme déflorée et nullipare, enfin chez la multipare.

Chez l'*enfant* elle est surtout urinaire, c'est-à-dire que l'entrée du canal vaginal étant rudimentaire, la plus grande surface de la vulve semble réservée au méat urinaire.

Chez la *multipare*, au contraire, l'agrandissement considérable de l'orifice vulvo-vaginal donne à cet orifice une place étendue dans l'aire vulvaire, de telle sorte que la vulve devient vaginale.

Chez la *femme déflorée*, mais nullipare, la vulve est mixte, c'est-à-dire à la fois urinaire et vaginale, participant des deux caractères qui précèdent.

La vulve est séparée du vagin par l'*hymen* qui peut, alors qu'il est intact, présenter des conformations variables, dont les figures ci-dessous rappellent les principaux types.

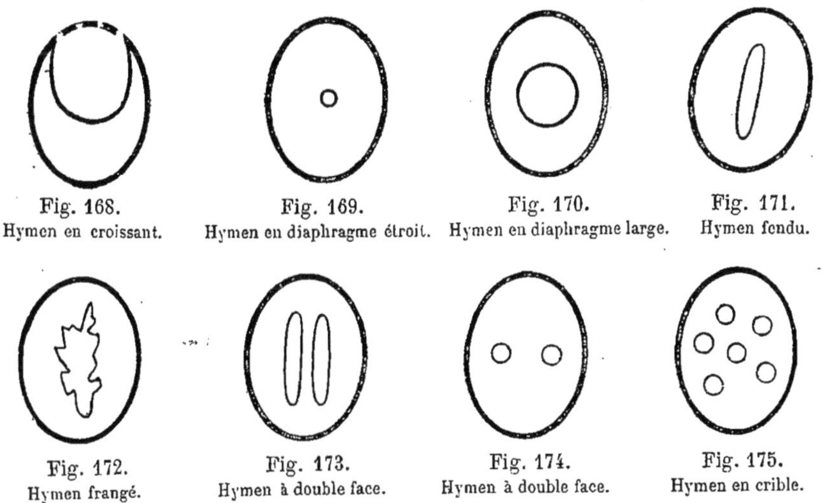

Fig. 168. Hymen en croissant.
Fig. 169. Hymen en diaphragme étroit.
Fig. 170. Hymen en diaphragme large.
Fig. 171. Hymen fendu.
Fig. 172. Hymen frangé.
Fig. 173. Hymen à double face.
Fig. 174. Hymen à double face.
Fig. 175. Hymen en crible.

L'hymen est en général rompu au premier coït, rupture qui constitue la défloration. La résistance de l'hymen à la pénétration pénienne est très différente suivant les sujets.

D'habitude, la membrane se déchire à deux ou trois endroits, causant une douleur assez vive, mais courte, et fournissant une légère quantité de sang.

Parfois l'hémorragie est assez abondante pour inspirer de l'inquiétude, et de loin en loin un médecin est appelé à pratiquer l'hémostase à la suite d'un premier traumatisme conjugal. *Fuchsman* a même cité le cas d'une hémophile, qui succomba la nuit de son mariage d'une hémorragie hyménéale, qu'on ne conjura pas à temps.

A côté de ces hymens *hémorragiques*, il en est de trop *complaisants*, qui permettent l'accouplement sans difficulté et sans trace de sang, de telle sorte qu'un mari soupçonneux peut mettre en doute la virginité de sa femme, bien qu'elle soit réelle.

Enfin, il est des hymens *récalcitrants*, de consistance fibreuse, infranchissables et devant lesquels le mari reste penaud, obligé de réclamer le secours de la chirurgie. J'en ai opéré dernièrement un dans ces conditions; après douze ans de mariage, la femme était vierge, et l'époux avait accepté jusque-là cette virginité sans récriminer.

La déchirure de l'hymen après le coït donne naissance aux *caroncules hyménéales*, et après l'accouchement aux *caroncules myrtiformes*.

Avec les caroncules hyménéales (fig. 176), on peut, en rapprochant les lambeaux, reconstituer l'hymen, ce qui est impossible avec les caroncules myrtiformes (fig. 177), véritables nodosités éparpillées sur le pourtour de l'orifice vulvo-vaginal.

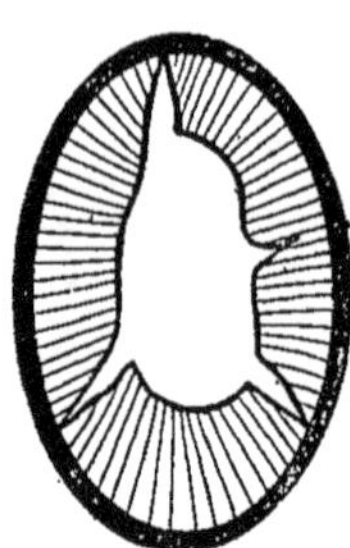

Fig. 176. — Caroncules hyménéales.

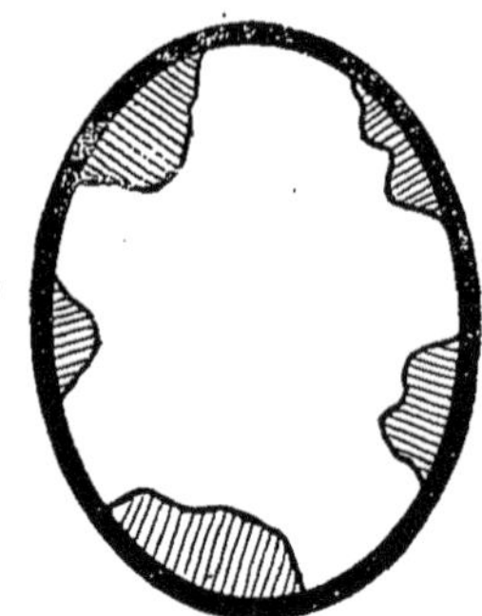

Fig. 177. — Caroncules myrtiformes.

La présence de caroncules hyménéales indique la défloration ou la pénétration dans le vagin d'un corps assez gros pour produire ces déchirures; celle de caroncules myrtiformes révèle un accouchement antérieur. Un œil exercé ne se trompera guère à ce diagnostic.

L'hymen peut être imperforé, ainsi que cela a été vu au chapitre *Malformations*.

Au point de vue de la *structure*, la vulve est constituée par des replis cutanés; la peau prend le caractère de la muqueuse au sommet des grandes lèvres, elle perd en effet à ce niveau sa couche d'épithélium corné, et ne renferme plus que des glandes en grappes, qui, répandues sur toute la surface muqueuse deviennent fréquemment la source de folliculite ou d'acné.

Ces glandes folliculaires sont particulièrement nombreuses au pourtour du méat urinaire, où elles deviennent un foyer profond de blennoragie, une sorte de repaire où se réfugient les gonocoques, source de contagions inattendues.

Outre ces glandes folliculaires, la vulve possède deux glandes importantes, dont l'orifice est situé de chaque côté de l'orifice vulvo-vaginal, au voisinage de l'hymen; ce sont les *glandes de Bartholin*. — Ces glandes en grappe, assez volumineuses, sécrètent activement au moment du coït, lubrifiant ainsi l'entrée vulvaire. Elles s'enflamment souvent sous l'influence de la blennoragie et deviennent la source d'adénophlegmons, presque toujours unilatéraux, une seule glande étant prise à la fois.

Les replis de la vulve, doublés de tissu cellulaire, reposent sur un plan musculaire constitué par le constricteur de la vulve, les transverses superficiel et profond, l'ischio-caverneux (fig. 178).

Sur une coupe antéro-postérieure, ces divers muscles sont superposés comme l'indique la figure 179.

La vulve est mise en communication avec l'utérus par le *vagin*, conduit musculo-membraneux de forme cylindrique, dont la longueur est de 10 centimètres environ jusqu'au niveau de l'orifice utérin; la paroi antérieure est plus courte que la postérieure.

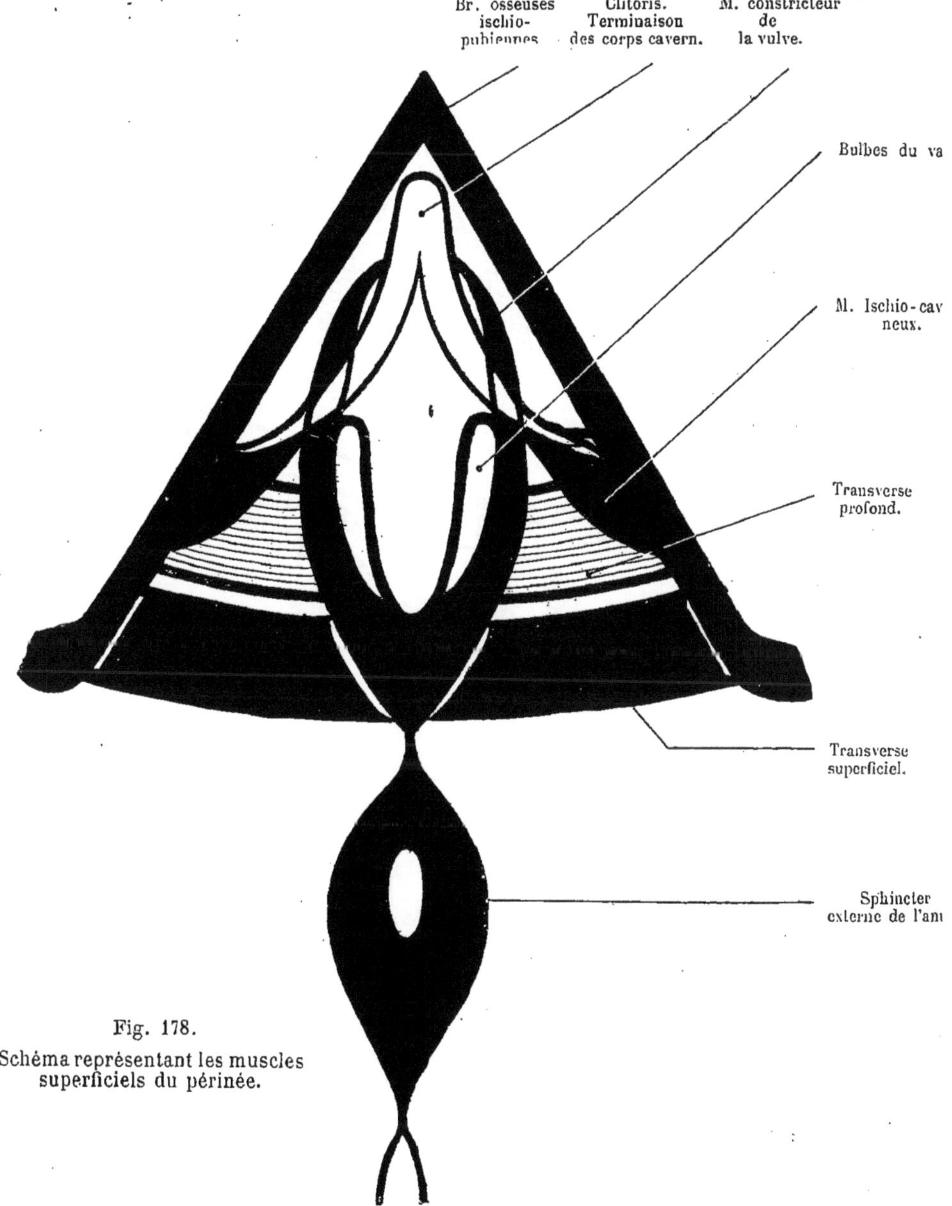

Fig. 178.
Schéma représentant les muscles superficiels du périnée.

Vu de profil, il présente une courbure sigmoïde (fig. 180).

A la coupe, il rappelle la lettre H (fig. 181).

Le vagin sépare les voies urinaires (vessie et urètre), placées en avant de lui, du rectum qui le côtoie postérieurement.

Son calibre est, grâce à son élasticité, à peu près le même partout; le fœtus en effet, au moment de l'accouchement, le traverse sans effraction.

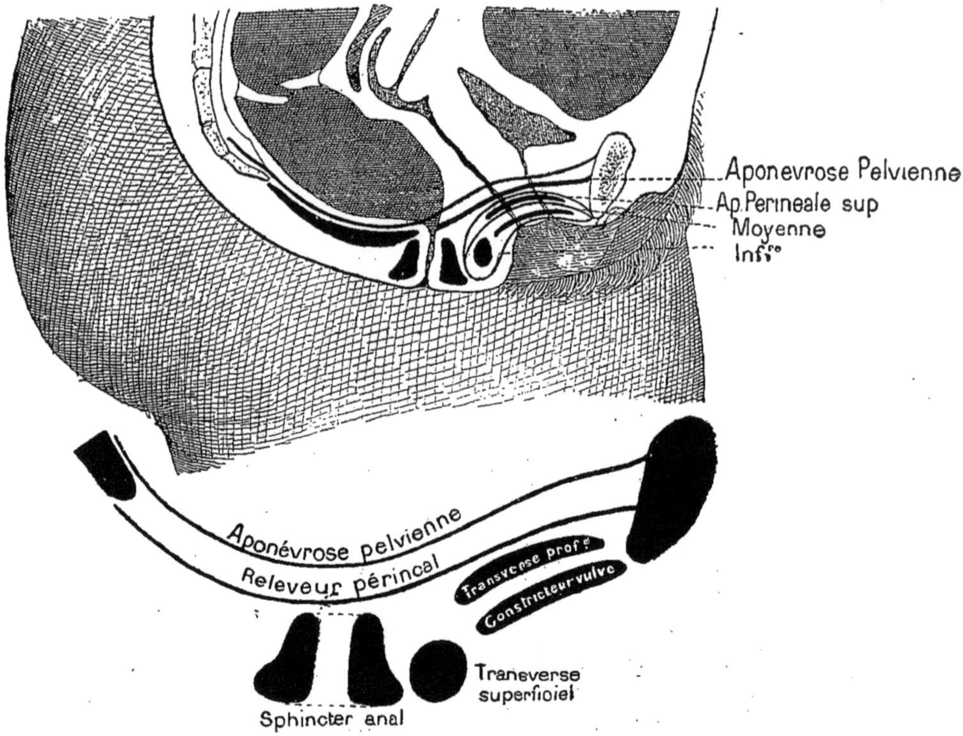

Fig. 179. — Coupe antéro-postérieure des aponévroses et muscles périnéaux.

Cependant tandis que la partie superficielle ou vulvaire est bordée de muscles qui en diminuent le calibre (constricteur vulvaire et releveur de l'anus), profondément il est laissé libre par les organes voisins, qui rendent son ampliation bien plus facile.

Ainsi mettons la femme dans la position génupectorale, donnons libre accès à l'air dans le vagin en ouvrant avec les doigts ou un spéculum l'orifice vulvo-vaginal, et nous verrons la partie profonde devenir spacieuse, tandis que la superficielle reste relativement étroite; la forme générale est alors celle d'une gourde dont le goulot serait la vulve.

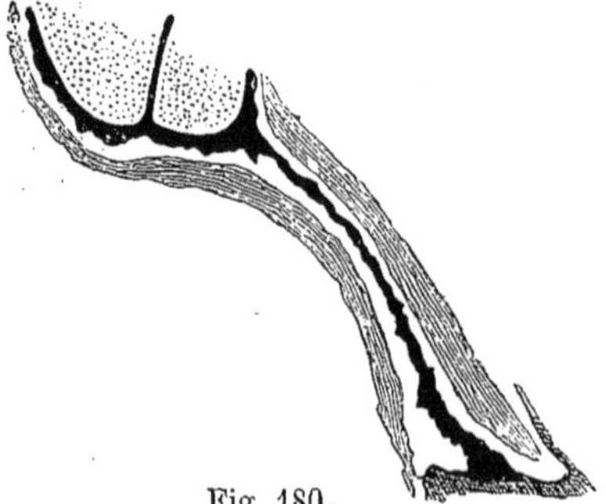

Fig. 180.
Courbe sigmoïde du vagin (Skene).

Dans la vieillesse, le fond du vagin se rétrécit de telle sorte que le doigt a parfois de la peine à arriver jusqu'au col utérin.

Chez certaines femmes, cette sténose va s'accentuant avec l'âge à partir de la ménopause, de telle sorte qu'un doigt exercé pourrait en quelque sorte deviner l'âge de la malade par l'exploration vaginale.

Cette involution sénile du vagin se fait : 1° tantôt silencieusement, sans trouble apparent; le vagin, désormais inutile, se ferme sans causer de troubles; — 2° tantôt avec des symptômes pathologiques plus ou moins intenses qui se résument à de la vaginite soit muqueuse, soit parenchymateuse, toute la paroi du vagin étant, dans ce dernier cas, enflammée; la vaginite sénile se confond alors avec l'involution génitale.

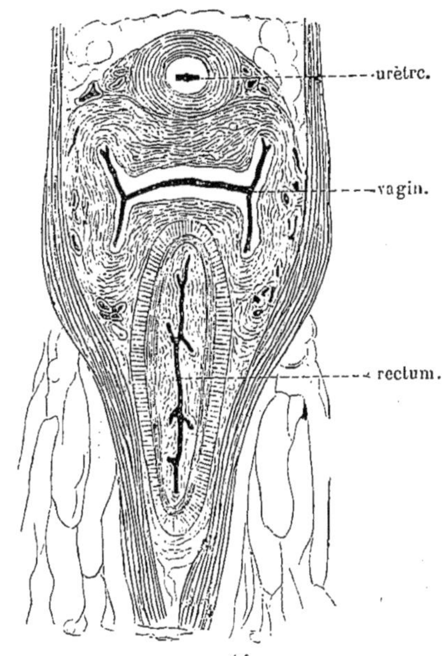

Fig. 181. — Coupe transversale de l'urètre du vagin et du rectum (Hart et Barbour).

En résumé, dans la *jeunesse*, entrée vaginale étroite. A l'*âge adulte*, après le premier accouchement, entrée extensible et profondeur large. Dans la *vieillesse*, l'entrée reste large mais la profondeur se rétrécit.

Ce rétrécissement du fond du vagin est en quelque sorte le signal du repos génital; ce conduit devenu inutile s'atrophie, c'est la fermeture des organes génitaux. La sténose vaginale peut devenir très gênante pour l'opérateur quand il s'agit, par exemple, de pratiquer une hystérectomie par la voie vaginale.

Dans la position verticale ou horizonto-dorsale de la femme, la pression est positive dans le vagin, grâce à l'action exercée par les organes abdominaux, mais dans la position génupectorale ou latérale de Sims, elle devient négative, et si les sphincters vaginaux (constricteur du vagin et releveur de l'anus) sont insuffisants, l'air pénètre, distendant et ouvrant tout le vagin. Cet air est chassé quand la femme se remet debout, produisant un bruit désigné sous le nom de *garulitas vulvæ*, sorte d'*éructation vaginale*, qui incommode certaines personnes dont l'orifice vulvaire a été déchiré; la colpopérinéoraphie est le meilleur remède à cette infirmité.

Le vagin examiné au spéculum présente sur la ligne médiane en avant et en arrière une *colonne rugueuse* (colonnes antérieure et postérieure du vagin), de laquelle partent transversalement des *plis*, qui se terminent insensiblement sur les parois latérales, où ils forment parfois avant de disparaître un petit tubercule.

Ces plis ne s'effacent pas quand on exerce des tractions antéro-postérieures, ils ne sauraient donc servir à l'ampliation du vagin ; leur rôle est essentiellement copulateur, ils agrémentent le coït en multipliant les frottements.

La **structure** du vagin comprend trois couches :

Une *externe*, cellulo-fibreuse ;

Une *moyenne*, musculaire lisse : fibres externes longitudinales, se continuant en bas sur la branche ischio-pubienne, et en haut avec les fibres utérines : fibres internes à disposition plexiforme.

Une *interne* muqueuse, de couleur gris rosé, contenant de nombreuses papilles et recouverte d'un épithélium pavimenteux stratifié. Pas le moindre vestige de glandes, malgré les nombreuses recherches, qui ont été faites pour les découvrir afin d'expliquer la pathogénie encore obscure des kystes du vagin.

L'absorption du vagin est à peu près nulle, bien différente en cela de celle du rectum ; aussi les suppositoires vaginaux n'ont-ils qu'une action locale.

Pour les autres détails anatomiques et physiologiques je renvoie aux traités spéciaux d'anatomie et de physiologie, me contentant de rappeler ici les points nécessaires à connaître, pour comprendre l'exposé pathologique qui va suivre.

II

INFLAMMATIONS

SOMMAIRE

Inflammations.
- *a. Deutéropathiques.*
  - 1. Ulcéreuse.
  - 2. Grangréneuse.
  - 3. Diphtérique.
  - 4. Dysentérique.
  - 5. Gravidique.
  - 6. Sénile.
- *b. Protopathiques.*
  - 1. Traumatiques.
    - Corps étranger. Saleté.
    - Masturbation.
  - 2. Septicémiques.
    - Puerpuéralité.
    - Sans puerpuéralité. Érysipèle. Phlegmon.
  - 3. Blennoragiques.
    - Avec toutes ses localisations.

Les inflammations de la vulve et du vagin peuvent être divisées en deux classes, dont l'aspect clinique et par là même le diagnostic sont différents.

Les unes en effet sont secondaires à une autre maladie, et n'en constituent qu'un épiphénomène, de telle sorte qu'étant donnée la connaissance de l'affection causale, on devine d'avance la forme de localisation inflammatoire existant aux organes génitaux (vulvo-vaginites *deutéropathiques*).

Les autres, tout en ayant une cause qu'on peut le plus souvent déterminer avec précision, constituent l'état pathologique primitif et principal; l'examen local fournit seul les éléments du diagnostic (vulvo-vaginites *protopathiques*).

A. — INFLAMMATIONS DEUTÉROPATHIQUES

1° VULVO-VAGINITE, ULCÉREUSE, APHTEUSE (PARROT), DIPHTÉROÏDIQUE. (Voir pl. I, fig. 1.)

La forme seule de la maladie est diphtérique, mais non l'essence.

Cette affection est spéciale à l'enfance, où elle se manifeste surtout de deux à cinq ans, presque toujours à la suite de la rougeole, quelquefois après l'érysipèle, la varicelle, la coqueluche, la pneumonie.

Elle est caractérisée par l'apparition sur la vulve de petites plaques arrondies, blanchâtres, se transformant bientôt en ulcérations pouvant devenir gangréneuses, ce qui avait fait à tort confondre cette affection avec la gangrène de la vulve dont elle est distincte.

Le vagin est respecté par le processus pathologique.

Quand la forme est grave, il y a de la fièvre, et la maladie peut se terminer assez rapidement par la mort.

Cette maladie est *probablement* contagieuse.

Le pansement consiste en applications locales fréquentes d'une poudre antiseptique : salol ou iodoforme.

2° VULVO-VAGINITE GANGRÉNEUSE. NOMA PUDENDI. GANGRÈNE DE LA VULVE. (Voir pl. I, fig. 2.)

La vulvo-vaginite gangréneuse présente comme étiologie et comme allures générales une grande analogie avec la précédente, à tel point que quelques auteurs les ont décrites ensemble, mais tandis que la gangrène est l'élément accessoire de la vulvo-vaginite ulcéreuse, ici elle constitue l'élément primordial.

On peut l'observer après toute maladie infectieuse, mais surtout après la rougeole et la fièvre typhoïde.

Elle commence par de la fièvre, des douleurs localisées brûlantes : il y a bientôt de l'engorgement vulvo-vaginal, les tissus deviennent gris brun, puis noirâtres, se couvrent ensuite d'ulcérations.

La gangrène est tantôt localisée, tantôt envahissante.

Quand *localisée*, les tissus nécrosés ne tardent pas à se détacher laissant à leur place une plaie profonde et anfractueuse, dont la cicatrisation se fera graduellement avec déformation plus ou moins considérable de la région. (Fistules, rétrécissements du vagin.)

Quand *envahissante*, on voit la gangrène envahir le périnée, la partie supéro-interne des cuisses, l'hypogastre, et s'enfoncer dans le vagin en gagnant le tissu mou du petit bassin; l'état général s'aggrave et la malade ne tarde pas à succomber.

La marche présente une certaine analogie avec le phlegmon diffus qui sera étudié ultérieurement, mais en diffère en ce sens que le phlegmon diffus survient souvent sans maladie antérieure, que l'élément inflammatoire en est le caractère essentiel et au contraire la gangrène une complication.

La gangrène vulvaire est spéciale aux enfants et aux malades hospitalisés; depuis l'ère antiseptique, elle est devenue très rare. Son origine microbienne est en effet plus que probable.

Traitement :

Forme localisée : pansement antiseptique avec de l'iodoforme, alcool à l'intérieur.

Forme envahissante : même traitement, mais de plus cautérisations énergiques au thermocautère ou avec un caustique liquide (acide chlorhydrique) dans les limites même des tissus nécrosés, pour arrêter l'envahissement du mal.

3° Vulvo-vaginite diphtérique.

Le terme de diphtérie est pris ici dans le sens français, c'est-à-dire de maladie générale, et non dans l'acception allemande qui en fait à peu près le synonyme d'affection pseudo-membraneuse.

La diphtérie vulvo-vaginale, sauf très rares exceptions, est secondaire et survient le plus ordinairement après la diphtérie pharyngée ou laryngée.

La connaissance de la maladie antérieure en rend le dignostic facile.

Elle est caractérisée par des plaques blanches se développant d'abord sur la vulve, puis dans le vagin, et prenant parfois une coloration grisâtre qui leur donne un aspect gangréneux.

Sous les pseudo-membranes se trouvent des ulcérations.

Les ganglions de l'aine sont engorgés.

Traitement : médication tonique et stimulante. Pulvérisations locales phéniquées, pansement avec la solution phéniquée, ou avec du jus de citron.

4° Vulvo-vaginite dysentérique.

Cette forme s'observe à la suite de la dysenterie du gros intestin, et semble être une localisation du même élément pathogène à la surface des organes génitaux.

Elle est constituée par la formation à la surface de la vulve et parfois du vagin de *croûtes minces, jaune grisâtre*, qui tombent bientôt pour faire place à des ulcérations.

Même traitement que pour la vulvo-vaginite aphteuse.

5° VULVO-VAGINITE GRAVIDIQUE.

Cette forme est encore désignée sous le nom de vaginite *granuleuse*, car les granulations vaginales en sont l'élément caractéristique.

Ces granulations forment de petites élévations de 1 à 3 millimètres de diamètre, constituées par l'hypertrophie et la réunion de plusieurs papilles; on les aperçoit facilement au spéculum, mais on les sent encore mieux au doigt; le vagin semble émaillé d'une série de têtes d'épingles, qu'on aurait complètement piquées dans la paroi vaginale.

Ces végétations se rencontrent surtout au niveau et au voisinage des

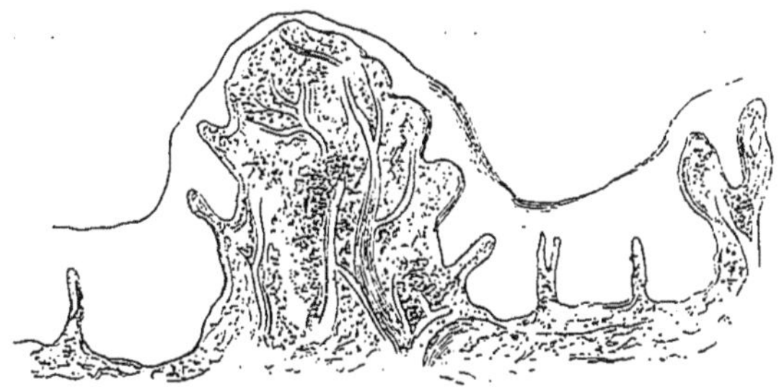

Fig. 182. — Granulation de la vaginite. Coupe (Ruge).

culs-de-sac; elles diminuent petit à petit, à mesure qu'on approche de la vulve; on ne les rencontre pas à la surface vulvaire.

Toute la muqueuse vaginale est rouge violacé, la teinte violette étant l'œuvre de la grossesse. Même coloration de la vulve, qui participe le plus souvent à l'inflammation vaginale.

L'écoulement est franchement purulent et assez abondant.

Cette vulvo-vaginite, qui peut survenir à une période quelconque de la grossesse, le plus souvent dans la seconde moitié, résulte parfois d'une infection blennoragique; la blennoragie, influencée dans sa marche par la grossesse prend alors la forme granuleuse, et s'accompagne comme d'habitude d'urétrite; mais le plus souvent elle se produit spontanément sans trace d'infection blennoragique, sans gonococcus, sous la seule influence de la gestation; cette vaginite gravidique simple ne s'accompagne pas ordinairement d'urétrite.

L'urétrite par sa présence ou son absence permettra donc d'éliminer ou d'établir la nature blennoragique de l'affection.

L'examen microscopique sera également un adjuvant utile par la recherche des gonococcus, mais les conclusions à tirer de cet examen devront être réservées, car des microbes nullement blennoragiques peuvent simuler le gonococcus.

La vulvo-vaginite gravidique incommode peu les femmes qui en sont atteintes; l'écoulement est seul gênant; le mari peut sans crainte de contamination pratiquer le coït alors que l'élément blennoragique est absent.

Son principal inconvénient est d'exposer le nouveau-né à l'ophtalmie purulente, l'inoculation se faisant au passage.

Cette inflammation est d'ailleurs rebelle à la plupart des traitements et ne guérit qu'avec l'accouchement. On se contente en général de lui opposer des injections vaginales au sublimé à $\frac{1}{4000}$ pendant le dernier mois de la grossesse.

6° Vulvo-vaginite sénile. — Cette vulvo-vaginite, qui se déclare au moment de la ménopause ou dans les années consécutives, est remarquable par sa ténacité, sa faible intensité par les démangeaisons et cuissons parfois insupportables qu'elle produit.

Le diabète en est fréquemment la source, mais souvent aussi sa cause nous échappe ; elle paraît alors dépendre de l'âge seul, comme si la nutrition de ces organes était profondément modifiée par la mort fonctionnelle du système génital.

L'écoulement est muco-purulent, le plus souvent peu abondant.

A l'examen on trouve la muqueuse vulvo-vaginale rouge violacé, au lieu de sa coloration rose normale, mais cette coloration est peu intense ; il est même parfois difficile de se prononcer à son égard.

Des ecchymoses, voire même de petites ulcérations superficielles ne sont pas très rares à la surface du vagin.

Le *traitement* local consiste en pansements antiseptiques pulvérulents, iodoforme ou salol, introduits avec un tampon une ou deux fois par semaine dans le vagin ; la même poudre sera insufflée sur la surface vulvaire.

Le traitement général sera important ; on soignera le diabète, s'il existe, par un régime approprié, sinon veiller à l'intégrité des fonctions digestives et combattre surtout la constipation.

B. — INFLAMMATIONS PROTOPATHIQUES

1° Vulvo-vaginite traumatique.

Tout traumatisme prolongé comme celui causé par le séjour d'un pessaire, d'un tampon, d'une éponge, ou violent, comme celui qui résulte de brutales tentatives de défloration (cause relativement assez fréquente chez les jeunes filles) est susceptible de produire une inflammation vulvo-vaginale, dont l'intensité est habituellement faible.

La masturbation est ici un facteur pathologique important.

C'est par un mécanisme analogue que les sécrétions utérines, ou celles fournies par l'intertrigo de la face interne des cuisses, peuvent amener une inflammation vaginale, véritable traumatisme à action irritante continue. Même irritation chez les femmes, qui ne prennent pas les soins de propreté voulus.

Je mentionnerai également la vaginite produite par la présence d'oxyures, ou de l'oïdium albicans.

Cette inflammation se manifeste par de la rougeur, un écoulement muco-purulent, et parfois des ulcérations amenées par le contact direct de corps étrangers.

Traitement : *sublata causa, tollitur effectus;* quelques injections et pansements astringents suffiront pour ramener la muqueuse vulvo-vaginale à son état normal.

2° VULVO-VAGINITE SEPTICÉMIQUE.

Quand par l'intermédiaire d'une plaie vaginale ou vulvaire un élément septique pénètre dans les lymphatiques de la région, une inflammation septicémique pourra en être la conséquence.

Si l'inflammation reste superficielle, on aura les symptômes de l'érysipèle. Erysipèle du vagin, de la vulve, des régions avoisinantes.

Si l'inflammation envahit le tissu cellulaire sous-jacent et suit une marche rapidement progressive, on a les symptômes du phlegmon diffus.

Des portions de vagin nécrosées peuvent se détacher, d'où le nom de *vaginite disséquante*, donné à certaines variétés de cette affection.

La *périvaginite phlegmoneuse*, également décrite par certains auteurs, n'est autre que l'inflammation du tissu cellulaire périvaginal sous l'influence de la même cause.

Si des gaz se développent dans des tissus enflammés on aura la *vaginite emphysémateuse;* toutefois cette variété doit être distinguée d'une autre du même nom, que nous étudierons avec les tumeurs gazeuses et qui serait un emphysème du vagin se faisant sourdement, sans retentissement général, constitué par de petits kystes aériens développés dans la muqueuse vaginale.

Ces divers accidents septiques peuvent se développer pendant la puerpéralité ou en dehors d'elle.

Je n'aborderai ni leur description ni leur traitement ; l'érysipèle et le phlegmon diffus, dont l'ensemble constitue la septicémie génitale, ou plutôt une des septicémies génitales, ne présentant pas de particularités suffisantes pour obliger à une description spéciale et rentrant dans le domaine de la pathologie chirurgicale.

3° VULVO-VAGINITE BLENNORAGIQUE.

J'arrive en terminant à la vulvo-vaginite la plus fréquente (la vaginite gravidique exceptée) et la plus importante, à celle que le gynécologue doit le mieux connaître, à la vulvo-vaginite blennoragique.

Un microbe dont la forme rappelle celle d'un grain de café (fig. 183 et 184) est déposé pendant l'union sexuelle à la surface génitale de la femme.

Ce microbe inoculé pullule et provoque autour de lui une réaction inflammatoire ; la blennoragie est constituée.

Le début de l'inflammation a lieu tantôt par le vagin, tantôt par la cavité cervicale de l'utérus, tantôt par la vulve, tantôt par l'urètre ; elle survient cinq à huit jours après l'inoculation ; quand le médecin est consulté, la plus grande partie de la surface génitale est envahie et le point de départ est déjà introuvable.

L'inflammation s'accompagne de ses quatre symptômes cardinaux : *douleur*, *rougeur*, *chaleur*, *tuméfaction*.

Une sécrétion abondante de pus s'échappe de la surface génitale tachant en jaune vert le linge.

La douleur est vive spontanément ; elle devient excessive et intolérable quand on veut tenter une exploration vaginale.

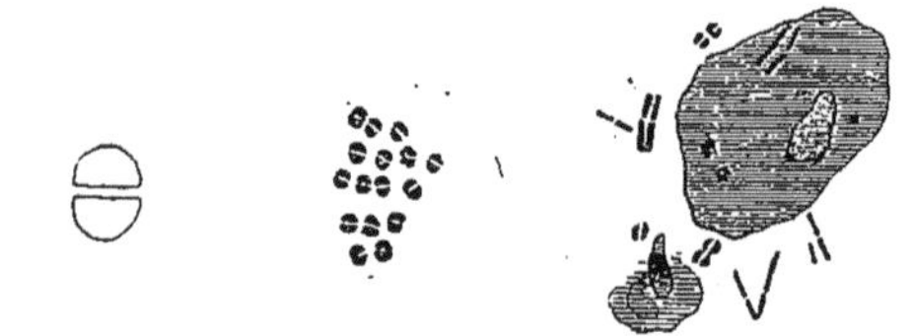

Fig. 183. — Sécrétion vaginale d'une accouchée. — Cellules épithéliales et gonocoques (Bumm).

Si, la femme étant placée sur le fauteuil d'examen, on essaie de faire pénétrer le doigt dans le vagin, même avec beaucoup de vaseline et de douceur, la patiente pousse des cris, elle s'éloigne ; la muqueuse est au summum de sensibilité, et il y a un vaginisme intense ; on ne peut pénétrer qu'avec l'anesthésie locale ou générale.

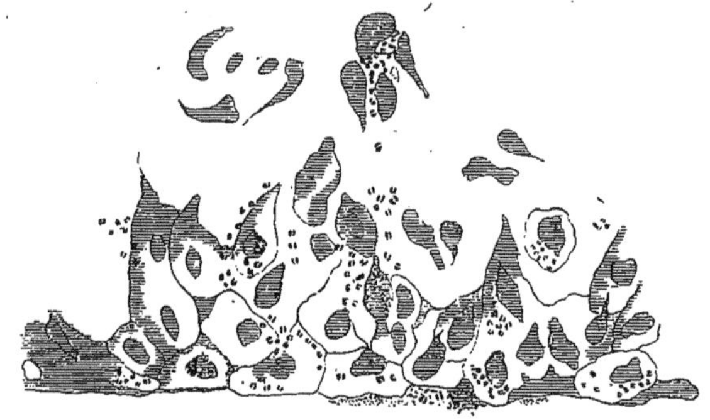

Fig. 184. — Coupe de la conjonctive palpébrale dans un cas d'ophtalmie blennoragique. Revêtement épithélia infiltré de gonocoques blennoragiques (Bumm).

Une exploration est d'ailleurs inutile, cet examen sommaire permet d'établir le diagnostic.

La nature seule de l'inflammation doit être discutée ; s'agit-il d'une blennoragie ou d'une autre variété de vulvo-vaginite ?

Quand l'inflammation est aussi intense, quand quelques jours auparavant, il y a eu un coït suspect, quand il y a de l'urétrite, révélée par l'examen direct et aussi par la douleur que la femme éprouve en urinant, la nature blennoragique de l'inflammation est bien probable.

L'urétrite est en quelque sorte la signature de la blennoragie; elle est le meilleur signe clinique des gonococcus ; elle existe rarement avec les autres formes d'inflammation vulvo-vaginale.

En cas d'attentat à la pudeur chez les petites filles, elle est toujours attentivement recherchée par les médecins légistes, car son existence rend probable la blennoragie et par conséquent les tentatives masculines, sinon il peut être question d'une vulvo-vaginite d'une autre nature, n'ayant aucune origine contagieuse.

L'examen microscopique révélera le gonococcus, s'il s'agit de blennoragie. Toutefois cette constatation n'est pas considérée comme pathognomonique, car d'autres microbes non pathogènes peuvent exactement simuler celui de la blennoragie.

Tel est du moins l'avis de plusieurs médecins légistes, parmi lesquels nous citerons *Vibert* et *Bordas*, dont je transcris ici textuellement l'opinion :

« .... le critérium que l'on veut tirer de la présence dans le pus de diplocoques, en tout semblables aux gonocoques, n'est nullement accepté par les bactériologistes les plus compétents. Bokai, Eklund, Bockhart, Bumm, déclarent de la façon la plus formelle qu'il existe dans le pus de diverses provenances, et notamment dans des écoulements des organes génitaux de la femme, des diplocoques qu'il est impossible de distinguer des gonocoques par leurs caractères morphologiques ni par leurs réactions. Bumm que nous citons spécialement parce qu'il est peut-être l'auteur qui a étudié le plus soigneusement et le plus complètement le gonocoque, décrit trois espèces de diplocoques (jaune citron, blanc de lait, blanc jaune), qu'on ne peut distinguer les uns des autres, non plus que du gonocoque, autrement que par la culture.

« En appliquant ces données à la médecine légale, on doit donc formuler la proposition suivante :

« *L'examen microscopique des écoulements vulvo-vaginaux ne permet jamais à un expert d'affirmer que telle vulvite est ou non de nature blennoragique.* »

Après cette période aiguë, qui dure quelques jours, les symptômes inflammatoires s'apaisent ; mais souvent à ce moment se produisent des *complications*, qui ne sont autre chose que l'envahissement par le gonococcus des territoires voisins, tels :

La Bartholinite ;
La cystite ;
L'endométrite ;
La salpingite ;
L'ovarite ;
La pelvi-péritonite, susceptible de dégénérer en péritonite.

Le microbe peut même être transporté par la voie sanguine dans des territoires éloignés, et causer, par exemple, une arthrite.

Les diverses complications de voisinage seront étudiées à propos de chacun des organes atteints, je ne fais ici que les mentionner pour donner une idée de la gravité possible de la blennoragie.

Cette inflammation bénigne d'apparence peut, ainsi qu'on le voit, avoir les plus graves conséquences ; en envahissant les trompes elle produit la pyosalpingite, qui détruit ces organes au point de vue physiologique et cause la stérilité ; même résultat avec une ovarite suppurée ; quant à la péritonite, elle expose la vie même de la femme.

La blennoragie dure chez la femme de un à deux mois, parfois même davantage.

[1] *La Médecine moderne*, 1891, p. 884.

Mais alors qu'à l'examen de la vulve à la vue et du vagin au spéculum, l'inflammation semble disparue, le médecin ne doit pas ignorer qu'il existe des *repaires blennoragiques*, qui deviennent la source de contagions très inattendues.

Telle femme paraît guérie qui quelques jours ou quelques semaines après donne la blennoragie par l'union sexuelle.

Ces repaires blennoragiques sont les glandes de la vulve, en particulier les glandes de Bartholin, celles qui entourent le méat urinaire, et souvent aussi l'urètre ainsi que la cavité cervicale de l'utérus.

Quand avec une surface génitale d'apparence normale, on exerce une compression sur les glandes en question, on fait soudre une ou deux gouttelettes de pus; l'urètre également sert son contenu à une pression postéro-antérieure faite par le vagin.

Pour le col, après avoir appliqué le spéculum, si on pousse avec une pince dans l'orifice externe un petit tampon de coton, on le ramène souvent recouvert d'une gouttelette purulente ; une goutte de pus suffit à donner plusieurs blennoragies par inoculation.

C'est cette même gouttelette microbienne, cachée en quelque sorte dans son terrier qui s'échappe au moment du coït, chassée par la compression masculine ; elle contamine celui même qui l'a troublée dans son repos.

A côté de la forme aiguë de la blennoragie, dont il vient d'être question, il en est d'*atténuées*, de *larvées*, qui sont parfois très embarrassantes pour le gynécologue.

Voici la forme la plus commune : un homme se marie, ayant eu la chaude-pisse deux ou trois ans auparavant, il a encore une légère *goutte militaire*, dont il n'a pu se débarrasser, c'est-à-dire que le matin avant d'uriner en comprimant l'urètre, il fait poindre au méat une petite gouttelette jaune pâle.

Il n'attache aucune importance à ce léger inconvénient.

Le mariage a lieu ; les premières approches conjugales se font sans accident, puis au bout de trois ou quatre mois, la femme souffre, les règles deviennent douloureuses, il y a un peu d'endométrite.

Puis bientôt un malaise dans tout le bas-ventre avec douleurs dans les reins et dans les aines ; l'examen direct démontre l'existence d'une endométrite et d'une double salpingite catarrhale, parfois avec un peu d'ovarite ; le vagin et la vulve sont d'ailleurs normaux.

L'inflammation endo-utérine et endo-salpingienne est le résultat de l'inoculation de la goutte militaire.

La femme doit être condamnée au repos, traitée par les révulsifs; parfois la lésion des trompes est suffisante pour produire la stérilité.

En somme, la maladie est bénigne d'apparence, le mari croit ne rien avoir à se reprocher, et néanmoins il a apporté l'infécondité dans le mariage.

La conclusion est qu'on ne saurait traiter avec trop de sollicitude la blennoragie chez la femme comme chez l'homme.

Examinons quel doit être ce *traitement* chez la femme.

Le traitement de la vulvo-vaginite blennoragique consiste en :

Bains;
Injections;
Suppositoires;
Tampons médicamenteux.

1° *Bains.* — Les bains sont le seul traitement qu'on puisse appliquer pendant la période aiguë, alors que l'accès du vagin est fermé par l'intensité même de l'inflammation.

Les bains sont ou simples ou mélangés d'amidon. Ils seront donnés tous les jours pendant une heure environ.

La vulve sera lavée trois à quatre fois par jour avec une solution légèrement antiseptique (acide phénique à $\frac{1}{200}$, de sublimé à $\frac{1}{4000}$).

Garder le repos aussi complet que possible[1].

2° *Injections.* — Aussitôt que les symptômes inflammatoires se sont calmés, et que le vagin est devenu accessible, tout en continuant les grands bains on fera prendre à la femme une injection matin et soir de quatre litres environ avec une des solutions suivantes :

Soit alun ou tanin	1 cuillerée à soupe par litre.
Soit coaltar saponiné.	émulsion au 1/5.
Soit sulfate de cuivre.	20 grammes par litre.
Soit permanganate de potasse. .	1 gramme par litre.

On s'accorde actuellement à reconnaître que le permanganate de potasse est l'antiseptique qui combat le plus heureusement le gonococcus; c'est donc à lui qu'on devra accorder la préférence pour les injections anti-blennoragiques.

3° *Suppositoires.* — Après chaque injection on fera placer dans le vagin un des suppositoires suivants :

Tanin	3 grammes.
Glycérine.	0,50 —
Beurre de cacao	q. s.

Pour un suppositoire.

La femme doit rester étendue pendant les deux premières heures qui suivent l'application du suppositoire, sans quoi il serait expulsé du vagin à mesure qu'il fondrait, sans produire d'action topique sérieuse.

4° *Tampons.* — Le traitement qui précède, avec bains, injections et suppositoires, peut suffire à la guérison, cependant les applications de tampons

[1] La femme, si elle peut être dressée à cela, se trouvera bien de l'introduction pendant le bain d'un spéculum grillagé, aussitôt que cette introduction devient possible.

seront suivis d'une cure plus rapide, et devront être préférées, quand la femme est en situation de se faire panser par un médecin.

Quant à l'application des tampons par la patiente même, je la crois peu pratique, malgré les appareils plus ou moins ingénieux qui ont été inventés dans ce but.

Les tampons seront imbibés de glycérolé de tanin, ou de glycérolé d'iodoforme; ils seront appliqués aussi gros que possible, du volume d'une noix à celui d'une mandarine, car outre l'influence des médicaments dont ils sont chargés, ils agissent très heureusement en isolant l'une de l'autre les parois vaginales; l'isolement sera d'autant plus complet que le tampon sera plus gros.

Quand l'inflammation semble terminée, il faut avoir soin d'explorer toute la surface vaginale, chercher les *repaires blennoragiques* dont il a été précédemment question, de manière à ne respecter aucun territoire où le gonococcus puisse pulluler.

Pour les glandes malades il sera nécessaire de les inciser après anesthésie locale préalable, de manière à cautériser leur intérieur. Quant aux glandes de Bartholin, il sera plus sûr d'en faire l'extirpation totale, si on la juge nécessaire.

III

ÉRUPTIONS ET ULCÉRATIONS VULVO-VAGINALES

SOMMAIRE

a. *Contagieuses.*
   1. Herpès.
   2. Folliculite.
   3. Chancre mou.
   4. Manifestations syphilitiques.
   5. Lupus (tuberculose).

b. *Non contagieuses.*
   1. Eczéma.
   2. Psoriasis.
   3. Pemphigus.
   4. Kraurosis.

Dans la description des éruptions et ulcérations vulvo-vaginales, pas plus que dans celle des tumeurs, on ne trouvera de chapitre spécial réservé à l'*esthiomène.*

L'esthiomène en effet n'est pas une maladie définie, c'est un syndrome, dans la description duquel on a confondu des maladies différentes : épithélioma, ulcérations syphilitiques tertiaires, tuberculose, éléphantiasis.

Or chacune de ces maladies sera étudiée au chapitre qui lui est réservé. *Esthiomène* et *lupus* ne sont pas non plus synonymes, car le lupus est le nom générique sous lequel on a décrit, avant de connaître leur nature, les différentes formes de tuberculose vulvo-vaginale; *lupus* et *tuberculose* ne font qu'un.

Les éruptions et ulcérations vulvo-vaginales, au point de vue clinique, doivent être divisées en *contagieuses* et *non contagieuses*.

A. — ÉRUPTIONS ET ULCÉRATIONS CONTAGIEUSES

1. Herpès.

L'herpès est caractérisé par l'éruption de petites vésicules sur la vulve. L'éruption suit les quatre stades suivants :

1° Rougeur et congestion;
2° Formation de vésicules;
3° Rupture et ulcération;
4° Cicatrisation.

L'herpès revêt deux formes :

L'une *discrète*, dans laquelle il n'y a pas de phénomènes généraux; les vésicules sont rares et isolées; les troubles locaux sont de faible intensité.

L'autre *confluente*, la vulve est couverte par l'éruption; fièvre et malaise; cuisson très vive aux parties génitales (pl. II, fig. 1).

Dans la forme discrète, quand la période vésiculaire est franchie, la confusion est parfois facile avec les chancres mous, les chancres indurés et les plaques muqueuses, surtout quand il y a eu modification par des caustiques. L'existence d'autres manifestations syphilitiques, la marche de l'affection, parfois l'existence dans le voisinage de vésicules appartenant à des points d'herpès moins avancés, seront les meilleurs éléments de diagnostic.

Dans la forme confluente l'aspect est souvent celui de plaques muqueuses érosives; localement l'herpès se distingue par ses bords festonnés, constitués

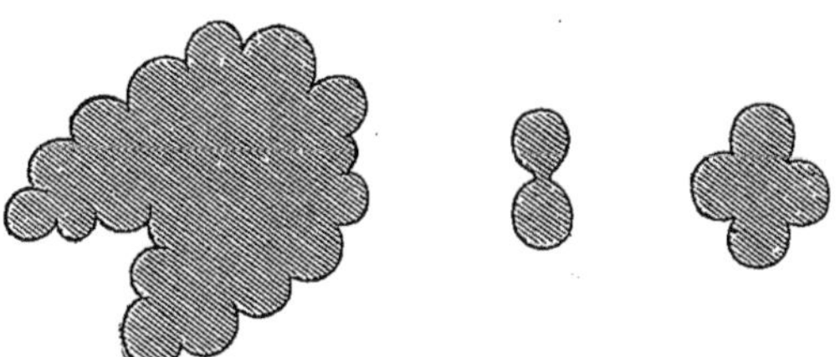

Fig. 185. — Bords festonnés de l'herpès.

par une série de petits cercles adjacents les uns aux autres, parfois disposés en 8 ou en trèfle (fig. 185).

L'herpès s'accompagne d'adénopathie, cet élément fera donc défaut pour le diagnostic avec la syphilis et le chancre induré, car il existe dans ces deux maladies.

Dans les cas douteux, attendre pour le diagnostic; l'herpès dure une quinzaine dans la forme confluente, deux à cinq jours dans la forme discrète.

Il semble au point de vue étiologique y avoir deux sortes d'herpès : l'un purement *local*, survenant souvent avec les règles (boutons de règles), à la suite d'excès de coït, d'écoulement utéro-vaginal; l'autre *constitutionnel*, lié à la diathèse arthritique.

L'herpès est faiblement *contagieux*, cependant cette contagion ne saurait être niée, car on voit de temps en temps le mari et la femme être affectés à la fois d'une éruption analogue.

On a encore décrit sous le nom d'*herpes gestationis* une éruption qui survient exclusivement pendant la puerpéralité, ordinairement au cours de la grossesse, exceptionnellement pendant le postpartum.

Cette éruption est caractérisée par des plaques rouges recouvertes de soulèvements vésiculeux et bulleux.

Ce n'est pas à proprement parler un herpès, mais, ainsi que l'a dit *Brocq*, une *dermatite polymorphe prurigineuse et récidivante.*

Cette éruption étant exclusivement puerpérale et, disparaissant après le retour de l'organisme féminin à l'état normal, je me contente de la mentionner ici.

Traitement. — Bains tièdes prolongés;

Cataplasmes de fécule, ou application d'émollients;

A la période d'ulcération, saupoudrer avec un mélange d'oxyde de zinc et d'amidon à parties égales.

Quand les ulcérations se cicatrisent lentement, les toucher avec une solution de nitrate d'argent au $\frac{1}{100}$;

Chez les femmes sujettes aux récidives fréquentes, bains sulfureux, stations thermales sulfureuses.

2. Folliculite.

La folliculite est l'inflammation des glandes de la vulve.

Il en existe trois variétés :

Une *syphilitique;*
Une *chancreuse;*
Une *simple.*

La variété syphilitique est tantôt hypertrophique, tantôt suppurative et ulcéreuse, et coïncide ordinairement avec d'autres manifestations de la maladie.

La variété chancreuse est constituée par autant de petits chancres mous folliculaires, qui ne peuvent guère se distinguer de la folliculite simple que par l'inoculation donnant des résultats positifs avec le chancre mou et négatifs au contraire avec la folliculite simple.

Quant à la folliculite simple, qui se confond avec l'acné suppurée, elle est caractérisée par une période d'éruption, boutons rouges émergeant à la vulve et causant des démangeaisons plus ou moins vives — par une période de suppuration — et enfin par une période de déclin et de cicatrisation (pl. II, fig. 2).

Le **traitement** dans le premier cas est celui de la syphilis, dans le second celui du chancre mou, et dans le troisième se résume en soins de propreté.

3. Chancre mou.

Le chancre mou, absolument distinct de la syphilis avec laquelle il était confondu autrefois, n'a pas de période d'incubation; il survient peu après le coït infectant.

Il commence par une petite auréole rougeâtre, d'apparence inflammatoire.

Au deuxième ou troisième jour l'auréole s'est agrandie; en son milieu l'épiderme se soulève pour former une vésicule remplie de sérosité louche.

Au quatrième jour le liquide devient purulent, la pustule s'ouvre et cède la place à une ulcération à *fond jaunâtre et à bords taillés à pic;* ces deux caractères réunis sont pathognomoniques du chancre mou.

Etat stationnaire pendant un temps variable, puis cicatrisation.

Le chancre mou, dont la contagion se fait presque constamment par le coït, et dont l'élément pathogène n'est pas encore connu, peut prendre quatre formes cliniques distinctes :

1° Unique, comme l'est habituellement le chancre induré;
2° Multiple (pl. III, fig. 1);
3° Folliculaire, déjà décrit page 171;
4° Phagédénique (pl. III, fig. 2).

Le phagédénisme est une complication du chancre simple; il est constitué par une marche envahissante de l'ulcération, qui détruit petit à petit les tissus voisins en les ulcérant et en les nécrosant, de telle sorte que la plaie prend quelquefois des dimensions considérables, parfois suffisantes pour produire l'hecticité et la mort.

Le chancre mou peut se développer en une région quelconque de la vulve, on le rencontre assez souvent au col utérin, mais le vagin paraît lui être réfractaire, de même qu'à la plupart des manifestations syphilitiques; en dehors de la blennoragie l'épithélium vaginal se prête mal à l'inoculation des maladies vénériennes.

L'adénopathie est dans le chancre mou un élément important de diagnostic, comparons-la avec celle de la syphilis :

Dans la syphilis il y a dans chaque aine une *pléiade ganglionnaire indolente*, une série de petits ganglions durs, avec un ganglion chef au milieu d'eux, qui les domine par son volume.

Dans le chancre mou, il y a au contraire une adénite inflammatoire douloureuse et ordinairement unique pour un même côté. Cette adénite se termine soit par résolution, soit par suppuration, et dans ce dernier cas le pus est tantôt simple, tantôt spécifique, c'est-à-dire reproduisant par l'inoculation un chancre mou ; c'est alors un véritable chancre mou ganglionnaire, inoculé par la voie lymphatique et évoluant ultérieurement suivant les allures habituelles à cette maladie.

Le **pronostic** du chancre mou est bénin à moins de phagédénisme.

Le **traitement** est essentiellement local et consiste dans l'application de poudres antiseptiques parmi lesquelles l'iodoforme est la meilleure. On a essayé de nombreux traitements contre le phagédénisme, on est toujours revenu au *repos* et à l'*iodoforme*, combinés à un *traitement général tonique*.

4. Manifestations syphilitiques.

La vulve peut être le siège :

D'accidents primitifs. Chancre induré. . . . 1
D'accidents secondaires. Syphilides :
1° En surface ou érosives 2
2° En creux ou ulcéreuses 3
3° En saillie ou papulo-tuberculeuses . . 4
D'accidents tertiaires. Gommes 5

Un mot sur chacune de ces cinq variétés d'accidents syphilitiques.

1° *Chancre induré* (pl. IV, fig. 2 et 4). — Le chancre induré, première manifestation de la syphilis, survient environ un mois après le coït infectant.

Il se manifeste par une petite tache rouge indolore.

La surface prend une couleur jambonneuse et la base s'indure, donnant au doigt la sensation d'un petit disque cartilagineux.

Assez rarement le chancre fait saillie à la surface de la vulve et prend la forme papuleuse, ou encore creuse les tissus de manière à former une véritable ulcération ; habituellement la surface du chancre est de niveau avec les tissus voisins.

Le chancre est, chez la femme, ordinairement *unique*, quelquefois *multiple*.

Après un à trois mois survient la cicatrisation ne laissant comme trace de la lésion que l'induration qui persiste assez longtemps.

Au lieu de se cicatriser, le chancre se transforme quelquefois en plaque muqueuse.

Le chancre induré peut siéger en une région quelconque de la vulve, il est inconnu au niveau du vagin, il en est à peu près de même des syphilides, qui vont être étudiées dans un instant, avec cette différence toutefois qu'on peut à titre exceptionnel les observer sur la paroi vaginale.

2° *Syphilides érosives* (pl. IV, fig. 1). — Erosions superficielles du derme muqueux, variant comme étendue d'une lentille à une pièce de cinquante centimes, indolentes comme le sont en général les manifestations syphilitiques.

Ces érosions guérissent facilement sous l'influence du traitement général, et l'application locale d'une poudre isolante quelconque.

3° *Syphilides ulcéreuses* (pl. V, fig. 1). — Forme relativement rare des plaques muqueuses. L'ulcération commence par une rougeur locale, qui se creuse petit à petit, et se recouvre d'un enduit jaunâtre, de sorte qu'elle simule assez bien un chancre mou.

Ces ulcérations sont ordinairement multiples et peuvent se développer en une région quelconque de la vulve.

4° *Syphilides papulo-tuberculeuses* (pl. IV, fig. 3). — Je réunis sous cette unique dénomination les syphilides papuleuses et les tuberculeuses, les unes formées par de petites saillies, les autres par des saillies plus accentuées.

La saillie commence par un bouton de faible importance qui grossit jusqu'à constituer une papule, ou même jusqu'à former un véritable tubercule.

La surface est *humide*, *sécrétante*, *érodée*.

La syphilide tuberculeuse s'appelle encore *papulo-hypertrophique*.

5° *Gommes vulvaires* (pl. V, fig. 2). — Le tissu cellulaire de la vulve peut aussi être le point de départ des gommes syphilitiques.

La gomme est une tumeur noueuse, passant successivement de l'induration au ramollissement et à l'ulcération.

Le traitement antisyphilitique peut en entraver l'évolution et l'arrêter par exemple dans la phase d'induration, amenant petit à petit la résorption du noyau induré.

Le traitement de ces diverses manifestations syphilitiques est général et local.

Général, traitement mercuriel ou mixte avec l'iodure de potassium suivant l'âge de la maladie,

Local, une simple poudre astringente, isolante ou antiseptique avec propreté minutieuse, si les accidents sont légers. Des cautérisations à la teinture d'iode, au nitrate d'argent, au nitrate acide de mercure en cas d'accidents tenaces et rebelles.

5° Lupus. Tuberculose [1].

La tuberculose est susceptible de se développer en un point quelconque des organes génitaux ; il ne sera ici question que de celle de la vulve et du vagin.

Elle peut être soit la manifestation locale d'une infection générale et survient en pareil cas chez un sujet phtisique, soit la première et unique localisation de la tuberculose, l'inoculation se fait alors par le coït, tantôt

[1] Voir Deschamps. *Arch. de Tocologie*, 1885, p. 19.

par le contact direct d'une lésion tuberculeuse, tantôt par le contact du sperme contenant des bacilles spécifiques.

Dans le *vagin* la tuberculose se manifeste par une ulcération, à bords élevés et indurés, taillés à pic et recouverts d'un enduit gris jaunâtre caséeux ; tantôt unique, tantôt multiple, pouvant rester longtemps stationnaire et passer inaperçue; ayant en d'autres cas une marche envahissante et capable de produire des désordres profonds, tels que fistules, soit du côté des voies urinaires, soit du rectum.

A la *vulve*, la tuberculose revêt deux formes distinctes, l'une ulcéreuse (pl. VI, fig. 1), l'autre hypertrophique (pl. VI, fig. 2).

Dans la forme *ulcéreuse*, il existe une ulcération anfractueuse, à bords inégaux, tendant à s'agrandir tantôt en surface, tantôt en profondeur, capricieuse dans sa marche, guérissant en un point pendant qu'elle s'étend en une autre région. La perte de substance est quelquefois très grande, bordée de végétations à teinte luisante et couleur violacée. La guérison est l'exception. La plupart du temps, l'envahissement est lent, dure plusieurs années avec des désordres locaux considérables, d'où résulte la mort de la malade.

Dans la *forme hypertrophique*, encore dénommée *éléphantiasique*, toutes les parties constituantes de la vulve prennent un développement parfois considérable. Les tissus sont rouges, lisses, non ulcérés, rappelant l'aspect d'un œdème dur. De petites végétations parsèment cette surface hypertrophiée.

TRAITEMENT,

Forme ulcéreuse : pansements à l'iodoforme, cautérisations avec la teinture d'iode, le nitrate d'argent, parfois avec le fer rouge (peut-être des scarifications). Traitement général tonique (huile de foie de morue).

Forme hypertrophique : ablation au bistouri des tissus malades aussi complète que possible. Dans les cas où l'intervention chirurgicale ne sera pas acceptée, on pourra tenter les scarifications ou l'électropuncture.

B. — ÉRUPTIONS ET ULCÉRATIONS NON CONTAGIEUSES

1. ECZÉMA (pl. VII, fig. 1).

L'eczéma vulvaire est *aigu* ou *chronique*.

Aigu, il débute par une éruption de petites vésicules très fines avec gonflement des tissus sous-jacents. Les vésicules ouvertes laissent échapper un liquide, qui se coagule sous forme de croûtes. Guérison ou passage à l'état chronique. Traitement : émollients, cataplasmes de fécule, laxatifs intestinaux.

Chronique, même éruption évoluant lentement et donnant lieu à un suintement assez abondant, cause de démangeaisons pénibles. Traitement local : émollients; général : alcalins.

2° Psoriasis (pl. VII, fig. 2).

Le psoriasis peut siéger à la vulve comme en tout autre point du corps, mais cette localisation est relativement rare.

Il se reconnaît à ses plaques squameuses saillantes, sèches, présentant une coloration blanche reposant sur un fond rouge.

Le psoriasis vulvaire est quelquefois l'avant-coureur de l'épithélioma.

Traitement général : arsenic; — local : pommade au goudron ou à l'huile de cade.

3. Pemphigus.

Le pemphigus est caractérisé par la présence de bulles de dimensions variables, contenant soit de la sérosité avec ou sans mélange de sang, soit du pus.

Le pemphigus peut siéger à la surface des grandes et petites lèvres, ainsi qu'à l'intérieur du vagin.

Cette affection est très rare aux organes génitaux, il suffit d'en mentionner ici l'existence.

4. Kraurosis vulvæ.

Sous ce nom *Breisky*[1] a, en 1885, décrit une affection de la vulve dont la description clinique manque de netteté.

Il existe d'abord des plaques blanc nacré, assez résistantes, à surface sèche, parfois enduite d'une sécrétion tenace.

Ces plaques augmentent de nombre et d'étendue, et finissent par amener une atrophie des tissus vulvaires.

Différents symptômes accompagnent ces lésions, tantôt du prurit, tantôt de la leucorrée, tantôt des ménorragies; aucun de ces symptômes n'est d'ailleurs constant[2].

Cette affection encore peu connue demande à être plus complètement étudiée pour arriver à établir son diagnostic et sa thérapeutique.

[1] Ueber kraurosis vulvæ, eine wenig beobachtete Form von Hautatrophie am Pudendum muliebre. Zeitschrift fur Heilkunde. Bd. 6, Hft. 1. 1885, p. 69.

[2] Voir Dumesnil-Omann. *New Orléans m. and. s. Journal*, mars 1890.

IV

TUMEURS

SOMMAIRE

a. *Gazeuses.*
  1. Kystes gazeux.
  2. Hernies.

b. *Liquides.*
  3. Kystes.
  4. Hématomes. Thrombus.
  5. Abcès.
  6. Tumeurs érectiles.
  7. Varices.
  8. Œdème.

c. *Solides.*
  9. Furoncles. Anthrax. Bartholinite.
  10. Végétations.
  11. Éléphantiasis.
  12. Fibrome. Myome. Lypome. Sarcome.
  13. Cancer.

1. KYSTES GAZEUX

Ces tumeurs qui se développent en assez grand nombre, et sous l'influence exclusive de la grossesse, constituent une maladie très rare, qui a reçu des dénominations diverses : colpohyperplasie kystique (Winckel), vaginite kystique (Ruge), emphysème vaginal (Zweifel).

Ces kystes, remplis d'un gaz dont la composition est analogue à celle de l'air, sont toujours de petites dimensions : ils ne dépassent pas le volume d'une cerise.

On les a fait provenir des glandes, des espaces lymphatiques, et enfin des interstices mêmes de la paroi vaginale; cette dernière origine semble la vraie; le point de départ serait un thrombose locale, d'où formation d'une vacuole, réunion de plusieurs vacuoles, enfin formation de gaz par décomposition du contenu.

2. HERNIES

Il en existe deux variétés : une *labiale antérieure* et une *labiale postérieure*.

Dans la hernie labiale antérieure, l'intestin descend par le canal inguinal

[1] Consult. Jacobs. *Des kystes vasculaires du vagin. Archives de physiologie*, 1er oct. 1888, p. 261.

dans les grandes lèvres; c'est l'analogue de la hernie scrotale chez l'homme (fig. 186).

Dans la hernie labiale postérieure (fig. 187), l'intestin refoule le péritoine à travers l'aponévrose pelvienne et le releveur de l'anus, côtoie la paroi

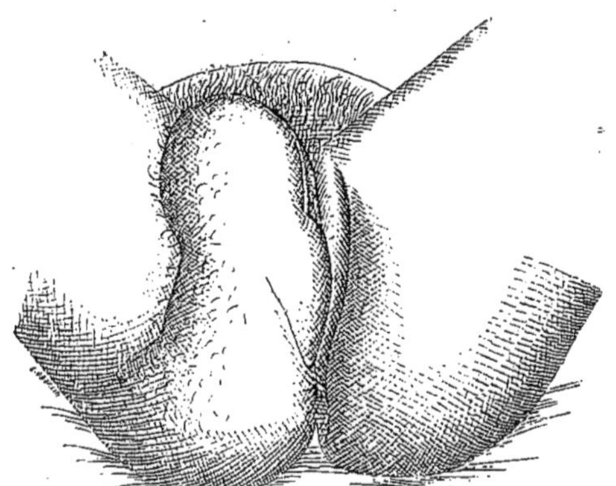

Fig. 186. — Hernie labiale antérieure (Winckel).

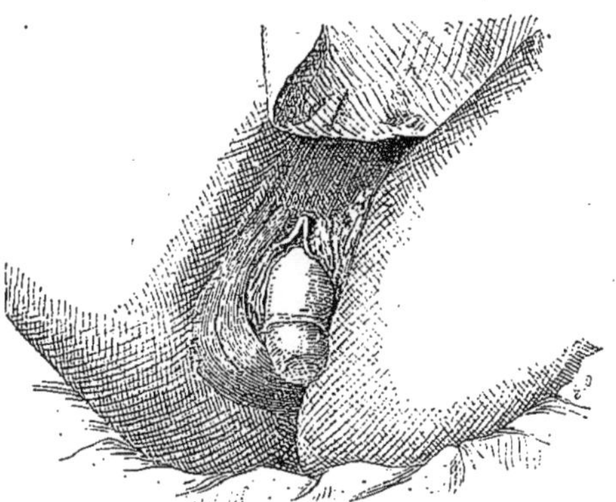

Fig. 187. — Hernie labiale postérieure (Winckel).

vaginale latéralement et repousse cette paroi à travers l'orifice vulvaire, où elle vient faire une saillie, coiffée par cette même paroi.

Avec l'intestin il peut dans la hernie s'échapper de l'épiploon, et quelquefois, surtout dans la labiale postérieure, l'ovaire.

Symptômes et traitement habituels des hernies.

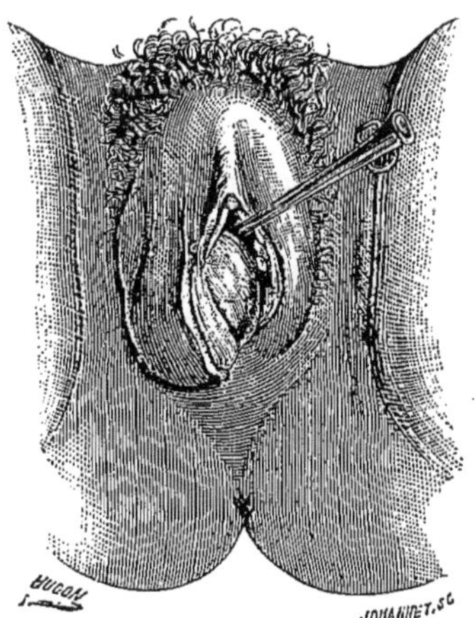

Fig. 188.—Kyste du canal excréteur de la glande de Bartholin; une sonde est introduite dans le méat urinaire (Huguier).

3. KYSTES LIQUIDES

A la vulve, les kystes sont susceptibles de se développer en une région quelconque, le plus souvent au niveau de la glande de Bartholin; la glande même se transforme en kyste par occlusion de son canal excréteur.

Le contenu est séreux (fig. 188) ou sanguin (kyste hématique) (fig. 189).

Une collection kystique peut se former parfois au voisinage de l'orifice inguinal dans les vestiges du canal de Nück; la tumeur prend alors le nom d'*hydrocèle*.

La cavité peut exceptionnellement communiquer avec le péritoine et l'hydrocèle être réductible[1].

Les kystes séreux du vagin (fig. 190) présentent les dimensions d'une noix à un œuf de poule, et même à une orange.

[1] Richelot. *Union médicale*, 2 oct. 1890.

Exceptionnellement, ils sont situés latéralement, le plus souvent sur la paroi antérieure à 4 ou 5 centimètres de la vulve.

Ordinairement uniques, quelquefois doubles. Assez souvent en écartant les grandes et petites lèvres on peut les apercevoir faisant saillie à l'orifice vulvo-vaginal (fig. 190).

Le plus communément le toucher seul pourra les découvir. Pour bien délimiter la tumeur, il faut, si elle siège postérieurement, combinerle toucher rectal au vaginal, et antérieurement, enfoncer un cathéter dansl'urètre, de manière à apprécier l'épaisseur du kyste.

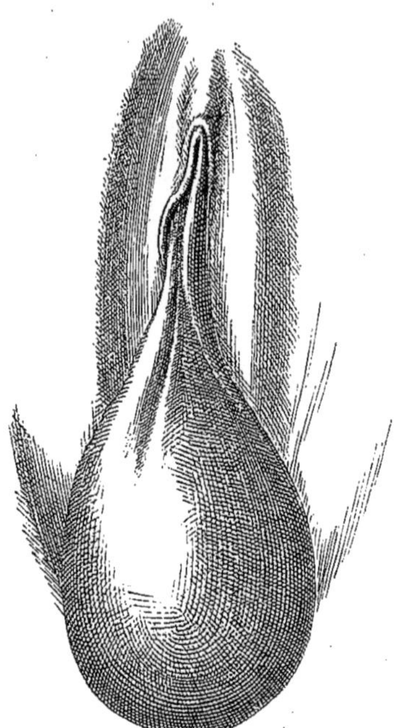

Fig. 189. — Kyste hématique ancien de la petite lèvre gauche. (Musée de Saint-Louis.) (Blum.)

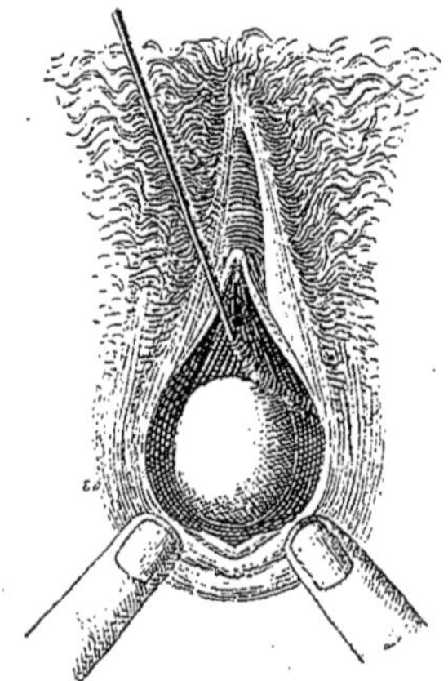

Fig. 190. — Kyste séreux du vagin (Huguier).

Le spéculum ne fait que confirmer les résultats du toucher.

Traitement. — La ponction est insuffisante, car le liquide se reproduit; il faut enlever complètement la tumeur au bistouri après anesthésie générale ou mieux locale.

4. HÉMATOMES — THROMBUS

Les thrombus vulvo-vaginaux sont constitués par l'accumulation du sang dans le tissu cellulaire péri-vaginal; ces tumeurs ne se produisent guère que pendant l'accouchement ou les premiers jours du postpartum; elles intéressent donc presque exclusivement l'obstétrique.

5. ABCÈS

Les abcès du vagin se développent dans le tissu cellulaire qui enveloppe ce canal; ils résultent soit d'un traumatisme, soit de l'inflammation propagée de la surface muqueuse (vaginite) aux tissus sous-jacents.

Les abcès de la vulve peuvent également se développer dans le tissu cellulaire, et dépendre des deux causes précédentes, mais le plus souvent ils résultent d'une glandulite; la Bartholinite en est l'origine la plus fréquente (fig. 191).

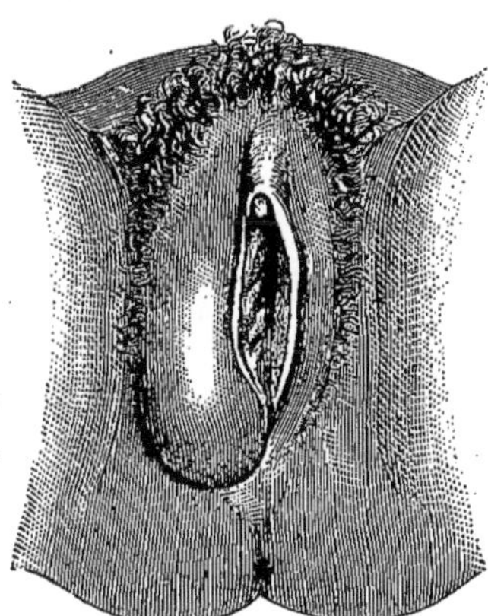
Fig. 191. — Abcès de la glande droite de Bartholin (Huguier).

Cette inflammation glandulaire est une des complications fréquentes de la blennoragie.

Les caractères inflammatoires de la tumeur fluctuante rendent ordinairement son diagnostic facile.

Pour les abcès du vagin il faudra toujours penser à la possibilité d'une hernie, dont l'inflammation serait une complication.

La confusion d'une hernie et d'un abcès pourrait, en effet, avec l'usage du bistouri, avoir de fâcheuses conséquences.

Traitement. — Ouverture large au bistouri ou au thermocautère, pansements et lavages antiseptiques. Les abcès de la glande de Bartholin donnent parfois lieu à des suppurations prolongées, contre lesquelles l'eau oxygénée agit heureusement.

6. TUMEURS ÉRECTILES

Les tumeurs érectiles sont exceptionnelles au niveau de la vulve; leurs caractères y sont peu différents de ceux observés dans d'autres régions du corps.

7. VARICES

Les varices vulvo-vaginales se développent pendant la grossesse à cause de la gêne dans la circulation de retour.

Augmentant avec le développement de l'utérus, elles diminuent et s'affaissent après l'accouchement.

En dehors de l'état puerpéral, les varices sont rarement la source de troubles notables.

8. ŒDÈME

La vulve se laisse facilement envahir par l'œdème, et, sous l'influence de l'infiltration, les grandes lèvres peuvent arriver à constituer deux bourrelets tellement volumineux que l'accès du vagin devient absolument impossible.

On distingue deux variétés d'œdème.

L'un *dur*, où les tissus ne sont pas dépressibles et qui n'existe qu'avec la syphilis.

L'autre *mou*, conservant l'impression du doigt et se produisant dans trois circonstances principales :

Inflammations locales;
Hydropisies générales;
Grossesse.

Le *traitement* sera celui de la cause même; si l'œdème devient trop gênant, on le combattra à l'aide de mouchetures soigneusement aseptiques ou d'une compression modérée, combinée au repos horizontal.

9. FURONCLE — ANTHRAX — BARTHOLINITE

Il a déjà été question de la Bartholinite ou inflammation de la glande vulvo-vaginale à propos des abcès vulvaires.

Quant au furoncle et à l'anthrax, leur évolution diffère peu à la vulve de ce qu'elle est en tout autre point du corps.

10. VÉGÉTATIONS

L'aspect des végétations est typique, et il suffit d'avoir vu ces tumeurs une fois pour savoir immédiatement les reconnaître.

La comparaison avec un chou-fleur est la plus exacte qu'on en ait donné.

Une série de tumeurs, à pédicules plus ou moins larges, s'épanouissent en une série de petits bouquets arrondis (pl. VIII, fig. 1).

Histologiquement, ce sont des papillomes.

Tantôt les végétations sont isolées et discrètes, tantôt confluentes, recouvrant toute la vulve, qui est complètement cachée derrière elles.

Elles sont douloureuses par leur volume, par le frottement qu'elles causent et par l'irritation qu'elles produisent autour d'elles.

Elles baignent dans un liquide d'odeur forte, parfois repoussante, qu'elles sécrètent ou font sécréter au tissu enflammé qui les entoure.

Neuf fois sur dix la grossesse en est la cause; en dehors de la puerpéralité elles accompagnent les écoulements abondants, comme par exemple, la vaginite.

Les végétations développées sous l'influence de la grossesse disparaissent spontanément après l'accouchement; celles qui accompagnent les écoulements génitaux se fanent et tombent après la guérison causale.

Elles sont essentiellement bénignes par elles-mêmes et ne sont en aucune façon de nature syphilitique, ainsi qu'on le croyait autrefois.

Bénignes, elles peuvent être traitées par la cautérisation; on touche leur sommet à la teinture d'iode, au nitrate d'argent, ou mieux au nitrate acide de mercure, deux fois par semaine, et on les fait recouvrir matin et soir d'une poudre astringente (tanin, alun).

Confluentes, elles ne seront guéries que par l'ablation; la malade étant endormie, on les racle et enlève avec une curette tranchante, qui les détache sans difficulté, puis on cautérise au thermocautère leur point d'implantation. — On a considéré ce traitement comme inutile et dangereux pendant la grossesse, et la plupart des accoucheurs préfèrent attendre la délivrance normale en faisant simplement usage de palliatifs, considérant le traitement comme inutile à cause de leur guérison spontanée pendant le postpartum, et dangereux parce que l'opération peut provoquer le travail. — Si le développement des tumeurs est peu considérable et la gêne peu accentuée, l'expectation sera en effet préférable, mais quand les tumeurs sont volumineuses, quand elles constituent une gêne réelle pour la femme, on aurait tort de ne pas intervenir. — Par une opération faite au septième ou au huitième mois on peut remettre la vulve en état pour le moment de l'accouchement, et les chances de provoquer l'accouchement sont faibles, surtout avec la ressource des opiacés en cas de besoin.

11. ÉLÉPHANTIASIS

L'éléphantiasis, constitué par une inflammation chronique des lymphatiques avec dilatation de ces mêmes canaux, est fréquent dans les pays chauds, surtout aux Antilles, mais rare dans nos climats.

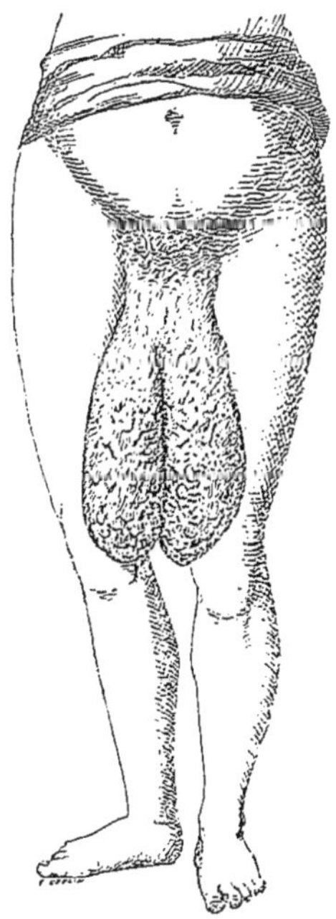

Fig. 192. — Éléphantiasis de la vulve (Byford).

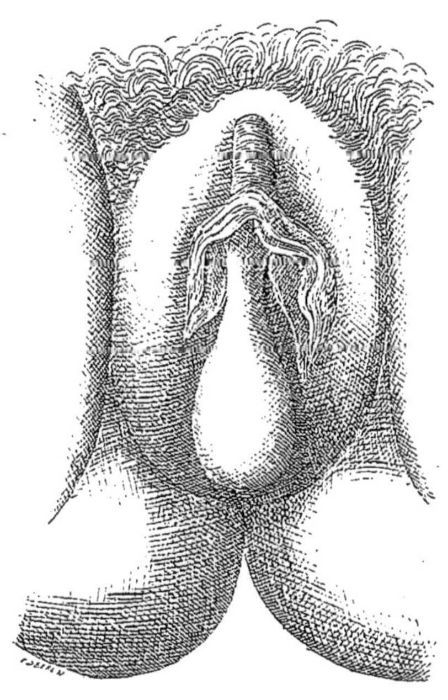

Fig. 193. — Éléphantiasis du clitoris (L. Mayer).

Le point de départ étiologique en est encore inconnu.

L'affection se traduit par une hypertrophie plus ou moins considérable, tantôt généralisée à toute la vulve (fig. 192), tantôt localisée à certaines régions, au clitoris, par exemple (fig. 193).

Hypertrophie indolore, tantôt glabre, tantôt verruqueuse à sa surface, de consistance variable.

On peut rapprocher de l'éléphantiasis certaines hypertrophies causées par la syphilis, sorte d'éléphantiasis syphilitique, souvent localisé à une des petites lèvres.

Le seul traitement réellement efficace de l'éléphantiasis est l'ablation au bistouri.

12. FIBROME — MYOME — LIPOME — SARCOME

Le *sarcome* peut exceptionnellement se développer au niveau du vagin, de même que l'enchondrome sur le clitoris [1]. Il n'existe dans la science que quelques cas de ces tumeurs.

Les *lipomes* développés dans le tissu cellulaire des grandes lèvres, quoiqu'un peu plus fréquents, sont encore des tumeurs peu communes.

Les *myomes* se développent au niveau de l'orifice inguinal externe dans la partie terminale du ligament rond; ils forment une petite tumeur lobulée, qui est souvent révélée par la grossesse, car elle augmente de volume sous l'influence de la puerpéralité. Cette tumeur doit être distinguée de la hernie inguinale de l'ovaire et d'une épiplocèle irréductible; la douleur spéciale de

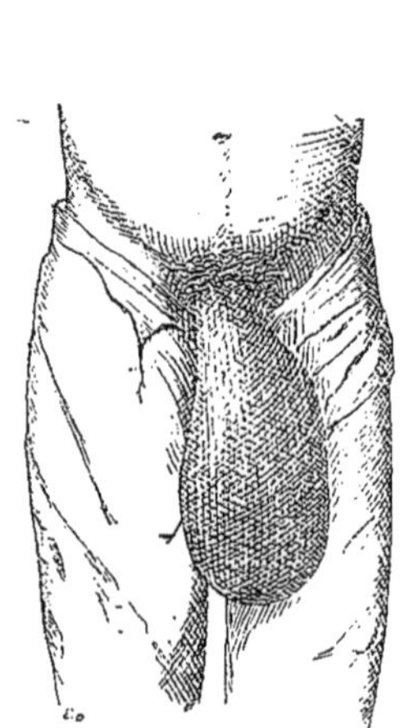

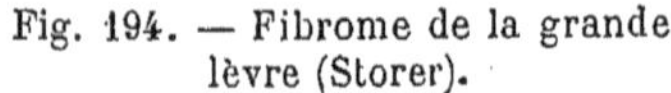

Fig. 194. — Fibrome de la grande lèvre (Storer).

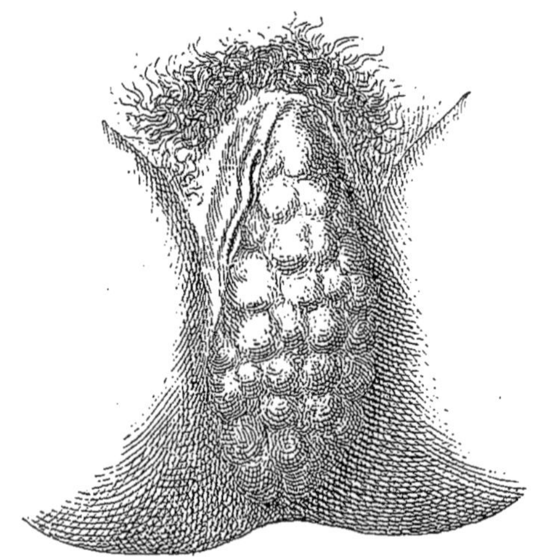

Fig. 195. — Fibrome caverneux de la grande lèvre gauche (Eicholz).

l'ovaire dans le premier cas, le cordon herniaire dans le second conduiront au diagnostic.

Les *fibromes* peuvent prendre naissance soit au niveau d'une grande lèvre (fig. 194), soit dans le vagin même; quand le volume est suffisant ils viennent dans ce dernier cas proéminer à l'orifice vulvo-vaginal (fig. 196).

[1] Histoire de la courtisane vénitienne qui blessait ses adorateurs avec son clitoris cartilagineux (Bartholin).

Eicholz[1] a récemment rapporté le cas intéressant d'un fibrome caverneux siégeant au niveau de la grande lèvre gauche, dont l'aspect était inégal et variqueux (fig. 195). L'extirpation fut pratiquée avec succès.

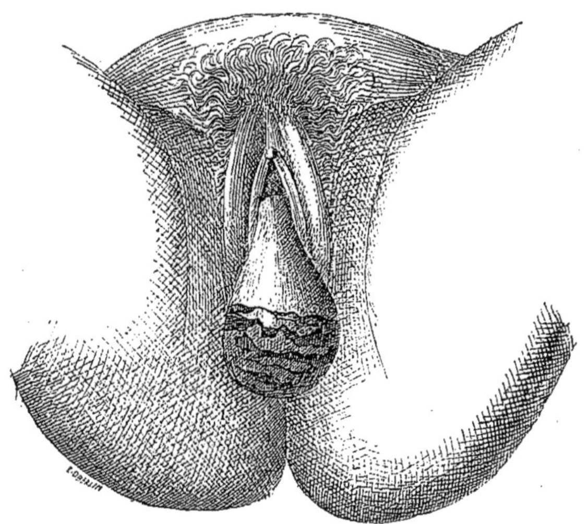

Fig. 196. — Fibrome du vagin proéminant à la vulve (Mac Clintock).

Le diagnostic de ces tumeurs se fait facilement à un examen attentif. Quant au traitement, il est essentiellement chirurgical et consiste dans l'ablation.

13. CANCER

Le cancer vulvo-vaginal est tantôt primitif, tantôt secondaire.

Toutes les formes histologiques ont pu y être observées, toutefois l'épithélioma est de beaucoup la plus fréquente.

Le cancer secondaire succède le plus ordinairement à celui de l'utérus; le néoplasme envahit de proche en proche, descendant le vagin et venant s'épanouir à la vulve.

Le cancer primitif tantôt succède au psoriasis, tantôt débute d'emblée par une nodosité qui grossit progressivement, bientôt s'ulcère, prenant à partir de ce moment tantôt la forme ulcéreuse (pl. IX, fig. 1) qui creuse de plus en en plus les tissus, tantôt la forme végétante (pl. IX, fig. 2), l'ulcération est cachée par un bourgeonnement actif.

Ce sont les deux formes cliniques qu'on rencontre également au col utérin.

Le traitement sera simplement palliatif dans le cancer secondaire; on se contentera d'injections désinfectantes et désodorantes, et de pansements pulvérulents. — Dans le cancer primitif, quand la tumeur est circonscrite et peut être enlevée en totalité, l'ablation au bistouri sera indiquée.

[1] Frauenartz. Décembre 1892.

V

TRAUMATISMES

SOMMAIRE

Variétés.
Traumatismes non obstétricaux.
Traumatismes obstétricaux.
Résultats et inconvénients.
Déchirure centrale,
Déchirure :
— simple ou périnéale.
— compliquée ou périnéo-anale.
Traitement. Périnéoraphie.
Moment de choix.
Procédé de choix.
1. Déchirure centrale.
2. Déchirure compliquée.
Méthode de Simon.
3. Déchirure simple.
Méthode de Simon.
Méthode de Lawson-Tait.

En dehors de l'accouchement les traumatismes génitaux résultent du coït ou d'accidents.

Le vagin, quand il reçoit pour la première fois un membre viril relativement trop volumineux et trop impétueux, peut se rompre de préférence au niveau du cul-de-sac postérieur; une hémorragie ou une inflammation bénigne, parfois grave, en est la conséquence; il a déjà été question de la rupture de l'hymen et de la déchirure de l'orifice vulvo-vaginal, qui limitées constituent le phénomène normal de la défloration.

Les exemples de trauma vulvo-vaginal important, à la suite du coït, sont relativement rares, mais à cause même de cette rareté, il est intéressant de savoir dans quelles circonstances se produisent ces traumatismes et sous quel aspect ils se présentent.

J'emprunte à M. Chevallereau[1] l'analyse des principaux cas connus :

1° Cas de Sinaisky (*Russkia meditzina*, 1889, p. 711, n° 46), jeune mariée qui eut une douleur vive et une hémorragie abondante au premier coït; à l'examen pratiqué quelque temps après on trouvait une déchirure de la commissure postérieure de la vulve, qui communiquait directement avec le rectum au-dessus du sphincter de l'anus.

2° Cas d'Albert (*Manuel de médecine légale d'Hoffmann*) relatif à une jeune

[1] France médicale, 1892, p. 599.

Arabe de onze ans chez laquelle les premiers rapports avec son mari, un solide gaillard de seize ans, amenèrent la rupture de la commissure postérieure et du cul-de-sac du vagin, mettant ce dernier en communication avec la cavité abdominale.

3° Le cas de Toulmouche, rupture du périnée chez une jeune fille de vingt-cinq ans, violée.

4° Le cas de Zeiss (*Centralblatt für Gynækologie*, n° 8, 1886), déchirure de la cloison vaginale pendant le coït, la femme appuyée sur les coudes et sur les genoux et cela six semaines après un accouchement au forceps.

5° Le cas de Chadwick (*Boston medical and surgical journal*, 30 avril 1885), rupture du vagin chez une femme nullipare de quarante-huit ans.

6° Le cas d'A. G. Masalitinoff (*London medical Record*, mai 1886, p. 214), rupture du périnée chez une juive faible et chlorotique, âgée de vingt-quatre ans, la lésion se produisit alors qu'elle pratiquait pour la première fois le coït avec son mari, un individu athlétique et alors en état d'ébriété.

7° Un second cas de Masalitinoff (*id.*), fistule vésico-vaginale survenue chez une Géorgienne de vingt-quatre ans, pratiquant pour la première fois le coït avec son mari.

8° Le cas d'Afanasy N. Boiakovsky (*Vratch*, n° 46 et 47, 1886, p. 821), rupture du périnée et fistule vulvo-rectale chez une paysanne de dix-sept ans, qui avait les organes génitaux externes situés très bas et la fente vulvaire anormalement courte (la distance entre l'orifice urétral et la commissure postérieure n'était que de 2 centimètres), il y avait un profond cul-de-sac en arrière du vestibule, l'arc du pubis était étroit et ne formait qu'un angle de 62° au lieu de 90 à 100° comme à l'habitude ; l'inclinaison du pubis était, anormale, 40° au lieu de 60°. Le mari était un solide paysan de vingt-quatre ans, avec une verge volumineuse. Le premier coït fut excessivement douloureux ; dès le lendemain matin, des gaz à odeur fécaloïde et le troisième jour des matières fécales s'échappèrent des organes génitaux de la femme. La fistule fut fermée par le professeur G. E. Rein, trois ans après.

9° Un cas de W. A. Esipoff (*London medical Record*, mai 1886, p. 214), rupture de l'urètre pendant le coït chez une jeune femme de dix-neuf ans, avec imperforation de l'hymen. Deux litres de sang se trouvaient enfermés dans le vagin et dans la matrice.

10° Le cas de J. Price (*Am. Obst. Gaz.*, mai 1886), fistule vulvo-rectale occasionnée par un coït chez une femme de vingt-deux ans.

11° Le cas de Dugner (*Vratch*, n° 47, p. 843, 1886), rupture du périnée et du vagin pendant le premier coït avec un mari dont le pénis était volumineux et qui vit sa femme d'une manière très brutale.

12° Le cas de Blumenthal (cité par Price, *id.*), fistule vulvo-rectale opérée par Spencer-Wells en 1860.

13 et 14° Les cas de Diemerbrock (*Anatomia corporis humani*, cité par Boiakovsky, *id.*), rupture du vagin chez deux jeunes Hollandaises nouvellement mariées, et qui toutes deux moururent d'hémorragie.

15° Le cas de Liman (*Manuel* d'Hoffmann), rupture du périnée.

16 et 17° Aux cas qui précèdent on pourrait joindre un cas analogue d'Him-

melfarb (*Cent. f. gyn.*, 1890, p. 395) et un autre de Frank (*Wiener k. Woch.* 1889, n° 50).

Les autres traumatismes non obstétricaux susceptibles de blesser les organes génitaux sont nombreux, on a signalé l'empalement, un coup de corne de taureau, de chèvre, l'introduction de corps étrangers, etc.

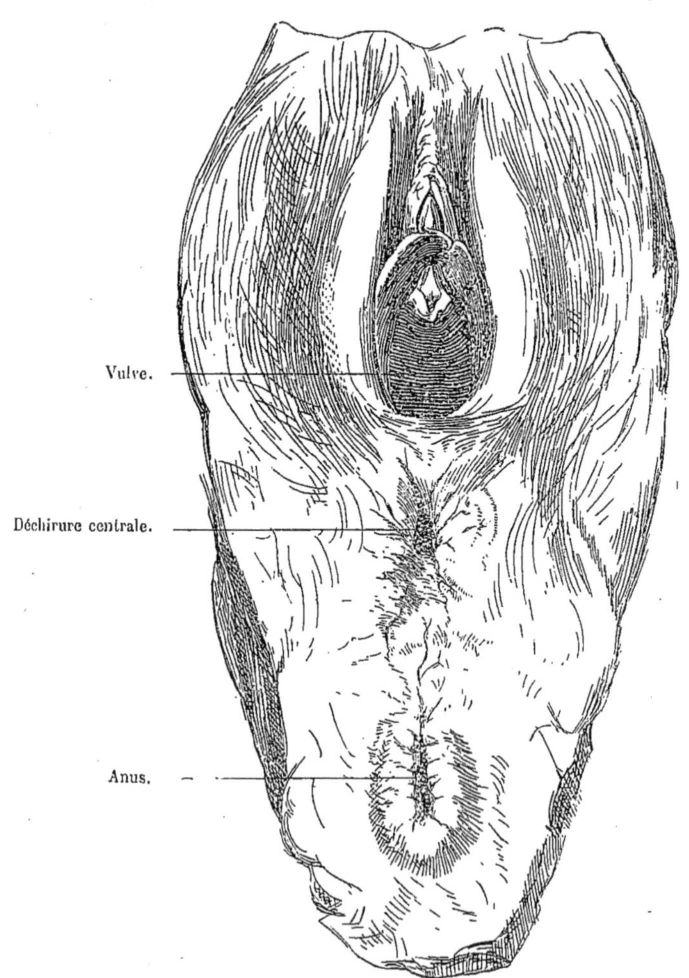

Fig. 197. — Déchirure centrale du périnée (J.-Y. Simpson).

Ces divers traumatismes seront traités comme toute blessure, alors que leur degré est suffisant pour nécessiter l'assistance médicale.

L'hémostase sera faite par la forcipressure, la compression par le tamponnement, ou à l'aide de sutures.

Les complications seront traitées selon leur nature.

J'arrive aux *traumatismes obstétricaux*, qui nous intéressent ici spécialement par leurs conséquences éloignées.

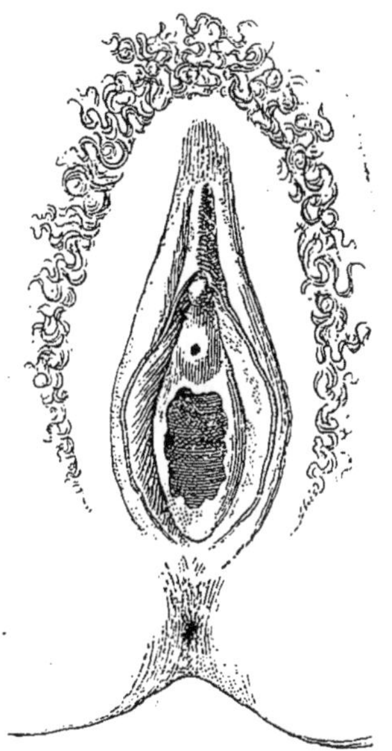

Fig. 198. — Périnée intact.

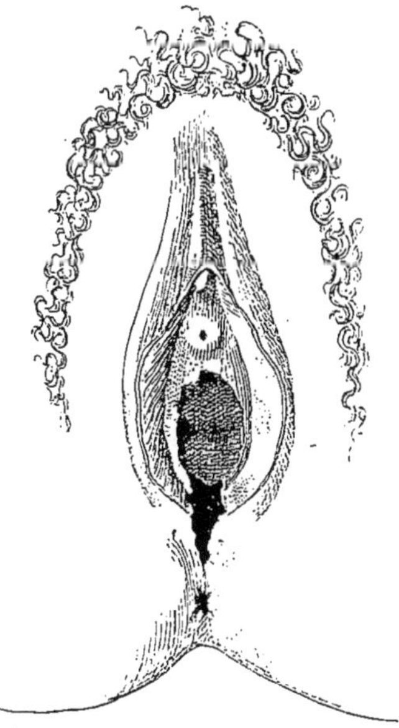

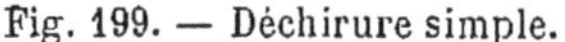

Fig. 199. — Déchirure simple.

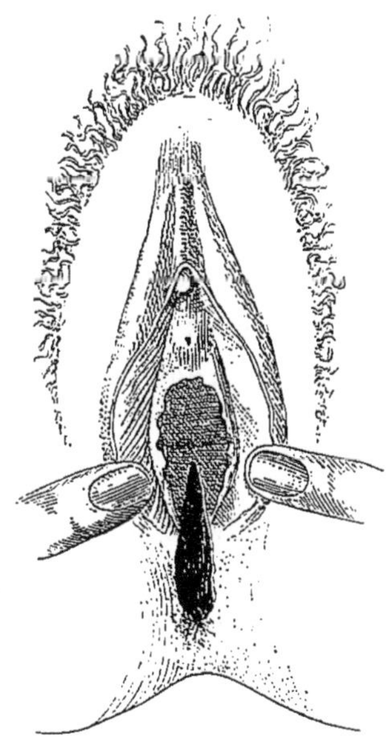

Fig. 200. — Déchirure compliquée.

Quand la partie fœtale, généralement la tête, va franchir la vulve, si les tissus ne présentent pas une souplesse suffisante, une déchirure plus ou moins étendue du périnée se produit.

Exceptionnellement la déchirure pourra être *centrale* (fig. 197), c'est-à-dire que le périnée éclatera en son milieu comme une étoffe trop tendue et le fœtus s'échappera au dehors par cette boutonnière.

Le plus souvent la déchirure est *marginale*, commençant à la fourchette, elle se dirige vers l'anus qu'elle peut entamer.

Si l'anus avec son sphincter est intact, on dit la déchirure *simple* ou *incomplète* ou périnéale (fig. 199).

Si au contraire, il est entamé, la déchirure est *compliquée* ou *complète* ou périnéo-anale (fig. 200). Dans ce dernier cas, la solution de continuité peut remonter plus ou moins loin sur la paroi recto-vaginale.

La déchirure simple a un double inconvénient : celui d'exposer au prolapsus vagino-utérin, car les organes situés en arrière de l'orifice vulvo-vaginal n'ont plus leur soutien normal à ce niveau — puis celui d'ouvrir aux éléments pathogènes l'entrée du vagin dont l'occlusion n'existe plus ; une inflammation peut en résulter, de même qu'une conjonctivite se produit, quand les paupières ne sont plus capables d'arriver à l'occlusion complète.

La déchirure compliquée ou périnéo-anale, outre les deux inconvénients qui précèdent et qui sont ici exagérés, en a encore un troisième, l'incontinence des matières fécales, qui est due à la destruction du sphincter anal.

On voit d'après ces inconvénients, combien il est important de remédier à la déchirure du périnée ; le traitement est exclusivement chirurgical.

L'opération destinée à réparer le périnée s'appelle

Périnéoraphie.

Une femme vient d'accoucher, elle a le périnée déchiré, la périnéoraphie est indiquée ; deux questions se posent.

A quel moment faut-il faire la périnéoraphie, et par quel procédé ? Question de temps et de procédé.

Ces deux questions sont encore très embrouillées et l'étudiant qui, par ses lectures, cherche à se faire une opinion à leur égard est réellement à plaindre, car il semble que les auteurs se contredisent à plaisir.

A quel moment faut-il opérer ? De suite après la délivrance, dira l'accoucheur ; quelques semaines ou quelques mois après, soutiendra le chirurgien, chacun jugeant d'après sa propre expérience, qui se base sur des éléments différents.

Les chiffres suivants donneront une idée des principales opinions émises sur le meilleur moment auquel la périnéoraphie peut être pratiquée :

1. Immédiatement	La plupart des accoucheurs.
2. 3 jours après	Viardel.
3. 8 jours après	Nélaton.
4. 15 jours après	Maisonneuve.
5. Après le retour de couches	Velpeau.
6. De 6 semaines à 6 mois.	La plupart des chirurgiens.
7. A 6 mois	Verneuil.

Comment faut-il opérer ? Les procédés de périnéoraphie sont innombrables, beaucoup d'ailleurs sont bons; chaque opérateur a voulu attacher son nom à une modification nouvelle; le mode d'avivement, le mode de placement des sutures, le matériel même des sutures ont été variés à l'infini.

Aussi est-il impossible, et d'ailleurs parfaitement inutile, de faire l'exposé complet de ces deux questions ; je me bornerai à exposer ma pratique, libre à chacun de l'accepter ou de la modifier à son gré.

1. MOMENT DE CHOIX

Toutes les fois qu'après l'accouchement, il y a une déchirure du périnée, centrale ou marginale, de plus de 2 centimètres, il faut faire la périnéoraphie immédiate, même quand les lésions sont très étendues.

Le seul inconvénient que puisse présenter la périnéoraphie en pareil cas est de ne pas réussir, d'autre part on obtient quelquefois la réunion immédiate, alors qu'elle semblait devoir échouer.

En tout cas comme la tentative est inoffensive, je ne vois aucun motif sérieux pour la rejeter.

Pour la périnéoraphie immédiate, employer le même procédé que pour la tardive, l'avivement seul est inutile, car les tissus venant d'être déchirés, sont naturellement avivés.

Si la périnéoraphie a échoué ou si pour une raison quelconque elle n'a pas été faite, la périnéoraphie tardive pourra être tentée aussitôt que l'inflammation locale, résultant du traumatisme, aura disparu, ordinairement après le retour de couches, c'est-à-dire six semaines environ après l'accouchement, ou à un moment ultérieur quelconque.

Choisir autant que possible les huit jours qui suivent l'écoulement menstruel, afin d'éviter l'apparition du sang pendant la cicatrisation de la plaie opératoire.

A côté de la périnéoraphie *tardive* et de l'*immédiate*, pour ainsi dire entre elles deux, il convient de placer la *périnéoraphie secondaire*[1].

Les deux cas suivants de Dyhrenfurth expliqueront cette méthode :

Dans le *premier cas* on avait suturé le périnée de suite après l'accouchement, mais une éruption scarlatineuse étant survenue, la réunion ne se fit pas, il y eut nécrose des bords de la plaie. Le dixième jour après l'accouchement alors que la surface mortifiée de la plaie était complètement éliminée, on fit de nouvelles sutures avec des fils d'argent; les fils furent enlevés après quelques jours au moment où ils menaçaient de couper, la réunion complète des deux bords de la plaie fut obtenue.

Dans le *second cas*, le septième jour après l'accouchement, les premières sutures n'ayant pas amené la réunion, l'auteur plaça de secondes sutures, après avoir bien saupoudré les surfaces avec de la poudre d'iodoforme; de même que dans le premier cas, on obtint la réunion.

Dans aucun des deux cas il n'y eut d'élévation de température le résultat définitif fut bon, car après la cicatrisation on eut un périnée large de 2 centimètres environ, qui constituait un soutien solide pour les parois vaginales.

[1] *Dyhrenfurth. — Cent. f. Gynak.* 1882, n° 20, p. 306.

Cette méthode ne pourra être employée que d'une façon exceptionnelle, mais quand la perinéoraphie immédiate a échoué, on ne court aucun risque à la tenter.

2. PROCÉDÉ DE CHOIX

a. Déchirure centrale. — Sectionner la bride qui sépare de l'orifice vulvaire; aviver soigneusement le trajet fistuleux, et suturer comme dans une périnéoraphie simple. Conduite ultérieure, la même que dans cette dernière opération.

b. Déchirure compliquée (procédé de Simon-Hegar). — La malade sera énergiquement purgée l'avant-veille de l'opération, et de nouveau purgée légèrement la veille; douze heures avant l'intervention, pilule d'extrait thébaïque de 0,05 centigr. Antisepsie de la vulve et du vagin suivant le procédé ordinaire, lavage abondant du rectum avec une solution d'acide borique à 4 p. 100.

La malade étant endormie et placée en position vulvaire, une valve assez large sera appliquée à la partie supérieure de la vulve, et une plus étroite dans l'anus; l'une et l'autre seront tenues par un aide.

Irrigation continue.

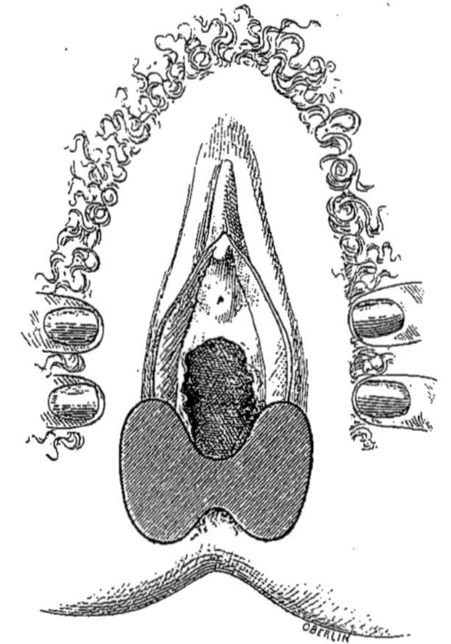
Fig. 201. — Avivement de la périnéoraphie pour déchirure compliquée.

L'avivement sera fait comme l'indique la figure 201 en forme de papillon; on soignera particulièrement cet avivement à l'angle supérieur de la cloison recto-vaginale déchirée.

L'avivement terminé et bien égalisé aux ciseaux, on placera les sutures à la soie et au catgut.

La figure 202 représente schématiquement la façon dont les sutures doivent être placées.

1° *Suture continue au catgut ou à la soie* pour réunir d'un côté à l'autre la paroi recto-anale.

2° *Suture interrompue au crin de Florence*, du côté du vagin, comprenant les tissus jusqu'au niveau de la suture au catgut.

3° *Suture interrompue au crin de Florence*, tout le long du périnée, s'enfonçant vers la partie moyenne à 3 centimètres, et les autres devenant plus superficielles à mesure qu'on s'approche de la fourchette ou de l'anus.

Pansement du vagin et du périnée à la gaze iodoformée. Introduction d'un tube en caoutchouc dans l'anus, pour permettre aux gaz de s'échapper sans effort.

Dans le cas où la déchirure remonte au-dessus de l'anus et atteint la cloison recto-vaginale au lieu de procéder à l'avivement en dénudant la partie superficielle du lambeau, on obtiendra un meilleur résultat en opérant de la façon suivante :

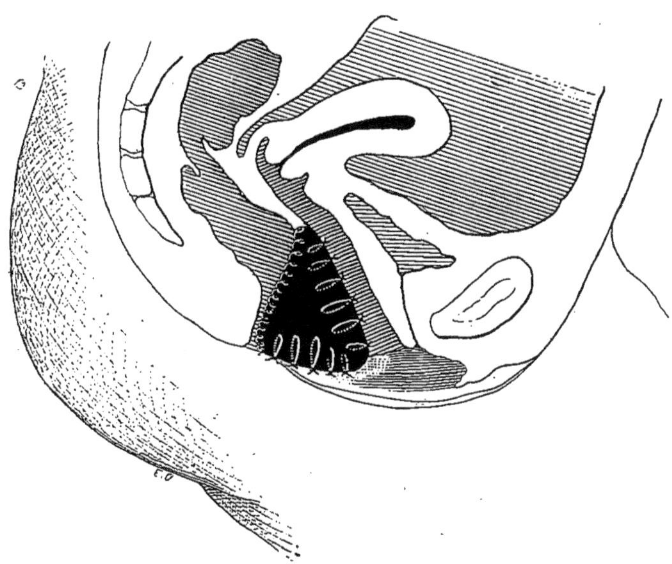

Fig. 202. — Placement des sutures dans la périnéoraphie pour déchirure compliquée.

1° Dédoublement au bistouri de la cloison recto-vaginale séparant ainsi la paroi vaginale de la paroi rectale (fig. 203-204);

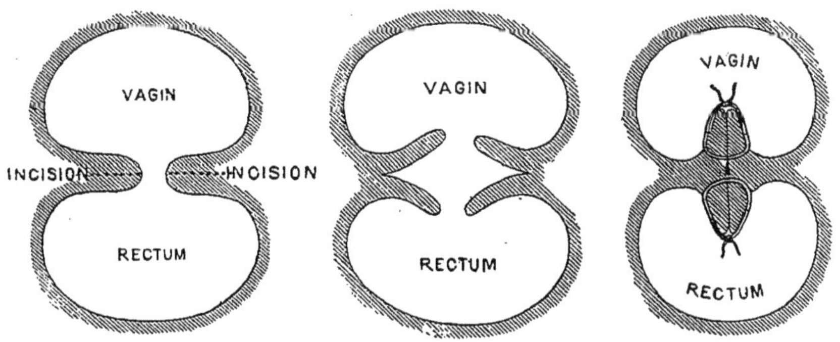

Fig. 203. — Incision recto-vaginale

Fig. 204. — Dédoublement de la paroi recto-vaginale.

Fig. 205. — Suture isolée des paroi rectale et vaginale.

2° Suture de la paroi rectale d'un côté à celles du côté opposé, en plaçant en contact les deux surfaces à vif. Cette suture se fait en surjet et au catgut ou à la soie (fig. 205) ;

3° Suture de la paroi vaginale d'un côté à celle du côté opposé en se conformant au même procédé que tout à l'heure, mais en employant le crin de Florence avec points interrompus (fig. 205).

Soins consécutifs : Cathétérisme vésical 2 à 3 fois par vingt-quatre heures. Alimentation exclusive au lait.

Tous les soirs une pilule d'extrait thébaïque de 0,05 centigr.

Le neuvième jour purgation, accompagnée d'un lavement glycériné. Ce lavement serait donné plus tôt si la malade éprouvait le besoin d'aller à la selle.

Le dixième jour, on enlève les fils périnéaux.

Le quinzième jour, les fils vaginaux, en soulevant la paroi vaginale supérieure à l'aide d'un spéculum de Sims. A ce moment reprise de l'alimentation ordinaire.

Lever le vingtième jour.

Quarantaine sexuelle au moins pendant deux mois.

c. Déchirure simple (procédés de Simon et de Lawson-Tait). — J'emploie à peu près indifféremment les procédés de *Simon* et de *Lawson-Tait*, préférant celui de *Simon* quand la partie inférieure de l'orifice vulvaire est irrégulière, cicatricielle, et celui de *Lawson-Tait* dans le cas contraire ou quand le plancher périnéal est peu résistant.

Les précautions *ante* et *post*-opératoires sont les mêmes que celles qui viennent d'être indiquées pour la déchirure compliquée, bien qu'ici leur importance soit moindre.

1° PROCÉDÉ DE SIMON

Anesthésie locale à la cocaïne ou mieux générale au chloroforme.

Irrigation continue.

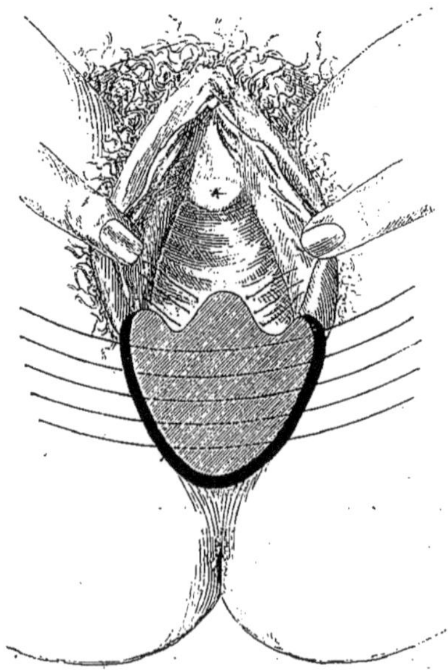

Fig. 206. — Périnéoraphie pour déchirure simple (procédé de Simon), avivement et passage des sutures.

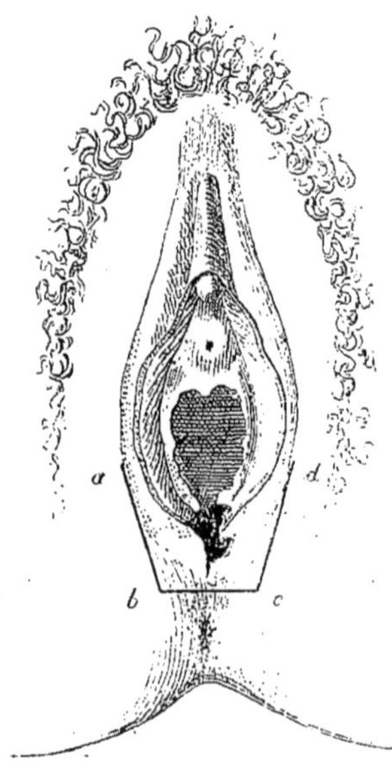

Fig. 207. — (Procédé Lawson-Tait.) Avivement, ligne *abcd*.

Avivement en as de pique renversé comme l'indique la figure 206.

Sutures exclusivement à la soie ou au crin de Florence, les unes vaginales, les autres périnéales, comprenant toute l'épaisseur des tissus avivés, et placées ainsi que l'indique la figure 206.

Ablation des fils périnéaux du sixième au dixième jour, aussitôt que les fils commencent à couper les tissus et des fils vaginaux le quinzième.

2° PROCÉDÉ DE LAWSON-TAIT

Avivement au bistouri[1] suivant la direction indiquée par la figure 207.

Cet avivement, fait perpendiculairement à la surface périnéale, aura de 3 à 6 centimètres de profondeur sur la ligne médiane, et ira en diminuant petit à petit jusqu'aux confins de l'incision.

Suture interrompue à la soie ou au crin de Florence, réunissant les tissus transversalement, allant successivement de bas en haut (fig. 208 et 209).

Une suture tous les centimètres environ.

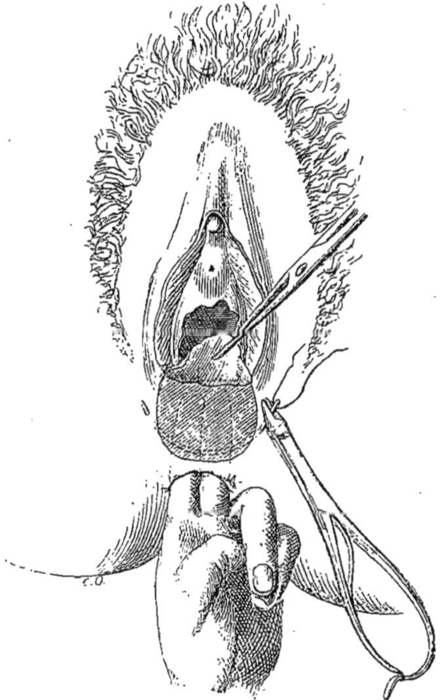

Fig. 208. — Passage des sutures.

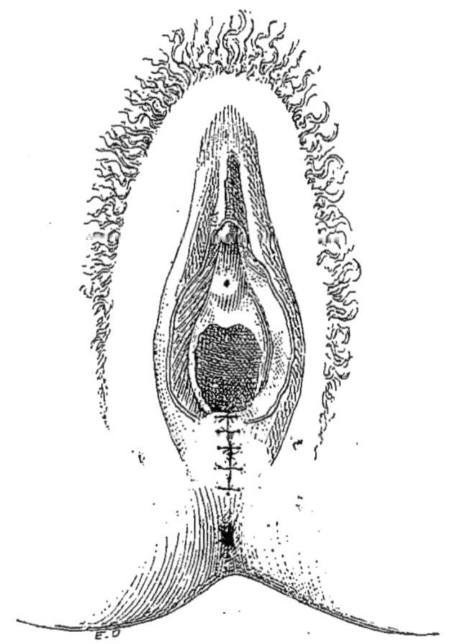

Fig. 209. — Sutures serrées.

Les tissus, comme on le voit, ont été divisés par une plaie transversale, qu'on transforme grâce aux sutures en plaie verticale.

On augmente donc la longueur du périnée (d'anus à vulve) au détriment de sa largeur (d'un ischion à l'autre).

On enlèvera les sutures vers le dixième jour, à moins que les tissus n'aient tendance à être coupés, auquel cas on les détacherait plus tôt.

[1] Je préfère le bistouri aux ciseaux, bien que Lawson-Tait emploie ces derniers.

VI

PARASITES, NÉVRALGIES, PRURIT

PARASITES

Les parasites rencontrés au niveau des organes génitaux sont nombreux, mais leur importance est secondaire, je me contente de les mentionner : Trichomonas vaginalis; — oïdium albicans; — oxyures; — sarcines; — champignons du diabète; — leptomitus vaginalis; — pediculi pubis; — acarus de la gale; — leptothrix vaginalis.

NÉVRALGIES

Les névralgies vulvo-vaginales se traduisent par de l'*hypéresthésie* ou du *prurit*.

L'*hypéresthésie* vulvo-vaginale est parfois telle que le contact du doigt et à plus forte raison celui d'un instrument est excessivement pénible à la femme.

Cette hypéresthésie se rencontre souvent chez les hystériques, et phénomène assez particulier, qu'il m'a été donné d'observer chez quelques nerveuses, l'hypéresthésie qui existe parfois très vive à l'examen est nulle au point de vue pathologique pendant le coït; il semble que dans ces cas l'excitation sexuelle fasse disparaître la sensibilité douloureuse de la zone génitale pour ne laisser que la sensibilité voluptueuse.

Cette hypéresthésie peut être tantôt symptomatique et dépendre d'une maladie génitale ou d'un système plus éloigné, tantôt idiopathique, c'est-à-dire se montrant dans un organe sain.

Dans le premier cas on traitera la cause, dans le second on aura recours soit aux applications d'une solution cocaïnée à $\frac{1}{10}$, soit à l'électricité galvanique ou faradique.

Nous retrouverons cette sensibilité anormale à l'étude du *vaginisme*, qui sera faite en détails au chapitre réservé à la stérilité.

La seconde manifestation des névralgies génitales est le *prurit*.

PRURIT

Le prurit génital est une démangeaison désagréable et parfois insupportable que la femme éprouve au niveau de la vulve.

La sensation est comparée à une brûlure, à un fourmillement, à une reptation, à un chatouillement douloureux.

Le prurit est rarement continu, il se montre le plus souvent par accès. Il est quelquefois assez violent pour rendre la vie intolérable, et plonger la femme dans un véritable état de mélancolie.

A l'examen de la vulve, on ne trouve aucune lésion appréciable, cependant le frottement et le grattage, causés par l'affection même, parsèment la vulve d'excoriations, de telle sorte que les téguments s'enflamment et se durcissent petit à petit.

Ce prurit, qui est parfois un effet de l'onanisme, peut également en être la cause par les frottements qu'il provoque.

La grossesse le produit assez souvent, probablement par l'intermédiaire des modifications circulatoires qu'elle amène, car le prurit cesse avec la délivrance.

Au point de vue étiologique le prurit a été divisé en deux catégories.

Symptomatique, d'une affection génitale, de la présence de parasites, de la grossesse dont il vient d'être question, du diabète par l'intermédiaire des champignons contenus dans l'urine.

Idiopathique, c'est-à-dire ne pouvant être rattaché à aucune cause appréciable, sinon à une névralgie.

Traitement. — *Prurit symptomatique.* — Faire disparaître la maladie causale. S'il s'agit de la grossesse, attendre l'accouchement et prescrire des lotions avec de la cocaïne à $\frac{1}{10}$, ou des lavages avec de l'eau à 50 degrés.

Prurit idiopathique. — Applications cocaïnées. Electricité faradique ou galvanique. *Burns* et *Simpson* ont essayé la section du nerf honteux interne. — *Kustner*[1] dans les cas de prurit local, a conseillé et pratiqué avec succès la résection de la muqueuse, source des sensations pénibles. — Le traitement général par l'hydrothérapie et le bromure de potassium ne devra pas être négligé.

[1] *Cent. f. Gynäk,* 14, *III*, 1885.

CHAPITRE V

GÉNITALITE

INFLAMMATION UTÉRINE ET PÉRIUTÉRINE

MÉTRITE — SALPINGITE — OVARITE
PELVI-CELLULITE — PELVI-PÉRITONITE

SOMMAIRE

Pages.

Généralités 199

I. *Anatomie normale et pathologique ; symptomatologie.* . . . .

Utérus. 202

Anatomie normale et pathologique. — Symptomatologie. . . . .

Trompes et ovaires. 212

Anatomie normale et pathologique. — Symptomatologie. . . . .

Tissu cellulaire et péritoine. 226

Anatomie normale et pathologique. — Symptomatologie. . . . .

II. *Pathogénie et étiologie.* . . . .

1. Métrite puerpérale. 240
2. — blennoragique 242
3. — accidentelle. 244
4. — tuberculeuse. 245
5. — secondaire 246
6. — crépusculaire 246
7. — diathésique 247
8. Congestion utérine. 248

III. *Diagnostic et traitement* . . . .

a. Accidents aigus 249

Diagnostic . . . .

Métrite . . . .

Salpingo-ovarite . . . .

Pelvi-cellulite . . . .

Pelvi-péritonite . . . .

Traitement . . . .

b. Accidents chroniques . . . .

1° *Endométrite* 253

Diagnostic. — Traitement. . . . .

2° *Métrite généralisée* 271

Diagnostic. — Traitement. . . . .

3° *Salpingo-ovarite* 283

Diagnostic. — Traitement. . . . .

4° *Pelvi-cellulite et pelvi-péritonite.* 287

Diagnostic. — Traitement. . . . .

5° *Suppurations pelviennes* 290

Diagnostic. — Traitement. . . . .

GÉNITALITE

Un microbe pathogène est inoculé à la surface génitale, l'organisme va immédiatement lutter contre l'envahisseur par une réaction inflammatoire; l'inflammation se trouve créée.

Cette inflammation, suivant le siège de l'inoculation, débute soit par la *vulve*, soit par le *vagin*, soit par l'*utérus*, surfaces exposées aux contacts extérieurs.

Le processus, d'abord localisé, peut s'étendre par le fait même de la pullulation microbienne, l'ennemi croissant avec la lutte et gagnant les tissus voisins.

Cette extension se fait (fig. 210) :

Soit par la voie muqueuse;
Soit par la voie lymphatique;
Soit par la voie sanguine.

Voie muqueuse. — L'inflammation, qui a eu son point de départ à la vulve, par exemple, envahit successivement le vagin, l'utérus, les trompes, l'ovaire et enfin le péritoine.

Voie lymphatique. — L'inflammation ne se développe plus en surface mais en profondeur; partie d'un point quelconque de la surface muqueuse des organes génitaux, soit de l'utérus, elle envahit le muscle utérin, puis le tissu cellulaire voisin pouvant aller jusqu'aux ganglions (pelviens ou lombaires), où aboutissent des lymphatiques de la région.

Voie sanguine. — Si le microbe envahit la circulation sanguine, il donne lieu aux accidents lointains de la pyohémie.

Ces diverses inflammations, dont nous excepterons la pyohémie, qui n'a rien de spécial aux organes génitaux, prennent, suivant l'organe atteint, les noms suivants :

Vulve	vulvite.	Ovaires . . .	ovarite.
Vagin. . . .	vaginite.	Péritoine . .	pelvi-péritonite.
Utérus . . .	métrite[1].		
Trompes. . .	salpingite.	Tissu cellulaire	pelvi-cellulite.

[1] μητρα, utérus.

Leur ensemble constitue la *génitalite*, c'est-à-dire l'inflammation des organes génitaux.

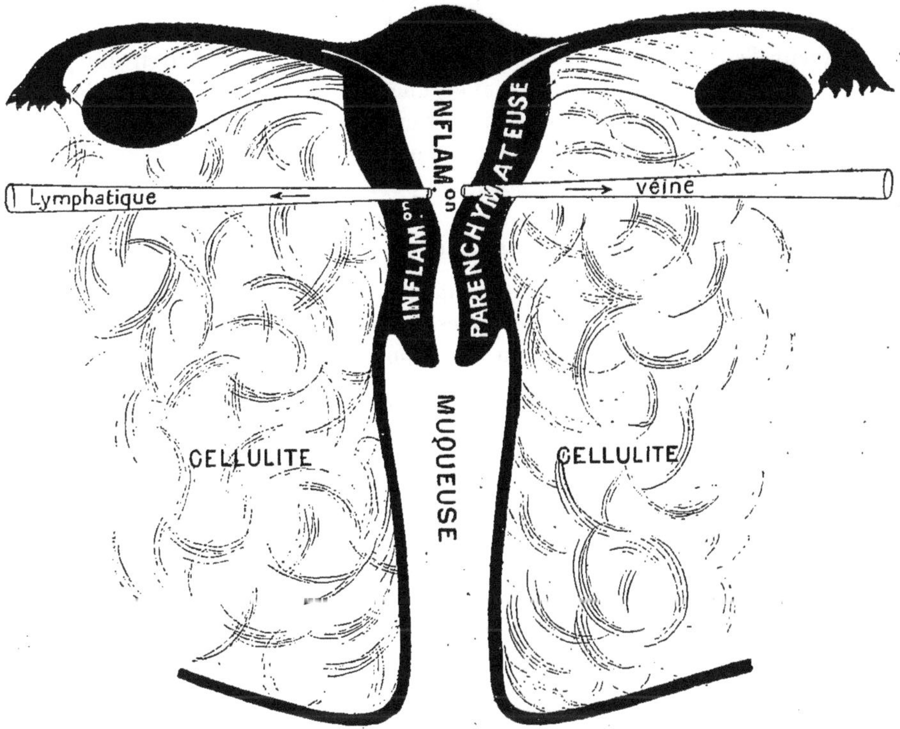

Continuité de la surface génitale, avec les vaisseaux (veine et lymphatique) qui en partent. — Le péritoine et le tissu cellulaire forment l'enveloppe de l'appareil génital.

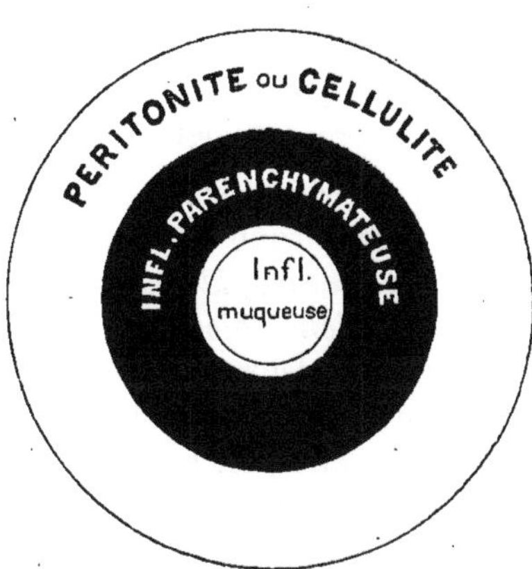

Coupe du canal génital (vagin, utérus ou trompe) perpendiculaire à sa direction, et schématisant l'inflammation des parties qui la constituent.

Fig. 210. — Schéma de l'inflammation génitale ou génitalite.

Les relations intimes de ces diverses inflammations, la fréquence de leur coexistence, nécessitent une description commune, les isoler est un contre-sens clinique.

Toutefois la vulvite et la vaginite ayant été décrites, et connaissance étant faite avec elles, nous n'y reviendrons pas dans ce chapitre réservé par conséquent à la *métrite*, la *salpingite*, l'*ovarite*, la *pelvi-péritonite* et la *pelvi-cellulite*.

Avant d'aborder cette description, il est indispensable d'ouvrir une parenthèse terminologique; il est en effet une série de dénominations d'ailleurs inutiles et encombrantes, mais qui sont malheureusement presque classiques, et avec lesquelles, tout en souhaitant leur disparition, il faut se familiariser sous peine de ne rien comprendre aux publications gynécologiques passées et présentes.

Tout organe génital, sauf l'ovaire, a :

Une surface muqueuse — *endo* ;
Une paroi musculaire — *méso* ou *myo* ;
Des tissus avoisinant ou enveloppant — *péri*.

J'ai placé en regard de chaque partie constituante la désinence qui en spécifie l'inflammation. Je m'explique :

Vagin.	Inflammation	de la muqueuse.	Endovaginite.
	—	de la paroi. . .	Méso ou myovaginite.
	—	périphérique . .	Périvaginite.
Utérus.	—	de la muqueuse.	Endométrite.
	—	de la paroi. . .	Méso ou myométrite.
	—	périphérique . .	Périmétrite.
Trompes.	—	de la muqueuse.	Endosalpingite.
	—	de la paroi. . .	Méso ou myosalpingite.
	—	Périsalpingite .	Périsalpingite.

Synonymies :

Endométrite : métrite muqueuse, métrite interne, métrite catarrale.
Myométrite : métrite parenchymateuse, métrite interstitielle.
Endosalpingite : salpingite muqueuse, interne ou catarrale.
Myosalpingite : salpingite parenchymateuse ou interstitielle.

Périmétrite : la confusion est ici à son comble, il existe une série de termes vagues dans l'esprit de beaucoup d'auteurs, tels : *paramétrite*, *périmétrite*, *inflammation circumutérine*, *phlegmon des ligaments larges*, *pelvi-péritonite*, *cellulite pelvienne*, *adéno-phlegmon*, *lympho-phlegmon*.

Tous ces termes se rapportent à deux affections distinctes :

1° Inflammation de la séreuse péritonéale. PELVI-PÉRITONITE, *périmétrite ;*

2° Inflammation du tissu cellulaire pelvien. PELVI-CELLULITE. *Inflammation circumutérine*, *phlegmon des ligaments larges*, *adéno-phlegmon*, *lympho-phlegmon*, *paramétrite*.

Les deux termes *périmétrite* et *paramétrite* présentent surtout une analogie trompeuse ;

Employés de préférence en Angleterre et aux Etats-Unis, ils indiquent :

Périmétrite. — L'inflammation du péritoine pelvien.

Paramétrite. — L'inflammation du tissu cellulaire pelvien.

Leur étymologie ne saurait d'ailleurs justifier cette distinction que l'usage seul a consacrée.

Nous allons successivement étudier :

L'*anatomie pathologique* de ces inflammations en rappelant les éléments de l'*anatomie normale* qui en sont la base, et en exposant les symptômes dépendant de chaque lésion :

Leur *pathogénie* et *étiologie* avec l'allure clinique imprimée par chaque cause;

Enfin leur *diagnostic* souvent délicat, qui nous conduira au *traitement*.

I

ANATOMIE NORMALE ET PATHOLOGIQUE SYMPTOMATOLOGIE

UTÉRUS

L'utérus est la portion du canal génital intermédiaire entre les trompes et le vagin.

La trompe le relie à l'ovaire et amène dans sa cavité l'ovule fécondé, qui doit s'y développer jusqu'au terme normal de la grossesse.

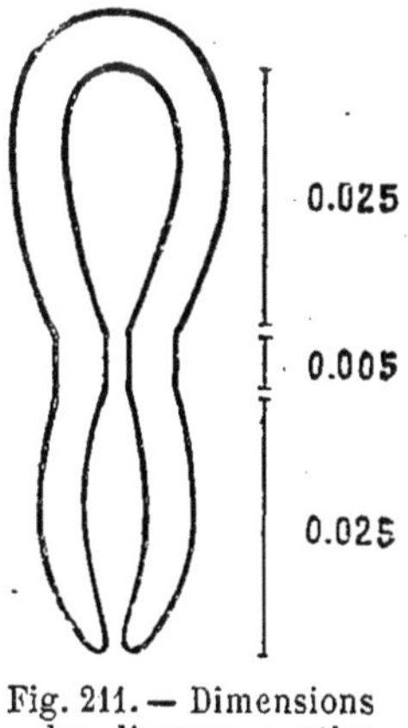

Le vagin sert de trait d'union avec l'extérieur, permettant l'apport des spermatozoïdes fécondants et donnant passage au fœtus au moment de l'accouchement.

L'utérus est une sorte de poire musculaire divisée en trois parties : le *corps*, le *col* et l'*isthme* qui les réunit l'un à l'autre.

0.025

0.005

0.025

Fig. 211. — Dimensions des diverses parties de l'utérus.

Dimensions : longueur totale extérieure, 6 centimètres.

Dans l'enfance les dimensions du col l'emportent sur celles du corps, c'est le contraire chez la multipare adulte.

Poids : 40 grammes.

La surface externe est recouverte (fig. 212), dans la plus grande partie de son étendue, par le péritoine, qui lui est particulièrement adhérent sur la ligne médiane.

Latéralement, surface d'insertion des ligaments larges.

Inférieurement, portion intra-vaginale, accessible au doigt et à la vue par l'intermédiaire de ce canal.

En avant et en bas, petite région au contact de la vessie.

Les rapports du col en avant et en arrière sont schématisés par la figure 213.

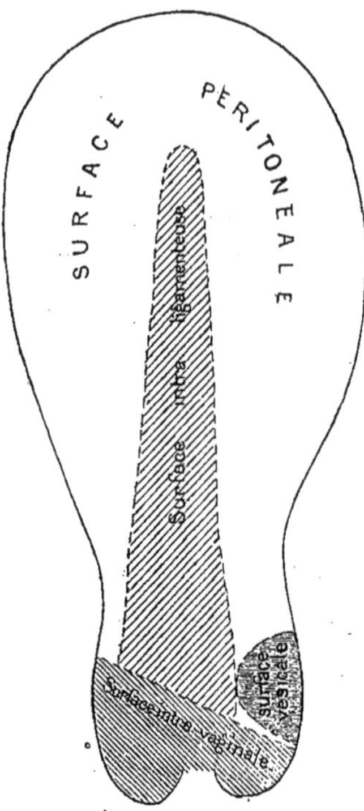

Fig. 212. — Topographie utérine.

L'utérus est percé d'une cavité qui en occupe le centre, et qui est tapissée d'une muqueuse continue en haut avec celle des trompes, en bas avec celle du vagin.

La cavité utérine se subdivise en trois régions, celle du corps, celle du col, reliées l'une à l'autre par le défilé de l'isthme (fig. 214).

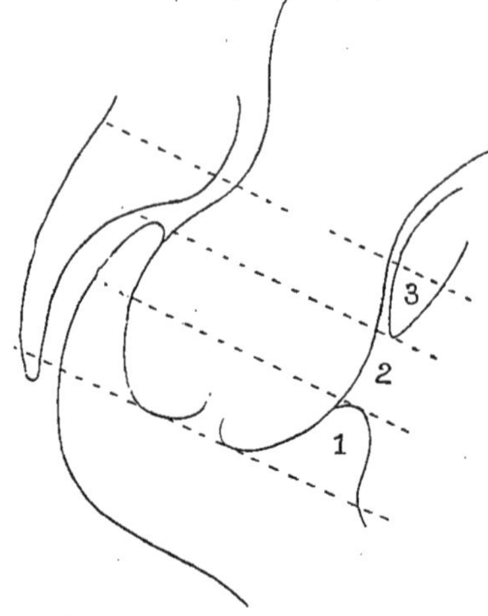

Fig. 213. — Rapports du col. (Schrœder.)

La paroi de l'utérus, recouverte dans la cavité par la muqueuse et à la périphérie dans la plus grande partie de son étendue, par la séreuse, est composée de fibres musculaires lisses ; l'épaisseur de cette paroi est d'un centimètre environ.

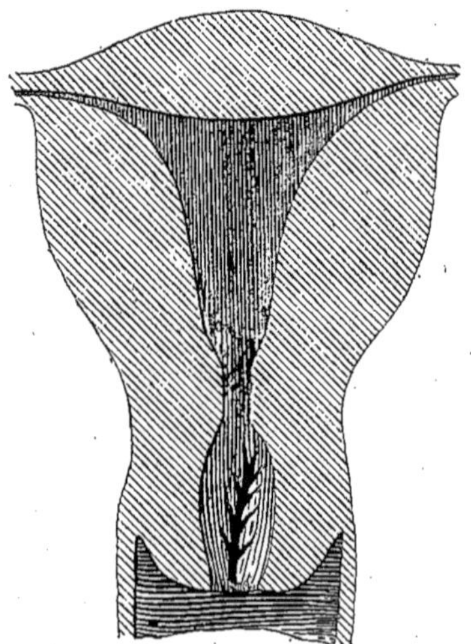

Fig. 214.
Configuration de la cavité utérine.

La muqueuse utérine présente une épaisseur de 2 à 3 millimètres, augmentant légèrement au moment de la menstruation.

Elle est rose dans la cavité du corps, blanche dans celle du col et redevient rose à l'orifice externe, où elle se continue avec la muqueuse du vagin.

La structure diffère suivant la région utérine :

Corps (fig. 215) : Epithélium cylindrique avec cils vibratiles, glandes en tube, simples pour la plupart, quelques-unes ramifiées — sécrétion d'un mucus très peu abondant, alcalin, transparent et légèrement visqueux.

Isthme : même structure que le corps.

Col (fig. 216) : Epithélium caliciforme sans cils vibratiles; sur la saillie des arbres de vie l'épithélium redevient cylindrique et muni de cils vibratiles; glandes en grappe avec épithélium caliciforme, sécrétion d'un mucus assez abondant, alcalin, transparent, fortement visqueux, adhérent à la paroi cer-

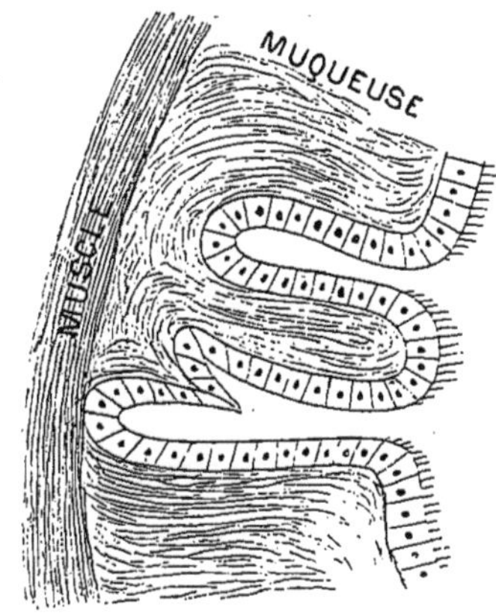

Fig. 215.
Muqueuse du corps de l'utérus.

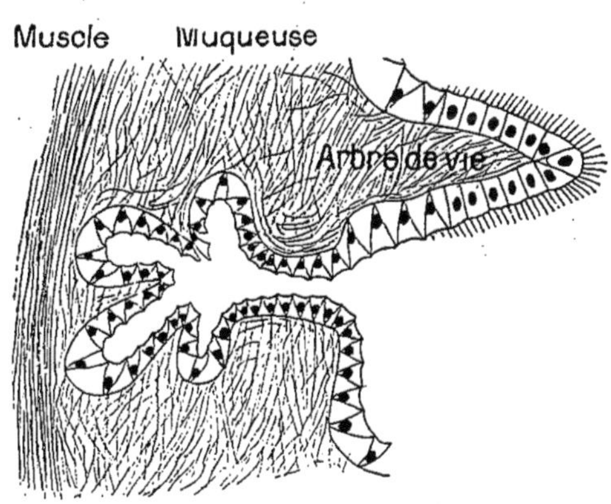

Fig. 216.
Muqueuse du col de l'utérus

vicale, dont il est difficile de le détacher. Ce mucus obstrue en quelque sorte l'entrée de la cavité utérine; il est le *concierge* de l'utérus, et isole la cavité du corps de celle du vagin. Son alcalinité est propice à la vie des spermatozoïdes, et rend la cavité cervicale hospitalière à l'élément fécondant masculin.

Surface vaginale du col : A l'orifice externe les caractères de la muqueuse changent brusquement, les glandes disparaissent, l'épithélium de cylindrique devient pavimenteux stratifié, et abrite des papilles assez volumineuses; en somme, la structure s'identifie avec celle de la muqueuse vaginale (fig. 217).

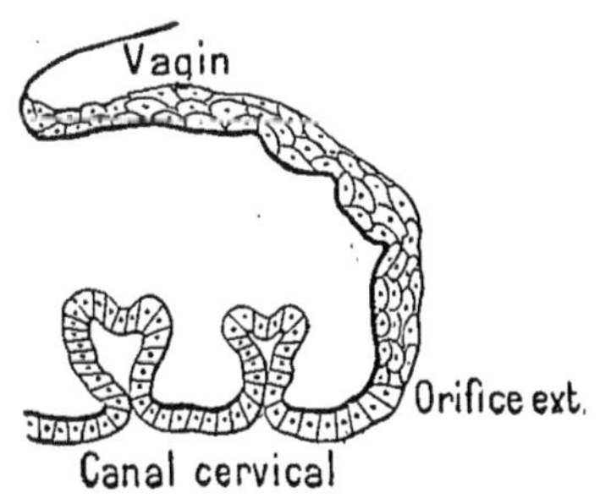

Fig. 217. — Coupe du col utérin.

Qu'un microbe pathogène soit inoculé à la surface muqueuse de l'utérus, le plus souvent à l'entrée de la cavité cervicale et on va assister au développement de l'endométrite, qui plus tard aboutira à la métrite.

L'inflammation, d'abord limitée à la surface de la muqueuse, va pénétrer dans les glandes qui deviennent autant de repaires microbiens, et de là se propager au stroma de la muqueuse.

De la muqueuse elle s'étendra ultérieurement par la voie lymphatique au muscle utérin; à ce moment l'endométrite se complique de myométrite.

La muqueuse, sous l'influence du processus inflammatoire, se boursoufle, s'hypertrophie et, trop volumineuse pour être contenue dans la cavité cervicale, elle fait hernie à travers l'orifice externe qui s'ouvre et se dilate pour la laisser passer.

Ainsi se constitue l'*ectropion de la muqueuse cervicale*, dont le mode de formation est expliqué par les figures 218 à 221.

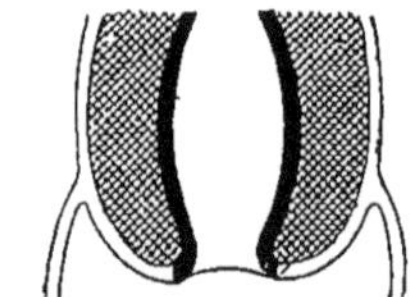

Fig. 218. — Col normal.

Si on fait une coupe parallèle à l'axe de l'utérus sur le col en ectropion, on trouve, ainsi que l'a indiqué *Doleris*[1], l'aspect suivant, représenté par la figure 222.

On voit sur cette figure en allant de gauche à droite :

Deux glandes intra-cervicales enflammées;

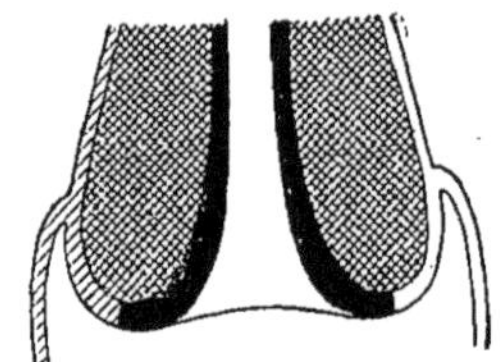

Fig. 219. — Ectropion léger.

Une glande au niveau de la muqueuse en ectropion, dont l'origine est enfouie au milieu d'épithélium pavimenteux. C'est l'épithélium de la surface vaginale du col qui, par envahissement concentrique, est venu couvrir la surface de l'ectropion baignant dans le vagin.

Une autre glande de la muqueuse cervicale en ectropion, dont l'orifice a été absolument comblé par l'épithélium pavimenteux, de telle sorte qu'elle est transformée en une cavité kystique.

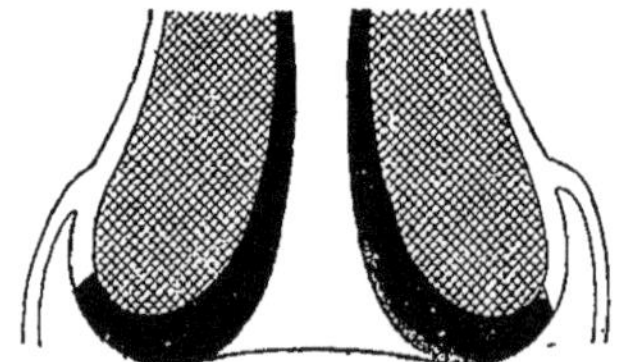

Fig. 220. — Ectropion moyen.

Ce petit kyste contient un liquide muco-purulent, il varie comme grosseur d'une tête d'épingle à une lentille; on l'a encore désigné sous le nom d'*œuf de Naboth*.

Des petits kystes analogues sont très fréquents dans l'endométrite cervicale, ils donnent au doigt qui pratique le toucher la sensation d'une série de noyaux minuscules enveloppés dans une gangue de tissu mou.

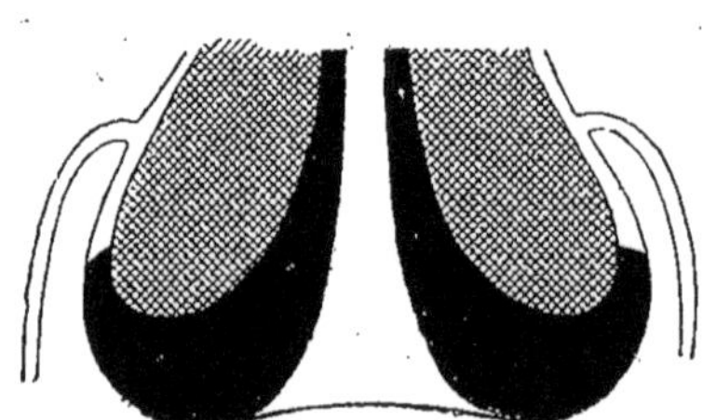

Fig. 221. — Ectropion accentué.

L'orifice externe est, comme on le voit dans la figure 222, très éloigné de sa situation normale.

Quand on examine les planches coloriées X et XI, on se rend compte des aspects variés que peut prendre l'ectropion inflammatoire.

La figure 1 de la planche X, mise ici par comparaison, appartient à une autre maladie, à l'inflammation de la surface vaginale du col, c'est de la *vaginite du col*, et non de l'endométrite avec ectropion comme les figures suivantes. Elle fait partie de la description de la vaginite et non de celle de l'endométrite.

[1] *Nouvelles arch. d'obstétrique*, 1889, p. 461.

La différence d'aspect de ces divers cols provient de traumatismes antérieurs dépendant la plupart de l'accouchement, du volume de l'ectropion,

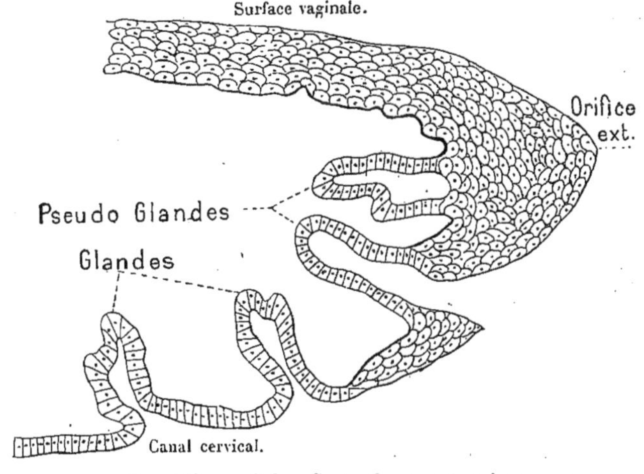

Fig. 222. — Col enflammé en ectropion.
(Comparer avec la figure 217 où le col est normal.)

de son étendue, de l'abondance des kystes glandulaires qui, dans la dernière figure, par exemple, donnent presque un aspect végétant à la lésion.

Toutes ces lésions étaient englobées autrefois sous le nom générique d'

Ulcérations du col.

Mais par ce qui a été dit à propos de la description histologique qui nous a montré au contraire à leur surface une épaisse couche d'épithélium, on s'aperçoit que c'est une *fausse*, une *pseudo-ulcération*.

L'aspect macroscopique a induit en erreur, ainsi que l'a prouvé le microscope.

Nous verrons à propos du diagnostic qu'il existe des *ulcérations du col* (syphilis, chancre mou, cancer), mais elles diffèrent comme nature du processus inflammatoire que nous étudions actuellement.

Dans quelques cas relativement rares, l'orifice externe, en quelque sorte sténosé, demeure fermé empêchant l'ectropion de la muqueuse; l'endométrite reste alors intra-cervicale, et le spéculum ne peut révéler les lésions à l'œil explorateur.

Le processus inflammatoire ne reste pas limité à la muqueuse cervicale, mais rampant de la superficie vers la profondeur, il envahit bientôt tout le revêtement utérin.

Toute la muqueuse boursouflée, hyperplasiée, hypertrophiée, comble et distend le muscle utérin, d'où l'augmentation de volume de l'organe en entier, même en l'absence de myométrite, qui ne tarde pas, il est vrai, à survenir si le processus n'est pas arrêté dans sa marche envahissante.

La muqueuse malade donne lieu à un écoulement tantôt muco-purulent, tantôt sanguin, vulgairement désigné sous le nom :

De pertes blanches;

De pertes rouges.

Les *pertes blanches* sont tantôt blanchâtres, tantôt jaunâtres, tantôt jaune verdâtre.

La coloration dépend de la proportion du mucus et du pus.

La faible abondance de pus se traduit par la coloration blanchâtre, et à mesure que les globules purulents augmentent de quantité, le liquide devient jaune, puis verdâtre.

Gluance analogue à celle du blanc de l'œuf, c'est la consistance normale du mucus utérin et en particulier du mucus cervical.

La gluance diminue proportionnellement à l'abondance du pus.

Les *pertes rouges*, sang plus ou moins mélangé à l'écoulement muco-purulent, se traduisent tantôt par une plus grande abondance des règles, tantôt par de véritables hémorragies intermenstruelles.

La muqueuse en ectropion saigne assez difficilement au contact du doigt

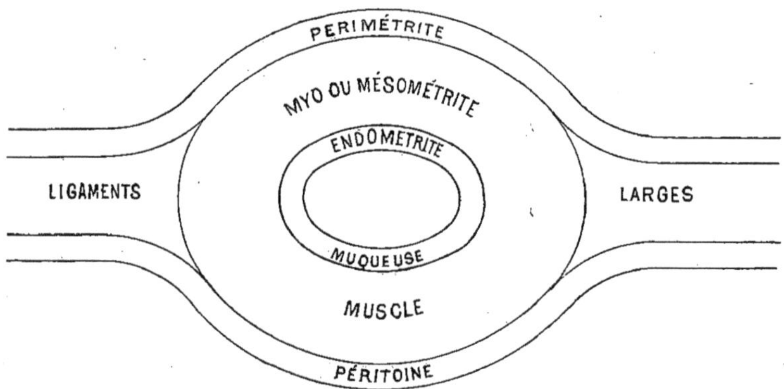

Fig. 223. — Schéma de l'inflammation utérine.

explorateur, élément diagnostic important avec le cancer, où on observe, au contraire, l'hémorragie facile.

Par contre, l'introduction de l'hystéromètre dans la cavité utérine provoque le plus souvent une hémorragie, mais d'habitude légère.

Aux lésions de la muqueuse, ne tardent pas à succéder celles du muscle utérin, désignées sous le nom de myométrite, mésométrite, métrite parenchymateuse ou interstitielle (fig. 223).

Dans une première période, on n'observe que de la congestion augmentant notablement le volume de l'organe, qui atteint quelquefois jusqu'à la grosseur du poing.

Puis il y a infiltration d'éléments embryonnaires, localisés surtout au pourtour des vaisseaux; ces éléments embryonnaires se transforment après un temps variable en éléments fibreux, emprisonnant, étouffant le muscle utérin, et amenant la sclérose de l'organe, dernière phase de la métrite.

Le processus est le plus souvent étendu à tout le muscle utérin, avec prédominance, tantôt au niveau du corps, tantôt au niveau du col.

Il est exceptionnel qu'il soit localisé en une région de l'utérus à l'exclusion de l'autre.

En résumé, le processus marche d'habitude de la façon suivante : début par la muqueuse cervicale, envahissement de la muqueuse corporéale, puis atteinte du muscle utérin; par la suite l'inflammation gagne le tissu périphérique.

Mais avant d'étudier cette inflammation périutérine, voyons les *symptômes de la métrite.*

On a essayé, pour jeter quelque lumière sur cette question complexe, de distinguer plusieurs variétés de métrites, les voici résumées sous forme de tableau :

I. — *Métrites non kystiques :*
- *a*. Muqueuses :
  - 1° Catarrale . . . . . Hydrométrite.
  - 2° Hémorragique . . . Hématométrite.
  - 3° Purulente . . . . . Pyométrite.
- *b*. Parenchymateuse ou interstitielle.

II. — *Métrites kystiques* :
- 1° Hydrométrie;
- 2° Hématométrie;
- 3° Pyométrie.

Les métrites kystiques seront étudiées à propos des tumeurs génitales; je les élimine ici.

Quant aux variétés de métrites non kystiques, celles qu'on désigne communément sous le nom générique de métrites, les divisions qu'on a essayées de leur imposer reposent sur la prédominance d'un symptôme ou d'une lésion, et ne méritent pas d'être conservées.

La métrite est une, avec des variantes.

Voici l'ordre dans lequel nous étudierons les *symptômes :*

Interrogatoire :

Douleurs 1
Pertes 2
Phénomènes généraux et sympathiques 3

Examen direct :

Exploration digitale 4
Exploration instrumentale 5
Marche et terminaisons 6

1° La **douleur** est faible, parfois nulle quand la muqueuse est seule prise, mais elle s'accentue aussitôt que le muscle est atteint.

Ceinture douloureuse partant en arrière des régions lombaires et sacrées (*douleurs de reins*) passant par les flancs et aboutissant à l'hypogastre.

Irradiations fréquentes sur le trajet du crural (douleurs dans les aines, à la

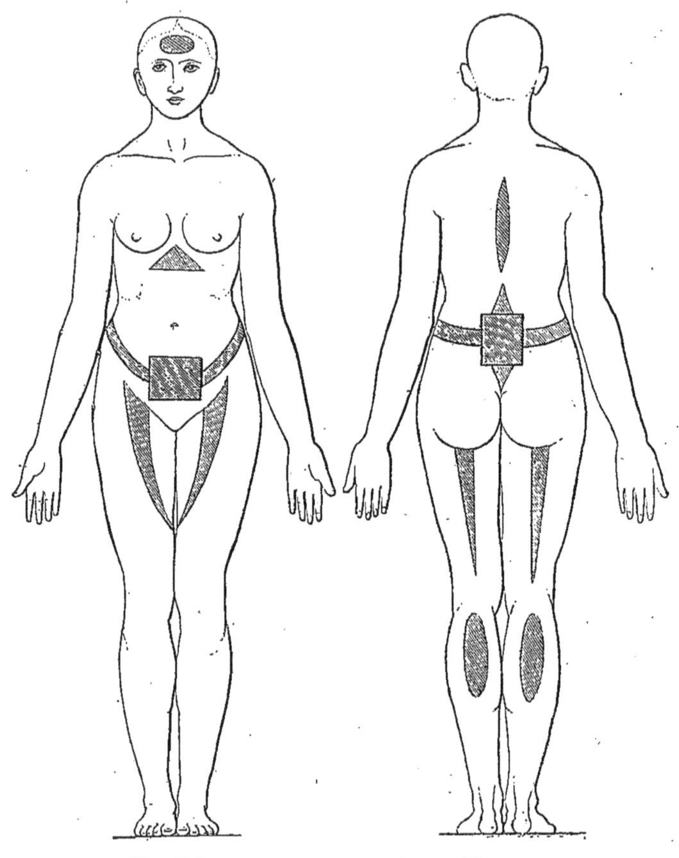

Fig. 224.
Face antérieure du corps.

Fig. 225.
Face postérieure du corps.

Zones douloureuses dans la métrite.

face antérieure des cuisses) et sur celui du sciatique (douleurs sur le trajet de ce nerf).

La *coccygodynie* ou douleur limitée au coccyx, qui peut dépendre d'une lésion même de cet os ou d'une maladie du voisinage, est une compagne assez fréquente des métrites anciennes.

Gastralgies, névralgie intercostale, palpitations, céphalalgie, névralgies diverses.

Les deux figures ci-jointes 224 et 225 sont destinées à montrer schématiquement la topographie la plus habituelle de la douleur dans la métrite.

2° Les **pertes** ont déjà été mentionnées : tantôt muco-purulentes, tantôt sanguines.

Il ne faut pas omettre d'interroger les femmes sur les pertes blanches, qui constituent parfois l'unique symptôme révélateur d'une endométrite légère.

Toute femme, qui perd par la vulve du muco-pus, a les organes génitaux malades ; si ce muco-pus est visqueux, l'origine utérine est à peu près certaine, il y a de la métrite ; l'examen direct complétera le diagnostic.

Parfois l'écoulement est tellement faible qu'il passe inaperçu pour certaines malades inattentives.

Aussi de ce qu'une femme dit qu'elle n'a pas de leucorrée, il ne faut pas conclure à l'absence de métrite, bien que métrite et leucorrée soient inséparables, mais il faut chercher cette leucorrée, la dénicher.

C'est dans ce but que *Schultze* a préconisé ce qu'il a appelé le « *probetampon* ». Faites un nettoyage sérieux du vagin, appliquez sur le col un tampon de coton hydrophile, laissez-le vingt-quatre heures en place, quand vous le retirez, s'il existe de la métrite, vous le verrez, dans la portion qui était au contact du col, imbibé de muco-pus, c'est la signature de l'endométrite.

Du moment où la muqueuse utérine sécrète du muco-pus, c'est qu'elle est malade.

Les hémorragies génitales sont tantôt de faible importance, tantôt au contraire constituent le phénomène dominant parfois unique.

On voit aussi de temps en temps des femmes atteintes d'endométrite qui viennent réclamer le secours médical uniquement parce que, suivant leur expression, « elles sont constamment dans le sang ».

Avec un curage utérin, tout rentre dans l'ordre.

3° Les **phénomènes sympathiques** sont nombreux dans la métrite, et on les devine sans peine, quand on pense à l'importance de l'utérus dans l'organisme féminin.

Ce sont d'abord les deux organes voisins, la vessie et le rectum, qui ont souvent à souffrir de la maladie utérine.

Ténesme vésical pouvant aller jusqu'à une véritable cystite.

Du côté du rectum, ténesme ou constipation.

Les malades de l'utérus digèrent mal, elles ont du tympanisme abdominal ; la langueur des fonctions digestives conduit à l'abattement et à l'amaigrissement.

Parfois la respiration se fait avec une certaine peine, la malade sent de l'oppression qui, jointe aux palpitations, fait croire à une maladie de cœur.

On a signalé une toux réflexe d'origine utérine, guérissant avec l'utérus.

La métrite enfin, comme toute affection génitale, retentit avec intensité sur le système nerveux et chez les femmes prédisposées amène l'essor des manifestations hystériques les plus diverses.

L'hystérie est une déséquilibration du système nerveux qui peut se produire spontanément, qui existe congénitalement chez certains sujets, mais que les maladies du système génital, et la métrite en particulier, facilitent et exagèrent.

Ces phénomènes nerveux se traduisent parfois dans les cas anciens par un anéantissement de la volonté, un découragement insurmontable, un véritable dégoût de la vie.

4° L'**exploration digitale** consiste dans le toucher vaginal combiné avec la palpation abdominale, qui en constitue le compagnon indispensable.

L'utérus est :

Gros, corps et col;

Sensible;

Souvent *dévié;* la déviation est une complication accompagnant, entretenant et aggravant la métrite. Toutes les déviations peuvent coexister, elles seront étudiées dans un chapitre distinct, indépendamment de la métrite.

L'utérus est mobile à moins de complication périutérine, mais cette mobilité est diminuée par le fait même de l'augmentation de volume.

5° Au **spéculum**, on aperçoit le col malade tel qu'il a été décrit précédemment.

L'*hystéromètre* révèle une augmentation de la cavité utérine qui mesure 7, 8, 9 ou 10 centimètres; mais il faut autant que possible éviter l'emploi de cet instrument; car, dans la pluralité des cas, il est inutile au diagnostic, et son emploi même doux et aseptique, expose à des accidents hémorragiques et septicémiques.

6° La **marche** de la métrite varie beaucoup avec la cause et le traitement; il nous suffira de tracer la différence, suivant que la forme est *aiguë* ou *chronique.*

Aiguë. — La douleur est vive et rappelle celle de la péritonite, avec vomissements, fièvre.

L'utérus est gros et très douloureux.

Tout l'organe a été rapidement envahi par l'élément microbien.

Elle s'observe le plus souvent pendant le post-partum.

Après deux ou trois semaines, les symptômes aigus se calment et la forme chronique se constitue.

Chronique. — La maladie évolue lentement; le muscle est pris après la muqueuse, le plus souvent avec quelque complication périutérine.

L'utérus se sclérose et les lésions restent stationnaires, ainsi que les symptômes qui en dépendent avec quelques variations et intermittences insignifiantes.

Dans tous ces cas la stérilité est la règle, cependant dans les formes légères on voit parfois la conception survenir, mais l'avortement est habituel ; il est dû aux obstacles mêmes que trouve l'œuf à se développer dans l'utérus pathologique.

Il existe encore une endométrite, qui ne surviendrait qu'avec la conception atteignant par conséquent les caduques, et amenant comme la métrite ordinaire soit l'avortement, soit des adhérences entre l'œuf et la paroi utérine, qui se traduiront par la rétention partielle ou totale des annexes ovulaires au moment de l'accouchement.

Cette *endométrite gravidique* ne doit pas être confondue avec celle qui survient pendant le post-partum et qui sera étudiée ultérieurement.

TROMPES ET OVAIRES

La **trompe** est le canal long de 12 centimètres qui mène de l'ovaire à la cavité utérine (fig. 227).

L'ouverture dans l'utérus est *ponctiforme* et ne mesure qu'un millimètre

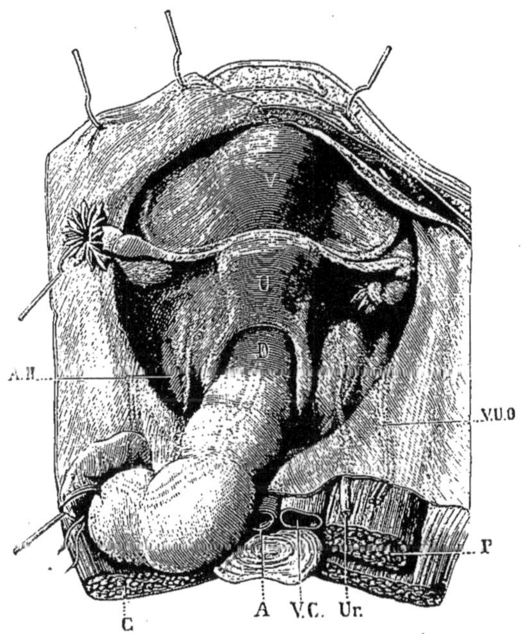

Fig. 226. — Organes du petit bassin vus par l'abdomen.

A, aorte. — V, C, veine-cave. — Ur, uretère. — V, U, O, vaisseaux utéro-ovariens. — A, H, artère hypogastrique. — V, vessie. — D, cul-de-sac de Douglas limité en avant par l'utérus, U, sur les côtés par les ligaments utéro-sacrés et en arrière par le rectum R. — P, muscles psoas. — C, D, carré des lombes.

Du côté droit, on aperçoit le ligament rond traversant le canal inguinal, et ses 2 branches de terminaison.

Du côté gauche, la trompe a été attirée en dehors du petit bassin pour montrer la situation physiologique de l'ovaire.

de diamètre; l'élargissement est progressif jusqu'au niveau du pavillon dont le diamètre est de 2 centimètres environ.

La trompe constitue donc une sorte de réservoir mobile et capricieux, qui doit saisir l'ovule à la sortie de l'ovaire pour le conduire jusqu'à l'utérus un peu comme l'épervier lancé par le pêcheur saisit le poisson.

Une coupe de la trompe perpendiculaire à son axe (fig. 228) montre qu'elle se compose de trois couches :

Une périphérique *séreuse*, incomplète puisqu'elle manque en bas vers le ligament large.

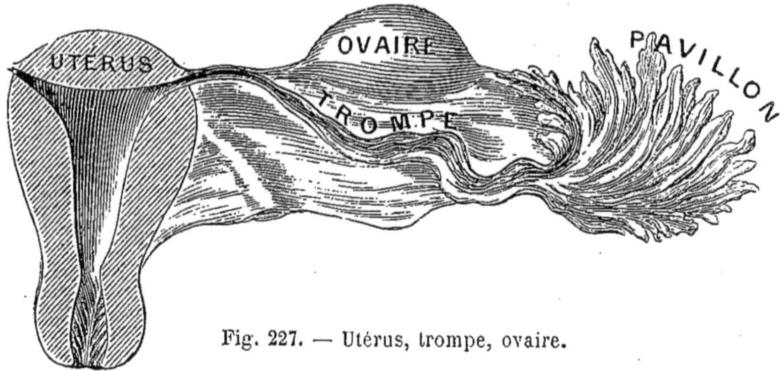

Fig. 227. — Utérus, trompe, ovaire.

Une moyenne *musculaire* (fibres lisses) longitudinale superficiellement, circulaire vers la muqueuse. Les fibres longitudinales sont en continuation directe avec celles de l'utérus.

Une interne *muqueuse*. L'épithélium est cylindrique à cils vibratiles[1], analogue à celui de la cavité du corps utérin; au bord libre du pavillon il se

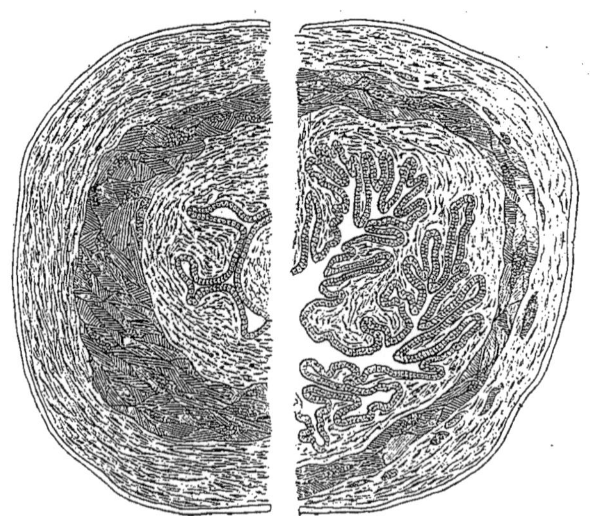

a, partie interne ou voisine de l'utérus. *b*, partie externe ou voisine du pavillon.

Fig. 228. — Trompe (d'après Wyder).

continue directement avec l'endothélium péritonéal. La muqueuse forme des replis nombreux, suivant la direction de la trompe et s'accentuant de plus en plus, à mesure qu'on s'approche du pavillon où, ils se continuent directement avec les franges terminales.

[1] Les cils vibratiles ont été omis dans la figure 228.

L'ovaire, pesant 8 grammes et mesurant 4 centimètres dans sa plus grande dimension, a la forme d'une amande, fixée par son bord inférieur à l'aileron postérieur du ligament large (fig. 227).

Il est relié à l'utérus par le ligament de l'ovaire et à la trompe par le ligament de la trompe.

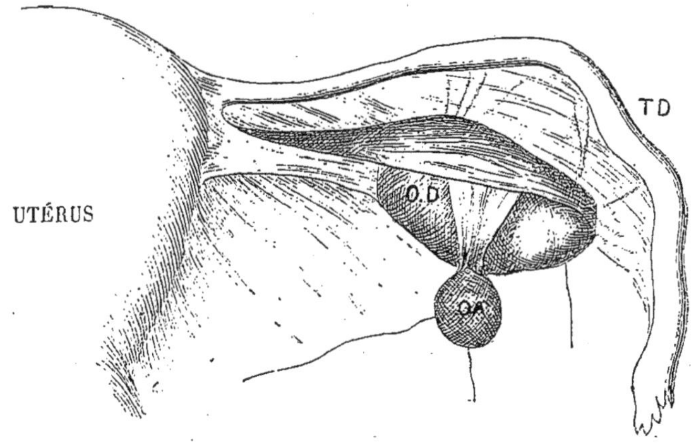

Fig. 229. — OD, ovaire droit. — TD, trompe droite. — Ovaire accessoire (OA). (Beigel.)

A côté de l'ovaire principal se trouvent parfois des ovaires accessoires (fig. 229), qui expliquent la possibilité de la fécondation après la castration double, complète en apparence.

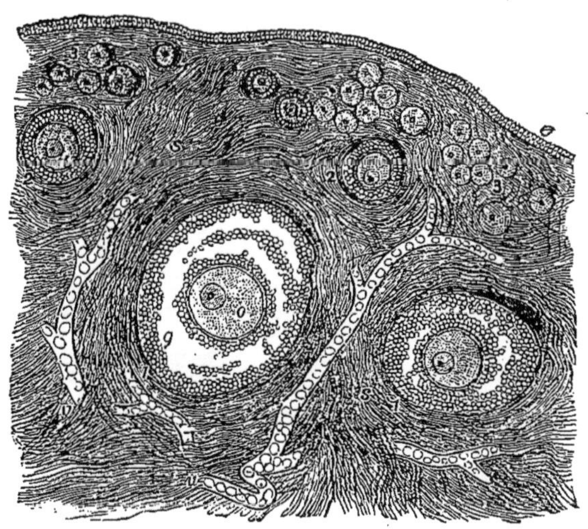

Fig. 230. — Coupe d'un fragment de l'ovaire.

A la coupe, l'ovaire se compose de deux couches absolument distinctes comme *structure*, mais dont les limites ne sont pas toujours très nettes.

La *portion centrale ou bulbeuse*, formant la charpente de l'organe, est constituée des fibres musculaires lisses, du tissu conjonctif, des vaisseaux et nerfs.

La *portion périphérique* ou ovigène (fig. 230) mesure un millimètre d'épaisseur, elle est formée par l'accumulation des vésicules de de Graaf, dont chacune contient un ovule (fig. 231).

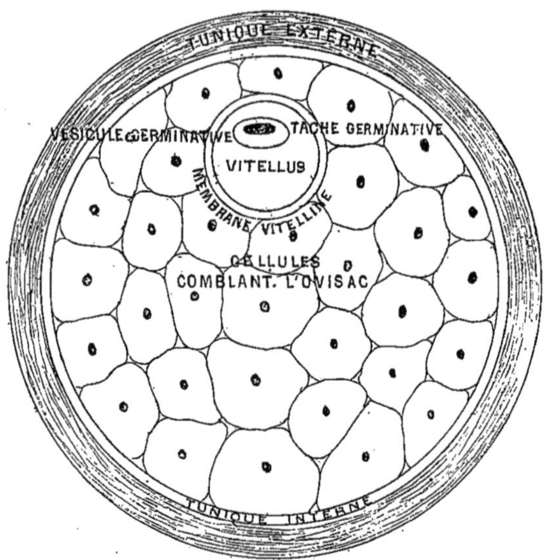

Fig. 231. — Vésicule de de Graaf avec son contenu l'ovule.
L ovule comprend la membrane vitelline, le vitellus, la vésicule germinative et la tache germinative.)

Toute la surface de l'ovaire est recouverte d'un épithélium continu qui ait suite à la périphérie de l'organe à l'endothélium péritonéal.

De Sinéty[1] a, dans un cas, découvert des cellules à cils vibratiles sur la sur-

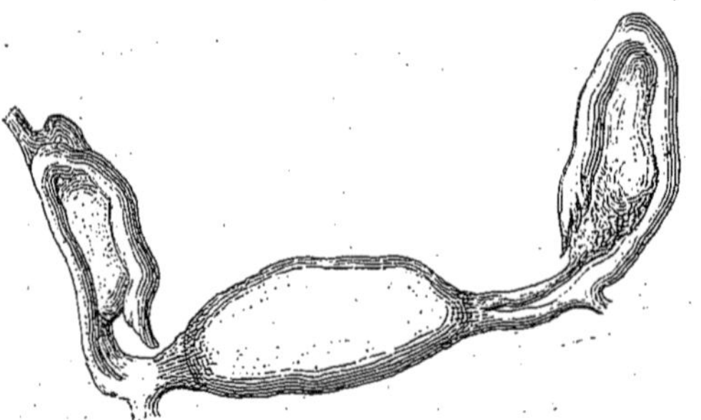

Fig. 232. — Affinité tubo-ovarienne. (His.)

face d'un ovaire normal; ces cils vibratiles semblent exister d'une façon exceptionnelle et jusqu'à nouvel ordre ils doivent être considérés comme n'appartenant pas à l'état normal.

[1] *Société de Biologie*, 17 décembre 1881.

A chaque époque menstruelle une de ces vésicules se rompt pour mettre en liberté un ovule.

La vésicule rompue se referme pour donner naissance au *corps jaune*, composé de sang épanché dans la paroi de la vésicule plus ou moins plissée

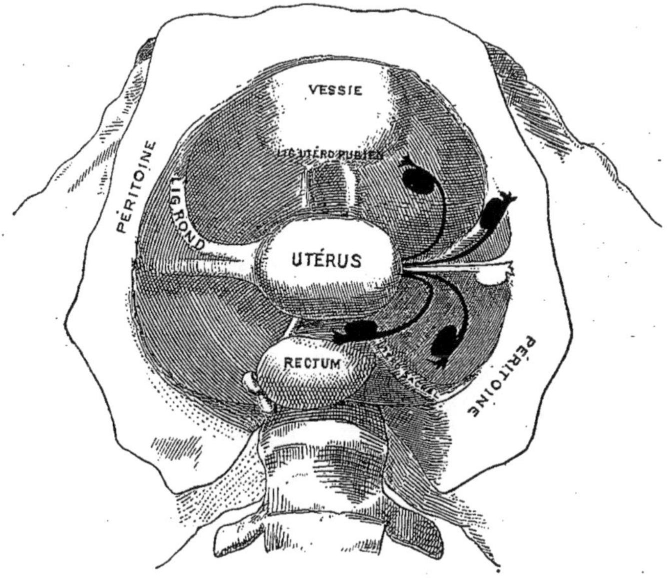

Fig. 233. — Déplacements de l'ovaire et de la trompe.

sur elle-même; ce corps jaune se résorbe progressivement, et après quelques semaines ne laisse plus qu'une cicatrice linéaire.

Le pavillon de la trompe et l'ovaire, bien qu'anatomiquement distincts et séparés, sont physiologiquement très unis, presque aussi intimement que le canal déférent l'est au testicule par l'intermédiaire de l'épididyme, de telle sorte que dans leurs *déplacements* ces organes ne se quittent guère; quand on trouve l'ovaire, le pavillon de la trompe n'est pas loin (fig. 233).

Or l'ovaire compris dans l'aileron postérieur du ligament large, relié à la trompe et à l'utérus par les deux ligaments déjà mentionnés, uni au plancher pelvien par le *ligament infundibulo-pelvien*, est un organe essentiellement errant.

Il peut se déplacer

Postérieurement : soit dans la fossette rétro-ovarienne limitée en avant par le ligament large, et en dedans par le ligament utéro-sacré, soit dans le cul-de sac de Douglas (fig. 233).

Antérieurement, le déplacement peut se faire en avant du ligament large sur la partie du péritoine qui est tendue par le ligament rond, ou dans la fossette latéro-vésicale sur les côtés de la vessie (fig. 233).

Les déplacements en avant sont très rares, ceux en arrière très fréquents. On se rendra bien compte de l'évolution de ces déplacements en méditant la figure 234, qui nous montre la fossette rétro-ovarienne et le cul-de-sac de Douglas.

Pour que l'ovaire arrive jusque dans le cul-de-sac de Douglas il faut un cer-

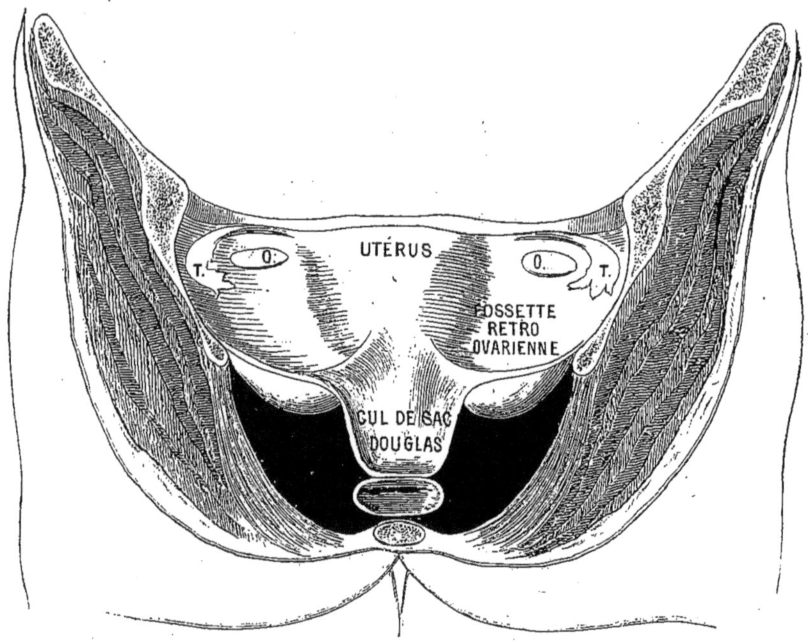

Fig. 234. — Face postérieure de l'utérus et des ligaments larges. Fossettes rétro-ovariennes et cul-de-sac de Douglas. (Hodge.)

tain relâchement de ses attaches on un basculement de l'utérus en arrière (rétrodéviation).

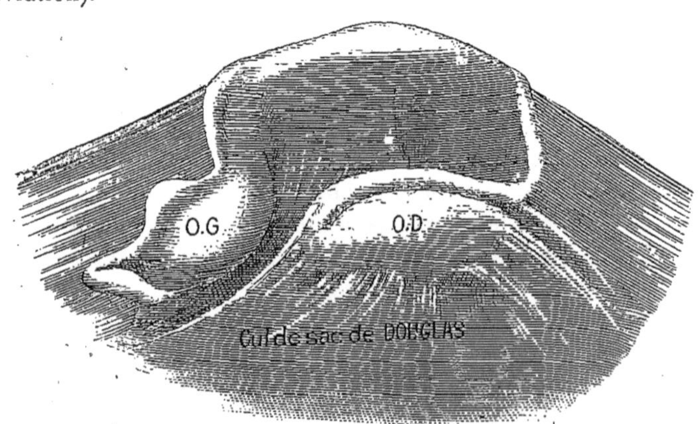

Fig. 235. — Prolapsus des ovaires avec adhérences. — Ovaire droit prolabé dans le cul-de-sac de Douglas et ovaire gauche dans la fossette rétro-ovarienne. (Skene.)

La figure 235 nous fait assister aux deux degrés de ce prolapsus de l'ovaire en arrière de l'utérus avec complication d'adhérences.

Dans ces déplacements postérieurs l'ovaire est en général rencontré facilement avec le doigt par le toucher vaginal, encore mieux par le toucher vagino-rectal, l'index dans le vagin, et le médius dans le rectum.

L'inflammation de la trompe s'appelle **salpingite**, celle de l'ovaire **ovarite**. Les *salpingites* se prêtent à la même classification que les métrites.

I. *Salpingites non kystiques :*

a. Muqueuses.

1. Catarrale ou séreuse . hydrosalpingite.
2. Hémorragique . . . . hématosalpingite.
3. Purulente . . . . . . pyosalpingite.

b. Parenchymateuses ou interstitielles.

II. *Salpingites kystiques :*

1. Hydrosalpinx.
2. Hématosalpinx.
3. Pyosalpinx.

On peut, pour les *ovarites*, admettre une classification analogue, mais en supprimant la variété muqueuse, qui ne saurait exister, car à l'encontre de l'utérus et des trompes l'ovaire est un organe plein, c'est-à-dire dépourvu de cavité :

I. *Ovarites non kystiques :*

La seule variété est l'ovarite parenchymateuse ou interstitielle, conduisant :

Soit à l'atrophie :
Soit à l'ovarite kystique.

II. *Ovarites kystiques :*

1. Hydroovarie. . . Ovaire séro ou scléro-kystique.
2. Hématoovarie . . Ovaire hémato-kystique.
3. Pyoovarie. . . . Ovaire pyo-kystique.

Les salpingites et ovarites kystiques, constituant de véritables tumeurs, seront étudiées au chapitre des *Tumeurs génitales;* je me bornerai donc ici à l'étude des *salpingo-ovarites non kystiques*.

L'inflammation se propage de l'utérus à la trompe et à l'ovaire :
Soit par la voie muqueuse; ce qui est la règle.
Soit par la voie lymphatique. Ce qui constitue l'exception.

Pour les inflammations de la trompe, il est généralement admis que la voie muqueuse est la règle, la voie lymphatique l'exception.

C'est le contraire pour les inflammations de l'ovaire, la voie lymphatique étant la plus communément adoptée par l'élément pathogène, et conduisant cet élément jusqu'au centre même du tissu ovarien où il va causer des désordres.

Comme pour l'utérus, l'inflammation de la trompe commence par la muqueuse et envahit secondairement la paroi musculaire ; il y a successivement (fig. 237) :

Endosalpingite;
Myo ou *mésosalpingite*.

La *périsalpingite* peut ultérieurement survenir de même que la périmé-

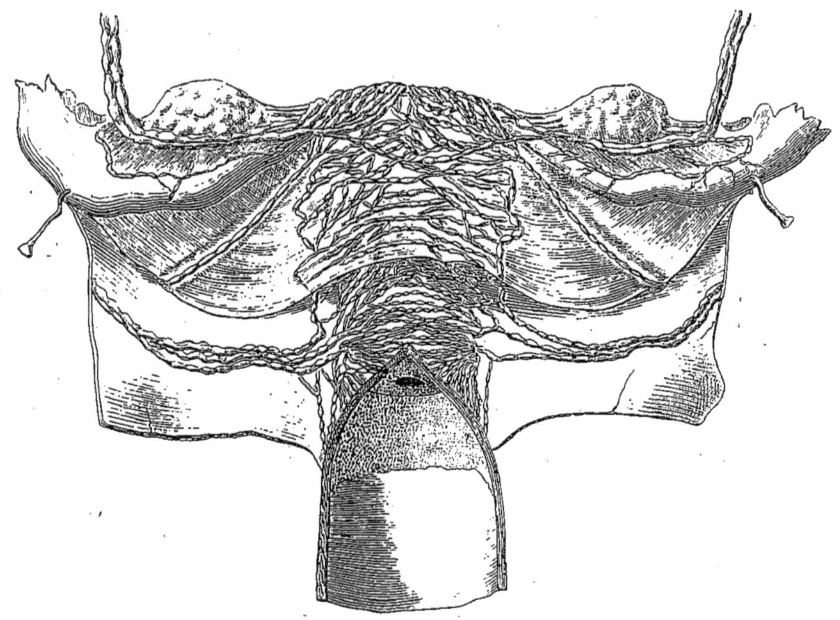

Fig. 236. — Lymphatiques génitaux. (Poirier.)

trite à la suite de l'inflammation utérine. Elle est la règle dans les salpingites qui durent depuis un certain temps.

La muqueuse salpingienne, sous l'influence de l'inflammation, devient le siège d'une prolifération embryonnaire assez intense. Il y a congestion, boursouflement, exagération de l'aspect déjà si tourmenté de la muqueuse (fig. 238).

La surface de la muqueuse se couvre de végétations à charpente cellulo-vasculaire, avec cellules embryonnaires abondantes.

La sécrétion muco-purulente, qui se fait à la surface de cette muqueuse enflammée, s'écoule dans l'utérus par l'*ostium uterinum*, et de là gagne le vagin et la vulve pour s'échapper au dehors.

Cet écoulement est tantôt continu, tantôt intermittent; dans ce dernier cas, il donne généralement lieu à des contractions douloureuses de la trompe, désignées sous le nom de *coliques salpingiennes*, revenant avec une périodicité assez régulière.

Labadie-Lagrave a désigné ces écoulements intermittents sous la dénomination assez pittoresque de *vomiques salpingiennes*.

Si la salpingite dure longtemps, les deux orifices ovariens et utérins de la trompe ne tardent pas à s'obstruer, et la salpingite kystique se trouve ainsi constituée.

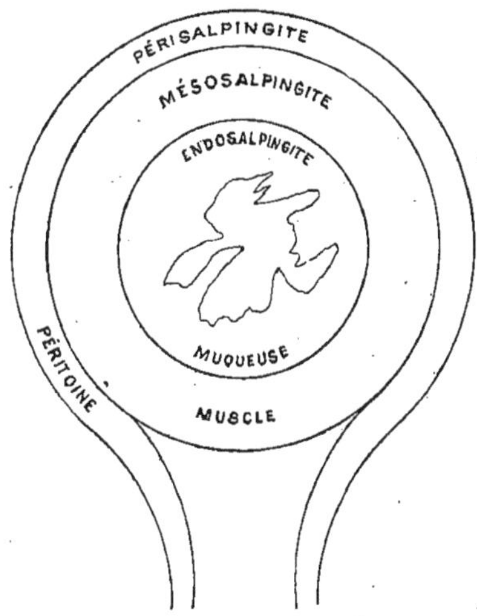

Fig. 237. — Schéma de l'inflammation salpingienne.

L'obstruction du pavillon tubaire est en général un accident précoce dans l'inflammation tubaire, quelle qu'en soit la nature; en effet le premier effet de l'inflammation est d'œdématier les franges du pavillon, qui, ainsi gonflées, s'accolent les unes aux autres, et arrivent à adhérer entre elles assez promptement.

Cette obstruction du pavillon est une chose heureuse dans nombre d'inflammations salpingiennes, car elle protège le péritoine contre les microbes intra-salpingiens, qui sans cette barrière pourraient amener des accidents de pelvi-péritonite, voir même de péritonite.

Mais elle est des plus fâcheuses pour la fécondité de la femme, car l'obstruction des deux trompes conduit à la stérilité absolue.

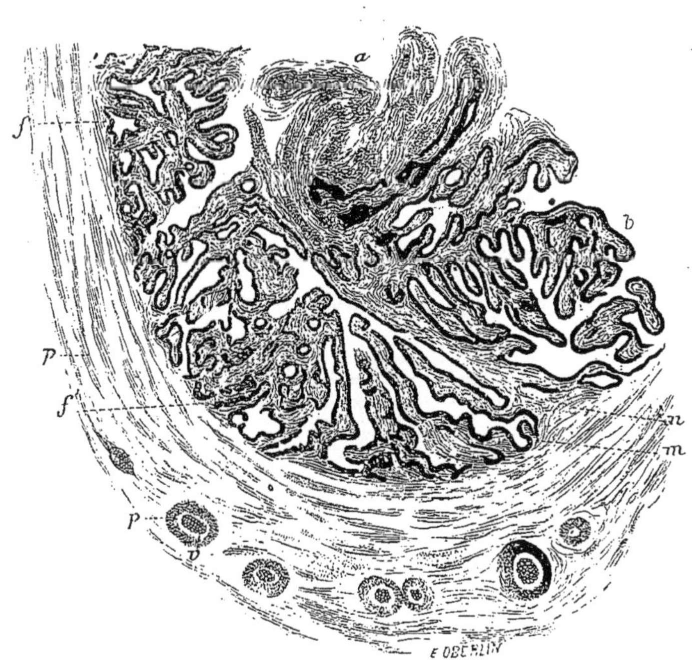

Fig. 238. — Coupe perpendiculaire au canal tubaire; endosalpingite. (Terrillon.) *a*, contenu de la trompe. — *v*, vaisseaux. — *b*, paroi musculaire. — *f*, sinus. — *m*, végétations.

C'est là d'ailleurs une cause de stérilité beaucoup plus fréquente qu'on ne le suppose, ce qui nous explique comment certains de ces cas sont absolument rebelles à la thérapeutique purement utérine.

Après la muqueuse se prend le muscle de la trompe.

Modifications analogues à celles décrites à propos de la *myométrite*, congestion, hyperplasie, hypertrophie, et enfin sclérose.

Cette salpingite parenchymateuse ou interstitielle se traduit par de l'épaississement et de l'induration de la trompe, véritable *pachy-salpingite.*

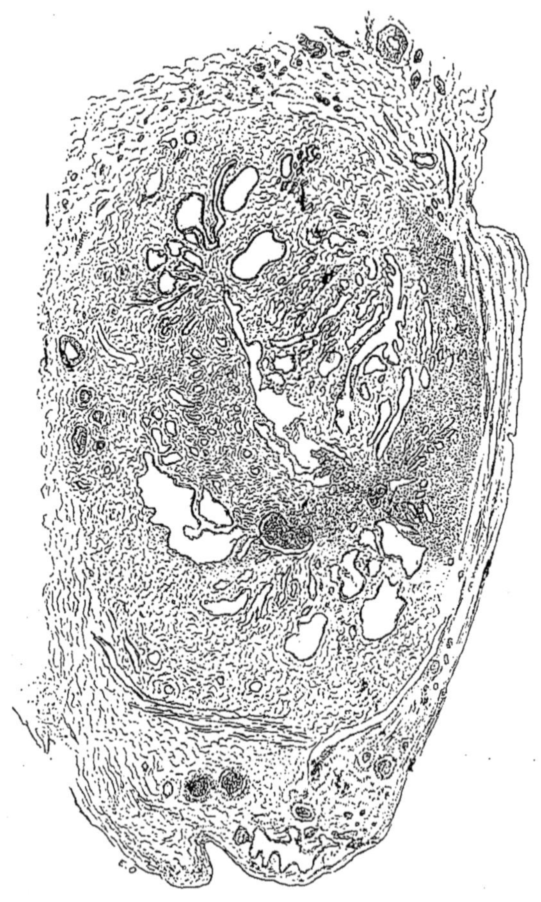

Fig. 239. — Hypertrophie tubaire d'origine inflammatoire. (Pozzi.)

L'inflammation parenchymateuse de la trompe amène un épaississement notable de l'organe, de telle sorte que le mésosalpinx se trouve déplacé et diminué par cette hypertrophie.

La trompe qui à l'état normal se trouvait séparée du tissu cellulaire du ligament large par ce repli péritonéal arrive à son contact plus direct, et cela à un degré d'autant plus prononcé que l'augmentation du volume tubaire est plus accentué.

Ce rapport plus intime nous explique comment à l'état pathologique les inflammations de la trompe peuvent se transmettre facilement au tissu cellulaire du ligament large.

Les lésions sont souvent unilatérales au début de l'affection, mais deviennent ordinairement bilatérales, quand la maladie dure depuis longtemps.

Dans les cas anciens et alors qu'il n'y a pas eu de transformation kystique l'inflammation chronique aboutit tantôt à l'*hypertrophie* (fig. 239), tantôt à l'*atrophie* (fig. 240) de la trompe.

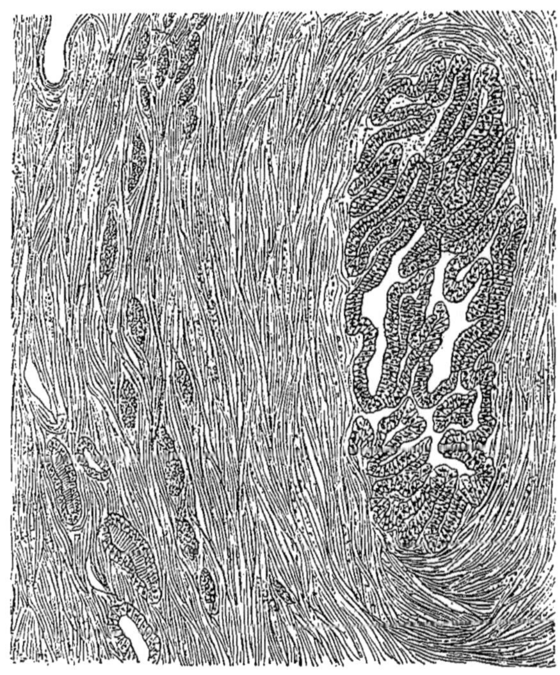

Fig. 240. — Atrophie tubaire d'origine inflammatoire. (Boldt.)

L'*inflammation ovarienne* est la compagne habituelle, mais non obligée, de la salpingite.

Réciproquement l'ovarite peut exister sans inflammation salpingienne, ce qu'explique la voie lymphatique suivie par les microbes pathogènes.

Dans l'ovarite la congestion avec augmentation de volume est le phénomène initial ; suivant que le processus prédomine au centre ou à la périphérie de l'organe, on a distingué l'*ovarite folliculaire ou périphérique* et *centrale, parenchymateuse ou interstitielle.*

Ces distinctions n'ont qu'une importance secondaire.

La *périovarite*, c'est-à-dire l'inflammation de la surface de l'ovaire, peut compliquer l'inflammation de l'ovaire, de même que la périsalpingite et la périmétrite, celles de la trompe et de l'utérus. Cette inflammation sera étudiée avec la pelvi-péritonite.

L'ovarite aboutit tantôt à la sclérose de l'organe, dont tous les éléments sont emprisonnés, étouffés par la dégénérescence fibreuse; l'ovaire est réduit à un noyau fibreux, l'organe est physiologiquement mort.

Tantôt il y a transformation kystique, et les kystes sont ou séreux ou sanguins ou purulents, donnant lieu aux trois variétés d'ovarites kystiques :

Hydro-ovarie. — Ovaire séro-kystique (ou scléro-kystique);
Hémato-ovarie. — Ovaire hémato-kystique;
Pyo-ovarie. — Ovaire pyo-kystique.

Ces *ovarites kystiques* seront étudiées avec les tumeurs génitales.

La salpingite et l'ovarite que nous avons jusqu'ici décrites séparément, cette division étant nécessitée pour l'exposé de la question, sont en clinique toujours ou presque toujours réunies, de telle sorte qu'on n'a pas à faire à des cas de salpingite ou d'ovarite isolés, mais ordinairement à de la *salpingo-ovarite*, soit unilatérale, soit bilatérale.

En effet, quand la trompe est malade, son pavillon en s'enflammant et en s'obturant se réunit à la surface de l'ovaire grâce aux adhérences péritonéales qui se font tout autour, de telle sorte que pavillon et ovaire ne font plus qu'une seule et même masse, qu'on a de la peine à isoler après ablation chirurgicale des annexes, et qu'il est par conséquent tout à fait inutile de vouloir essayer de dissocier dans l'examen sur le vivant.

Dans notre description ultérieure c'est de cet ensemble pathologique, *salpingo-ovarite*, qui constitue cliniquement la règle, qu'il sera presque exclusivement question.

Symptômes.

Interrogatoire :

Douleurs 1
Ecoulements 2
Phénomènes généraux et sympathiques 3

Examen direct :

Exploration digitale 4
Opération exploratrice. 5

1° **La douleur** se confond le plus souvent avec celle de la métrite, car il est rare d'observer l'ovaro-salpingite sans métrite.

Mais on rencontre le plus souvent la prédominance des douleurs vers l'un ou l'autre côté de l'abdomen de préférence au voisinage de l'aine; l'unilatéralité ou la prédominance de la lésion du côté des annexes nous rend compte de ce phénomène.

Fait singulier et difficilement explicable, c'est assez souvent du côté opposé à celui où existe l'ovaro-salpingite quand elle est unilatérale, qu'on observe le maximum de la douleur.

La pression et l'examen digital exagèrent ces phénomènes douloureux.

Les règles sont particulièrement douloureuses, surtout au début, quand la congestion génitale domine.

Le coït est pénible, soit par la congestion des organes pelviens qu'il provoque, soit par le traumatisme qu'exerce le membre viril sur l'ovaire prolabé dans le cul-de-sac de Douglas.

Avec le premier cas, la douleur est surtout marquée à la suite du coït, avec le second pendant l'acte sexuel même.

Outre les douleurs continues dont la malade est affligée, surviennent des crises névralgiques intermittentes, causées soit par les coliques salpingiennes dont il a été question, soit par le retentissement des lésions sur le système nerveux génital et ses dépendances.

2° L'**écoulement**, qui se confond avec celui provenant de l'utérus, est :

Muco-purulent avec prédominance du mucus ou du pus.

Sanguin. L'écoulement sanguin se manifeste par l'exagération des règles, par des ménorragies. L'aménorrée passagère ou prolongée est cependant loin d'être rare.

3° Les **phénomènes généraux** sont habituellement peu accentués, car, même avec une salpingo-ovarite suppurée moyennement intense, il n'est pas rare de voir la réaction fébrile faible ou nulle.

Il n'en est plus de même, quand il s'agit de vastes collections suppurées, de pyosalpinx volumineux.

Mais, même avec ces lésions considérables, la réaction fébrile est relativement modérée ; par contre, on observe un amaigrissement progressif conduisant à une véritable hecticité, alors qu'un traitement approprié ne vient pas entraver la marche des accidents.

Les *phénomènes sympathiques* sont les mêmes que ceux de la métrite : névralgies diverses, troubles digestifs, amaigrissement, abattement, développement ou accentuation des phénomènes hystériques.

4° L'exploration digitale, consistant dans le toucher vagino-rectal, aidé de la palpation abdominale, donne des résultats importants et habituellement assez nets.

A côté de l'utérus, partant de la corne de cet organe, on trouve un cordon douloureux, qui va en augmentant de volume alors qu'on s'approche de l'ovaire, et qui se termine à son niveau par un renflement accentué.

Quand on arrive sur l'ovaire, on détermine par la pression une douleur exquise avec retentissement général, analogue à celle qu'on produit chez l'homme par la compression du testicule.

Les ovaires sont habituellement prolabés dans la fossette rétro-ovarienne ou dans le cul-de-sac de Douglas ; la trompe est accolée au côté de l'utérus, comme une branche cassée sans être détachée pend le long du tronc qui la porte.

L'ovaire simule le fruit volumineux, qui serait resté appendu à l'extrémité de cette branche.

Toutefois l'orientation des ovaires par rapport aux trompes est très variable, ainsi qu'on s'en assurera par la figure 241, représentant une salpingite kystique; avec une salpingite non kystique la situation relative de l'ovaire et des trompes peut d'ailleurs être la même.

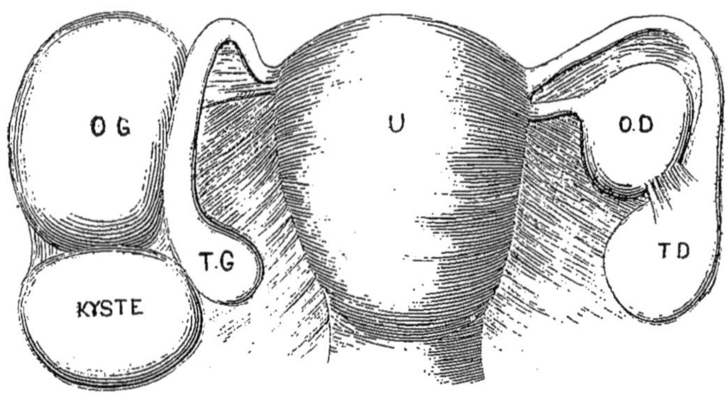

Fig. 241. — Salpingite kystique double. (Beigel.)

La trompe droite (TD) est fixée à l'ovaire (OD) par une bride pseudo-membraneuse. L'ovaire gauche (OG) est augmenté de volume, à côté de lui un petit kyste. TG, trompe gauche.

J'ai indiqué les divers déplacements, dont l'ovaire et la trompe sont susceptibles; on comprend facilement que les signes fournis par l'exploration digitale varieront avec ces différents cas; je n'ai indiqué précédemment que les faits les plus fréquents.

5° Bien que le diagnostic de la salpingo-ovarite d'origine inflammatoire soit habituellement facile, il est cependant des cas où il se heurte à de grandes difficultés.

Lorsque, par exemple, la tumeur de la trompe est située à la partie inférieure du ligament large ou quand elle est fixée par des adhérences dans le cul-de-sac de Douglas, elle simule facilement un kyste intraligamenteux.

Si l'extrémité externe de la trompe est seule dilatée, s'il n'existe pas d'adhérences, on se trouve en présence d'une tuméfaction mobile circonscrite et rénitente, pouvant être confondue avec une tumeur ovarienne.

Enfin on est souvent fort embarrassé dans les cas où la salpingo-ovarite paraît être unilatérale pour savoir si les annexes du côté opposé sont vraiment saines et ne sont pas aussi atteintes de salpingo-ovarite restée pour le moment latente.

Pour les cas difficiles de ce genre, *Lébédew* et *Michnow* ont indiqué un signe différentiel qui consiste dans l'augmentation de volume de la tumeur salpingo-ovarienne au début des périodes menstruelles.

Grâce à cette augmentation cataméniale de volume, qui ne s'observerait que dans les salpingo-ovarites d'origine inflammatoire, les auteurs sus-mentionnés ont pu établir le diagnostic dans plusieurs cas douteux, diagnostic qui a été confirmé ensuite au moyen de la laparotomie [1].

Dans certains cas relativement rares, le diagnostic exact de la salpingo-ovarite, alors qu'il existe des complications ne peut être établi qu'à l'aide d'une **laparotomie exploratrice**.

L'exploration directe après ouverture de l'abdomen permettra de reconnaître *par la vue et le toucher intra-péritonéal* les lésions, dont il a été question à propos de l'anatomie pathologique.

Cette laparotomie exploratrice devra être réservée à des cas exceptionnels et alors qu'on se propose de porter remède dans la même séance opératoire aux lésions rebelles dont souffre la femme.

Cette même laparotomie se trouve ainsi être successivement exploratrice et curatrice.

TISSU CELLULAIRE ET PÉRITOINE

Une coupe antéro-postérieure (fig. 179, p. 157) du bassin chez la femme, nous a montré que la cavité pelvienne est fermée inférieurement par une cloison musculo-aponévrotique à éléments multiples.

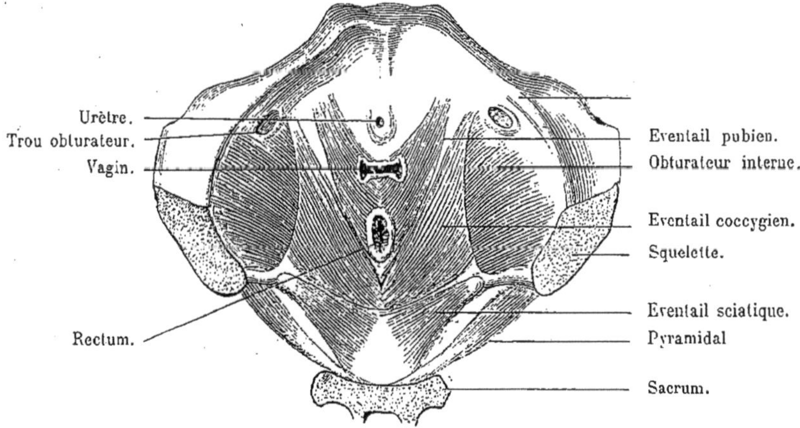

Fig. 242. — Diaphragme pelvien.

La couche profonde de ces muscles est constituée par le *releveur de l'anus*, mieux dénommé *releveur coccy-périnéal* ou simplement *périnéal* [2], en avant et latéralement par les *obturateurs internes*, en arrière et latéralement par les *pyramidaux* (fig. 242).

Au-dessus de ces muscles, dont l'ensemble constitue un véritable *diaphragme pelvien* fermant en bas la cavité abdominale, comme le diaphragme

[1] *Centralb. f. Gynäk.* 1890, p. 563.

[2] Auvard. *Travaux d'obstétrique*, t. III, p. 21.

thoracique la limite supérieurement, se trouve l'*aponévrose pelvienne*, voile fibreux jeté sur cette couche musculaire, sorte de doublure solide la protégeant et la renforçant.

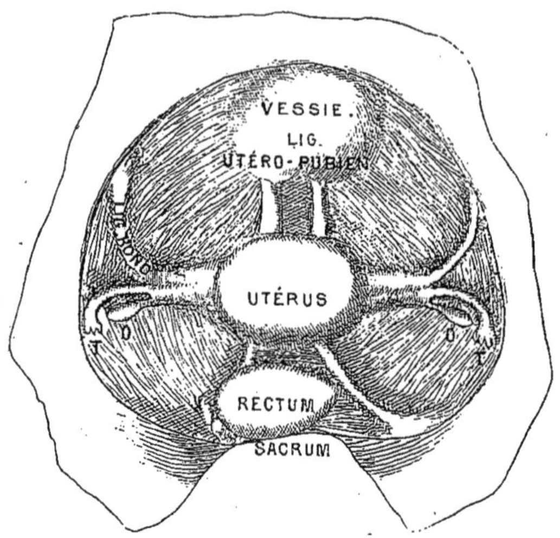

Fig. 243. — Organes pelviens vus de la cavité abdominale.

Au-dessus de cette aponévrose siègent les organes pelviens (fig. 243) :

En avant : la vessie ;
Au milieu : l'utérus avec les trompes et ovaires ;
En arrière : le rectum.

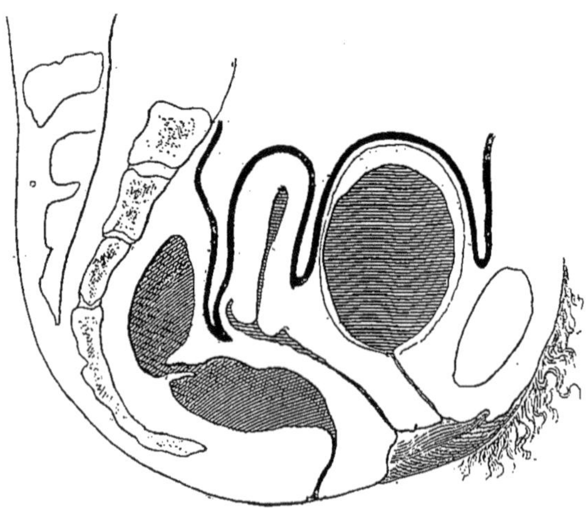
Fig. 244. — Profil du péritoine pelvien.

Le péritoine recouvre ces différents organes, s'insinuant entre eux ainsi que l'indique la coupe antéro-postérieure (fig. 244).

Transversalement le péritoine est soulevé par l'utérus et se continue jusqu'aux côtés du bassin, en constituant les ligaments larges, dont les ligaments ronds peuvent être considérés comme un diverticulum antérieur (fig. 245).

Le péritoine ainsi soulevé crée dans le petit bassin deux loges, une antérieure réservée aux organes génito-urinaires, l'autre postérieure contenant la terminaison du tube digestif.

La loge vésicale est limitée latéralement par des ligaments, *ligaments utéro-pubiens*, s'étendant de la face antérieure de l'utérus à la face postérieure du pubis, et déterminant une saillie du péritoine analogue à celle des ligaments larges, quoique bien moins prononcée (fig. 245).

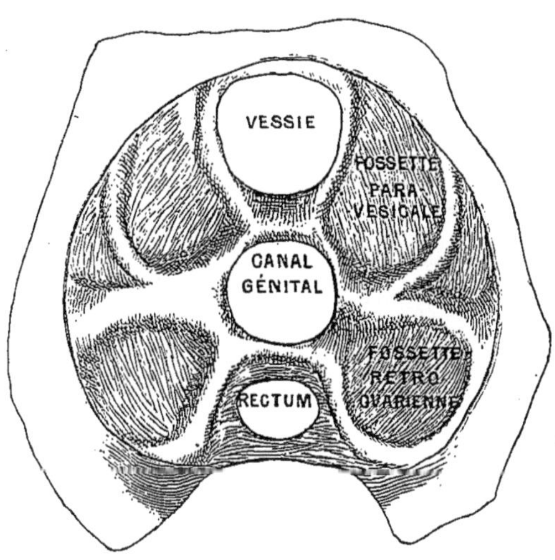

Fig. 245. — Montagnes cellulaires du petit bassin.

Deux ligaments analogues, *ligaments utéro-sacrés*, bordent latéralement en arrière la loge rectale, en allant de la face postérieure de l'utérus à la troisième et quatrième pièces du sacrum.

On voit donc (fig. 245) que six replis péritonéaux, doublés de fibres musculaires lisses, et formant ligaments, s'étendent de l'utérus aux parois pelviennes :

Deux antérieurs ou *ligaments utéro-pubiens*, encore dénommés utéro-vésicaux.

Deux latéraux ou *ligaments larges*, dont les ligaments ronds sont une dépendance.

Deux postérieurs ou *ligaments utéro-sacrés*.

Entre le péritoine ainsi soulevé par les organes pelviens et les ligaments qui en dépendent d'une part, et l'aponévrose pelvienne d'autre part, existe une couche de tissu cellulaire continue, s'épanouissant au niveau et au-dessous des ligaments (fig. 245).

Dans cette couche de tissu cellulaire pelvien, cheminent des organes importants, à savoir :

Les uretères ;
Les vaisseaux sanguins ;
Les lymphatiques ;
Les nerfs.

Laissons de côté les nerfs, qui présentent un intérêt pratique à peu près nul ; je parlerai simplement des uretères, des vaisseaux sanguins et lymphatiques.

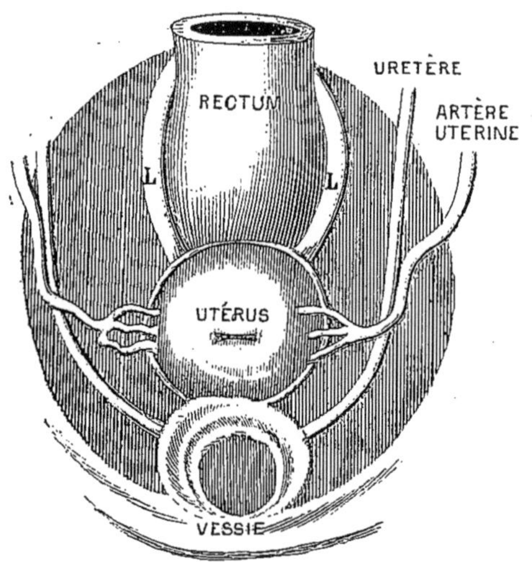

Fig. 246. — Rapports des uretères. (Mann.)
L, ligaments utéro-sacrés.

Les *uretères* occupent successivement le bord inférieur du ligament large ; ils se dirigent de dehors en dedans, quittant la paroi pelvienne pour pénétrer dans la partie postéro-latérale de la vessie ; ils viennent passer à une faible distance du col utérin, plus superficiels à ce niveau que l'artère utérine.

Il faut éviter leur blessure dans toutes les opérations sur le col, en ayant soin, quand on sectionne le vagin, de s'éloigner le moins possible de l'utérus même.

Alors qu'on abaisse avec des pinces de Museux le col de l'utérus et qu'on l'amène à la vulve, les uretères se trouvent par le fait même du déplacement des tissus encore plus rapprochés du col, ce qui augmente pour l'opérateur le danger de leur blessure.

Toutefois, alors qu'on s'éloigne peu du col avec l'instrument tranchant leur blessure est tout à fait exceptionnelle.

Les *vaisseaux sanguins* (fig. 247) abordent l'utérus par l'intermédiaire des ligaments larges et forment deux faisceaux : l'un supérieur ou utéro-ovarien cheminant dans la partie supérieure des ligaments larges, l'autre inférieur ou utérin, contenu dans la base même des ligaments larges.

Les *lymphatiques*, qui nous intéressent plus particulièrement au point de vue des inflammations pelviennes, forment également deux faisceaux prin-

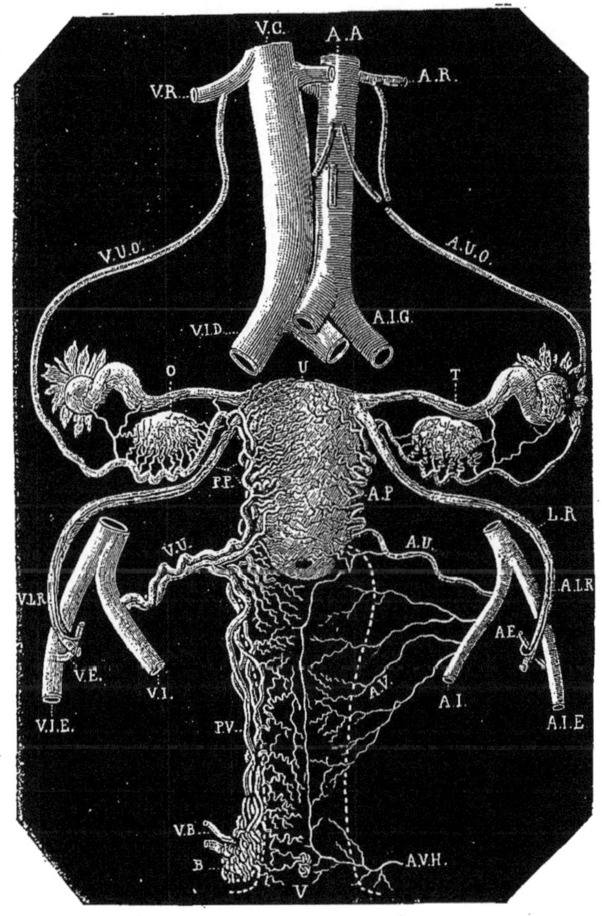

Fig. 247. — Schéma de la circulation génitale.

AA, aorte. — VC, veine cave inférieure. — AR, artère rénale. — VR, veine rénale. — AUO, artère utéro-ovarienne. — VUO, veine utéro-ovarienne. — AIG, artère iliaque primitive gauche. — VD, veine iliaque primitive droite. — AIE, artère iliaque externe. — AI, artère iliaque interne ou hypogastrique. — VIE, veine iliaque externe. — VI, veine iliaque interne ou hypogastrique. — AE, artère épigastrique donnant naissance à ALR, artère du ligament rond (LR). — VE, veine épigastrique recevant VLR, veine du ligament rond. — AP, artère hélicine ou puerpérale. — PP, plexus pampiniformes. — AU, artère utérine. — VU, veines utérines. — HV, artères vaginales. — PV, plexus vaginal. — AVH, branche vulvo-vaginale de l'artère honteuse interne. — VB, veines allant à la veine honteuse interne et aux hémorroïdales externes. — B, bulbe du vagin. — V, vulve. — U, utérus. — T, trompe. — O, ovaire.

cipaux, l'un suivant le trajet de l'artère utéro-ovarienne et se rendant aux ganglions lombaires (fig. 248), l'autre le trajet de l'artère utérine et aboutissant aux ganglions pelviens latéraux.

Ces deux faisceaux lymphatiques, occupant la base et le sommet des ligaments larges en compagnie des vaisseaux sanguins, sont représentés par la figure 236 (p. 219).

La direction et les ganglions terminaux du système lymphatique génital ont été schématisés par M. *Poirier* dans la figure 249 que j'emprunte à son travail sur ce sujet.

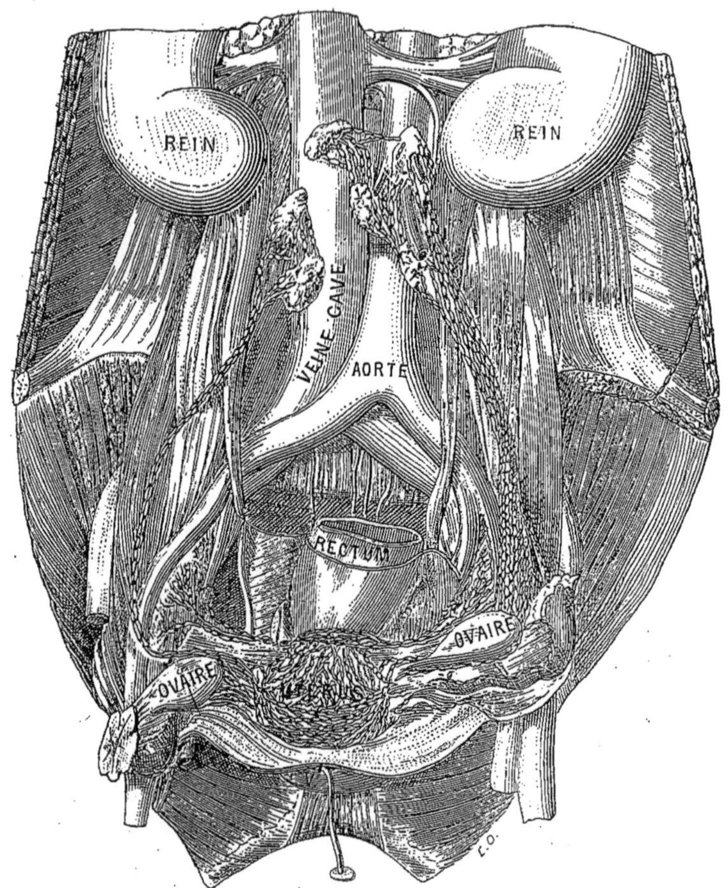

Fig. 248. — Lymphatiques génitaux. (Poirier.)

D'après la description qui précède, l'inflammation partie de l'utérus peut en suivant la voie lymphatique :

Soit cheminer le long de la partie supérieure des ligaments larges et produire un phlegmon à ce niveau (*cellulite* ou *phlegmon du sommet du ligament large*, fig. 250); si la voie lymphatique est suivie jusqu'aux ganglions, il y aura adénite lombaire, les lymphatiques composant le groupe utéro-ovarien aboutissant à cette région.

Soit se propager le long de la base du ligament large par la voie des lymphatiques qui accompagnent l'artère utérine, et aboutir aux ganglions pel viens latéraux qui desservent ce faisceau lymphatique. L'inflammation qui se fera autour de ces lymphatiques, produira le *phlegmon* ou la *cellulite de la base des ligaments larges* (fig. 251).

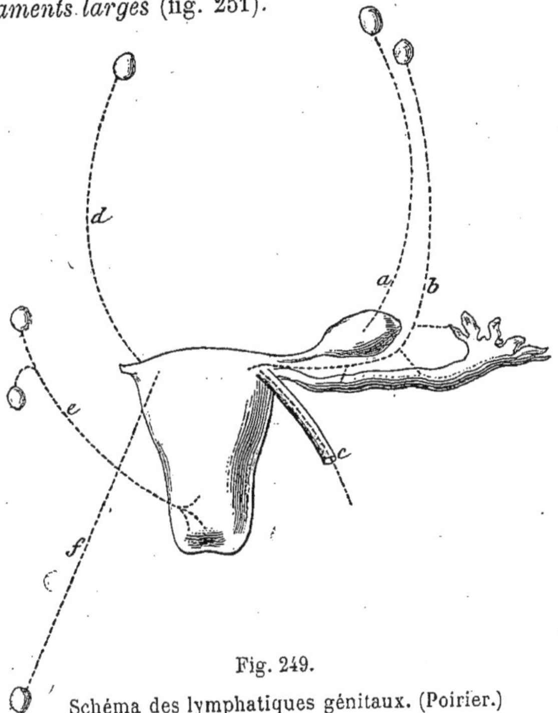

Fig. 249.

Schéma des lymphatiques génitaux. (Poirier.)

a, lymphatiques ovariens allant aux ganglions lombaires.
b, *d*, lymphatiques du corps utérin et de la trompe allant aux ganglions lombaires.
c, *f*, lymphatiques accompagnant le ligament rond et se rendant au pli de l'aine, aux ganglions inguinaux.
e, lympathiques du col utérin se rendant aux ganglions pelviens latéraux.

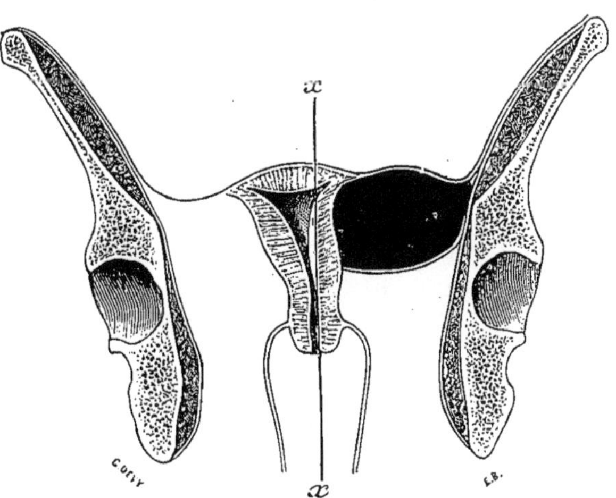

Fig. 250. — Phlegmon du sommet des ligaments larges.

x, *x*, plan vertical passant par le milieu du pelvis.

Cette phlegmasie, envahissant le tissu cellulaire périutérin ou même péri-vaginal, peut constituer une sorte de fer à cheval inflammatoire analogue à celui indiqué par la figure 252.

Bien que les recherches anatomiques ne nous aient pas encore montré de lymphatiques, suivant le trajet des ligaments utéro-sacrés et utéro-pubiens, il

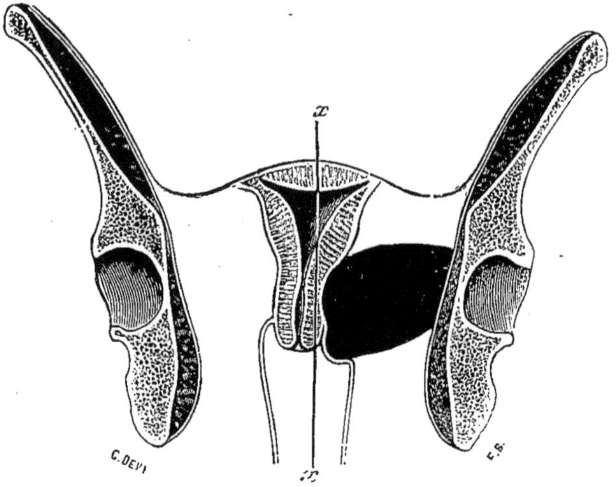

Fig. 251. — Phlegmon de la base des ligaments larges.
(x, x, plan médian du pelvis.)

est bien probable qu'ils existent, en tout cas l'observation clinique nous démontre que l'inflammation peut suivre leur trajet supposé.

L'inflammation gagnant en arrière le sacrum et contournant avec le liga-

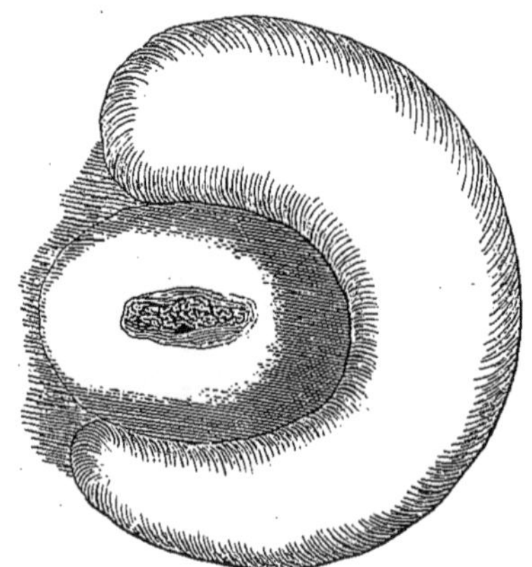

Fig. 252. — Phlegmon péri-cervical en fer à cheval. (Courty.)

ment utéro-sacré la face latérale du rectum donne lieu à la *cellulite* ou *phlegmon périrectal* (fig. 253), et celle qui suit le trajet du ligament utéro-pubien en contournant la vessie aboutit au phlegmon ou à la cellulite de la cavité de Retzius (fig. 254), pouvant envahir la partie voisine de la paroi abdominale, et y développer l'induration inflammatoire connue sous le nom de *plastron abdominal*.

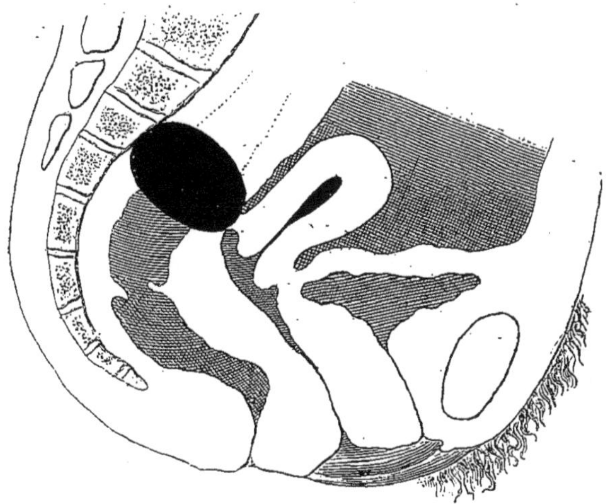

Fig. 253. — Phlegmon utéro-sacré (territoire du ligament utéro-sacré).

L'inflammation peut d'ailleurs ne pas se borner aux différents trajets qui

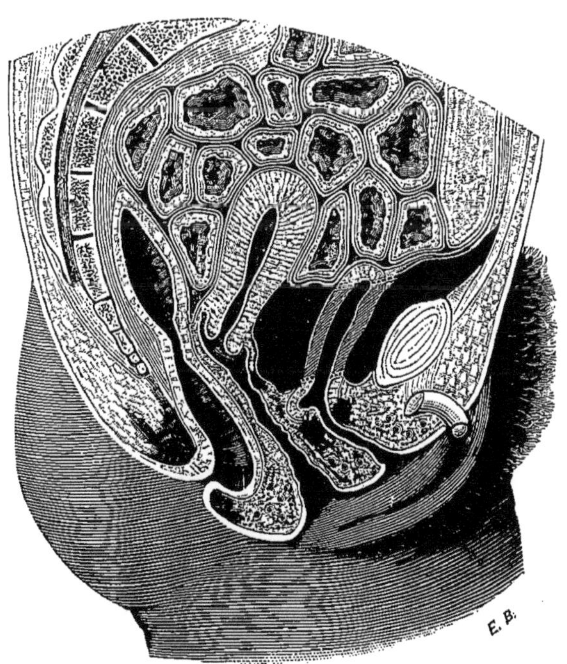

Fig. 254. — Phlegmon de la cavité de Retzius.
(Territoire du ligament utéro-pubien et du tissu cellulaire prévésical.)

viennent d'être indiqués, mais envahir le tissu cellulaire voisin, par exemple un phlegmon de la base du ligament large se propager dans le tissu cellulaire, qui double le péritoine de la fossette rétro-ovarienne.

Dans certains cas, la plus grande partie du tissu cellulaire pelvien semble englobée dans le processus inflammatoire, et forme une sorte de nappe pathologique et irrégulière séparant l'aponévrose pelvienne du péritoine.

Les collections purulentes, résultant de cette inflammation, sont susceptibles d'envahir les points les plus variés de cette nappe enflammée, échappant ainsi à toute description méthodique, par le fait même de leur diversité.

L'inflammation du tissu cellulaire pelvien, la *cellulite pelvienne* ou *pelvi-cellulite*, reconnaît donc comme variétés principales :

1° Le phlegmon du sommet des ligaments larges ;
2° Le phlegmon de la base des ligaments larges ;
3° Le phlegmon périrectal ;
4° Le phlegmon de la cavité de Retzius ;
5° Les phlegmons complexes.

Examinons maintenant l'inflammation du péritoine pelvien ; après l'étude de la cellulite pelvienne ou pelvi-cellulite, abordons celle de la *péritonite pelvienne* ou *pelvi-péritonite*.

La *cellulite* résulte toujours du transport des microbes pathogènes par les lymphatiques, donnant naissance au *lympho-phlegmon* ou *adéno-phlegmon*, la *péritonite* peut avoir une origine analogue et être la conséquence du transport des microbes pathogènes de la cavité des organes génitaux à leur périphérie par la voie lymphatique, mais en outre elle peut se produire à la suite de la pénétration des principes pathogènes par la voie tubaire.

En d'autres termes, la cellulite a une origine constamment lymphatique, la péritonite tantôt lymphatique, tantôt muqueuse.

Le microbe suit les lymphatiques dans le premier cas, et dans le second remonte les organes génitaux, arrivant à travers l'utérus et la trompe jusque dans la cavité péritonéale.

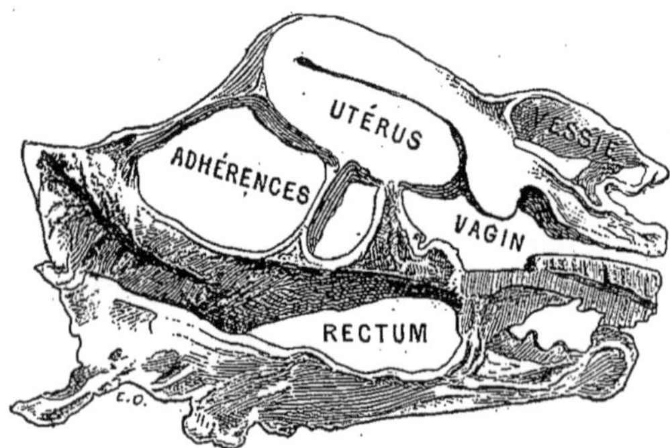

Fig. 255. — Adhérences rétro-utérines. (Winckel.)

Quelle que soit l'origine, l'inflammation du péritoine pelvien est tantôt *localisée* à la périphérie d'un organe, tantôt plus ou moins *généralisée*.

Localisée, elle aboutit assez rarement à la suppuration et se termine le plus souvent par des adhérences, existant soit au pourtour de l'utérus (fig. 255), soit au pourtour des trompes et ovaires (fig. 256) ou au pourtour de tout autre organe pelvien.

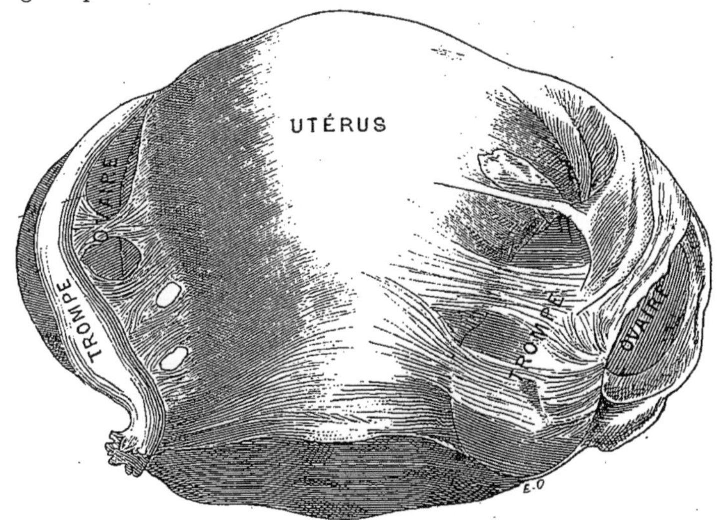

Fig. 256. — Adhérences utéro-tubo-ovariennes. (Beigel.)

Généralisée, la péritonite pelvienne peut occuper tout le péritoine pelvien, mais elle se cantonne le plus ordinairement soit dans l'espace rétro-utérin (fig. 257), soit dans l'espace anté-utérin (fig. 258).

La division entre ces deux variétés anté et rétro-utérines est marquée par l'utérus et les ligaments larges.

On appelle :

Pelvi-péritonite postérieure ou *rétro-utérine*, la première variété (fig. 257);
Pelvi-péritonite antérieure ou *anté-utérine*, la seconde variété (fig. 258).

L'inflammation peut être :

Simple ou pseudo-membraneuse;
Séreuse ;
Suppurée.

Dans le premier cas, il y a simplement des fausses membranes, accolant les deux surfaces séreuses voisines, comme le fait un pain à cacheter interposé entre deux feuilles de papier.

La fausse membrane s'organise et l'adhérence se trouve constituée, contenant parfois des vaisseaux sanguins, et lymphatiques dans son épaisseur.

Au milieu des organes pelviens réunis par de fausses membranes, une *collection séreuse* peut se produire, qui tantôt restera stationnaire pendant un certain temps pour se résorber ensuite, tantôt suppurera et aboutira à la production d'un abcès.

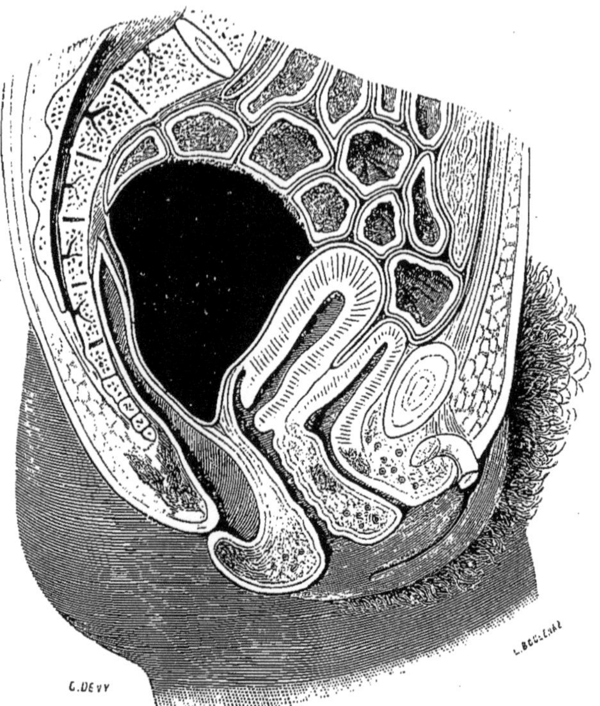

Fig. 257. — Pelvi-péritonite rétro-utérine.

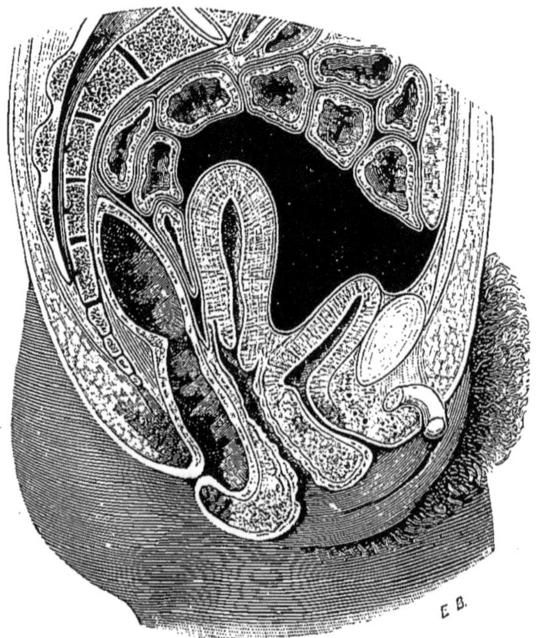

Fig. 258. — Pelvi-péritonite anté-utérine.

La *suppuration* est la terminaison fréquente des pelvi-péritonites étendues ; le pus se trouve circonscrit au milieu des organes accolés les uns aux autres par les produits inflammatoires.

Quels que soient le siège et l'origine de l'inflammation, la terminaison a lieu soit par induration et résolution, soit par suppuration.

Quand l'*abcès pelvien* est formé, intra ou extra-péritonéal, l'ouverture se fait — soit dans le *péritoine* donnant lieu d'habitude à une péritonite promptement mortelle, — soit dans un *organe* du voisinage : rectum, intestin, utérus, vagin, vessie, urètre, — soit enfin au niveau de la *peau :* paroi abdominale, canal crural en suivant les vaisseaux fémoraux, à la face interne de la cuisse en cheminant le long de la gouttière obturatrice, à la fesse après avoir traversé l'échancrure sciatique.

Symptômes.

Interrogatoire :

Douleur	1
Ecoulement	2
Phénomènes généraux et sympathiques	3

Examen direct :

Exploration digitale	4
Opération exploratrice	5

1° La **douleur** est en général soudaine et violente, plus encore dans la pelvi-péritonite que dans la pelvi-cellulite.

Tout mouvement, tout effort l'exaspère.

La moindre pression est intolérable, d'où la difficulté de l'examen direct surtout au début.

2° L'**écoulement** génital est nul, ou s'il existe, ne dépend pas de l'inflammation péri-utérine.

La cellulite ou péritonite pelvienne ne produit l'écoulement qu'après suppuration, et ouverture de la collection purulente.

Les différentes voies possibles pour l'écoulement ont déjà été indiquées.

3° Les **phénomènes sympathiques** consistent en troubles de la défécation et de la miction, causés soit par compression directe, soit par voie réflexe, en irradiations douloureuses le long des nerfs se rendant aux membres inférieurs.

Il y a aussi des douleurs lombaires.

Dans la cellulite de la base du ligament large, arrivant au voisinage de la fosse iliaque, il y a d'habitude flexion de la jambe.

Suivant la rapidité du début et la cause, la *fièvre* tantôt commence brusquement, annoncée parfois par un frisson et monte rapidement à 39 et 40°, tantôt atteint lentement, presque sournoisement ce degré élevé.

Le *pouls* suit en général l'élévation thermique, mais il est plus fréquent (avec le même degré de fièvre) alors que le péritoine est pris, que quand il est intact, c'est-à-dire plus fréquent à degré égal avec la pelvi-péritonite qu'avec la pelvi-cellulite ; l'inflammation péritonéale déroute le pouls.

Cortège habituel de la fièvre : céphalalgie, inappétence ; les vomissements sont la règle dans la pelvi-péritonite.

4° **L'exploration digitale**, c'est-à-dire le toucher vagino-rectal combiné à la palpation abdominale ne fournit que peu d'indications au début de l'affection ; elle ne renseigne guère que sur la localisation de la douleur et appelle l'attention sur la région génitale où la tuméfaction va se développer et devenir bientôt perceptible.

La tumeur est minime ou nulle quand il existe de la pelvi-péritonite localisée et simplement adhésive, elle devient au contraire nettement perceptible avec une pelvi-péritonite étendue ou une pelvi-cellulite.

Franchement postérieure ou antérieure par rapport à l'utérus quand il s'agit de pelvi-péritonite, et le plus souvent symétrique, elle devient au contraire unilatérale et asymétrique dans la pelvi-cellulite.

Les différents signes, qui ont été décrits à propos de l'anatomie pathologique, nous dispensent d'entrer ici dans de plus longs détails.

La tumeur présente d'abord une certaine mollesse, puis, suivant qu'il y a résolution ou suppuration, elle s'indure ou devient fluctuante.

La fluctuation est facilement perceptible dans les cas de collection abondante, souvent elle reste vague et ne peut être perçue avec une netteté suffisante pour permettre le diagnostic de la suppuration.

5° **L'opération exploratrice** consiste soit dans la ponction capillaire, pratiquée le plus souvent par le vagin pour reconnaître le contenu de la tumeur, soit dans la laparotomie, indispensable en certains cas pour compléter le diagnostic, alors qu'on veut procéder au traitement chirurgical de l'affection. L'opération doit, en général, être à la fois exploratrice et curatrice.

La *marche* des inflammations pelviennes, péritonite ou cellulite, est essentiellement variable suivant les cas, se terminant tantôt par résolution tantôt par suppuration, et, dans ce dernier cas, l'abcès peut rester longtemps stationnaire, sinon se rompre et être évacué par une des voies précédemment indiquées.

La mort quand elle a lieu se produit rapidement par péritonite, ou par cachexie progressive, la suppuration devenant interminable.

On voit ainsi des femmes suppurer pendant plusieurs années ; ce sont de véritables infirmes que la chirurgie arrive maintenant à guérir, mais qui autrefois s'éteignaient le plus souvent par affaiblissement graduel.

II

PATHOGÉNIE, ÉTIOLOGIE

D'après leur étiologie, les métrites peuvent être divisées en huit classes :

1° Métrite puerpérale :
2° Métrite blennoragique ;
3° Métrite accidentelle ;
4° Métrite tuberculeuse;
5° Métrites secondaires;
6° Métrites crépusculaires;
7° Métrites diathésiques ;
8° Congestion utérine.

Cette classification est loin d'être parfaite, mais dans l'état actuel de nos connaissances, elle m'a semblé répondre mieux que toute autre aux besoins de la clinique.

Chacune de ces formes étiologiques ayant des allures qui lui sont propres, je ferai suivre les détails étiologiques et pathogéniques par la description succincte de l'évolution symptomatique.

1° Métrite puerpérale.

Il existe deux variétés de métrite puerpérale :

L'une de la grossesse,
L'autre du postpartum.

La *métrite de la grossesse* est relativement rare, elle est tantôt antérieure, tantôt ultérieure à la conception.

Elle se traduit par de l'endométrite, atteignant la muqueuse cervicale et la caduque utérine au niveau du corps.

Se manifestant par un écoulement leucorréique, visqueux et mucopurulent, elle persiste pendant toute la grossesse, et s'accompagne souvent de métrorragies de faible abondance.

Elle expose à l'avortement et à ses complications, par les entraves qu'elle apporte au développement du placenta, la muqueuse étant également pathologique au niveau de cet organe, et par les adhérences du placenta ou des membranes dont elle est la source et qui compliquent la délivrance.

Le microbe pathogène qui lui donne naissance est encore inconnu.

Beaucoup plus fréquente et mieux connue est la *métrite du postpartum.*

Cette métrite n'est autre qu'une des formes les plus habituelles de la septicémie puerpérale, et se développe par conséquent sous l'influence des mêmes microbes pathogènes.

On peut admettre que presque la moitié des métrites est d'origine puerpérale ; on voit donc l'importance prépondérante de cette cause.

La source la plus fréquente après la puerpéralité est la blennoragie.

Le coït est coupable dans les deux cas, indirectement dans le premier, et directement dans le second.

La métrite blennoragique se développe à l'entrée des spermatozoïdes, et la puerpérale à la sortie du fœtus de l'organisme féminin.

La métrite d'origine puerpérale peut être :

Aiguë;
Subaiguë;
Insidieuse.

Aiguë. — L'utérus, muqueuse et muscle, est pris en bloc; il y a inflammation générale de tout l'organe, douleur vive et fièvre intense.

Parfois il y a envahissement inflammatoire du voisinage utérin, se traduisant soit par de la salpingo-ovarite, soit par de la pelvi-cellulite, soit par de la pelvi-péritonite.

A moins d'accident mortel, à cette forme aiguë, succède la forme subaiguë, puis chronique.

Le tissu utérin reste chroniquement enflammé, tout l'organe volumineux ne subissant pas l'involution normale des suites de couches.

L'inflammation périutérine se termine soit par suppuration, soit par induration et résolution progressive.

Subaiguë. — Dès le début, qui survient comme précédemment dans les premiers jours du postpartum, les symptômes sont modérés, la fièvre peu intense.

L'utérus, au lieu de subir son involution physiologique, reste gros, hyperplasié et hypertrophié.

Des complications dans le voisinage de l'utérus, analogues à celles qui ont été signalées pour la forme aiguë, peuvent se développer.

Cette forme ne diffère donc de la précédente que par l'acuité bien moindre des accidents.

Insidieuse. — C'est la forme la plus atténuée d'inflammation génitale.

Le col a été déchiré au moment de la sortie du fœtus, un peu comme le cercle de papier que franchissent les clowns ou les écuyères de cirque ; si des microbes sont inoculés à la surface de ces déchirures, une suppuration se déclare à ce niveau, et une inflammation chronique envahit tout le col, éclaté sous l'influence de l'accouchement.

Aucun symptôme ne vient d'abord révéler le processus pathologique, pas de fièvre, pas de douleur, simplement un écoulement muco-purulent qu'on prend pour les lochies normales.

La femme se lève, reprend ses occupations habituelles, et elle ne s'inquiète pas de son écoulement génital, car elle ne souffre pas ou à peine.

Puis petit à petit, après des semaines, des mois ou quelquefois des années, l'inflammation chronique a envahi la muqueuse du corps, le muscle sous-jacent du col et du corps ; la métrite s'est généralisée, tout en gardant son allure insidieuse presque silencieuse.

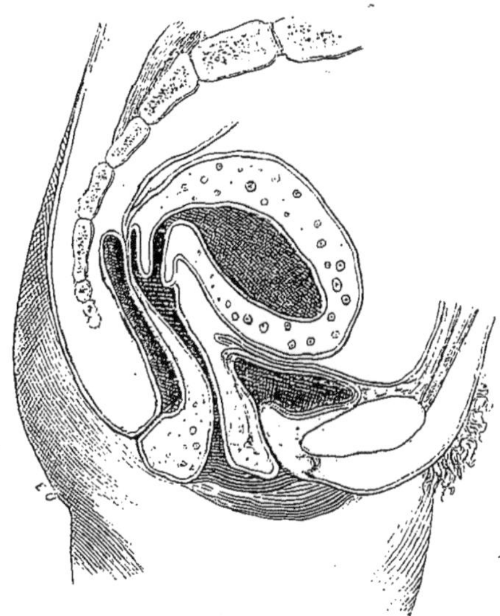

Fig. 259. — Subinvolution utérine. — Métrite subaiguë du postpartum. (Courty.)

La femme souffre des reins, de l'hypogastre, elle maigrit, ses digestions sont mauvaises; il y a un état de santé général qui va en s'aggravant.

Un médecin est consulté, l'utérus examiné, et on trouve les signes locaux

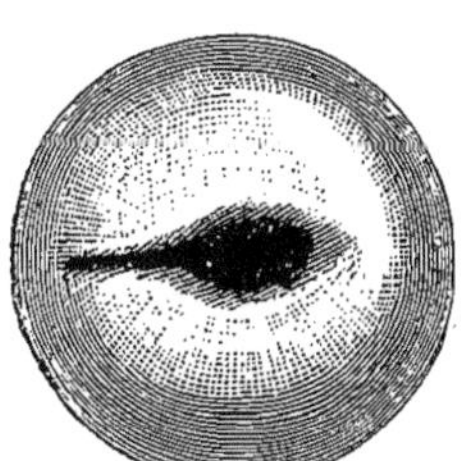

Fig. 260. — Déchirure unilatérale du col.

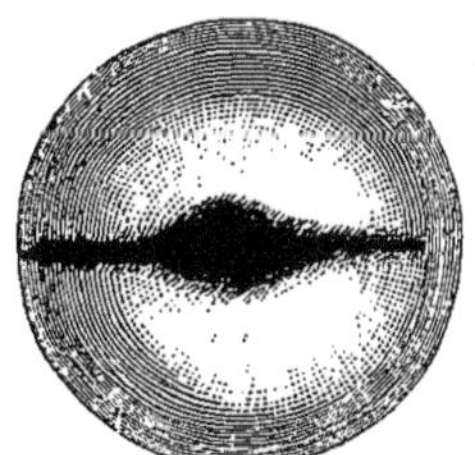

Fig. 261. — Déchirure bilatérale du col.

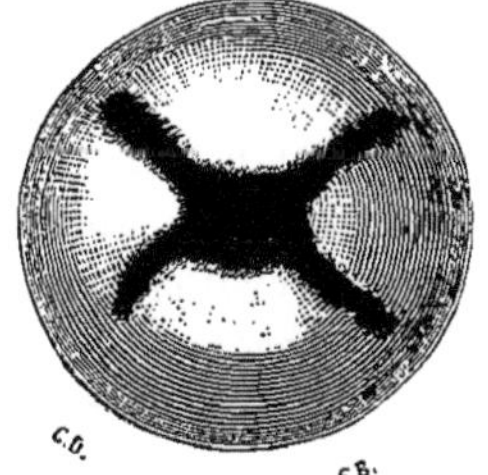

Fig. 262. — Déchirure multiple du col.

d'une métrite prononcée, plus ou moins généralisée à tout l'utérus, bien que les lésions du col soient prédominantes, car elles ont été initiales.

Cette forme insidieuse est le type de métrite puerpérale le plus souvent observé.

2° Métrite blennoragique.

Le gonococcus est, avec le microbe puerpéral, la cause la plus fréquente des métrites.

Le rôle du gonococcus semble même plus important que celui du microbe septicémique dans l'étiologie des affections génitales chez la femme.

Ce rôle de l'infection blennoragique a été nettement démontré par *Noeggerath* [1], mais ce serait moins par lui-même que ce microbe agirait dans la production de la métrite qu'en préparant le terrain pour la pullulation des autres microbes; il y aurait là une sorte d'infection mixte.

La métrite blennoragique, tantôt succède à la vaginite de même nature, tantôt se produit d'emblée. Cette dernière forme s'observe de préférence à la suite du contact d'organes génitaux mâles atteints de blennoragie ancienne et atténuée, de cette suppuration presque insignifiante quoique contagieuse, qu'on désigne sous le nom de *goutte militaire*.

P. Walton [2] classe en trois groupes les accidents que peut amener la gonorrée chez la femme, savoir :

« 1° Une jeune femme antérieurement bien portante, peu de temps après son mariage est atteinte de dysménorrée, d'ovarite, de symptômes pelviens. Le mari a eu la gonorrée avant son mariage, mais se considère comme guéri depuis longtemps.

« 2° Une femme est mariée depuis quelques années à un homme qui a eu la gonorrée l'année de son mariage; elle avorte à quatre mois, souffre ensuite d'une salpingite qui est opérée.

« 3° Une femme épouse un homme qui a eu la gonorrée; après un an de mariage, elle accouche d'un enfant bien portant. Peu de temps après, elle éprouve des troubles pelviens récurrents, et la femme est souffrante pour le restant de ses jours. »

La métrite blennoragique commence par la muqueuse, puis envahit le muscle sous-jacent.

Elle se propage volontiers aux trompes et aux ovaires.

Elle amène assez souvent de la pelvi-cellulite ou de la pelvi-péritonite.

En somme, la blennoragie est susceptible de présenter tous les accidents inflammatoires, qui ont été étudiés à l'anatomie pathologique.

Le plus ordinairement la blennoragie chronique se cantonne dans la trompe où le gonocoque vit silencieusement, attendant une occasion favorable pour amener des accidents aigus soit du côté de la trompe, soit du tissu cellulaire ou du péritoine voisin.

La trompe est ainsi transformée en un foyer latent de désordres inflammatoires.

Les accidents sont tantôt aigus, tantôt au contraire suivent une marche chronique.

Quelques auteurs ont nié la nature blennoragique de certaines inflammations et suppurations génitales anciennes, parce qu'il était impossible de retrouver le gonococcus.

[1] *Arch. f. gynæk.* Bd. XXXII, heft 2.

[2] *La Salpingite Gonorréique.* Gand, 1893, p. 22.

Mais avec *Noeggerath* on peut admettre que dans ces cas les gonocoques ont pu disparaître après avoir produit les lésions qui existent, ou qu'ils ont échappé à nos moyens d'investigation encore incomplets.

Comme ces cas ressemblent exactement à d'autres où le gonococcus est constatable, il est rationnel, jusqu'à nouvel ordre, de les ranger dans la même classe étiologique, plus satisfaisante pour l'esprit que tout autre.

Dans le cas où le gonococcus ne peut être rencontré, on doit admettre avec *Strauss* qu'il s'agit ou d'une spore ou d'un saprophyte.

Il est admissible que ces spores ou ces saprophytes peuvent vivre un temps indéfini dans les organes génitaux masculins ou féminins, attendant simplement une occasion favorable pour se développer.

Cette hypothèse permettrait d'expliquer la possibilité de blennoragie par simple masturbation ainsi, que *Strauss* en a signalé un cas chez un garçon de seize ans.

Mais le rôle du gonococcus n'est pas seulement intéressant par l'inflammation qu'il produit directement et qui constitue la blennoragie, mais aussi en ce qu'il prépare le terrain pour l'évolution d'autres microbes, donnant ainsi naissance à l'*infection mixte*.

Supposons dans le vagin d'une femme l'existence de microbes passagers tels que le staphylocoque et le streptocoque.

Ces microbes peuvent y séjourner longtemps sans y produire d'accidents, si aucune circonstance spéciale ne vient favoriser leur développement.

Mais si cette femme contracte la blennoragie, alors que le gonococcus aura accompli son œuvre définitive qui est superficielle, car elle se borne à l'épithélium, les autres microbes entreront en scène et produiront à leur tour les accidents qu'amène habituellement leur pullulation.

En pareil cas, les gonocoques auront marché en quelque sorte en éclaireurs, et les autres microbes viennent après eux pour continuer la lutte pathologique.

Cette infection mixte dans laquelle d'autres microbes entrent en action à la suite du gonococcus nous explique pourquoi, dans certaines inflammations qu'on supposait avec raison d'origine blennoragique, on ne trouve plus le gonococcus ; il a en effet été remplacé par d'autres microbes.

3° Métrite accidentelle.

Par métrite accidentelle, j'entends celle qui est causée par une exploration septique, que le doigt ou un instrument, le plus souvent l'hystéromètre, soit le véhicule de l'élément infectieux.

L'ongle ou la pointe instrumentale, chargés de microbes pathogènes, les inoculent à la surface utérine ; pénétration dans les lymphatiques, et à la suite métrite, parfois salpingo-ovarite, pelvi-cellulite ou pelvi-péritonite.

La possibilité de pareilles inoculations impose au gynécologue le devoir de ne faire l'exploration génitale qu'avec des doigts ou des instruments parfaitement aseptiques.

Mais même avec cette précaution, l'inoculation devient encore possible, car les microbes pathogènes préexistent souvent dans la cavité vaginale ou cervicale, et n'attendent que le traumatisme inoculateur, pour leur permettre de franchir le rempart épithélial qui leur fermait l'accès de l'économie.

Aussi l'explorateur ne devra-t-il pas se contenter d'être aseptique, il devra aussi, par une injection préalable, aseptiser les cavités qu'il va explorer, et réduire le traumatisme au minimum, en procédant avec la plus grande douceur.

Douceur et *asepsie* sont les deux conditions indispensables à tout examen génital.

4° Métrite tuberculeuse.

La tuberculose génitale, de même que toute autre tuberculose, se produit dans les organismes prédisposés, sous l'influence locale du bacille de Koch.

L'infection peut être — *directe* et résulter du contact de sperme tuberculeux, ou *du contact même* d'organes génitaux masculins atteints de tuberculose — ou *indirecte;* il existe déjà de la tuberculose d'un autre organe et la maladie génitale se développe secondairement, transportée vraisemblablement par la voie sanguine.

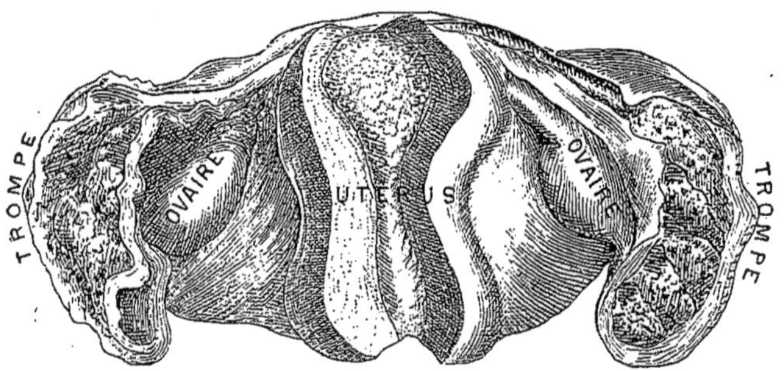

Fig. 263. — Tuberculose des trompes de l'utérus. (Winckel.)

La tuberculose évolue volontiers dans les trompes, dans l'ovaire, dans le tissu cellulaire pelvien, dont on connaît la richesse en lymphatiques.

La trompe est toutefois l'organe de choix pour le développement de cette maladie.

La *marche* est en général chronique; on a les symptômes d'une inflammation utérine, salpingienne ou cellulaire, à marche lente, et c'est plus par la présence d'autres lésions tuberculeuses de l'organisme, quand elles existent, que par l'analyse même des symptômes génitaux qu'on arrivera à soupçonner la nature tuberculeuse du processus génital.

Cependant, dans certains cas, l'examen bactériologique de la sécrétion utérine lèvera les doutes étiologiques, en révélant la présence soit du bacille de Koch, soit de granulations tuberculeuses, soit de cellules géantes.

Mais de ce que l'examen reste négatif, il ne faudra pas conclure à l'absence de tuberculose, car, souvent, la métrite tuberculeuse existe en l'absence de ce signe pathognomonique.

La coïncidence de tuberculose avérée en un point quelconque de l'économie, notamment au niveau du poumon, qui en est le siège le plus fréquent, pourra permettre cliniquement de suspecter la nature tuberculeuse de l'affection génitale présentée par une femme.

Toutefois l'examen histologique seul ou encore l'inoculation mettra seule à même d'affirmer ce diagnostic, qui ne peut être fait que par des histologistes distingués, car ces examens sont le plus souvent très difficiles.

Il y aurait cependant intérêt à pouvoir poser nettement ce diagnostic, car toutes les fois qu'on constaterait une lésion tuberculeuse bien localisée au niveau du système génital, il y aurait lieu d'extirper totalement l'organe où elle siège, soit utérus, soit trompe.

Ce diagnostic n'a plus le même intérêt pratique, quand il y a tuberculose d'un autre organe, car on ne peut en pareil cas espérer enlever tout foyer tuberculeux; le traitement palliatif est alors seul admissible, or ce sont justement les cas où on peut, par la coïncidence des autres lésions tuberculeuses, le mieux reconnaître la nature de la maladie.

Ce diagnostic et cette thérapeutique de la tuberculose génitale de la femme n'étant donc encore que très rudimentaires, de nouvelles études et surtout une technique rendant le diagnostic plus facile seront seuls capables d'apporter de nouveaux éléments importants pour la pratique.

5° Métrites secondaires.

Par métrites secondaires, j'entends celles qui sont produites et entretenues par une autre maladie utérine, par une affection du voisinage ou par un corps étranger.

Affection utérine : polypes muqueux ou fibreux. Cancer. Fistule.

Affection périutérine : inflammation ou tumeur de la trompe ou de l'ovaire, tumeur des ligaments larges, entretenant par compression ou par irritation l'état pathologique de l'utérus.

Corps étrangers intra-utérins : fragment de produits médicamenteux, pessaire intra-utérin, corps étrangers introduits dans un but criminel (témoin le fait communiqué par *Herzfeld*[1], où ce médecin put extraire de l'utérus l'extrémité d'un petit crochet; après chaque coït, la femme s'introduisait pareil instrument recouvert de linge jusque dans l'utérus pour éviter la conception. Une manœuvre maladroite l'avait un jour cassé et il y était resté jusqu'à l'intervention du docteur *Herzfeld*).

6° Métrites crépusculaires.

J'englobe sous cette dénomination les métrites, qui surviennent à l'aurore et au déclin de la vie génitale, et dont la cause, jusqu'à présent mal connue, paraît tenir surtout à l'instauration menstruelle et à la ménopause.

[1] Société impériale de médecine de Vienne, 16 janvier 1889.

Il n'est ici question que des métrites se développant à ces deux périodes extrêmes de l'activité génitale et ne répondant à aucune des causes connues.

La *métrite de la puberté* ou de l'instauration menstruelle, encore appelée métrite virginale, se voit de préférence chez les jeunes filles dont l'établissement des règles se fait avec peine, que l'inflammation utérine en soit la cause ou l'effet.

Elle se traduit par un léger écoulement muco-purulent, avec douleurs à la région lombaire et à l'hypogastre.

Les règles sont particulièrement douloureuses à tel point que, dans certains cas, le repos horizontal devient indispensable à ce moment.

Les difficultés de l'examen, amenées par l'intégrité de l'hymen, rendent le diagnostic difficile, et n'ont permis jusqu'à présent d'étudier cette affection que d'une façon très incomplète.

La *métrite de la ménopause* est caractérisée par un écoulement muco-purulent léger, avec phénomènes de congestion utérine.

L'inflammation paraît à ce moment se développer sous une influence analogue à celle qui produit les métrorragies dites également de la ménopause.

Ce dérangement dans la physiologie de l'utérus, alors que cet organe est à l'agonie de sa période active, est souvent observé, mais la cause en reste obscure.

M. *Levrat* a décrit sous le nom de *métrite putride cardio-sénile*, une métrite qui se développe après la ménopause chez les femmes atteintes d'affection cardiaque et qui par l'écoulement fétide auquel elle donne lieu, simule le début d'un cancer du corps utérin.

Cette affection guérit facilement et complètement sous l'influence du curage.

7° Métrites diathésiques.

A l'avènement des microbes, alors que dans l'enthousiasme des premières découvertes, on croyait trouver en eux l'origine de toutes les inflammations, les métrites diathésiques ont été niées et reléguées dans le domaine de l'hypothèse.

Ainsi ont disparu les métrites *herpétique*, *arthritique*, *syphilitique*, *scrofuleuse*, dont *Martineau* en particulier, avait fait une étude si détaillée.

Ces métrites n'existent pas, disent les gynécologues actuels, mais il y a des métrites chez des arthritiques, syphilitiques, scrofuleuses, pouvant être, jusqu'à un certain point, modifiées par la maladie générale, contre laquelle il faut diriger un traitement approprié, si on veut hâter la guérison sollicitée par la thérapeutique locale.

J'ignore ce que l'avenir réserve à ces *métrites constitutionnelles*.

J'ai observé chez des femmes franchement scrofuleuses, des endométrites avec ectropion, ayant une marche essentiellement chronique, et ne dépendant d'aucune des causes habituelles de la métrite, malgré l'examen étiologique minutieux que j'ai pu faire.

Aussi je ne serais pas éloigné d'admettre que certains états généraux, la scrofule au moins, peuvent de toutes pièces créer un état inflammatoire de la muqueuse utérine, de même qu'au niveau d'autres muqueuses, mais il est encore impossible de se prononcer sur ce point de la pathogénie utérine.

8° Congestion utérine.

Je range ici la congestion utérine, bien que théoriquement elle soit essentiellement distincte de l'inflammation.

Congestion signifie simplement surabondance de sang, tandis qu'inflammation indique la lutte de l'organe contre un microbe.

Autrement dit la congestion est une *hypérémie*, la métrite une *septicémie*.

Il y a quelques années, les élèves d'*Aran* décrivaient la congestion et l'inflammation de l'utérus comme deux états essentiellement distincts, puis, dans l'unique but de simplifier la pathologie utérine, on les a confondues dans une même description, la congestion étant considérée comme le premier stade de l'inflammation.

Distinguons : dans toute métrite il y a en effet une phase congestive qui n'est qu'un des éléments de l'inflammation, mais il existe des congestions passagères de l'utérus qui sont indépendantes de l'inflammation et méritent une mention spéciale.

Cette congestion passagère se produit à la suite d'une fatigue exagérée, d'excès de coït, d'un refroidissement, au moment des règles, quelquefois sans cause appréciable.

Une des causes les plus importantes de cette congestion est la goutte ; le nom de *métrite goutteuse* qu'on a donné à cet état est inexact, car il s'agit non pas d'une véritable inflammation mais de congestion.

Cette goutte utérine s'accompagne de métrorragies; c'est le traitement général antigoutteux et notamment le séjour à des eaux minérales appropriées, telles que Contrexéville, Vittel, dans quelques cas Plombières, qui donne les meilleurs résultats thérapeutiques ; tout traitement local restant sans influence sérieuse.

La congestion utérine se traduit par de la pesanteur dans l'hypogastre, des douleurs de reins, de la fatigue des membres inférieurs. Elle dure de quelques heures à quelques jours et disparaît sous l'influence du repos.

Cette congestion utérine, qui se produit d'une façon analogue à la céphalgie ou à la migraine, et que j'ai proposé d'appeler *céphalalgie utérine* [1], est difficile à expliquer comme pathogénie, elle dépend vraisemblablement de l'innervation vaso-motrice de l'utérus.

Quoi qu'il en soit de sa pathogénie et de sa nature, il suffit d'observer cer-

[1] Auvard. *De l'antisepsie en gynécologie et en obstétrique*, 1891, p. 255.

taines femmes pour être convaincu de son existence, comme état indépendant et distinct de la métrite.

Dans ce *chapitre étiologique*, j'ai eu presque exclusivement en vue l'inflammation utérine, car c'est d'elle, ainsi qu'on a pu s'en rendre compte, que dépend presque toujours l'inflammation des annexes, du péritoine et du tissu cellulaire.

Ces inflammations périutérines étant secondaires, je ne leur consacrerai pas, au point de vue des causes, une description spéciale, leur étiologie est analogue; qu'il me suffise de dire qu'il existe au niveau de l'ovaire une congestion distincte de l'inflammation, rappelant celle qui a été étudiée pour l'utérus.

III

DIAGNOSTIC ET TRAITEMENT

Le diagnostic et le traitement des inflammations des organes pelviens varient notablement suivant que les accidents revêtent la forme *aiguë* ou *chronique*, d'où la nécessité de scinder cette étude en deux :

A. — ACCIDENTS AIGUS

Début par un frisson ou une fièvre de suite intense, pouls fréquent. Inappétence, vomissements, diarrhée ou constipation.

Douleurs vives dans les reins, dans tout l'abdomen et notamment à l'hypogastre.

Le toucher va conduire au diagnostic.

Figure 264. — Tout l'utérus, col et corps, est gros, douloureux ; le voisinage au contraire, normal et souple ; il s'agit d'une *métrite*.

Figure 265. — L'utérus est normal, ou ne présente que les signes d'une inflammation ancienne et peu accentuée; partant des cornes de l'utérus, on sent une tumeur d'abord amincie, devenant de plus en plus volumineuse à mesure qu'on descend sur les côtés de l'organe, et se terminant par un renflement (ovaire et pavillon de la trompe), qui se trouve dans la fossette rétro-ovarienne ou le cul-de-sac de Douglas. La maladie est une *salpingo-ovarite;* je réunis ces deux inflammations, bien qu'elles puissent, rarement il est vrai, se rencontrer à l'état isolé.

La salpingo-ovarite est tantôt unilatérale, tantôt bilatérale.

Figure 266. — L'utérus est normal ou peu altéré, mais au niveau d'un des culs-de-sac latéraux, allant transversalement du col à la paroi pelvienne, le doigt perçoit une tuméfaction qui occupe nettement le ligament large, et

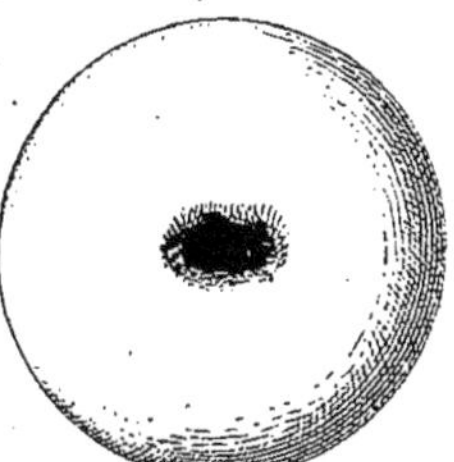

Fig. 264. — Métrite.

qui s'étend comme un large trait d'union entre l'utérus et la paroi pelvienne. On est en présence d'un *phlegmon du ligament large* ou *pelvi-cellulite*.

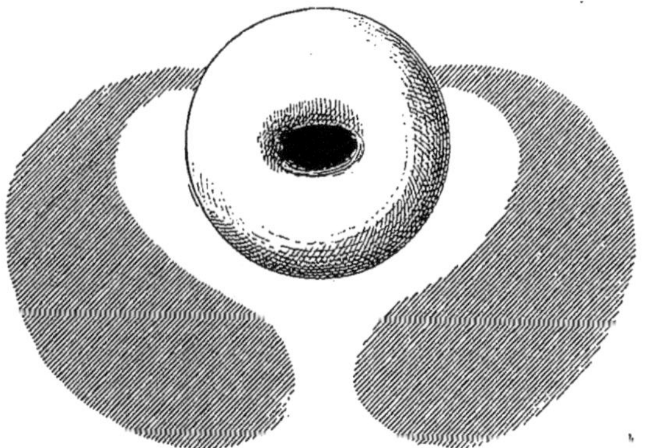

Fig. 265. — Salpingo-ovarite.

Ce phlegmon peut par exception occuper le sommet du ligament large, et il est alors plus difficilement accessible au doigt; le plus ordinairement il

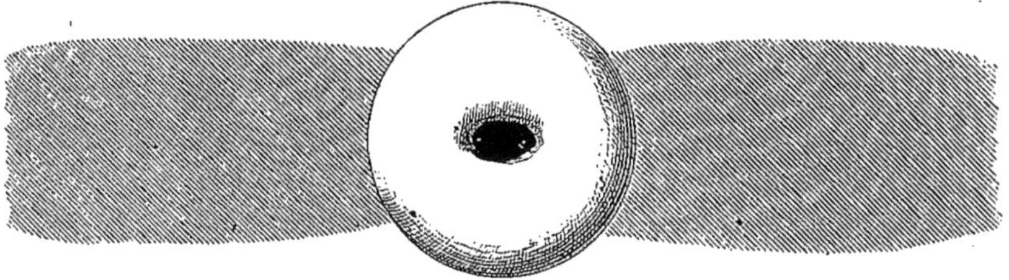

Fig. 266. — Pelvi-cellulite ou phlegmon du ligament large.

siège à la base, déprimant le cul-de-sac vaginal correspondant, et repoussant l'utérus du côté opposé.

La lésion est tantôt bilatérale, tantôt et plus ordinairement unilatérale.

Figure 267. — L'utérus est normal, ainsi que les culs-de-sac latéraux, dans lesquels le doigt ne rencontre aucune tuméfaction.

Mais la tumeur inflammatoire se trouve soit en avant, soit le plus ordinairement en arrière de l'utérus dans le cul-de-sac de Douglas.

Il s'agit d'une *pelvi-péritonite*, anté-utérine dans le premier cas, rétro-utérine dans le second.

Deux symptômes deviennent ici très nets et aident à préciser le diagnostic, à savoir, la sensibilité extrême de la paroi abdominale, des vomissements très fréquents et pénibles.

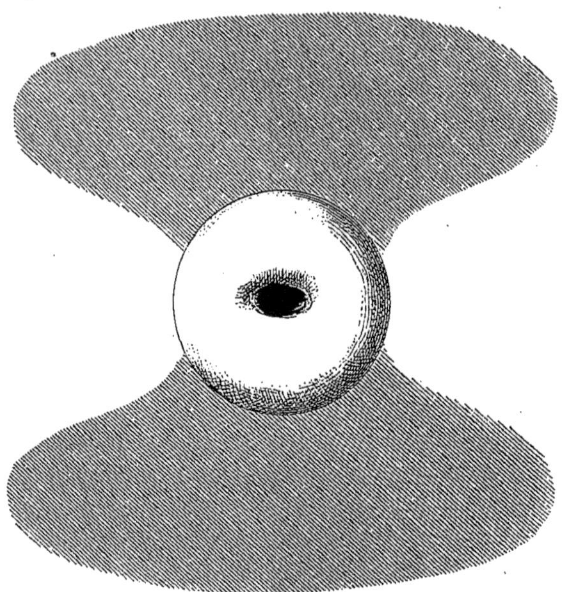

Fig. 267. — Pelvi-péritonite.

Je me suis borné au diagnostic des principales inflammations pelviennes ; j'ai laissé de côté les pelvi-cellulites, susceptibles de se développer soit en arrière, soit en avant, accidents relativement rares par rapport à ceux que nous venons d'étudier, qui sont ceux de la pratique gynécologique courante.

L'inflammation est diagnostiquée et localisée, quel *traitement* convient-il de lui appliquer?

Pendant la période aiguë, la thérapeutique est la même quelle que soit l'inflammation et ne diffère que lorsque l'état chronique est constitué; cette seconde partie du traitement sera examinée avec les accidents chroniques, je n'ai en vue ici que la phase aiguë.

Traitement local. — Commencer par une émission sanguine locale : sangsues ou ventouses scarifiées, appliquées sur l'abdomen.

Appliquer ensuite en permanence sur le ventre un sac de caoutchouc rempli de glace cassée en petits morceaux.

Ce sac devra être séparé de la peau par une flanelle pliée en deux, de manière à éviter la congélation cutanée.

La glace sera remplacée toutes les deux heures environ, nuit et jour.

Il faut éviter que la glace, étant fondue, se réchauffe sur l'abdomen, le

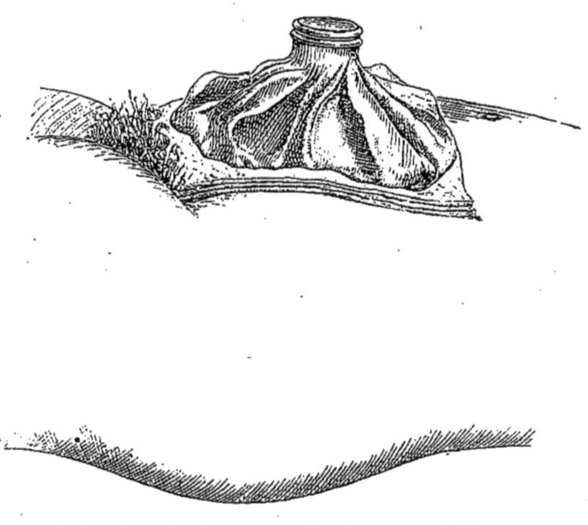

Fig. 268. — Application de glace sur l'abdomen.

froid, pour bien agir, doit être permanent; les alternances de chaleur et de froid sont mauvaises.

La glace, ainsi appliquée, est le meilleur sédatif de la douleur, et le plus puissant remède contre l'inflammation.

Dans les cas où il n'est pas possible de se procurer de la glace, on la remplacera par des compresses d'eau froide, recouvertes d'un taffetas gommé et renouvelées tous les heures environ. — L'action de ces compresses humides est d'ailleurs bien inférieure à celle de la glace.

Aussitôt que l'état aigu est passé, que les douleurs sont devenues moindres, on aura recours aux révulsifs : soit *vésicatoires*, soit *pointes de feu* sur l'abdomen, à renouveler tous les trois ou quatre jours.

Ainsi, employer successivement :

Émissions sanguines locales;
Froid;
Révulsifs.

Traitement général. — Narcotiques pour calmer l'état de souffrance dans lequel se trouve la malade.

Laxatifs légers, pour empêcher l'encombrement du tube digestif;

Antithermiques : sulfate de quinine, antipyrine, digitale;

Alimentation liquide, alcool;

Repos absolu au lit.

A propos du traitement local, j'ai omis toute thérapeutique vaginale (injections) ou cervicale (scarifications), etc.; car dans les accidents aigus, l'abstention de toute intervention directe sur l'utérus est préférable.

B. — ACCIDENTS CHRONIQUES

Ces accidents peuvent être chroniques d'emblée ou succéder à la période aiguë précédemment étudiée.

Nous avons à examiner ici successivement :

1° L'endométrite ;
2° La métrite généralisée ;
3° La salpingo-ovarite ;
4° Les pelvi-cellulite et pelvi-péritonite ;
5° Les suppurations complexes.

Nous verrons que pour chacune de ces affections, il existe un traitement médical et un traitement chirurgical.

1° Endométrite.

L'endométrite se diagnostique à l'écoulement même, dont elle est la source. Ecoulement muco-purulent, glaireux, d'autant moins gluant qu'il est plus purulent.

Toute femme qui, avec des trompes normales et sans fistule utérine, perd du muco-pus par l'orifice externe de l'utérus est atteinte d'endométrite.

Dans les cas où ce liquide provient des trompes, il y a toujours endométrite simultanée, de telle sorte que le diagnostic endométrite est encore exact. Quant aux fistules utérines, elles n'existent que dans des cas exceptionnels d'abcès périutérins ouverts dans l'utérus; les antécédents, et l'examen du pourtour de l'utérus, permettent de reconnaître facilement cette cause d'erreur.

Chez certaines femmes qui prennent des injections fréquentes, l'écoulement de l'endométrite peut passer inaperçu, les produits de la sécrétion étant entraînés par le liquide injecté ; chez ces malades, vu l'état de propreté artificielle du vagin, alors qu'on applique le spéculum, on ne découvre, au niveau de l'orifice externe, aucune trace de sécrétion utérine et on pourrait, à tort, à la suite de cet examen superficiel, conclure à l'absence d'endométrite.

Dans ces cas insidieux, on arrivera au diagnostic de l'affection, soit à l'aide du tampon d'épreuve (Schultze), ou de la douche révélatrice (Grynfelt).

Le *tampon d'épreuve* [1] s'emploie de la façon suivante : Prendre un tampon de coton hydrophile, l'appliquer à l'aide du spéculum sur le col de l'utérus après l'avoir imbibé de glycérolé de tanin, ou sans aucune imprégnation ; le laisser vingt-quatre à quarante-huit heures en place, le retirer au bout de

[1] Schultz, *Centralb. für Gynäk.* en 1880, p. 393.

ce temps et examiner la portion du tampon qui se trouvait au contact du col. — Ou sa coloration est normale, ou elle est jaune pus; dans le premier cas il y a absence d'endométrite, dans le second, la présence même du pus indique l'état inflammatoire de la muqueuse utérine.

La *douche révélatrice* [1] peut conduire au même diagnostic de la façon suivante : le spéculum étant appliqué, diriger sur la lèvre antérieure du col un jet assez mince d'eau chaude (50°) ou froide (10°); sous cette influence, l'utérus se contracte, il chasse son contenu, et dans le cas où il existe de l'endométrite, on voit un muco-pus plus ou moins filant s'échapper par l'orifice utérin et venir se mêler au liquide qui baigne la cavité vaginale.

Je n'insiste pas sur les autres symptômes de l'endométrite qui sont inutiles pour établir son diagnostic.

Le **traitement** de l'endométrite est *général* et *local.*

Général : Reconstituants; régime alcalin aux arthritiques; huile de foie de morue, iodure de fer, arsenic aux scrofuleux; traitement mercuriel ou mixte aux syphilitiques. — En un mot, mettre l'organisme dans les meilleures conditions pour rendre plus efficace le traitement local.

Local : Je n'envisage ici que le cas où le col est normal, les ulcérations du col, vraies ou fausses, seront examinées, avec la métrite généralisée, au paragraphe suivant.

La médication intra-utérine compte trois méthodes principales :

a. L'antisepsie intra-utérine;
b. Les cautérisations avec des crayons au chlorure de zinc;
c. Le curage;
d. Le drainage.

a. L'*antisepsie intra-utérine* peut être faite de différentes façons avec des injections, l'application de poudres, de pâtes, de caustiques solides agissant légèrement (nitrate d'argent).

Je décrirai les deux méthodes qui m'ont donné les meilleurs résultats, à savoir l'application de crayons et la cautérisation avec un porte-caustique liquide.

Les *crayons* peuvent être faits avec l'une des formules suivantes (Peraire) :

Crayons d'iodoforme :

Iodoforme en poudre.	20 grammes.
Gomme arabique	} *a a.* 2 —
Glycérine pure	
Amidon pur	

pour dix crayons. Le volume doit être celui d'un crayon de nitrate d'argent ordinaire.

[1] Grynfelt. *Archives de Tocologie*, août 1892, p. 566.

Crayons de sublimé :

Sublimé	50 cent.
Poudre de talc.	25 —
Gomme adragante	1 gr. 50
Eau	ä ä. q. s.
Glycérine	

Pour cinquante crayons.

Après injection antiseptique dans le vagin, le crayon est saisi avec une longue pince à pansement à une faible distance de son extrémité, qu'on fait pénétrer dans l'orifice externe; avec une seconde pince, on fixe le crayon un peu plus loin, et en le saisissant puis en le poussant alternativement avec

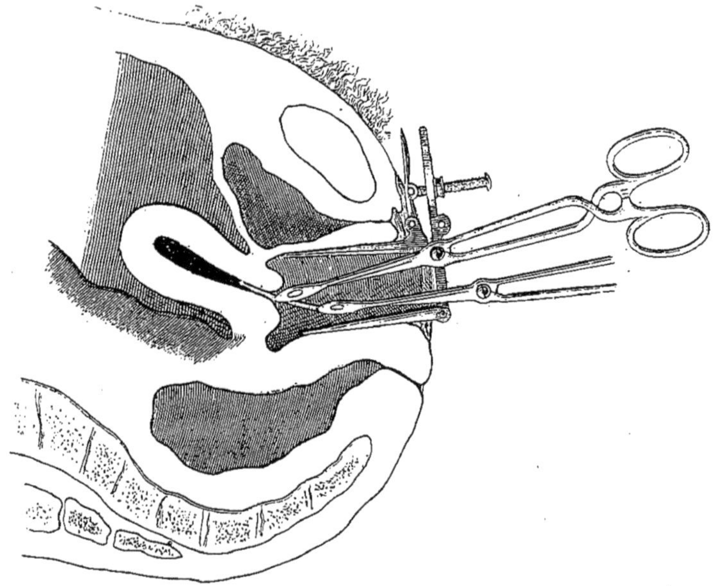

Fig. 269. — Introduction d'un crayon dans l'utérus.

l'une et l'autre pince, on le fait pénétrer jusqu'au fond de l'utérus (fig. 269).

Avant de retirer la dernière pince, il faut appliquer sur le col un tampon de coton hydrophile appuyant sur l'extrémité du crayon; si on ne prend cette précaution, le crayon s'échappera de la cavité utérine, repoussé par la contraction musculaire, qui tend souvent à l'expulser.

Dans le cas où l'utérus étant en antédéviation, le col et la cavité utérine sont difficilement accessibles, on se trouvera bien d'attirer la lèvre antérieure à l'aide d'une pince à crochets. — Cette petite manœuvre, dont le seul ennui est d'être, chez certaines femmes, légèrement douloureuse, facilite beaucoup l'application du crayon en redressant la courbe du canal utérin.

Ce crayon fond en quelques heures.

Il a pour inconvénient à peu près unique, mais parfois très pénible pour la femme de causer des coliques utérines.

Le pansement doit être renouvelé deux fois par semaine.

La cautérisation à l'aide d'un porte-caustique liquide ne se fera bien complètement qu'après dilatation préalable de la cavité utérine.

Cependant cette préparation est inutile avec certains utérus dont la cavité est très facilement perméable.

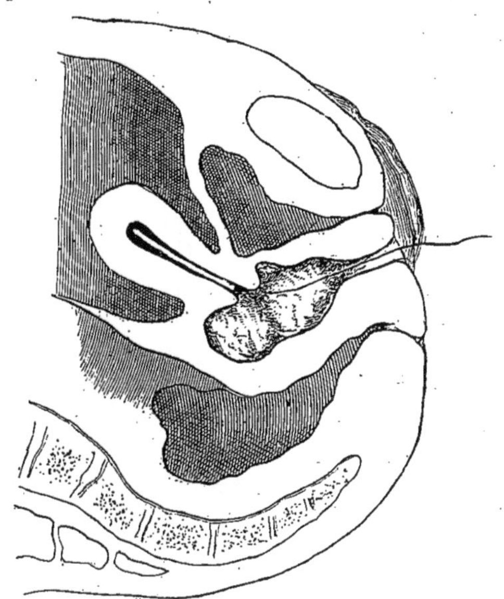

Fig. 270. — Fixation du crayon dans l'utérus.

Cette dilatation préalable s'obtient à l'aide de la laminaire.

Une tige de laminaire, ayant trempé au moins douze heures dans la solution suivante :

Ether sulfurique	90 grammes.
Iodoforme	10 —
Chlorhydrate de cocaïne	1 —

afin d'être à la fois aseptique et jusqu'à un certain point, grâce à la cocaïne, anesthésique, sera, après désinfection du vagin, introduite dans la cavité utérine en suivant le même manuel opératoire que celui indiqué tout à l'heure pour le crayon.

Dans les utérus facilement accessibles, c'est-à-dire à canal assez large, dilatés par l'endométrite, ne présentant pas de flexion, plutôt un certain degré de rétroversion, la tige de la laminaire s'introduit sans difficulté; mais quand il y a antédéviation et que l'isthme est étroit, il n'en est plus de même; en pareil cas il est indispensable d'abaisser le col sans quoi l'application de la laminaire sera difficile, voire même impossible.

Faites alors usage du spéculum univalve à poids (voir fig. 103). Attirez le col avec une pince à crochets et appliquez ensuite, en faisant maintenir le col, la laminaire qui pénètre ainsi avec une facilité relative.

Pour maintenir la laminaire en place, il suffit en général d'appliquer un large tampon, recouvrant la surface du col et formant en quelque sorte un oreiller sur lequel reposent et le col et l'extrémité de la laminaire.

Toutefois il arrive que la laminaire, si le tampon se déplace, peut sortir partiellement de l'utérus et venir, par son extrémité, blesser la paroi vaginale postérieure, ou que si elle est trop courte, avec un utérus volumineux, elle remonte au-dessus de l'isthme et se perd dans la cavité corporéale, d'où il est difficile de l'extraire.

Pour parer à ce double inconvénient, M. *Courtois* fixe l'extrémité de la laminaire à un petit disque de caoutchouc de 3 centimètres de diamètre.

Ce petit appareil, suffisamment expliqué par les trois figures (fig. 271-272-273)

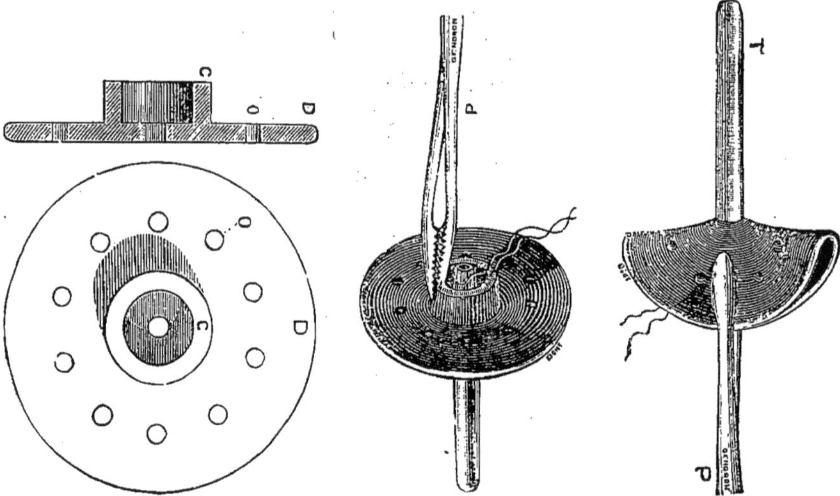

Fig. 271. — Disque vu de face et à une coupe.

Fig. 272. — Fixation de la laminaire au disque.

Fig. 273. — Saisie du disque avec une pince pour l'introduction.

Disque fixe-laminaire de M. Courtin.

ci-jointes qui m'évitent toute description détaillée, a pour avantage de maintenir la laminaire en place et d'empêcher soit son ascension, soit sa descente; il remplace avantageusement le tampon vaginal auquel on a l'habitude de recourir, et il présente sur ce tampon la supériorité de ne pas se déplacer, étant fixé à la laminaire même.

Personnellement, je n'ai jamais fait usage de ce petit appareil, dont je ne conteste pas les avantages, parce que quand la laminaire est bien placée et le tampon convenablement appliqué, j'ai vu la plupart du temps la tige ainsi appliquée rester en place.

Parfois je l'ai trouvée partiellement ou même totalement sortie de l'utérus au moment où j'allais faire le pansement; le seul inconvénient est que la dilatation est un peu moins complète, mais cet inconvénient est faible pour ma pratique, car j'applique toujours 3 ou 4 laminaires successives, et la dilatation que je n'ai pas obtenue avec l'une, je l'obtiens avec la suivante.

En gynécologie comme dans toute la médecine les meilleurs procédés sont les plus simples, c'est dans la simplification qu'il faut chercher le progrès et n'adopter un appareil nouveau que lorsqu'il semble indispensable, ou moins compliqué que celui dont on faisait usage jusque-là.

Tel n'étant pas le cas dans la question actuelle, j'en reste, jusqu'à nouvel ordre, à ma pratique habituelle pour l'application des laminaires.

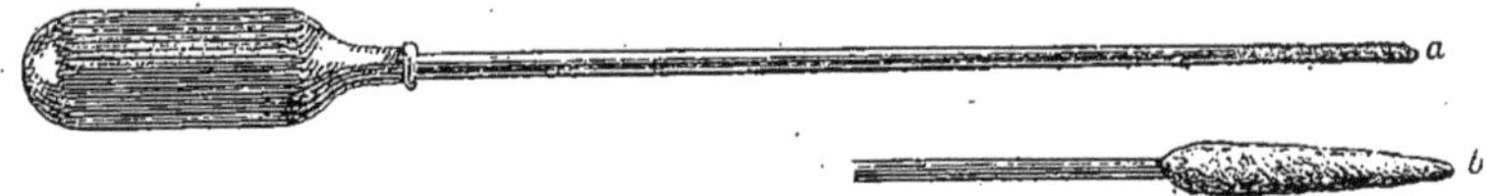

Fig. 274. — Porte-caustique.

a, libre. — *b*, chargé de coton pour être imbibé de caustique liquide.

La tige de laminaire sera laissée de douze à quatorze heures en place, soit appliquée le soir à 6 heures pour une cautérisation qui devra être faite le lendemain matin à 8 heures.

Elle peut d'ailleurs séjourner jusqu'à vingt-quatre heures sans inconvénients sérieux.

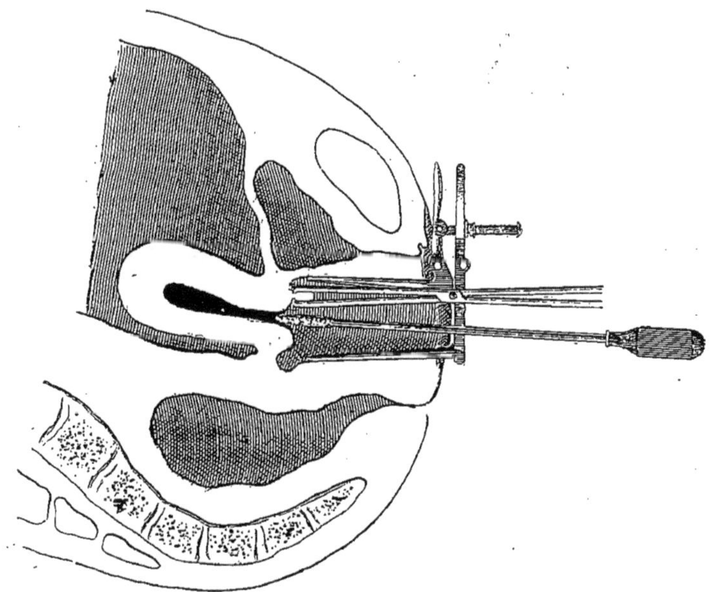

Fig. 275. — Cautérisation intra-utérine, à l'aide d'un porte-caustique métallique entouré de coton, et avec léger abaissement de l'utérus.

La cautérisation sera faite de la façon suivante : la laminaire étant retirée, injection vaginale antiseptique, application d'un spéculum bivalve ou cylindrique assez court, abaissement léger de l'utérus en saisissant la lèvre antérieure avec une pince à crochets (fig. 275) ; introduction, dans la cavité utérine, du porte-caustique (fig. 274) dont l'extrémité est entourée de ouate et trempée dans la solution suivante :

Créosote de hêtre.	ãã. 10 grammes.
Glycérine.	
Alcool	

L'extrémité du porte-caustique est promenée sur toute la surface utérine.

La ouate qui entoure l'instrument sera changée à deux ou trois reprises différentes, imbibée dans la même solution et réintroduite dans l'utérus.

Pour terminer, on appliquera un tampon imbibé de glycérine iodoformée sur le col.

Afin d'obtenir avec la cautérisation des résultats aussi complets que possible, je procède de la façon suivante :

Après antisepsie aussi complète que faire se peut du système génital, j'applique une laminaire.

Au bout de vingt-quatre heures, j'enlève cette laminaire, je procède à une cautérisation et réapplique séance tenante une nouvelle laminaire.

Après vingt-quatre nouvelles heures, même cautérisation et réapplication d'une laminaire.

En général, j'applique environ 3 ou 4 laminaires successives, suivies par conséquent de 3 ou 4 cautérisations.

Après la dernière cautérisation, je place simplement un tampon de gaze iodoformée dans le vagin et, après vingt-quatre heures, la femme peut se lever et vaquer à ses occupations.

Pendant toute la durée du traitement, il est nécessaire qu'elle garde le lit.

b. *La cautérisation avec un crayon au chlorure de zinc* a été, dans ces derniers temps, vivement préconisée par *Dumontpallier*.

Le crayon a la même composition que la pâte de Canquoin et se compose de :

Chlorure de zinc	1 partie.
Farine de seigle	2 —

Le crayon doit être souple et avoir environ 6 millimètres de diamètre.

Il est appliqué dans l'utérus d'après le manuel opératoire indiqué précédemment pour le crayon iodoformé.

Il cause quelquefois, pendant les premières heures de son application, une douleur assez vive, qu'il faut calmer par une injection sous-cutanée de morphine.

Mais la plupart du temps, il est bien supporté, à la condition que la malade reste étendue dans son lit pendant tout le temps de son application.

Il fond en dix à douze heures, après lesquelles on peut retirer le tampon qu'on avait appliqué dans le vagin.

La muqueuse utérine complètement escarrifiée est expulsée, tantôt en bloc, tantôt par fragments, du quatrième au dixième jour après l'application.

A ce moment il se produit quelques coliques utérines rappelant une fausse couche peu avancée.

A la suite de cette expulsion il est nécessaire de pratiquer pendant un à deux mois, avec des sondes molles, le cathétérisme de l'utérus, afin d'éviter le rétrécissement de l'orifice interne.

c. *Le curage*[1] est devenu une opération courante dont les détails varient légèrement avec chaque gynécologue.

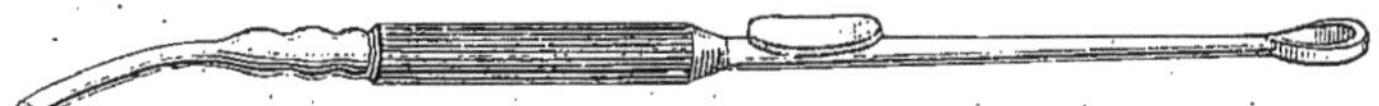

Fig. 276. — Curette irrigatrice tranchante. (Auvard.)

Voici la méthode que j'emploie habituellement :

Je fais usage d'une curette perforée, permettant d'irriguer la cavité utérine, tout en raclant sa surface (fig. 276).

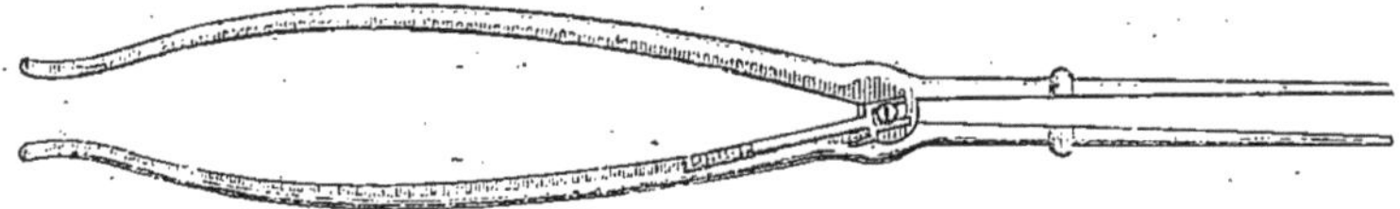

Fig. 277. — Dilatateur utérin. (Auvard.)

La malade étant anesthésiée[2], après antisepsie de la vulve et du vagin,

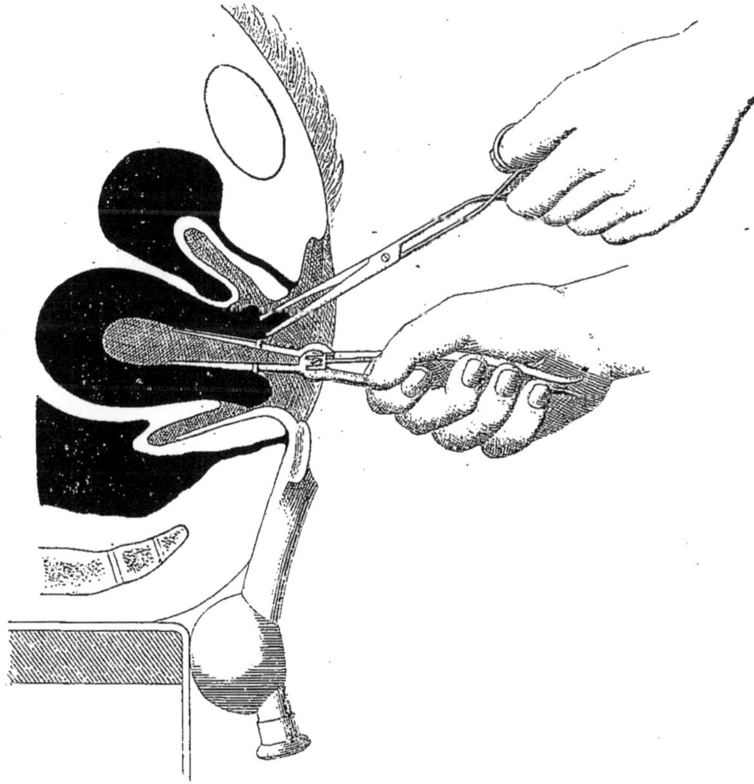

Fig. 278. — Dilatation de l'utérus.

[1] Pour tout ce qui concerne le curage consulter l'excellente *Monographie* publiée par le Dr Berlin sur ce sujet. Paris, 1892.

[2] L'anesthésie n'est cependant pas indispensable avec toutes les femmes.

et rétraction du périnée à l'aide d'une valve appropriée, j'abaisse le col utérin.

J'introduis l'hystéromètre pour apprécier l'étendue et la direction de la cavité utérine, et je dilate le canal cervical avec un dilatateur mécanique à à deux branches (fig. 277).

Cette dilatation extemporanée est suffisante, à moins qu'on ne veuille

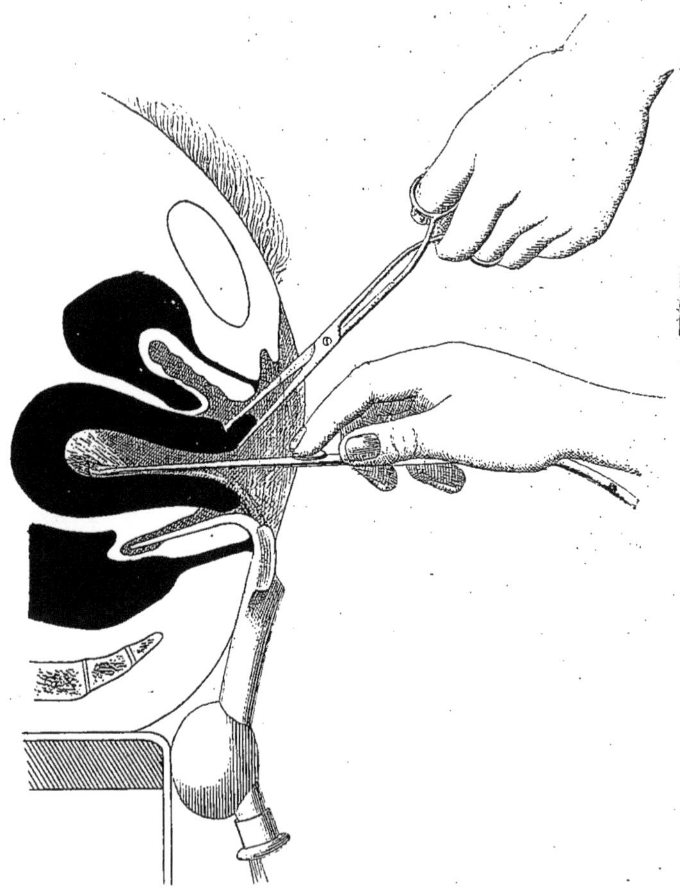

Fig. 279. — Raclage de la muqueuse utérine.

explorer avec le doigt la cavité utérine, auquel cas on aura eu recours préalablement à la laminaire, jusqu'au degré de dilatation désiré.

La dilatation opérée, j'introduis la curette, et tout en faisant couler une solution phéniquée faible au $\frac{1}{100}$ dans l'utérus, je racle par son intermédiaire, successivement tous les points de la cavité utérine; après la cavité du corps, celle du col.

Dans le cas où la muqueuse cervicale est particulièrement malade, il y a lieu de compléter le curage par le ratissage du col, petite opération qu'on fait avec le râteau (voir fig. 289, p. 275) en frottant énergiquement la surface cervicale, de manière à atteindre avec l'instrument la profondeur de la muqueuse.

Le curage terminé, j'introduis une seringue [1] (fig. 44, p. 57) chargée de la solution suivante :

Créosote de hêtre	parties égales.
Glycérine	
Alcool	

Je fais couler un peu de liquide et balaie toute la cavité utérine avec l'extré-

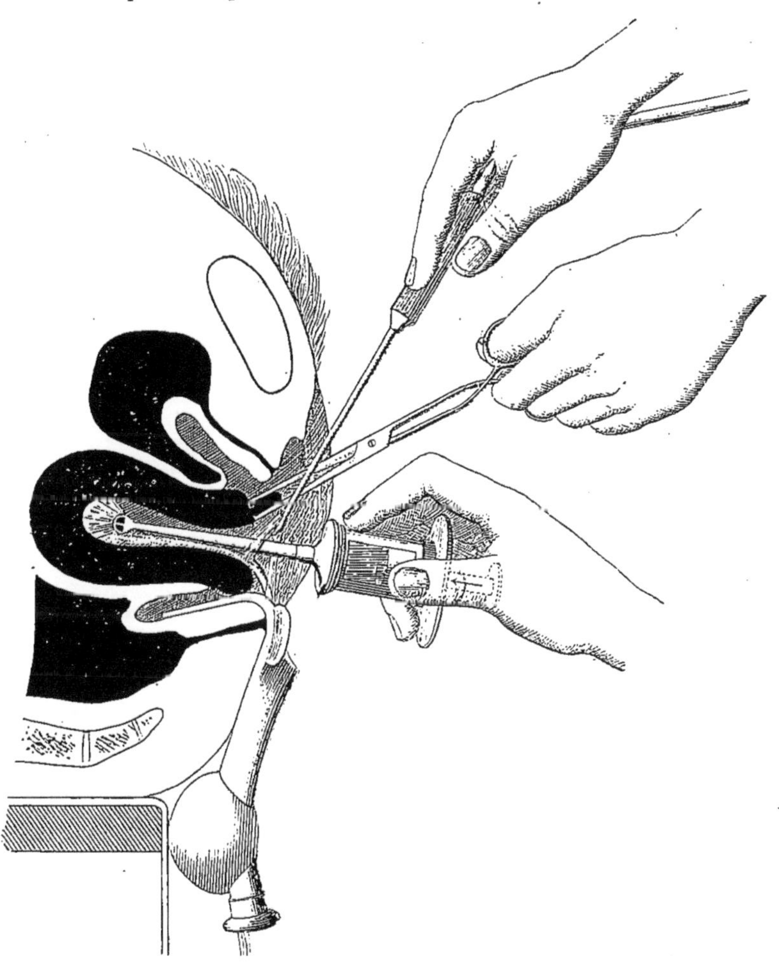

Fig. 280. — Cautérisation intra-utérine.

mité fenêtrée de l'instrument (fig. 280). — Nouvelle expulsion de liquide, nouveau balayage, jusqu'à ce que la seringue soit vidée. — Pendant ce temps un aide irrigue l'orifice externe du col, de manière à ce que l'excès du caus-

[1] Cette seringue possède un piston en métal et peut être passée à l'étuve sèche avec les autres instruments.

tique soit enlevé à mesure de sa sortie de l'utérus et ne vienne pas cautériser le vagin et la vulve.

La cautérisation terminée, injection dans la cavité utérine avec la curette irrigatrice, mais sans exercer de frottement.

Si après cette intervention le sang arrive en abondance, ce qui est exceptionnel, je fais un tamponnement intra-utérin à la gaze iodoformée, qui arrête de suite l'hémorragie (fig. 281).

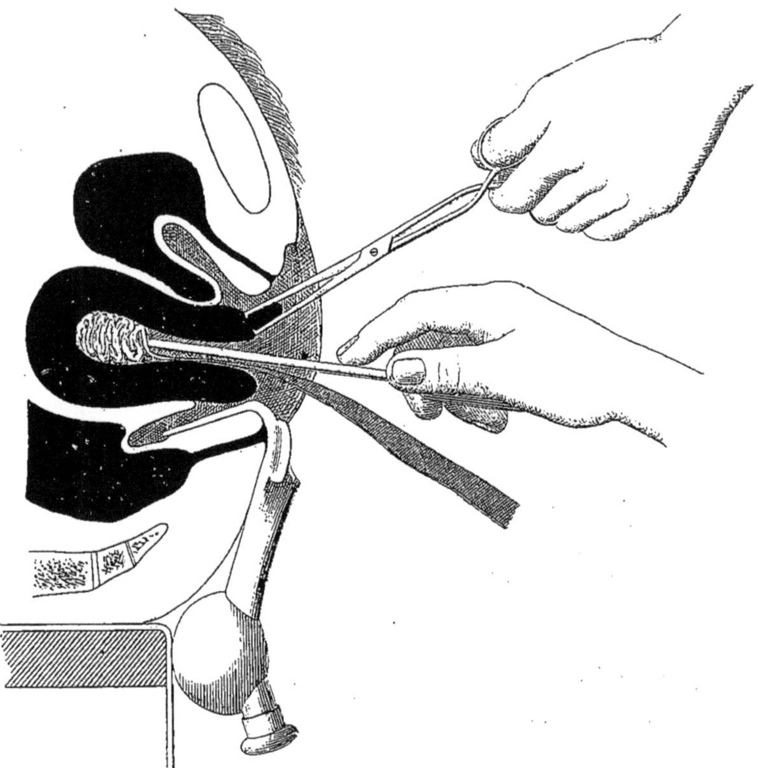

Fig. 281. — Tamponnement intra-utérin à la gaze iodoformée ou salolée.

Cette précaution est bien rarement nécessaire, et je me contente habituellement d'un tamponnement vaginal avec une bande de gaze iodoformée ou salolée, bande qui est retirée au bout de vingt-quatre heures (fig. 282).

La malade reste une semaine au lit, après quoi elle peut se lever et reprendre ses occupations habituelles.

Les injections vaginales sont inutiles, à moins qu'il n'y ait de l'écoulement sanguin pendant les jours consécutifs. Il faut, autant que possible, éviter l'usage de ces injections quand il n'est pas indiqué ; beaucoup de femmes et de gynécologues en font un véritable abus.

d. *Le drainage* de la cavité utérine a pour but de faciliter l'écoulement des sécrétions pathologiques prenant naissance dans la cavité cervicale ou corporéale.

Son action thérapeutique présente une certaine analogie avec le drainage des kystes purulents ordinaires, alors qu'on veut en obtenir la guérison.

Préconisé d'abord par E. *Schwarz*[1], il a depuis été employé par plusieurs gynécologues.

Schwarz place dans l'intérieur de l'utérus un pinceau de fils de verre qu'il laisse à demeure.

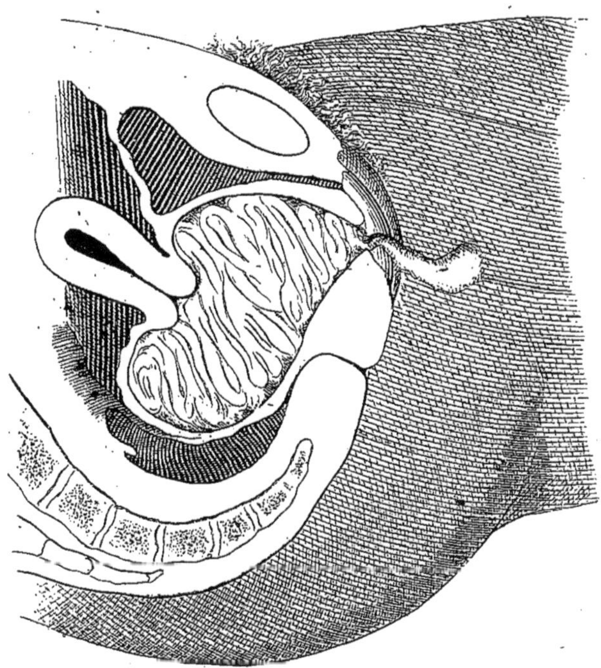

Fig. 282. — Tamponnement vaginal avec une bande de gaze iodoformée ou salolée.

Walton et *Doléris* ont préconisé également le drainage pour évacuer les collections tubaires.

Lefour[2], reconnaissant les avantages du drainage, a proposé de le faire avec des tiges d'aluminium présentant sur leur longueur quatre cannelures. (Cette tige est analogue à celle représentée par la figure 283 qui représente une modification que j'ai fait subir à la tige de Lefour, en portant de quatre à six le nombre des cannelures, et en augmentant son diamètre.)

La longueur totale de la tige est de 5 centimètres environ; elle est appliquée soit après le curage, soit après la simple dilatation utérine à l'aide de la laminaire.

L'appareil porte à l'une de ses extrémités un trou qui permet de le fixer à l'une des lèvres du col par l'intermédiaire d'un crin de Florence; il peut être laissé plusieurs semaines en place, et n'empêche pas la malade de se livrer à ses occupations habituelles.

[1] *Drainage des Nicht puerperalem utérus* — *Centralb. für Gynäk*, 31 mars 1883.

[2] Société obstétricale de Paris, 1891.

Chéron[1] a essayé le drainage de la cavité utérine par les voies naturelles

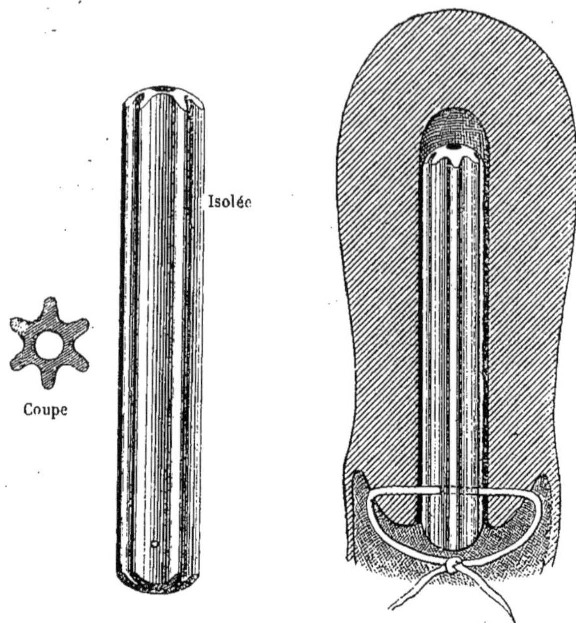

Fig. 283. — Tige de Lefour modifiée par l'auteur.

successivement avec des pinceaux de fils d'amiante, des soies de sanglier, des crins de cheval, du catgut, des poils de blaireau, des drains en caoutchouc; il en est arrivé à l'emploi exclusif de crins de Florence lavés à l'éther et rendus aseptiques par macération pendant cinq ou six jours dans une solution aqueuse d'acide picrique à 10 p. 1000.

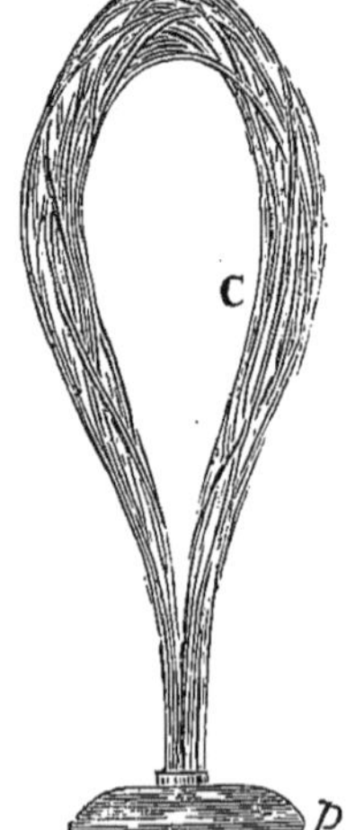

Fig. 284.
Drain en anse à plateau (grandeur naturelle). (Chéron.)

Plateau du drain vu de face.

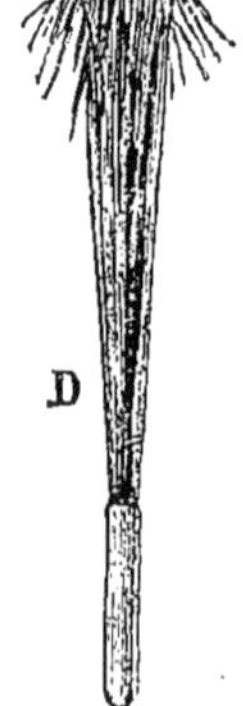

Fig. 285.
Drain en érigne. (Chéron.)

[1] Chéron, Paris, 1892.

Cet auteur se sert d'un drain en anse ou d'un drain en érigne.

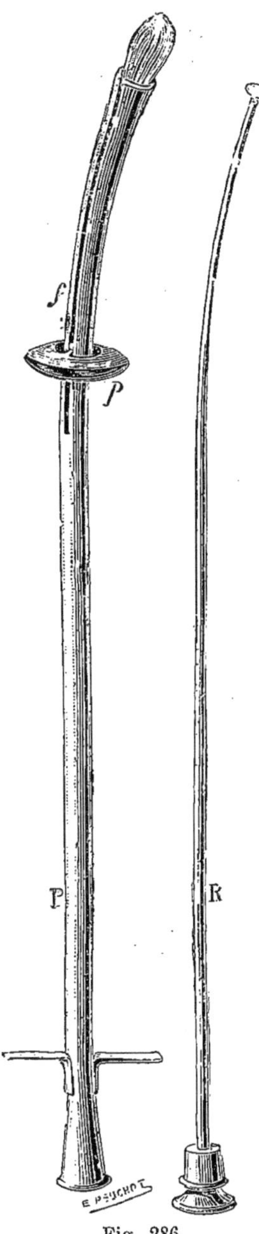

Fig. 286.

R, porte-drain, garni du drain, prêt à être porté dans la cavité utérine. — R, mandrin (Chéron).

Le *drain en anse*, se compose, ainsi que l'indique la figure ci-jointe (284), d'un ensemble de 50 à 100 crins de Florence repliés sur eux-mêmes et maintenus au centre d'un petit disque léger en celluloïd.

Le *drain en érigne* est, comme le montre la figure 285, un pinceau de crins de Florence, maintenu dans un fourreau commun à l'une de leurs extrémités ; à l'autre extrémité les fils sont brusquement courbés sur eux-mêmes.

Chéron se sert presque exclusivement de drains en anse qu'il introduit dans l'intérieur de la cavité utérine à l'aide d'un porte-drain spécial, dont la figure 286 indique le dispositif.

Pendant les premiers jours et surtout les vingt-quatre ou quarante-huit premières heures, la malade a des contractions utérines assez vives se traduisant sous forme de coliques.

Le repos au lit est nécessaire pendant ce temps, sinon l'appareil serait expulsé.

Puis, petit à petit, la tolérance se rétablit et ce drain, en même temps qu'il facilite l'écoulement des sécrétions utérines, amène la décongestion de l'organe.

Il peut être laissé en place pendant plusieurs semaines jusqu'à guérison de l'inflammation utérine.

W. Gil-Wylie a récemment préconisé, dans le traitement de l'endométrite chronique, un procédé différent de drainage [1].

Après avoir dilaté le canal utérin, on pratique un curage de l'utérus, on essuie la cavité utérine avec de l'acide phénique puis on y introduit un tube en caoutchouc suffisamment gros et on termine par l'application d'un tampon vaginal de gaze iodoformée afin de prévenir la rétroversion de l'utérus, et le glissement du drain.

La gaze iodoformée est retirée au bout de vingt-quatre à quarante-huit heures et remplacée par un tampon à la glycérine boriquée que l'on renouvelle tous les deux jours.

Au bout de huit à dix jours, on retire le drainde la cavité utérine.

[1] *Amer. journ. of Obst.*, avril 1892.

Par ce moyen, on réussit, d'après *Wylie*, à guérir 9 cas sur 10 d'endométrite chronique avec dysménorrée.

Enfin, M. *Bonnaire*[1] a récemment préconisé un procédé analogue de drainage utérin.

Il emploie des drains en caoutchouc ayant une paroi aussi épaisse que possible (2 millimètres au moins) et perforés de trous petits et nombreux; la longueur du drain doit être de 8 centimètres environ.

Après avoir, à l'aide d'une série de laminaires, dilaté l'utérus à un degré suffisant pour admettre l'index, l'auteur emploie le manuel suivant dont je lui emprunte la description :

« Pour mettre le drain en place on en saisit l'extrémité qui doit occuper le fond de l'utérus entre les deux mors d'une pince en forme de pinces à polypes, mais susceptible de se désarticuler à la façon d'un forceps. Les mors de l'instrument réduisent le volume du tube de caoutchouc en l'aplatissant, l'introduction devient ainsi plus aisée. Il suffit de fixer le col à l'aide d'une pince jetée sur la lèvre antérieure et de glisser le tube à plat, par de petits mouvements de torsion, jusqu'à ce qu'il soit arrivé au fond.

« Pour éviter l'issue du drain au moment du retrait de la pince, on désarticule cette dernière et on retire isolément les deux hanches.

« Le drain mis en place doit être fixé par un tampon de gaze iodoformée; on doit prendre soin d'envelopper dans le tissu antiseptique l'extrémité qui fait saillie hors du col, tant pour assurer le maintien exact de cette dernière que pour empêcher un contact trop intime du tube de caoutchouc avec la cloison recto-vaginale, ce qui entraînerait du ténesme rectal.

« Suivant les indications, le drain de caoutchouc demeure en place de dix jours à trois semaines. Pendant la durée de son application, il suffit de renouveler la gaze iodoformée tous les deux jours, de procéder à chaque pansement à une irrigation soigneuse du vagin et de la cavité utérine en introduisant une sonde à double courant dans la cavité du tube. Au cas où le soutien apporté par le tampon vaginal a été insuffisant, il convient de réintroduire à fond le drain; s'il est partiellement sorti, on le refoule à l'aide du doigt ou d'une pince. On doit s'abstenir de fixer le tube aux parois du col à l'aide d'un fil; la pression élastique du caoutchouc exercée de haut en bas sur le fil, sous l'influence des contractions du fond de l'utérus, exposerait les tissus à être sectionnés.

« D'habitude le drain est suffisamment maintenu par le tampon de gaze, à condition que la dilatation primitive ait été portée assez loin pour distendre largement l'orifice interne du col.

« Cependant, il arrive surtout dans les cas de dysménorrée avec contracture habituelle du sphincter que l'utérus accouche du tube de caoutchouc avec de fortes coliques. Il faut alors reprendre la dilatation en la portant aussi loin que possible, de façon à forcer le sphincter comme on le fait dans les cas de nature similaire, par exemple pour le constricteur de la vulve dans le vaginisme.

[1] *Semaine médicale*, 31 août 1892.

« Le contact du tube avec les parois de l'utérus est presque toujours indolore et parfaitement supporté par les femmes. Même si la douleur persiste quelques jours, auquel cas elle va rapidement en s'atténuant, elle conserve toujours les caractères de la douleur préexistant à la dilatation. Dans deux cas, nous avons eu à noter cependant des troubles réflexes : sialorrée abondante, nausées, vomissements, gastralgie, palpitations, sensation de constriction pharyngienne, troubles qui nécessitèrent le retrait du tube et cessèrent aussitôt après.

« D'habitude, dès qu'elles sont soumises à l'action du drainage, les femmes

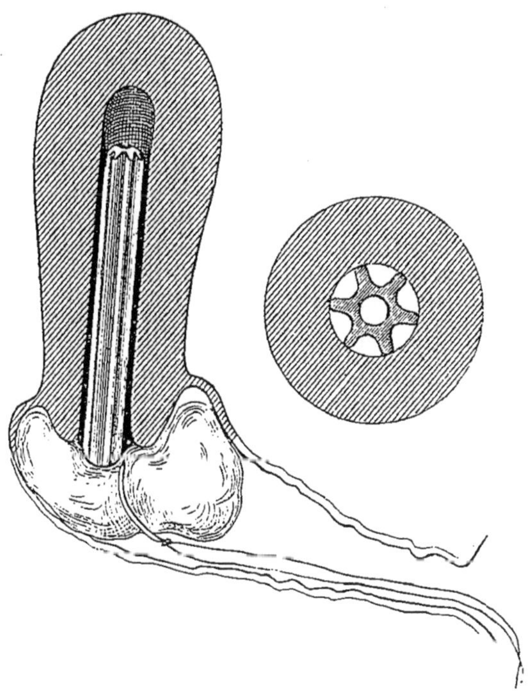

Fig. 287. — Tube de caoutchouc cannelé introduit dans la cavité interne et maintenu à l'aide du tampon. — Le tube est montré en place longitudinalement et à côté sur une coupe.

voient disparaître les douleurs inguinales, lombaires, les sensations de constriction hypogastrique ou de pesanteur périnéale.

« A chaque pansement, on retire la gaze iodoformée, imbibée de sérosité abondante au début, roussâtre et rougeâtre, rappelant l'écoulement au commencement et à la fin des règles. La cavité du drain est incomplètement obturée par des mucosités glaireuses; ces dernières proviennent exclusivement de l'hypersécrétion des cryptes cervicales.

« Quant aux modifications objectives de l'utérus et de ses annexes, elles diffèrent, on le conçoit, suivant la nature de la lésion qui a indiqué l'emploi du tubage. »

Comme drain on peut faire usage d'un simple tube de caoutchouc à parois résistantes; pour ma part, je préfère me servir d'un tube ayant la forme représentée par la figure ci-jointe (287) et qui rappelle exactement celle de la tige métallique qu'on fixe comme pessaire intra-utérin (voir (fig. 71, p. 81).

Ce tube de caoutchouc présente une résistance beaucoup plus grande que l'ordinaire; ses cannelures superficielles permettent l'écoulement utérin facile et son petit canal central donne au besoin la faculté de faire des injections intra-utérines.

Quant aux tubes divers qu'on a inventés et préconisés comme pouvant se maintenir d'eux-mêmes dans la cavité utérine, il faut ne pas connaître la physiologie de l'utérus pour croire à leur efficacité.

Tels sont les *quatre principaux traitements* qu'on peut opposer à l'endométrite, un mot d'appréciation sur chacun d'eux pour arriver à déterminer leurs indications.

Le crayon de chlorure de zinc constitue une méthode simple et peu dangereuse quant aux accidents immédiats, mais par son action énergique il détruit toute la muqueuse utérine qui est remplacée par du tissu fibreux, d'où perte pour l'organe de sa fonction physiologique : suppression plus ou moins prolongée de l'écoulement menstruel, règles douloureuses quand elles reviennent, conception impossible ou rare.

On a signalé à la suite de ces cautérisations le rétrécissement et même l'oblitération de l'orifice interne de l'utérus ou de l'orifice utérin des trompes amenant l'hématomètre ou l'hématosalpinx et nécessitant par conséquent à leur suite de sérieuses interventions.

Pour ces diverses raisons le crayon au chlorure de zinc est abandonné, d'autant plus que les trois autres méthodes ne présentent aucun des graves inconvénients dont il est passible.

Le choix reste à faire entre les *pansements antiseptiques* le *drainage* et le *curage*.

Le *curage*, pratiqué par une main exercée et avec toutes les règles de l'antisepsie, est sans dangers; il ne détruit que momentanément la muqueuse qui ne tarde pas à se reformer, ainsi qu'en témoigne la figure 288.

Il réussit dans la grande majorité des cas à guérir l'endométrite, à la condition d'être fait bien complètement. Les récidives ne se montrent guère que dans un cas sur vingt environ, et appartiennent souvent à des cas où le curage aurait dû être accompagné d'une autre opération, l'amputation du col par exemple.

Ces cas vont être examinés tout à l'heure avec la métrite généralisée.

Il constitue, il est vrai, une opération nécessitant le plus souvent l'emploi du chloroforme; c'est le principal reproche que lui font les malades et quelques médecins. Mais l'avulsion d'une dent n'est-elle pas aussi une opération, de même que l'ouverture d'un panaris, hésite-t-on cependant un seul instant à cette intervention quand elle est nécessaire? Il doit en être et il en sera probablement de même pour le curage, quand il sera mieux connu.

Cette thérapeutique est sans contredit la meilleure et la plus sûre pour l'endométrite, *à la condition d'être bien faite*, et c'est à elle qu'il faut accorder la préférence, car elle est la meilleure comme résultats et n'expose à aucune complication.

Le *drainage* est, à mon avis, un bon complément du curage dans les cas d'endométrite chronique avec écoulement glairo-purulent, endométrite rebelle

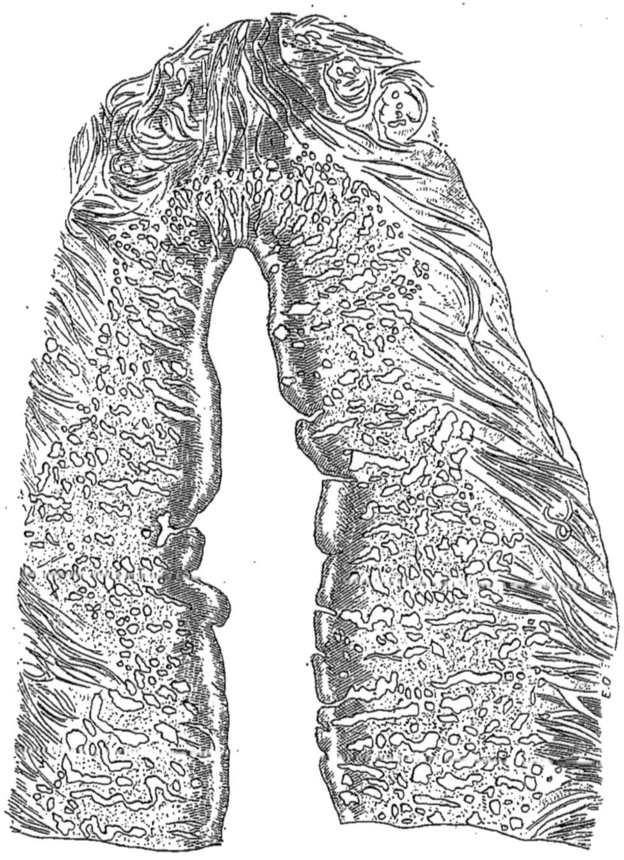

Fig. 288. — Réformation de la muqueuse utérine après le curage (Martin).

à la plupart des traitements, mais il ne me semble guère nécessaire et utile que dans ces cas spéciaux, le curage suffisant à la guérison dans les autres cas.

Parmi les différents modes de drainage, c'est à la tige intra-utérine de Lefour que je donne la préférence comme constituant le moyen le plus simple et le plus inoffensif.

Quant au drainage appliqué sans curage préalable, j'estime que ses indications sont relativement limitées, car avant de drainer la cavité utérine, il importe d'en modifier énergiquement la surface, comme on peut le faire à l'aide d'un curage soigné.

Chez les malades qu'effraie l'intervention chirurgicale ou dans les cas d'endométrite légère on pourra recourir aux *pansements antiseptiques*, soit cautérisation à la créosote au tiers après dilatation préalable à la laminaire, soit application de crayons antiseptiques complétée ou non par le drainage.

Ces médications sont en général sans dangers, cependant l'application de la laminaire est très douloureuse chez certaines femmes et cause pendant douze heures des malaises prononcés.

Les crayons aussi amènent parfois des coliques utérines qui persistent pendant quelques heures après leur application, de telle sorte que la femme, pour éviter les ennuis de l'opération du curage, souffre en réalité bien davantage avec ces petits moyens dont l'efficacité est beaucoup moins grande, qu'il faut répéter plusieurs fois, qui nécessitent souvent (au moins quant aux crayons) un traitement prolongé, et qui assurent beaucoup moins bien la guérison.

Les complications sont rares après leur emploi, cependant de loin en loin on note des accidents d'inflammation péri-utérine, qu'on n'observe pas à la suite des curages bien faits.

Donc curage, *méthode de choix, avec ou sans drainage consécutif suivant les cas; ne recourir aux pansements antiseptiques et au simple drainage que comme pis aller ou dans certains cas très légers.*

2° Métrite généralisée.

Quand l'endométrite a duré un certain temps, le muscle utérin ne tarde pas à se prendre, l'inflammation utérine devient générale, tantôt et plus souvent prédominante au col, tantôt au corps de l'organe.

La métrite, soupçonnée par ses phénomènes douloureux, par les pertes blanches et rouges dont elle est la source, par l'altération des fonctions digestives et l'amaigrissement qu'elle provoque, se reconnaît au *toucher* et au *spéculum*.

Toucher. — Le toucher, qui doit toujours être aidé du palper, renseigne sur le volume, la consistance, la sensibilité et la situation de l'utérus.

Un utérus augmenté de volume, plus ou moins induré (le ramollissement n'existe qu'avec la métrite aiguë), sensible, est un utérus enflammé.

Il n'est pas rare de trouver une déviation associée à l'inflammation, mais elle n'est qu'une complication, nous n'avons pas à nous en occuper ici.

Les autres affections auxquelles il faut penser après avoir fait cette constatation, sont la *grossesse*, les *fibrômes*, le *cancer*.

Avec la *grossesse* on a la suppression des règles, les phénomènes sympathiques, la mollesse spéciale et pathognomonique de l'utérus. — Dans les cas douteux, attendre.

Dans les *fibrômes*, inégalité de l'utérus, hémorragies souvent abondantes, augmentation de volume d'habitude plus considérable ; à l'hystéromètre, cavité utérine très agrandie et anfractueuse. Toutefois, dans certains cas de fibrômes interstitiels, le diagnostic est très difficile, d'autant plus que les fibrômes s'accompagnent souvent d'un certain degré de métrite qu'ils provoquent ou qui coïncide. Dans ces cas douteux, et alors qu'on décide le curage, il sera bon de faire avec la laminaire une dilatation suffisante pour pouvoir introduire l'index, car souvent cette exploration intra-utérine, d'ailleurs sans danger, révèle l'existence d'un ou de plusieurs fibrômes.

Le *cancer* du corps utérin, le seul que nous ayons en vue pour l'instant, s'accompagne d'hémorragies abondantes, d'amaigrissement rapide, et parfois d'un écoulement fétide. Tels sont les seuls signes qui pourront faire songer à son existence. Le curage, pratiqué à la fois dans un but diagnostique et thérapeutique, permettra par l'intermédiaire du microscope de poser le diagnostic du néoplasme, s'il existe.

Spéculum. — Le spéculum découvre le col et le montre altéré comme *volume*, *forme* et *coloration*.

Le *volume* est augmenté, l'inflammation a épaissi les tissus qui constituent la paroi cervicale.

La *forme* est plus ou moins altérée par les déchirures qui sont survenues au moment de l'accouchement, cause la plus fréquente de la métrite.

La *coloration* est enfin modifiée, au lieu du rose physiologique, nous trouvons tous les tons du rouge inflammatoire (voir pl. coloriées X et XI).

Cette coloration avait fait supposer avant l'intervention du microscope que le col était ulcéré, d'où le long chapitre :

ULCÉRATIONS DU COL

qu'on trouve décrit dans tous les traités de gynécologie.

Mais l'ulcération n'est qu'apparente, puisque au microscope (voir p. 206) nous l'avons vue recouverte d'une couche épaisse d'épithélium.

Les lésions sont juste l'opposé de celles de l'ulcération, car le rempart épithélial qui protège la partie altérée est exagéré.

Cette pseudo-ulcération du col, constituée, ainsi que nous l'avons vu, par un ectropion de la muqueuse cervicale, peut prendre les aspects les plus variés, d'où la richesse descriptive bien inutile de certains gynécologues sur ce sujet; ces configurations diverses la rendent susceptible d'être confondue avec des ulcérations vraies avec lesquelles il importe de savoir établir le diagnostic.

Telles sont (voir pl. coloriée XII) :

- Les ulcérations syphilitiques ;
- Les chancres mous ;
- L'herpès ;
- Le cancer du col ;
- Les ulcérations tuberculeuses ;
- Les ulcérations traumatiques.

Ulcérations syphilitiques. — Chancre induré, plaques muqueuses.

Chancre induré : Ulcération de la surface d'une lentille à celle d'une pièce de 50 centimes, siégeant à une certaine distance de l'orifice externe; surface lisse et unie; couleur jambonnée ou gris bleuâtre. Indolence. Sécrétion peu abondante. En cas de doute, attendre les manifestations secondaires de la syphilis.

Plaques muqueuses : Les unes légèrement saillantes, les autres plates, les troisièmes rongeantes. — Couleur grisâtre; siège sur le col à une certaine distance de l'orifice externe. Rapidement modifiées par les traitements local et général combinés. Coïncidence d'autres manifestations syphilitiques, aidant singulièrement le diagnostic.

Chancres mous. — Le chancre mou se présente sur le col avec les mêmes caractères qu'à la vulve. Ulcération à bords arrondis, taillés à pic, à fond jaunâtre ou grisâtre, coïncidant le plus souvent avec les chancres mous vulvaires.

Les chancres mous. de même que le chancre induré, sont relativement rares sur le col utérin.

Herpès. — La période vésiculaire de l'affection passe en général inaperçue et on n'observe que l'ulcération. — Ulcération superficielle à bords polycycliques, c'est-à-dire formés par l'accolement d'une série de fragments d'anneaux (fig. 185, p. 170). Fond jaunâtre, souvent recouvert d'une mince pseudomembrane. Orifice externe respecté; l'affection siège franchement sur la portion vaginale du col sans pénétrer dans la cavité cervicale. Coïncidence assez fréquente de l'herpès vulvaire. (L'herpès du col ne dure en général que quelques jours, cependant quand il y a coïncidence d'endométrite ou de vaginite, et quand il est entretenu par des pansements peu appropriés, il persiste pendant plusieurs semaines.) L'ulcération peut être très modifiée par les pansements et la cautérisation de telle sorte qu'elle devient méconnaissable; dans ce cas, on arrivera au diagnostic par exclusion.

Cancer du col. — Le cancer du col sera étudié dans un chapitre ultérieur. Il se manifeste au début, seule période où son diagnostic est difficile, par une petite ulcération, tantôt limitée, tantôt assez étendue alors surtout qu'elle se greffe sur une ancienne métrite, ce qui est assez fréquent, s'indurant assez rapidement, et saignant aisément au contact du doigt.

L'ongle ou un instrument peut facilement en détacher une parcelle, dont l'examen microscopique dira la nature.

L'induration, la tendance hémorragique de l'organe malade, la facilité de détacher une parcelle du tissu, sont les trois caractères qui guideront le plus sûrement le diagnostic, et auxquels le microscope viendra donner un appui considérable, bien qu'en quelques cas il ne puisse toujours décider d'une façon formelle; il existe en effet des transitions entre l'endométrite simple et l'épithélioma, dont les caractères ne sont pas suffisamment nets pour permettre de se prononcer d'une façon absolue.

Ulcérations tuberculeuses[1]. — La tuberculose du col, qui est une des manifestations rares de la tuberculose génitale, peut se manifester sous deux formes : tantôt des granulations grises disséminées sous la muqueuse cervicale, tantôt des ulcérations.

Les ulcérations qui siègent, soit sur le col, soit sur la partie voisine du vagin, ont en général une forme irrégulière; leurs bords sont taillés à pic, et autour de l'ulcération il existe des points jaunâtres, petits foyers caséeux, dont l'existence et la constatation sont importantes au point de vue du diagnostic.

Ces ulcérations coïncident le plus souvent avec d'autres altérations tuberculeuses du système génital, notamment avec la salpingo-ovarite de même nature, qui en constitue la manifestation la plus commune.

La marche est essentiellement chronique et tenace.

L'ulcération s'améliore sous l'influence des pansements antiseptiques, mais s'aggrave aussitôt que ces pansements sont cessés.

Bords taillés à pic, présence de points jaunâtres au voisinage, coïncidence d'autres manifestations tuberculeuses soit dans le système génital, soit dans une autre région de l'économie, constituent les principaux éléments du diagnostic de ces ulcérations qui la plupart du temps est des plus difficiles.

Alors qu'on fait le curage et l'amputation du col en pareil cas, les débris devront être soumis à l'examen microscopique, mais, ainsi que l'a montré *Cornil*, la constatation du bacille tuberculeux est peu fréquente et ne pourra que rarement conduire à reconnaître la nature de la lésion.

Ulcérations traumatiques. — A la suite d'une opération sur le col, d'une incision, d'une cautérisation énergique au fer rouge, on voit parfois persister pendant plusieurs semaines une ulcération, dont les antécédents rendront en général le diagnostic facile.

On a encore décrit des ulcérations *exzémateuses*, *ecthymateuses*, mais leur existence n'est pas prouvée, et il serait téméraire à l'heure actuelle d'en tenter le diagnostic.

Au point de vue spécial qui nous intéresse, nous avons à établir deux grandes catégories d'ulcérations :

Les *ulcérations vraies* (syphilis, chancre mou, herpès, cancer, traumatisme);

Les *pseudo-ulcérations*, résultant de l'inflammation utérine (ectropion).

Les caractères précédemment indiqués permettront le diagnostic, mais ces deux catégories sont distinguées par la différence même du siège :

Les *ulcérations vraies* sont *concentriques*, c'est-à-dire que, commençant par la portion vaginale du col, elles se dirigent vers l'orifice externe et la cavité cervicale sans les atteindre d'habitude.

Les *pseudo-ulcérations* au contraire sont *excentriques*, c'est-à-dire que,

[1] Voir Nanard. *Etude sur certaines ulcérations du museau de tanche de nature tuberculeuse.* Thèse Paris, 1893.

commençant par la cavité cervicale et l'orifice externe, elles envahissent secondairement la partie libre du col.

Cette allure générale des vraies et pseudo-ulcérations pourra servir à établir leur diagnostic différentiel.

La métrite généralisée est diagnostiquée, étudions le *traitement* à lui opposer.

Ce traitement peut être *médical* ou *chirurgical*.

TRAITEMENT MÉDICAL :

Repos au lit. Le séjour au lit n'est pas indispensable, mais les résultats fournis par les autres moyens seront d'autant plus efficaces que le repos sera plus complet.

Laxatifs et toniques.

Révulsifs abdominaux : soit des vésicatoires répétés si la femme garde le lit, sinon des pointes de feu une ou deux fois par semaine sur la paroi abdominale.

Injections vaginales quotidiennes, soit chaudes à la température de 45 à 50°, soit froides 10 à 20°, avec une solution boriquée à 3 p. 100 ou phéniquée à $\frac{1}{100}$ ou sublimée à $\frac{1}{4000}$.

La femme devra prendre ces injections, le corps étant dans la position horizontale, et le reflux hors de la vulve étant modéré par l'apposition de la main, ainsi que cela a été indiqué page 67.

Ces précautions sont indispensables, car les injections telles que les prennent la plupart des femmes accroupies sur un bidet sont parfaitement inutiles; ce sont de pseudo-injections.

Pansements, qui seront faits deux fois par semaine en dehors de l'époque des règles et qui constituent la base du traitement.

Ces pansements consisteront : 1° en scarifications; 2° cautérisations à la créosote; 3° application d'un crayon antiseptique dans l'utérus; 4° placement d'un tampon recouvert de poudre d'acide borique et de tanin.

Les scarifications pour être réellement efficaces devront atteindre toute la muqueuse malade, et être pratiquées par conséquent dans la cavité cervicale ainsi que sur l'ectropion.

On se servira pour la cavité cervicale du râteau ou herse de Doléris (repré-

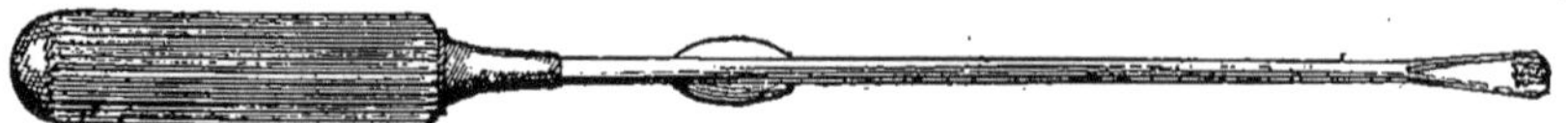

Fig. 289. — Râteau utérin de Doléris, modifié par Auvard.

senté par la figure 289) qui permettra de labourer la cavité cervicale de la profondeur vers la superficie.

L'ectropion sera attaqué avec une pointe quelconque, celle d'un scarificateur (fig. 290) ou d'un bistouri (fig. 291) ou simplement avec le même râteau qu'on a promené dans la cavité cervicale et qui peut agir en surface au pourtour de l'orifice externe (fig. 292).

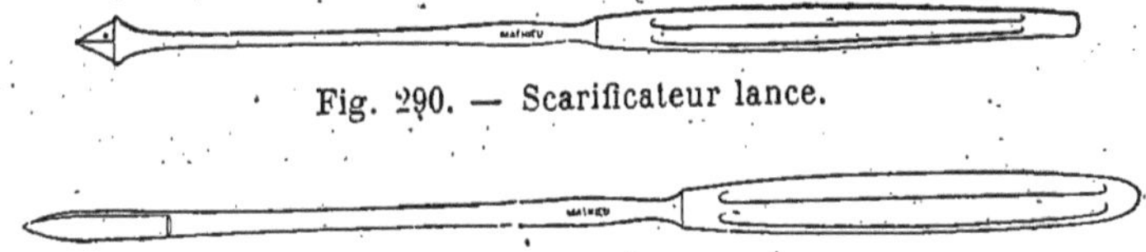

Fig. 290. — Scarificateur lance.

Fig. 291. — Bistouri scarificateur.

Inutile de dire que ces instruments doivent être aseptiques, et que, avant

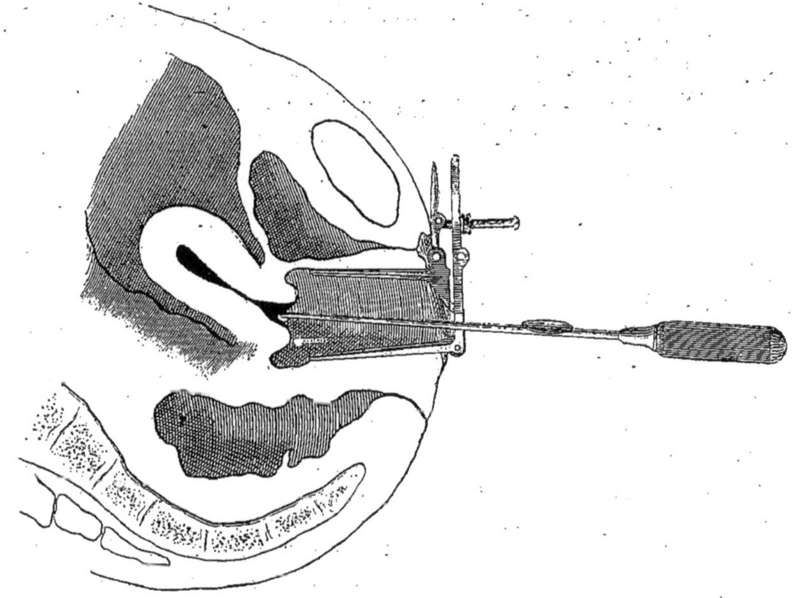

Fig. 292. — Ratissage utérin.

de faire le pansement, il faut avoir par une injection préalable assuré l'asepsie du vagin et du col. Ces précautions sont banales, et il doit être superflu de les recommander à propos de toute intervention.

La scarification a un double but : — décongestionner le col et par là même tout l'utérus, grâce à la saignée qu'elle opère ; — ouvrir toutes les glandes malades de manière à pénétrer jusqu'aux culs-de-sac les plus profonds, où il faut aller dénicher les nids, centres de pullulation microbienne et causes de l'inflammation cervicale.

Aussitôt la scarification terminée injection antiseptique, suivie de l'application sur la région scarifiée d'un petit tampon d'ouate imbibé de solution créosotée à $\frac{1}{3}$; on renouvellera ce pansement trois fois à l'intervalle de quelques secondes, de manière à bien cautériser la surface scarifiée.

Introduction dans l'utérus d'un crayon antiseptique comme pour l'endométrite simple (voir p. 255).

Saupoudrer tout le col avec un mélange à parties égales d'acide borique et de tanin.

Appliquer un tampon de coton hydrophile, maintenant le crayon utérin, et isolant le col de la surface vaginale voisine.

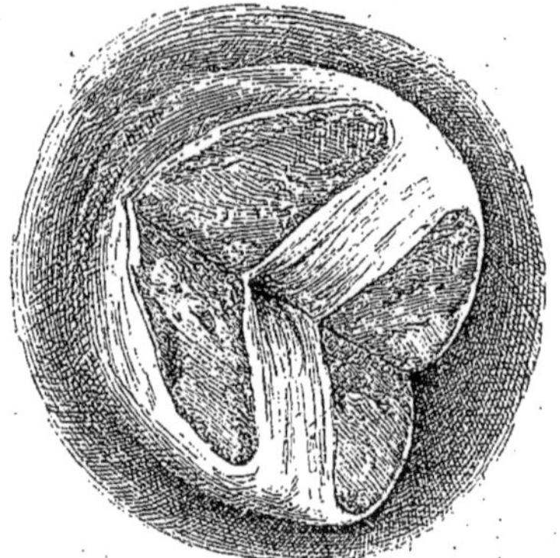
Fig. 293. — Avivement.

Faire enlever le tampon au bout de vingt-quatre heures et reprendre les injections vaginales à partir de ce moment.

Ce pansement peut être appliqué au domicile de la patiente ou dans le cabinet du médecin; dans ce dernier cas, la malade, avant de s'en aller, fera bien de se reposer pendant un quart d'heure.

Ce traitement, pour assurer la guérison, demande à être prolongé pendant deux à trois mois, quelquefois davantage; la durée du traitement varie d'ailleurs avec l'étendue et la profondeur des lésions.

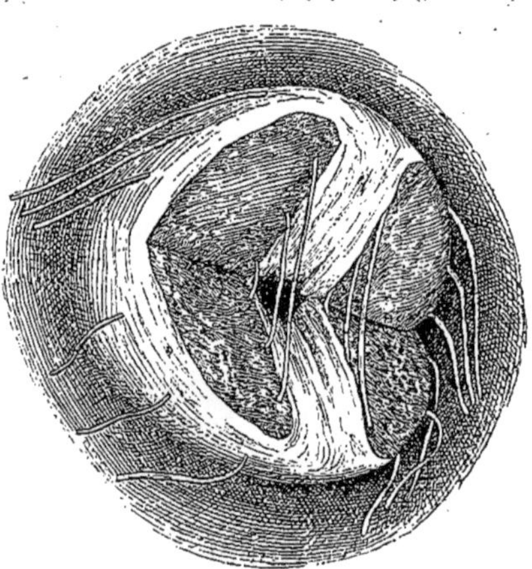
Fig. 294. — Placement des sutures.

Il suffit à la guérison des cas légers, mais dans la métrite rebelle, il n'amène ordinairement qu'une amélioration sans assurer la guérison complète.

Traitement chirurgical :

Le traitement chirurgical consiste à faire :

1° Le *curage*, comme pour l'endométrite simple ;

2° La *réparation* du col.

Les deux se pratiquent dans la même séance opératoire.

Je n'insiste pas sur le curage dont le manuel opératoire a déjà été décrit et je passe de suite à la *réparation du col*.

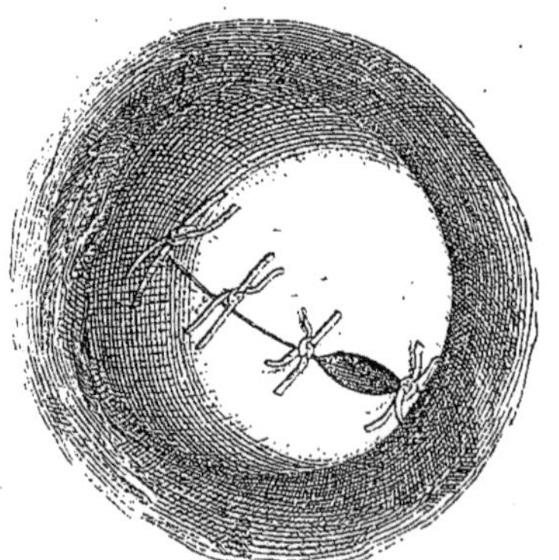
Fig. 295. — Sutures serrées.
Trachélorapie ou opération d'Emmet.

Le col est tantôt déchiré, tantôt enflammé, tantôt l'un et l'autre à la fois.

Le col déchiré laisse la cavité cervicale béante, baignant dans le mucus vaginal qui est pour elle un irritant; si on veut mettre fin à l'endométrite, il faut la refermer, absolument comme il faudrait reconstituer une paupière déchirée pour remédier à la conjonctivite amenée par l'insuffisance palpébrale.

La réparation de la déchirure s'appelle **trachélorapie ou opération d'Emmet.**

Les figures 293, 294, 295 que j'emprunte à Skene expliquent mieux cette opération, que ne le ferait la description la plus détaillée. On y voit l'avivement, le placement des sutures qu'il faut pratiquer à la soie ou au crin de Florence, l'accolement des surfaces réunies par les sutures.

Les fils doivent être enlevés au bout de quinze jours.

En pratiquant cette opération, il faut avoir bien soin d'enlever avec le bistouri les nodules cicatriciels qui se trouvent souvent à l'angle même de la déchirure, et qui constituent des petits points douloureux continuant à faire souffrir les malades, alors qu'on néglige de les déraciner; ce sont de véritables *clous douloureux* qu'il importe d'arracher.

Pour remédier à l'inflammation, il faut enlever la muqueuse malade et faire, à cet effet, la **trachélotomie ou opération de Schrœder.**

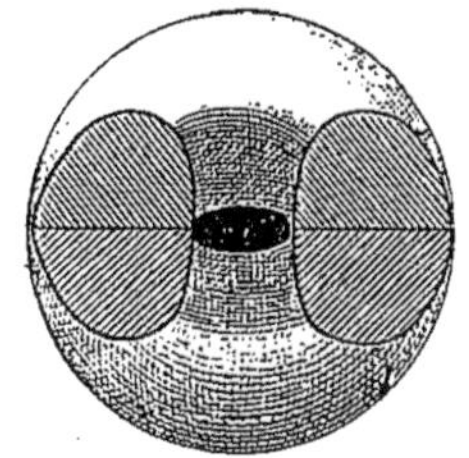

Fig. 297.
Résultat de la section transversale du col.

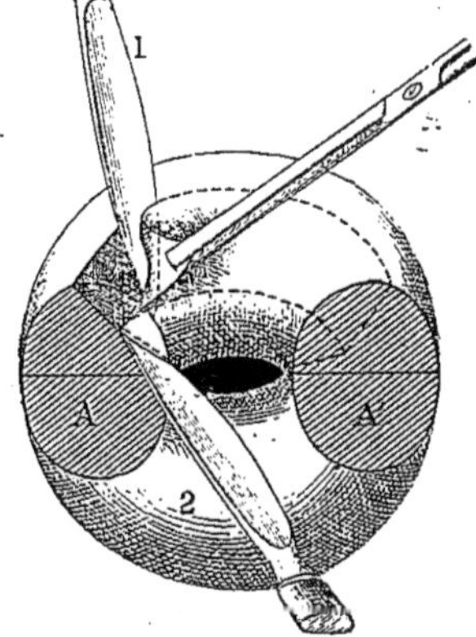

Fig. 298.
Amputation de la partie superficielle du col.

1, premier trait de section, — 2, deuxième trait de section. — A et A' représentent la section transversale préalablement faite aux ciseaux.

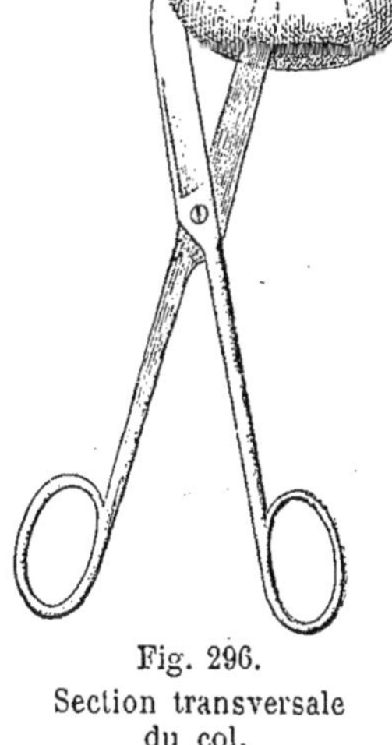

Fig. 296.
Section transversale du col.

Le col étant attiré à la vulve avec des pinces de Museux, fixées l'une sur la lèvre antérieure, l'autre sur la postérieure, sectionner le col transversalement à droite et à gauche à l'aide de ciseaux (fig. 296) dans la profondeur d'un bon centimètre.

Le résultat est celui indiqué par la figure 297.

Saisir alors la lèvre antérieure avec une pince à disséquer, pendant qu'un aide tient la postérieure avec une pince de Museux et faire une incision en V (fig. 298) dont une branche est très petite et l'autre très allongée, de manière à enlever toute la muqueuse malade.

A l'aide d'aiguilles à petite courbure, passer des fils de *catgut*, ainsi qu'on le voit dans la figure 299 et lier ces fils de manière à obtenir l'affrontement indiqué par la figure 300.

Même opération pour la lèvre postérieure.

La figure 301 montre le profil de l'incision et la manière dont les sutures

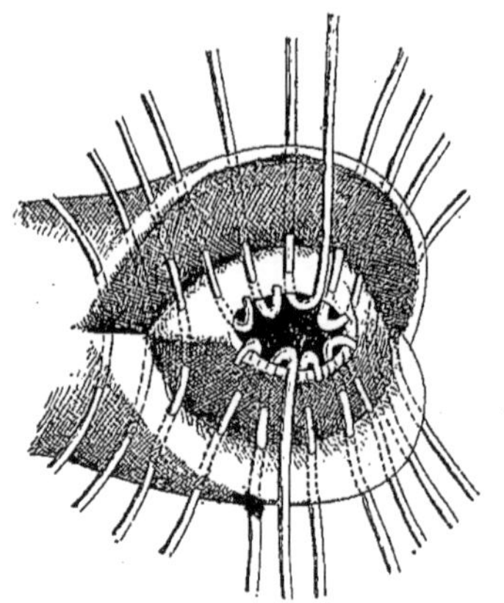

Fig. 299.
Placement des sutures (catgut).

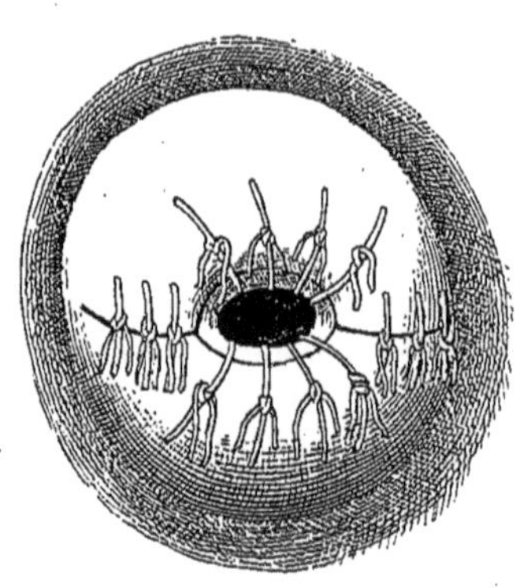

Fig. 300.
Sutures serrées.

doivent être passées; quand les sutures sont serrées on a le résultat indiqué par la figure 302.

Quand les deux lèvres sont ainsi amputées, refermer toujours avec du

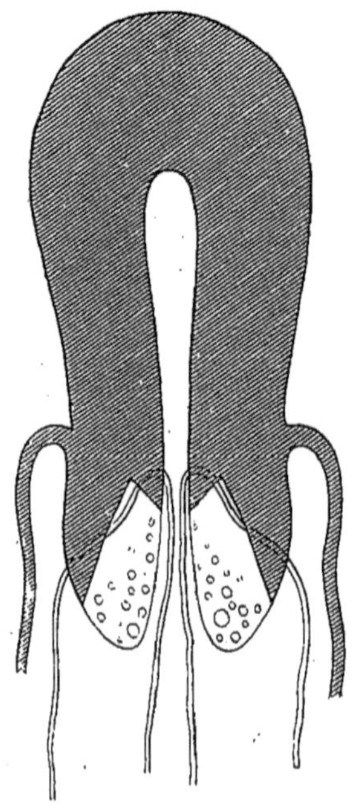

Fig. 301.
Profil de l'amputation du col. et du placement des sutures.

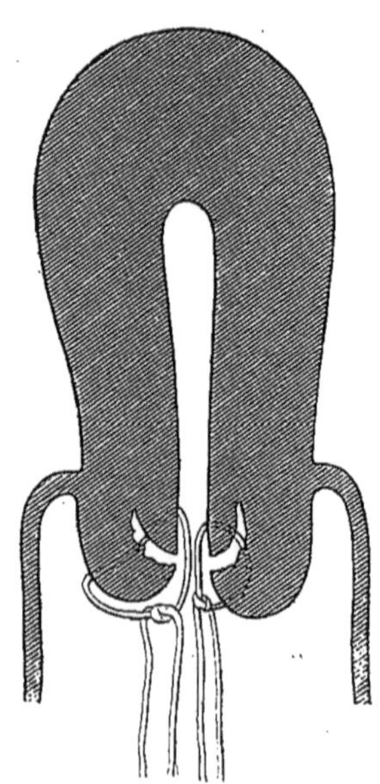

Fig. 302.
Profil montrant l'action des sutures serrées.

catgut les incisions latérales faites au début de l'opération, ainsi que le représente la figure 300.

Les sutures terminées, tamponnement vaginal à la gaze iodoformée ou salolée, qu'on laisse quarante-huit heures en place.

Injections vaginales douces à partir du quatrième jour.

Les fils (catgut) se résorbent spontanément.

Après quinze jours, il sera bon de faire quelques pansements au salol pour

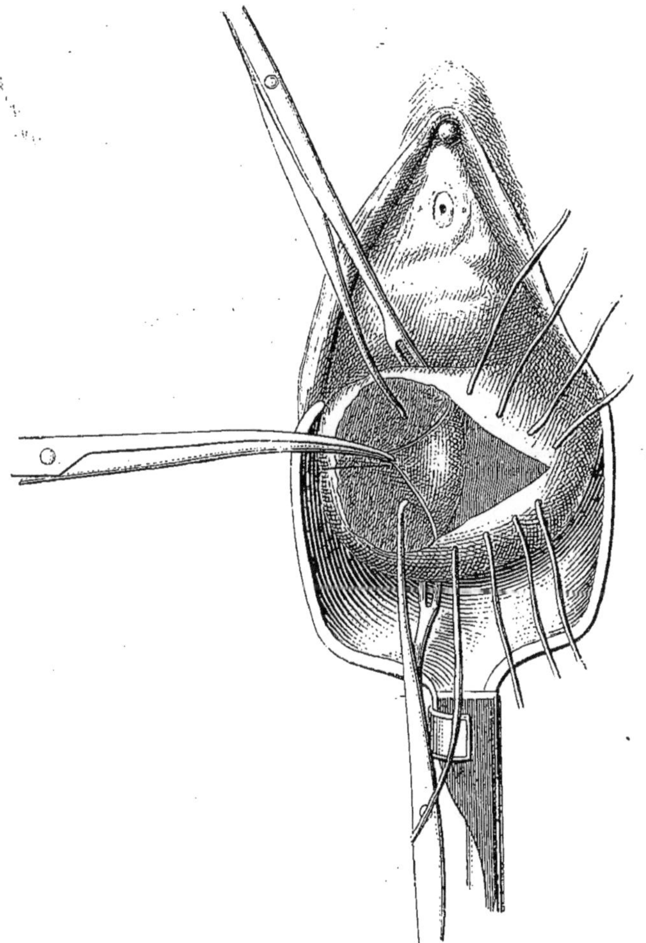

Fig. 303. — Formation du lambeau et placement des premières sutures.

aider à la cicatrisation des points, qui n'auraient pas été réunis par première intention.

Sänger[1] a proposé une nouvelle opération destinée à remplacer celle de *Schrœder*, et dans certains cas aussi celle d'*Emmet*.

Cette opération qui s'inspire comme idée de la méthode de périnéoraphie par la méthode Lawson-Tait, se pratique, ainsi que le font comprendre les

[1] *Klin. Vortrage*, n° 6, juillet 1890.

figures ci-jointes (303-304-305), en détachant un lambeau triangulaire, dont la pointe regarde la périphérie du col et la base le centre du col.

On pratique ensuite les sutures à la soie ou au crin de Florence en refermant de haut en bas la brèche ainsi créée.

Une partie du lambeau sert à former la paroi utérine du canal cervical et

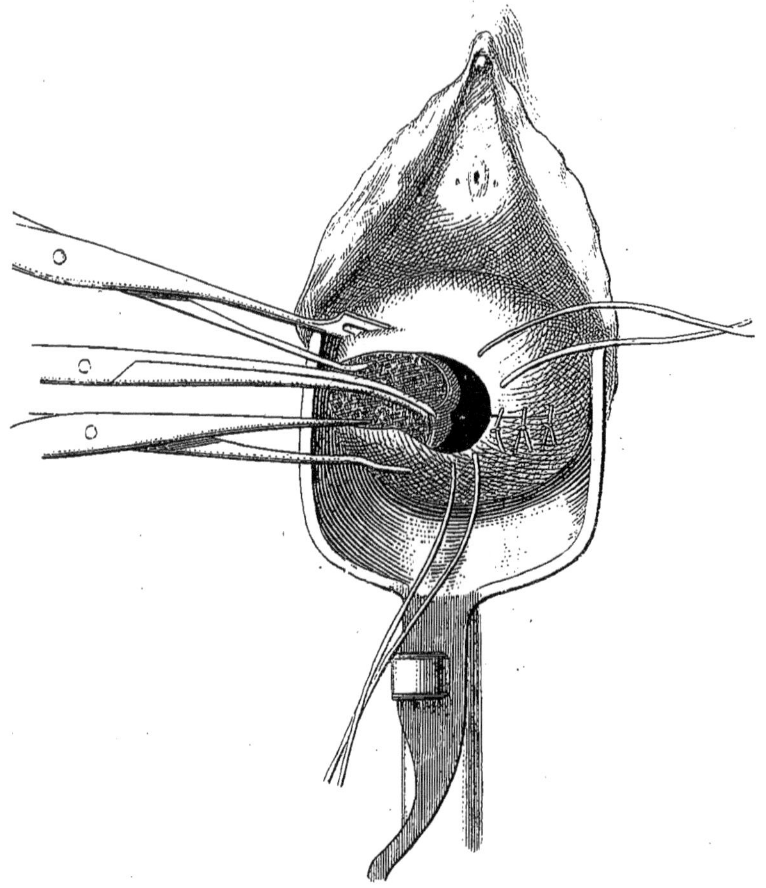

Fig. 304. — Continuation de l'opération.

est comprise dans les sutures qui passent à son niveau, la partie superficielle devient inutile et doit être réséquée.

Cette opération, minutieuse et ingénieuse, me semble dans la majorité des cas inférieure à celle de *Schrœder*, car elle ne permet pas d'enlever profondément et largement les tissus malades, ce qui est indispensable quand on veut obtenir la guérison complète des métrites avec ectropion invétéré.

L'*opération d'Emmet ou trachéloraphie* a pour but de refermer le col déchiré, de le reconstituer dans sa forme normale ; l'*opération de Schrœder ou trachélotomie* enlève le tissu malade, et amène secondairement un travail d'involution au niveau du col et même dans tout l'utérus.

La première convient donc aux déchirures cervicales, la seconde aux inflammations.

Souvent ces deux états pathologiques sont réunis; il faut alors combiner

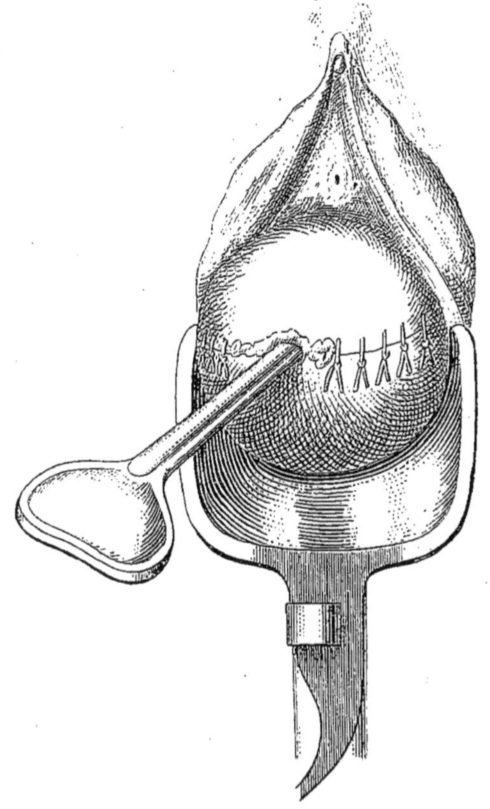

Fig. 305. — Opération terminée (opération de Sänger).

les deux opérations et faire un *Schrœder-Emmet*, une *trachéloraphotomie*.

Dans ce but on pratiquera du côté de la déchirure un avivement comme pour une *opération* d'*Emmet* ordinaire (fig. 306), bilatérale si la déchirure est double, et on continuera ensuite par un avivement, qui simulera celui produit par la section du col dans la trachéloraphie ordinaire, et par l'amputation des lèvres comme dans l'*opération de Schrœder*.

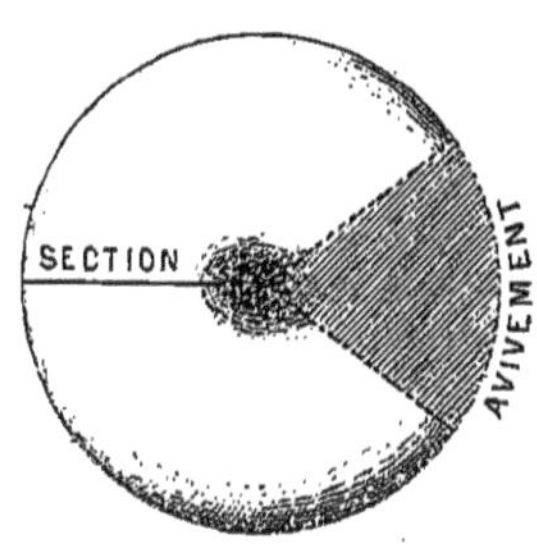

Fig. 306. — Incision simple à gauche. Avivement à droite où il y a une déchirure.

L'opérateur comprendra facilement la manière de combiner ces deux opérations, pourvu qu'il ait l'instinct chirurgical et saura ainsi arriver sans difficulté à la *réparation du col* et à sa restitution *ad integrum*.

Le traitement chirurgical de la métrite généralisée, tel qu'il vient d'être indiqué, fait par une main habile et antiseptique, ne présente aucun danger; c'est une opération essentiellement bénigne.

Il constitue le traitement de choix pour toutes les métrites chroniques où le col est atteint, ce qui est la règle.

C'est donc au traitement chirurgical qu'il faudra donner la préférence, et réserver le traitement médical pour les cas légers, et pour les femmes, qui ne veulent pas accepter d'intervention opératoire.

Dans le traitement de la métrite, j'ai omis volontairement toute une série de moyens autrefois en honneur, notamment les *cautérisations au fer rouge*.

Si je mentionne ces cautérisations, ce n'est que pour les proscrire absolument.

Le bistouri est bien plus sûr et plus inoffensif que le fer rouge.

Ce dernier moyen, outre qu'il est parfois suivi d'inflammations péri-utérines graves, détruit mal les tissus malades, son action est toute superficielle de telle sorte que, dans le tissu cautérisé, on laisse des glandes pathologiques, qui continuent à entretenir la maladie.

Au lieu d'améliorer la situation par ces cautérisations, on ne fait que l'aggraver, en fermant par du tissu cicatriciel les orifices de ces glandes enflammées.

La grande supériorité du bistouri est qu'il permet de voir et d'atteindre tout le tissu malade; son intervention est radicale ; en outre son action est plus douce et moins dangereuse que celle du fer rouge; on ne saurait donc hésiter à lui accorder la préférence.

3° Salpingo-ovarite.

La salpingo-ovarite peut être simple ou kystique et dans ce dernier cas le contenu est tantôt du sang, tantôt de la sérosité, tantôt du pus.

Le diagnostic et le traitement des salpingo-ovarites kystiques seront exposés avec les tumeurs génitales.

Quant à ce qui concerne l'hématosalpinx et l'hydrosalpinx, pyosalpinx, le diagnostic et le traitement seront étudiés avec les suppurations pelviennes (voir p. 290); je ne m'occuperai ici exclusivement que des *salpingo-ovarites non kystiques*.

La *trompe* à l'état normal n'est pas perceptible par le toucher vaginal combiné au palper.

Toute trompe qu'on sent avec le doigt par le toucher vaginal est donc pathologique.

Si la sensation est celle d'un cordon dur, roulant sous le doigt, mince au niveau de la corne utérine, un peu plus gros en se rapprochant du pavillon et de l'ovaire, il s'agit d'une *salpingite parenchymateuse*.

La salpingite a pour cause habituelle la métrite dont elle est la simple propagation.

C'est-à-dire qu'il y a autant de variétés étiologiques de salpingites que de métrites.

Parmi elles, les plus fréquentes sont les variétés puerpérale, blennoragique et tuberculeuse ; la salpingite tuberculeuse peut être primitive ou secondaire, tantôt à la péritonite, tantôt à la métrite de même nature.

Quand le chirurgien est amené à faire la laparotomie pour une péritonite tuberculeuse, il devra toujours examiner les trompes qui peuvent être le point de départ de la maladie ou qui, en tout cas, constituent un foyer tuberculeux et, s'il les trouve pathologiques, en pratiquer l'ablation.

L'*ovaire* est souvent perceptible au toucher dans les conditions physiologiques.

On le trouve sous forme d'une amande douloureuse, soit au niveau de la fossette rétro-ovarienne, soit du cul-de-sac de Douglas.

La sensation qu'il donne au doigt explorateur et celle toute spéciale dont il est la source pour la femme examinée, ne permet guère l'erreur ; un gynécologue exercé sait de suite reconnaître l'ovaire.

Cette recherche devient encore plus aisée, quand l'organe est enflammé, car l'exagération de son volume, sa plus grande sensibilité, sa procidence dans la fossette rétro-ovarienne ou le cul-de-sac de Douglas rendent son accès plus facile.

Cordon douloureux partant de la corne utérine pour aller à l'ovaire ordinairement accessible dans la fossette rétro-ovarienne ou le cul-de-sac de Douglas, et augmenté lui-même de volume quand il est pathologique, telle est la caractéristique de la salpingo ovarite non kystique.

Aucune affection péri-utérine ne peut à un examen attentif être confondue avec cette maladie.

Le *traitement chirurgical* de la salpingo-ovarite non kystique consiste dans l'ablation des annexes par la laparotomie, mais cette ablation ne devra être conseillée et pratiquée que dans des cas exceptionnels, alors que, malgré les moyens médicaux employés, les douleurs sont telles qu'elles rendent à la femme la vie réellement intolérable.

Le *traitement médical* comprendra :

Le repos au lit;
Les reconstituants et laxatifs ;
Les révulsifs ;
Le massage et l'électricité ;
La compression intermittente ;
Le traitement de la métrite concomitante.

Le *repos au lit* doit être absolu ; la malade ne mettra pas le pied à terre pendant plusieurs semaines.

Le repos horizontal, dont l'importance est mal comprise de beaucoup de médecins et de la plupart des malades, n'est réellement efficace qu'à la condition d'être radical.

Cette suspension complète de la vie debout, doit être accompagnée d'une quarantaine sexuelle rigoureuse ; le mari fera lit à part.

Ce repos général et local, que je désignerai sous le nom de *repos gynécologique*, pourrait être suffisant dans un certain nombre de cas pour la guérison d'affections gynécologiques variées, alors qu'elles ne sont pas accompagnées de lésions profondes.

Reconstituants et laxatifs habituels.

Révulsifs : vésicatoires ou pointes de feu.—Les vésicatoires sont préférables, quand l'élément inflammatoire est prédominant ; les pointes de feu, au contraire, quand l'élément douloureux et névropathique joue le rôle principal dans la maladie.

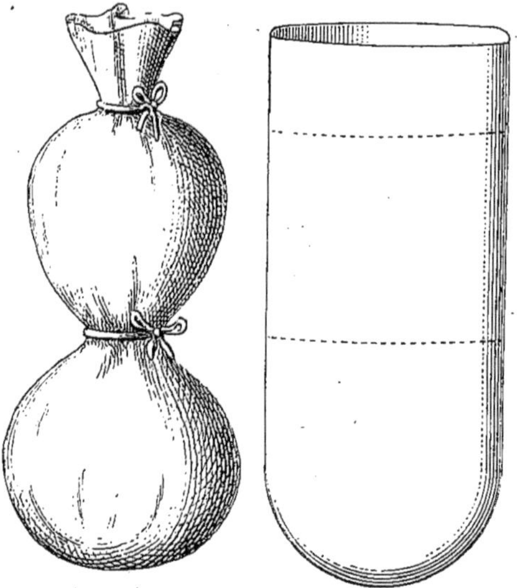

Fig. 307. — Sac en toile ou en flanelle, disposé grâce à deux ligatures pour la compression intermittente.

Alors que les phénomènes aigus ou subaigus sont tout à fait calmés, on se trouvera bien pour calmer la douleur de l'emploi de l'*électricité* galvanique ou mieux faradique, un pôle dans le vagin, l'autre sur la paroi abdominale, et pour diminuer le volume de la tumeur du *massage*, fait trois fois par semaine pendant dix minutes à chaque séance.

Il sera bon de masser, non seulement la trompe malade, mais l'utérus et les ligaments larges, de manière à fortifier tout l'appareil génital et à régulariser la circulation dans son intérieur.

La *compression intermittente* que j'ai employée depuis quelques mois dans les cas de salpingo-ovarite parenchymateuse avec inflammation péri-ovaro-salpingienne m'a donné les meilleurs résultats et bien que je n'aie pas encore publié les faits relatifs à son emploi, je vais exposer la manière de la pratiquer.

Dans un sac de toile, de flanelle ou de peau de chamois on enferme du plomb de chasse aussi fin que possible (cendrée) en commençant par le poids

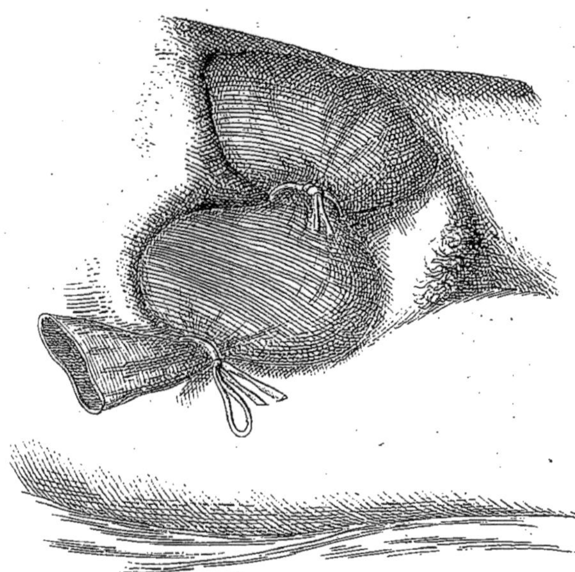

Fig. 308. — Bissac en toile ou en flanelle rempli de plomb et appliqué sur le bas-ventre.

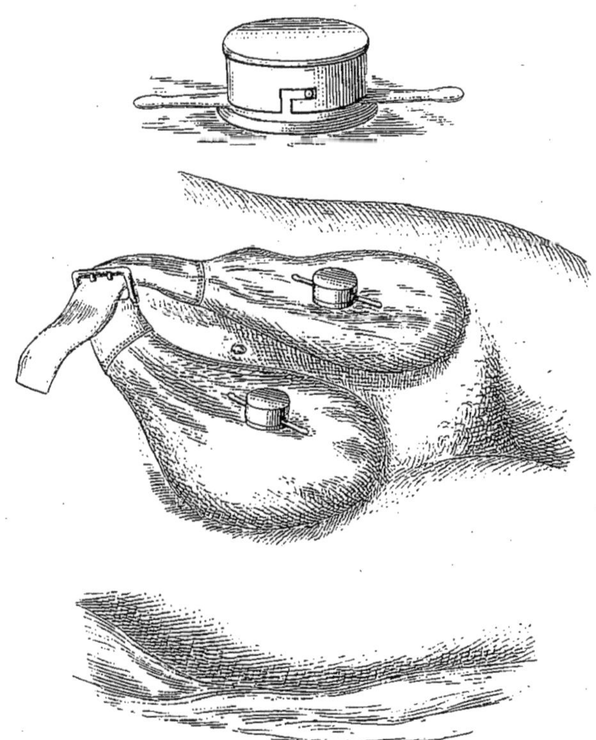

Fig. 309. — Double sac en peau de chamois avec ouverture métallique.

Un des bouchons métalliques formant une mesure de 50 grammes pour le plomb est détaché et montré séparément.

de 300 à 500 grammes environ et en augmentant progressivement jusqu'à 3 kilogrammes de chaque côté, rarement davantage.

Ce sac est appliqué matin et soir, pendant deux heures, avant le lever et après le coucher, au niveau de la région ovarique au-dessus du pli de l'aine.

Le sac déprime les parties molles et se trouve maintenu en place par la conformation même de la région, alors que la femme est dans la position horizontale et dans le décubitus dorsal.

Sous l'influence de cette pression intermittente, la femme se trouve rapidement soulagée et on peut suivre par l'examen digital répété de temps en temps la diminution de la tumeur et l'assouplissement du ligament large et de son voisinage.

Cette compression doit être continuée d'une façon ininterrompue pendant un à trois mois, elle peut être continuée pendant les règles tout en diminuant légèrement le poids s'il est moins bien supporté à ce moment.

Ce traitement qui ne présente aucun danger et pendant lequel la femme peut continuer en partie ses occupations habituelles m'a permis de guérir complètement certains cas jugés justiciables de la castration et d'en améliorer un certain nombre d'autres.

Il devra nécessairement être associé aux autres moyens employés d'habitude, tels que le traitement général tonique, sédatifs nerveux, laxatifs intestinaux, injections vaginales chaudes et antiseptiques.

Enfin il ne faudra pas omettre de *traiter la métrite*, qui existe presque toujours simultanément. On appliquera contre elle les moyens indiqués précédemment.

Après la guérison de la métrite on obtient généralement une notable amélioration et parfois la guérison de la salpingo-ovarite non kystique; les deux traitements pourront d'ailleurs être concomitants.

4° Pelvi-cellulite et pelvi-péritonite.

Je réunis la *pelvi-cellulite* et la *pelvi-péritonite*, car le traitement présente la plus grande analogie dans les deux cas, que l'inflammation aboutisse ou non à la suppuration.

Le diagnostic de ces inflammations péri-utérines peut être résumé dans les trois propositions suivantes, que j'emprunte à M. *Delbet* [1].

« *Une tumeur franchement postérieure, qui déprime le cul-de-sac vaginal et repousse l'utérus directement en avant, n'est jamais un phlegmon*, quelles que soient les conditions dans lesquelles elle s'est développée. Si cette tumeur s'est développée rapidement avec des symptômes inflammatoires manifestes, si elle est régulière, rappelant par sa forme la grosse extrémité d'un œuf, ce ne peut être qu'une hématocèle ou une pelvi-péritonite. »

[1] *Des suppurations pelviennes chez la femme*, 1891, p. 260.

« *Une tumeur latérale, qui déprime et surtout empâte la paroi du vagin, qui adhère à l'utérus et se confond pour ainsi dire avec le col, qui adhère au pelvis, qui est absolument immobile et dont la surface présente de petites irrégularités est symptomatique d'un phlegmon :* Les trois signes cardinaux sont : 1° le siège nettement latéral; 2° la continuité avec l'utérus sans sillon de séparation; 3° l'immobilité. »

« *Une tumeur rétro-latérale, haut située, à surface bosselée, séparée de l'utérus par un sillon manifeste, est presque toujours due dans les conditions supposées à une salpingite ou plutôt à une péri-salpingite.* »

Les inflammations péri-utérines pourraient être confondues avec l'*hématocèle*, la *grossesse extra-utérine*, les *tumeurs pelviennes*, surtout quand elles se compliquent d'inflammation; le diagnostic différentiel sera étudié ultérieurement à propos de ces diverses tumeurs.

La tumeur inflammatoire *est-elle ou non suppurée ?*

Ce diagnostic est des plus importants au point de vue de la conduite à tenir, car le traitement doit être médical quand il n'y a pas suppuration, et au contraire chirurgical quand l'abcès est constitué.

On pensera à la suppuration quand les symptômes prennent une gravité croissante malgré le traitement institué; quand au contraire il y a atténuation des symptômes, on peut espérer la résolution; toutefois il faut surveiller l'ouverture possible d'un abcès dans une cavité naturelle.

L'écoulement du pus avec les matières fécales, l'urine, ou par la vulve, permet en général un diagnostic facile.

C'est par l'examen direct qu'on pourra savoir si l'inflammation est ou non suppurée, bien que le diagnostic, quelquefois facile, reste souvent très nuageux.

Quand en effet le doigt vaginal aidé de la main abdominale perçoit une fluctuation nette, le diagnostic n'est pas douteux, il y a abcès.

Mais si la collection purulente est profonde, et si l'abcès se compose de plusieurs loges empêchant la fluctuation, les doigts n'éprouvent aucune sensation nette.

En pareil cas, il ne faudra pas hésiter à faire par le vagin une ponction exploratrice dans le point le plus accessible de la tumeur; elle devra au besoin être répétée deux à trois fois dans des points voisins.

L'aspiration du pus lève les doutes, mais de ce que le trocart n'a rien ramené on ne saurait d'une façon positive conclure à la non-suppuration, car elle peut exister dans une région où la pointe de l'instrument n'a pas pénétré.

Dans ce dernier cas, attendre quelque temps pour recommencer la même exploration, si on la juge nécessaire.

Au point de vue thérapeutique, il nous faut envisager les deux cas suivants :

La tumeur n'est pas suppurée;
Elle est suppurée.

TRAITEMENT AVANT LA SUPPURATION :

Quel que soit le siège de l'inflammation périutérine, alors qu'il n'y a pas de suppuration, ou d'une façon plus générale pas de collection liquide, le traitement est à peu près le même dans les différents cas et consiste dans l'emploi des moyens suivants :

1° Repos au lit;
2° Moyens abdominaux;
3° Moyens recto-vaginaux;
4° Moyens généraux.

Examinons le détail de ces divers moyens :

1° Le *repos au lit* doit être complet, au moins tant que l'affection présente un certain degré d'acuité; alors qu'elle est chronique, peu douloureuse, qu'on arrive à la traiter par le massage, ainsi que nous le verrons tout à l'heure, ce repos n'est plus nécessaire, et la malade peut aller et venir, tout en ne se livrant qu'à un exercice modéré.

2° Les *moyens abdominaux* comprennent :

L'*emploi de la glace*, alors que les phénomènes inflammatoires sont franchement aigus; glace qui sera appliquée dans un sac de caoutchouc, cassée en petits fragments, et placée sur la région le plus en rapport avec le territoire pathologique.

Les *révulsifs* soit vésicatoires, soit pointes de feu qui conviennent aux cas subaigus.

Enfin le *massage* qui sera actif ou passif; *actif* quand on le fait avec la main, un ou deux doigts dans le vagin pour maintenir la masse pathologique et l'autre main massant à travers la paroi abdominale; *passif* lorsqu'on a recours aux sacs de plomb, dont le mode d'emploi a été indiqué précédemment. (Voir p. 275.)

3° Les *moyens recto-vaginaux* comprennent les injections vaginales et les lavements.

Les *injections vaginales* n'agiront guère dans le cas actuel que par la température qui devra être chaude (50°) ou froide (10°); en général, on préfère les injections chaudes, parce qu'elles sont plus faciles à bien administrer dans les conditions voulues, l'eau chaude étant d'habitude plus aisée à se procurer que l'eau suffisamment froide. — Elles devront être quotidiennes ou biquotidiennes, à la dose de deux à quatre litres, prises autant que possible dans la position couchée.

Les *lavements* seront également chauds ou froids, aux mêmes températures, qui viennent d'être indiquées pour les injections vaginales; ils seront administrés avec de l'eau simple ou légèrement boriquée; ils pourront être donnés sous forme de lavements ordinaires à la dose d'un litre environ, et gardés, si possible, d'une demi-heure à une heure, ou encore sous forme d'irrigation rectale avec la canule à double courant qui a été figurée page 72 et qui permet de faire passer plusieurs litres par le rectum, dans l'intervalle d'un quart d'heure environ.

4° Comme *moyens généraux*, on emploiera les calmants, tels que les grands bains quotidiens, simples, sulfureux ou alcalins.

Ils exercent une action sédative locale en même temps que générale et sont un heureux adjuvant du reste du traitement,

On emploiera aussi les calmants, tels que le chloral, le sulfonal, de manière à rendre l'existence tolérable à la malade, mais on interdira l'usage des opiacés, notamment de la morphine.

Le *traitement après la suppuration* sera vu à propos des suppurations pelviennes, dont j'aborde maintenant l'étude.

5° Suppurations pelviennes.

SOMMAIRE

1° *Existe-t-il une collection purulente ?*
2° *Quelle en est la variété ?*
- *a. Siège :*
  - Cellulaire.
  - Péritonéal.
  - Tubaire.
- *b. Nombre :*
  - Unique.
  - Multiple.

3° *Quels sont les moyens d'évacuation ?*
Généralités : 1° Ponction, 2° Incision, 3° Résection.
- *a. Voies exceptionnelles.*
  - 1° Voie périnéale.
  - 2° Voie rectale.
  - 3° Voie sacrée et fessière.
- *b. Voies habituelles.*
  - 1° Voie utérine.
  - 2° Voie vaginale.
  - 3° Voie abdominale.

4° *Quel est le traitement qui convient à chaque cas en particulier ?*
Abcès multiples.
Abcès unique. { Tubaire. / Cellulaire ou péritonéal.

L'étude du diagnostic et de la thérapeutique des suppurations pelviennes comprend quatre questions que nous allons envisager tour à tour, à savoir :

1° *Existe-t-il une collection purulente ?*
2° *Quelle en est la variété ?*
3° *Quels en sont les moyens d'évacuation ?*
4° *Quel est le traitement qui convient à chaque cas particulier ?*

1° EXISTE-T-IL UNE COLLECTION PURULENTE ?

La solution de cette question est de la plus haute importance, car du moment où il existe une goutte de pus enkystée dans le bassin, la guérison de la femme ne pourra être obtenue que par son évacuation.

Pour résoudre cette question le médecin aura à sa disposition :

1° Les signes fournis par l'état général ;
2° Les signes fournis par l'état local ;
3° La ponction exploratrice.

1° **État général.** — Toute suppuration importante quelle qu'en soit le siège amène un état fébrile proportionnel à son étendue et à sa gravité.

La fièvre, surtout quand elle est accompagnée d'oscillations accentuées de la température, sera donc un des signes, dont on devra tenir compte pour le diagnostic de la suppuration pelvienne.

Malheureusement dans les petites collections purulentes, soit uniques, soit multiples, dont la marche et le développement, sont le plus souvent chroniques, elle fait défaut ou n'est que trop peu accentuée pour être facilement appréciée, de telle sorte qu'elle ne vient à l'aide du diagnostic que dans les cas relativement faciles à reconnaître, c'est-à-dire alors que la collection purulente est volumineuse.

En d'autres termes la fièvre ne sera que d'un faible secours pour le diagnostic des suppurations pelviennes.

2° **État local.** — Localement l'exploration bimanuelle permettra de reconnaître dans le petit bassin la tumeur suspectée de purulence.

Trois circonstances peuvent se produire.

a. Ou la tumeur est nettement fluctuante, et la fluctuation peut être perçue de l'abdomen au vagin, ainsi que cela arrive dans les vastes collections liquides, enveloppées d'une paroi peu épaisse. — Cette fluctuation n'est pas pathognomonique d'une collection purulente, mais simplement d'une collection liquide c'est-à-dire séreuse, sanguine ou purulente, par exemple d'un hydrosalpinx, d'une hématocèle, ou d'un abcès ; en dehors de la ponction exploratrice dont il sera ultérieurement question ce n'est que par les antécédents, par l'état général actuel (fièvre ou absence de fièvre), par la douleur et le gonflement locaux plus marqués en cas de suppuration, qu'on pourra arriver au diagnostic. — Mais il est rare que la collection liquide se présente avec des dimensions aussi marquées, le plus ordinairement on aura affaire à l'une des deux catégories suivantes :

b. La fluctuation ne peut être perçue que par l'exploration vaginale ou rectale ; le doigt en parcourant la surface de la tumeur rencontre une région de consistance moindre qu'il peut déprimer facilement ; l'extrémité du doigt s'enfonce à ce niveau, et en retirant le doigt les tissus l'accompagnent jusqu'au niveau du point de départ.— C'est le liquide qui, chassé par la pression du doigt, reprend sa première place, alors que le refoulement cesse de s'exercer. — Cette sensation est bien différente de celle fournie par la rénitence, dans laquelle les tissus déprimés conservent pendant un certain temps l'impression du doigt en forme de godet. — Cette fluctuation *unipolaire*, par opposition à la *bipolaire* perçue à la double palpation vagino-abdominale indique une collection liquide. — S'il s'agit comme dans le cas précédent de déterminer si cette collection est séreuse, sanguine ou purulente, on y parviendra par les mêmes moyens.

c. Dans une troisième catégorie de cas, aucune trace de fluctuation ne peut être perçue, la tumeur semble dure dans toute son étendue ; il peut néanmoins y avoir une collection purulente dans son épaisseur, mais qui ne peut être révélée à l'exploration digitale à cause de l'épaisseur des parois et des adhérences qui l'entourent. — La ponction exploratrice est, en pareil cas, seule capable de donner des renseignements précis sur le contenu de la tumeur.

3° La **ponction exploratrice** sera faite avec toutes les précautions antiseptiques devenues aujourd'hui classiques ; on se servira d'un appareil aspirateur et d'un trocart assez fin.

Pour exécuter cette ponction le manuel opératoire est très important et embarrasse souvent le gynécologue, ce manuel a été très heureusement précisé par *Vuillet* au premier congrès de gynécologie (Bruxelles, 1892) dans les termes suivants :

« La malade étant dans la position sacro-dorsale, je me place sur le côté que je vais ponctionner et je fais passer sa jambe par-dessus ma tête, de façon que cette jambe repose sur mon épaule et que le torse et le bassin s'inclinent du côté opposé. Je signale ce décubitus parce qu'il dégage mieux qu'aucun autre la région à explorer.

« La respiration étant tranquille et bien rythmée, la main externe descend en dedans de l'aire du bassin, en même temps que deux doigts de la main qui touche, remontent le long des plans de la symphyse sacro-iliaque. Les deux mains finissent par se sentir l'une à l'autre, enserrant entre elles tout ce qui peut se trouver dans les annexes. Alors commence la palpation minutieuse qui permettra de découvrir la région fluctuante. Une fois qu'elle est découverte, je fais placer la main de mon assistant sous ma main extérieure et je renouvelle les pressions jusqu'à ce que j'aie à travers sa main la sensation que j'enserre bien la tuméfaction d'une façon bipolaire. Alors mon assistant continue seul la pression et prend à son tour la jambe de la malade sur son épaule.

« Sans quitter de la main qui touche le point précis où je vais ponctionner, je me place devant la malade, et saisissant le trocart je le plonge dans la tuméfaction en visant le point où appuient les doigts de l'aide.

« Il est évident qu'on peut passer deux ou trois fois à côté de la poche, car ces collections sont fort petites surtout lorsqu'elles sont multiples. Les difficultés techniques sont certainement plus grandes que si les collections étaient superficielles et toujours uniques ; mais ces difficultés sont loin de pouvoir arrêter un gynécologiste familiarisé avec la palpation bimanuelle. »

Ces ponctions aspiratrices pourront sans inconvénient être pratiquées en cinq ou six points différents de la tumeur.

Elles devront autant que possible être suivies de l'évacuation complète du liquide, car outre le but explorateur elles peuvent être curatrices.

Alors en effet que le contenu est ancien, faiblement virulent, la reproduction du pus peut ne pas se faire et l'abcès se trouve ainsi guéri, c'est là, il est vrai, une circonstance assez rare, mais il suffit qu'elle soit possible pour qu'on doive la rechercher.

Des considérations qui précèdent il résulte que sauf le cas de collection volumineuse facilement reconnaissable, et dont l'histoire des accidents laisse peu de doute sur la nature purulente du contenu, la ponction exploratrice est presque constamment nécessaire pour le diagnostic précis et certain des suppurations pelviennes.

Les chirurgiens, qui, actuellement, posent le diagnostic pyosalpinx, et proposent une intervention en conséquence sans son aide, prennent pour point de départ un simple diagnostic de probabilité d'ailleurs souvent infirmé par l'opération, mais étant donné les progrès du traitement gynécologique, et la plus grande précision des indications thérapeutiques, ce diagnostic devient de plus en plus nécessaire et la ponction s'impose dans les cas douteux qui constituent en somme la majorité.

2° QUELLE EST LA VARIÉTÉ DE LA SUPPURATION PELVIENNE ?

Variété de *siège* et variété de *nombre*, telles sont les deux questions qui intéressent le thérapeute.

a. Siège : 1. cellulaire ;
2. péritonéal ;
3. tubo-ovarien.

b. Nombre : 1. unique ;
2. multiple.

On concevra facilement l'importance de ce diagnostic, en se rendant compte de la différence du traitement suivant le cas.

C'est ainsi que l'abcès dans le tissu cellulaire se traitera plus volontiers par l'incision et le drainage consécutif ; l'abcès péritonéal par l'ouverture du cul-de-sac postérieur alors qu'il s'agit de rétropéritonite ; l'abcès salpingo-ovarien par la laparotomie et l'extraction de la trompe et de l'ovaire malades ; l'abcès unique est justiciable d'un des traitements qui précèdent, tandis que les abcès multiples réclament la castration utérine par la voie vaginale.

Chaque variété comporte donc un traitement spécial, d'où la nécessité d'un diagnostic différentiel.

a. **Siège**.

Le siège cellulaire péritonéal ou tubo-ovarien de la collection purulente se diagnostiquera en pratique surtout par le rapport de la tumeur avec l'utérus.

Les trois aphorismes suivants résument ce que l'exploration directe peut nous apprendre en pareille circonstance :

Un abcès franchement latéral par rapport à l'utérus siège habituellement dans le tissu cellulaire du ligament large.

Un abcès franchement antérieur ou postérieur est ordinairement péritonéal.

Quand la tumeur est latéro-médiane, c'est-à-dire que partant d'un des côtés de l'utérus (une des cornes) elle se dirige en arrière, l'abcès siège probablement dans la trompe ou l'ovaire; il s'agit d'un pyo-oophoro-salpinx.

b. **Nombre**.

L'abcès est-il unique ou multiple ?

Quand la tumeur est nettement limitée, quand tout le pourtour de l'utérus, sauf le point occupé par elle, est libre, il est vraisemblable que l'abcès est unique et il doit être traité comme tel.

Lorsque, au contraire, tout le pourtour de l'utérus est envahi par l'induration pathologique, que l'utérus est en quelque sorte emprisonné au milieu du tissu enflammé, les abcès sont certainement multiples.

Entre ces deux cas extrêmes de limitation et d'extension, on peut observer une série d'intermédiaires, où le diagnostic devient plus ardu, mais où l'étendue des lésions constituera toujours le meilleur point de repère pour se prononcer.

3° QUELS SONT LES MOYENS D'ÉVACUATION DES COLLECTIONS PURULENTES[1]

Dans cette étude, il est deux points à considérer :

L'un concerne la voie à suivre pour arriver jusqu'à la collection purulente ;

L'autre le mode d'évacuation du pus, ponction, incision ou résection.

Examinons d'abord les trois modes d'évacuation : ponction, incision ou résection.

a. *Ponction*. — La ponction qui se pratique par la voie rectale, vaginale ou abdominale, se fait au niveau du bassin, comme en toute autre région à l'aide d'un trocart avec ou sans aspiration. Elle n'est parfois que le premier temps de l'incision, ainsi que nous le verrons à propos de la méthode vaginale de *Laroyenne*.

b. *Incision*. — L'incision se pratique à l'aide du bistouri, en sectionnant les tissus qui séparent de la collection purulente ; elle peut se faire par l'une

[1] Consulter Maquart-Moulin, *Des méthodes de traitement chirurgical appliquées aux suppurations périutérines*. Thèse, Paris 1892.

quelconque des voies qui seront ultérieurement décrites; elle est en général complétée par le drainage destiné à maintenir le trajet d'évacuation béant pendant le temps nécessaire.

c. *Résection.* — La résection consiste, soit dans l'ablation de l'organe qui renferme le pus (ablation du pyo-oophoro-salpinx), soit dans l'enlèvement d'un organe pour permettre l'évacuation facile du pus (ablation de l'utérus par la voie vaginale, afin de créer une brèche où les abcès du voisinage viendront se déverser).

A propos de chaque voie nous verrons le détail de ces diverses opérations.

Parmi les diverses voies choisies par l'opérateur pour arriver jusqu'à la collection purulente, il en est d'exceptionnelles et d'habituelles ; je passerai rapidement sur les premières pour m'appesantir sur les secondes.

a. *Voies exceptionnelles :*

1° Voie périnéale ;
2° Voie rectale ;
3° Voie sacrée et fessière.

b. *Voies habituelles :*

4° Voie utérine ;
5° Voie vaginale ;
6° Voie abdominale.

1° Voie périnéale.

La voie périnéale, encore désignée sous le nom de périnéotomie, et proposée par *Hégar*, consiste à pratiquer une incision allant de la tubérosité ischiatique à la pointe du coccyx. L'incision pénètre progressivement dans la fosse ischio-rectale, et est continuée jusqu'à ce qu'elle arrive à la collection purulente. Diverses modifications ont été proposées, inutiles à relater ici, car sauf quelques rares exceptions cette voie est abandonnée.

2° Voie rectale.

L'abcès s'ouvre parfois spontanément dans le rectum et s'échappe au dehors par l'anus, aussi quand la collection purulente fait saillie du côté du rectum, ainsi qu'on peut s'en assurer par le toucher anal, le gynécologue est-il tenté d'évacuer le pus par cette voie naturelle avec ou sans dilatation préalable de l'anus. Nous ne mentionnons cette ouverture possible que pour la condamner, car les suppurations pelviennes ouvertes dans le rectum sont interminables et n'aboutissent que bien rarement à la guérison.

3° Voie sacrée et fessière.

La *voie sacrée* présente deux variétés :

L'une (Kraske) avec résection du coccyx et d'une partie du sacrum,

L'autre (Zuckerkandl et Wölfler) consistant en une simple incision para sacrée.

Cette incision commence au voisinage de l'articulation sacro-coccygienne, arrive au voisinage de l'ischion en présentant une courbe à concavité externe et vient se terminer au voisinage de la fourchette. On pénètre de la sorte dans la grande échancrure sciatique et on peut par cette voie arriver jusque dans le bassin.

Ces deux procédés et surtout celui de Kraske qui nécessite des délabrements considérables sont généralement abandonnés comme étant trop compliqués.

La *voie fessière* est analogue à la sacrée, elle consiste dans l'incision des abcès, qui viennent proéminer à la fesse par la grande échancrure sciatique.

Les voies sacrée et fessière seront à peu près exclusivement réservées à ces suppurations, qui se font jour au dehors par la grande échancrure sciatique.

4° Voie utérine.

La voie utérine ne s'applique qu'aux pyosalpinx et consiste dans l'évacuation de la collection tubaire dans l'utérus à travers l'orifice tubo-utérin normal.

Cette évacuation a été recherchée par deux moyens :

Le cathétérisme des trompes
et la dilatation prolongée de l'utérus.

Le *cathétérisme des trompes*, pratiqué par l'utérus au moyen d'un hystéromètre assez fin a été préconisé par *Frankenhaüser*, mais s'il a pu devenir possible dans quelques cas exceptionnels il est généralement considéré comme impraticable dans la plupart des cas; aussi est-il actuellement banni de la thérapeutique gynécologique.

La *dilatation prolongée de l'utérus*, obtenue à l'aide de laminaires d'éponges préparées ou de tamponnement à la gaze iodoformée, a pour but en dilatant tout l'utérus d'ouvrir simultanément les orifices utérins des trompes et de rétablir par ce mécanisme la communication des trompes avec la cavité utérine.

Ce procédé préconisé par *Walton*, *Gottshalk*, *Doleris*, semble avoir donné d'assez bons résultats entre les mains de ses promoteurs.

Il semble en effet qu'un certain nombre de cas de salpingo-ovarite dont la nature exacte et surtout le contenu purulent n'ont pu être exactement déterminés, aient guéri ou aient été notablement améliorés par cette méthode.

Mais il reste à savoir si cette méthode agit bien comme le veulent ses promoteurs en amenant l'évacuation du pyosalpinx par l'utérus, or dans les diverses observations le diagnostic pyosalpinx est loin d'être net, d'autre part la sécrétion muco-purulente que l'on voit s'échapper par l'utérus provenait peut-être de l'utérus lui-même et non des trompes.

Les essais faits par d'autres auteurs n'ont pas été très encourageants, pour ma part je n'ai pas eu à m'en louer.

Aussi tout en reconnaissant que cette méthode dont le mode d'action reste d'ailleurs à déterminer, peut rendre quelques services dans certaines inflammations chroniques périutérines probablement en tarissant la source des accidents, vaut-il mieux ne pas l'appliquer alors qu'il s'agit d'un pyosalpinx avéré, et de même s'il y a une autre suppuration pelvienne ; il est probable que si l'expérience confirme son efficacité dans certains cas, ce sera dans les cas où il n'y a pas de collection purulente mais une simple inflammation périutérine sans collection purulente.

5° Voie vaginale.

Par la voie vaginale, trois opérations sont praticables :

La ponction,
L'incision ou opération de *Laroyenne*,
La résection de l'utérus ou opération de *Péan*.

Examinons successivement ces trois interventions.

1° *Ponction.* — La ponction a déjà été décrite à propos du diagnostic ; le manuel opératoire étant sensiblement le même que la ponction soit exploratrice ou curatrice, je n'y reviens pas ici.

2° *Incision ou opération de Laroyenne.* — J'emprunte à M. *Goullioud*[1] la description exacte de ce procédé, dont je tiens à donner tous les détails indispensables pour sa bonne application et par là même pour sa réussite :

« Le procédé opératoire de M. *Laroyenne* consiste à ponctionner les collections pelviennes de pus avec un trocart spécial, à les débrider largement avec le métrotome, à faire une hémostase immédiate avec une éponge fine à cheval sur la large brèche du cul-de-sac postérieur, et enfin à maintenir béante et drainée la cavité de l'abcès jusqu'à cicatrisation.

« *Ponction.* — Le trocart à canule, dont se sert M. *Laroyenne*, est puissant, d'un diamètre supérieur à celui du trocart à hydrocèle ; il a la courbe et la longueur de l'hystéromètre. On le tient bien en main, car il faut quelquefois agir avec force, par un mouvement combiné de propulsion et de rotation, pour pouvoir traverser une couche inflammatoire de 2 ou 3 centimètres d'épaisseur. Sa courbe, celle de l'hystéromètre, est très avantageuse, parce qu'il faut ponctionner en arrière de l'artère utérine, ou, si on ne la sent pas battre, en arrière d'une ligne passant par le museau de tanche, et cependant la collection proémine à peine en arrière de l'utérus, bien qu'un aide presse sur l'abdomen à son niveau, soit pour fournir un point de résistance à la ponction, soit pour rendre la tumeur plus accessible en arrière. Cette courbe du trocart permet à l'instrument, après avoir traversé la muqueuse vaginale en arrière du col, de revenir suffisamment en avant. *On doit d'ailleurs diriger le trocart comme on dirige l'hystéromètre dans le cathétérisme de l'utérus, dans une antéversion normale.* Ce détail est important ; il permet de ne pas s'égarer, dans les cas difficiles, en glissant obliquement en arrière dans l'épaisseur de la coque de la collection. Grâce à ce mouvement de bascule, et grâce à la courbe du trocart qui le favorise, on arrive à ponctionner de petits abcès inclus dans le ligament large, en passant en arrière de l'artère

[1] *Congrès français de Chirurgie*, 4e session 1889.

utérine et de l'uretère et sans toucher au péritoine. Pour donner au trocart une flexibilité qui lui permît, après avoir traversé la partie rectiligne de la canule, de s'incurver pour franchir son extrémité recourbée, on l'a aminci en forme de lame sur une longueur de quelques centimètres (fig. 310).

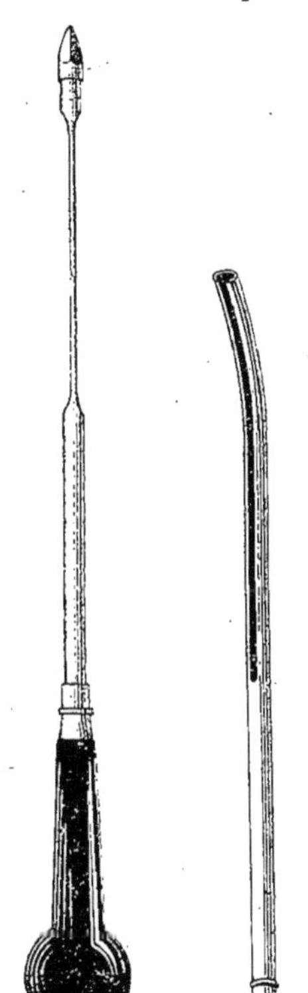
Fig. 310.—Trocart-sonde de M. Laroyenne.

« La canule est fendue dans la moitié de sa longueur, qui doit remplir l'office d'une sonde cannelée. Elle permet de conduire sans hésitation dans le foyer l'instrument de débridement, sans risquer de s'égarer au milieu des couches de tissu, non adhérentes, de consistance inégale.

« *Débridement.* — La présence du liquide bien constatée, on introduit dans la cannelure directrice de la canule laissée en place, un *métrotome de Simpson*, qui chemine aisément jusqu'au bout de la cannelure et, par suite, jusque dans la cavité pathologique. On évite ainsi tout tâtonnement pour retrouver l'ouverture et le canal qui conduisent à l'épanchement.

« Le métrotome, dont on a préalablement limité l'écartement maximum, est retiré transversal, divisant les tissus assez largement pour donner accès dans le foyer à un, deux ou trois doigts, suivant l'importance de la cavité. Ce large débridement doit porter et sur la coque de l'abcès et sur la muqueuse vaginale. Il est quelquefois nécessaire de réintroduire le métrotome, pour donner au débridement l'ampleur désirable.

« *Edmond Blanc* a fait, avec des données anatomiques, fournies par M. *Jaboulay*, professeur agrégé d'anatomie, une étude de tous les points des culs-de-sac vaginaux où la ponction est possible, et de la direction à donner au débridement.

« La région dangereuse est à la *partie antérieure des culs-de-sac latéraux, de chaque côté du col ;* on rencontre là les artères utérines croisant les uretères.

« Pour le cul-de-sac antérieur, nous ne croyons pas la méthode de la ponction avantageuse. Dans les cas de pelvi-péritonite du cul-de-sac vésico-utérin, c'est par la voie abdominale qu'il faut chercher à évacuer le pus. Le pus est-il simplement sous-jacent à la muqueuse vaginale, et jamais nous n'avons vu une collection occuper un tel siège, nous croyons que là la méthode de M. *Laroyenne* n'a aucun avantage sur une incision couche par couche au bistouri.

« Quant *aux tumeurs latérales*, dit E. Blanc, *l'observation clinique montre que c'est par le cul-de-sac postérieur qu'il faut les attaquer :* c'est là en effet qu'elles proéminent, les trois quarts de la masse se développant en arrière d'une ligne passant par le col. » Nous n'avons qu'à souscrire à ces paroles.

« Un grand tort et une grande tentation, c'est de ponctionner trop en avant, sur les côtés du col utérin, au lieu de se tenir en arrière de lui. Dans ces cas on est gêné pour le débridement transversal par le col même, les hémorragies sont plus fréquentes, et, quoique parfaitement arrêtées par l'éponge, elles doivent être évitées La crainte de léser l'artère utérine ou l'uretère dans le débridement peut obliger à des procédés plus timides, mais alors avantageux à réparer la faute d'une ponction dans la zone dangereuse, nous voulons dire la dilatation du trajet avec un instrument tel que le dilatateur-gouttière du professeur *L. Tripier*, ou même la dilatation du trajet avec le bout du doigt.

« *La vraie méthode de M. Laroyenne est le large débridement transversal des collections de la périmétrite par le cul-de-sac postérieur, en se tenant en arrière de l'artère utérine, en arrière d'une ligne passant par le col.*

« Les cas où son application nous a paru spécialement difficile, sont les cas où l'utérus, en rétroflexion prononcée et adhérente, occupe le cul-de-sac postérieur. Si les annexes, avec les collections adjacentes, sont aussi prolabées et portées en arrière, la ponction est possible. Mais si les collections sont antérieures par rapport à l'utérus, elles deviennent très difficiles, sinon impossibles, à atteindre sans danger par la voie vaginale.

« Dans le débridement, sur le côté du cul-de-sac de Douglas, M. *Laroyenne* donne volontiers au métrotome une légère obliquité en arrière et en dehors, pour fuir la zone dangereuse.

« Dans les collections du cul-de-sac postérieur proprement dites les plus faciles à atteindre, l'espace inter-utéro-rectal est suffisant pour autoriser à la rigueur une ouverture antéro-postérieure ; mais le *débridement*, s'il veut donner une sécurité absolue, devra être *transversal*, dirigé de droite à gauche. Dans ce sens, le champ opératoire est vaste, il mesure 10 centimètres, et a pour limites latérales les limites internes de cette partie du péritoine pelvien, en dehors duquel cheminent les uretères en haut, et plus bas les branches hémorroïdales moyennes des vaisseaux hypogastriques.

« *Hémostase.* — Un des avantages de cette manière de procéder, ponction et large débridement au métrotome, c'est la facilité de l'hémostase. La brèche, faite du cul-de-sac vaginal au foyer, a partout la même largeur ; on entre directement dans la cavité pathologique deux ou trois doigts. Rien donc de plus facile que d'y introduire avec une longue pince une éponge qu'on laissera à cheval sur la plaie, sa partie profonde se dilatant dans la cavité de l'abcès, sa partie superficielle dans le vagin.

« Si l'*éponge* est d'un volume suffisant, à mailles fines, et par suite plus élastique, plus hémostatique, elle arrêtera d'une façon absolument certaine les hémorragies quelquefois effrayantes, voire même de l'*artère utérine* ou d'une de ses principales branches. Nous n'avons pas vu d'hémorragie résister à ce mode d'hémostase, même dans les cas où une ponction ou un débridement trop antérieur atteignait des artères importantes.

« Cette éponge est enlevée le lendemain, ou le surlendemain, en tirant sur l'anse de fil, dont on a eu soin de la garnir. Cette ablation de l'éponge est douloureuse, car elle est solidement maintenue par la rétraction de la plaie vaginale. Si l'hémorragie est nulle, lors de l'opération, un léger tamponnement à la gaze iodoformée peut remplacer l'éponge.

« Quand on enlève l'éponge après vingt-quatre ou quarante-huit heures, l'hémorragie peut obliger, bien rarement, à en placer *une nouvelle* de la même manière.

« *En résumé*, le procédé opératoire, dans le cas d'abcès périmétritique latéral, est le suivant :

« Après *désinfection et anesthésie*, la malade étant maintenue couchée avec les cuisses fléchies sur le bassin, il faut rechercher par le palper bimanuel la sensation d'une poche affleurant le cul-de-sac postérieur, assez pour qu'on puisse la ponctionner par ce cul-de-sac, en restant en arrière d'une ligne rasant le col utérin ;

« L'aide du côté de la collection appuie sur la paroi abdominale à son niveau, pour la faire proéminer en arrière et fournir une résistance à la ponction ;

« L'opérateur applique la pointe du trocart au niveau de la tumeur inflammatoire, sur le côté du cul-de-sac postérieur, en arrière de l'artère utérine que l'on sent, ou en arrière du col utérin ;

« Il pénètre dans les tissus par un mouvement combiné de propulsion et de rotation : en même temps, il relève la pointe du trocart, comme dans le cathétérisme de l'utérus, pour embrocher la collection, qui ne proémine que partiellement en arrière du point de la ponction ;

« Le trocart, que l'on a senti pénétrer dans la cavité pathologique, est retiré, la canule étant maintenue en place ;

« Dans la rainure de la canule, le métrotome de Simpson est introduit et conduit jusque dans l'abcès. La canule retirée, le métrotome est ouvert et ramené ouvert, débridant transversalement la coque de l'abcès et la muqueuse vaginale ;

« Injection vaginale, à faible tension ;

« Enfin une éponge, armée d'un fil et trempée dans la pétrovaseline iodoformée, est introduite dans l'abcès et laissée à cheval sur l'incision. »

Les complications auxquelles exposent ce procédé sont :

D'une part les hémorragies,

D'autre part, les accidents de rétention, qui se font à une époque tardive alors que l'orifice d'évacuation se referme.

Les hémorragies seraient, d'après l'auteur, toujours maîtrisées par le *procédé de l'éponge* précédemment décrit, même quand il y a blessure d'une branche artérielle assez importante.

Quant aux accidents de rétention on les éviterait en maintenant le drainage pendant un temps suffisant pour que le kyste purulent soit considérablement réduit ; il faut néanmoins reconnaître que dans un certain nombre de cas rares, d'après l'auteur, relativement fréquents d'après la plupart des gynécologues, ces accidents de rétention se produisent quelles que soient les précautions prises, et jettent par là même un certain discrédit sur la méthode qui se montre souvent incapable d'aboutir à une guérison définitive.

Voici d'ailleurs à son égard les conclusions mêmes de M. *Goullioud*[1], qui nous éclairent sur les avantages et les résultats de la méthode :

« La méthode de M. *Laroyenne* qui ouvre largement par le vagin les collections de la périmétrite chronique, et les maintient béantes jusqu'à cicatrisation, mérite une place importante dans le traitement de la périmétrite chronique.

« Elle est d'une bénignité remarquable, en suivant le procédé opératoire que nous indiquons.

« Son résultat est le soulagement du débridement d'un abcès.

« Sur 70 ponctions (toujours avec débridement), nous avons trouvé du pus dans 42 cas.

« Des guérisons persistantes ont été constatées chez des malades, après des périodes de deux, trois, cinq ans.

« Chez d'autres, le retour des douleurs et des poussées de pelvi-péritonite indique une opération plus radicale, l'ablation des annexes.

« Nous ne sommes pas encore parvenu à spécifier les cas où la guérison est durable, ceux où l'ablation des annexes deviendra nécessaire.

« Volontiers nous admettrions, par crainte des récidives, que l'ablation des annexes doit être primitive dans les cas de poches tubaires, réservant à notre opération les poches de péritonites enkystées, les abcès du ligament large ou du paramétrium, les cas trop mauvais pour l'ablation des annexes.

« Cependant nous apportons trois observations où les diagnostics de *pyosalpinx*, d'*hydrosalpinx*, d'*hématosalpinx* étaient certains et où la méthode de M. *Laroyenne* a donné un résultat parfait et durable. »

Ces conclusions sont peut-être optimistes, mais elles nous montrent cependant que nous sommes en présence d'une méthode sérieuse que les gynécologues ne sauraient négliger.

3° *Castration utérine par la voie vaginale ou* **opération de Péan.** — Cette

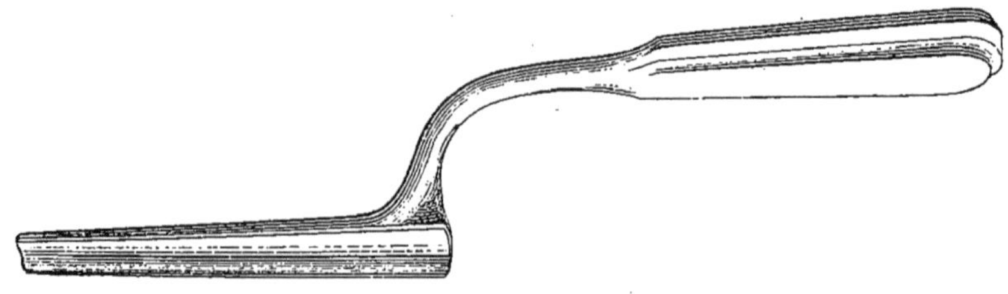

Fig. 311. — Écarteur vaginal supérieur.

opération est applicable aux abcès multiples du bassin, aux cas où les tissus pelviens sont convertis en une véritable *éponge purulente.*

[1] *Loc. cit.*

Elle nécessite comme instruments spéciaux de vigoureuses pinces de Museux (fig. 313), des pinces à forci-pressure à mors long et aplati pour

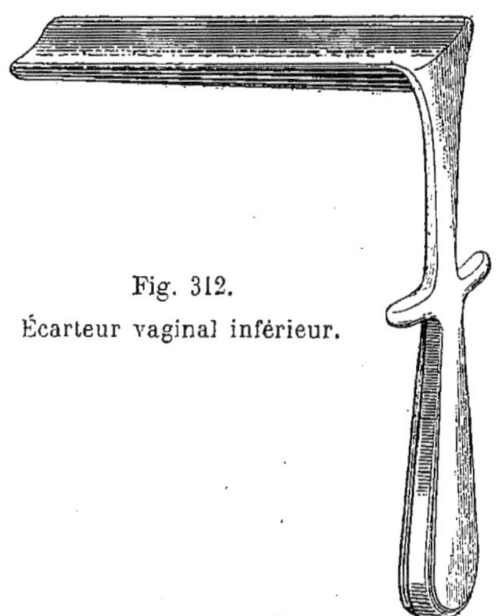

Fig. 312.
Écarteur vaginal inférieur.

pouvoir pincer les ligaments larges (fig. 314), de larges et longs écarteurs (fig. 311-312).

Précautions antiseptiques habituelles.

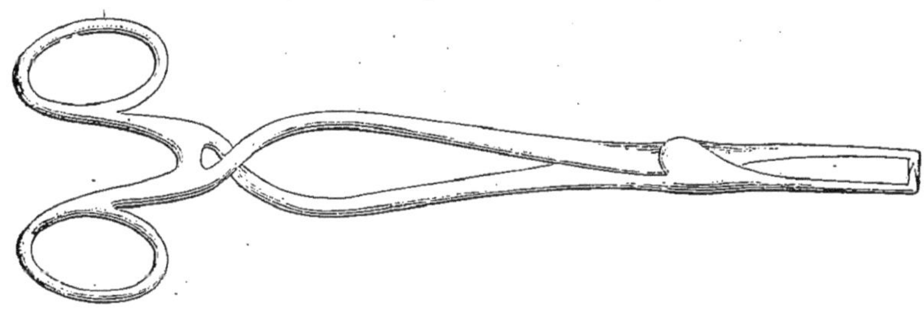

Fig. 313. — Pince de Museux.

La femme est placée en position vulvaire. Pourtant M. *Péan*, pour les utérus difficilement abaissables, se sert plus volontiers de la position latérale de Sims.

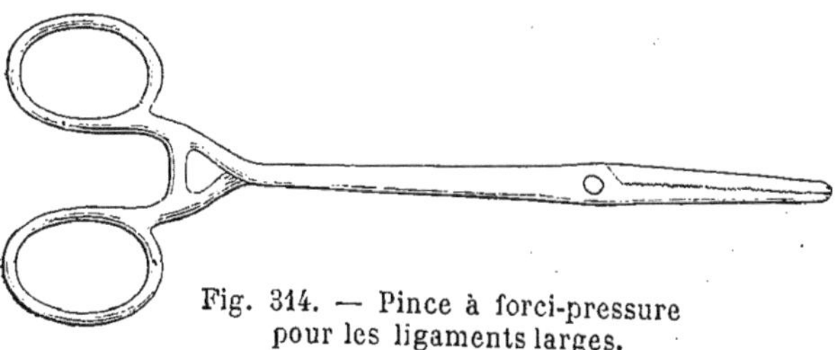

Fig. 314. — Pince à forci-pressure pour les ligaments larges.

Je vais décrire l'opération dans la position vulvaire, qui me semble la plus commode.

Figure 315. — Le col étant attiré dans la direction de la vulve avec les pinces de Museux, incision circulaire au niveau supposé des insertions du vagin.

Figure 316. — Détachement du vagin avec l'ongle de l'index dans une étendue de 3 centimètres en avant et en arrière, jusqu'à ce qu'on trouve le

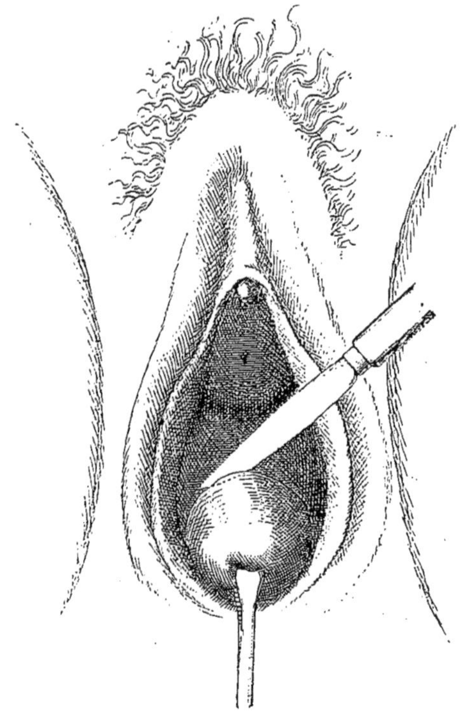

Fig. 315. — Incision circulaire du vagin au niveau du col, pour le désinsérer.

tissu cellulaire sous-péritonéal, ou qu'on tombe dans le péritoine même qu'on ouvrira de suite.

Figure 317. — Placement des écarteurs en avant et en arrière, côtoyant les faces antérieure et postérieure de l'utérus.

Figure 318. — Pincement des ligaments larges dans l'étendue de 2 à 3 centimètres, et section de la partie saisie entre la pince et l'utérus.
Même opération du côté opposé.

Figure 319. — Le col se trouvant ainsi détaché et dénudé dans l'étendue de 3 à 4 centimètres, on le fend transversalement à l'aide de ciseaux, et on le fait bâiller en écartant les pinces de Museux (fig. 320); chacun des lambeaux est coupé à sa base, et l'utérus est saisi au niveau du point sectionné, une pince en avant de l'orifice et l'autre en arrière, comme tout à l'heure pour le museau de tanche.

Figure 321. — On recommence la même manœuvre que tout à l'heure, c'est-à-dire pincement d'une nouvelle partie des ligaments larges, section de la partie saisie. Même opération des deux côtés. Nouveau morcellement de l'utérus.

On continue ainsi jusqu'à ce qu'on soit arrivé au fond de l'utérus; chemin

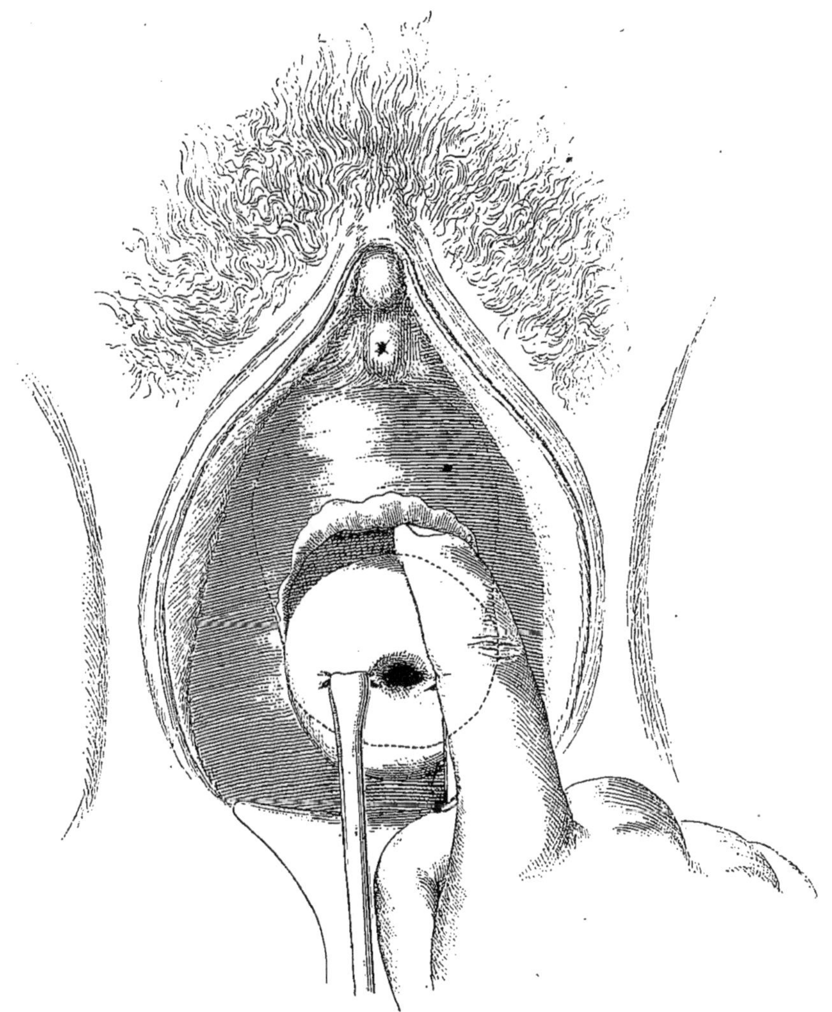

Fig. 316. — Décollement du vagin avec le doigt.

faisant on ouvre les collections purulentes qu'on peut sentir avec le doigt, en les dilacérant avec l'extrémité digitale; injection dans le champ opératoire après chaque ouverture d'abcès.

Le morcellement de l'utérus se fait en général en trois temps (fig. 322), mais ce nombre peut être inférieur ou supérieur.

Figure 323. — Quand l'utérus est complètement enlevé, on a une vaste cavité bordée latéralement par les ligaments larges saisis par les pinces qui doivent rester à demeure, en arrière par le rectum, en avant par la vessie, en haut par les anses d'intestins grêles. Toute cette cavité doit être comblée, ainsi que le vagin, de gaze iodoformée, ou mieux de peur d'intoxication par l'iodoforme de gaze aseptique.

Une sonde est fixée à demeure dans la vessie.

Gaze et pinces doivent rester à demeure pendant quarante-huit heures.

Les pansements ultérieurs consistent en injections vaginales faites doucement avec un liquide antiseptique faible.

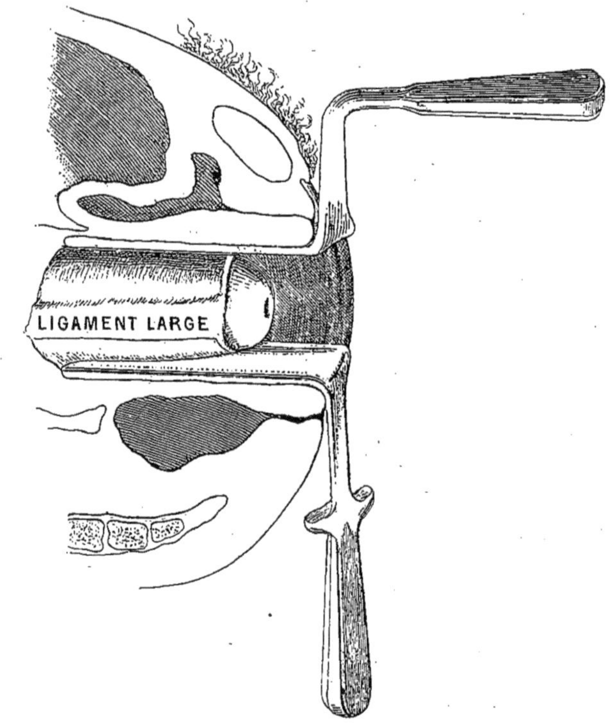

Fig. 317. — Placement des écarteurs vaginaux.

Au Congrès de gynécologie de Bruxelles (septembre 1892), M. *Segond* a fait connaître les résultats de sa pratique sur cette opération qui sont les suivants : 182 hystérectomies vaginales, 102 faites pour des lésions des annexes dont 55 pour des suppurations et 48 pour des non-suppurées.

Sur ces 102 faits, 11 morts; 1 syncope par embolie probable, 1 au quinzième jour par angine phlegmoneuse, 9 péritonites dont 2 seraient appelées chocs par d'autres auteurs; 3 avec physionomie générale analogue à celle décrite par *Lacas-Championnière* sous le nom d'accidents réflexes ; enfin, 4 cas d'accidents manifestement septiques.

Au point de vue des complications ultérieures, M. *Segond* signale des accidents nerveux qui ont persisté après l'intervention, hystérie, toux, etc., au nombre de 4, et enfin, l'état mental de 2 seulement est devenu regrettable.

L'opération, au point de vue de la difficulté opératoire, est restée rarement

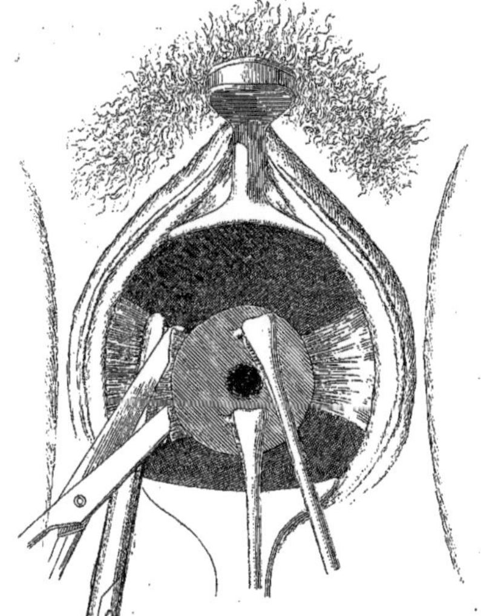

Fig. 318.

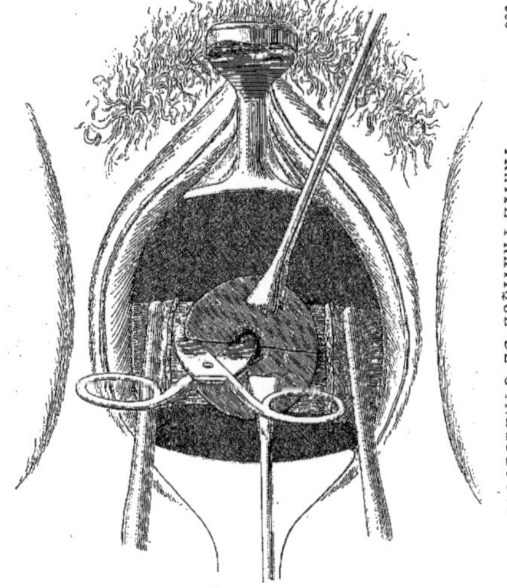

Fig. 319.

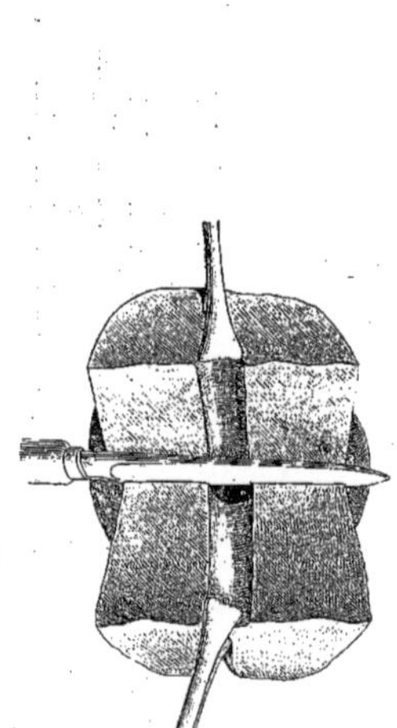

Fig. 320. — Morcellement de l'utérus.

(Dans les trois figures 318, 319, 320, la surface du col est représentée plane, au lieu de sa forme arrondie normale, afin de rendre le dessin plus intelligible; cette surface plane n'existe en réalité qu'après le premier morcellement, fig. 321.)

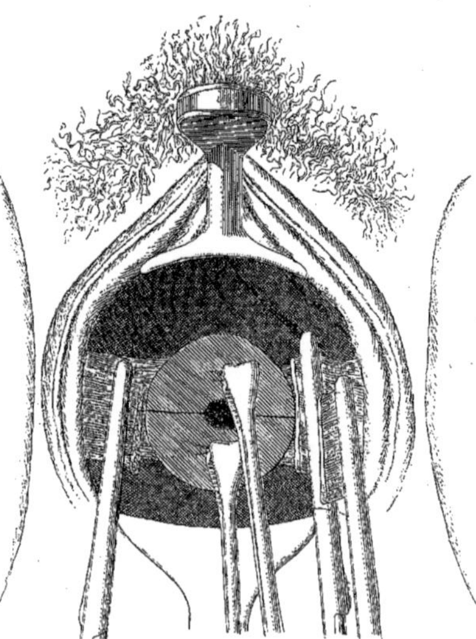

Fig. 321. — Pincement graduel et section des ligaments larges.

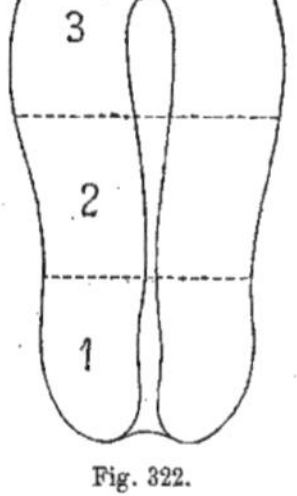

Fig. 322.
Morcellement de l'utérus en trois temps : 1, 2, 3.

incomplète et sur 20 cas, dit M. *Segond*, je n'ai été forcé que 11 fois de laisser les annexes, ce qui du reste n'a pas entravé la guérison définitive. Les annexes s'atrophient beaucoup plus rapidement et beaucoup plus complètement après l'hystérectomie que l'utérus après l'oophorectomie.

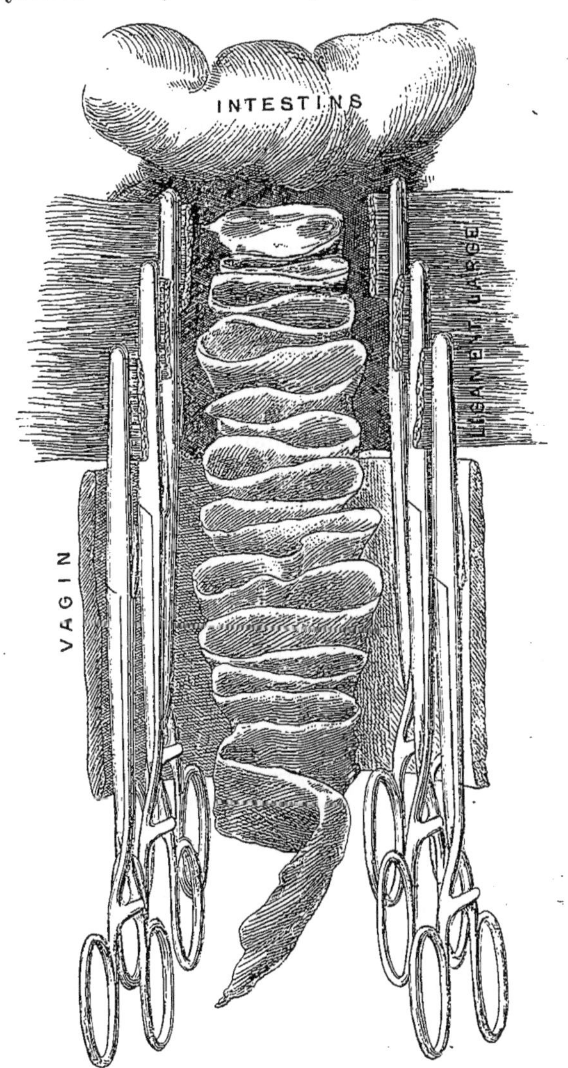

Fig. 323. — Pansement à la gaze iodoformée ou salolée ou simplement aseptique de la plaie opératoire. — Pinces à demeure.

Comme complications opératoires, quelques fistules vésico-vaginales qui ont guéri seules dans la plupart des cas et dont les autres ont été guéries par une intervention ultérieure.

Dans 5 cas, hémorragies importantes après le troisième jour qui se sont arrêtées seules.

Au même Congrès également, M. *Péan*, a fait connaître les résultats de sa pratique, que voici :

« Au mois d'août 1890, j'avais 60 opérations sans un insuccès. Après les vacances, je repris mon service le 17 décembre 1890.

« Voici les résultats que j'ai eus depuis ce moment jusqu'au 1er janvier 1892 :

« 17 décembre 1890. — 1er janvier 1891 : 18 opérations. Pas de mortalité.

« 1er janvier — 31 décembre 1891 : 72 opérations. Une malade morte d'épuisement le sixième jour.

« Sur ces 150 malades, dont les observations ont été régulièrement suivies, 145 sont encore vivantes et complètement guéries.

« 4 ont succombé au cours de l'année qui a suivi l'opération dans les conditions suivantes :

« 2 mortes de tuberculose pulmonaire;

« 1 d'hémorragie cérébrale;

« 1 d'accidents dus à la syphilis viscérale.

« Sur cette statistique de 150 cas, nous avons donc un seul décès qu'on peut mettre au passif de l'intervention. Peu d'opérations fournissent de meilleurs résultats. »

On ne saurait encore, par les résultats fournis par ces deux opérateurs, juger et apprécier *l'opération de Péan;* ils nous démontrent toutefois que nous sommes en présence d'une intervention appelée à jouer un rôle des plus importants dans le traitement des suppurations pelviennes.

6° Voie abdominale.

Les diverses opérations qu'on peut faire par la voie abdominale comprennent : 1° la ponction, 2° l'incision, 3° la laparotomie sous-péritonéale, 4° la laparotomie transpéritonéale, 5° enfin la résection de la trompe malade ou celle de l'utérus.

1° *Ponction.* — La ponction exploratrice est rarement pratiquée par la voie abdominale, alors qu'elle est nécessaire pour éclairer un diagnostic douteux. On l'exécutera d'après les mêmes principes qu'en toute autre région du corps. A la ponction on préfère en général la laparotomie exploratrice, qui sans être beaucoup plus dangereuse donne des renseignements plus complets et peut être complétée par une opération curatrice.

2° *Incision.* — L'incision sera pratiquée à l'un quelconque des points où fait saillie la collection purulente dans les régions hypogastrique, iliaque, inguinale, crurale. Elle doit être complétée par le drainage, afin de permettre l'écoulement du pus sans crainte de rétention, et afin de maintenir béant pendant un temps suffisant l'orifice d'évacuation.

3° *Laparotomie sous-péritonéale.* — Cette laparotomie a pour but de décoller le péritoine, en partant d'une incision faite parallèlement à l'arcade de Fallope, comme pour la ligature de l'iliaque externe; le péritoine est décollé jusque dans le petit bassin au niveau de l'abcès qu'on ouvre après avoir parcouru ce long trajet sous-péritonéal. Il suffit de donner ici les indications générales de cette opération, qui est abandonnée par la plupart des gynécologues à l'heure actuelle.

4° *Laparotomie transpéritonéale.* — L'abdomen ouvert, on ponctionne l'abcès pour le vider partiellement de son contenu, on fixe ses parois à celles de l'abdomen, et on tamponne la cavité suppurante avec de la gaze iodoformée.

Si les parois de l'abcès ne peuvent être amenées au contact de la paroi, il sera préférable, si possible, de faire le drainage vaginal et de refermer la cavité du côté de l'abdomen.

Si cette conduite n'était pas praticable après évacuation du pus, on ferait le tamponnement à la gaze iodoformée (fig. 324), et l'extrémité de la gaze serait conduite jusqu'à la plaie abdominale. Autour de la gaze se forment rapidement des adhérences, qui isolent en quelque sorte la cavité péritonéale, et qui créent un canal d'évacuation pour l'abcès (Mikulicz).

La gaze est laissée trois jours en place, enlevée avec douceur et remplacée par un gros drain en caoutchouc suivant le même trajet.

5° *Résection tubaire ou utérine.*

a. *Résection tubaire.* — *La salpingectomie par la voie abdominale*, c'est-à-dire l'ablation des trompes et en même temps des ovaires par la laparotomie, est l'opération de choix dans tous les kystes tubaires, qui réclament l'intervention chirurgicale.

Après ouverture de l'abdomen, on détache avec douceur la poche kystique et l'ovaire des adhérences qu'ils ont pu contracter dans le voisinage, le pédicule est lié en deux ou trois tronçons, d'une façon analogue à celle de la castration ; nettoyage soigneux de la cavité péritonéale, surtout si la collection tubaire s'est ouverte pendant les manœuvres d'extraction du kyste, au besoin même lavage du péritoine ; refermer la plaie abdominale suivant les préceptes ordinaires.

Dans le cas d'adhérences étendues, il faudra avec la main essayer de détacher le kyste salpingien, sans en amener la rupture ; à cet effet on procédera avec douceur, et si les doigts rencontrent des adhérences trop solides, on les liera, si possible, et on les sectionnera entre deux ligatures.

Parfois les adhérences sont très intimes avec l'utérus, de telle sorte que le chirurgien se trouve dans l'impossibilité de détacher le kyste salpingien de la tumeur ; en pareil cas, on pourra employer avec avantage le procédé décrit par *Chaput* sur la dénomination d'*amputation supra-vaginale avec section médiane totale et drainage vagino-abdominal*[1].

Ce procédé consiste à sectionner l'utérus en deux verticalement et d'avant en arrière ainsi que l'indique la figure 325, après quoi on lie de chaque côté l'organe, de manière à laisser un double moignon cervical et on enlève chaque moitié du corps utérin avec la partie attenante des annexes malades.

On termine l'opération, d'après l'auteur, par le drainage vagino-abdominal

[1] *Soc. obst. de Paris.* Déc. 1892.

(voir p. 515), mais ce drainage n'est pas indispensable, on peut se contenter d'un simple drainage vaginal.

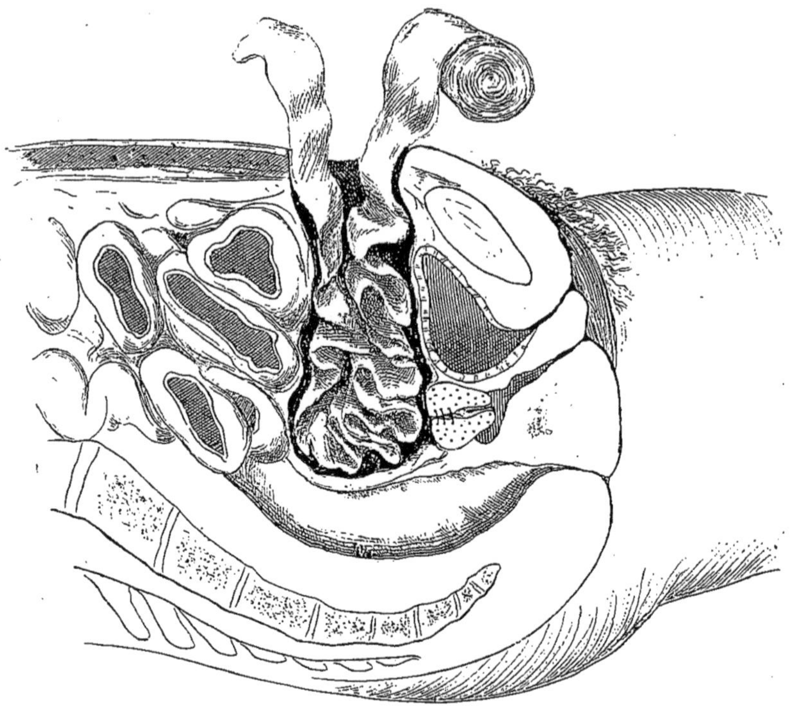

Fig. 324. — Tamponnement intra-abdominal à la gaze iodoformée (Mikulicz).

b. *Résection utérine.* — L'amputation soit sus-vaginale du col soit com-

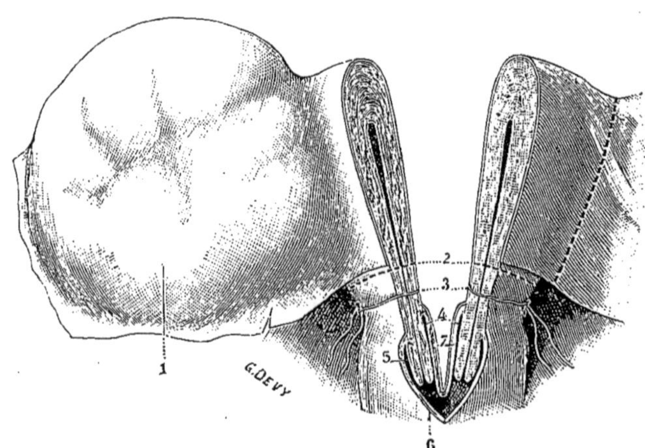

Fig. 325. — Section verticale de l'utérus, pour la résection utéro-annexielle (Chaput).

plète, pratiquée par la voie abdominale, a été faite tantôt pour détacher simultanément les annexes malades comme il vient d'être dit tout à l'heure pour le procédé de *Chaput* qui pourrait être placé ici, tantôt quand l'amputation est complète pour fournir une large voie au pus comme dans la castration utérine de *Péan* par la voie vaginale;

L'opération dans les deux cas poursuit le même but, la voie est seule différente.

Cette résection partielle ou totale de l'utérus qu'on fera par le même procédé opératoire que ceux indiqués à propos des tumeurs (voir p. 510), ne devra être qu'exceptionnellement pratiquée.

4° QUEL EST LE TRAITEMENT QUI CONVIENT A CHAQUE CAS EN PARTICULIER ?

Avant d'essayer de tracer la conduite à suivre en cas de suppuration pelvienne, et d'essayer de montrer à quel procédé thérapeutique il faut donner la préférence suivant les cas cliniques, il est indispensable de montrer en quelques mots l'évolution de cette thérapeutique pendant ces dernières années.

Bien que de parti pris je m'abstienne toujours d'historique, ne m'arrêtant qu'au côté pratique de chaque question, j'ai pensé que cet exposé était à l'heure actuelle indispensable, car sans lui la mise au point de cette question est impossible.

Cet historique que j'emprunte au docteur *Doyen* [1], nous montrera l'évolution des idées chirurgicales dans le traitement des suppurations pelviennes, et nous expliquera comment, à l'époque actuelle, nous sommes encore en pleine évolution, et comment il serait téméraire de vouloir poser des indications nettes.

Voyons d'abord le détail, nous conclurons ensuite :

« Si nous exceptons, comme n'étant que de simples opérations palliatives, l'incision directe des tumeurs pelviennes suppurées et l'emploi du séton, préconisés par Lisfranc, et l'application d'un drain en anse, imaginée par Chassaignac, le traitement chirurgical des lésions inflammatoires péri-utérines date de vingt ans à peine.

« En effet, l'opération de l'ovariotomie, pratiquée pour la première fois avec succès par Mac Dowel dans le Kentucky en 1809, était depuis longtemps vulgarisée pour les kystes et autres néoplasmes, lorsque Hégar (27 juillet 1872) et Battey (17 août 1872) pratiquèrent les premiers l'ablation des ovaires normaux. Leur but était d'amener une ménopause anticipée et de remédier ainsi à des cas de dysménorrée et de névralgie de l'ovaire. Hégar perdit sa malade et ne fit sa deuxième opération qu'en 1876, longtemps après que Battey avait vulgarisé sa pratique.

« L'*ablation unilatérale* de l'ovaire, faite par Lawson-Tait le 11 février 1872 pour remédier à des douleurs pelviennes compliquées de réflexes nerveux,

[1] *Traitement chirurgical des infections inflammatoires et néoplasiques de l'utérus et de ses annexes.* Extrait des *Archives provinciales de chirurgie*, 1er déc. 1892, 2e édit. Paris, 1893, p. 21.

semble se rapporter à un kyste dermoïde de très petit volume. « La tumeur non adhérente et grosse comme un œuf de pigeon, contenait une matière épaisse et grumeleuse. » L'absence de dents et de cheveux n'est pas à notre avis une raison suffisante pour permettre de conclure *ultérieurement* qu'il s'agissait d'un abcès enkysté ; et même en admettant cette hypothèse, ce ne serait pas là l'opération de Battey et d'Hégar, qui avaient fait l'ablation bilatérale des ovaires normaux dans le but de supprimer la fonction menstruelle.

« Lawson-Tait fait remonter au premier août 1872 sa première castration pour fibro-myome. Cette opération toutefois demeura isolée, puisqu'il ne la répéta que 1 fois en 1873, 2 fois en 1879, pour atteindre, à la fin de 1880, le chiffre total de 15, en mars 1883 celui de 50, et en 1891 celui de 265 (5e *Congrès Fr. de Chir.*, p. 164). Les opérations de Lawson-Tait n'étaient pas encore publiées, lorsqu'en 1876 Trenholme et Hégar firent à leur tour l'ablation des ovaires dans les cas de métrorragies dues à des fibro-myomes. Hégar (1878) conseilla le premier, afin de ne pas risquer de laisser dans le ventre une partie de l'ovaire, de comprendre dans le pédicule un fragment plus ou moins long de la trompe et dit avoir enlevé de propos délibéré, le 18 novembre 1877, un hydro-salpinx contenant un litre de liquide. En 1880, il avait pratiqué 50 ablations d'annexes pour lésions variées.

« Martin fit en novembre 1877 sa première salpingectomie, et en février 1887 le même chirurgien comptait 77 ablations d'annexes dont 45 unilatérales.

« Mais personne autant que Lawson-Tait n'avait insisté sur l'importance de l'ablation simultanée des trompes et des ovaires. Il avait en effet remarqué la persistance possible des métrorragies après l'ablation bilatérale des ovaires et démontré le premier, en enlevant simultanément les trompes dans toutes ses opérations, l'importance de ces dernières au point de vue de la fonction menstruelle. Lawson-Tait est donc sans contredit le chirurgien qui a le plus contribué à étendre et à vulgariser les indications de la castration tubo-ovarienne. Hégar se montrait plus réservé, et tout en admettant la possibilité de résultats durables dans des cas où les lésions étaient insignifiantes, il cherchait à restreindre les indications de l'opération aux cas où il existait une altération grave des trompes ou des ovaires, « *pouvant mettre la vie en jeu, et amener la mort dans un court espace de temps, ou bien capable de produire une infirmité de longue durée, enlevant tout bien-être et toute jouissance de la vie.* » On ne pouvait mieux formuler les indications de l'ablation des annexes.

« Lawson-Tait n'a pas pratiqué de prime abord l'extirpation des poches pelviennes adhérentes, et dans ses 6 premières opérations de laparotomie pour suppurations pelviennes, faites de 1878 à 1883, une de ses interventions n'est qu'une simple ouverture d'abcès par l'incision médiane, la poche s'étant trouvée adhérente à la paroi abdominale antérieure ; dans les 5 autres cas, la poche fut suturée à la paroi et drainée par cette voie.

« En France, c'est à peine si Koeberlé (1878) mentionne les opérations de Battey, d'Hégar et de Trenholme, et ce n'est pas sans étonnement que nous voyons ce grand laparotomiste décrire, dans le *Dictionnaire de médecine et de chir. prat.*, l'ovarite simple et suppurée avec leurs complications, sans proposer la moindre intervention chirurgicale.

« Aussi l'opération de Battey ne fut-elle pratiquée à Paris pour la première fois qu'en 1882 par Péan, qui fit trois de ces opérations la même année, une seule en 1883, et 3 en 1884. Sur ces 7 cas il n'enleva une fois qu'un ovaire (3 mars 1882) (Spencer Wells dut enlever l'autre six mois après) et 6 malades sur 7 présentaient de nombreuses adhérences péri-utérines.

« Lucas-Championnière au service duquel nous avions l'honneur d'être attaché comme interne (1882) faisait à la même époque l'opération de Battey, et la considérait comme plus grave que l'ovariotomie pour tumeurs kystiques.

« En 1885, Péan fit 3 nouvelles ablations d'annexes par la laparotomie. L'année suivante, il revit une de ses opérées de castration bilatérale du 25 mars 1882, à laquelle on avait fait également, quelques années auparavant, l'amputation du col utérin; cette malade souffrait de crises douloureuses plus intenses que jamais. L'utérus était resté douloureux, enflammé, et se trouvait retenu en rétroversion par des adhérences pelviennes. Péan, « sur la demande formelle du médecin, de la malade et de la famille, » pratiqua l'hystérectomie vaginale 16 février 1886). Le 8 mars suivant, il enleva par l'incision du cul-de-sac de Douglas, un ovaire procident, gros comme une mandarine. En juillet, il fit une castration bilatérale par la laparotomie, et, quelques mois après, deux opérations par le vagin : une simple ablation d'annexes, des deux côtés cette fois, et une seconde hystérectomie vaginale (novembre 1886; voir *Cliniques*, t. VII, p. 833).

« Il avait été engagé à cette deuxième opération par son succès du 16 février, et fit l'ablation de l'utérus seul, « les annexes étant saines ». Il n'est pas mentionné de tentatives de morcellement. Le col fut isolé, en avant et en arrière, et détaché de la partie inférieure des ligaments larges après l'application préalable de pinces à demeure. Péan fit alors basculer l'utérus en arrière et l'excisa. Dans sa deuxième opération, il note ainsi le manuel opératoire : « Incision circulaire et dissection du col, ouverture des culs-de-sac péritonéaux, pincement des ligaments larges, excision de l'utérus, ligature des ligaments larges, fermeture de la plaie péritonéo-vaginale avec 4 anses métalliques. » Le 8 novembre 1887, Péan fit une nouvelle castration utérine chez une femme à laquelle il avait successivement enlevé les deux ovaires atteints de kyste dermoïde et multiloculaire le 14 avril 1885 et le 10 août 1886.

« Le 12 décembre, il opéra par le vagin un cas d'endométrite compliquée de salpingite, de pelvi-péritonite, et de kystes suppurés des deux ovaires : l'utérus volumineux, enflammé, douloureux, était immobilisé au milieu de tumeurs demi-liquides, prises par d'autres médecins pour des kystes tubaires, et pour lesquels on avait proposé la laparotomie. Péan reconnut, outre l'endométrite et les salpingites concomitantes, un kyste de l'ovaire gauche, enflammé, remontant jusqu'à l'ombilic, et fit l'ovario-hystérectomie vaginale. Il pratiqua l'ablation de l'utérus à l'aide de la section bilatérale du col et du corps, fit basculer le fond de l'utérus et l'enleva grâce à l'application de 15 pinces à demeure. Voyant alors que les deux ovaires étaient kystiques, et reliés aux organes voisins par des adhérences générales, il les ponctionna, les isola avec le doigt, et les excisa avec les trompes, en appliquant sur leur pédicule 3 nouvelles pinces. Les ovaires contenaient, le gauche « 2 verres, le droit, 5 verres de pus ».

« Le 20 décembre suivant, Péan opéra par la même voie une femme atteinte de métrite interne, de salpingite, et d'un kyste ovarique gauche ouvert dans le rectum. Péan fit l'excision du col parce qu'il était trop friable, et, après avoir, grâce à l'application de 10 pinces à demeure, enlevé l'utérus, il reconnut l'ovaire gauche kystique et les trompes au milieu d'adhérences générales : la tumeur ovarienne fut ponctionnée et il s'écoula d'une première loge un verre de liquide séreux; cette ouverture étant agrandie avec une longue pince, Péan aperçut une deuxième loge, qui donna à la ponction 1/2 litre de pus mêlé de matières fécaloïdes et de gaz; il extrait ensuite 1 litre de liquide crémeux, exprime les trompes, qui contiennent chacune 1/2 verre de pus, et les laisse en place, ainsi que l'ovaire droit, en prenant le soin de réséquer, sans rompre les adhérences supérieures, les lambeaux du kyste ovarien suppuré, et de suturer à la plaie vagino-péritonéale ce qui en est conservé.

« Ces deux premières opérations se rapportent, comme le dit Péan lui-même, à des kystes de l'ovaire suppurés, c'est-à-dire à ces suppurations pelviennes que nous considérons comme *secondaires* à des affections néoplasiques, et non pas à des ovaro-salpingites.

« Péan n'appliqua la castration utérine au traitement des suppurations péri-utérines *primitives* (ovarite, salpingite, pelvi-péritonite) que le 6 mars 1888. Il répéta cette opération le 2 juin et le 30 août de la même année. Son opération du 12 juin se rapporte encore à une suppuration pelvienne secondaire. Il s'agit d'un kyste du ligament large contenant deux litres de pus. (Voir Sécheyron, p. 784, 608, 609, 785.)

« M. Péan n'avait pas encore réglé son opération de morcellement telle qu'il la décrivit en 1890 au *Congrès de Berlin* (voir plus loin) et, sur 8 hystérectomies totales pour fibromes, pratiquées par lui en 1887, il ne note que 3 fois l'excision du col.

« A cette époque, les ablations d'annexes se faisaient donc à peine en France, car Péan n'en avait pratiqué que 18 en six ans, dont 11 laparotomies, 2 ablations d'ovaires par le vagin (une unilatérale) et 5 hystérectomies vaginales (2 en 1886, 3 en 1887), et les *Bulletins de la Société de Chirurgie* ne mentionnent en 1887 que 5 opérations pour pyo et hémo-salpinx dues à Bouilly, Terrillon (2), Pozzi, Routier.

« Labbé, Lucas-Championnière, Terrier, Périer, etc., etc., firent également, à cette époque, des ablations d'annexes enflammées et adhérentes. La première opération de Terrillon date de novembre 1886.

« Lawson-Tait avait alors en France la réputation de guérir par la laparotomie les péritonites suppurées : nous avons eu bientôt l'explication de ces succès opératoires, quand nous avons pu apprécier, au cours de nos laparotomies, combien différaient en gravité la *péritonite pelvienne localisée* et la *péritonite généralisée*. Bien mieux, les recherches bactériologiques nous démontrèrent que nombre de suppurations pelviennes étaient exemptes de bactéries, c'est-à-dire qu'elles n'étaient pas virulentes. Que de succès de prime abord incroyables s'expliquaient aisément, le pus se fût-il répandu au loin, pendant l'opération, dans la cavité péritonéale !

« La question des suppurations pelviennes fut soulevée à la *Société de Chirurgie de Paris*, le 2 juillet 1890, par une communication de M. Bouilly sur le traitement par l'incision vaginale d'une variété de « salpingo-ovarites suppurées ».

« Péan, le 8 juillet suivant, fit à l'*Académie* sa première communication sur le *traitement des suppurations, d'origine utérine, ayant pour siège l'utérus et ses annexes*.

« Le point de départ des lésions pelviennes étant le plus souvent l'utérus, Péan recommande de s'adresser tout d'abord à l'endométrite primitive. Les topiques astringents, la dilatation, le curettage, suffisent dans les cas où la muqueuse utérine est seule en jeu. La suppuration a-t-elle envahi les annexes et le petit bassin, il faut recourir, soit, dans des cas bien déterminés, à l'incision vaginale et au drainage, soit, dans les cas graves, à l'ablation totale de l'utérus, et, s'il est possible, des annexes. Péan pratique à cet effet la désinsertion du col, puis l'ouverture des culs-de-sac péritonéaux, et le pincement progressif, de bas en haut, d'un des ligaments larges, en prenant la précaution de sectionner les parties isolées par chaque pince, avant d'en appliquer une nouvelle. On fait ensuite basculer dans le vagin le fond de l'utérus et on saisit de haut en bas l'autre ligament; puis on libère l'utérus. Péan rejette la forcipressure en masse, de bas en haut, des ligaments larges. Dans les cas difficiles, la section progressive de bas en haut d'un des ligaments, bien que très avantageuse, ne permet pas toujours d'enlever l'utérus d'une pièce : il faut alors recourir au morcellement..... Lorsque l'utérus a été enlevé, il est facile de se rendre compte de l'état des annexes, et de les exciser, s'il est nécessaire. Les fistules vésicales et rectales et l'étendue des poches purulentes ne sont pas une contre-indication de l'hystérectomie, bien au contraire : la castration utérine par le vagin, termine Péan, est l'opération de l'avenir ; *elle sauvegarde tout à la fois la réputation du chirurgien et la santé des malades.* » (*Bull. méd.*, 1890, p. 633.)

« Péan décrivit en détail son procédé de morcellement au *Congrès de Berlin* (août 1890, in *Bull. méd.*, p. 817). Il pratique à cet effet : 1° l'abaissement et la dissection du col, et l'ouverture, s'il y a lieu, du péritoine ; 2° l'hémostase des ligaments larges, faite en appliquant de longues pinces de chaque côté de l'utérus; 3° l'ablation du col, qui est d'abord incisé latéralement, de sa cavité vers l'extérieur, dans toute sa hauteur; on résèque ensuite transversalement les deux valves ainsi obtenues; 4° l'incision bilatérale du corps et son morcellement progressif jusqu'à ce qu'on aperçoive le fond de l'utérus; il faut alors compléter l'hémostase des ligaments larges, dont le bord supérieur est devenu accessible à la vue. L'opérateur, n'ayant plus à craindre d'hémorragie, excise alors le fond de l'utérus en continuant le morcellement. L'utérus détaché, si les annexes sont altérées, on en fait l'ablation, après avoir placé au delà plusieurs pinces à longs mors.

« La communication de Bouilly à la *Société de Chirurgie* et celle de Péan à l'*Académie* provoquèrent devant la première de ces sociétés une discussion à laquelle prirent part Terrillon, Terrier, Pozzi, Le Dentu, etc. Terrillon dit qu'après avoir eu quelques mécomptes de l'incision vaginale, il traita, dès 1887, à l'exemple de Lawson-Tait, les suppurations pelviennes par la laparotomie. Tout d'abord il fit l'incision simple et le nettoyage des poches suppurées; puis s'apercevant qu'elles pouvaient être enlevées, il en fit la décortication depuis 1888 et obtint ainsi des succès plus rapides.

« Terrier est du même avis et pense qu'une température de 40° n'est pas une contre-indication de la laparotomie. Il admet l'hystérectomie vaginale, préconisée par Péan, comme supérieure à la simple incision vaginale; mais il la considère comme inférieure à la laparotomie.

. . .

« Les communications de Péan à l'Académie et au Congrès de Berlin restèrent toutefois sans grand écho jusqu'à la communication de M. Segond, le 25 février 1891, à la *Société de Chirurgie.*

« M. Segond, peu après la première communication de Péan, avait assisté à une de ses opérations de castration utérine. Frappé par les avantages de ce mode d'intervention, il le mit lui-même en pratique le 9 août suivant. Il avait fait 23 fois cette opération, lorsqu'il la proposa devant la *Société de Chirurgie* comme étant le procédé de choix dans les cas de suppurations pelviennes. Terrillon fit sa première hystérectomie vaginale pour lésion péri-utérine suppurée le jour même de la communication de Segond, c'est-à-dire le 25 février 1891, et en fit part à la société dans la même séance. La nouvelle opération devait subir bien des attaques, et Richelot lui-même, le 4 mars suivant, déclare que, bien qu'il ait fait 18 fois depuis deux ans l'hystérectomie vaginale pour des cas de fibromes, de névralgies et de prolapsus, il reste partisan exclusif de la laparotomie pour les lésions des annexes, et n'excepte, en faveur de la castration utérine, que quelques formes rares de suppurations pelviennes : « *Tout doit être sacrifié*, dit-il, *sauf la vie du malade, à l'extirpation des poches purulentes.* »

« Reclus suivit de près Terrillon (25 mars 1891). Terrier, Bouilly, Lucas-Championnière, Richelot, Bazy, etc., demeurèrent au contraire partisans de la laparotomie dans la plupart des cas, rejetant l'hystérectomie au nombre des opérations d'exception. Pozzi se montra plus intransigeant, s'il est possible, pour être obligé de convenir plus tard de l'infériorité de la laparotomie dans bien des cas.

« Toutefois, dans la séance du cinquième *Congrès français de Chirurgie*, consacrée à la discussion des *suppurations pelviennes* (1er avril 1891), si nous exceptons la communication de Segond et la nôtre, il n'est question que de laparotomies. Sir Spencer Wells, Lawson-Tait, Jacobs, Le Dentu, Bouilly, Routier et Richelot, etc., ne mentionnent que des laparotomies. Terrillon cite sans insister son unique hystérectomie du 25 février 1891.

« Segond donne des résultats comparatifs de 48 opérations, dont 30 hystérectomies, et nous de 56 opérations, comprenant 4 cas d'incision inguino-sous-péritonéale, 32 laparotomies et 20 hystérectomies vaginales. Ces communications qui confirmaient d'une facon si éclatante celles de Péan à l'Académie et au Congrès de Berlin, entraînèrent bientôt, à la suite des partisans encore si peu nombreux de l'hystérectomie, de nouveaux adeptes et tout particulièrement Jacobs, Rouffart, Richelot, Bouilly et Lucas-Championnière. »

Au congrès de Bruxelles (septembre 1892), nous assistons en quelque sorte à l'apogée du morcellement dans le traitement des suppurations pelviennes. *Segond* rapporteur, *Péan*, et la plupart des chirurgiens venus à Bruxelles pour prendre la parole sont presque à l'unisson des partisans du morcellement.

Aussi ne peut-on considérer les opinions émises à ce congrès comme la consécration du morcellement, mais simplement comme un chaud plaidoyer en faveur de la méthode naissante.

Depuis cette époque, il n'y a eu sur ce sujet que des communications partielles, mais pas de discussion générale de laquelle on puisse conclure la place exacte que le morcellement utérin par la voie vaginale doit définitivement occuper dans la thérapeutique gynécologique.

Il est même à désirer que cette discussion, qui prendra naissance ou dans une société savante ou dans un congrès, ne se produise pas avant un certain laps de temps, afin que les opérateurs arrivent avec des documents suffisants pour éclairer le débat.

Il faut que les enthousiasmes irréfléchis de la première heure se calment, que les réfractaires aux idées nouvelles se laissent petit à petit persuader.

Alors, c'est-à-dire dans deux ou trois ans, on pourra commencer à se former un jugement, qui, pour ne pas être définitif, aura de grandes chances de stabilité.

En attendant cette période de maturité, essayons à *titre provisoire* de tracer la conduite qui nous paraît la plus rationnelle, et essayons de subordonner le traitement aux divers cas cliniques :

Au point de vue thérapeutique les cas doivent être divisés en deux catégories suivant que l'abcès est *unique* ou *multiple*.

Quand les collections purulentes sont *multiples* une seule intervention est susceptible de donner des résultats sérieux, c'est la castration utérine par la voie vaginale ou *opération de Péan*, et c'est à cette opération qu'il faudra d'emblée avoir recours sans perdre son temps à l'application d'autres procédés, qui ne feront souvent que compliquer la situation, ou qui amèneront pour le moins une perte de temps préjudiciable à la malade, qui va en s'affaiblissant.

Quand, au contraire, l'abcès est *unique* ou qu'au moins on le suppose tel, une opération aussi radicale ne saurait trouver d'emblée son indication, et c'est par un véritable abus opératoire ou par ignorance gynécologique que certains chirurgiens ne craignent pas de le conseiller et de le pratiquer en pareille circonstance.

Il est possible dans la majorité des cas et d'après les éléments du diagnostic, qui ont été donnés précédemment, de savoir s'il s'agit d'un pyosalpinx ou d'un abcès cellulaire ou péritonéal.

En cas de pyosalpinx, la laparotomie est indiquée, elle doit être complétée par la résection de la ou des trompes malades.

S'il y a abcès cellulaire ou péritonéal, c'est à l'incision et au drainage d'après la méthode de *Laroyenne* qu'on aura recours.

Toutefois si, après ces interventions soit pour le pyosalpinx par la voie abdominale, soit pour les abcès cellulaires ou péritonéaux par la voie vaginale, il n'y avait pas guérison au bout de quelques mois, et qu'il y ait récidive ou suppuration interminable, on serait autorisé à avoir, comme dernière ressource, recours à la castration utérine par la voie vaginale. Cette opération, qui n'était pas justifiée dans ces cas simples, car des méthodes moins dangereuses suffisent le plus souvent à la guérison, est une précieuse ressource qu'il faut employer sans hésitation dans les cas rebelles.

CHAPITRE VI

DÉVIATIONS UTÉRINES

(ANTÉDÉVIATIONS, RÉTRODÉVIATIONS, PROLAPSUS)

SOMMAIRE

ages.

Statique normale de l'utérus.

Axe de l'utérus 323
Ligaments utérins 324
Diaphragme pelvien 327

Anatomie pathologique, symptomatologie, pathogénie, étiologie.

1. Flexions . . . . .
   a. Antéflexion 328
   b. Rétroflexion 333
2. Versions . . . . .
   a. Antéversion 337
   b. Rétroversion 340
3. Prolapsus . . . . .
   a. Prolapsus utéro-vaginal 342
   b. Prolapsus vagino-utérin 344
   c. Pseudo-prolapsus 349

Diagnostic des déviations utérines . . . . .

1. Diagnostic du prolapsus externe 352
2. — — interne 355
3. — de la version 357
4. — de la flexion 360

Traitement des déviations utérines.

Généralités.

I. *Traitement des antédéviations.*
   a. Ressources thérapeutiques 362
   b. Traitement clinique 368

II. *Traitement des rétrodéviations.*
   a. Ressources thérapeutiques 372
   b. Traitement clinique 413

III. *Traitement du prolapsus.*
   a. Ressources thérapeutiques 418
   b. Traitement clinique 435

DÉVIATIONS UTÉRINES

(ANTÉDÉVIATIONS, RÉTRODÉVIATIONS, PROLAPSUS)

I

STATIQUE NORMALE DE L'UTÉRUS

L'utérus est placé à peu près au centre du petit bassin.

Son *axe* est *rectiligne*, perpendiculaire à celui du vagin et parallèle à celui du détroit supérieur du bassin.

L'orifice externe ou museau de tanche affleure une ligne joignant l'extrémité du sacrum à la partie inférieure de la symphyse pubienne.

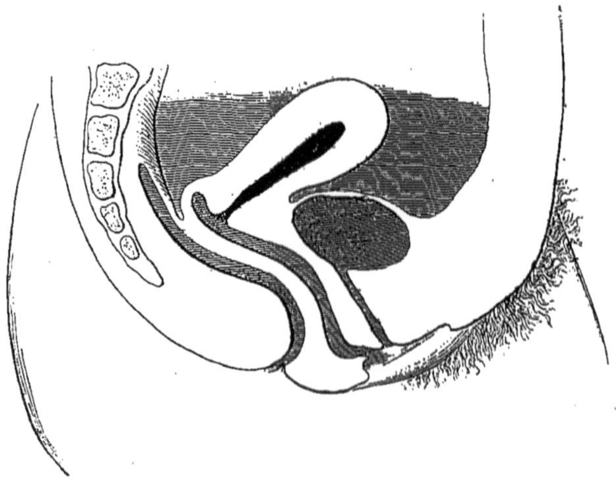

Fig. 326. — Utérus en situation normale (d'après Schultze).

Quand l'utérus abandonne le milieu du bassin en se déplaçant parallèlement à son axe, si l'organe se rapproche du sacrum, on dit qu'il y a *rétroposition; antéposition* dans le cas contraire, et *latéroposition*, s'il y a déplacement vers l'un ou l'autre côté.

Ces malpositions n'ont qu'une importance pratique très secondaire, elles résultent de la présence de tumeurs ou de rétractions ligamenteuses; il n'en sera pas question ici.

Si l'axe de l'utérus se coude, par suite de l'inclinaison du corps sur le col, comme par exemple la deuxième phalange du pouce peut s'incliner sur la première, on dit qu'il y a *flexion*.

Quand l'axe utérin, *tout en restant rectiligne*, abandonne la direction de l'axe du détroit supérieur ou de la perpendiculaire à l'axe vaginal, comme l'arbre qu'on déracine s'incline par rapport au sol qui le nourrissait, on dit qu'il y a *version*.

Si enfin l'utérus s'abaisse en gagnant la vulve par la voie vaginale, de telle sorte que le col devienne plus ou moins inférieur à la ligne sous-sacro-sous-pubienne, on dit qu'il y a *prolapsus*.

Flexion, version, prolapsus constituent les trois grandes déviations de l'utérus.

Les détails de la *pathogénie* de ces déviations ne sauraient être compris qu'après étude préalable de la *statique utérine*.

Supposons un mât, composé de deux parties distinctes et articulées. Si on veut fixer ce mât en position droite sur le pont d'un navire, il faudra, à l'aide de cordages, attacher chacun des segments à la surface du bateau.

Qu'un accident relâche ou détruise les cordages du segment supérieur du mât, on verra celui-ci s'incliner, se replier sur le segment inférieur en formant avec lui un angle plus ou moins fermé.

Si le même accident arrive aux cordages du segment inférieur, tout le mât abandonné à lui-même se déviera en totalité en se couchant plus ou moins sur le pont du navire.

Si enfin, après l'affaiblissement ou la destruction des cordages, le pont lui-même s'effondre, le mât n'étant plus soutenu tombera à fond de cale.

Ces trois étapes successives nous rappellent en quelque sorte les trois degrés des déviations utérines :

Flexion,
Version,
Prolapsus.

Les cordages sont les ligaments et les deux segments du mât simulent le corps et le col de l'utérus; le pont du navire n'est autre chose que le plancher pelvien.

Les ligaments qui maintiennent **le corps de l'utérus** sont :

Les *ligaments larges*, ou mieux la partie supérieure de ces ligaments, qui, s'attachant aux flancs de l'utérus vont transversalement gagner la paroi pelvienne.

Les *ligaments ronds*, qui, confondus à leur partie initiale avec les ligaments larges dont ils occupent l'aileron antérieur, aboutissent au canal inguinal et se terminent en trois branches, qui se fixent à la partie inférieure de ce canal, à l'épine du pubis et enfin à la partie supérieure des grandes lèvres.

Par les ligaments larges l'utérus est maintenu dans le sens transversal.

Les ligaments ronds empêchent le renversement en arrière, ils simulent deux bras grâce auxquels l'utérus s'accroche à la partie antérieure de l'anneau pelvien, de crainte de tomber en arrière.

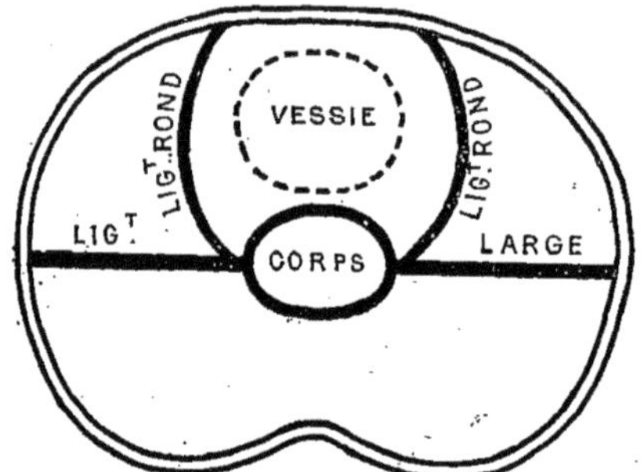

Fig. 327. — Ligaments du corps de l'utérus.

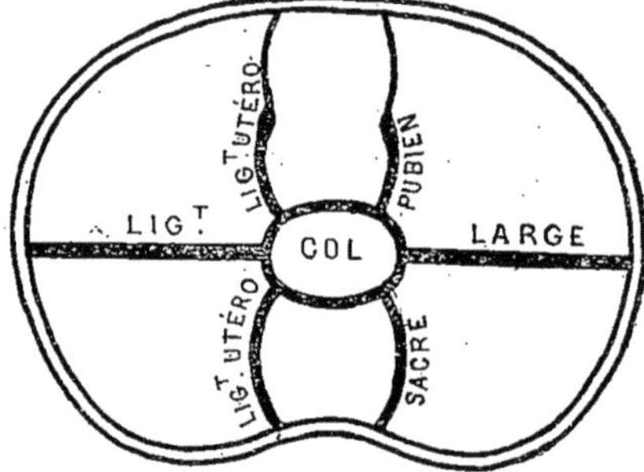

Fig. 328. — Ligaments du col utérin.

Mais il n'existe pas de ligaments analogues s'étendant vers le sacrum, de telle sorte que le corps de l'utérus non fixé à la partie postérieure du pelvis pourrait basculer facilement en avant, si la vessie ne se trouvait placée comme un matelas d'eau pour prévenir cette chute, et pour remplir en quelque sorte d'une façon indirecte le rôle des ligaments absents en arrière.

Nous verrons plus loin, en étudiant l'antéflexion, que la situation du corps utérin varie d'ailleurs avec la réplétion vésicale, variations qui doivent être considérées comme physiologiques.

En résumé, les attaches et moyens de fixation du corps utérin sont :

En avant, les *ligaments ronds;*

Transversalement, les *ligaments larges* (partie supérieure) ;

En arrière, d'une façon indirecte, la *vessie*, qui agit en repoussant l'utérus d'avant en arrière.

Les ligaments qui fixent **le col de l'utérus** (fig. 328-329) présentent une grande analogie avec les précédents, mais contrairement à ce qui existe pour le corps, les ligaments antérieurs ont une importance presque nulle, et les postérieurs sont très résistants.

Les *antérieurs* ou *utéro-vésicaux* s'étendent des parties latéro-supérieures du col et gagnent la partie correspondante de la vessie; de là, par l'intermédiaire du tissu cellulaire péri-vésical, ils se prolongent jusqu'à la face postérieure du pubis, de telle sorte qu'ils constituent en réalité des *ligaments utéro-pubiens*, sorte d'ébauche pour le col des ligaments ronds.

Les *postérieurs* ou *utéro-sacrés* vont des parties latéro-supérieures du col aux troisième et quatrième pièces sacrées. Ils soulèvent le péritoine dans leur trajet, de manière à séparer la fossette rétro-ovarienne de la poche de Douglas. Ils abritent et protègent le rectum à son passage.

Transversalement sont jetés du col à la paroi pelvienne les ligaments larges, qui continuent, au niveau du col et jusqu'à l'insertion vaginale, la partie déjà mentionnée de ces ligaments au niveau du corps.

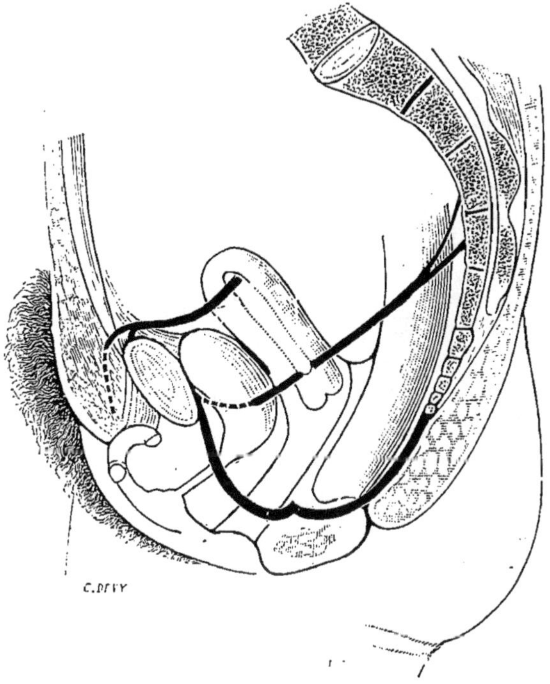

Fig. 329. — Schéma général des ligaments utérins (coupe antéro-postérieure).
Ligaments ronds. — Ligaments utéro-sacrés. — Ligaments utéro-pubiens. — Plancher ou diaphragme pelvien

Les *ligaments larges* au point de vue physiologique doivent donc être divisés en deux parties distinctes :

Une supérieure ou corporéale, s'insérant au corps de l'utérus.

L'autre inférieure ou cervicale se fixant au col.

C'est la même bande ligamentaire aboutissant à deux portions différentes de l'utérus, l'une abritant en haut l'artère ovarienne, l'autre en bas, l'artère utérine.

Tous les ligaments que nous venons d'étudier (fig. 330, qui les embrasse dans une vue d'ensemble) sont composés de fibres lisses, continuations de celles de l'utérus, sortes de diverticulum du muscle utérin, qui par leur intermédiaire vont prendre point d'appui sur le squelette pelvien; ils sont enveloppés dans un dédoublement du péritoine ; ils abritent dans leur intérieur des vaisseaux et nerfs surtout importants au niveau des ligaments larges, qui constituent les véritables hiles nourriciers de cet organe ; liez en effet les ligaments larges en totalité, vous supprimez la vie de l'utérus.

Au-dessous de l'utérus, fermant la cavité abdominale inférieurement, se trouve le *diaphragme pelvien*, plan musculo-aponévrotique que forme le plancher sur lequel repose l'utérus (fig. 242, p. 226).

Ce diaphragme pelvien, calotte renversée, destinée à recevoir les organes du petit bassin, se compose de la juxtaposition de plusieurs muscles, dont

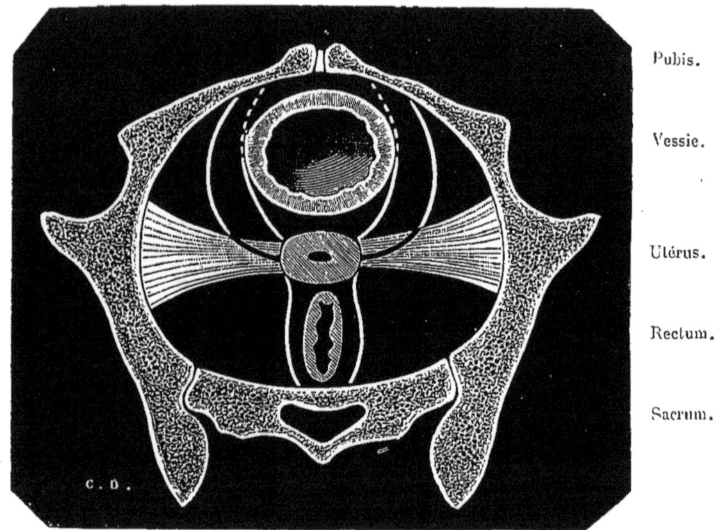

Fig. 330. — Schéma général des ligaments utérins (coupe transversale et horizontale).
(Ligaments larges. — Ligaments ronds. — Ligaments utéro-pubiens. — Ligaments utéro-sacrés.)

le principal et plus central est le *releveur périnéal* (ou releveur de l'anus) avec ses trois faisceaux en éventail :

Premier éventail, dont la pointe correspond à l'épine sciatique et la base au bord latéral du coccyx : *éventail sciatique*.

Deuxième éventail, dont la pointe est à l'extrémité du coccyx et la base à l'intersection fibreuse, qui joint l'épine sciatique au pubis : *éventail coccygien*.

Troisième éventail, dont la pointe est au pubis et la base sur la ligne médiane coccy-vulvaire : *éventail pubien*.

Outre le releveur périnéal, on rencontre en avant l'*obturateur interne*, matelassant le trou obturateur ; et en arrière le *pyramidal*, sorte de bandeau fermant la grande échancrure sciatique.

Tous ces muscles sont supérieurement recouverts par l'*aponévrose pelvienne*, doublure solide qui les protège et les sépare des viscères pelviens.

Ce double plan aponévrotique et musculaire est traversé d'arrière en avant par le *rectum*, le *vagin* et enfin l'*urètre*, qui cheminent dans son intérieur *obliquement* pour ne pas diminuer sa résistance.

Au-dessous, recouverts par la peau, se trouvent d'autres muscles et aponévroses, *muscles du périnée* et *sphincter externe de l'anus*.

L'utérus repose donc par sa partie cervicale sur le plancher pelvien dont le sépare le rectum ; son corps est fixé par la partie supérieure des ligaments larges, les ligaments ronds et la vessie; son col est maintenu transversalement par la partie inférieure des ligaments larges et antéro-postérieurement par les ligaments utéro-sacrés en arrière, et les utéro-pubiens, en avant.

Sur tous les points libres de sa surface, l'utérus subit la pression abdominale par l'intermédiaire de l'intestin, dont les anses viennent combler les espaces vides.

II

ANATOMIE PATHOLOGIQUE, SYMPTOMATOLOGIE PATHOGÉNIE, ÉTIOLOGIE

Avec ces données, nous pouvons aborder l'étude des *flexions*, *versions* et *prolapsus*.

1. — FLEXIONS

Le col de l'utérus solidement fixé par ses liens naturels conserve sa position normale où à peu près normale. Le corps de l'organe se déplace seul :

Soit en avant : *antéflexion ;*
Soit en arrière : *rétroflexion ;*
Soit latéralement : *latéroflexion* (droite ou gauche).

Les latéroflexions sont exceptionnelles, de telle sorte qu'en pratique on peut les laisser de côté, pour ne s'occuper que des flexions en arrière et en avant, qui constituent par contre des états pathologiques fréquents, auxquels le gynécologue est souvent appelé à porter remède.

a. — **Antéflexion.**

Le corps s'incline en avant, sur le col immobile; l'isthme sert de charnière.

L'axe du canal utérin forme un angle ouvert en bas, dont le sommet correspond approximativement à l'isthme.

Si l'angle est obtus, la flexion est faible ou du premier degré (fig. 331).

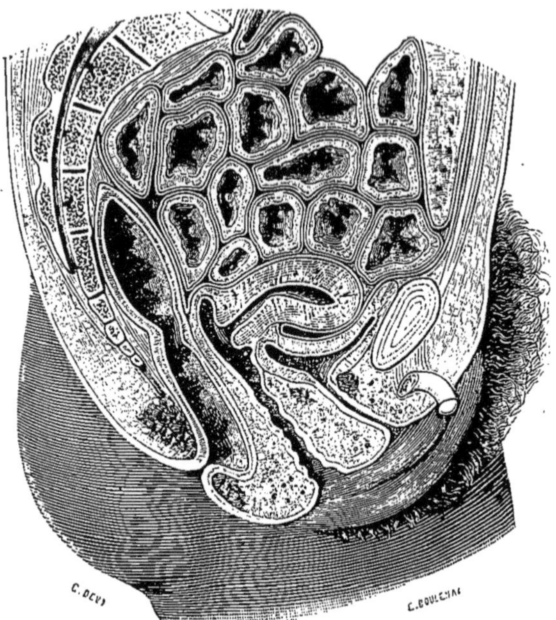

Fig. 331. — Antéflexion du premier degré.

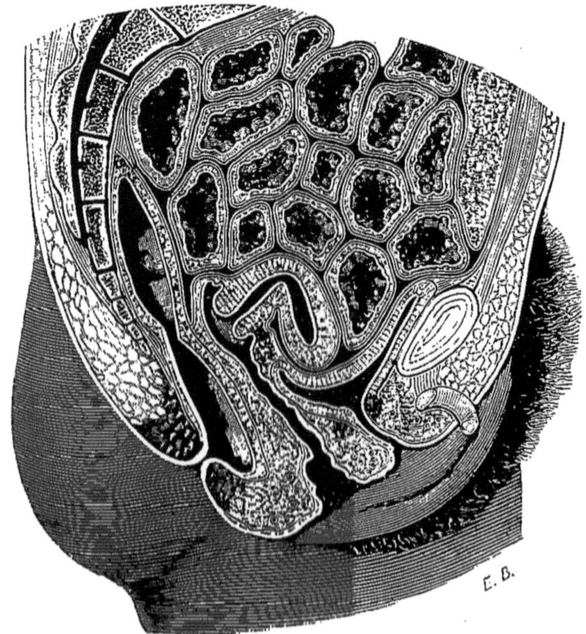

Fig. 332. — Antéflexion du second degré.

S'il est aigu, elle est prononcée ou du deuxième degré (fig. 332).

La flexion à angle droit constitue la limite entre ces deux variétés.

L'antéflexion est un état

Tantôt normal,
Tantôt pathologique,
Tantôt indifférent.

Nous allons bientôt comprendre ces distinctions.

Suivons d'abord la vessie dans ses variations de réplétion :

Figure 333. — La vessie est vide, toute l'urine ou presque toute est évacuée, le corps de l'utérus s'incline en avant formant avec le col un angle obtus.

Figure 334. — A mesure que l'urine s'accumule dans le réservoir vésical l'antéflexion diminue, et quand la réplétion est moyenne l'utérus se trouve droit, la flexion a disparu.

Figure 335. — S'il y a surdistension d'urine, comme dans le cas de rétention, il ne se produit pas de rétroflexion ainsi qu'on pourrait théoriquement le supposer, mais tout l'utérus est légèrement refoulé en arrière, le fond plus que le col, de telle sorte qu'il se constitue un léger degré de rétroversion.

Ces mouvements de l'utérus, dépendant du fonctionnement de la vessie sont essentiellement physiologiques, et quand, après la miction, on constate de l'antéflexion, on commettrait une erreur si on concluait à un état pathologique.

L'état pathologique n'existe qu'avec la réunion des deux conditions suivantes :

Immobilité de l'utérus dévié;

Troubles pathologiques, dépendant de cette déviation.

Immobilité, quand l'utérus reste antéfléchi quel que soit le degré de réplétion vésicale, quand, en d'autres termes, il existe une *ankylose* du corps sur le col.

Cette antéflexion, avec fixation utérine, est la source de troubles pathologiques, qui consistent :

Soit dans le rétrécissement du canal utérin au niveau de l'isthme (conséquences : dysménorrée, rétention de la sécrétion utérine, stérilité);

Soit dans la compression de la vessie, au niveau des parois mêmes de l'organe (1er degré d'antéflexion), ou de l'ouverture vésicale de l'urètre (2e degré d'antéflexion), d'où ténesme vésical, parfois même cystite.

Ces deux variétés de troubles *utérins* et *vésicaux* peuvent coexister ou se montrer séparément.

Enfin on constate parfois à l'examen des organes génitaux, un utérus fixé en antéflexion immobile, sans que cependant la femme n'accuse aucun trouble pathologique imputable à cette déviation.

L'antéflexion en pareil cas n'est pas pathologique, puisqu'il n'en résulte

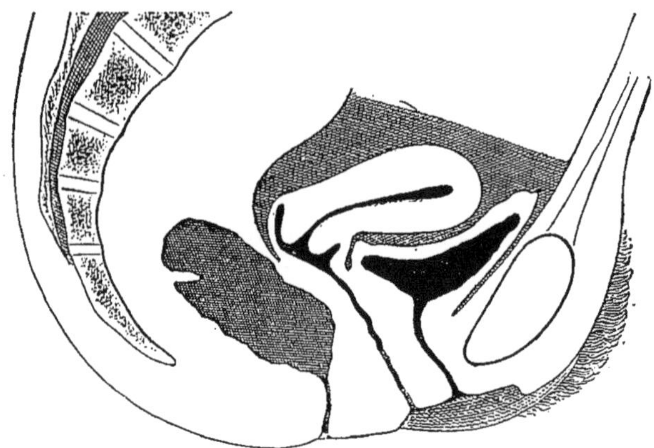

Fig. 333. — Position de l'utérus avec la vessie vide ou presque vide.

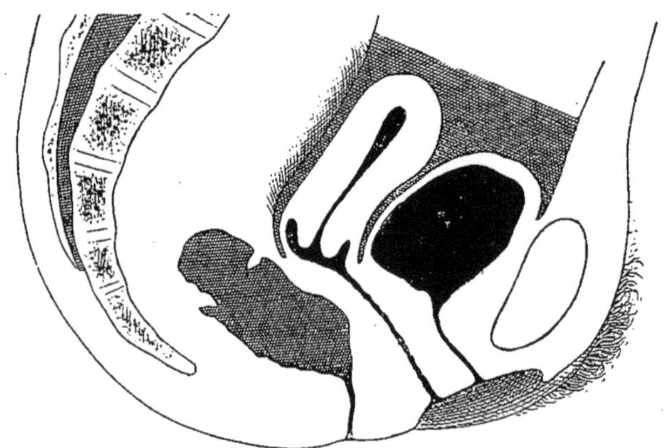

Fig. 334. — Position de l'utérus avec la réplétion moyenne de la vessie.

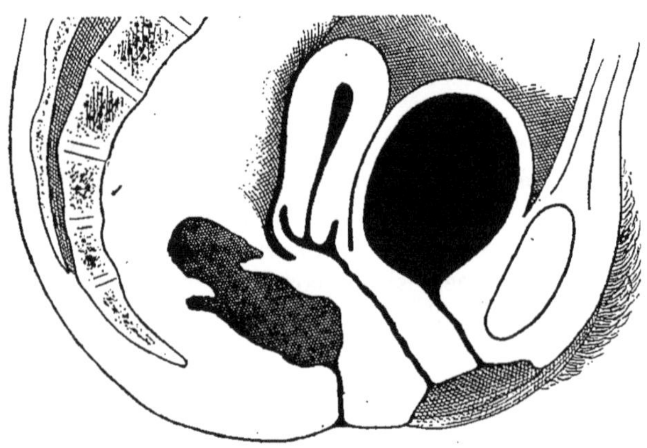

Fig. 335. — Position de l'utérus avec surdistension de la vessie.

aucun trouble ; d'autre part elle ne saurait être considérée comme physiologique, puisque la mobilité est l'essence de cette dernière ; le nom d'antéflexion *indifférente* lui convient bien.

Ainsi sont définies et nettement délimitées les trois variétés d'antéflexion :

Physiologique ;
Pathologique ;
Indifférente.

Nous retrouverons les deux variétés pathologique et indifférente à propos de la rétroflexion.

Je résume, pour les rendre faciles à retenir, les signes distinctifs des trois variétés d'antéflexion :

1° Physiologique.	Pas de troubles.	Mobilité.
2° Pathologique .	Troubles . . .	Immobilité.
3° Indifférente. .	Pas de troubles.	Immobilité.

Il est entendu que la mobilité, dont il est ici question, n'est pas celle de tout l'utérus, mais seulement celle du corps sur le col.

La *pathogénie* de l'antéflexion *physiologique* a été suffisamment indiquée ; il est inutile d'y revenir ici. Quant aux deux autres variétés, elles sont tantôt *congénitales*, tantôt *acquises*, et, dans ce dernier cas, dépendent de causes soit *utérines*, soit *périutérines*.

L'antéflexion *congénitale* constitue un vice de développement de l'utérus, dont la paroi antérieure reste atrophiée par rapport à la postérieure ; l'utérus est en quelque sorte bancal ; cet état coïncide parfois avec une atrophie de tout le système génital, voire même du bassin.

Acquise, l'antéflexion dépend d'une des causes suivantes :

1° *Métrite*, le corps de l'utérus augmente de volume et de poids, de telle sorte que la vessie devient incapable de redresser l'antéflexion. Dans certains cas, il est difficile de dire si l'inflammation est la cause ou l'effet de la déviation ; cette dernière pouvant la produire ou plutôt la favoriser par les troubles qu'elle amène dans la circulation utérine.

2° *Involution puerpérale incomplète* ou mieux *irrégulière*.

Incomplète, la cause est la même que pour la métrite.

Irrégulière, les deux parois subissent une involution inégale, soit que la paroi antérieure s'atrophie ou que la postérieure reste hypertrophiée, le résultat est le même ; le défaut de parallélisme dans le retour à l'état normal infléchit l'utérus en avant (analogie avec rétroflexion, fig. 338).

3° *Périmétrite*. — Soit par la formation de brides cicatricielles qui relient en avant le corps au col, et les attirent l'un vers l'autre comme le ferait une ligature, soit que la rétraction du ligament utéro-sacré suite d'inflammation, en attirant le col en arrière, invite le corps à s'infléchir en avant.

4° *Tumeur abdominale* ou *utérine*, fixant l'utérus en antéflexion, soit en repoussant, soit en attirant le corps dans cette direction vicieuse.

b. — Rétroflexion.

Le corps de l'utérus s'incline en arrière, balayant dans sa descente la face antérieure du rectum; le col reste immobile ou s'avance légèrement dans la direction de la vessie ; son orientation par rapport au vagin n'est pas modifiée, à moins que la déviation ne soit très prononcée, auquel cas il subit un

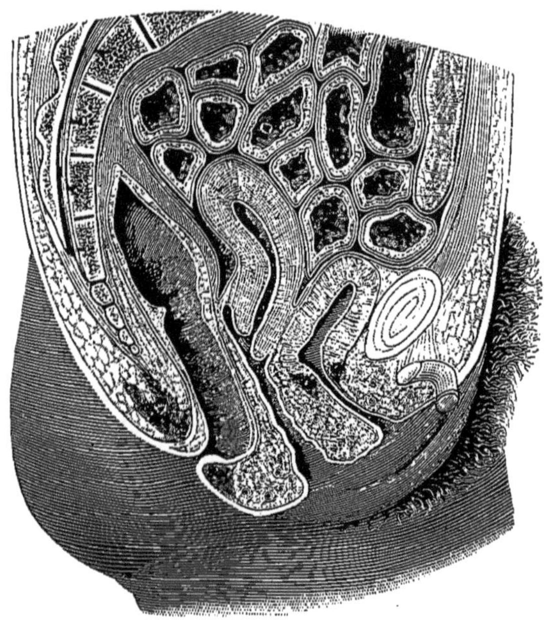

Fig. 336. — Rétroflexion du premier degré.

mouvement de bascule en arrière, de telle sorte que son axe se rapproche plus ou moins du vagin ou tend à s'en rapprocher.

De même que l'antéflexion, la rétroflexion présente deux degrés.

Angle obtus : rétroflexion du 1er degré (fig. 336),
— aigu : — du 2e degré (fig. 337).

Dans le dernier cas, le fond de l'utérus est au contact du rectum qu'il déprime plus ou moins ; dans le second, il correspond à l'anus ou s'en rapproche, de telle sorte que les deux degrés de rétroflexion, suivant les rapports du fond de l'utérus, pourraient s'appeler :

1er degré, rétroflexion utéro-rectale,
2e — utéro-anale.

De même pour l'antéflexion on aurait :

1er degré, antéflexion utéro-vésicale,
2e — utéro-urétrale.

Contrairement à l'antéflexion, la rétroflexion n'est jamais un état physiologique, néanmoins, à côté des rétroflexions douloureuses, il en est qui ne sont la source d'aucun trouble pathologique et dont les femmes n'éprouvent aucune espèce d'incommodité.

De telle sorte qu'au lieu des trois variétés qui existent pour l'antéflexion, nous n'en avons ici que deux :

La rétroflexion pathologique,
— indifférente.

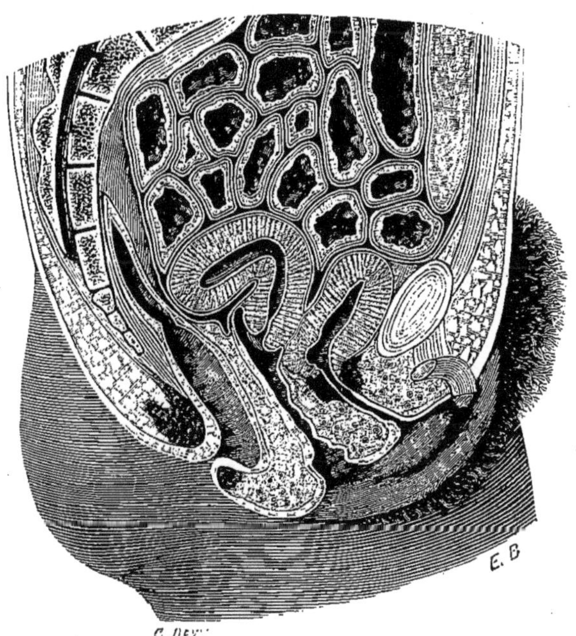

Fig. 337. — Rétroflexion du second degré.

La rétroflexion *indifférente*, ne causant aucun symptôme pathologique, sera accidentellement rencontrée à l'examen du système génital, alors par exemple qu'une femme vient consulter son médecin pour savoir si elle est enceinte; le doigt, déprimant le cul-de-sac postérieur du vagin, rencontre le corps de l'utérus et rend nettement compte de l'angle plus ou moins prononcé qu'il forme avec le col.

La rétroflexion *pathologique* s'accompagne le plus ordinairement de métrite, qui se manifeste par son cortège habituel de douleurs et de pertes. Ses symptômes propres sont :

Du côté du rectum : phénomènes de compression se traduisant par la difficulté des garde-robes, par des douleurs au niveau du sacrum, et quand la déviation est très prononcée par une pesanteur très pénible dans la région ano-périnéale.

Du côté de l'utérus, dysménorrée quand la perméabilité du canal utérin est atteinte, stérilité pour la même raison.

Troubles réflexes de fréquence variable : névralgies lombo-abdominale, intercostale ou sciatique; affaiblissement musculaire des membres inférieurs; toux quinteuse (aphonie); dyspepsie et vomissements; asthme.

L'origine utérine de ces divers troubles serait difficile à affirmer, si on n'avait constaté leur disparition coïncidant exactement avec le redressement de l'utérus.

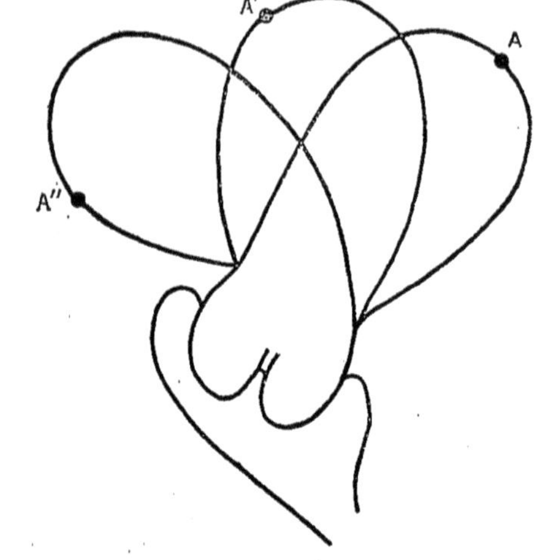

Fig. 338. — Involution puerpérale pathologique causant la rétroflexion.

A, A', A'' représentent le même point de la paroi utérine, se déplaçant à cause de l'involution vicieuse de la paroi.

Comme pour toutes les déviations utérines, nous trouvons les rétroversions *mobiles* et *immobiles*, encore dénommées *réductibles* et *irréductibles*.

Parmi les réductibles il en est de *facilement* et de *difficilement* réductibles.

Trélat donnait à cette dernière variété le nom de *résistantes*, divisant ainsi les rétroflexions en *réductibles*, *résistantes et adhérentes*.

La rétroflexion a presque toujours une *origine puerpérale :* pendant le postpartum l'involution de la paroi antérieure étant trop lente ou celui de la paroi postérieure trop rapide, le corps de l'utérus se renverse en arrière, où il est maintenu par la pression intestinale (fig. 338).

Il est possible que le relâchement des ligaments ronds soit également un des facteurs pathogéniques, cependant il est probable que ce relâchement est dans les rétroflexions plutôt secondaire que primitif.

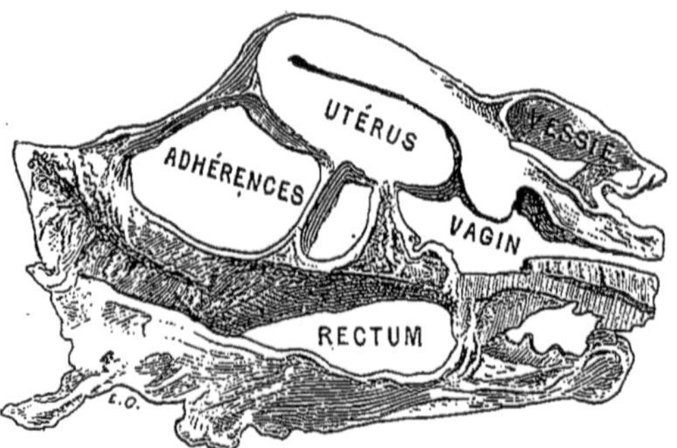

Fig. 339. — Adhérences péritonéales causes de rétroflexion (Winckel).

En dehors de la puerpéralité, les causes de la rétroflexion sont les inflammations du péritoine rétro-utérin (fig. 339 et 340), les adhérences qui en résultent attirant par leur rétraction le corps de l'utérus en arrière, et le maintenant ensuite dans cette position vicieuse.

Un fibrôme implanté sur la face postérieure ou antérieure (fig. 341) de l'utérus peut entraîner la bascule du corps en arrière et produire ainsi la rétroflexion; certaines tumeurs abdominales comprimant la face antérieure

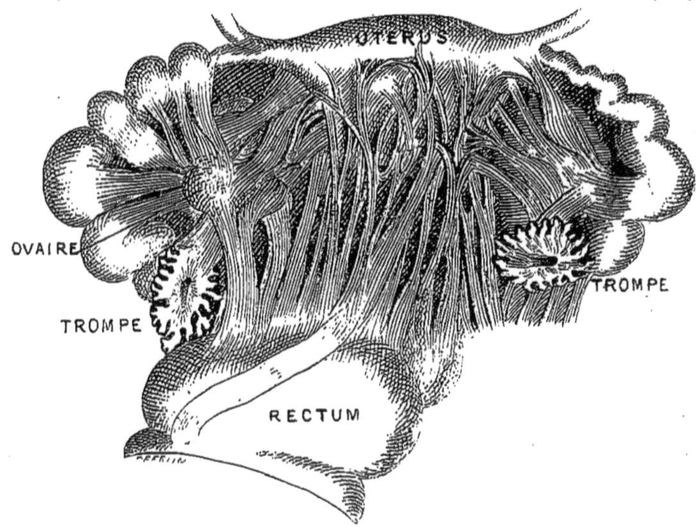

Fig. 340. — Adhérences génito-rectales (Kustner).

de la matrice peuvent aboutir au même résultat que celui indiqué par la figure 341.

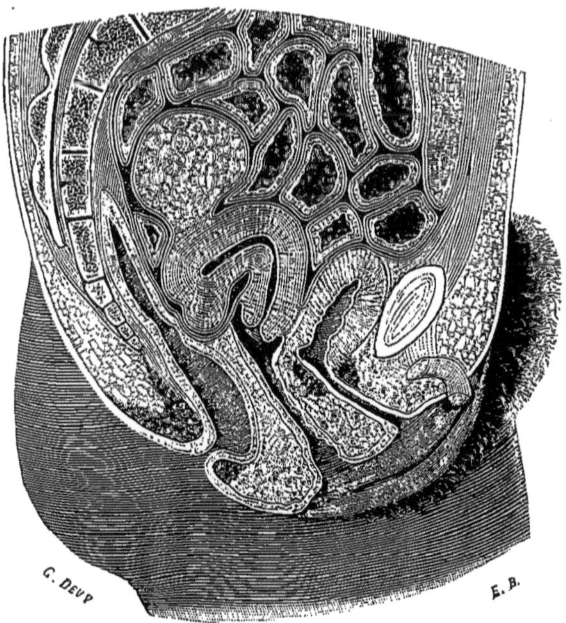

Fig. 341. — Rétroflexion causée par un fibrôme inséré sur la paroi antérieure de l'utérus.

2. — VERSIONS

Dans la *flexion*, le col conserve sa position à peu près normale et le corps s'incline sur lui de manière à couder l'utérus.

Dans la *version*, le basculement atteint à la fois le corps et le col, de telle sorte que l'utérus, tout en conservant un canal rectiligne, se trouve dévié de sa situation normale.

La version est donc un renversement de l'utérus en totalité, tandis que la flexion est une inclinaison du corps sur le col; le mouvement de charnière se produit au niveau du museau de tanche dans le premier cas, et de l'isthme dans le second.

La note pathologique est, dans la flexion, donnée par la coudure du canal utérin, et dans la version par la perte de l'équilibre utérin avec intégrité de ce même canal.

L'utérus enlevé du corps de la femme resterait pathologique dans le premier cas, et au contraire normal dans le second.

Le nouvel élément, qui survient dans la version et qui n'existait pas dans la flexion, est la mobilité anormale du col jointe à celle du corps.

L'état pathologique est donc plus grave, la flexion étant une déviation minime, la version une déviation majeure.

Il existe encore une déviation plus sérieuse que les deux précédentes, et qui constitue leur summum pathologique, c'est le prolapsus utérin.

Dans la *flexion* en effet le corps seul est dévié, dans la *version* c'est le corps et le col; dans le *prolapsus*, corps, col et vagin sont atteints. Nous avons donc en considérant l'*organe dévié* de sa position normale :

Flexion : corps utérin;
Version : corps et col utérins;
Prolapsus : corps, col, vagin.

C'est à tort que quelques auteurs confondent dans une description commune les versions et les flexions, car elles constituent des états pathologiques distincts.

Séparer d'autre part le prolapsus des états pathologiques précédents est également une faute, car il n'est qu'une version exagérée, modifiée, et à laquelle s'ajoute un élément nouveau, la déviation vaginale; la version en effet conduit au prolapsus, de même que la flexion aboutit parfois à la version.

La version peut se faire :

Soit en avant : antéversion;
Soit en arrière : rétroversion;
Soit latéralement : latéroversion.

La latéroversion, comme la flexion de même ordre, étant exceptionnelle, je la laisserai de côté pour ne m'occuper que de l'antéversion et de la rétroversion.

a. — Antéversion.

L'utérus subit un mouvement de bascule, qui porte le corps en avant et le col en arrière.

Le corps se couche sur la vessie pendant que le col vient en arrière aplatir le rectum contre la concavité du sacrum (fig. 342).

L'angle droit, formé à l'état normal par l'union des axes utérin et vaginal, devient plus ou moins aigu suivant le degré de la déviation.

L'antéversion, contrairement à l'antéflexion, est *toujours un état pathologique*, et qui cause des troubles plus ou moins accentués.

Presque constamment elle est accompagnée de métrite ou d'une autre maladie concomitante, de telle sorte que les symptômes, dont elle est la source, se confondent plus ou moins avec ceux de cette maladie.

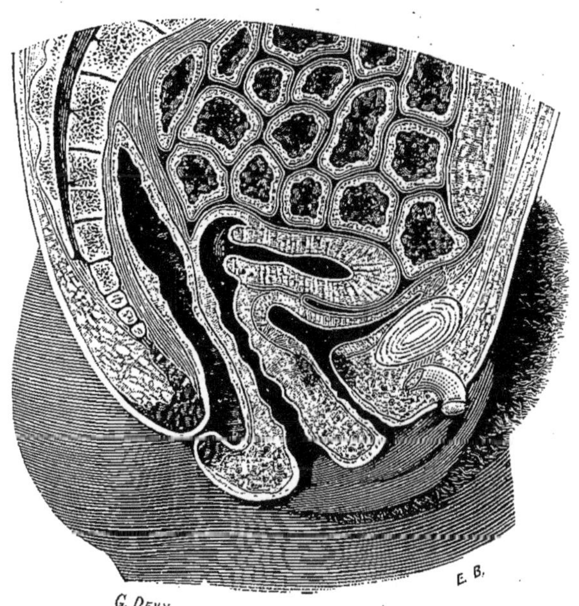

Fig. 342. — Antéversion.

Quelques auteurs, notamment *Schultze*, considèrent certains cas d'antéversion comme physiologiques, mais, à mon avis, l'état physiologique n'appartient qu'à l'antéflexion, car l'antéversion implique un état de relâchement des ligaments cervicaux incompatible avec l'état normal.

L'antéversion peut être :

Mobile ou réductible ;

Immobile ou irréductible.

Le premier cas appartient d'ordinaire à la métrite concomitante, ou encore aux tumeurs utérines (fibrômes), tandis que le second s'observe avec les cellulites pelviennes, les pelvi-péritonites antérieures, les tumeurs périutérines immobilisant l'utérus en position vicieuse.

Les troubles qu'on observe dans l'antéversion sont *utérins*, *vésicaux*, *rectaux*, *éloignés*.

Utérins : ce sont les symptômes de la métrite concomitante, toutefois la stérilité peut être le fait exclusif de la déviation utérine.

Vésicaux : compression de la vessie, produisant du ténesme, ou amenant une véritable inflammation de la vessie.

Rectaux : compression du rectum, exagération de la constipation, difficulté des garde-robes.

Eloignés : névralgies diverses, gastralgies, amaigrissement.

L'antéversion résulte du relâchement de tout l'appareil ligamenteux de l'utérus, combiné à l'augmentation du poids de la matrice, de telle sorte que

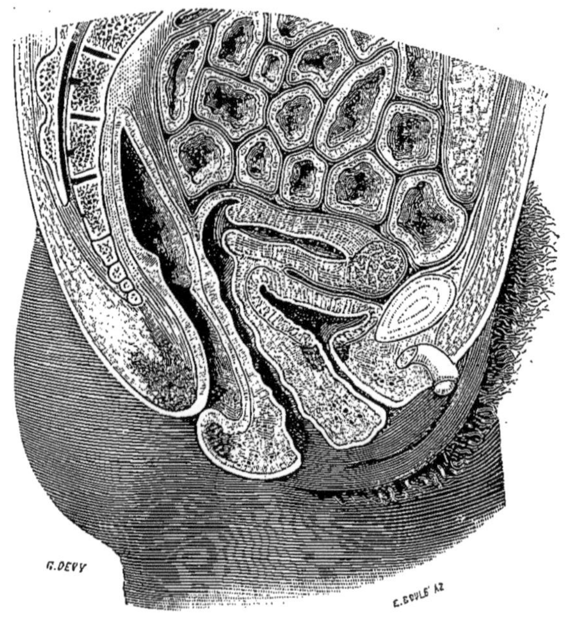

Fig. 343. — Antéversion causée par un fibrôme du fond de l'utérus.

l'exagération de poids tendant à accentuer la bascule sous l'influence de la pesanteur, les ligaments ne sont plus susceptibles de la contre-balancer.

Ces deux conditions pathogéniques existent le plus souvent réunies à la suite de l'accouchement, alors qu'il y a subinvolution.

La présence d'un fibrôme dans la paroi antérieure ou vers le fond de l'utérus (fig. 343), changeant les conditions de la statique utérine, peut aussi amener l'antéversion.

On a également invoqué la cellulite pelvienne, qui, par les brides cicatricielles qu'elle laisse, est susceptible de fixer l'organe dévié en antéversion.

Enfin les tumeurs de voisinage, telles que certains kystes de l'ovaire, amèneront, quand ils se développent en arrière de l'utérus, une antéversion de degré variable.

b. — Rétroversion.

L'utérus conservant sa configuration normale, le corps se porte en arrière, et vient se coucher dans la concavité sacrée ; le col est dévié en sens contraire et comprime la vessie qu'il aplatit plus ou moins derrière le pubis (fig. 344).

L'axe du canal utérin se rapproche de celui du vagin, parfois ces deux axes se confondent l'un avec l'autre, ne formant plus qu'une seule et même ligne droite.

Si la rétroversion s'accentue davantage, l'union de ces divers axes forme un angle, dont l'ouverture regarde en bas et en arrière dans la direction du coccyx et de l'anus.

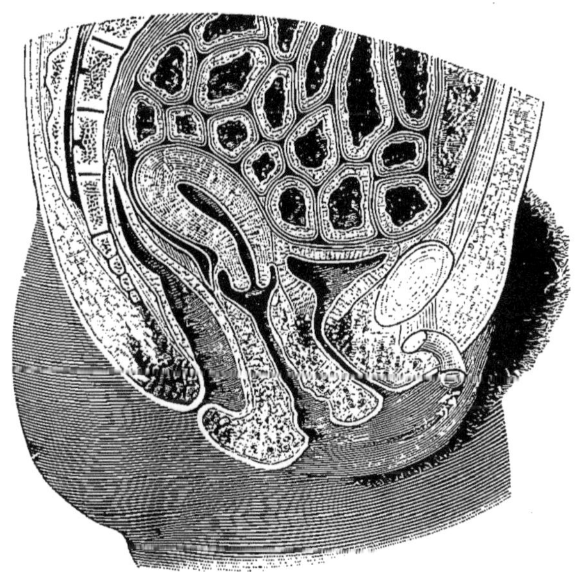

Fig. 344. — Rétroversion utérine.

Dans la rétroversion, le col utérin est non seulement dévié, mais il est abaissé, plus rapproché de la vulve qu'à l'état normal, de telle sorte que la longueur apparente du vagin est diminuée.

La rétroversion n'est d'ailleurs que la première étape du prolapsus, ainsi que nous le verrons à l'étude de ce dernier état pathologique.

La rétroversion s'accompagne habituellement de métrite et en présente, en pareil cas, les divers symptômes.

Ses *symptômes* propres sont :

Du côté du rectum : phénomènes de compression, avec difficulté des garde-robes ; au moment de la défécation la femme éprouve une difficulté particulière à faire des efforts expulsifs, car ces efforts poussent l'utérus dans la direction du rectum et empêchent ainsi la progression des matières fécales ;

de plus, ces efforts, comprimant l'utérus douloureux par lui-même, sont pénibles ; aussi la plupart des femmes atteintes de cette déviation redoutent-elles les garde-robes, qui ne sont pas facilitées par l'administration d'un lavement. — Si la rétroversion est très accentuée, la pression de l'utérus se traduit par la pesanteur au niveau du périnée et une sorte de gêne continuelle dans le petit bassin.

Du côté de la vessie : ténesme vésical, parfois difficulté dans la miction quand l'urètre se trouve comprimé.

Troubles réflexes : analogues à ceux qu'on peut observer dans les autres déviations.

La rétroversion a pour *cause* habituelle l'accouchement ; comme tous les ligaments utérins ont été relâchés par la grossesse, et que la femme est étendue sur le dos, l'utérus augmenté de poids a une tendance naturelle à s'incliner en arrière, dans la direction que lui imprime la pesanteur, aidée par la pression des intestins.

Si l'involution reste incomplète, et si les ligaments ne reprennent pas leur tonicité normale, la rétroversion d'abord passagère devient durable et se trouve ainsi définitivement constituée.

En dehors de la puerpéralité, la rétroversion comme la rétroflexion peut résulter de la présence d'un fibrôme dans la paroi postérieure de l'utérus, d'une tumeur abdominale refoulant la matrice d'avant en arrière, d'une pelvi-péritonite dont les adhérences en se rétractant font basculer l'organe en arrière.

Dans ces différentes affections, si les ligaments du col résistent et empêchent sa déviation, la rétroflexion est constituée sans rétroversion.

La différence dans la pathogénie de ces deux déviations résulte donc de l'inégalité dans la résistance des ligaments, qui président à la statique cervicale.

Dans quelques cas exceptionnels la rétroversion a pu résulter d'un effort brusque, la pression de l'intestin produit alors une sorte de luxation de l'utérus, qui reste définitivement dans sa position vicieuse.

3. — PROLAPSUS

Quand l'utérus est placé au-dessous de sa situation normale [1], on dit qu'il y a *prolapsus*.

Ce prolapsus est une sorte de hernie de l'utérus à travers le canal vaginal, d'où le nom d'*utérocèle vaginale* qu'on lui a encore donné.

Il y a trois variétés de prolapsus :

a. Le prolapsus utéro-vaginal ;
b. Le prolapsus vagino-utérin ;
c. Le pseudo-prolapsus.

[1] Cette situation normale a été définie page 323.

Variétés que nous ne comprendrons bien, ainsi que leurs dénominations, qu'après les avoir décrites en détail.

a. — Prolapsus utéro-vaginal.

Quand l'appareil ligamenteux de l'utérus est relâché, cet organe n'est plus maintenu en place, comme nous l'avons vu avec l'antéversion et avec la rétroversion.

Supposons une rétroversion constituée ; la pression abdominale continuant à agir par l'intermédiaire de la masse intestinale, pousse l'utérus dans la direction indiquée par la flèche (fig. 345).

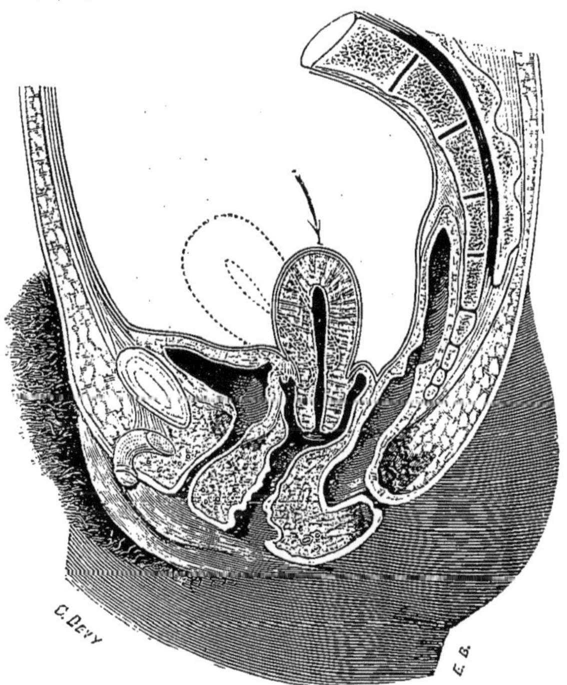

Fig. 345. — Prolapsus utéro-vaginal interne.
(La ligne pointillée indique l'utérus en position normale.)

L'action ligamenteuse s'affaiblissant de plus en plus, l'utérus descend vers la vulve, entraînant avec lui le vagin qui se replie sur lui-même.

Il y a donc successivement prolapsus de l'*utérus* d'abord, et du *vagin* ensuite, d'où le nom de *prolapsus utéro-vaginal* donné à cette variété.

Le prolapsus n'est donc dans cette variété pathogénique que la suite de la rétroversion.

La rétroversion constitue en quelque sorte le premier degré du prolapsus ; elle n'existe d'ailleurs jamais sans un certain degré d'abaissement utérin.

Tant que le col n'a pas franchi la vulve, le prolapsus est *interne* (fig. 345), dès qu'il l'a franchie, il devient *externe* (fig. 346).

Le prolapsus externe n'est donc que la suite et l'exagération de l'interne; l'arrivée du col exactement au niveau de la vulve constitue la limite entre les deux variétés.

Dans le prolapsus utéro-vaginal, le relâchement ligamenteux de l'utérus constitue le processus initial, et c'est en particulier le relâchement des ligaments utéro-sacrés, et de la partie inférieure ou cervicale des ligaments larges qui favorise la chute utérine, ces deux ligaments étant des plus efficaces pour maintenir l'utérus en place.

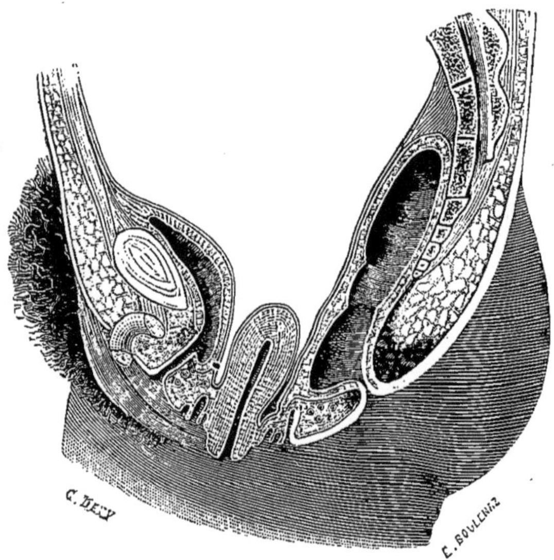

Fig. 346. — Prolapsus utéro-vaginal externe.

Dans la thérapeutique de cette affection il faudrait pouvoir restituer aux soutiens de l'utérus, c'est-à-dire aux ligaments utéro-sacrés, leur énergie perdue; malheureusement en pratique ce but est difficile, sinon impossible à atteindre.

L'utérus n'est pas hypertrophié, ou ne l'est que dans de faibles limites; point important à mettre en lumière à cause de la différence qui existe à cet égard entre cette première variété de prolapsus et les deux suivantes.

En général, il ne se produit pas de rectocèle ni de cystocèle, c'est-à-dire que ni la vessie, ni le rectum ne sont entraînés par le prolapsus utérin, ou, s'ils le sont, ce n'est que dans une faible étendue et à un degré très prononcé de la déviation.

C'est cette variété de prolapsus qu'on voit survenir à la suite d'un violent effort comme dans les observations suivantes :

Puech a mentionné le fait d'une jeune fille vierge de vingt ans, qui, en voulant soulever un pesant fardeau, éprouva une douleur déchirante dans le bas-ventre ; à l'examen génital on trouva l'utérus qui arrivait à la vulve à travers l'hymen distendu.

Mundé a mentionné un fait analogue chez une vierge de dix-neuf ans.

Courtin a observé une femme de soixante-huit ans qui, après avoir soulevé un quartier de viande de boucherie, sentit quelque chose faire saillie au niveau des parties génitales; ce quelque chose n'était autre que l'utérus.

Tuffier a rapporté le cas d'une femme de trente ans qui, pendant un effort, éprouva une violente douleur dans le bas-ventre. L'inspection de la vulve révéla la présence d'une tumeur rougeâtre de la grosseur d'un œuf, qui n'était autre que l'utérus.

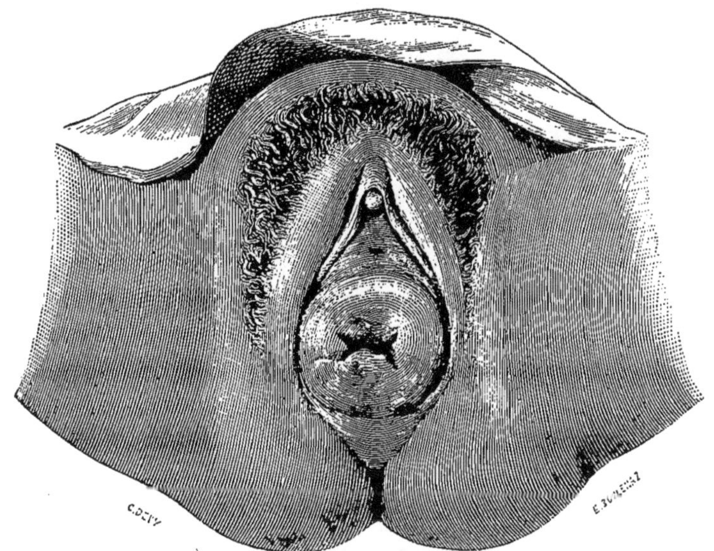

Fig. 347. — Prolapsus utéro-vaginal externe.
(Fig. 346, vue de face.)

Vignard[1] a mentionné un cas où le prolapsus s'était brusquement produit à la suite d'un effort, d'une façon analogue aux faits précédents.

b. — Prolapsus vagino-utérin.

La pathogénie est ici toute différente de celle observée dans la variété précédente.

Ce n'est plus l'affaiblissement de l'appareil ligamenteux utérin, qui est le point de départ de l'affection, mais bien l'*affaiblissement du plancher pelvien*.

A la suite d'un accouchement, qui a amené soit la déchirure plus ou moins étendue du périnée, soit l'affaiblissement du plancher pelvien par distension et éventration, éventration qui présente une certaine analogie avec celle de la paroi abdominale, la pression abdominale s'exerçant en avant sur la vessie et en arrière sur le rectum, dans la direction indiquée par les flèches

[1] *Archives de Tocologie*, 1889, p. 112.

de la figure 348, la vessie et le rectum coiffés de la paroi vaginale, viennent faire saillie à l'orifice vulvaire, constituant ainsi la cystocèle et la rectocèle.

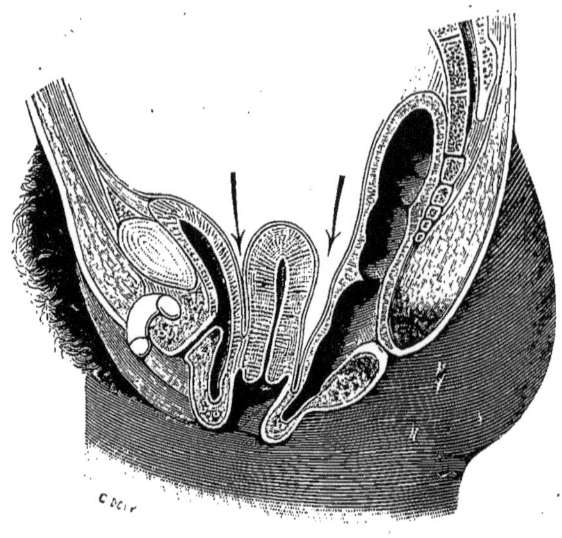

Fig. 348. — Prolapsus vagino-utérin.

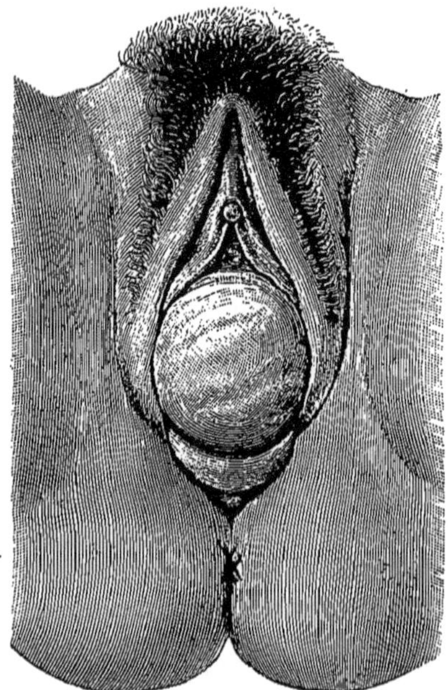

Fig. 349. — Prolapsus du vagin.

Prolapsus de la paroi vaginale antérieure ou colpocèle antérieure.

Prolapsus de la paroi vaginale postérieure ou colpocèle postérieure.

Les colpocèles antérieure ou postérieure constituent le premier degré du prolapsus vagino-utérin ; à mesure qu'elles s'accentuent, le vagin tire sur l'utérus et en amène l'abaissement en même temps que l'hypertrophie.

La cystocèle est en général beaucoup plus marquée que la rectocèle, car la vessie supporte plus directement le poids intestinal; la rectocèle peut même manquer pendant un certain temps au début.

Le vagin entraîné par la chute de la vessie et du rectum tire sur l'utérus, dont les ligaments encore puissants résistent.

Le col utérin ainsi tiraillé en sens contraire, d'une part par le vagin, d'autre part, par ses ligaments, *s'allonge* et *s'hypertrophie*.

Aussi l'*hypertrophie et l'allongement utérins* sont-ils la conséquence inévitable de cette variété de prolapsus; il y a *hypertrophie sus-vaginale de l'utérus*.

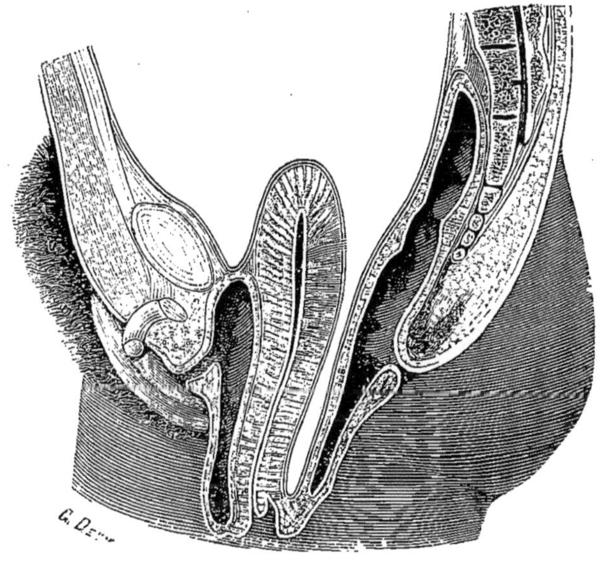

Fig. 350. — Prolapsus vagino-utérin avec hypertrophie sus-vaginale de l'utérus.

Le processus continuant, les cystocèle et rectocèle s'accentuent; l'hypertrophie augmente, les ligaments utérins fatigués dans leur lutte se relâchent, de telle sorte qu'à l'allongement utérin vient se joindre un certain degré d'abaissement, de prolapsus de l'utérus.

Supposons un degré encore plus avancé (fig. 350), les cystocèle et rectocèle deviennent considérables; l'utérus, hypertrophié et allongé, subit un abaissement notable, plutôt apparent il est vrai que réel, et qui suffit pour permettre au col de franchir dans une longueur variable l'orifice vulvaire.

Tant que le col n'a pas franchi l'orifice vulvaire, le prolapsus est dit *interne*, aussi cet orifice franchi il devient *externe*.

La caractéristique pathogénique de cette variété de prolapsus est donc l'*insuffisance primordiale du plancher pelvien*, tandis que dans la première variété c'était au contraire le *relâchement de l'appareil ligamenteux* de l'utérus.

Nous disons prolapsus *vagino-utérin*, parce qu'il y a d'abord prolapsus du *vagin* et de l'*utérus* ensuite, tandis que c'était le contraire dans la première variété ou prolapsus *utéro-vaginal*.

Ici, par suite du tiraillement vaginal il y a allongement, hypertrophie de l'utérus, fait qui n'existait pas dans le premier cas.

Dans le *prolapsus vagino-utérin*, il y a toujours cystocèle et rectocèle, et

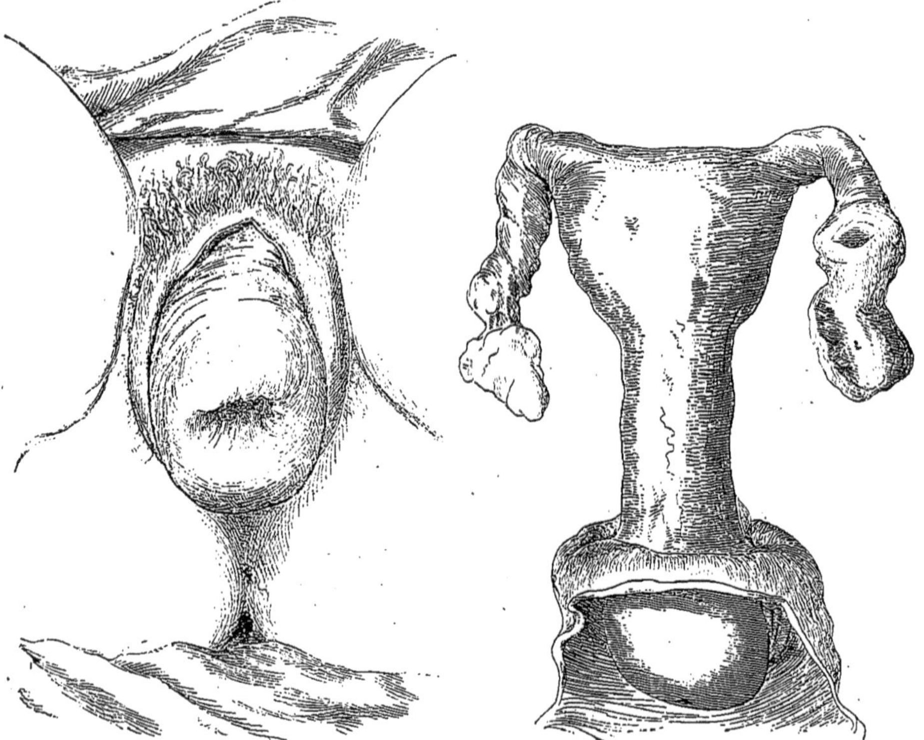

Fig. 351. — Prolapsus vagino-utérin externe. (Fig. 350, vue de face) (Pozzi).

Fig. 352. — Utérus avec hypertrophie sus-vaginale, détaché (Barnes).

ces deux hernies vulvaires, surtout la cystocèle, constituent le début de l'affection.

Le *prolapsus vagino-utérin* pourrait encore s'appeler prolapsus par insuffisance du plancher pelvien, tandis que l'*utéro-vaginal* est constitué par l'insuffisance de l'appareil ligamenteux de l'utérus.

Il n'est ici question que des cas simples et typiques, car il arrive souvent, surtout à un degré avancé de l'affection, que ces deux variétés pathogéniques se mélangent plus ou moins, et que l'insuffisance du plancher pelvien amène rapidement celle des ligaments de l'utérus, ou réciproquement.

Dans la statique utérine toutes ces parties sont solidaires les unes des autres, la faillite de l'une d'elles expose souvent à celle des autres, de ma-

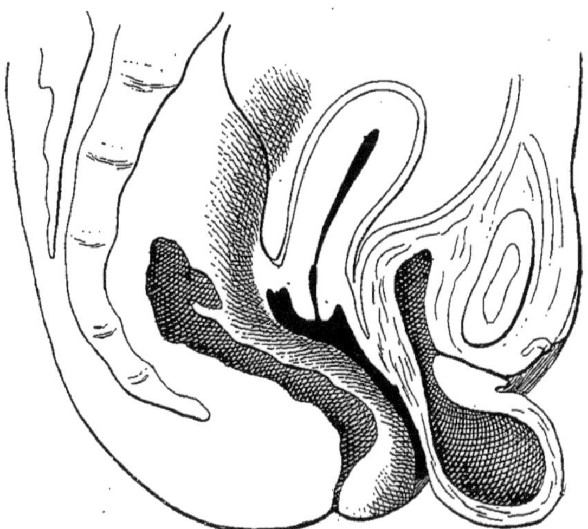

Fig. 353. — Prolapsus isolé de la paroi vaginale antérieure. Colpocèle antérieure avec cystocèle.

nière à amener une banqueroute générale de l'appareil de sustentation des organes génitaux.

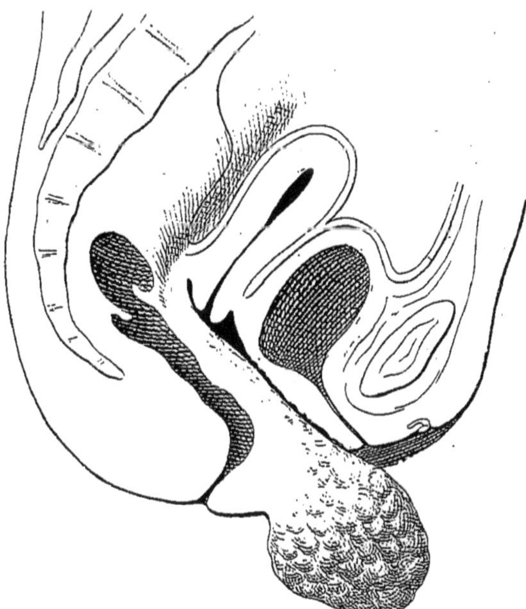

Fig. 354. — Prolapsus isolé de la paroi vaginale postérieure. Colpocèle postérieure sans rectocèle (Nisot).

On peut ranger dans la catégorie du prolapsus vagino-utérin le prolapsus vaginal simple, où

tantôt la paroi vaginale postérieure (colpocèle postérieure)[1];
tantôt la paroi vaginale antérieure (colpocèle antérieure)
fait seule procidence, le prolapsus de la paroi vaginale s'est produit sans entraîner celui de l'utérus.

Souvent à un degré plus avancé de l'affection, l'autre paroi vaginale s'abaisse à son tour, puis l'utérus suit, de telle sorte que le prolapsus localisé au début ne tarde pas à se généraliser.

c. — Pseudo-prolapsus.

Dans le pseudo-prolapsus les choses se passent tout différemment, le corps de l'utérus reste dans sa position normale, le vagin ne subit aussi

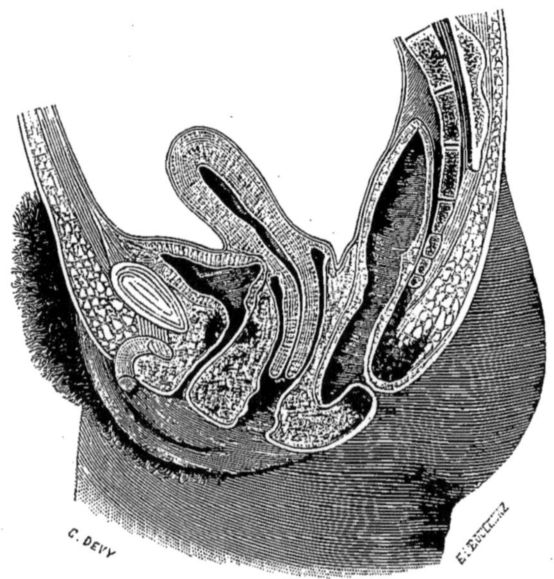

Fig. 355. - Hypertrophie intra-vaginale du col utérin (pseudo-prolapsus utérin).

aucun déplacement, c'est simplement le col de l'utérus qui s'hypertrophie dans sa *portion intra-vaginale* de telle sorte qu'il fait une saillie plus ou moins considérable dans le vagin (pseudo-prolapsus interne (fig. 355), puis à travers l'orifice vulvaire, pseudo-prolapsus externe (fig. 356).

Ce n'est plus, à proprement parler, un prolapsus, mais une simple *hypertrophie intra-vaginale du col utérin*, un *pseudo-prolapsus*, qui peut, à un examen superficiel, en imposer pour un véritable prolapsus avec hypertrophie sus-vaginale du col (prolapsus vagino-utérin de la deuxième variété).

[1] Nisot. *Bull. de la Soc. Belge. de Gynec.*, 1892, n° 10, p. 174.

Mais il suffit de voir que le corps de l'utérus a conservé sa position nor-

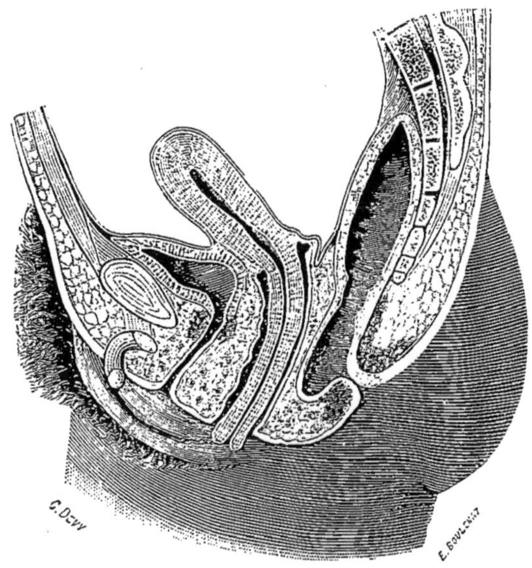

Fig. 356. — Hypertrophie intra-vaginale du col utérin (pseudo-prolapsus externe).

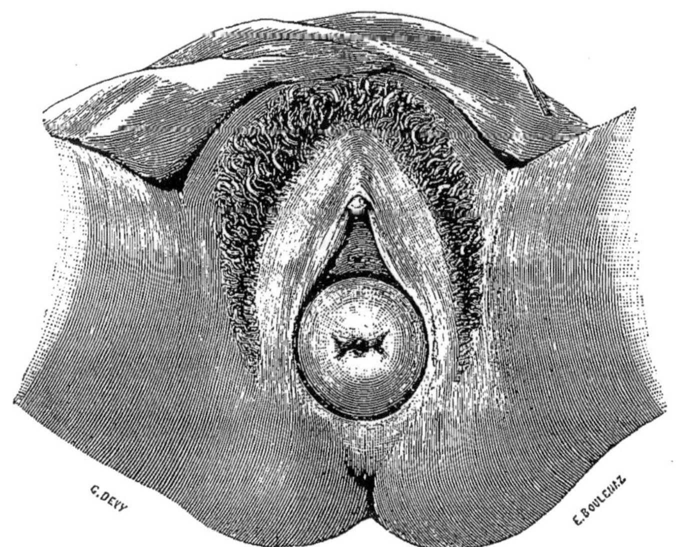

Fig. 357. — Pseudo-prolapsus externe. Hypertrophie intra-vaginale du col utérin.

(Fig. 356, vue de face.)

male, et que le vagin n'a subi aucun changement dans sa situation, pour éviter la confusion.

SYMPTÔMES DU PROLAPSUS

Si le prolapsus est léger, *interne*, les symptômes diffèrent peu de ceux de la rétroversion ; il y a seulement exagération de la pesanteur périnéale, et difficulté pour les efforts de la défécation ; l'utérus pendant les efforts, en s'appliquant contre le rectum et l'anus, obstrue plus ou moins la terminaison du tube digestif.

Quand le prolapsus devient *externe*, outre la gêne constituée par la tumeur, la malade éprouve surtout des difficultés à uriner, elle est obligée de réduire sa tumeur pour rendre possible la miction; *elle urine avec la main*.

La menstruation ne présente le plus souvent aucun trouble sérieux.

La fécondation est possible, car le coït opère une réduction momentanée des organes déplacés.

La tumeur peut s'excorier, s'enflammer et devenir douloureuse.

Brusque est parfois le *début* du prolapsus, auquel cas il s'accompagne d'une douleur intense avec tendance syncopale; une péritonite peut en être la conséquence.

Les *symptômes physiques* seront décrits à propos du diagnostic.

ÉTIOLOGIE DU PROLAPSUS

Le prolapsus est exceptionnellement susceptible de se constituer brusquement à la suite d'un *violent effort*, la pathogénie est en pareil cas analogue à celle d'une hernie se produisant dans les mêmes circonstances.

On l'observe même chez les vierges dont le canal vaginal n'a subi aucune distension puerpérale ni conjugale.

Il y a une véritable luxation de l'utérus, dont les ligaments surdistendus ou rompus permettent à l'organe la sortie au dehors par la voie vaginale.

D'ordinaire le prolapsus se constitue d'une façon chronique et résulte de la puerpéralité, soit par la déchirure ou le relâchement du plancher pelvien, soit par l'affaiblissement des ligaments qui président à la statique utérine.

Le même accident peut se produire en dehors de la puerpéralité chez certaines femmes à tissus mous et obligées de se livrer à des travaux pénibles, nécessitant des efforts répétés.

Quant au *pseudo-prolapsus*, qui n'est autre que l'hypertrophie de la portion intra-vaginale du col, sa pathogénie est totalement différente ; il résulte d'un travail hyperplasique, suite d'une inflammation chronique et interstitielle du col.

III

DIAGNOSTIC DES DÉVIATIONS UTÉRINES

Une femme accuse un ou plusieurs des symptômes pouvant dépendre d'une déviation utérine, il importe d'en établir le diagnostic.

Quatre catégories de cas sont susceptibles de se présenter à notre observation :

1° Le col est visible hors de la vulve ;
Diagnostic du prolapsus externe.
2° Le col est dans le vagin au-dessous de sa situation normale ;
Diagnostic du prolapsus interne.
3° Le col est à la hauteur normale, mais dévié ainsi que le corps ;
Diagnostic de la version.
4° Le col est dans sa situation normale, le corps seul est dévié.
Diagnostic de la flexion.

Examinons successivement ces différents cas :

1° LE COL EST VISIBLE HORS DE LA VULVE

Diagnostic du prolapsus externe.

Il suffit en général de regarder pour faire le diagnostic.

Entre les cuisses écartées, on aperçoit (fig. 351 et 357) une tumeur grosse comme un œuf de poule, de dinde, le poing ou même davantage, rosée ou rouge si elle est enflammée, parfois comme tannée sous l'influence du contact de l'air; une ulcération existe souvent à sa surface.

Au sommet de cette tumeur, c'est-à-dire dans sa portion la plus déclive on aperçoit un orifice, dans lequel on peut engager plus ou moins loin la tige d'un hystéromètre.

Cet orifice n'est autre que celui de l'utérus, et le canal qui lui fait suite, la cavité utérine; cette cavité est tantôt de longueur normale, tantôt allongée; l'hystéromètre en la mesurant renseigne sur le degré d'allongement utérin.

Si la femme fait un effort, la tumeur devient plus saillante et volumineuse, et rentre au contraire, si on essaye de la refouler vers la cavité abdominale.

Le diagnostic différentiel de cette tumeur avec un fibrôme utérin, pendant à la vulve, ou une inversion utérine faisant saillie au dehors des organes génitaux est facile ; dans aucune de ces deux tumeurs on ne peut trouver d'orifice conduisant dans une cavité analogue à celle de l'utérus; dans le

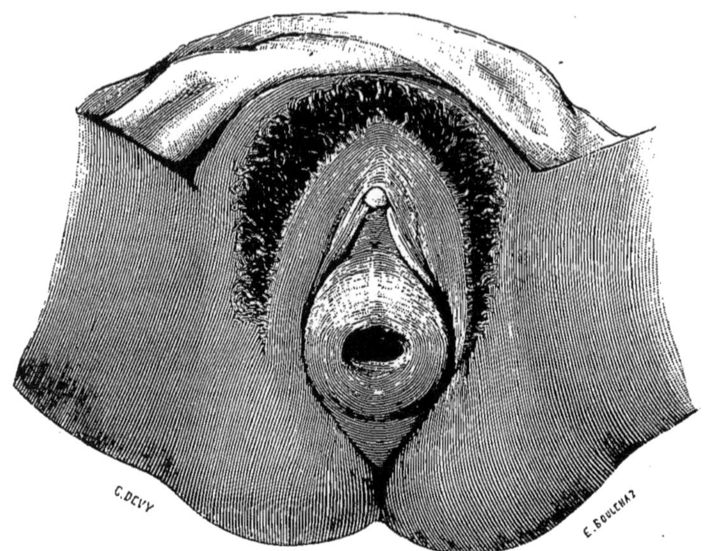

Fig. 358. — Prolapsus externe.

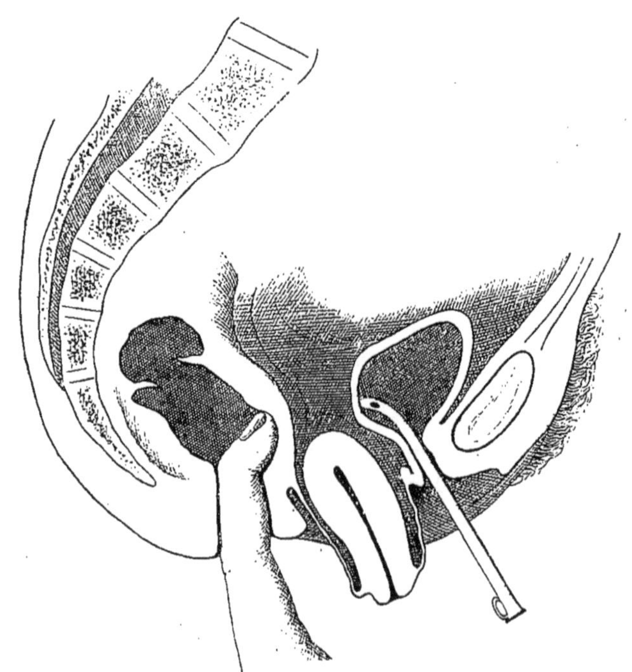

Fig. 359. — Prolapsus sans rectocèle ni cystocèle.

cas de fibrôme, la longueur normale du vagin est conservée. Enfin la réductibilité n'existe pas comme pour le prolapsus.

Veut-on savoir si le prolapsus s'accompagne de *cystocèle* ou de *rectocèle*, il faut procéder à l'examen suivant :

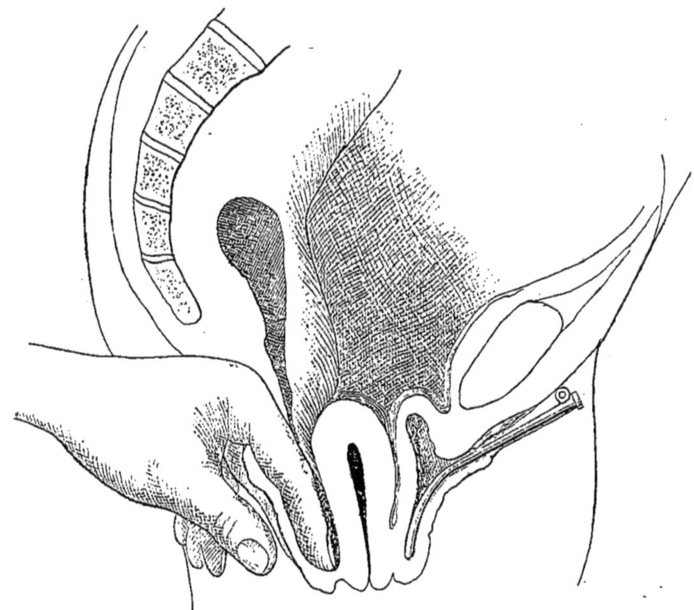

Fig. 360. — Prolapsus avec rectocèle et cystocèle.

Cystocèle : en avant de l'utérus, entre le col et la vulve, la palpation révèle parfois une tumeur fluctuante, qui n'est autre que la vessie remplie

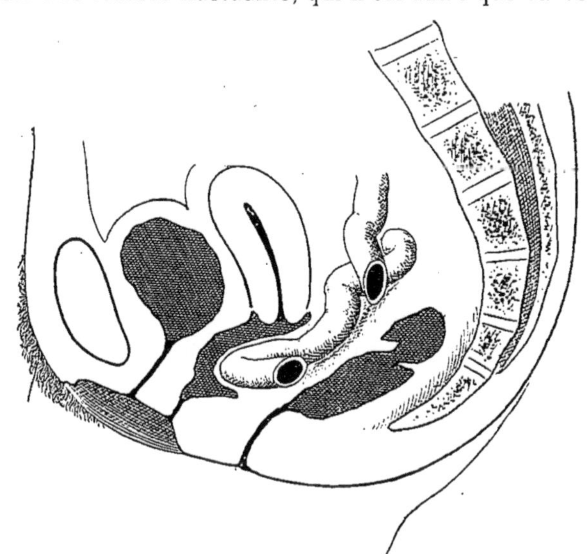

Fig. 361. — Entérocèle vaginale sans prolapsus utérin ni rectocèle.

d'urine ; toutefois si la vessie est vide, la cystocèle peut exister sans qu'il y ait tumeur fluctuante.

Le cathétérisme vésical lèvera tous les doutes : si l'extrémité de la sonde, introduite dans la vessie, ne peut pénétrer dans la tumeur, c'est que cette dernière ne contient pas de prolongement vésical, la cystocèle n'existe pas (fig. 359).

Si au contraire (fig. 360) la sonde poussée dans la direction voulue pénètre dans la tumeur, en suivant la face antérieure de l'utérus, la cystocèle existe évidemment.

Rectocèle : La rectocèle, constituée par un prolongement du rectum dans la tumeur, fait en arrière pendant à la cystocèle; l'utérus prolabé se trouve ainsi accompagné de ces deux voisins naturels, la vessie et le rectum (fig. 360).

Introduisons l'index dans l'anus et avec l'extrémité du doigt comme tout à l'heure avec celle de la sonde, allons chercher le prolongement rectal dans la tumeur constituée par le prolapsus.

Le doigt est-il arrêté (fig. 359), pas de rectocèle; au contraire trouve-t-il une dépression dans laquelle il peut s'engager (fig. 360), la rectocèle existe.

La *rectocèle* est essentiellement distincte de l'*entérocèle*, tumeur constituée par une anse du petit intestin tombé dans le cul-de-sac de Douglas, de telle sorte qu'elle soulève la paroi vaginale postérieure (fig. 361). On saura facilement éviter la confusion entre ces deux états pathologiques, qui d'ailleurs ne se ressemblent que superficiellement.

2° LE COL EST DANS LE VAGIN AU-DESSOUS DE SA SITUATION NORMALE

Diagnostic du prolapsus interne.

Deux cas sont possibles :

Ou le prolapsus est *vagino-utérin*, et il y a une tumeur visible à la vulve constituée par la colpocèle (prolapsus du vagin);

Ou le prolapsus est *utéro-vaginal*, les organes génitaux sont extérieurement d'aspect normal; le toucher vaginal est seul susceptible de mettre sur la voie du diagnostic.

PREMIER CAS. *Prolapsus vagino-utérin.*

Quand la femme est placée en position vulvaire sur la table d'examen, on aperçoit, soit spontanément, soit après avoir écarté transversalement les grandes et petites lèvres et en engageant la femme à pousser, tantôt une tumeur, tantôt deux, distendant l'orifice vulvaire et grossissant à mesure que l'effort devient plus considérable.

Ces tumeurs sont molles à la palpation, faciles à réduire, et se maintiennent réduites, tant que la femme reste au repos horizontal.

Elles sont constituées par les parois du vagin, doublées ordinairement pour la tumeur antérieure par la vessie (cystocèle) et pour la postérieure par le rectum (rectocèle)

Autrement dit il y a (fig. 362) :

En avant : colpo-cystocèle;
En arrière : colpo-rectocèle.

La colpo-cystocèle se montre en général la première, et quelquefois existe à l'état isolé pendant un certain temps, puis, sous l'influence des progrès du prolapsus, la colpo-rectocèle ne tarde pas à se montrer à son tour.

Le doigt, introduit dans le vagin entre ces deux oreillers vulvaires, rencontre bientôt le col utérin plus ou moins abaissé.

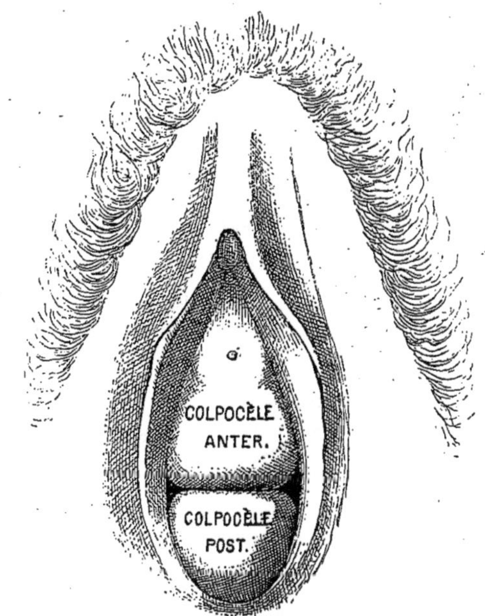

Fig. 362. — Colpocèles antérieure et postérieure.

En déprimant le cul-de-sac postérieur, on suit la face postérieure de l'utérus en rétroversion.

L'hystéromètre pénètre sans difficulté dans la cavité utérine, et révèle un allongement constant mais de degré variable.

Deuxième cas. *Prolapsus utéro-vaginal.*

Il n'y a pas de tumeur vulvaire; le doigt en cheminant dans le vagin trouve d'abord des parois en situation normale, mais ne tarde pas à rencontrer le col, bien avant que la racine du doigt ne soit arrivée à l'orifice vulvaire, ce qui est la règle quand il n'y a pas de déplacement.

Tout autour du col abaissé se trouvent des culs-de-sac profonds, d'autant plus profonds que l'abaissement est plus notable; n'oublions pas en effet que dans cette variété c'est l'utérus qui entraîne le prolapsus du vagin.

L'utérus est en rétroversion, l'hystéromètre pénètre facilement dans son intérieur et donne une longueur à peu près normale.

Ces deux variétés de prolapsus ne peuvent guère prêter à confusion au sujet du *diagnostic*; je ne parle plus des *fibrômes* ni de l'*inversion*, dont il a été précédemment question; les bases du diagnostic différentiel sont analogues.

J'ai observé un cas où un *double kyste vaginal* situé à l'entrée du vagin, l'un attenant à la paroi supérieure l'autre à l'inférieure, aurait pu en imposer pour une colpocèle double, mais la longueur normale du vagin sans abaissement de l'utérus, l'absence de cystocèle et de rectocèle mettait sur la voie du diagnostic, qu'aurait pu confirmer une ponction aspiratrice.

Dans le cas de prolapsus utéro-vaginal la saillie du col dans le vagin serait au premier abord capable de faire penser à une *hypertrophie intra-vaginale du col*, mais le palper combiné au toucher, et surtout l'hystéromètre dont les renseignements sont en pareil cas mathématiques, indiquent si oui ou non il y a hypertrophie; dans le prolapsus utéro-vaginal, l'utérus conserve ses dimensions normales ou presque normales.

3° LE COL EST A LA HAUTEUR NORMALE MAIS DÉVIÉ AINSI QUE LE CORPS

Diagnostic de la version.

La version se diagnostique avec le doigt et l'hystéromètre.

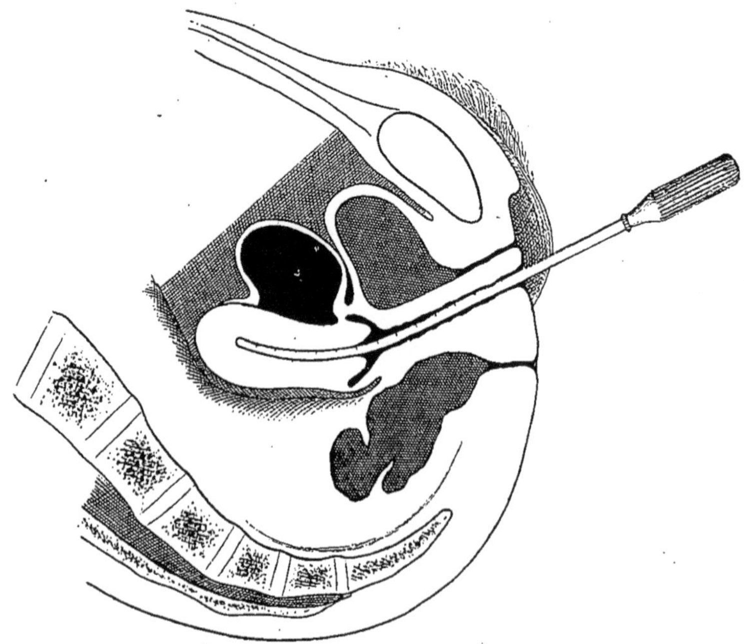

Fig. 363. — Fibrôme simulant une antéversion. Diagnostic à l'hystéromètre.

a. — L'index, enfoncé dans le vagin à la recherche du *col*, le rencontre facilement et rapidement; l'orifice utérin est situé dans l'axe du vagin, le cul-de-sac antérieur est libre. Le *corps* se trouve dans le cul-de-sac postérieur (**rétroversion**).

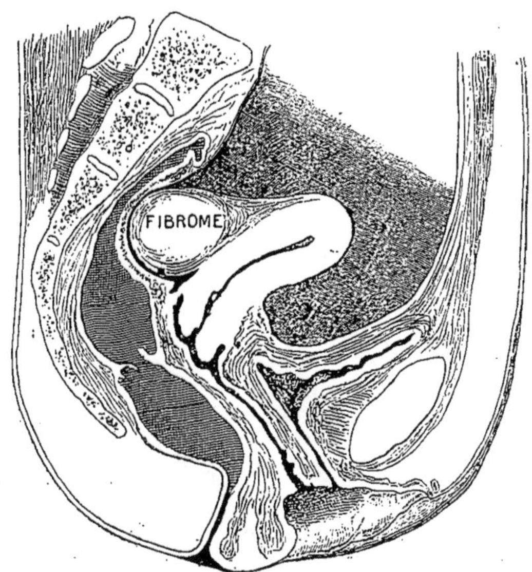

Fig. 364 -- Fibrôme dans le cul-de-sac de Douglas, simulant une rétroversion (Skene).

b. — Le col se rencontre difficilement, relégué vers la concavité sacrée, l'orifice utérin regarde en arrière, parfois le doigt a de la peine à atteindre la

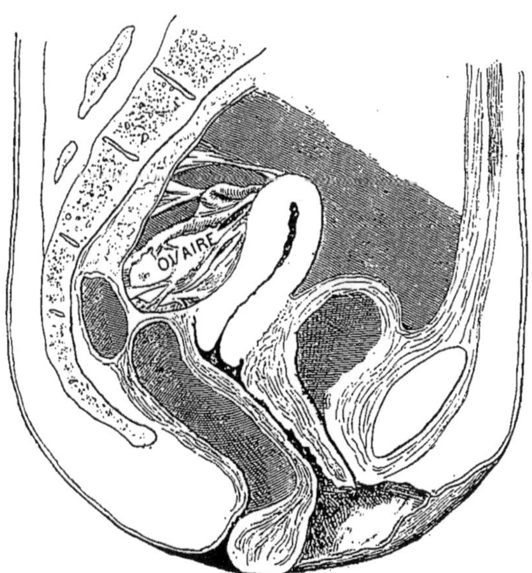

Fig. 365. — Petite tumeur ovarienne simulant une rétroversion (Skene).

lèvre postérieure à cause de son éloignement ; le cul-de-sac postérieur est inaccessible au doigt et ne peut être exploré ; dans le cul-de-sac antérieur, et en suivant la paroi antérieure on sent toute la face antérieure de l'utérus, qui repose sur le conduit vaginal (**antéversion**).

Essayez dans le premier cas de repousser le col en arrière, et au contraire de le ramener en avant dans le second, et si vous réussissez vous aurez la preuve que l'utérus est mobile, sinon il est probablement fixé par des adhérences irréductibles, soit temporairement, soit définitivement.

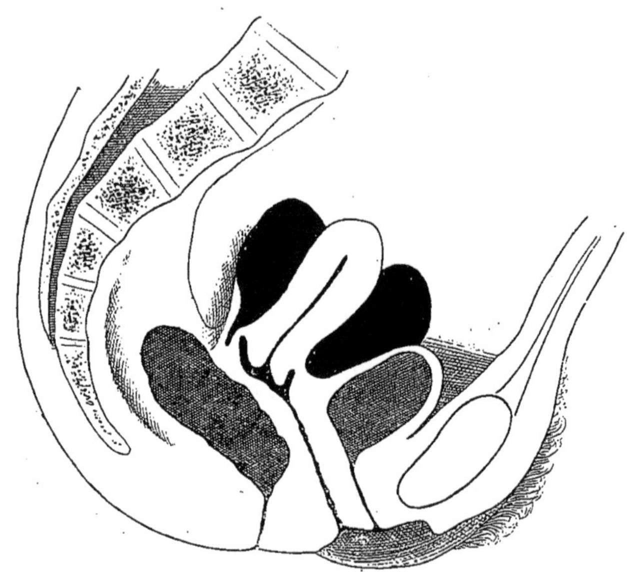

Fig. 366. — Exsudats anté et rétro-utérins simulant une déviation de l'utérus en avant et en arrière.

Les principales causes d'erreurs dans le diagnostic des versions sont les *fibrômes utérins*, les *petites tumeurs de l'ovaire*, les *exsudats inflammatoires*.

Un petit fibrôme utérin peut, s'il est inséré sur la paroi antérieure de l'utérus, faire croire à une antéversion (fig. 363), et si, en arrière, à une rétroversion (fig. 364); toutefois le confondre avec la flexion est encore plus facile.

Dans les cas douteux et dans ceux où le toucher ne peut faire percevoir la tumeur, l'hystéromètre seul, en indiquant la direction du canal utérin, sera susceptible de lever les doutes.

Une petite tumeur de l'ovaire, se plaçant dans le cul-de-sac postérieur (fig. 365), pourrait de même faire penser à tort à une rétroversion. Même marche à suivre que tout à l'heure pour le diagnostic différentiel.

Une erreur analogue est possible avec un exsudat inflammatoire siégeant en avant ou en arrière de l'utérus (fig. 366).

Un toucher attentif permettra de reconnaître que l'exsudat, adhérant au corps utérin, simule une augmentation du volume total de l'utérus qui devra éveiller l'attention; en outre la consistance inégale, bosselée de la tumeur, le manque de mobilité de l'utérus devront mettre sur la voie du diagnostic. Enfin l'hystéromètre restera comme juge suprême, mais l'exploration intra-utérine deva être très prudente en pareil cas, et d'une asepsie rigoureuse, car les vieilles inflammations sont souvent réveillées par une hystérométrie intempestive; mieux vaut en certains cas laisser pendant quelque temps un diagnostic en suspens, que d'exposer la femme à des accidents.

4° LE COL EST DANS SA SITUATION NORMALE, LE CORPS SEUL EST DÉVIÉ

Diagnostic de la flexion.

De même que pour la version, le *doigt* et l'*hystéromètre* sont ici les deux clefs du diagnostic.

S'agit-il d'une **rétroflexion**, le doigt rencontre le corps utérin dans le cul-de-sac postérieur, et sent nettement l'*angle* formé par la coudure du corps sur le col. — Cet angle permet de distinguer la rétroflexion de la rétroversion. — Dans la version cet angle n'existe pas; *pas d'angle, pas de flexion.* — Dans le cul-de-sac antérieur, le doigt aidé de la palpation abdominale est incapable de sentir le corps de l'utérus. — Si on essaie d'introduire un hystéromètre, il ne peut franchir l'isthme, ou s'il le franchit c'est en redressant le corps, et le toucher pratiqué à ce moment permet de constater la disparition de la tumeur précédemment sentie.

S'agit-il d'une **antéflexion**, tumeur analogue dans le cul-de-sac antérieur à celle qui existe dans le postérieur pour la rétroflexion. — *Angle cervico-corporéal pathognomonique.* — L'hystéromètre redresse l'utérus, s'il peut pénétrer au delà de l'isthme.

Les causes d'erreur sont les mêmes que pour la version : *fibrôme utérin, petite tumeur ovarienne, exsudats inflammatoires.* — Le diagnostic différentiel s'établit de même que pour les versions.

IV

TRAITEMENT DES DÉVIATIONS UTÉRINES

Neuf fois sur dix, la déviation, qui est la source de troubles pathologiques, s'accompagne de métrite; les autres complications sont relativement beaucoup plus rares, telles la périmétrite, une tumeur utérine ou du voisinage.

Tout traitement de la déviation doit être précédé ou accompagné de celui de la complication.

Souvent la complication, cause de la déviation, est la source des principaux symptômes éprouvés par la malade, de telle sorte que la métrite par exemple étant guérie, la déviation persiste indifférente, sans causer d'ennuis à la femme et que la seconde partie du traitement devient inutile.

Mais supposons le traitement complet nécessaire, il nous faudra donc :

1° Traiter la complication;
2° Traiter la déviation.

Dans certains cas, quand il s'agit d'une opération, les deux traitements peuvent être combinés et faits simultanément.

La complication sera traitée par les moyens appropriés que je n'ai pas à envisager ici. (Voir *Métrite*, *Périmétrite*, *Tumeurs utérines*, *périutérines*, etc.)

Contre la déviation même, on possède comme **ressources thérapeutiques** :

1° Le *redressement utérin ;*

2° Les *pessaires*, après réduction préalable de la déviation par la position de la femme, par la main, ou à l'aide d'un instrument tel que l'hystéromètre;

3° L'*électricité* et le *massage ;*

4° Les *opérations*, qui ont pour but, les unes de maintenir le corps de l'utérus (hystéropexie, raccourcissement des ligaments ronds), les autres de soutenir le col en fortifiant le plancher pelvien (périnéoraphie, colporaphie, occlusion incomplète ou complète du vagin); les premières agissent *a tergo*, les dernières *a fronte*. Je ne fais que mentionner l'ablation totale de l'utérus, qui devra être réservée pour des cas tout à fait exceptionnels.

Pour l'étude du traitement des déviations utérines je suivrai un ordre un peu différent de celui adopté par l'exposé des symptômes de la pathogénie et de l'anatomie pathologique, et dans le but de simplifier et de rendre plus claire cette étude thérapeutique j'étudierai successivement :

1° Le traitement des antédéviations (antéflexion et antéversion);
2° Les traitements des rétrodéviations (rétroflexion et rétroversion) ;
3° Le traitement des prolapsus.

Dans chacun de ces trois chapitres j'examinerai successivement :

a. Les ressources thérapeutiques;
b. Leur mode d'application suivant les cas cliniques.

La première partie constituera l'énumération et l'exposé des nombreux moyens thérapeutiques proposés pour la cure de la déviation envisagée, tout en ne nous arrêtant qu'aux principaux.

La seconde partie montrera comment en clinique il convient de faire usage de ces moyens, et à quel choix il faut s'arrêter suivant la forme de chaque cas particulier.

I. — TRAITEMENT DES ANTÉDÉVIATIONS

SOMMAIRE

a. *Ressources thérapeutiques* :
   1° Redressement de l'utérus.
   2° Pessaires et ceintures.
   3° Electricité et massage.
   4° Opérations.

b. *Traitement clinique.*
   1° Antédéviation physiologique ou indifférente.
   2° Antédéviation non compliquée.
   3° Antédéviation avec tumeur.
   4° Antédéviation avec métrite.
   5° Antédéviation avec effondrement vulvo-vaginal.
   6° Antédéviation avec inflammation périutérine.

A. — RESSOURCES THÉRAPEUTIQUES

Les ressources thérapeutiques contre les antédéviations sont le redressement

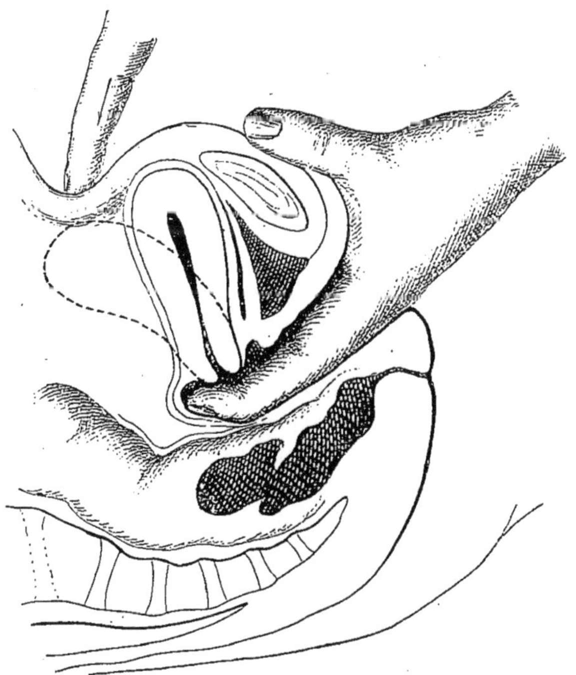

Fig. 367. — Redressement de l'utérus antédévié par manœuvres combinées.

de l'utérus, le pessaire pour le maintenir réduit, l'électricité et le massage, enfin le traitement opératoire.

1° Redressement de l'utérus.

Le redressement de l'utérus peut être manuel, intrumental ou favorisé par la position de la femme.

Pour redresser l'utérus *manuellement* on peut s'y prendre de deux façons :

1° Figure 367. Avec l'index d'une main on va accrocher le col de l'utérus, en faisant pénétrer l'extrémité du doigt dans le cul-de-sac postérieur du vagin.

On attire le col de l'utérus vers l'orifice vulvaire, et on imprime de la sorte

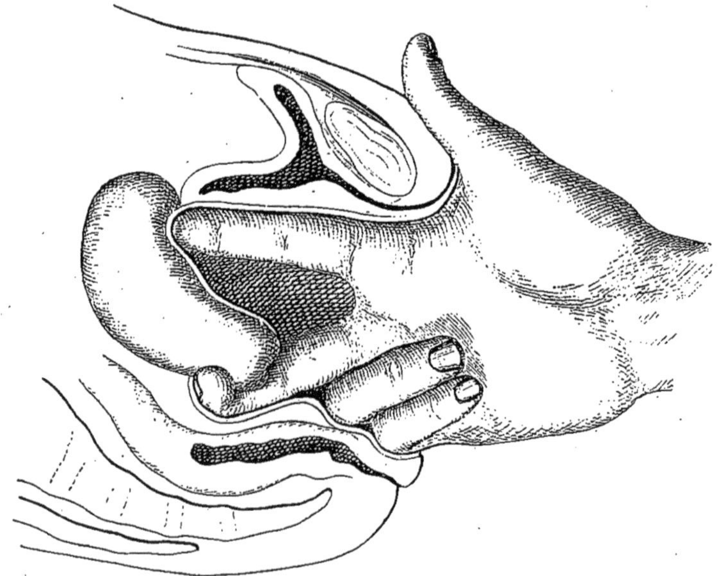

Fig. 368. — Redressement bidigital de l'utérus antédévié.

à l'utérus un mouvement de bascule, qui relève le fond de l'organe et le rend accessible au niveau de la paroi abdominale, alors qu'il était antérieurement caché derrière la symphyse pubienne.

A partir de ce moment la main extérieure peut, à travers la paroi abdominale, repousser le fond de l'utérus dans la direction de la colonne vertébrale et compléter le redressement commencé par le doigt vaginal.

Pendant toute cette manœuvre la femme doit être dans le décubitus horizontal, avec relâchement musculaire complet.

2° Figure 368. Au lieu de la précédente manœuvre on peut procéder de la façon suivante :

Le médius étant introduit derrière le col pour l'accrocher, l'index de la même main introduit simultanément dans le vagin déprime le cul-de-sac antérieur et repousse le corps utérin d'avant en arrière.

Cette manœuvre bidigitale, facile alors que le vulve est assez lâche, permet de remettre l'utérus dans sa position normale quand il présente une mobilité suffisante.

Le redressement *instrumental* de l'utérus s'effectue à l'aide de l'*hystéromètre*.

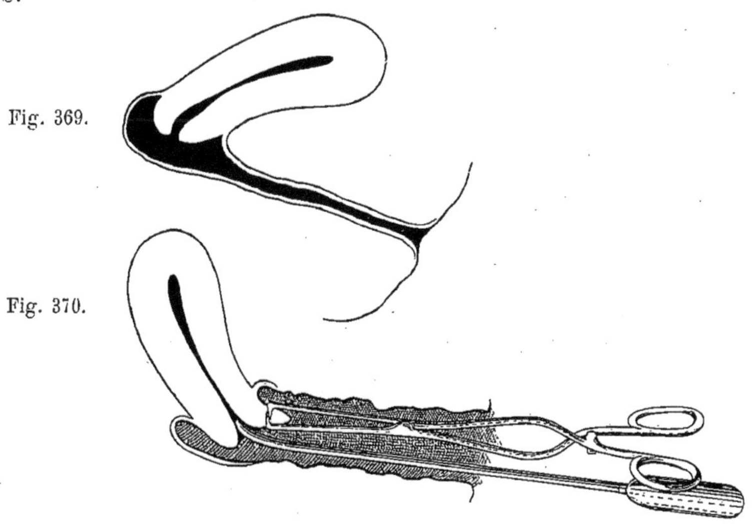

Fig. 369-370. — La première figure (369) représente l'utérus antédévié, et la seconde (370) l'utérus redressé à l'aide d'une pince de Museux, pour permettre l'introduction de l'hystéromètre.

La difficulté en pareil cas est d'arriver à introduire l'instrument dans la cavité utérine, car l'axe de l'utérus fait avec celui du vagin un angle aigu, de telle sorte que l'hystéromètre d'abord introduit suivant l'axe du vagin ne peut ensuite que difficilement prendre la direction de l'axe utérin.

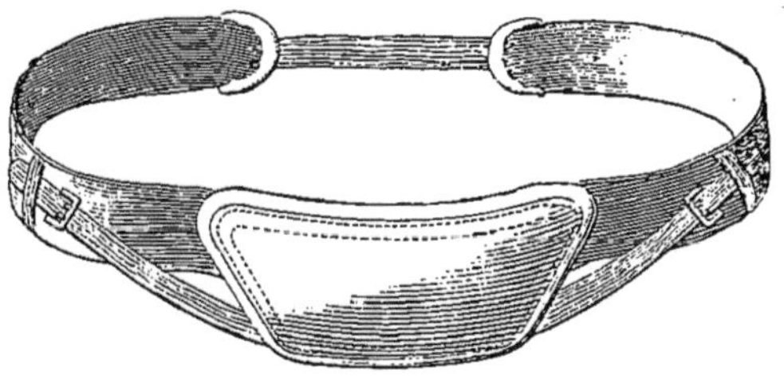

Fig. 371. — Ceinture hypogastrique à pelote.

Quand l'hystéromètre a pénétré dans l'utérus, on peut en le tenant sur l'intrument imprimer à l'organe la direction désirée.

Une simple mention pour l'influence du *décubitus dorsal et horizontal*, qui tend à redresser l'utérus antédévié, alors surtout que la vessie est pleine.

Cette influence est d'ailleurs d'importance secondaire et bien moins prononcée que celle de la position génupectorale pour la réduction des rétrodéviations, dont il sera ultérieurement question.

2° Pessaires et ceintures.

Les ceintures ont pour but de maintenir la masse intestinale et d'empêcher le poids de ces viscères de s'exercer sur l'utérus, et d'accentuer ainsi la déviation.

On emploie soit la ceinture hypogastrique à pelote ,soit une ceinture abdominale ordinaire.

La première exerce une pression bien localisée à l'hypogastre, la seconde maintient toute la partie inférieure de l'abdomen.

La première apporte en général dans le cas actuel un soulagement plus

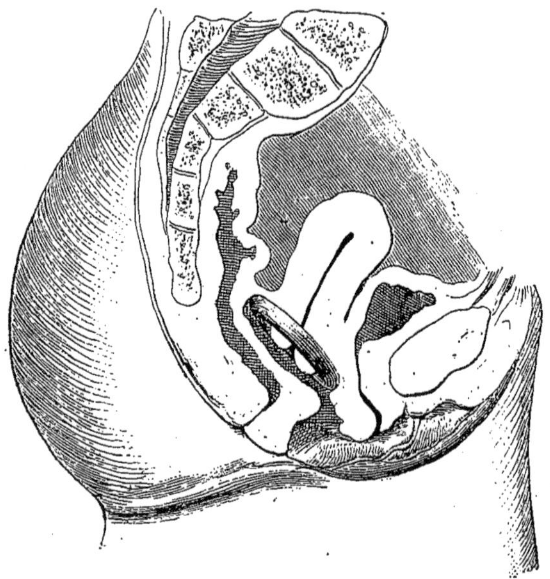

Fig. 372. — Application d'un pessaire élastique.

marqué que la seconde, bien qu'on rencontre quelquefois l'exemple du contraire.

En dehors des pessaires intra-utérins, qui se composent d'une tige métallique qu'on introduit dans la cavité de l'organe et qui ne présentent aucune particularité dans leur emploi contre les antédéviations, les pessaires dont on fait communément usage sont les intra-vaginaux, dont je mentionnerai les types suivants :

1° Le simple anneau élastique dont l'action est de tendre la paroi vaginale, et par là même de fixer le col utérin au centre du bassin, ce qui est sa position normale.

La correction de la situation cervicale amène secondairement celle du corps utérin, et remédie de la sorte à l'antédéviation.

Ce simple anneau constitue, alors qu'il est nécessaire, un des meilleurs correcteurs des déviations de l'utérus en avant.

2° Le pessaire de *Graily Hewitt* forme, ainsi que l'indique la figure 373, un angle dont le sommet appuie sur le corps de l'utérus, de manière à lui rendre sa direction normale.

La figure 374 indique la manière dont il soutient l'utérus, et s'oppose à son basculement en avant.

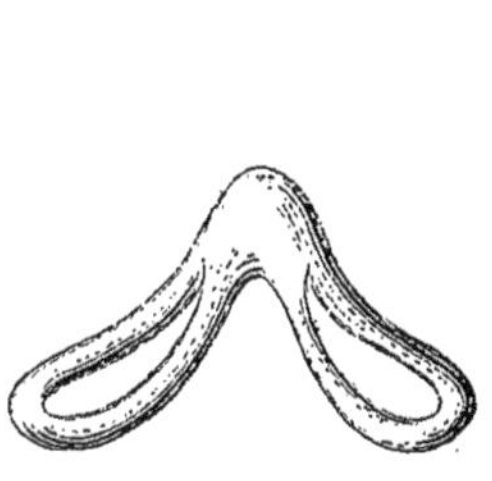

Fig. 373. — Pessaire G. Hewitt, isolé.

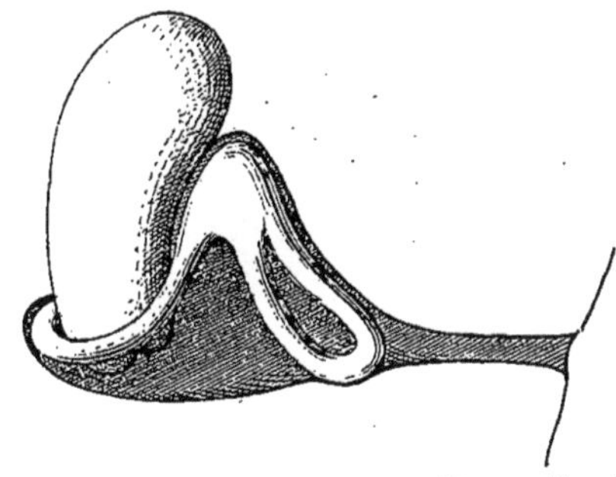

Fig. 374. — Pessaire G. Hewitt, appliqué.

3° Je mentionnerai encore le pessaire de *Gaillard Thomas* qui agit d'une façon analogue.

Il se compose d'un anneau sigmoïde (fig. 375) sur lequel s'articule une anse mobile (fig. 375-376).

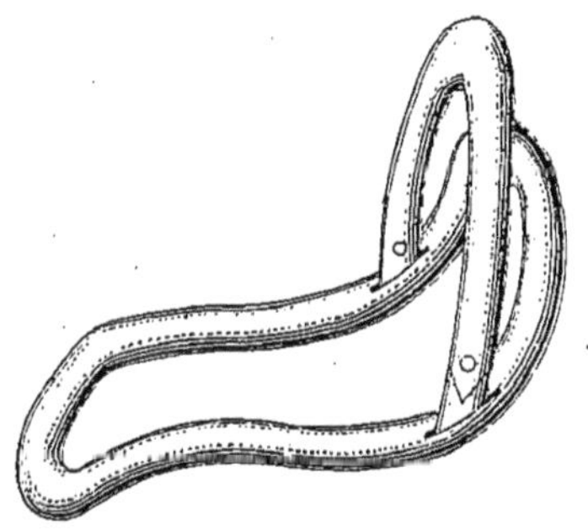

Fig. 375. — Pessaire Gaillard Thomas pour rétrodéviation.

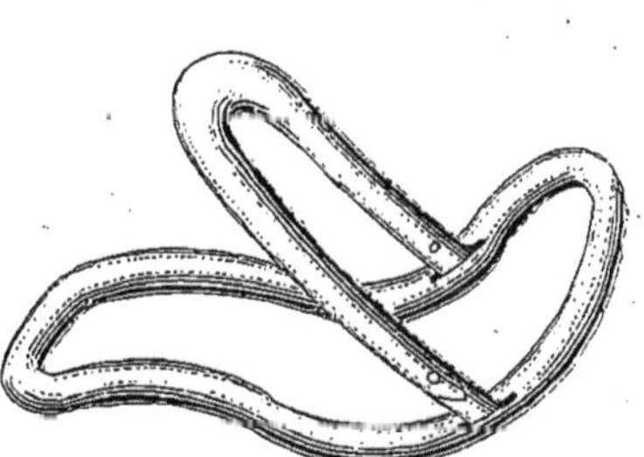

Fig. 376. — Pessaire Gaillard Thomas pour antédéviation.

Alors que l'instrument est appliqué (fig. 377), la partie postérieure de l'anneau entoure le col en arrière, tandis que l'anse mobile soutient le corps ; la partie antérieure de l'anneau prend point d'appui sur le vagin et fixe tout l'appareil qui redresse l'utérus vers sa direction normale.

Ce même pessaire s'emploie pour la rétrodéviation en plaçant l'anse mobile ainsi que l'indique la figure 375.

3° Electricité et massage.

L'*électricité* peut être appliquée sous deux formes, galvanique et faradique.

Galvanique : le pôle positif dans le col utérin ou le vagin, et le négatif sur la paroi abdominale comme pour le traitement des fibrômes, de manière à décongestionner l'utérus et à le rendre plus léger.

Faradique : soit bipolaire vaginale, soit un pôle dans le vagin et l'autre sur l'abdomen de manière à fortifier toute la musculature utérine et à rendre de la tonicité à ses ligaments affaiblis.

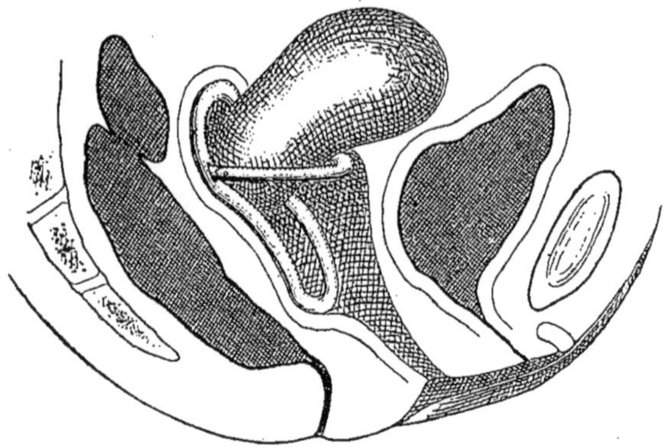

Fig. 377. — Pessaire de Gaillard Thomas, appliqué dans un cas d'antédéviation.

Le *massage* est surtout indiqué, alors qu'il s'agit de mobiliser l'utérus fixé par des adhérences péritonéales ou cellulaires.

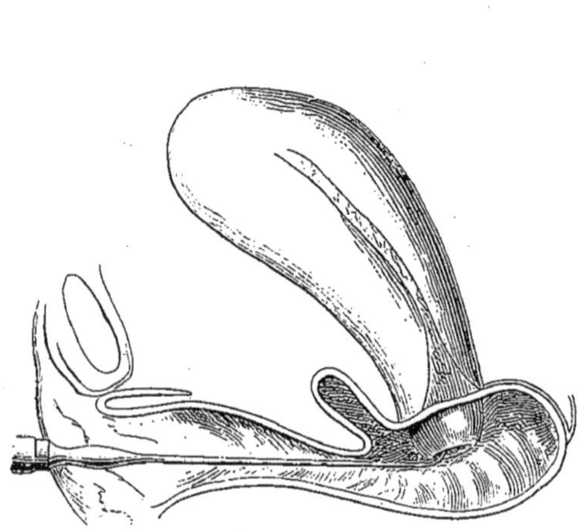

Fig. 378.
Redressement de l'utérus antéversé, à l'aide d'un crochet (Sims).

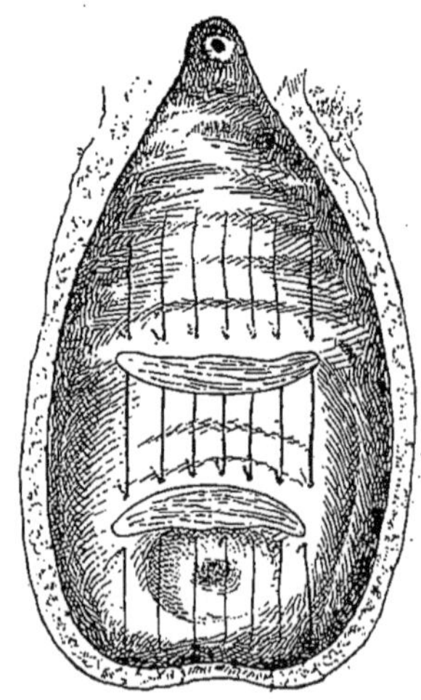

Fig. 379.
Accolement vagino-cervical pour remédier à l'antéversion (Sims).

Il devra consister en frottements portant sur l'utérus et les tissus avoisinants, et en mouvements imprimés à l'utérus de manière à le mobiliser et à le relever.

4° Opération.

La seule opération qui s'adresse directement aux antédéviations et seulement à l'antéversion est l'*accolement vagino-cervical* de Sims.

Alors qu'avec un crochet (fig. 378) on attire le col en avant, de manière à corriger l'antéversion, la paroi antérieure du vagin se plisse sur elle-même, et par là même, diminue de longueur apparente ; si au lieu d'amener le col en avant à l'aide d'un instrument on arrive par une opération à diminuer la longueur de cette paroi, on obtient le même résultat.

C'est le but que s'est proposé Sims en pratiquant l'accolement vagino-cervical.

Un avivement transversalement allongé est opéré sur la lèvre antérieure du col et la partie voisine du vagin ; avivement analogue symétrique sur la paroi vaginale supérieure à 5 ou 6 centimètres en avant du premier.

Sutures à la soie ou au crin de Florence, placées de telle sorte (fig. 379) qu'elles amènent au contact les deux surfaces avivées.

Ablation des sutures au bout de quinze jours environ, alors que la cicatrice de réunion est solide.

Il sera bon de faire précéder cette opération du curage, qui constitue en somme le premier temps de toute opération gynécologique par la voie vaginale et qui représente pour l'utérus ce qu'est un lavage soigneux pour le vagin.

B. — TRAITEMENT CLINIQUE

Nous venons de passer en revue les ressources cliniques qui constituent notre bagage thérapeutique contre les antédéviations, examinons maintenant comment il convient de les appliquer en clinique.

Il importe à cet égard, étant donnée la complexité des cas, d'établir les catégories suivantes :

1° Antédéviation physiologique ou indifférente ;
2° Antédéviation non compliquée ;
3° Antédéviation avec tumeur ;
4° Antédéviation avec métrite ;
5° Antédéviation avec effondrement vulvo-vaginal ;
6° Antédéviation avec inflammation périutérine.

Examinons en détail chacun de ces différents cas :

1° Antédéviation physiologique ou indifférente.

Précédemment ont été définis les deux termes de physiologique et d'indifférente s'appliquant aux déviations : dans les deux cas, la femme n'éprouve aucun symptôme pathologique dépendant de la déviation même, la seule différence est que l'utérus est mobile avec l'antédéviation physiologique et au contraire immobile avec l'indifférente.

Dans l'un ou l'autre cas il ne saurait être question de traitement, car soigner une femme pour un état physiologique ou pour une déviation qui ne lui cause aucun ennui serait un simple non-sens.

2° Antédéviation non compliquée.

Par antédéviation non compliquée nous entendons celle qui ne s'accompagne d'aucun autre état pathologique, tel que métrite, périmétrite, tumeur.

La déviation constitue la seule maladie, et se traduit comme manifestation pathologique soit par la dysménorrée, soit par la stérilité, soit par le ténesme vésical ; ce sont ces trois conséquences isolées ou réunies pour lesquelles on sera consulté.

S'il s'agit de *dysménorrée*, l'indication primordiale sera de rétablir la perméabilité du canal utérin, habituellement interrompue au niveau de l'isthme par la coudure de l'organe.

En pareil cas, au lieu de tenter le redressement de l'utérus à l'aide de pessaires vaginaux, il sera plus simple de rétablir la perméabilité utérine soit par l'application pendant un certain temps d'un tube intra-utérin (voir le drainage utérin précédemment exposé page 264), soit par la fixation pendant quelques semaines d'une tige métallique de Lefour (voir p. 265).

Quand la conséquence de l'antédéviation est la *stérilité*, l'indication est double : rétablir la perméabilité du canal utérin, s'il s'agit d'une flexion, et redresser tout l'utérus, s'il y a version, afin de permettre dans l'un ou l'autre cas la pénétration du sperme.

Comme un redressement momentané pendant le coït peut amener le résultat désiré, il suffit parfois que la vessie soit pleine à ce moment pour corriger momentanément la déviation et permettre la fécondation.

On conseillera donc à la femme de ne pas uriner pendant les trois heures qui précèdent et les trois heures qui suivent le coït.

On a également conseillé en pareil cas le coït avec position spéciale, *more bestiarum*, de manière à favoriser l'adaptation plus complète des organes masculins aux féminins ; il est permis de douter de l'efficacité de cette précaution.

En cas d'échec, on traitera l'antédéviation comme il a été précédemment indiqué à propos de la dysménorrée, soit ainsi qu'il va être dit au sujet du ténesme vésical.

Le *ténesme vésical* est un des symptômes les plus pénibles, auxquels donne lieu l'antédéviation utérine.

Certaines femmes sont tellement incommodées par ce symptôme qu'elles sont obligées d'uriner toutes les heures, parfois même plus souvent, de telle sorte que toute occupation, toute vie sociale devient pour elles impossible ; le besoin presque continuel d'uriner se transforme pour ces malades en une véritable obsession.

En pareil cas, il importe de relever l'utérus, et, qu'il s'agisse d'une antéflexion ou d'une antéversion, de le remettre dans sa situation normale.

Qu'il y ait flexion ou version, le *massage* est susceptible de donner de bons résultats, particulièrement quand l'utérus est congestionné ou quand il y a des traces d'inflammation périutérine ancienne.

L'*électricité* faradique ou mieux galvanique d'une part dans le vagin ou le col, de l'autre sur la surface de l'abdomen, pourra être tentée, mais en général les résultats qu'elle donne sont dans le cas actuel inférieurs à ceux fournis par le massage.

Si les moyens précédents échouent, ou si, pour une raison quelconque, on renonce à leur emploi, il faudra remédier :

A l'*antéflexion* par l'application d'un pessaire intra-utérin ;
A l'*antéversion*, par une opération : l'accolement vagino-cervical de Sims.

Le *pessaire intra-utérin* le mieux approprié à l'antéflexion est la tige métallique de Lefour, qu'on peut introduire sans curage préalable et sans l'aide d'anesthésie, en se conformant aux préceptes qui ont été donnés antérieurement (voir p. 60). On le laissera en place, suivant la tolérance des sujets, de deux à six semaines.

Après ablation, on pourra le replacer de nouveau si le résultat obtenu au point de vue du redressement utérin ne se maintenait pas suffisamment.

L'*accolement vagino-cervical* de Sims, applicable à l'antéversion, où il peut redresser tout l'utérus, et non à l'antéflexion, où il ne ferait qu'exagérer la déviation, a été décrit page 367.

Cette opération ne présente aucun danger, elle peut, dans la majorité des cas, être exécutée sans l'aide de l'anesthésie.

Elle constitue une des interventions les plus recommandables de la petite gynécologie.

Enfin, comme dernière ressource, on pourra contre les antédéviations, recourir aux pessaires, soit au simple anneau élastique, s'il s'agit d'une antéflexion, soit au pessaire de Graily-Hewitt si la déviation est une flexion. Mais d'une façon générale les pessaires ne devront être choisis que comme pis-aller thérapeutique et alors que les autres moyens précédemment indiqués ont échoué.

3° Antédéviation avec tumeur.

Toute tumeur utérine (fibrôme) ou périutérine (kyste de l'ovaire), qui comprime l'utérus d'arrière en avant, amène un degré plus ou moins marqué d'antédéviation.

Mais l'antédéviation utérine constitue en pareil cas un simple détail de l'état pathologique, et ce n'est pas à elle que doit s'adresser la thérapeutique, mais à la tumeur dont elle n'est qu'une conséquence presque négligeable.

4° Antédéviation avec métrite.

Cette catégorie renferme les classes les plus nombreuses des cas qu'aura à traiter le gynécologue.

Qu'il y ait endométrite ou métrite parenchymateuse, l'organe, augmenté de poids, tend, à moins qu'il n'y ait rétrodéviation, à s'incliner en avant, d'où la production de l'antédéviation, qui est une simple conséquence de l'inflammation utérine.

En pareille occurrence, le traitement doit exclusivement s'adresser à l'élément inflammatoire et aussitôt la métrite guérie par des moyens appropriés, rapidement l'utérus reprendra sa situation normale, sans qu'aucun traitement spécial soit nécessaire à cet effet.

5° Antédéviation avec effondrement vulvo-vaginal.

L'antédéviation de l'utérus peut survenir comme conséquence lointaine de l'accouchement, alors qu'il y a eu à la suite relâchement du vagin, distension et déchirure du périnée, de telle sorte qu'à la suite de l'acte obstétrical il y a eu véritable effondrement du plancher pelvien.

Bien qu'à la suite de cet effondrement, la rétrodéviation et le prolapsus de l'utérus soient relativement plus fréquents, on peut néanmoins observer l'antédéviation utérine comme conséquence.

L'utérus n'est plus maintenu à cause du relâchement de ses ligaments et s'incline en avant d'une façon pathologique.

En pareil cas, les moyens thérapeutiques que nous avons indiqués dans la deuxième catégorie de cas, massage, électricité, tige intra-utérine, accolement vagino-cervical, pessaire, ne sauraient suffire, car leur condition de réussite repose sur l'intégrité du plancher pelvien.

Ici pour guérir la déviation utérine il faut par une opération appropriée rendre au plancher pelvien son intégrité, ou du moins une résistance suffisante ; on y arrivera par la colporaphie antérieure et la colpo-périnéoraphie, opérations qui seront ultérieurement décrites à propos du prolapsus.

En même temps qu'on fera la colporaphie antérieure, on pourra procéder à l'accolement vagino-cervical en combinant ces deux opérations.

6° Antédéviation avec inflammation périutérine.

L'inflammation périutérine, qu'elle s'adresse au tissu cellulaire (pelvi-cellulite) ou au péritoine (pelvi-péritonite), a comme conséquences la formation d'adhérences qui, dans le cas actuel, immobilisent l'utérus en antédéviation.

Deux moyens thérapeutiques ont seuls une réelle influence sur ces adhérences :

le *massage*
et la *libération directe* de l'utérus après laparotomie.

Le massage, étant sans danger alors qu'il est fait après sédation des phénomènes aigus, doit toujours être tenté et il suffira, dans un assez grand nombre de cas, pour mobiliser l'utérus et rendre l'organe à sa position normale.

Toutefois, dans les cas rebelles, et alors que la fixation de l'utérus en avant est pour la femme la source de troubles réellement pénibles, on ne saurait hésiter à pratiquer la laparotomie, afin d'aller avec les doigts détacher les adhérences, qui maintiennent l'utérus en position anormale.

Nous étudierons plus en détails, à propos des rétrodéviations, cette laparotomie libératrice, car avec cette dernière déviation, son indication devient beaucoup plus importante et fréquente.

II. — TRAITEMENT DES RÉTRODÉVIATIONS

SOMMAIRE

a. *Ressources thérapeutiques.*
 1° Redressement de l'utérus.
 2° Pessaire et ceinture.
 3° Electricité et massage.
 4° Opération.

b. *Traitement clinique.*
 1° Rétrodéviation indifférente.
 2° Rétrodéviation non compliquée.
 3° Rétrodéviation avec tumeur.
 4° Rétrodéviation avec métrite.
 5° Rétrodéviation avec effondrement vulvo-vaginal.
 6° Rétrodéviation avec inflammation périutérine.

A. — RESSOURCES THÉRAPEUTIQUES

Les ressources thérapeutiques contre les rétrodéviations sont analogues à

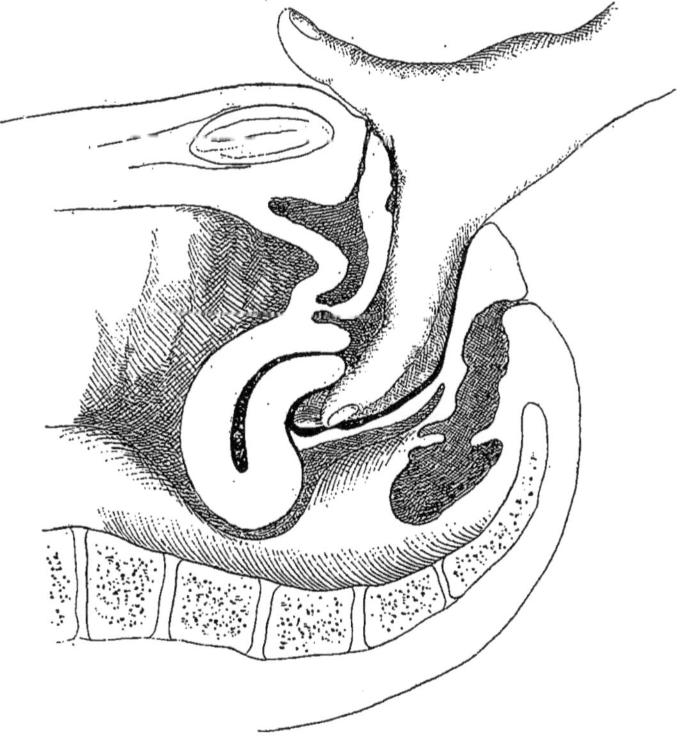

Fig. 380. — Relèvement de l'utérus rétrofléchi, 1er temps (Schultze).

celles qu'on possède contre les antédéviations, à savoir : le redressement de l'utérus, les pessaires et ceintures, l'électricité et massage, enfin le traitement chirurgical.

Examinons en détail ces divers moyens thérapeutiques.

1° REDRESSEMENT DE L'UTÉRUS

Le redressement de l'utérus rétroversé ou rétrofléchi nécessitera, alors qu'il y a des adhérences péritonéales, la laparotomie, le détachement des

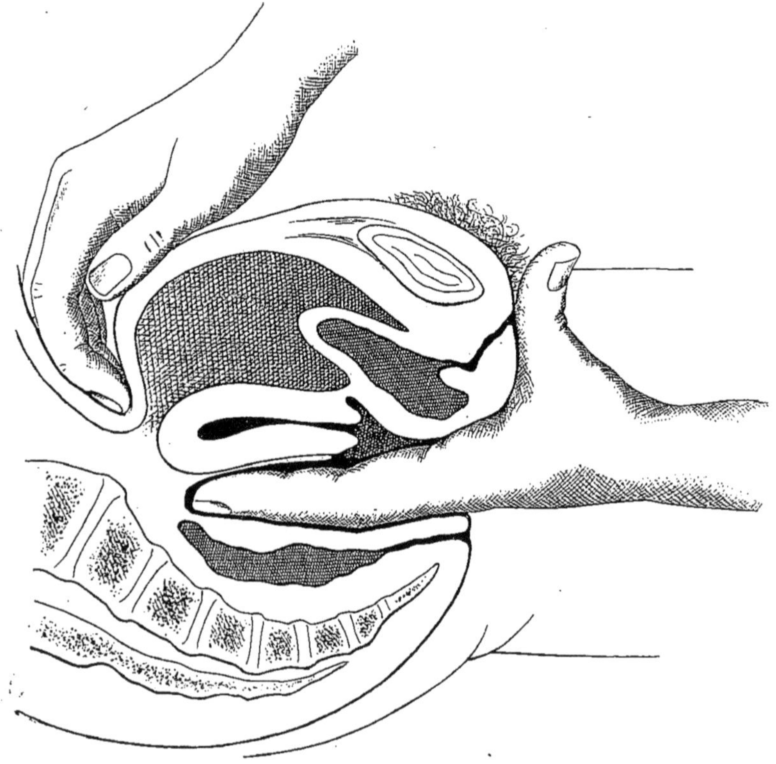

Fig. 381. — Relèvement de l'utérus rétrofléchi, 2e temps (Schultze).

adhérences avec les doigts ou un instrument tranchant; après quoi on pourra relever l'utérus en allant saisir le fond de l'organe avec les doigts recourbés en crochet.

En dehors de ces cas spéciaux, qui seront étudiés plus en détail au traitement clinique à propos des rétrodéviations, compliquées d'inflammation périutérine, le redressement de l'utérus peut se faire par les voies naturelles à l'aide des doigts, d'un instrument, ou plus simplement encore sans manœuvre directe par la position donnée à la malade.

Voici d'ailleurs les détails de ces divers redressements :

A. *Redressement à l'aide des doigts.* — La femme étant dans le décubitus dorsal, introduire l'index et le médius dans le vagin (fig. 380), repousser le corps à travers le cul-de-sac postérieur (fig. 380), le faire basculer en avant (fig. 381); aussitôt qu'il devient accessible au niveau de la paroi abdominale, le saisir avec l'autre main comme l'indique la figure 382, et compléter ainsi le mouvement de bascule en avant (fig. 383) (Manœuvre de Schultze).

Dans certains cas, je me suis bien trouvé de la manœuvre représentée par la figure 384, d'après laquelle l'index introduit dans le vagin repousse le

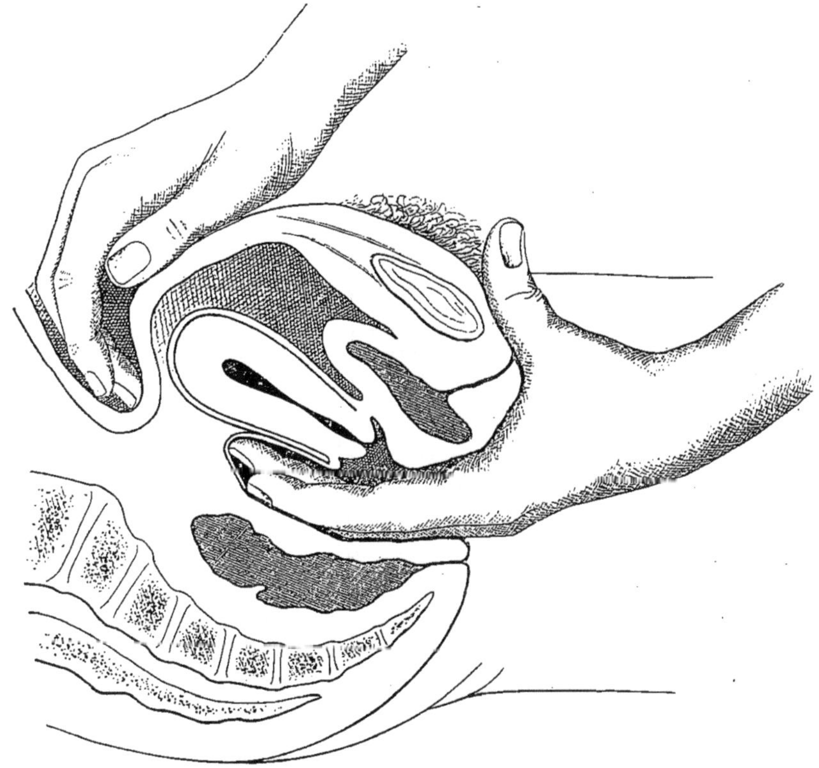

Fig. 382. — Relèvement de l'utérus rétrofléchi, 3e temps (Schultze).

col en arrière, pendant que le médius, placé dans le rectum, chasse le corps en haut et en avant. La main abdominale termine la manœuvre comme tout à l'heure (fig. 382, 383).

La réduction de l'utérus peut également s'opérer dans la *position latérale* ou *génupectorale*, en cherchant comme précédemment à repousser le corps vers sa position normale. Suivant la nuance de chaque cas, le gynécologue saura varier le procédé et la position de la femme.

Schultze a préconisé la réduction digitale de l'utérus après dilatation préalable de l'organe (fig. 385) qui permet l'introduction de l'index dans sa cavité.

Ce redressement ne peut être accompli que sous le chloroforme, et reste par conséquent limité à des cas spéciaux.

B. *Redressement avec l'hystéromètre.* — L'hystéromètre étant introduit dans l'utérus, la concavité tournée en arrière pour se mouler à la courbe du

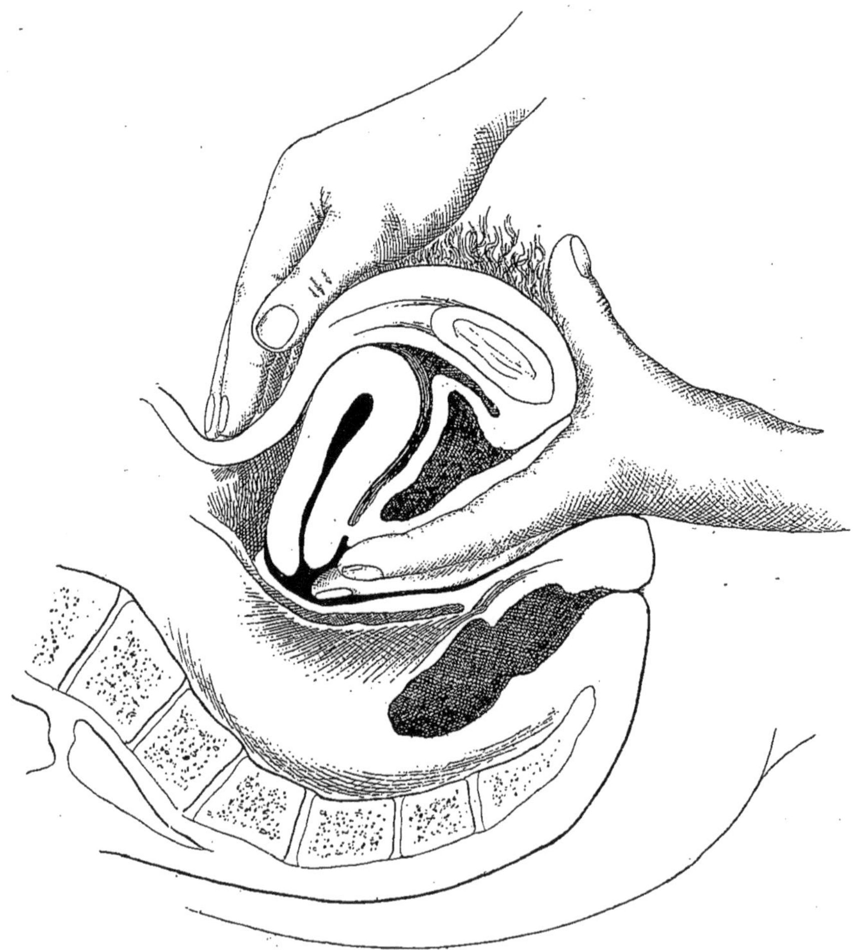

Fig. 383. — Relèvement de l'utérus rétrofléchi, 4e temps (Schultze).

canal utérin (fig. 386), on lui imprime un mouvement tournant sur lui même, de manière à ramener sa concavité en avant.

L'utérus obéissant à l'hystéromètre reprend sa direction normale.

D'une façon générale le redressement par les doigts sera préférable à celui opéré à l'aide de l'hystéromètre.

En tout cas, si on fait usage de l'instrument, ce doit être avec beaucoup de douceur pour éviter de blesser l'utérus.

C. *Redressement par la position génupectorale.* — Dans certains cas où

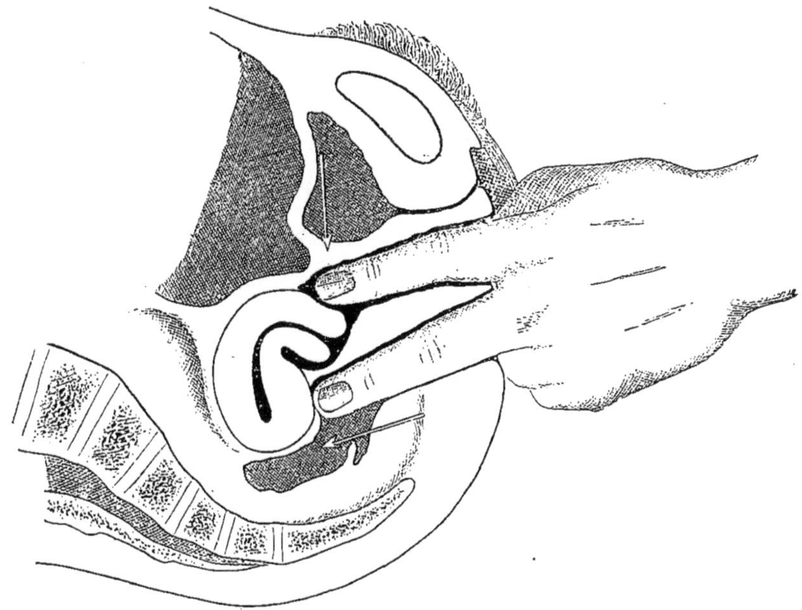

Fig. 384. — Manœuvre vagino-rectale pour redresser l'utérus rétrofléchi.

l'utérus est relativement mobile, la position donnée à la femme peut suffire au redressement de l'organe.

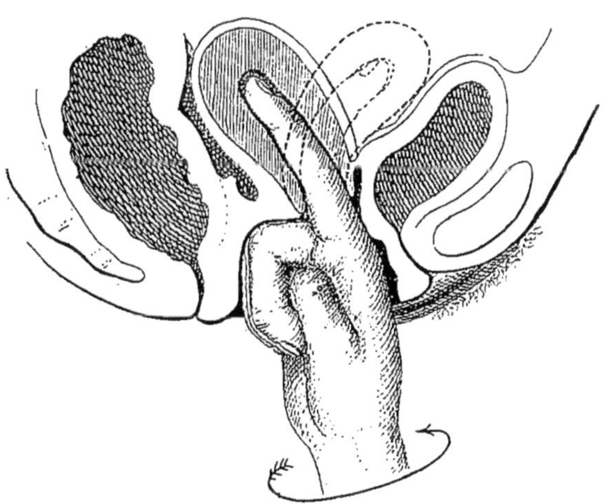

Fig. 385. — Redressement digital de l'utérus rétrodévié.

Quand la femme est placée dans la position génupectorale, indiquée par la figure 387 (v. fig. 6, p. 17), l'intestin, attiré par la pesanteur dans la direction de la poitrine, crée une pression négative dans le vagin, d'où pénétration de l'air dans ce canal.

Sous l'influence de la pesanteur, l'utérus, ainsi que l'indique la figure 387, tend à reprendre sa position normale, et y arrive progressivement, alors

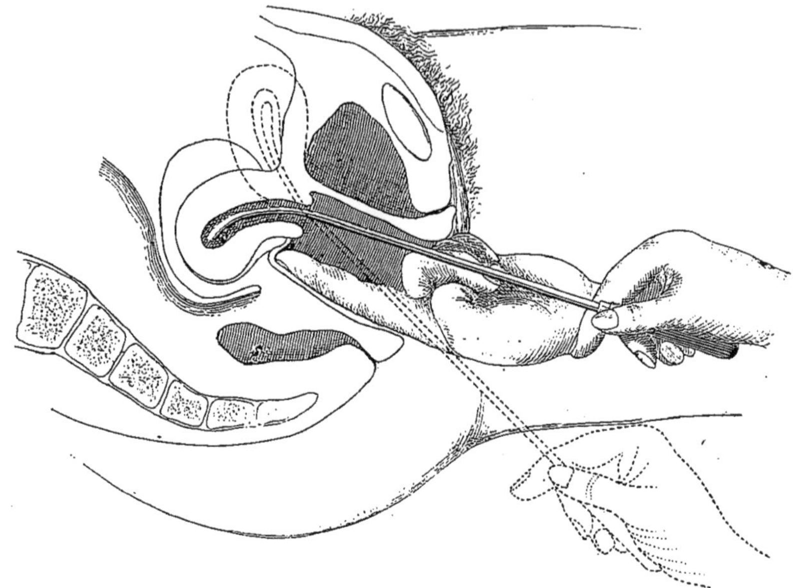

Fig. 386. — Redressement de l'utérus rétrofléchi avec l'hystéromètre (Courty).

qu'il n'existe pas d'adhérences, qui le maintiennent dans sa position vicieuse.

Pour que cette *position génupectorale*, encore désignée sous le nom de *position de la prière mahométane*, se montre réellement efficace, il faut qu'elle soit soigneusement expliquée et spécifiée à la femme. — Il ne suffit pas de dire, en effet, à la patiente de prendre tous les matins pendant un quart d'heure avant de quitter le lit cette posture; il faut la dresser à cette posture.

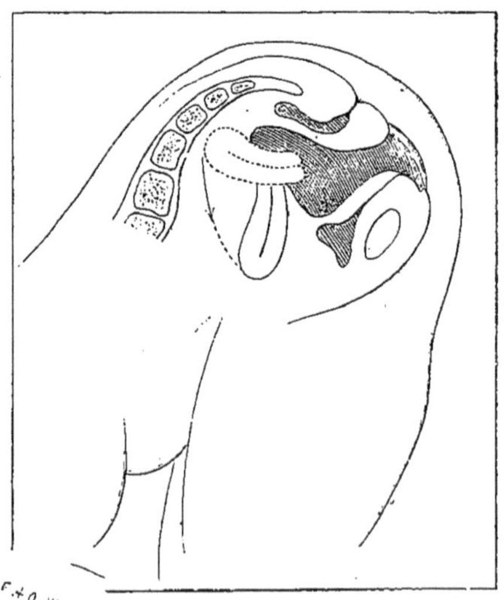

Fig. 387. — Réduction de l'utérus rétrofléchi ou rétroversé par la position génupectorale (Skene).

Sinon la malade se mettra négligemment à genoux sur son lit, dans la position qui lui est le plus commode et n'obéira nullement à l'indication gynécologique.

Il faut, pour que la position génupectorale soit bien prise, que les cuisses soient perpendiculaires au plan du lit, et que la poitrine, c'est-à-dire les seins, soient au contact de ce même plan; ce n'est qu'à cette double condition que l'inclinaison du bassin est telle qu'elle favorise la réduction de l'utérus.

Avant de prendre cette posture, il sera bon que la vessie et le rectum soient vidés, et qu'avant de s'y soumettre, la femme ait eu par conséquent une garde-robe, provoquée au besoin par un lavement; la miction accompagne naturellement la défécation.

On a également conseillé l'introduction préalable d'un spéculum grillagé, ou d'une simple canule vaginale pour permettre l'accès de l'air dans le vagin.

Cette recommandation n'est utile que chez les sujets où l'orifice vulvo-vaginal est étroit et résistant; dans la majorité des cas, l'entrée de l'air s'effectue spontanément, et la précaution indiquée est par là même inutile.

Cette position devra être prise tous les matins avant le lever, et, autant que possible, le soir après le coucher, c'est-à-dire deux fois par vingt-quatre heures, un quart d'heure environ chaque fois.

Elle doit réussir à redresser l'utérus en une quinzaine de jours; si, au bout de ce temps, les résultats étaient nuls, il serait inutile de la continuer plus longtemps.

2° PESSAIRE ET CEINTURES

L'emploi de *ceintures* est relativement limité dans les cas de rétrodéviation ; les types à employer sont les mêmes que pour les antédéviations (v. p. 365). Elles ne peuvent arriver à corriger la déviation utérine, mais en maintenant la masse intestinale, elles atténuent les symptômes qui résultent de la rétrodéviation.

Les *pessaires* conseillés pour remédier aux rétrodéviations sont de trois sortes :

Les vaginaux ;
Les intra-utérins ;
Les vagino-utérins.

Nous ne prendrons dans ces trois variétés que les principaux types.

a. *Pessaires vaginaux.* — Parmi les nombreux pessaires conseillés pour la cure des rétrodéviations nous mentionnerons les trois formes principales, à savoir :

— L'anneau élastique (Dumontpallier, Mayer) ;
— Le pessaire sigmoïde (Hodge, Gaillard-Thomas) ;
— Le pessaire en 8 (Fritsch-Schultze).

L'*anneau élastique* doit être assez résistant pour tendre le vagin ; trop souple, il constitue dans le vagin un corps étranger parfaitement inutile et partant plutôt nuisible. La plupart des pessaires livrés par le commerce sont passibles de cette objection, et pour ma pratique, j'en ai fait fabriquer qui présentent la résistance voulue et sans laquelle ils perdent, à mon avis, toute valeur.

Il est nécessaire d'avoir des anneaux de différents calibres (fig. 388).

Le numéro du pessaire indique le diamètre de l'anneau (dimensions extérieures).

Pour introduire l'anneau élastique, alors surtout qu'il offre la résistance voulue, il est bon d'avoir une pince de forme spéciale permettant d'aplatir l'anneau sur lui-même et facilitant ainsi sa pénétration dans le vagin (fig. 389).

Pour introduire l'anneau élastique, l'*utérus étant préalablement réduit* et la femme placée en position vulvaire, les réservoirs vésical et rectal vidés, on

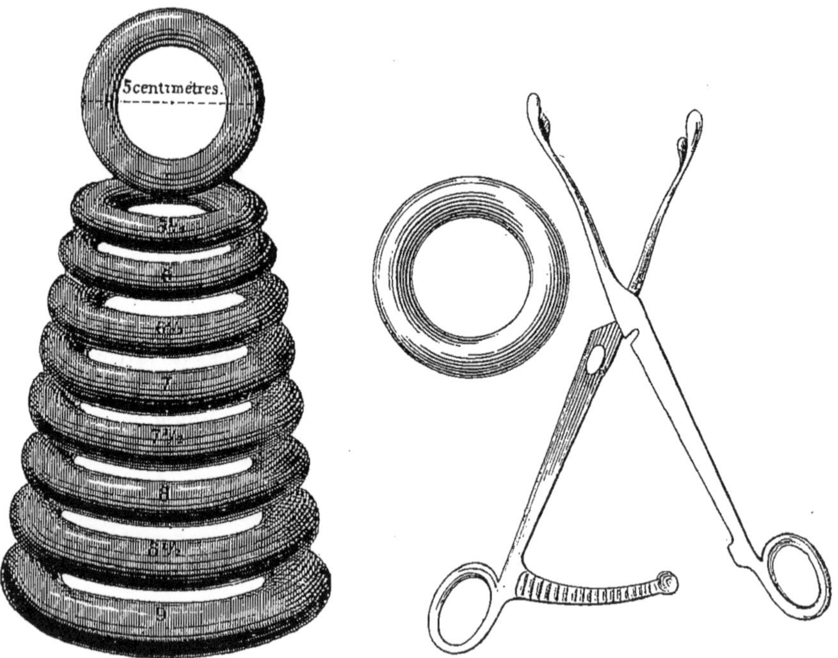

Fig. 388. — Anneaux élastiques.

Fig. 389. — Anneau élastique avec la pince pour son introduction.

introduit le pessaire tenu par la pince et recouvert de vaseline jusqu'à ce que son extrémité vienne buter contre le cul-de-sac postérieur (fig. 390).

La résistance qu'on éprouve à la pénétration indique que l'extrémité de l'instrument est arrivée dans ce cul-de-sac ; au besoin, on peut s'en assurer par le toucher, car l'instrument vient quelquefois, alors qu'on ne le dirige pas assez en arrière, buter dans le cul-de-sac antérieur.

A ce moment, on désarticule la pince, dont les deux branches peuvent se séparer l'une de l'autre comme celles d'un forceps (fig. 389), et on retire successivement l'une et l'autre branche, en ayant soin de maintenir l'anneau en place avec un doigt appliqué sur sa circonférence antérieure.

Aussitôt la pince retirée, on pratique le toucher pour vérifier si l'anneau entoure bien le col et si son extrémité est au contact du cul-de-sac postérieur (fig. 391).

La femme se lève, fait quelques pas, et s'assure que l'appareil ne la gêne pas. S'il y a gêne, c'est que l'instrument est mal appliqué ou qu'il est trop grand.

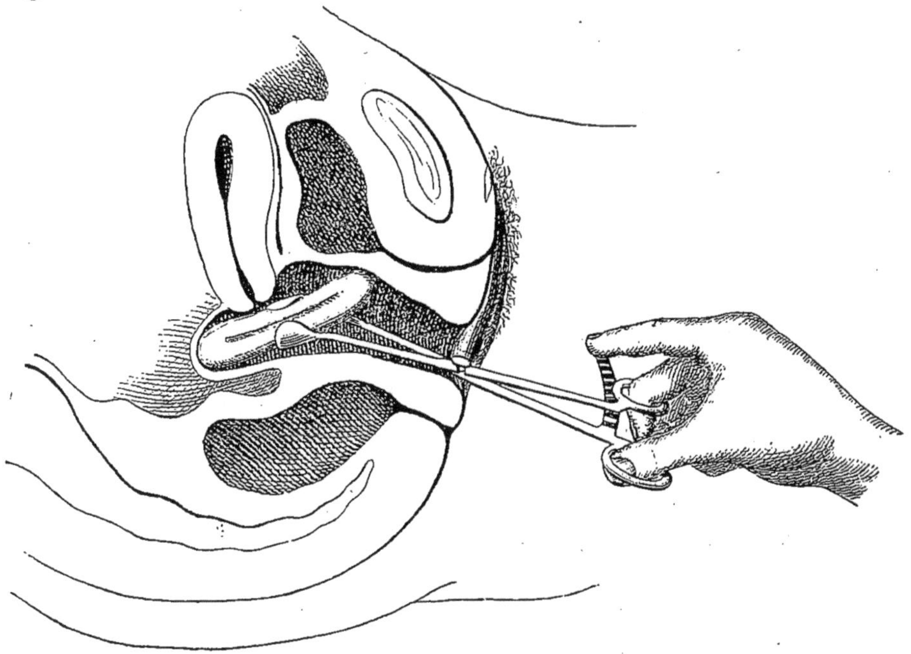

Fig. 390. — Introduction de l'anneau élastique.

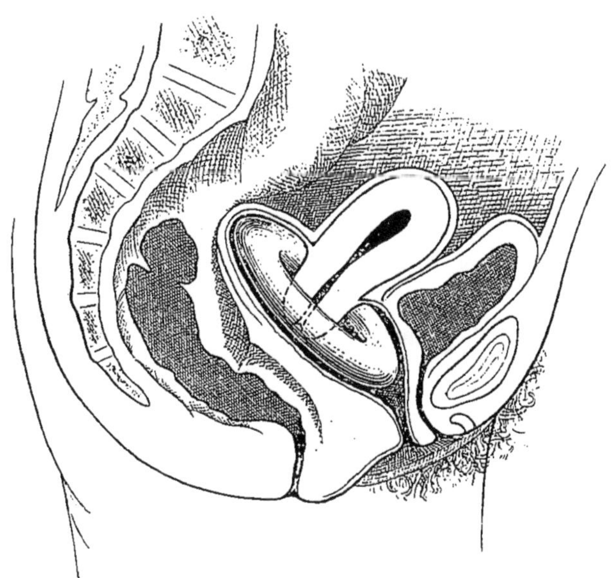

Fig. 391. — Anneau élastique en place.

S'il est mal appliqué, on s'en assurera par le toucher.

S'il est trop grand, on trouvera au toucher une tension exagérée de la paroi vaginale, auquel cas il faut enlever l'anneau et le remplacer par un numéro inférieur.

Par contre, il peut être trop petit; l'anneau semble alors flotter dans le vagin où il présente une mobilité exagérée ; en pareil cas, il faut, séance tenante, le remplacer par un numéro supérieur, à moins qu'on ne veuille avec des organes génitaux facilement irritables laisser ce pessaire trop petit pour obtenir l'accoutumance et le remplacer après quatre à six jours.

L'anneau étant placé, on prie la femme de revenir au bout de deux jours, pour s'assurer qu'il est bien supporté et pour se rendre compte du résultat obtenu.

Le pessaire ne doit être enlevé et appliqué que par le médecin.

La pratique de certains gynécologues qui permettent à la femme d'enlever et de replacer elle-même l'anneau est déplorable; c'est un non-sens gynécologique.

Pour maintenir une propreté suffisante du pessaire et du vagin, il suffit de prescrire une injection quotidienne de deux litres, avec une solution d'acide phénique à $\frac{1}{100}$ ou de bichlorure de mercure à $\frac{1}{2000}$.

L'anneau élastique, pas plus d'ailleurs que les autres formes de pessaires vaginaux, ne contrindique le coït. Toutefois il présente à cet égard sur les autres formes de pessaires cet avantage qu'il ne risque pas d'être déplacé par les rapports sexuels.

L'anneau élastique peut être laissé en place trois à quatre mois sans inconvénient ; au bout de ce temps, il sera nécessaire de l'enlever et de le remplacer par un autre, si on juge la prolongation de son emploi nécessaire.

Avec ces précautions la femme peut sans inconvénient porter un pessaire vaginal pendant une année, et même davantage.

Le cas d'accidents, fistules, emprisonnement au milieu de végétations, produits par les pessaires ne relèvent que d'appareils oubliés en quelque sorte dans le vagin et portés sans discontinuité à l'abri de toute surveillance médicale.

Le *pessaire sigmoïde* répond à deux types principaux, celui de Hodge et celui de Gaillard-Thomas.

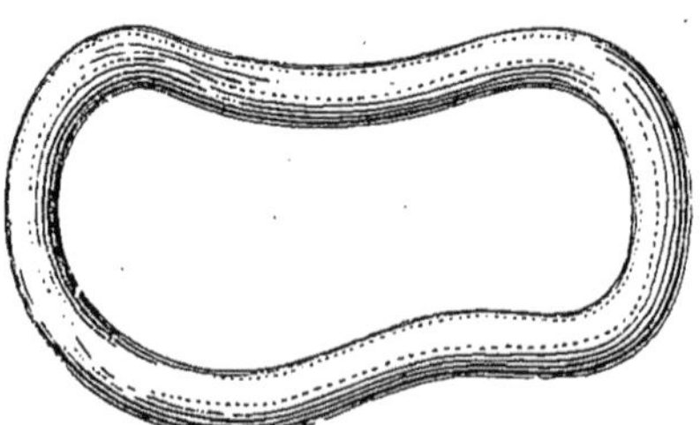

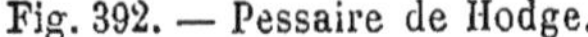

Fig. 392. — Pessaire de Hodge.

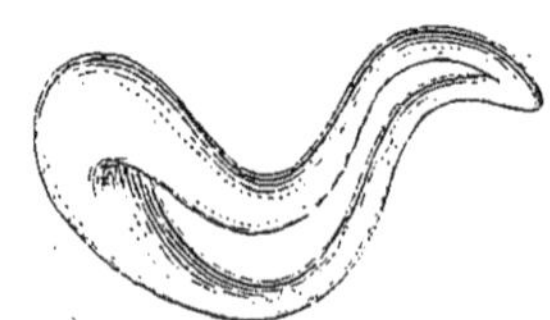

Fig. 393. — Pessaire de Gaillard-Thomas.

Les deux figures ci-jointes rendent compte de la forme de ces pessaires sans qu'une description soit nécessaire.

L'un et l'autre sont rigides en caoutchouc durci, aluminium, ou métal analogue.

L'introduction et l'emploi de ces deux pessaires étant semblables, je me contenterai de décrire ce qui a trait au pessaire de Hodge.

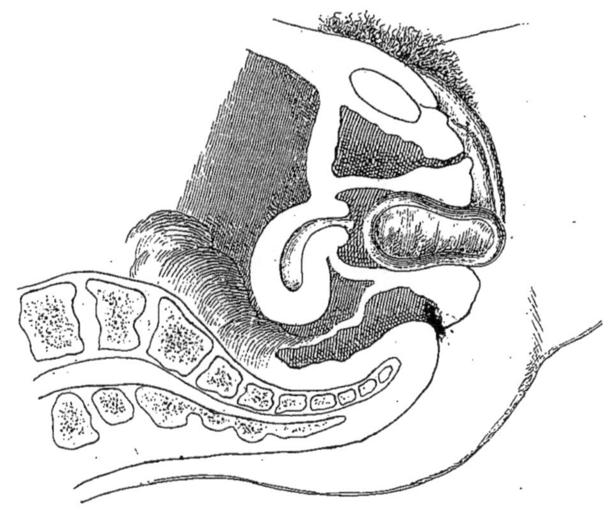

Fig. 394. — Application défectueuse du pessaire de Hodge, 1er temps (H. Croom).

Les préliminaires pour l'introduction du pessaire de Hodge sont les mêmes que pour l'anneau élastique.

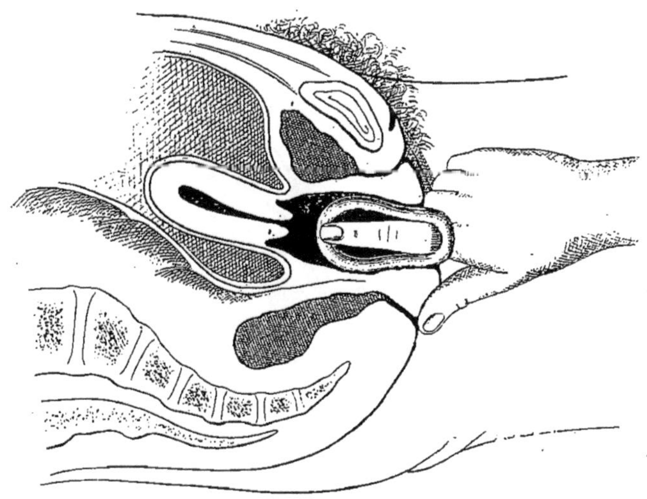

Fig. 395. — Application normale du pessaire de Hodge, 1er temps.

Il est indispensable pour procéder à l'application du pessaire de réduire la rétrodéviation (fig. 395) et de ne pas la tenter alors que l'utérus est encore en position vicieuse, ainsi que l'indique la figure 394 qui montre une faute à éviter.

Pour introduire le pessaire de Hodge, on le présente par sa grosse extrémité tenue verticalement à l'entrée de la vulve ainsi que l'indique la figure 395.

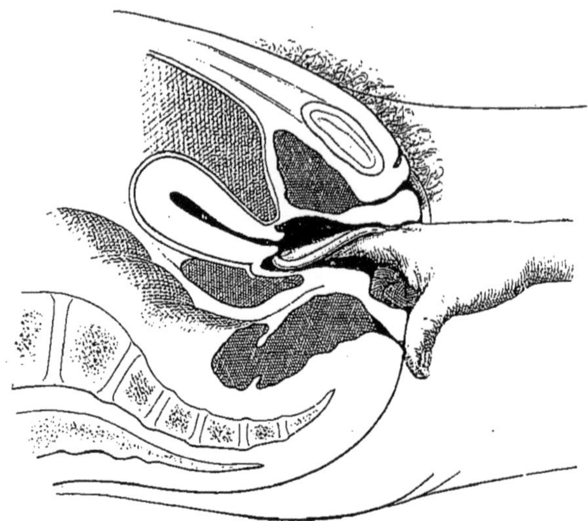

Fig. 396. — Application du pessaire de Hodge, 2e temps.

Puis (fig. 396) on pousse avec l'extrémité de l'index le pessaire vers le fond du vagin en le plaçant transversalement.

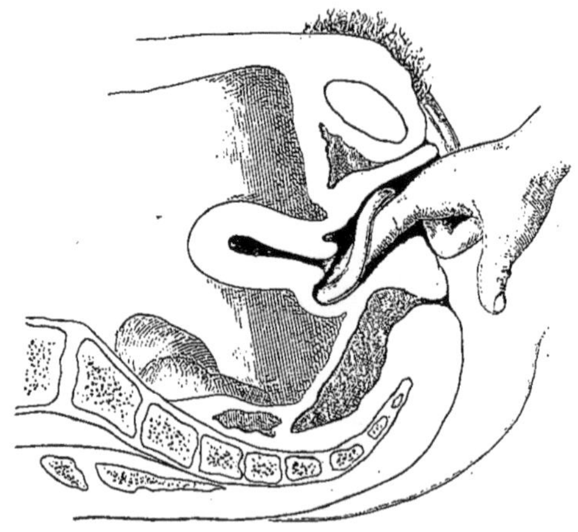

Fig. 397. — Application du pessaire de Hodge, 3e temps (H. Croom).

Enfin (fig. 397), toujours sous la conduite du doigt, on dirige son extrémité vers le cul-de-sac postérieur, où on le pousse aussi loin que possible, en déprimant ce cul-de-sac.

Le doigt est alors retiré et l'anneau laissé en place.

Avant de retirer tout à fait le doigt, il est bon d'appuyer sur la partie antérieure de l'anneau de manière à s'assurer que le retrait du doigt ne l'a pas ramené vers l'orifice vulvo-vaginal et qu'il conserve son contact avec le cul-de-sac postérieur.

Mêmes précautions ultérieures qu'avec l'anneau élastique : tout en ayant soin de surveiller le pessaire au moins tous les quinze jours, car il arrive

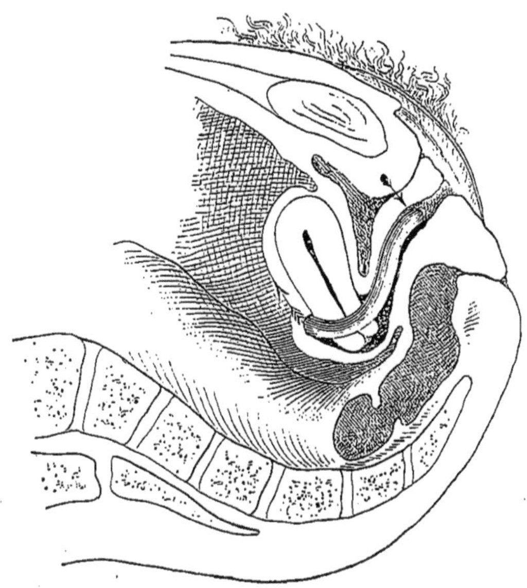

Fig. 398. — Pessaire de Hodge appliqué. Les flèches indiquent son mode d'action.

assez fréquemment qu'il se déplace, et qu'au lieu de conserver la direction antéro-postérieure qui est indispensable à son action salutaire, il se place obliquement ou transversalement.

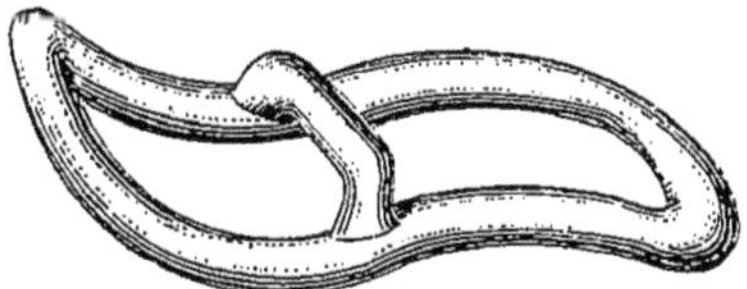

Fig. 399. — Pessaire de Fritsch.

L'action du pessaire de Hodge, de même que celle de Gaillard-Thomas, se fait, ainsi que l'indique la figure 398, par un mouvement de bascule ; la pression abdominale s'exerçant sur la partie antérieure de l'anneau dans la direction indiquée par la flèche, et se transmettant en sens contraire par un mouvement de levier sur la partie postérieure de l'anneau destiné à agir sur le corps de l'utérus, pour l'empêcher de retomber en arrière.

Le pessaire en 8 est représenté par deux types principaux, Schultze (fig. 67, p. 78) et Fritsch (fig. 399).

Ces deux pessaires dont le premier est malléable et le second rigide, imitent assez exactement la forme d'un 8 ; l'anneau postérieur est destiné recevoir le col de l'utérus, tandis que l'antérieur vient prendre point d'appui derrière la symphyse pubienne et au niveau de l'orifice vulvo-vaginal.

Cet instrument a pour effet de maintenir le col utérin repoussé en arrière au voisinage de la concavité sacrée, et d'empêcher, par le fait même de cette situation du col, la reproduction du renversement de l'utérus en arrière.

L'action des trois variétés de pessaires vaginaux que nous venons de passer en revue est donc essentiellement différente.

L'*anneau élastique* agit en tendant la paroi vaginale en tous sens, d'où résulte la fixation du col utérin au centre de l'excavation pelvienne.

Le *pessaire sigmoïde* ou a bascule de Hodge ou Gaillard Thomas agit par un mouvement de levier ; la partie antérieure de l'anneau, subissant la pression abdominale de haut en bas, transmet au niveau du cul-de-sac postérieur

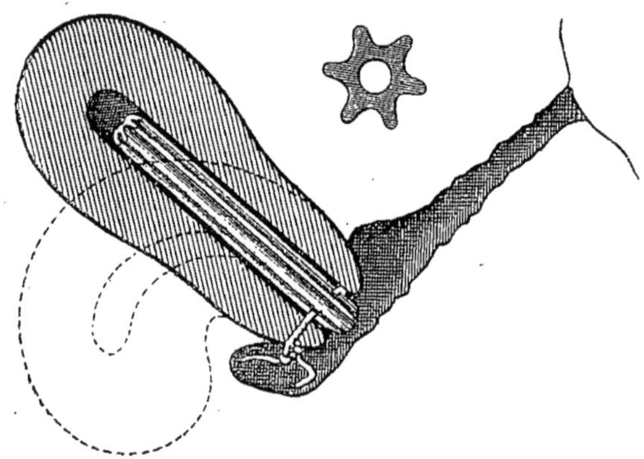

Fig. 400. — Tige de Lefour (modifiée par Auvard) maintenant l'utérus et corrigeant la rétroflexion.

une pression en sens contraire qui, agissant sur le corps de l'utérus à travers le cul-de-sac postérieur, empêche la rétrodéviation et lutte contre sa reproduction.

Le *pessaire en* 8 fixe le col de l'utérus vers la partie postérieure de l'excavation pelvienne au voisinage de la concavité sacrée ; on a de la sorte une antédéviation artificielle, dont le maintien lutte contre le retour de la déviation en arrière.

Théoriquement cette dernière variété de pessaire semble la meilleure, car c'est elle qui paraît appelée à corriger avec le plus d'efficacité la déviation utérine, mais ce pessaire exige un vagin très complaisant, la boucle postérieure étant relativement petite étrangle souvent le col de l'utérus et en gêne la circulation de retour. Le pessaire sigmoïde a pour inconvénient de se déplacer facilement ; aussi le meilleur des pessaires en pratique, bien que théoriquement il puisse paraître inférieur, est le simple anneau élastique, car, de dimensions suffisantes et bien appliqué avec réduction complète de l'utérus, il maintient l'utérus en bonne situation, ne risque pas de se déplacer et est bien toléré par la femme.

C'est à cette dernière variété que j'accorde pour ma part la préférence.

Le *pessaire intra-utérin*, dont le meilleur type est à mon avis la tige de Lefour (voir p. 265) est susceptible de fixer en bonne situation l'utérus

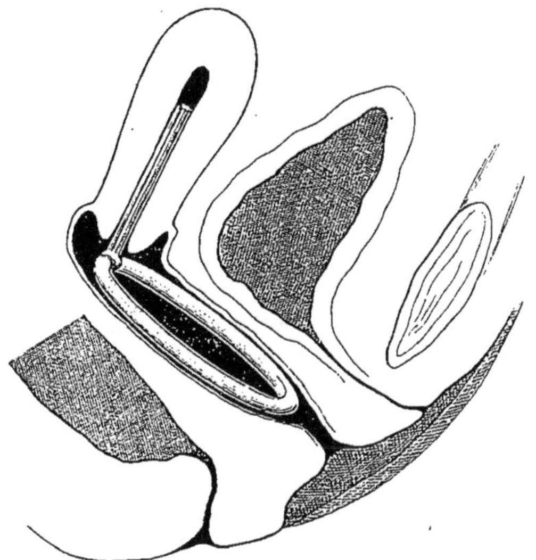

Fig. 401. — Pessaire mixte ou vagino-utérin de Sims.

rétrofléchi et non rétroversé, car dans la rétroflexion, le col conserve sa situation normale ou à peu près normale, et la tige intra-utérine, prenant point d'appui sur le col, maintient secondairement le corps.

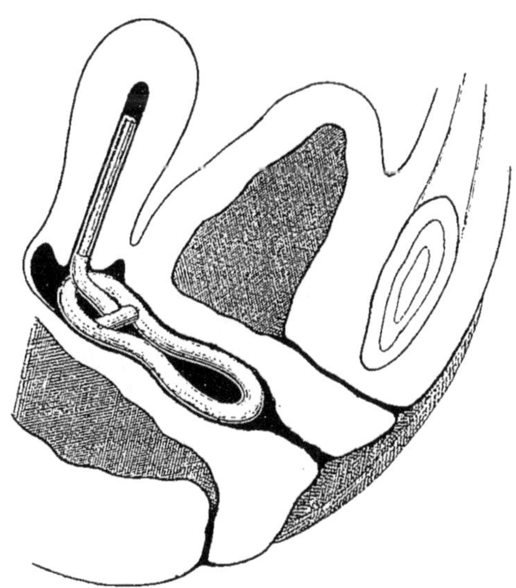

Fig. 402. — Pessaire mixte ou vagino-utérin d'Auvard.

L'application de cette tige se fait après redressement de l'utérus, ou mieux en attirant le col au voisinage de la vulve; on fixe la tige, puis on replace avec les doigts l'utérus dans sa position normale; la rigidité de la tige sur laquelle se moule l'utérus rend ce replacement facile.

Je mentionnerai, en terminant cette revue des pessaires, les *appareils mixtes*, c'est-à-dire *vagino-utérins*, qui sont une combinaison des deux variétés précédentes.

Ils se composent d'une tige intra-utérine, reliée à un anneau vaginal; l'utérus, grâce à ces appareils combinés se trouve en quelque sorte empalé en bonne situation.

Les deux figures ci-jointes (401 et 402) rendent compte de cette fixation.

Ces pessaires mixtes, alors qu'ils sont bien appliqués et bien appropriés aux dimensions des organes génitaux, constituent de bons appareils de contention, seulement ils sont compliqués, de maniement et application difficiles, exigent une surveillance attentive; aussi sont-ils pour ces différentes raisons peu employés et leur préfère-t-on les simples pessaires vaginaux.

3° ÉLECTRICITÉ ET MASSAGE

L'**électricité** ne donne que des résultats médiocres dans le traitement des rétrodéviations, toutefois elle pourra être un heureux adjuvant du massage. On l'emploie sous forme de courant *galvanique* ou *faradique*.

Galvanique, le pôle positif est appliqué dans le vagin ou le col de l'utérus, le négatif sur la paroi abdominale; séance de cinq à dix minutes, intensité 50 à 100 milliampères. Ce genre d'électricité convient de préférence aux cas où il y a congestion utérine.

Faradique, un pôle dans le vagin, l'autre promené transversalement de l'hypogastre aux fosses iliaques; secousses aussi intenses que peut les supporter la malade ; l'électricité faradique est indiquée dans les cas où il y a relâchement des ligaments utérins.

Le **massage** s'applique heureusement aux formes de rétrodéviations irréductibles ou difficilement réductibles, car il arrive à relâcher et à rompre les adhérences qui maintiennent l'utérus dévié, alors que ces adhérences sont faibles et peu étendues, et de plus il corrige progressivement l'attitude ou la conformation vicieuse prise par l'utérus.

Il s'exécute d'après les principes qui ont été indiqués page 83; un ou deux doigts, introduits dans le vagin, fixent et maintiennent l'organe qu'on désire masser, col, corps ou annexes pendant que les doigts de l'autre main exercent des frictions à travers la paroi abdominale relâchée sur l'organe en question. Pendant que la main abdominale frictionne, le ou les doigts vaginaux, alors qu'il s'agit du corps de l'utérus, redressent petit à petit l'organe pathologique et corrigent progressivement la déviation.

Le massage doit être fait deux ou trois fois par semaine pendant cinq à dix minutes chaque fois ; il doit être poursuivi pendant le temps nécessaire pour obtenir la réduction et le maintien de l'utérus, ordinairement de un à trois mois. Il doit être cessé pendant l'époque menstruelle.

4° OPÉRATIONS

SOMMAIRE

a. *Opérations vulvo-vaginales.*
  1° Libération utérine.
  2° Autopexies utérines.
  3° Hystéropexies vaginales.
  4° Hystéropexies inguinales [1].

b. *Opérations abdominales.*
  1° Libération utérine.
  2° Hystéropexies pariéto-abdominales.
  3° Hystéropexies intra-abdominales.

c. *Procédés divers.*

A. — OPÉRATIONS VULVO-VAGINALES

1° Libération utérine.

Alors que l'utérus est maintenu rétrodévié par des adhérences péritonéales qui joignent la face postérieure à la face antérieure du rectum, on peut en ouvrant le cul-de-sac de Douglas par la voie vaginale les rompre à l'aide du doigt, libérer aussi l'utérus et le remettre dans sa situation normale.

Cette opération, pratiquée par *Byford*, *Stratz*, *Sänger*, a dans ses derniers temps été nettement précisée par *M. Boisleux*, qui l'a de nouveau préconisée sous le nom d'*élytrotomie interligamentaire*.

J'emprunte à M. *Boisleux* la description de l'opération [2].

« La femme étant anesthésiée et en position vulvaire, le siège élevé par un coussin, on place le spéculum Martin en arrière ; on saisit la lèvre postérieure du col avec une pince à griffes, et on place comme l'indique la figure 403 les écarteurs vaginaux.

« L'aide qui tient la pince à griffes attire fortement en haut la lèvre postérieure du col : on voit alors saillir de chaque côté du cul-de-sac postérieur (fig. 403) deux cordes correspondant aux ligaments sacrés. Au niveau où ces deux cordes se rejoignent au col de l'utérus, on sent *une dépression* (*post-cervicale*), limitée de chaque côté par la terminaison des ligaments utéro-sacrés : cette dépression correspond exactement au cul-de-sac de Douglas. Elle est limitée en haut par une *bride transversale* qui n'est autre que l'entre-croisement des ligaments au niveau de leur insertion sur le col. C'est immédiatement en arrière de cette bride transversale que devra commencer l'incision du cul-de-sac postérieur : elle se continuera sur la ligne médiane

[1] J'ai rangé dans les opérations vulvo-vaginales l'hystéropexie inguinale ou raccourcissement des ligaments ronds par la méthode d'Alquié-Alexander, par ce qu'elle se combine en général avec ces opérations et par ce qu'intermédiaire entre les opérations abdominales et vulvo-vaginales, elle se rapproche davantage de ces dernières par sa bénignité.

[2] *La Clinique Française*, sept. 1892, p. 395.

(ligne d'incision de l'opération de Battey) et aura une longueur de 6 à 8 centimètres. Il sera prudent de *passer un doigt dans le rectum au moment où l'on fera l'incision.*

« MANŒUVRES. — L'index gauche est alors introduit dans le Douglas, l'aide abandonne la pince à griffes qui tombe d'elle-même dans la main gauche de l'opérateur. La main droite déprime l'abdomen (fig. 404), va chercher le fond

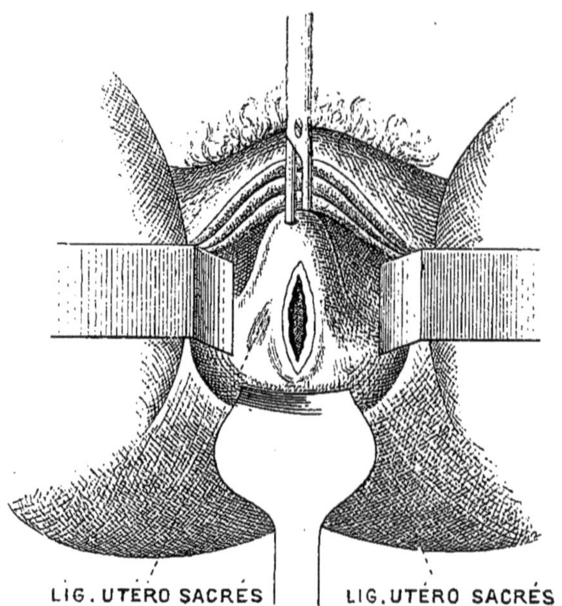

Fig. 403. — Incision médiane et longitudinale de 6 à 8 cent. respectant les ligaments utéro-sacrés.

de l'utérus qu'elle maintient et s'efforce d'attirer en avant pendant que l'index gauche cherche à libérer tout ce qu'il rencontre sur la face postérieure de l'utérus. Il est des cas où les brides se rompent sans grand effort (quand l'inflammation qui les a déterminées est récente) ; mais quand ces adhérences sont anciennes, la force à déployer doit être considérable. Dans deux cas, je dus m'arrêter plusieurs fois pendant l'opération pour reprendre haleine, tant les adhérences étaient nombreuses et résistantes.

« Quand la face postérieure est libérée sur une assez grande étendue, l'opérateur introduit le médius dans la plaie pour pouvoir atteindre plus haut sur les parties latérales de l'utérus et va reconnaître l'état des annexes. Le plus souvent il les trouvera enclavées dans des masses d'adhérences, et il devra chercher à les libérer. Il commencera par le côté gauche et ayant terminé ce côté, il devra porter les doigts de la main droite (préalablement désinfectés), dans la plaie pendant que la main gauche ira déprimer l'abdomen. *La libération étant terminée, on s'assure une dernière fois que tout est rompu (ce que l'on reconnaît à la mobilité de l'utérus)*, et on place l'utérus en avant. *Il faut aussi s'assurer si l'ovaire et la trompe sont bien décortiqués.*

« Les adhérences étant rompues, on procède à un lavage intrapéritonéal avec solution boriquée à 3 p. 100, puis on fait de chaque côté, sur les bords de la plaie, un avivement d'un centimètre environ intéressant seulement la muqueuse vaginale. On passe les fils (soie ou catgut), après avoir saisi la lèvre gauche de la plaie avec une pince pour plus de commodité, puis ensuite la lèvre droite. On passera deux, trois, quatre points de suture, selon la grandeur de l'incision.

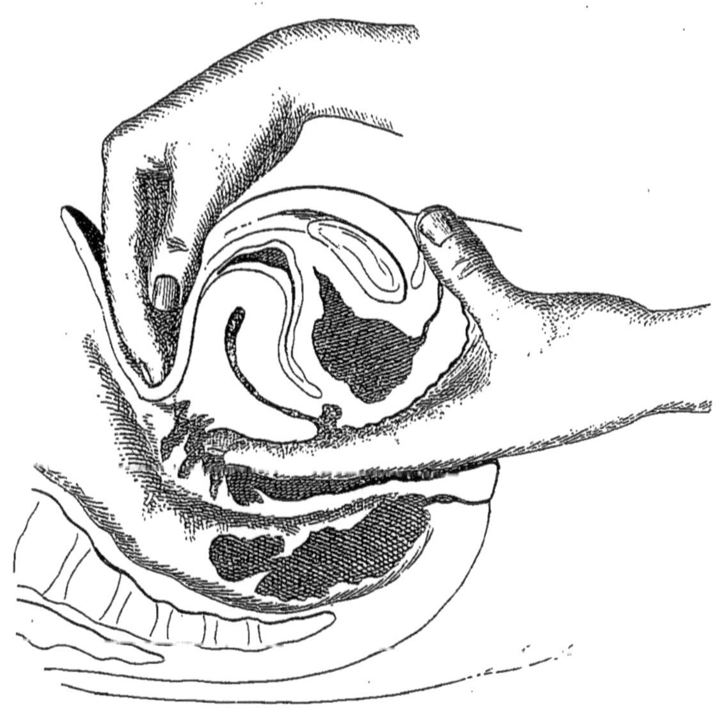

Fig. 404. — Rétroflexion réduite, adhérences rompues sous les doigts de l'opérateur.

« Les fils étant placés et assujettis à chaque bout par des pinces de Péan, on en attirera à soi la partie médiane à l'aide d'une pince de Péan, de manière à ce qu'ils ne soient pas entraînés par le drain, et on procédera à l'introduction de ce dernier.

« On saisit le drain entre les deux mors de la pince et on l'introduit (fig. 400 et 406) dans le cul-de-sac de Douglas en se guidant sur l'index gauche qui maintient les fils.

« Le drain étant placé (fig. 406), l'aide le saisit et le soulève de manière à ne pas gêner l'opérateur qui serrera les fils.

« On serre donc les fils, on les coupe à ras, on lave le vagin à la solution phéniquée et on le bourre de gaze iodoformée.

« Le drain laisse écouler pendant plusieurs jours un suintement séro-sanguinolent. On le laisse en place, cinq jours en moyenne, ou plutôt, règle générale, tant qu'il s'écoule quelque chose.

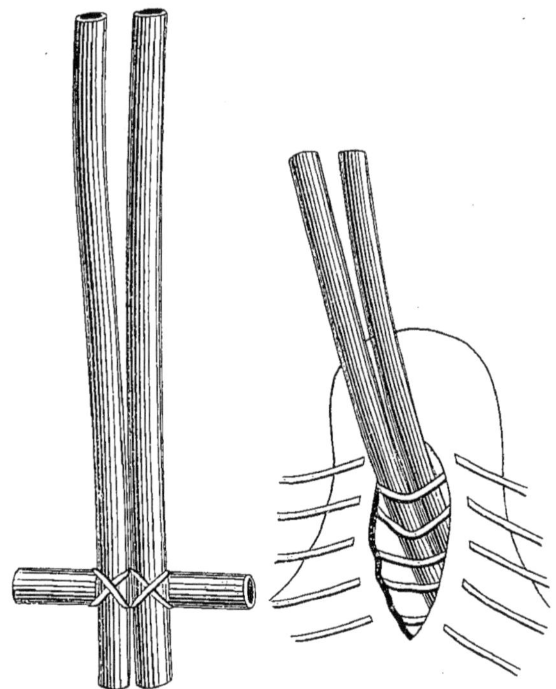

Fig. 405 et 406. — Introduction du drain.

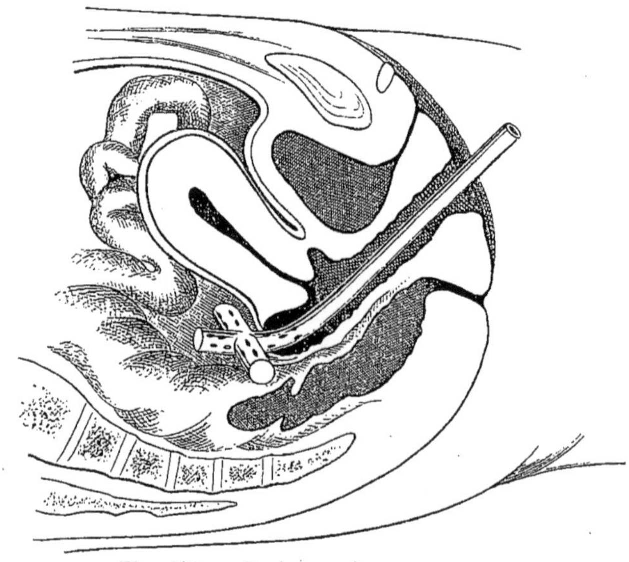

Fig. 407. — Drain en place.

« Dans un cas, le drain fut laissé dix-sept jours, parce qu'il s'écoulait un liquide purulent ; nous avons fait, par le drain, des lavages intrapéritonéaux avec la solution boriquée à 3 p. 100.

« L'élytrotomie interligamentaire peut être employée :

« 1° D'une façon générale pour rompre les adhérences de l'utérus avec les organes voisins ;

« 2° Pour rompre les adhérences de l'utérus et des annexes entre eux ;

« 3° Pour le traitement des rétrodéviations mobiles ou fixées (rétroversions et rétroflexions) ;

« 4° Pour le traitement des antéflexions pathologiques ;

« 5° Pour toute collection sanguine ou purulente rétro-utérine.

« 6° *Dans le cas d'exsudats, de pelvi-péritonite et de péritonite généralisée aiguë ou subaiguë, soit à la suite des couches, soit à la suite de la menstruation, soit à la suite d'une infection quelconque* (gonorréale) *ou d'une infection mixte, telle que l'appelle* Bumm, *ou d'une infection simple, telle que la tuberculose et autres ;*

« 7° Comme incision exploratrice pour confirmer un diagnostic.

« 8° Il est bien entendu que, si, chemin faisant, on trouvait les annexes malades, on les extirperait ; mais, lorsque l'ovaire et la trompe présentent un volume normal, il n'y a aucune indication à les enlever, suivant en cela l'opinion formulée par M. Lucas-Championnière qui veut éviter aux malades toute mutilation inutile ; bien souvent, comme dans un de mes cas, on sent une tumeur de la grosseur d'une mandarine, qui n'est autrement constituée que par la réunion de l'ovaire et de la trompe dans une masse d'exsudats : nous en avons eu là un exemple frappant. Cette tumeur s'est dissipée après la rupture des adhérences, et a disparu complètement. »

J'adopte volontiers la plupart des points de cette opération ; je préfère toutefois l'incision transversale du cul-de-sac postérieur à l'incision longitudinale, car elle expose moins à la blessure du rectum, et pouvant être pratiquée plus étendue sans crainte de blesser l'intestin, elle donne un plus large accès dans la cavité de Douglas, où l'on peut de la sorte agir avec plus de facilité et de liberté.

2° Autopexies utérines.

En passant un fil par la cavité utérine qui, traversant la paroi antérieure, descend ensuite le long de sa face antérieure, on peut en serrant ce fil raccourcir cette paroi antérieure, fixer en quelque sorte la paroi corporéale à la paroi cervicale et de la sorte corriger la rétrodéviation.

Cette opération peut être désignée sous le nom d'*autopexie utérine*, la paroi utérine étant accolée à elle-même.

Pratiquée par *Schücking*, elle a depuis été modifiée par *Zweifel*, *Torngren*, *Rabenau* et *Braithwaite*.

Procédé de Schücking. — L'opération imaginée par Schücking (de Pyrmont) pour la cure des rétroflexions et des prolapsus de l'utérus, et qui fut pratiquée par lui pour la première fois en 1888, consiste à fixer, au moyen d'un fil de soie, l'utérus à la cloison vésico-vaginale ou plus exactement de rapprocher en avant la paroi antérieure du corps de l'utérus de la paroi cervicale.

Elle offre sur l'hystéropexie abdominale l'avantage d'éviter l'ouverture de la cavité péritonéale et de fixer l'utérus à son niveau normal.

Par contre, son champ d'application dans les rétroflexions est plus restreint que celui de l'hystéropexie abdominale, puisque l'opération de Schücking ne convient qu'aux cas où l'utérus n'est pas immobilisé par des adhérences.

L'hystéropexie vaginale peut souvent être pratiquée sans l'aide du chloroforme, surtout dans les prolapsus.

Mais certains cas de rétroflexion, dans lesquels l'abaissement de l'utérus est douloureux par suite de l'existence d'adhérences (qui se laissent rompre ou distendre) exigent l'anesthésie chloroformique.

Voici en quoi consiste le *manuel opératoire* de l'hystéropexie vaginale :

La malade étant placée dans la position vulvaire, on vide la vessie, on pratique l'antisepsie vésicale : introduction de crayons d'iodoforme ou de salol ou bien lavage avec une solution faible de thymol, puis on procède à l'antisepsie vaginale et utérine.

On dilate si c'est nécessaire le col utérin, on abaisse l'utérus, s'il s'agit d'une rétroflexion, avec la pince de Museux et au moyen d'une sonde introduite dans sa cavité, on le place en antéflexion.

On fait pénétrer ensuite dans la cavité de l'utérus jusqu'au fond de l'organe, un instrument spécial[1] dans lequel est cachée une aiguille recourbée munie d'un fil de soie. On peut à volonté faire saillir cette aiguille et la faire rentrer dans son fourreau protecteur.

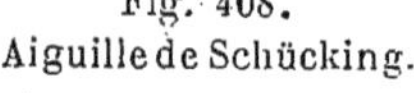

Fig. 408.
Aiguille de Schücking.

Avec la main droite qui tient à la fois la pince de Museux et le porte-aiguille, on attire l'utérus fortement en bas et on lui imprime aussi un mouvement de bascule de façon que son col soit dévié à gauche et que son fond se déplace à droite.

En même temps un aide refoule la vessie à gauche et en haut au moyen d'une sonde introduite dans la cavité de cet organe.

Après avoir déterminé avec l'index gauche, introduit dans le vagin, l'endroit où se trouve l'extrémité du porte-aiguille, l'opérateur fait saillir l'aiguille, transperce avec elle la paroi antérieure du corps de l'utérus et la cloison vaginale et la fait ressortir au-dessous de son index gauche.

Puis il saisit avec un petit crochet le fil que l'aiguille a amené au dehors, le tire un peu à lui et le coupe, fait rentrer l'aiguille dans son fourreau protecteur et retire le porte-aiguille de l'utérus ; il lie ensuite fortement les

[1] Voir *Centralb. f. Gynäk*, 1888, p. 562.

deux bouts du fil, dont l'un sort par l'orifice du col et l'autre par l'orifice de ponction de la cloison vésico-vaginale.

De cette façon, l'utérus en avant et en haut, s'il était prolabé, est fixé en antéflexion.

L'opération terminée, on recommande de faire à la malade, pendant vingt-quatre heures des applications de glace sur l'hypogastre, et de tenir les membres inférieurs légèrement fléchis, afin d'éviter ainsi un excès de tension de la ligature utérine.

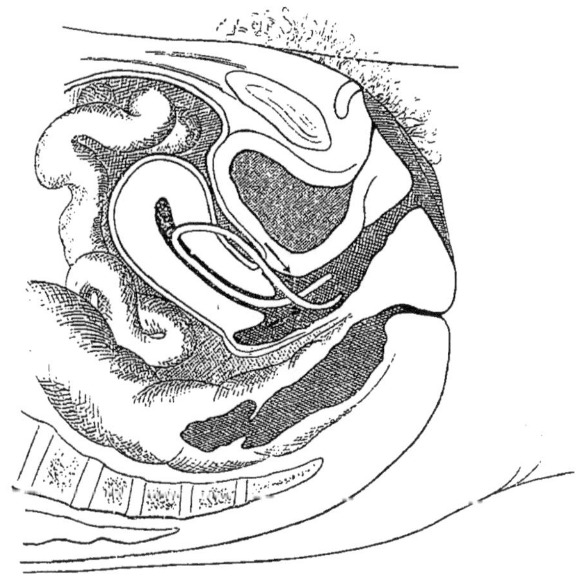

Fig. 409. — Trajet du fil dans l'opération de Schücking.

Les soins consécutifs consistent en injections antiseptiques ou dans l'introduction de crayons iodoformés dans le vagin.

Si tout va bien, la malade peut commencer à se lever à partir du cinquième ou du sixième jour.

La ligature ne doit pas être enlevée avant six à dix semaines.

Telle est l'opération de *Schücking*.

Elle a toujours donné entre les mains de son auteur un résultat complet, c'est-à-dire la suppression définitive de la rétroflexion et du prolapsus de l'utérus à l'exception de quelques cas, parmi les premiers, que Schücking a opérés, dans lesquels la ligature utérine a été enlevée trop tôt.

Chez la grande majorité des opérées, il n'est pas survenu de complications, cependant on a observé parfois des troubles vésicaux (rétention ou incontinence d'urine, cystite et même hématurie), troubles dus, évidemment, à des perforations de la vessie avec l'aiguille ; des hémorragies utérines et des symptômes de paramétrite. Mais tous ces symptômes ont eu un caractère bénin et n'ont jamais porté préjudice au résultat opératoire définitif.

Les gynécologistes allemands ont été au début très réservés à l'égard de l'hystéropexie vaginale ; puis l'opération a trouvé parmi eux des partisans, tels que Zweifel, Rühle, Debrunner, Klotz, Baum.

D'après Schücking, le nombre de cas dans lequel lui et d'autres gynécologistes ont pratiqué l'hystéropexie vaginale était de 217 en mars 1891, et sur 88 cas qui ont pu être suivis pendant un temps assez long, la guérison définitive aurait été obtenue dans 84 cas.

Procédé de Zweifel. — Dans ces derniers temps, quelques perfectionnements ont été apportés par *Zweifel* au procédé primitif de Schücking, tel qu'il a été décrit plus haut.

Les principaux sont les trois suivants :

1° On pratique, au moyen du thermo-cautère de Paquelin, une incision transversale sur la paroi antérieure du vagin, tout près du col de l'utérus. Cette incision sert à séparer la vessie et c'est aussi par elle qu'on fait ressortir l'aiguille armée du fil à ligature ;

2° On se sert pour la ligature d'un fil de soie plus gros que ne peut l'admettre le porte-aiguille de Schücking. On procède à cet effet de la façon suivante : On introduit dans l'utérus le porte-aiguille muni d'un fil de soie fin, on fait ressortir l'aiguille par la cloison vésico-vaginale, puis, dans l'anse formé par le fil de l'aiguille on passe un gros fil de soie et on retire l'instrument, qui amène ainsi avec lui par l'orifice de l'utérus le bout utérin du gros fil destiné à être lié avec son bout vaginal.

3° Au lieu de lier simplement les deux bouts du fil intra-utérin, on les lie sur des perles de verre ou sur des plaquettes métalliques ; de cette façon, les tissus ne sont pas coupés par la ligature.

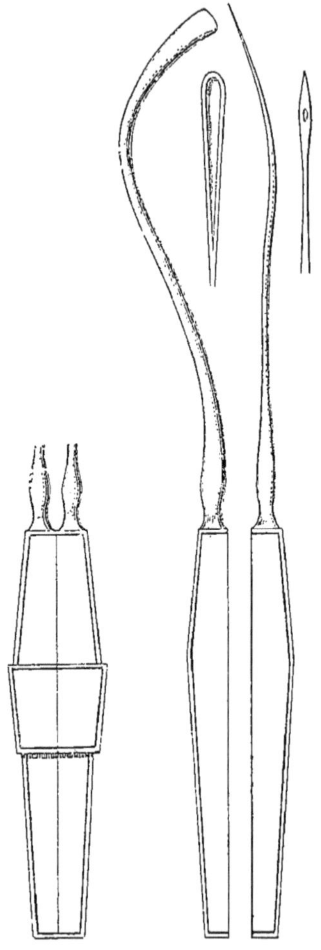

Fig. 410. — Aiguille de Torngren.

Procédé de Torngren. — *Torngren* [1] a modifié le mode opératoire de la façon suivante :

Voici comment il décrit son procédé :

« La malade étant endormie, je vide la vessie, je désinfecte le vagin et la cavité utérine ; s'il y a une endométrite comme dans tous mes cas, je pratique le curettage ; je saisis ensuite le col, par une pince de Museux, et le tire fortement de haut en bas, puis j'introduis une aiguille à manche fixe (fig. 410), armée d'un fil de soie, tout près du col à travers le cul-de-sac

[1] *Archives de Tocologie*, 1891, p. 34.

antérieur du vagin, entre la vessie et le col, dans le cul-de-sac péritonéal antérieur (vésico-utérin) jusqu'à la partie supérieure du corps, en tout 5 centimètres environ (fig. 411).

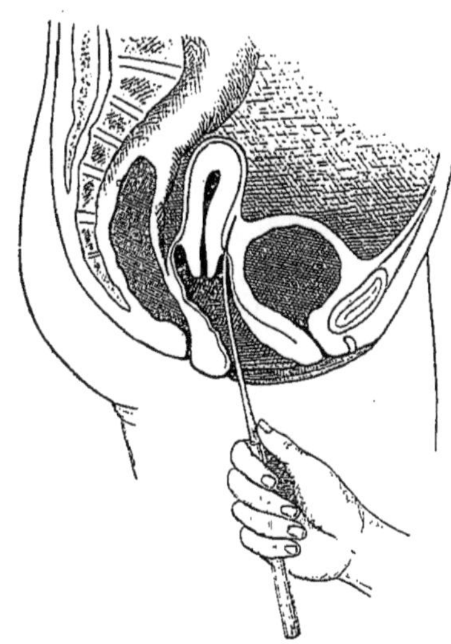

Fig. 411. — Introduction de l'aiguille. Début (Torngren).

Fig. 412. — Introduction de l'aiguille. Fin (Torngren)

« Pour m'assurer que la vessie est intacte, je la vide encore une fois et j'examine les quelques gouttes qu'elle contient, pour me convaincre qu'elles ne sont pas mêlées de sang.

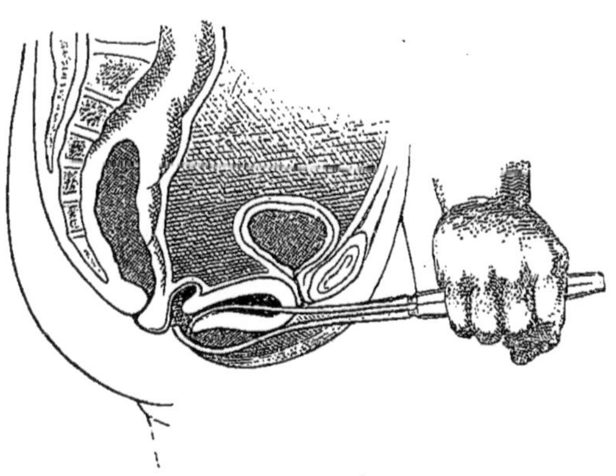

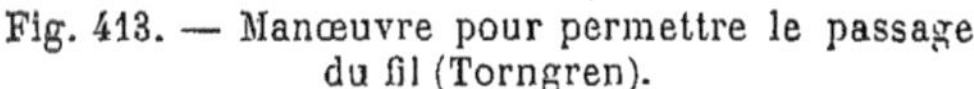

Fig. 413. — Manœuvre pour permettre le passage du fil (Torngren).

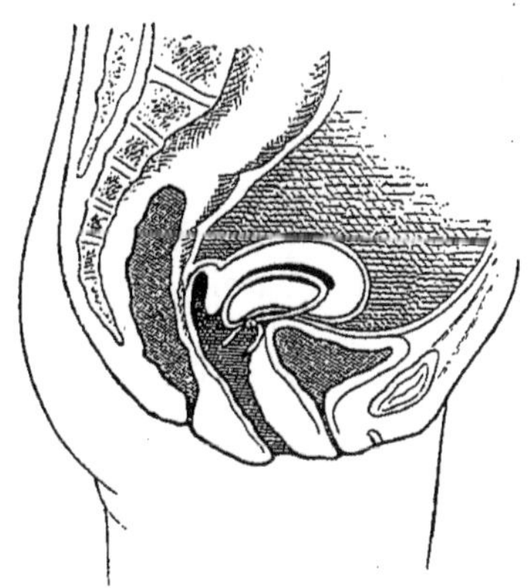

Fig. 414. — Le fil en place (Torngren).

« Cela fait, j'introduis dans la cavité utérine une sonde spéciale cannelée (fig. 412), forte et courbée, et je ramène l'utérus en antéflexion (fig. 413).

« Je tourne alors l'aiguille restant en place, de sorte que la pointe regarde en arrière vers l'utérus, et fixant cet organe à l'aide de la sonde introduite, je fais saillir l'aiguille à travers la paroi antérieure de l'utérus.

« Quand l'aiguille gratte la sonde, je suis sûr que l'aiguille a traversé la paroi utérine et il est facile de la faire entrer par quelques mouvements dans le creux de la sonde.

« L'aiguille et la sonde étant d'égale longueur, on peut facilement estimer la distance qui sépare la pointe de l'aiguille de l'extrémité de la sonde, et si l'on rapproche avec précaution les manches l'un de l'autre, on peut sans difficulté amener la pointe de l'aiguille jusqu'au bout de la sonde cannelée, où elle reste cachée.

« Pour tenir la pointe bien cachée, je réunis les manches des instruments à l'aide d'une douille (fig. 410) qui, en glissant, les fixe complètement.

« Je lève ensuite les manches jusqu'à ce qu'ils touchent à la symphyse pubienne sur un des côtés de l'urètre, et en même temps je pousse avec le doigt l'utérus, le long de l'aiguille, jusqu'à ce que la pointe paraisse en dehors de l'orifice utérin.

« Alors je sors un des bouts du fil du trou de l'aiguille, je détache les instruments et retire l'aiguille; mon fil est ainsi placé exactement comme dans l'opération de Schücking (fig. 414).

« Pour empêcher la lèvre antérieure du col de se déchirer, j'ai dans la plupart de mes opérations fait passer le bout du fil de l'orifice utérin à travers la lèvre antérieure et lié les deux bouts du fil dans le cul-de-sac antérieur du vagin, comme l'indique Schücking dans un mémoire postérieur.

« Enfin, je mets un pessaire et un petit tampon iodoformé dans le vagin.

« J'ai enlevé le fil après des intervalles de temps variant de quinze jours à dix semaines. Mais le mieux, à mon avis est de ne l'enlever qu'au bout de six à huit semaines.

« Dans les cas que j'ai opérés, et qui sont au nombre de douze, je n'ai jamais lésé la vessie et les opérées n'ont pas eu non plus de cystites.

« Quant à la rétroflexion, elle a été bien corrigée dans onze cas, mais le douzième a échoué. Pourtant, il faut dire que je n'ai pas revu toutes mes opérées. Ma première opération ne remontant qu'à sept mois et demi, il reste encore à s'assurer si le redressement est bien définitif.

« La plupart des patientes sont quittes de leurs douleurs. — Une est devenue enceinte deux mois après l'opération, elle était mariée, mais elle n'avait pas eu d'enfant pendant les quatre dernières années. Les résultats sont donc assez favorables.

« Cependant on peut faire une objection importante, c'est que pendant le cours de l'opération on peut risquer de léser l'intestin. Pour éviter cet accident, j'ai toujours administré un purgatif la veille de l'opération et un peu de bismuth pour empêcher la distension de l'intestin. Puis, la malade est couchée le bassin élevé, et en tirant fortement l'utérus en bas, je suis convaincu qu'il n'y a aucun danger de léser l'intestin pendant l'opération. Pourtant à ce point de vue, le procédé de *Zweifel* donne plus de sécurité. Il pratique une incision dans la voûte antérieure du vagin il détache la vessie du col et l'écarte, puis il introduit le porte-aiguille de Schücking par la cavité utérine et fait passer le fil entre la vessie et le col.

« Si l'on veut maintenant faire un parallèle entre le procédé de Zweifel et celui dont je me suis servi, il faut avouer que celui de M. Zweifel offre plus de sécurité pour ne pas blesser l'intestin; avec le mien on ne court pas plus de risques de léser la vessie qu'avec l'autre. Pour les pratiquer tous les deux, on a besoin d'un instrument spécial, mais je suis d'avis que l'opération est plus simple et plus facile en suivant mon procédé. Au point de vue de la correction de la rétroflexion, ils sont basés sur le même principe. »

Procédé de Rabenau [1]. — *Rabenau* a proposé un procédé dans lequel on résèque une partie de la paroi antérieure de l'utérus.

La paroi vaginale étant détachée de la lèvre antérieure, on dénude la face antérieure de l'utérus avec un instrument mousse, dans l'étendue d'un bon travers de doigt, on résèque en allant jusqu'à la cavité utérine, un fragment losangique de cette paroi, et on suture la plaie par des sutures verticales.

L'opération a pour but de raccourcir notablement la paroi antérieure de l'utérus et de remédier par ce moyen à la rétrodéviation de l'organe.

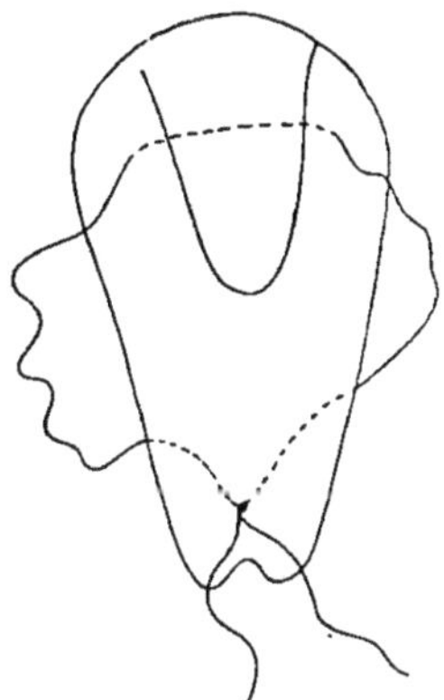

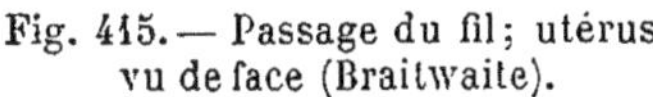

Fig. 415. — Passage du fil; utérus vu de face (Braitwaite).

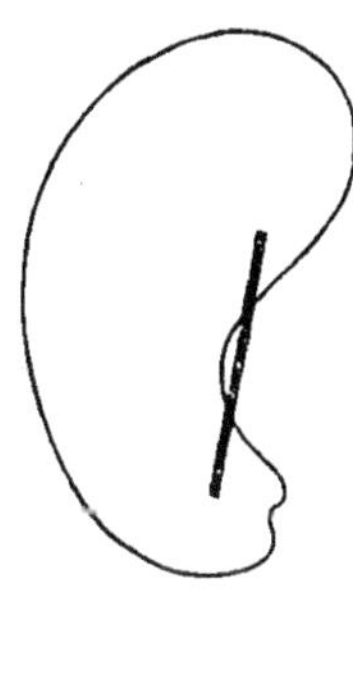

Fig. 416. — Utérus de profil. — Trait représentant schématiquement le trajet du fil (Braitwaite).

Procédé de Braithwaite [2]. — Chez une multipare de trente-six ans, atteinte de rétroflexion rebelle au traitement par les pessaires, l'auteur a pratiqué avec succès une opération, qui consiste à suturer le corps de l'utérus à la portion sus-vaginale du col.

Voici quel a été le *procédé opératoire :*

Dilatation de l'utérus ; introduction de l'index gauche de l'opérateur dans la cavité utérine ; séparation de l'utérus d'avec la vessie (comme dans l'hystérectomie vaginale), séparation du péritoine d'avec la face extérieure de l'utérus aussi haut que possible en ayant bien soin de ne pas ouvrir la cavité péritonéale ; abaissement de l'utérus pendant que la vessie est au contraire élevée en haut.

Braithwaite fit ensuite apparaître dans la plaie le fond ou plutôt la face

[1] *Berlin. Klin. Woch.*, 9 mai 1886, p. 284.

[2] *Am. j. of obstetrics*, août 1892, p. 157.

antérieure de l'utérus, par un mouvement de bascule imprimé à l'organe avec le doigt introduit dans sa cavité.

On s'aperçut alors que le péritoine complètement séparé des parties latérales de l'utérus était resté attaché au centre de l'organe en formant une sorte de poche.

Baithwaite traversa transversalement la paroi antérieure du fond de l'utérus avec une aiguille recourbée, munie d'un gros fil de soie, de façon à contourner la poche péritonéale sur la face antérieure de l'utérus.

Les deux bouts de ce fil furent ensuite enfoncés profondément dans la portion sus-vaginale du col, puis amenés au dehors et liés ici solidement, après que le corps de l'utérus eut été bien antéfléchi, au moyen du doigt introduit dans sa cavité.

La plaie fut fermée au moyen d'une suture au catgut en surjet et l'utérus replacé dans sa position normale.

Enfin, on introduisit un pessaire de Hodge.

Comme le vagin était très relâché, on fut obligé de soutenir le pessaire au moyen d'un tampon vaginal.

Lorsque, au bout de trois jours, l'auteur enleva le tampon, il trouva l'utérus en bonne position.

Le vagin s'était contracté au point qu'il fallut introduire un pessaire de Hodge, de plus petit calibre.

Bientôt le pessaire devint complètement inutile. L'utérus était en antéflexion normale.

L'auteur espère que, dans ce cas, la ligature utérine tiendra, assez longtemps (de quatre à six mois) pour que l'utérus reste définitivement enantéflexion.

Il est encore impossible de se prononcer sur la valeur de l'autopexie utérine, ni sur le procédé qui mérite la préférence pour son exécution.

D'une façon générale, l'opération est assez compliquée, elle expose à la blessure de la vessie et du péritoine; aussi, jusqu'à présent ces diverses opérations doivent être plutôt considérées comme d'ingénieuses tentatives que comme des conquêtes sérieuses et définitives de la gynécologie opératoire.

Hystéropexie vaginale.

L'hystéropexie vaginale ou fixation d'une portion de l'utérus à une portion du vagin, a été pratiquée de diverses façons.

Il en existe trois procédés principaux : de *Sänger*, de *Richelot-Byford* de *Nicoletis*.

PROCÉDÉ DE SÆNGER [1]. — Le procédé de Sänger consiste à détacher le vagin au niveau de son insertion sur la lèvre antérieure du col, et à ouvrir par décollement progressif le cul-de-sac antérieur du péritoine, ou au moins à arriver jusque dans son voisinage au niveau de la paroi, inférieure du corps de l'utérus.

[1] *Cent. f. gyn.*, 1888, p. 17.

Après quoi on fixe la paroi vaginale par des sutures au fil d'argent un peu au-dessus de l'isthme à la partie inférieure du corps utérin.

Par ce procédé, on déplace l'insertion antérieure du vagin en la remontant sur la paroi utérine.

L'insertion des parois vaginales antérieure et postérieure, modifiée ainsi que l'indique la figure 417 exerçant une traction dans le sens des flèches tracées sur la figure, favorise le basculement de l'utérus en avant et, par

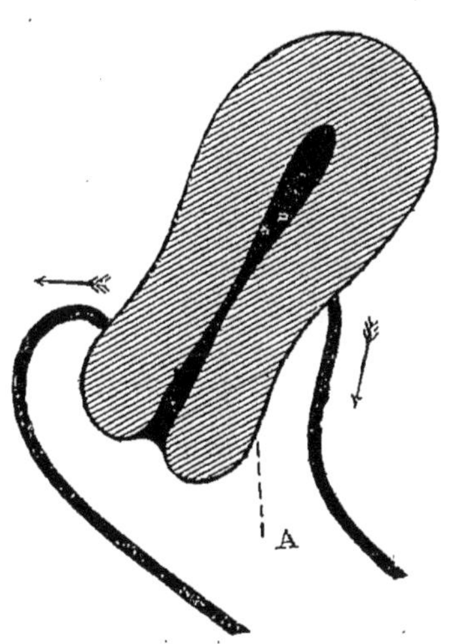

Fig. 417. — Déplacement de l'insertion vaginale antérieure dans le procédé de Sänger.
A, siège de l'insertion de la paroi antérieure du vagin avant l'opération.

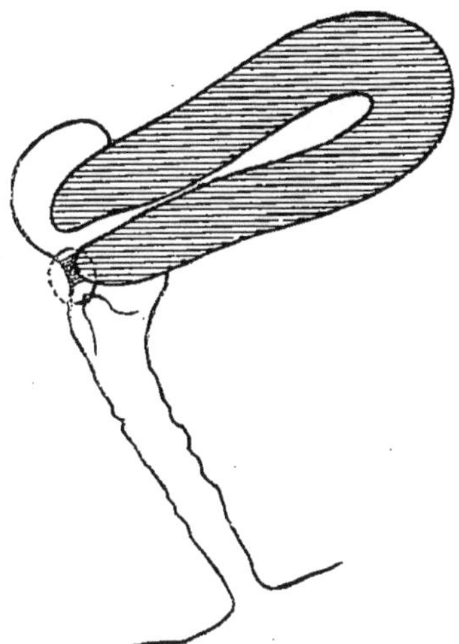

Fig. 418. — Hystéropexie vaginale. Procédé Richelot-Byford.

là même, la production de l'antédéviation, d'où correction de la rétrodéviation.

Procédé de Richelot-Byford [1]. — *Richelot* père, puis *Byford* ont conseillé d'aviver la lèvre antérieure du col utérin, et de l'accoler par des sutures appropriées au point correspondant de la paroi postérieure du vagin, alors que l'utérus est replacé en situation normale.

Les sutures sont laissées en place pendant une dizaine de jours.

Cet accolement cervico-vaginal doit empêcher le basculement de l'utérus en arrière.

Ce procédé a l'inconvénient de gêner la fécondation, ou si elle a lieu d'apporter une certaine entrave à l'accouchement.

Procédé de Nicoletis [2]. — Amputation sus-vaginale du col (fig. 419), fixation des deux parois vaginales à la partie antérieure, de la lèvre antérieure (fig. 420-421), sauf au niveau de l'orifice utérin qu'il faut laisser perméable

[1] *Union médicale*, 1868, n° 58.

[2] Debayle, Thèse de Paris, 1890.

et qu'on suture avec la paroi vaginale postérieure, tel est le principe de cette opération dont les détails seront compris par l'inspection des figures ci-jointes (fig. 419 à 423) :

Cette opération compliquée, qui supprime une notable portion de l'utérus, ne semble appelée qu'à un faible avenir.

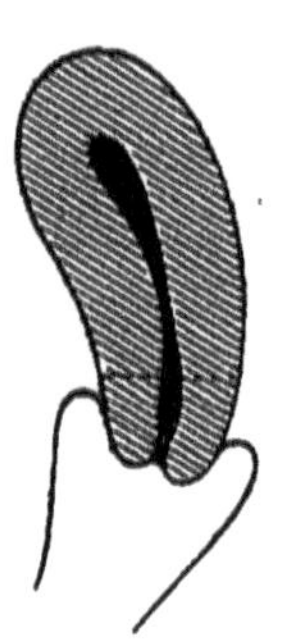

Fig. 419. — Tracé de l'amputation sus-vaginale.

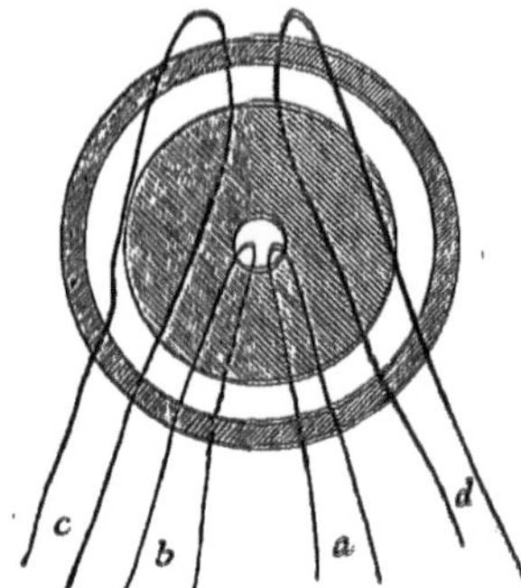

Fig. 420. — Passage de fils réunissant le vagin au col amputé.

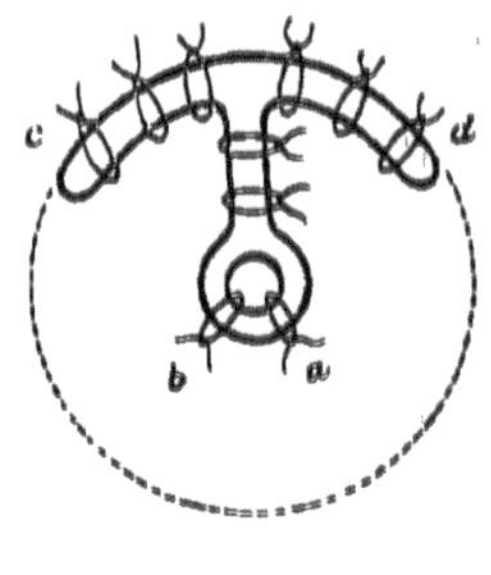

Fig. 421. — Aspect du vagin et du col, alors que les sutures sont appliquées et serrées.

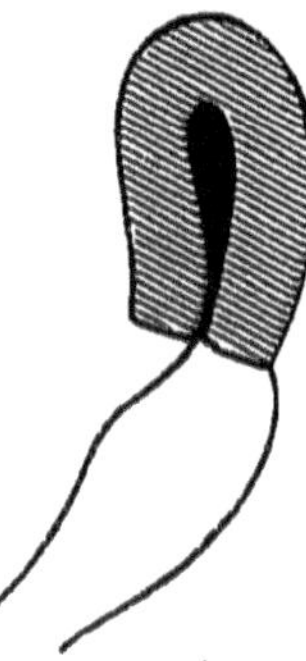

Fig. 422. — Fixation des parois vaginales au niveau d'une coupe médiane de l'utérus.

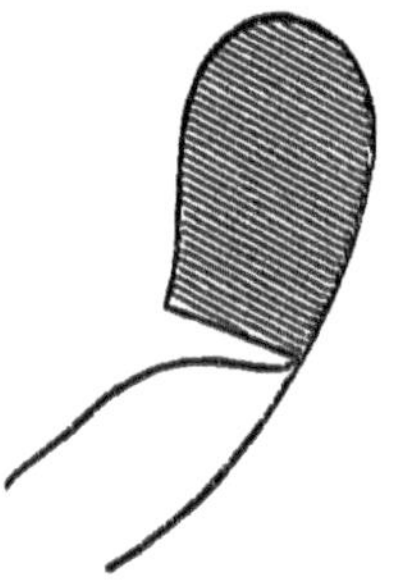

Fig. 423. — Fixation des parois vaginales au niveau d'une coupe latérale de l'utérus.

PROCÉDÉ DE DUHRSSEN. — *Mackenrodt*[1], *Winter*[2] et enfin *Dührssen*[3] ont publié trois procédés de *vagino-fixation utérine*, qui présentent entre eux de grandes analogies.

Je me contenterai de parler du procédé de *Dührssen* qui, contemporain de celui de Mackenrodt, semble lui être supérieur.

Voici d'ailleurs le *procédé de Dührssen*.

La femme étant en position vulvaire et tous les préparatifs faits comme pour les opérations analogues, le col est amené à la vulve et fortement

[1] *Deutsch. med. Wochenschrift.*, 1892, n° 22.

[2] *Cent. f. gynäk.*, 1893, n° 27, p. 625.

[3] *Cent. f. gynäk.*, 1892, n° 47, p. 923, et 1893, n° 30, p. 681.

abaissé à l'aide d'une pince de Museux. — Incision transversale d'un centimètre sur la partie antérieure du col à l'union du vagin et du tissu utérin, agrandissement de cette ouverture avec des ciseaux, et décollement de la vessie avec l'index de manière à arriver, sans ouvrir le péritoine, sur la face antérieure du corps de l'utérus. — Introduction dans la cavité utérine d'un hystéromètre pour redresser l'organe rétrodévié et le porter en antéversion. — L'utérus étant maintenu dans cette situation par un aide, l'opérateur passe transversalement une suture avec du crin de Florence aussi haut que possible sur la face antérieure de l'utérus, de manière à saisir cette paroi amenée par l'hystéromètre. — Après cette première suture on en place 2, 3 ou 4 autres transversalement et parallèlement à la première à quelques millimètres de distance les unes des autres, toujours au crin de Florence. — Ces sutures sont alors passées chacune séparément et en commençant par la supérieure dans la partie libre de la paroi vaginale, en comprenant toute cette paroi mais sans intéresser la muqueuse, puis on les serre et on les noue.— Elles réunissent donc la partie antérieure de l'utérus et la partie supérieure de la paroi vaginale, en constituant des sutures perdues. — Ceci fait, on réunit par une suture continue au catgut le bord libre du vagin et le col utérin, au niveau où la première incision a été primitivement faite. — Tamponnement vaginal à la gaze iodoformée. La femme doit, à la suite de l'opération, rester huit jours au lit.

Ainsi qu'on le voit dans ce procédé, à moins d'accident, on n'ouvre pas le péritoine, et on fixe par des sutures perdues la paroi antérieure de l'utérus à la paroi supérieure du vagin qui se trouve, par le fait même de l'opération, séparée de la vessie dans une étendue suffisante pour permettre cet accolement.

Dans certains cas l'auteur complète l'opération par une colporaphie antérieure et une colpopérinéoraphie.

Dührssen se déclare très satisfait des résultats, car, sur 114 opérées, il a eu 102 guérisons bien que dans les deux tiers de ces faits il s'agisse de rétroflexions fixes. Dans aucun de ces cas il n'y a eu mort, dans un seul périmétrite qui guérit et qui fut causée par le manque de précautions antiseptiques de la part d'un des assistants.

4° Hystéropexies inguinales.

L'hysteropexie inguinale consiste dans le raccourcissement des ligaments ronds au niveau de leur sortie du canal inguinal.

Cette opération est désignée sous le nom d'Alquié-Alexander-Adams.

Opération d'Alquié-Alexander-Adams. — Le ligament rond (fig. 424), s'engage dans le canal inguinal et se termine par trois ordres de fibres, les unes s'insérant à la partie inférieure du canal inguinal, les autres à l'épine pubienne, les dernières enfin constituant le faisceau principal et venant s'épanouir dans la partie supérieure de la grande lèvre.

L'opération se fait en quatre temps :

1° *Incision des tissus superficiels.* — La région pubienne étant rasée, on détermine la situation de l'épine du pubis, puis on fait une incision de 6 centimètres partant un peu en dedans de cette épine, et remontant parallèlement au ligament de Poupart. — Section de tous les tissus jusqu'à l'aponévrose du grand oblique.

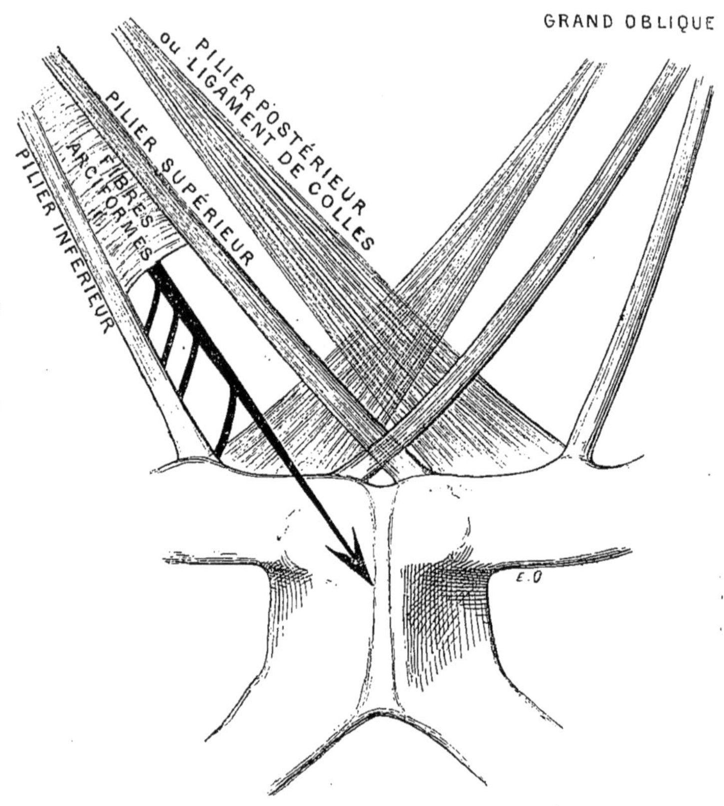

Fig. 424. — Région inguinale superficielle. Terminaison du ligament rond.

2° *Recherche du ligament rond.* — Chercher la *boule graisseuse* placée en avant de lui et qui en est en quelque sorte le satellite.

La boule graisseuse écartée, on tombe sur le ligament cheminant entre les deux piliers, qui bordent l'orifice externe du canal inguinal.

Dénuder avec une sonde cannelée, la partie inférieure du ligament rond, détacher les adhérences fibreuses qui la maintiennent à la partie inférieure du canal inguinal soit avec la sonde cannelée, soit avec le bistouri.

Fixer le ligament avec une pince à forci-pressure, et faire la même opération du côté opposé.

Les deux ligaments ronds sont dénudés et saisis, procédons au troisième temps.

3° *Raccourcissement et fixation des ligaments ronds.* — En attirant les ligaments ronds, on va amener le fond de l'utérus vers le pubis; pour faciliter la manœuvre et éviter la déchirure des fibres ligamenteuses, il faut avoir préalablement réduit l'utérus en antéversion et l'avoir maintenu à l'aide d'un pessaire (anneau élastique).

Cette réduction préalable et bien complète est indispensable; si elle ne peut avoir lieu, l'opération d'Alexander est d'ailleurs contre-indiquée, car il existe vraisemblablement des brides péritonéales qui maintiennent la déviation postérieure et rendraient inutile le raccourcissement des ligaments ronds.

On attire alors les deux ligaments ronds dans l'étendue de 4 à 10 centimètres suivant les cas, jusqu'à ce qu'on sente une résistance sérieuse qui indique leur tension suffisante.

Les ligaments, étant maintenus par un aide, avec une aiguille chargée de *soie*, on traverse le pilier externe, le ligament puis le pilier interne; le tout est lié ensemble; on pratique ainsi trois sutures à un petit centimètre de distance.

4° *Fermeture de la plaie.* — Sutures à la soie ou au crin de Florence.

Pansement à la gaze iodoformée légèrement compressif.

Laisser pendant cinq jours un tampon iodoformé dans le vagin.

Quelques opérateurs ont conseillé de placer dans le même but un pessaire de Hodge pour empêcher le tiraillement des ligaments ronds, mais le tampon suffit.

Le point délicat de l'opération d'Alexander est la découverte du ligament, c'est cette difficulté qui a été cause de son abandon par un assez grand nombre de gynécologues, lui faisant préférer des opérations plus simples et dont le succès opératoire fût plus assuré.

Alors qu'on éprouve ces difficultés on fera bien de se conformer au manuel opératoire conseillé par *Duplay* et *Cittadini* [1] :

« Nous incisons la paroi antérieure du canal inguinal sur une longueur de 3 à 4 centimètres, en introduisant par l'orifice cutané une sonde cannelée qui dirige notre bistouri. — On doit avoir bien soin de pratiquer cette incision dans l'anneau du canal inguinal et de l'orienter à cet effet dans la direction de l'épine iliaque antéro-supérieure. — Si cette précaution est bien prise, on voit faire hernie entre les lèvres de l'incision un faisceau de coloration rosée, de calibre variant de 4 à 7 millimètres de diamètre, ayant l'aspect macroscopique du tissu musculaire lisse. — Parfois l'incision du canal ne la fait pas apparaître d'emblée; on recherche alors sous la lèvre supérieure les bords inférieurs des muscles petit oblique et transverse, de couleur rouge vif; on les soulève ou les écarte vers le haut et le ligament apparaît couché au-dessous d'eux, contrastant avec eux par sa texture et sa coloration. — La pâleur du ligament s'accentue encore quand, en l'étirant on vide les veines qui entrent dans sa texture; il prend alors une teinte blanchâtre tout à fait caractéristique. — Si pourtant la recherche ainsi pratiquée

[1] *Du traitement des déplacements de l'utérus*. Bruxelles, 1892, p. 36.

n'aboutissait pas, un dernier moyen serait de prolonger l'incision de la paroi antérieure du canal inguinal jusqu'à son orifice péritonéal, de le délimiter à l'aide du doigt et de charger sur l'index le ligament qui en émerge. »

L'opération d'Alexander donne habituellement de bons résultats, alors qu'elle est faite avec un utérus bien complètement réductible (l'irréductibilité même partielle est une contre-indication) et quand les ligaments sont raccourcis d'une longueur suffisante (6 centimètres au minimum).

Les échecs éprouvés par certains chirurgiens sont dus à ce que l'opération n'a pas été faite dans des cas appropriés, et à ce que le raccourcissement a été insuffisant, parfois illusoire. — Toutefois, même avec une opération bien exécutée, on voit parfois au bout de quelques semaines ou de quelques mois, la rétrodéviation se reproduire, ce qui est dû probablement à l'affaiblissement et à l'allongement du ligament raccourci.

La gravité de l'opération est à peu près nulle ; on l'exécute le plus souvent sans ouverture du péritoine, mais alors même que cette séreuse est ouverte, les conséquences n'ont rien de dangereux, pourvu que les règles de l'antisepsie aient été rigoureusement observées.

Au point de vue de la grossesse, le raccourcissement des ligaments ronds ne présente aucune suite fâcheuse ; sur treize cas cités par Cittadini l'évolution fut absolument normale.

B. — OPÉRATIONS ABDOMINALES

1° Libération utérine.

La libération de l'utérus qu'on exécute par la voie vaginale à travers le cul-de-sac de Douglas, ainsi que nous l'avons vu précédemment, peut également et avec plus de facilité se faire après laparotomie par la voie abdominale.

La laparotomie étant pratiquée avec les précautions habituelles, et l'incision de la paroi abdominale étant assez étendue pour laisser passer la main, on plonge la main droite (fig. 425) dans le petit bassin à la recherche de l'utérus, dont on parcourt successivement les faces antérieure puis postérieure.

On détache avec les doigts les adhérences qui maintiennent l'utérus dévié.

Si on rencontrait une adhérence trop solide pour la détacher digitalement, on la sectionnerait entre deux ligatures.

L'utérus libéré sera replacé à l'aide de la main dans sa situation normale, et l'opération sera terminée soit en refermant la plaie abdominale par de simples sutures comme après toute laparotomie, soit, ce qui est plus sûr, en fixant le fond de l'utérus dans la plaie abdominale au moyen de sutures appropriées, c'est-à-dire en pratiquant l'opération connue sous le nom de *laparo-hystéropexie* ou d'*hystéropexie pariéto-abdominale*, telle que nous allons la décrire.

2° Hystéropexie pariéto-abdominale.

Cette opération encore désignée sous le nom de *ventro-fixation* de l'utérus a été d'abord pratiquée par *Kœberlé* et *Sims*, puis systématisée par *Olshausen*.

Elle s'exécute en quatre temps :

Premier temps. — Incision de la paroi abdominale comme pour une laparotomie ordinaire ; l'incision doit être juste suffisante pour permettre l'introduction de la main, il est inutile de la faire plus étendue. Dans le cas où l'utérus est facilement réductible à l'aide de l'hystéromètre, il suffit d'une incision de deux à trois travers de doigts, car, en pareil cas, on peut avec l'hystéromètre porter le fond de l'utérus jusqu'à la plaie abdominale, et l'introduction de la main n'est pas nécessaire.

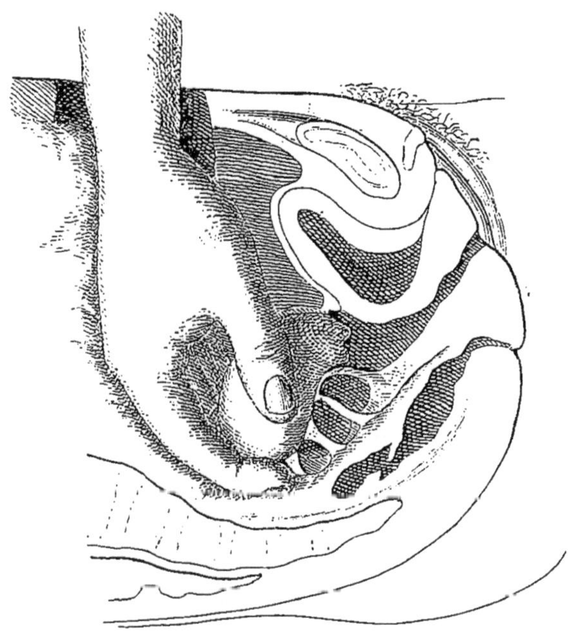

Fig. 425. — Libération de l'utérus adhérent à l'aide de la main introduite dans l'abdomen après laparotomie.

Deuxième temps. — Introduction de la main dans l'abdomen à la recherche du corps utérin, comme il a été précédemment dit pour la libération de l'organe. L'utérus libéré est saisi à l'aide d'une pince de Museux au niveau de son fond et amené au contact de la plaie abdominale.

Troisième temps. — Ce troisième temps consiste dans la fixation de l'utérus à la paroi abdominale. Plusieurs procédés ont été préconisés, je ne m'arrêterai qu'aux trois principaux de *Léopold*, de *Czerny* et de *Pozzi*.

Procédé de Léopold. — Les sutures se font à la soie. Trois sutures comprennent de chaque côté la paroi abdominale et pénètrent dans le tissu utérin. Les sutures serrées fixent le fond de l'utérus à la paroi abdominale. Sutures au-dessus et au-dessous des précédentes pour compléter l'occlusion de la plaie abdominale. La figure 426 montre schématiquement le profil de ces diverses sutures.

Procédé de Czerny. — *Czerny* suture l'utérus au catgut et au lieu de comprendre toute la paroi abdominale, ainsi que le fait *Léopold*, il n'en saisit que la partie profonde (fig. 427). Sutures de la plaie abdominale comme après

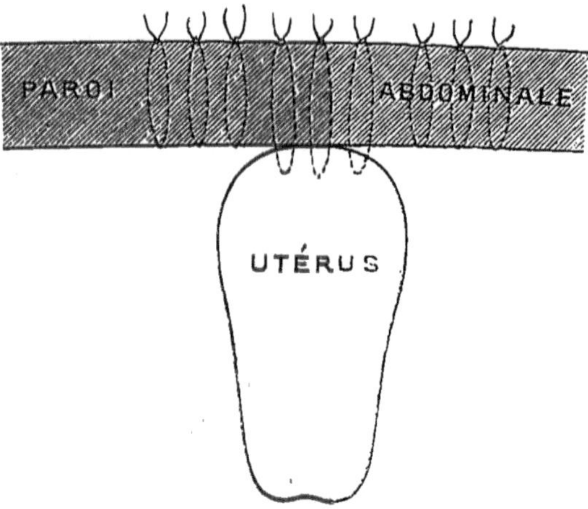

Fig. 426. — Hystéropexie. Procédé de Léopold.

toute laparotomie; au niveau des sutures utérines, les sutures de la paroi ne comprennent que la partie superficielle de cette paroi ainsi que l'indique la figure 427.

Le procédé de *Czerny* ne diffère donc de celui de *Léopold* qu'en ce que les

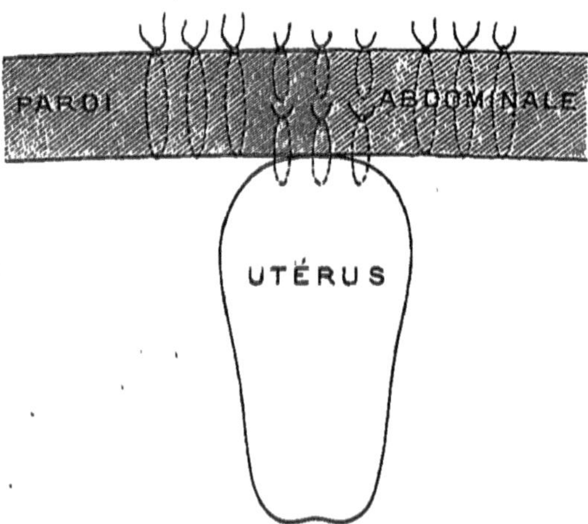

Fig. 427. — Hystéropexie. Procédé de Czerny.

sutures utérines sont perdues. Avec *Léopold* elles arrivent au contraire à la surface de l'abdomen, et sont enlevées au bout de quelques jours.

Procédé de Pozzi. — *Pozzi* applique à l'hystéropexie la suture de la paroi abdominale à trois étages, à laquelle il a l'habitude de recourir. Le premier étage c'est-à-dire le plus profond comprend, ainsi que l'indique la figure 428, non seulement le péritoine mais aussi le fond de l'utérus.

De ces trois procédés de suture c'est celui de *Léopold* que je préfère.

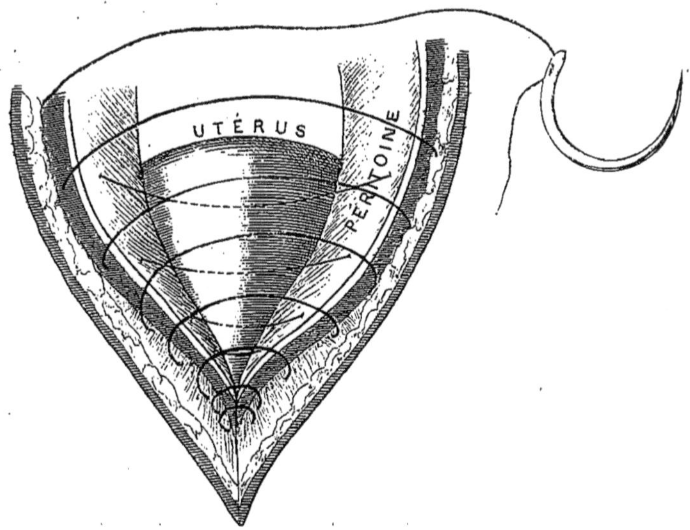

Fig. 428. — Fixation de l'utérus à la paroi abdominale. Suture en surjet (Pozzi).

Quatrième temps. — Fermeture de la plaie abdominale à la soie, au catgut ou au crin de Florence. Pansement.

Dans le cas de sutures perdues (Czerny, Pozzi), on n'a plus à s'en occuper; quand il y a suture arrivant jusqu'au revêtement cutané (Léopold), on les enlève de douze à quinze jours.

Il est bon au moment de l'opération d'appliquer dans le vagin un pessaire en anneau ou de Hodge qu'on laissera en place un mois environ, et qui aidera l'action des sutures utérines afin d'éviter les tiraillements qui pourraient se faire à son niveau.

Parmi les *autres procédés* d'hystéropexie qui ont été conseillés, je mentionnerai pour le rejeter celui qui consiste à fixer le fond de l'utérus à la paroi abdominale sans pratiquer la laparotomie, en portant simplement à l'aide de l'hystéromètre le fond de l'utérus au contact de la paroi abdominale.

On suture ainsi l'utérus à la paroi abdominale intacte.

Dans un cas où le fond de l'utérus se sentait très nettement à travers la paroi abdominale. M. *Roux*[1] appliqua de la sorte deux sutures, sans laparotomie préalable, puis, après coup, craignant d'avoir lésé l'intestin il pratiqua la laparotomie et trouva englobé dans sa suture une anse intestinale aplatie entre l'utérus et la paroi abdominale.

La possibilité de cet accident doit faire rejeter complètement ce procédé.

[1] *Soc. de Chirurgie*, 4 déc. 1889.

L'hystéropexie est une opération peu grave, quand elle est pratiquée avec toute l'antisepsie voulue. Cependant elle expose aux dangers de toute laparotomie, une imprudence dans l'antisepsie peut causer la mort de la femme, c'est donc une intervention plus grave que les opérations vagino-cervicales dont la bénignité est absolue, et qui demande par conséquent à n'être faite qu'avec des indications bien précises.

Les résultats sont diversement appréciés par les auteurs, les uns y ayant renoncé vu la fréquence des rechutes, les autres lui restant fidèles à cause de la rareté des insuccès.

Elle n'empêche pas le développement normal de la grossesse, quoique prédisposant à l'avortement.

L'hystéropexie est en somme une opération encore à l'étude sur laquelle il est impossible de porter un jugement définitif.

3° Hystéropexie intra-abdominale.

On a tenté après laparotomie :

1° Le raccourcissement des ligaments larges ;

2° Le raccourcissement des ligaments utéro-sacrés ;

3° Le raccourcissement des ligaments ronds.

Examinons avec les détails nécessaires ces trois variétés d'opérations.

1° *Raccourcissement des ligaments larges.* — *Tait* a conseillé le raccourcissement de la partie interne des ligaments larges, et *Imlach* celui de la portion externe au voisinage du squelette pelvien.

Jusqu'à présent ni l'un ni l'autre procédé n'a permis d'arriver à des résultats pratiques sérieux, aussi le raccourcissement des ligaments larges n'est-il pas encore admis dans la gynécologie courante.

2° *Raccourcissement des ligaments utéro-sacrés.* — *Freund* et *Sänger* ont tenté ce raccourcissement par la voie vaginale (voir pages 412 et 413), il s'agit ici d'une opération analogue par la voie abdominale.

Kelly avait proposé cette opération qui a été réalisée pour la première fois par *Frommel*[1].

La femme étant placée dans la position de Trendelenbourg, le ligament utéro-sacré est saisi vers sa partie moyenne à l'aide d'une pince, et coudé sur lui-même en l'attirant au dehors. Des ligatures réunissent les deux branches de la coudure et le sommet du ligament replié sur lui-même est fixé aux parties latérales du bassin.

Ce raccourcissement des ligaments utéro-sacrés, qui théoriquement peut paraître bon, n'a pas encore fait ses preuves ; c'est encore une opération à l'étude.

3° *Raccourcissement des ligaments ronds.* — Avec *Baudoin* on peut ranger en trois catégories les divers procédés qui ont été conseillés pour le raccourcissement intra-abdominal des ligaments ronds :

[1] *Cent. f. gynak.*, 1890, n° 6, p. 941.

1° *Méthode de Wylie-Ruggi* (procédé de raccourcissement par repliement de chacun des ligaments) ;

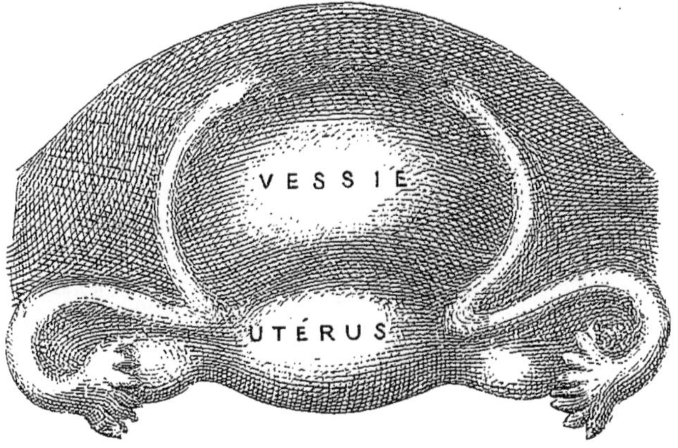

Fig. 429. — Ligaments ronds vus par la cavité abdominale.

2° *Méthode de Polke* (procédé de raccourcissement par *coudure* et *soudure* des ligaments ronds en avant de l'utérus) ;

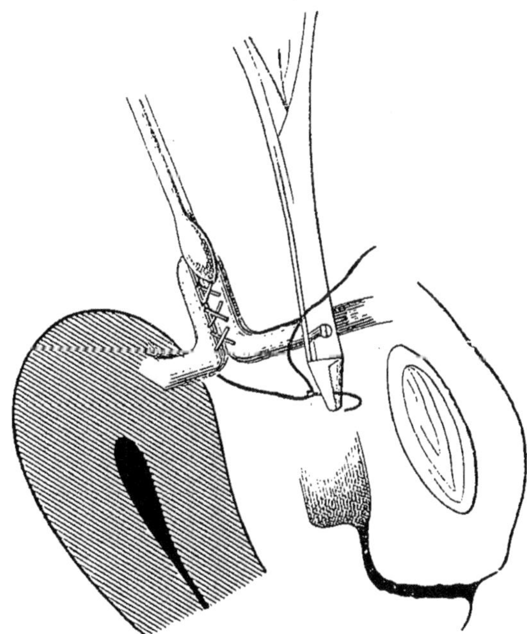

Fig. 430. — Suture de Ruggi.

3° *Méthode de Dudley* (procédé de raccourcissement par *coudure* de l'extrémité utérine des ligaments ronds et leur *fixation sur la face antérieure de l'utérus*).

1° Méthode de Wylie-Ruggi. — Alors que l'abdomen est ouvert, les ligaments ronds se présentent avec l'aspect indiqué par la figure 429.

Wylie et Ruggi exécutent le raccourcissement d'une façon analogue, c'est-à-dire en accolant le ligament à lui-même dans une partie de son étendue, et en déterminant *un coude externe*.

Ruggi fait une suture de pelletier double ainsi que l'indique la figure 430, tandis que *Wylie* pratique une suture à points séparés (fig. 431).

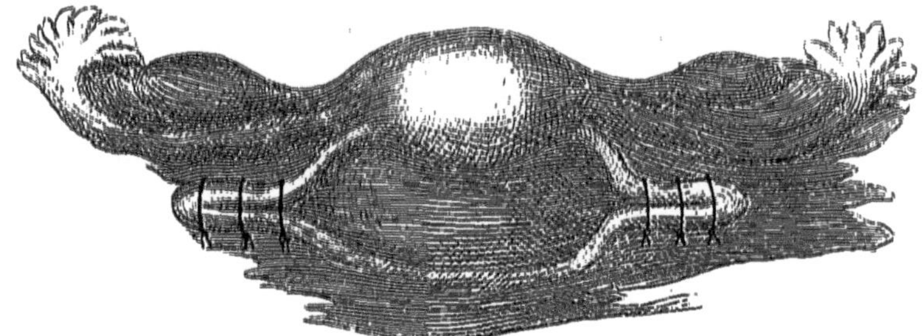

Fig. 431. — Suture de Wylie.

2° MÉTHODE DE POLK[1]. — *Polk* amène les deux ligaments ronds au contact l'un de l'autre en avant de l'utérus, avive les parties par lesquelles ils doivent entrer en contact et les réunit par des sutures transversales pour assurer leur accolement.

Ce procédé a pour inconvénients de gêner l'ampliation vésicale.

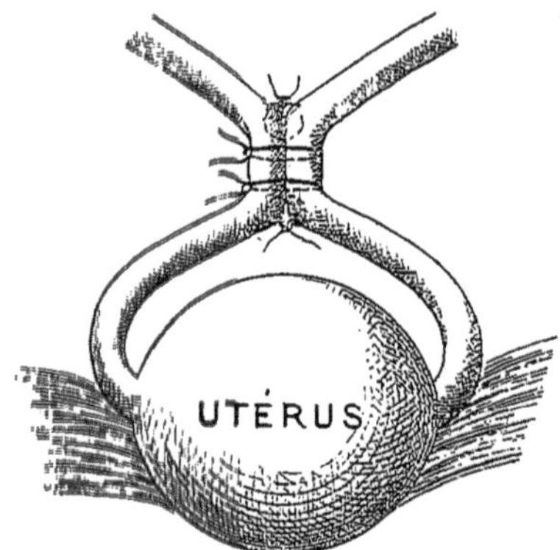

Fig. 432. — Méthode de Polk pour le raccourcissement de ligaments ronds.

3° MÉTHODE DE DUDLEY[2]. — *Dudley* avive, ainsi que l'indique la figure 433, la face antérieure de l'utérus, et la portion voisine de la face interne des ligaments ronds, et à l'aide de sutures appropriées dont les deux figures ci-jointes (433 et 434) donnent l'explication suffisante, il réunit les ligaments ronds à eux-mêmes et à la face antérieure de l'utérus.

Ces divers procédés peuvent tous donner de bons résultats, mais d'une façon générale c'est au premier (procédé de Wylie-Ruggi) qu'il faudra

[1] *Trans. of the Am. gyn. soc. Philad.*, 1889, t. XIV, p. 250.

[2] *Am. j. of obst.*, 1890, p. 1336.

accorder la préférence, comme le plus simple, et comme entravant le moins la fonction de la vessie.

C. — PROCÉDÉS DIVERS

Outre les procédés opératoires qui ont été décrits, il en existe une série d'autres qu'il n'est pas possible de classer dans les catégories précédentes,

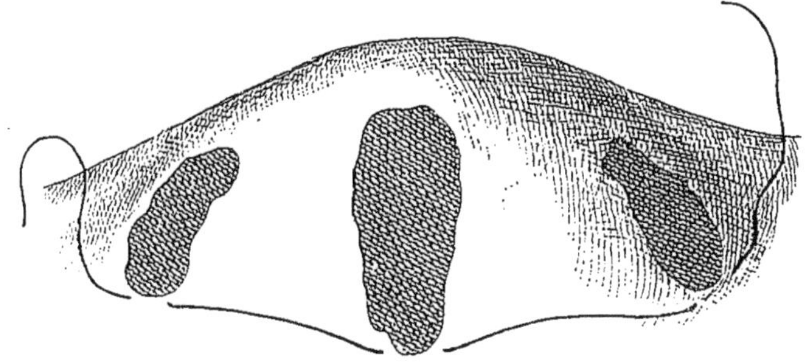

Fig. 433. — Avivement et passage des sutures dans la méthode de Dudley.

simples essais dont la valeur est très contestable et que je me contenterai simplement ici de mentionner.

Procédé de Freund. — *Freund* et après lui *Frommel* ont pratiqué la suture directe des ligaments utéro-sacrés ; l'aiguille part du point d'insertion de ces

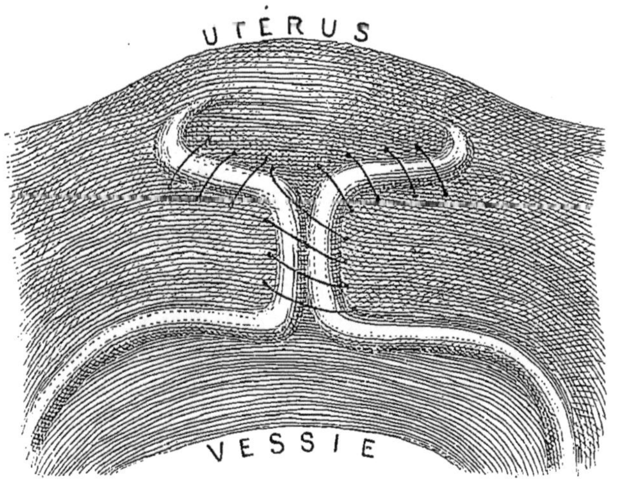

Fig. 434. — Opération de Dudley terminée.

ligaments sur l'utérus abaissé pour l'opération et rejoint le péritoine à une certaine profondeur, puis ressort par le vagin. — La ligature serrée a pour but de raccourcir les ligaments en question. — Ultérieurement *Freund* a également préconisé, après large ouverture du Douglas, la fixation du col utérin au péritoine qui recouvre la face antérieure du rectum.

Procédé de Sanger. — Le procédé de *Sänger* pour la ligature et le raccourcissement des ligaments utéro-sacrés diffère peu de celui de *Freund*, seulement l'aiguille part de l'intérieur de la cavité cervicale, et comprend dans la ligature la paroi utérine.

Cunehystérectomie de Thiriar. — Cette opération consiste après laparotomie à réséquer un coin de la substance utérine au sommet de l'isthme (sur la paroi antérieure pour la rétroflexion, et sur la paroi postérieure pour l'antéflexion); on ferme par des sutures la plaie ainsi créée. Après quoi l'utérus se trouve et se maintient redressé.

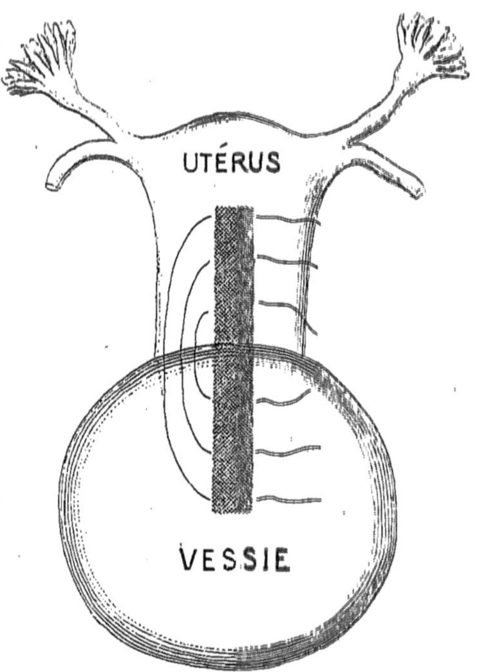

Fig. 435. — Accolement vésico-utérin de Pryor.

Accolement vésico-utérin. — Pryor[1] dans les cas de retrodéviation utérine a conseillé d'aviver à l'aide de scarifications la face antérieure de l'utérus et la partie correspondante de la vessie, ainsi que l'indique la figure 435, et de joindre ces deux surfaces avivées à l'aide de sutures à la soie ou au catgut. Cet accolement de la vessie et de l'utérus a pour effet de maintenir l'utérus dans sa position normale, tout en lui laissant la mobilité suffisante que lui conserve la souplesse vésicale.

B. — TRAITEMENT CLINIQUE

1° Rétrodéviation indifférente.

La rétrodéviation est dite indifférente, quand elle ne cause aucune gêne.

[1] *The New-York j. of gynecology* — july 1893, p. 577.

Cette variété de déviation doit souvent passer inaperçue, car, en l'absence de souffrances ou d'écoulement pathologique, la femme ne réclame aucune assistance médicale.

Le plus souvent on la rencontre accidentellement, alors qu'il y a soupçon de grossesse au début dont le diagnostic réclame l'examen génital, ou, quand ce même examen est pratiqué à l'occasion d'une maladie vulvo-vaginale.

La rétrodéviation indifférente ne réclame aucun traitement, à moins qu'elle ne soit une cause de stérilité; il faudra alors relever l'utérus comme nous allons le voir pour les rétrodéviations non compliquées.

2° Rétrodéviations non compliquées.

La rétrodéviation existe comme seul état pathologique; *elle n'est compliquée d'aucune autre maladie génitale.*

La déviation se manifeste par ses troubles habituels : douleurs de rein et à l'hypogastre, pesanteurs périnéales, menstruation douloureuse, etc.

L'*utérus est réductible*, puisque nous supposons la rétrodéviation non compliquée.

L'indication est double :

Réduire l'utérus,
Et le maintenir réduit.

La *réduction de l'utérus* peut être obtenue à l'aide de la position génupectorale prise régulièrement matin et soir un quart d'heure pendant un certain temps, deux à trois semaines environ, ou mieux par la réduction digitale ou instrumentale à l'aide de l'hystéromètre.

C'est à la réduction digitale qu'il faudra accorder la préférence comme constituant la méthode la plus sûre en même temps que la plus inoffensive.

Pour *maintenir l'utérus* on fera usage d'un pessaire approprié :

S'il s'agit d'une rétroflexion, on pourra recourir à la tige intra-utérine de Lefour qui, prenant point d'appui sur le col de l'utérus non devié, fixera le corps en position normale.

Cette tige sera laissée en place pendant un à deux mois.

Avec une rétroversion, ou avec une rétroflexion quand la tige intra-utérine est mal supportée, on appliquera, après réduction, un pessaire.

Parmi les diverses formes conseillées je préfère le simple anneau élastique, qui, suffisamment rigide et de dimensions assez grandes, maintient l'utérus en position normale, en fixant le col utérin; ce pessaire sera laissé pendant deux à trois mois en place, en se conformant aux diverses précautions qui ont été précédemment indiquées.

Si après ces deux ou trois mois l'utérus retombe alors qu'on enlève l'anneau, il faudra en replacer un nouveau de dimensions supérieures, car le vagin s'élargit légèrement sous l'influence de la pression excentrique exercée par l'appareil; et le même anneau laissé trop longtemps en place devient sinuffisant.

Dans le cas où la femme ne peut tolérer l'anneau, on aura recours au raccourcissement des ligaments ronds, ainsi qu'il sera indiqué à propos des rétrodéviations avec effondrement vulvo-vaginal.

3° Rétrodéviation avec tumeur.

Quand la rétrodéviation accompagne une tumeur soit de l'utérus (fibrôme), soit du voisinage (kyste de l'ovaire ou autres), elle ne constitue qu'un état pathologique secondaire et relativement insignifiant.

Aussi, en pareil cas, n'est-ce pas contre la rétrodéviation qu'il faut diriger le traitement, mais contre la tumeur même.

Toutefois, en opérant la tumeur, il faudra autant que possible corriger la déviation, soit en mobilisant l'utérus, soit, s'il y a lieu, en pratiquant l'hystéropexie, alors que l'ablation de la tumeur a été faite par la laparotomie.

4° Rétrodéviation avec métrite.

Lorsque l'utérus est à la fois enflammé et dévié en arrière, le traitement médical a peu de chances de réussite, ou il exigera pour le moins une longue patience de la part de la malade et du médecin, aussi est-ce au traitement chirurgical qu'il faut accorder la préférence.

a. **Traitement chirurgical.** — Contre l'inflammation on aura recours au curage complété ou non pour l'amputation du col (méthode de Schrœder), suivant qu'il y a ou non ectropion et métrite parenchymateuse.

On agira sur la déviation dans la même séance opératoire, alors que l'utérus est réductible, par l'application d'une tige de Lefour, s'il y a rétroflexion, et par le raccourcissement des ligaments ronds (Alexander), s'il y a rétroversion.

Alors que l'utérus est irréductible, ce qui est dû à des adhérences rétro-utérines, on pourra ouvrir le cul-de-sac de Douglas et détacher ces adhérences à l'aide du doigt.

L'utérus étant mobilisé par cette opération, on complétera l'intervention en agissant comme il vient d'être dit pour l'utérus réductible.

Dans le cas où la rétrodéviation est peu accentuée, il suffit en général de guérir l'inflammation (curage et au besoin Schrœder) pour voir l'utérus reprendre sa place ; pour favoriser cette réduction, après l'intervention chirurgicale on redressera l'utérus et on le maintiendra à l'aide d'un pessaire, appliqué séance tenante pendant l'anesthésie.

b. **Traitement médical.** — On sera obligé de renoncer au traitement chirurgical, alors que la femme s'oppose à son exécution, ou quand l'état du cœur ou d'un autre viscère constitue une contre-indication.

Il faudra en pareille occurrence recourir au traitement médical.

Le traitement médical s'adressera d'abord à l'inflammation utérine ; contre l'endométrite on emploiera la dilatation à la laminaire suivie de cautérisation, ainsi qu'il a été indiqué au traitement de la métrite ; contre l'ectropion, on fera usage de scarifications et cautérisations à la créosote.

Quand l'état de l'utérus sera au point de vue de l'inflammation notablement amélioré, on redressera l'utérus avec les doigts ou l'hystéromètre et on appliquera un anneau élastique pour maintenir l'organe réduit.

Pour que cet anneau soit bien toléré par la femme, il est nécessaire que l'inflammation utérine soit véritablement amendée, presque guérie.

Afin de faciliter la réduction de l'utérus, pendant le traitement même de l'inflammation, on pourra conseiller à la femme de prendre matin et soir la position genu-pectorale qui aura une heureuse action sur la circulation de l'utérus et sur sa position, et qui suffira parfois à amener son replacement, sans qu'une autre manœuvre devienne nécessaire.

5° Rétrodéviation avec effondrement vulvo-vaginal.

Par effondrement vulvo-vaginal, j'entends la laxité exagérée du vagin, l'insuffisance du périnée par déchirure ou relâchement, le tout se compliquant habituellement de colpocèle antérieure et postérieure.

La rétrodéviation se confond en pareil cas avec le premier degré du prolapsus vagino-utérin.

Le traitement en sera vu ultérieurement avec celui du prolapsus.

6° Rétrodéviation avec inflammation péri-utérine.

L'inflammation péri-utérine peut être une pelvi-cellulite, une pelvi-péritonite, une salpingo-ovarite.

Pelvi-cellulite — Si l'état est aigu, le traitement de la déviation devient secondaire, c'est uniquement contre la cellulite que doivent être dirigés tous les efforts thérapeutiques.

A l'état chronique, la pelvi-cellulite entraîne la rétraction du ligament large malade, rétraction qui immobilise douloureusement l'utérus.

Avant de songer à corriger la déviation il conviendra d'assouplir ce ligament par les injections vaginales chaudes, les lavements froids et surtout par le massage.

Quand l'utérus pourra être redressé, on le maintiendra à l'aide d'un pessaire approprié.

Pelvi-péritonite. — Durant la période aiguë même traitement qu'avec la pelvi-cellulite aiguë.

A la période chronique la pelvi-péritonite amène la formation de brides péri-utérines, siégeant de préférence au niveau de la face postérieure de l'utérus, et qui maintiennent cette face accolée à la paroi antérieure du rectum.

On diagnostiquera l'existence de ces brides, en introduisant un doigt dans le rectum, assez haut pour arriver au niveau de la face postérieure de l'utérus, si on essaie alors avec l'hystéromètre de réduire la rétroversion et de porter l'organe en antéversion, on sent la paroi rectale s'éloigner avec l'utérus, et conserver le contact avec lui.

Avant de réduire la déviation il sera nécessaire, en pareil cas, de détruire ou de relâcher les adhérences pathologiques, ce qu'on obtiendra parfois avec un massage prolongé et associé aux injections vaginales chaudes et aux lavements froids.

Quand ce traitement est insuffisant, il faut se résoudre à pratiquer la laparotomie, dégager l'utérus en allant le libérer directement avec les doigts; cette libération suffit souvent pour corriger la rétrodéviation, mais il sera bon de la compléter pour plus de sûreté par l'hystéropexie abdominale, ou le raccourcissement intra-abdominal des ligaments ronds.

Cette intervention est préférable à celle qui consiste à libérer l'utérus par l'ouverture du cul-de-sac de Douglas, car cette libération par la voie vaginale ne permet pas d'agir aussi complètement et sûrement que celle par la voie abdominale; elle doit être réservée aux cas où d'autres opérations ont été pratiquées par la voie vaginale, afin qu'on n'agisse pas simultanément par les deux voies vaginale et abdominale, ce qui aggraverait notablement le pronostic de l'opération.

Salpingo-ovarite. — Alors que la salpingo-ovarite est suffisamment grave pour nécessiter l'ablation des annexes le traitement de la rétrodéviation se pose dans les conditions suivantes :

Vaut-il mieux enlever les organes génitaux, utérus et annexes par la voie vaginale, ou pratiquer la castration par la voie abdominale et terminer par l'hytéropexie ?

Les deux méthodes d'intervention peuvent être défendues, et chacune trouve actuellement ses partisans également convaincus.

D'une façon générale mieux vaut recourir à la laparotomie si on suppose que l'état des annexes d'un côté permettra de ne pas mutiler complètement la femme ; quand les altérations sont au contraire bilatérales et profondes, surtout si on soupçonne la présence du pus, il sera préférable de faire l'ablation des organes génitaux par la voie vaginale.

Mais quand il ne s'agit que d'une salpingo-ovarite parenchymateuse que le traitement médical peut arriver à guérir, pareille intervention ne saurait être justifiée, et il importe en pareil cas de commencer à guérir la salpingo-ovarite par un traitement approprié, révulsifs, eau minérale, compression intermittente par les sacs de plomb, après quoi on redressera l'utérus et on le maintiendra à l'aide d'un pessaire.

Si la salpingo-ovarite coïncide, ce qui est fréquent, avec un certain degré de métrite, on associera le traitement de l'inflammation utérine à celui de la salpingo-ovarite, traitement qu'on complétera par le redressement et le maintien de l'utérus.

III. — TRAITEMENT DES PROLAPSUS

SOMMAIRE

a. *Ressources thérapeutiques.*
1° Pessaires et ceintures.
2° Electricité et massage.
3° Opérations.
b. *Traitement clinique.*
1° Pseudo-prolapsus.
2° Prolapsus utéro-vaginal.
3° Prolapsus vagino-utérin.
4° Prolapsus mixte.

A. — RESSOURCES THÉRAPEUTIQUES

1° PESSAIRES ET CEINTURES

Comme pessaires et ceintures, on a préconisé les mêmes que pour la rétrodé viation, c'est-à-dire l'anneau élastique (fig. 436), le pessaire de Hodge, la ceinture hypogastrique et la ceinture abdominale.

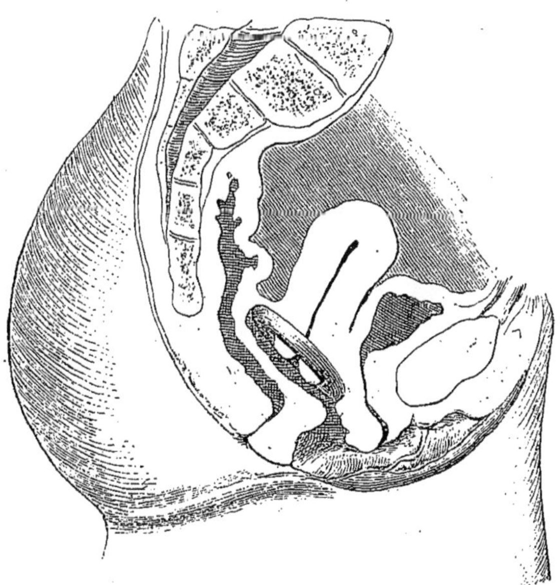

Fig. 436. — Anneau élastique placé en cas de prolapsus.

Comme appareil s'appliquant plus particulièrement au prolapsus, je signalerai l'hystérophore ou pessaire vagino-abdominal de M. *Intosh*, qui se composé d'une petite ampoule destinée à recevoir le col de l'utérus, auquel elle constitue une sorte de piédestal, maintenu par une tige métallique et relié à une ceinture abdominale par des liens se croisant en X (fig. 437).

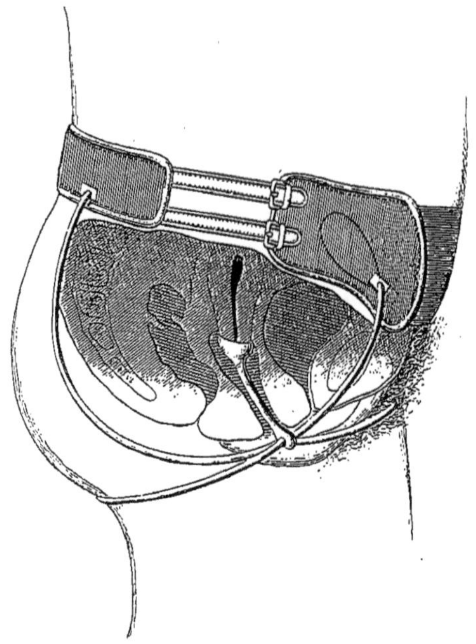

Fig. 437. — Utérus prolabé maintenu par un hystérophore ou pessaire vagino-abdominal (M. Intosh).

A l'hystérophore de M. *Intosh*, je préfère celui de *Scanzoni*, qui se compose d'une ceinture avec plaque abdominale à laquelle est fixée une tige métallique maintenant une petite sphère intra-vaginale (fig. 438).

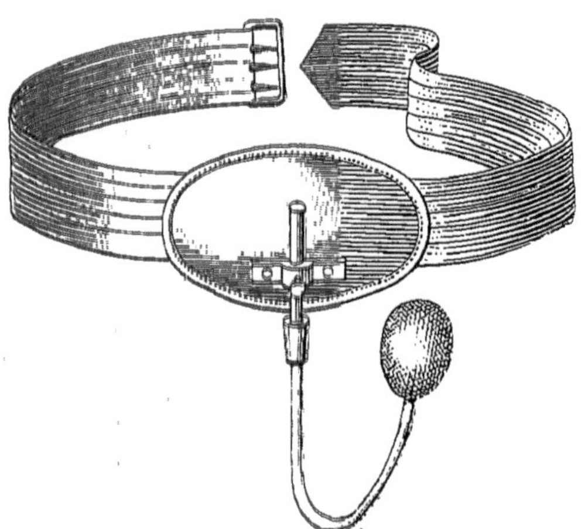

Fig. 438. — Hystérophore de Scanzoni.

Des différents appareils que j'ai essayés, c'est celui-ci qui m'a donné les meilleurs résultats, et qui est le mieux supporté par la femme ; la boule terminale destinée à occuper le vagin doit être en buis ou en caoutchouc durci, exactement sphérique et du volume d'un abricot environ.

2° ÉLECTRICITÉ ET MASSAGE

L'*électricité* peut être employée sous deux formes, soit *faradique*, soit *galvanique*.

Faradique. — Un pôle est appliqué sur l'abdomen à la région hypogastrique, l'autre dans la cavité vaginale, ou encore les deux pôles sont à l'aide d'un électrode spécial introduits dans la cavité vaginale (électrode bipolaire).

Galvanique. — Un pôle sur la paroi abdominale, l'autre soit dans la cavité utérine, soit dans la cavité vaginale ; courant de 50 à 100 milliampères comme intensité, interruptions brusques ou lentes avec renversement des courants.

Ces deux variétés d'électricité donneront des résultats médiocres; la première fortifie les muscles striés du plancher périnéal et de la paroi abdominale; la seconde agit heureusement sur les fibres lisses qui entrent dans la composition des ligaments utérins.

Mais ni l'une ni l'autre ne saurait suffire à la cure du prolapsus, et n'en amène simplement que l'atténuation; on peut en dire autant du massage dont il me reste à parler.

Le *massage* aura ici un double but : relever l'utérus procident, fortifier l'appareil de soutènement de l'utérus.

Pour répondre au premier desideratum, on fera l'élévation utérine par la méthode de *Thure Brandt* (voir p. 83) ou par tout autre procédé analogue et moins compliqué ; et pour satisfaire au second, on pratiquera le massage des ligaments larges en les soutenant avec deux doigts introduits dans le vagin, pendant que les doigts de l'autre main fonctionnent à travers la paroi abdominale.

Le massage bien effectué réussit à maintenir momentanément des prolapsus assez accentués ; malheureusement la procidence se reproduit en quelques jours; pour avoir des résultats sérieux et durables, il faudrait en quelque sorte masser constamment la femme.

3° OPÉRATIONS

SOMMAIRE

a. **Voie vaginale.**

Vulve.

1° Occlusion.
2° Périnéoraphie.

Vagin.

3° Colporaphie antérieure.
4° Colporaphie postérieure ou colpo-périnéoraphie.
5° Colporaphie multipliée.
6° Cloisonnement.
7° Capitonnement.

Utérus.

8° Amputation du col.
 a *intra-vaginale.*
 b. *sus-vaginale.*
9° Hystérectomie totale.

b. **Voie abdominale**

1° Hystéropexie ligamentaire intra-abdominale.
2° Hystéropexie pariéto-abdominale.
3° Cystopexie.
4° Hystérectomie.

A. Voie vaginale.

1° *Occlusion de la vulve.* — L'oblitération de la vulve ou plus exactement de l'orifice vulvo-vaginal peut s'appliquer aux cas de prolapsus complet : la vulve étant obstruée, l'utérus se trouve emprisonné dans l'intérieur de la cavité abdominale.

Le manuel de cette opération a été décrit (p. 141) à propos des fistules génitales; je n'y reviens donc pas ici.

Cette opération est rarement pratiquée contre le prolapsus ; elle ne s'applique d'abord qu'aux femmes ayant franchi la ménopause, sans quoi elle amènerait par la rétention du flux menstruel la formation d'un hématocolpos même ; après la ménopause l'utérus étant fréquemment le siège d'écoulement muqueux, l'opération en question est la cause de rétentions intra-vaginales peu compatibles avec le bon état de santé.

2° *Périnéoraphie.* — La périnéoraphie est rarement pratiquée à l'état d'opération isolée ; le plus souvent elle est combinée au rétrécissement de la paroi vaginale postérieure ou colporaphie postérieure ; nous étudierons donc les détails de cette opération combinée au chapitre consacré à la colporaphie postérieure ou colpo-périnéoraphie (voir p. 424).

Si la périnéoraphie isolée était indiquée, on la pratiquerait en se conformant à un des procédés antérieurement décrits à propos des déchirures du périnée (voir p. 190).

3° *Colporaphie antérieure.* — La colporaphie antérieure, encore désignée sous le nom d'*élytroraphie antérieure*, peut se faire suivant deux procédés principaux : Hegar et Winckel.

Procédé de Hegar. — Le col étant maintenu par les fils de catgut, appliqués pour l'amputation du col qui précède ordinairement l'opération en

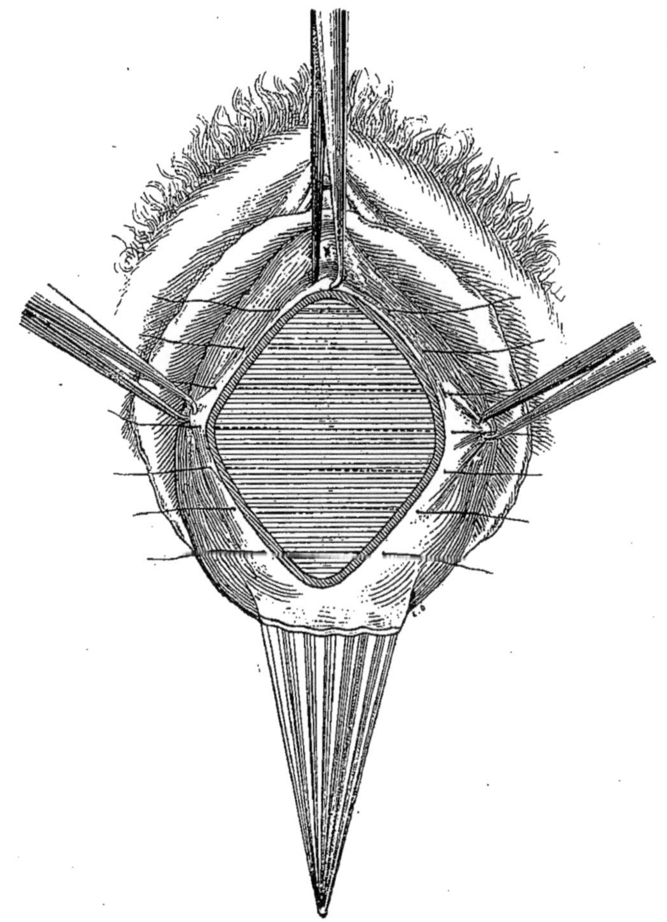

Fig. 439. — Colporaphie antérieure (procédé d'Hégar).

question, ou sinon saisi solidement à l'aide d'une pince de Museux, on place trois pinces à crochet ainsi que l'indique la figure 439, de manière à tendre la paroi vaginale.

On dessine au bistouri un avivement quadrilatère à bords arrondis.

La muqueuse est détachée à l'aide du bistouri et de pinces à griffes.

Si quelques vaisseaux saignent trop abondamment, on les serre momentanément avec des pinces à forcipressure.

Passage de fils de soie ou mieux de crin de Florence transversalement dans l'épaisseur de la cloison vésico-vaginale, en respectant autant que possible la vessie.

Ligature de ces fils d'arrière en avant.

PROCÉDÉ DE WINCKEL. — *Winckel*[1] a proposé de remplacer cet avivement étendu, qui est assez pénible à faire, et dont la cicatrice est parfois douloureuse, par un simple avivement linéaire de forme ovale et dont on réunit

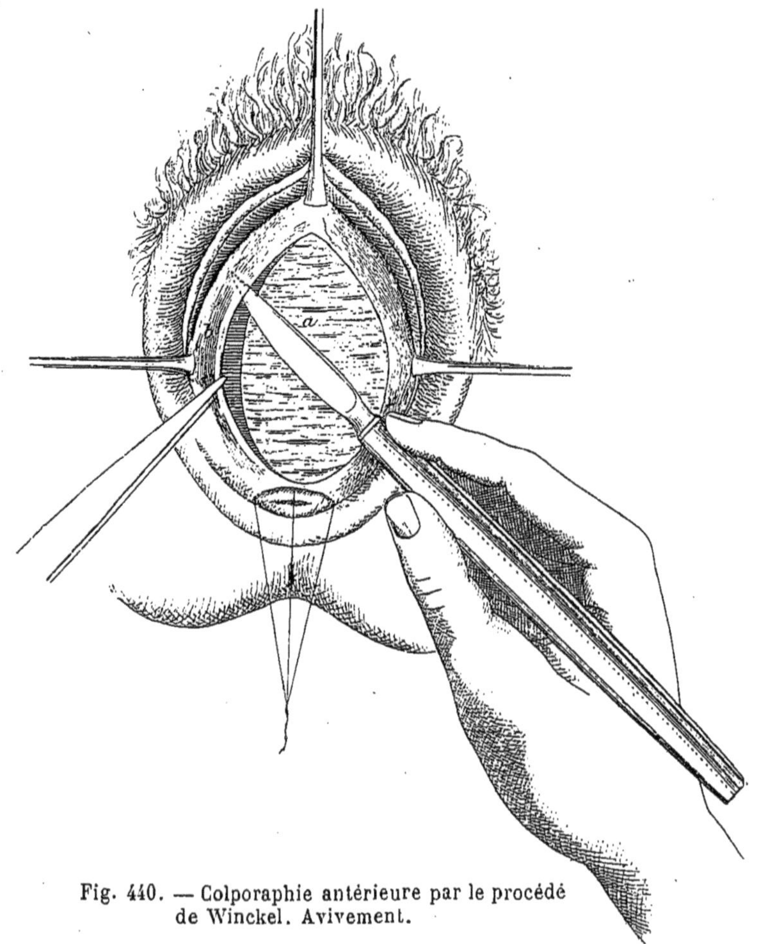

Fig. 440. — Colporaphie antérieure par le procédé de Winckel. Avivement.

transversalement le bord d'un côté à celui du côté opposé à l'aide de crins de Florence, ainsi que l'indique les figures ci-jointes (440-441).

L'auteur complète la réunion à l'aide d'une suture continue de catgut afin de rendre l'affrontement des tissus plus intime.

Avec ce procédé on ne résèque aucune portion de la muqueuse vaginale, et on fortifie la paroi vaginale en la doublant sur elle-même.

[1] *Ueber einige neue plasliche Operationen an den weiblichen Sexualorganen*. Munich, 1891.

L'auteur a proposé un procédé analogue pour la colporaphie postérieure, mais qui me semble moins heureux que pour l'antérieure.

4° *Colporaphie postérieure ou colpo-périnéoraphie.* — Parmi les nombreux procédés préconisés pour l'exécution de cette opération, je donne la préférence à ceux de *Martin* et de *Doléris.*

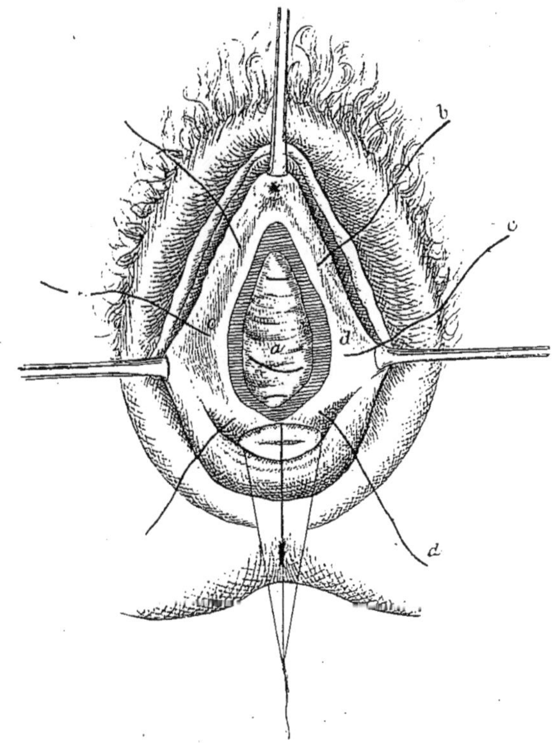

Fig. 441. — Colporaphie antérieure par le procédé de Winckel. Sutures.

Procédé de Martin. — Le tracé général de l'avivement est celui indiqué par la figure 442, c'est-à-dire deux triangles longeant la colonne postérieure du vagin et venant se confondre par leur base avec l'avivement vulvo-périnéal. Avivement vulvo-périnéal en forme de quadrilatère transversalement allongé.

On commence par l'avivement vaginal, sur lequel on applique transversalement des sutures à la soie, ainsi que l'indique la figure 443.

Après qu'on a procédé à l'avivement vulvo-périnéal, les parties étant tendues à l'aide de pinces à crochet, on place des sutures transversales à la soie les supérieures se trouveront nouées dans l'intérieur du vagin, les inférieures à la surface du périnée (fig. 444).

Le tout est protégé à l'aide de gaze iodoformée, qui sera laissée deux à trois jours en place.

Cathétérisme vésical deux fois par vingt-quatre heures pendant les trois premiers jours.

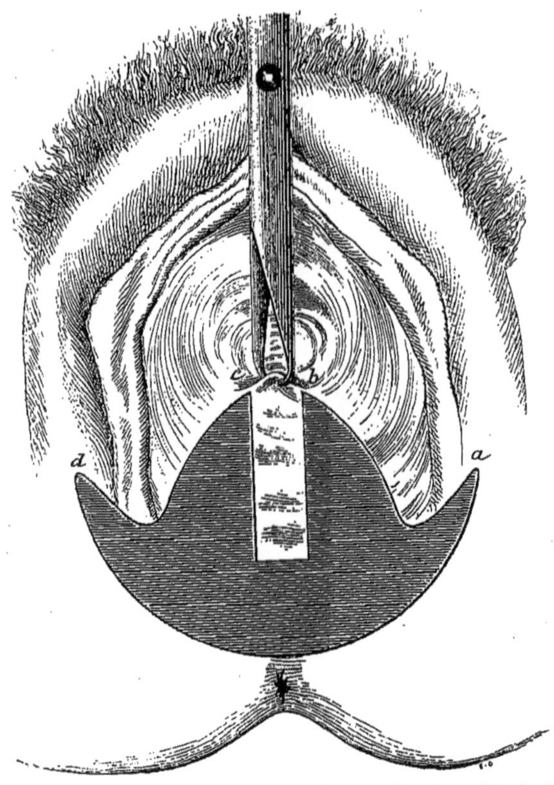

Fig. 442. — Avivement dans le colpo-périnéoraphie (procédé de Martin).

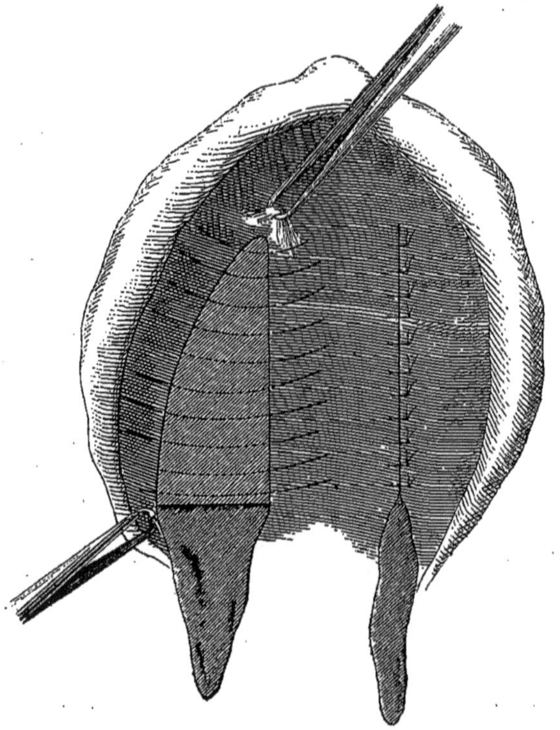
Fig. 443. — Sutures vaginales (Martin).

Les fils superficiels seront enlevés au bout de huit jours, les profonds après douze à quinze jours ou même plus tard.

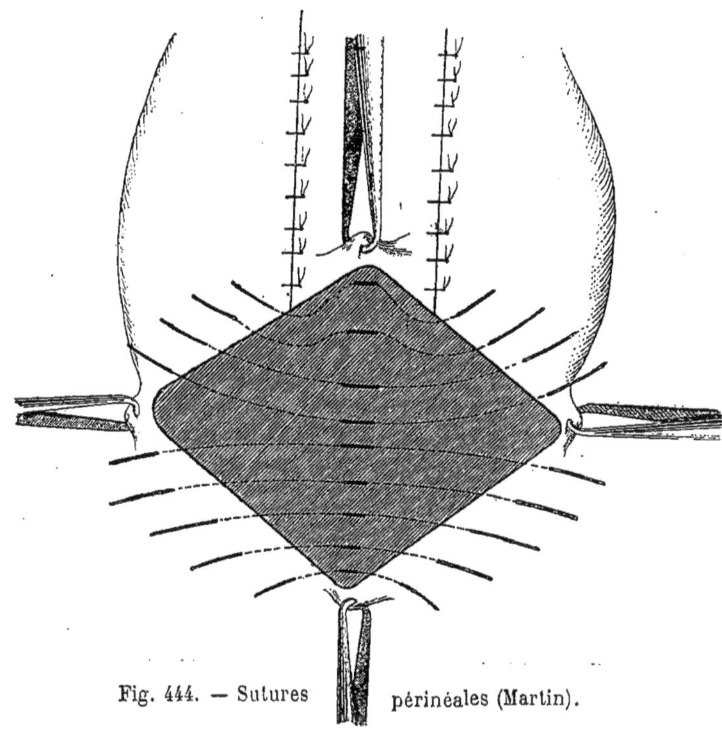

Fig. 444. — Sutures périnéales (Martin).

PROCÉDÉ DE DOLÉRIS. — Le procédé de colpopérinéoraphie de *Doléris* est

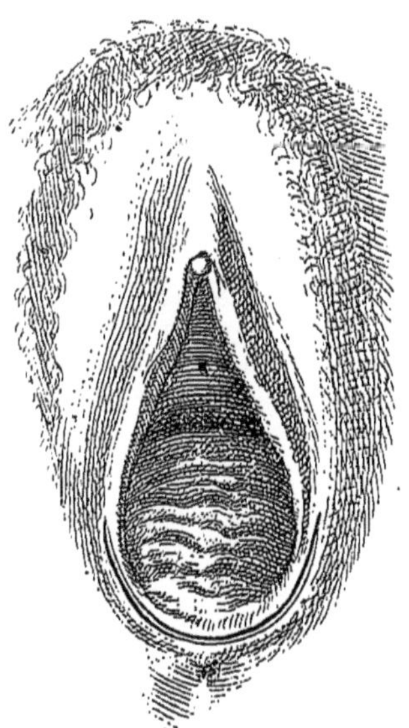

Fig. 445. — Procédé de Doléris. Avivement.

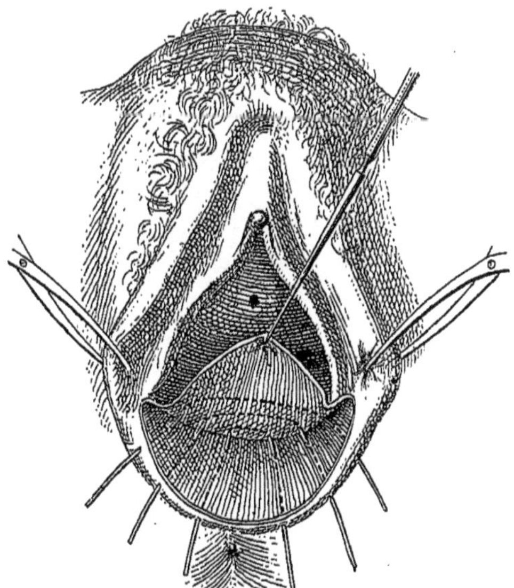

Fig. 446. — Procédé de Doléris. Passage des sutures.

une modification de la périnéoraphie de *Lawson-Tait*, et en diffère par la résection d'une partie de la paroi vaginale-postérieure.

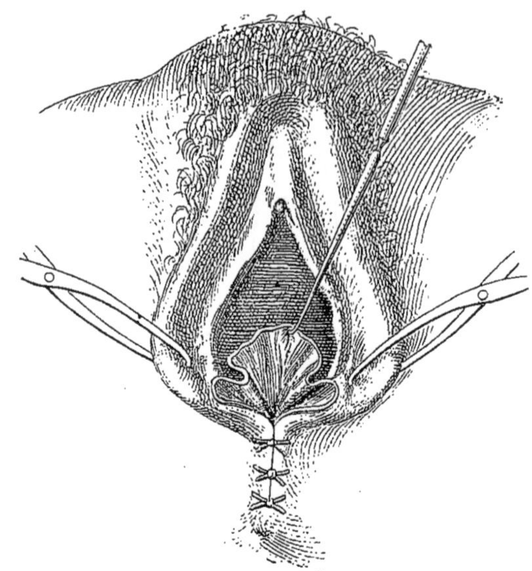

Fig. 447. — Procédé de Doléris. Adaptation de premières sutures.

Voici d'ailleurs le détail de cette opération :

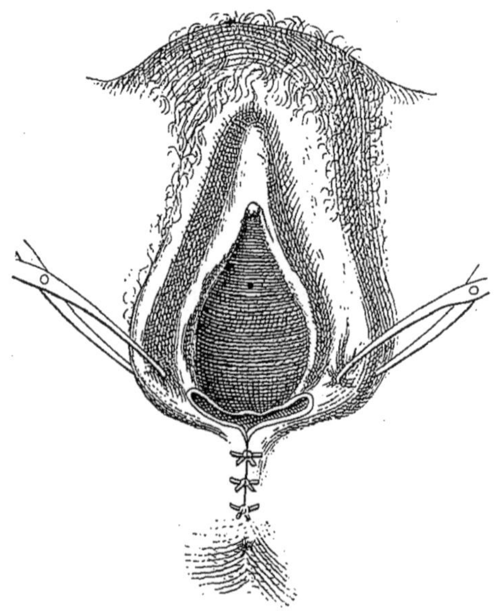

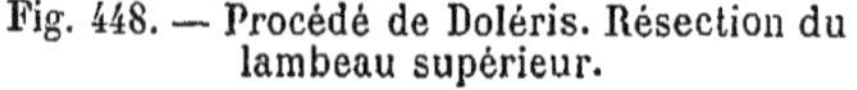

Fig. 448. — Procédé de Doléris. Résection du lambeau supérieur.

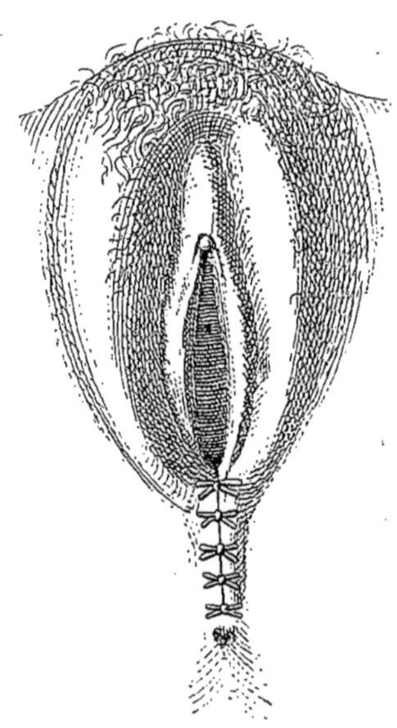

Fig. 449. — Procédé de Doléris. Opération achevée.

Incision périnéale comme pour la périnéoraphie de Lawson-Tait (fig. 445). L'avivement terminé, on soulève le lambeau supérieur à l'aide d'un crochet ou d'une pince et application de sutures en commençant par la partie inférieure de la plaie périnéale (fig. 446); la partie la plus profonde des sutures doit fixer la paroi vaginale postérieure de manière à ce que la surface de réunion soit composée par l'accolement des deux surfaces latérales du périnée et par le fond de la surface d'avivement au niveau de la paroi vaginale.

Alors que la plaie vaginale est comblée, il reste un lambeau de la paroi vaginale postérieure qui dépasse ainsi que l'indique la figure 447.

Ce lambeau est réséqué à l'aide des ciseaux au ras de la surface périnéale, de manière à fournir l'aspect de la figure 448.

Au moyen de sutures transversales on achève la réunion de la surface avivée, et de la sorte le périnée se trouve complètement restauré, ainsi que le montre la figure 449.

5° *Colporaphie multipliée.* — *Hall*, *Velpeau*, *Hemming*, *Baker Brown* ont conseillé de réséquer des lambeaux de la paroi vaginale et de réunir ces surfaces avivées à l'aide de sutures, de manière à réduire le calibre de l'utérus.

Ce procédé opératoire a été récemment précisé par *Terrillon*, dont voici la description [1] :

« La malade est chloroformée et placée dans la position ordinaire, les deux jambes maintenues écartées par deux aides ou par les bras spéciaux de la table d'opération. Un éclairage aussi parfait que possible est nécessaire pour rendre accessible à la vue le fond du vagin.

« Pour écarter les parois, on doit se munir de valves à manche, étroites et assez longues pour bien déplisser le vagin. Deux de ces valves tenues écartées l'une de l'autre étalent la muqueuse et rendent l'opération facile.

« Enfin, on doit se munir de pinces érignes (modèle tire-balles), courtes et du même modèle que les pinces à forcipressure. Elles servent à saisir la muqueuse.

« On procède alors aux avivements.

« Chaque lambeau doit avoir au moins 3 centimètres de large ; mais on peut augmenter cette largeur, lorsque la cavité vaginale est très agrandie.

« Il est nécessaire de laisser entre chaque lambeau une zone de muqueuse intacte de 1 centimètre et demi environ, pour pouvoir placer les sutures.

« Lorsque ces lambeaux ont été enlevés successivement sur la paroi vaginale entière, on voit dans le champ opératoire, une série de plaies longitudinales séparées par la muqueuse conservée. Une précaution indispensable consiste à toujours laisser une bandelette de muqueuse saine sur la ligne médiane de la paroi postérieure.

« La dissection des lambeaux est commencée avec le bistouri ; ensuite, on procède par décollement avec le doigt ou avec un instrument mousse. Les ciseaux courbes et pointus peuvent aussi rendre de grands services.

[1] *Bulletin de Thérapeutique*, 1893, p. 502.

« Chaque fois qu'une artériole est ouverte, il est bon de la lier aussitôt avec un catgut fin, afin d'éviter la présence d'un grand nombre de pinces dans le champ opératoire.

« Souvent la plaie est lavée avec de l'eau phéniquée faible.

« Enfin, on doit prendre des précautions particulières pour éviter de blesser la vessie ou la paroi rectale.

« Le nombre des lambeaux ainsi enlevés sur toute la circonférence du vagin varie de six à huit pour les vagins très développés ; il faut descendre à quatre pour ceux qui sont plus étroits. Généralement, les sutures sont pratiquées avec de la soie fine et par points séparés.

« Le fil entre par un côté de la plaie, chemine dans les tissus situés sous la surface avivée, jusqu'au bord du côté opposé qu'il traverse. La réunion des parties profondes se fait ainsi avec certitude.

« Très souvent les fils, placés d'avance sur chacun des avivements, ne sont serrés qu'à la fin de l'opération.

« Si on fermait chaque plaie à mesure qu'elle est produite, la pose des fils et surtout l'affrontement des bords seraient rendus très difficiles sur les autres.

« Lorsque l'opération est terminée, on voit nettement que le vagin est réduit à un cylindre creux pouvant à peine recevoir le doigt, et qui est formé par des lambeaux de muqueuse vaginale et des lignes de sutures alternant l'une avec l'autre. A ce moment, le périnée est déjà très rétréci au niveau de la fourchette. Si l'on trouve que le plan périnéal n'est pas assez épais ou assez résistant, on peut pratiquer une opération d'Emmet complémentaire.

« Il suffit alors de tailler de chaque côté de la cloison, au niveau des petites lèvres, deux lambeaux triangulaires, un de chaque côté. Sur le bord de la cloison, on fait l'ablation d'un lambeau transversal réunissant les premiers.

« La surface d'avivement a ainsi la forme d'un papillon dont les deux ailes sont déployées.

« Les fils d'argent sont disposés d'après la méthode d'Emmet, qui est supérieure à toutes les autres pour les périnéoraphies.

« Lorsque l'opération est terminée, une mèche de gaze iodoformée, enduite de vaseline boriquée, est introduite dans le vagin. Au préalable, un lavage abondant avec l'eau phéniquée au centième a débarrassé cette cavité du sang et des caillots.

« Pendant trois ou quatre jours, la gaze iodoformée reste en place, pour être renouvelée et remplacée par une autre. Vers le sixième jour, si aucun incident ne se présente, elle est encore changée pour rester en place jusqu'au onzième jour, afin de permettre l'ablation de la plupart des sutures.

« Pendant toute cette période, la malade est retenue au lit et immobilisée dans la position horizontale. Elle ne doit être sondée que si la vessie ne peut se vider d'elle-même. Mais j'engage les malades à faire toutes les tentatives pour uriner seules, car le sondage peut avoir, malgré toutes les précautions, de gros inconvénients. L'issue de l'urine sur l'orifice vulvaire garni de gaze iodoformée ne peut avoir, au contraire, aucun inconvénient. Une petite quantité d'extrait thébaïque est administrée le premier et le second jour pour éviter le passage des selles.

« Mais après le quatrième jour, je donne un purgatif suffisant pour vider complètement l'intestin.

« L'huile de ricin à la dose de 20 grammes répond parfaitement à cette indication. Une alimentation très légère est de rigueur au début.

« Vers le douzième jour, les fils sont enlevés en partie. En effet, j'ai souvent remarqué qu'après avoir enlevé les fils autour du vagin en allant progressivement de l'ouverture vers la profondeur, les lèvres de la réunion tendent à se désunir, si l'on insiste pour écarter les parois. Aussi, je préfère laisser en place, pendant trois ou quatre jours, les fils profonds, après avoir nettoyé la cavité avec soin. A cette époque, la réunion de la région antérieure est parfaite et la dilatation peut être suffisante pour enlever les fils restants.

« Lorsque les derniers fils sont enlevés et que toutes les lésions produites par l'opération sont réparées, ce qui a lieu vers le vingtième jour, puisque aucune suppuration n'a été notée au cours de la guérison, on peut constater l'état du vagin.

« Cette cavité autrefois si large est constituée par un cylindre de longueur variable, mais ayant au moins 5 ou 6 centimètres, et qui reçoit à peine un instrument de la grosseur du pouce.

« On a nettement la sensation que les colonnes indurées, formées par les cicatrices longitudinales, forment une paroi résistante et ont transformé le vagin, ordinairement mobile et sans consistance, en une solide enveloppe.

« Il est donc certain que l'utérus éprouvera les plus grandes difficultés pour s'insinuer de nouveau au milieu de ce canal, en écarter les parois, les renverser en les invaginant, et apparaître de nouveau au dehors. »

6° *Cloisonnement.* — PROCÉDÉ DE LEFORT. — Le procédé de cloisonnement de *Lefort* consiste à faire un avivement symétrique sur la paroi vaginale antérieure et postérieure au niveau de la partie médiane (fig. 450).

Ces deux surfaces avivées sont réunies l'une à l'autre (fig. 450) par un double rang de sutures à la soie ou au crin de Florence, de manière à constituer une cloison centrale de 6 à 8 centimètres de longueur.

Cette cloison forme un soutien puissant pour l'utérus et empêche le retour de la providence.

Malheureusement l'utérus peut par la suite s'insinuer dans l'un des deux vagins constitués de la sorte et le prolapsus se reproduire.

Aussi lui préfère-t-on en général le rétrécissement du vagin par le procédé de Hégar.

7° *Capitonnement.* — PROCÉDÉ DE PÉAN. — Ce procédé, décrit par *Péan* sous le nom de *vagino-fixation*, consiste après écartement des parois vaginales aussi complet que possible à passer avec une aiguille courbe des points

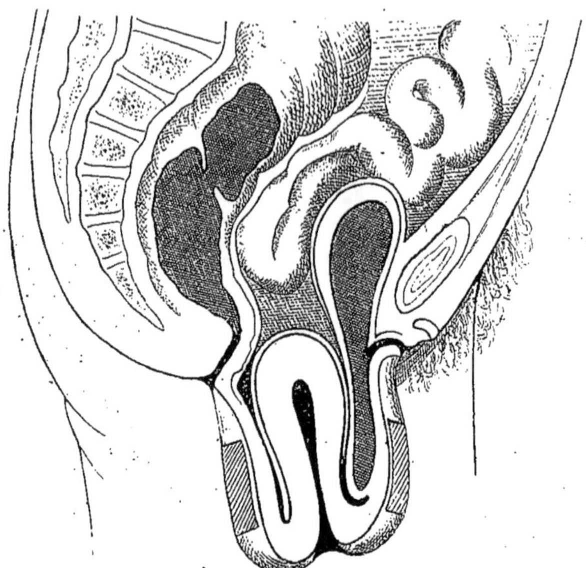

Fig. 450. — Procédé de Lefort. Avivement.

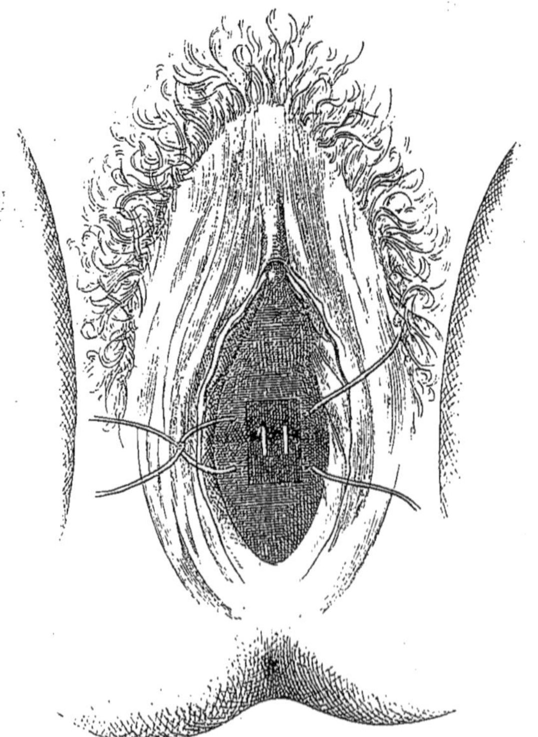

Fig. 451. — Procédé de Lefort. Application de sutures.

de suture qui, partant des parties latérales du vagin, s'enfoncent dans le tissu cellulaire voisin, puis ressortent dans le vagin.

Ces sutures serrées fixent la paroi vaginale au tissu cellulaire voisin, de même que pour un meuble les coutures réunissent l'étoffe superficielle aux parties sous-jacentes, alors qu'on *capitonne* le meuble.

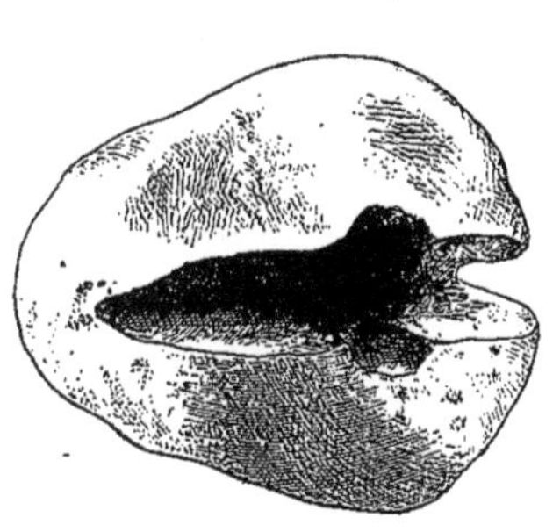

Fig. 452.

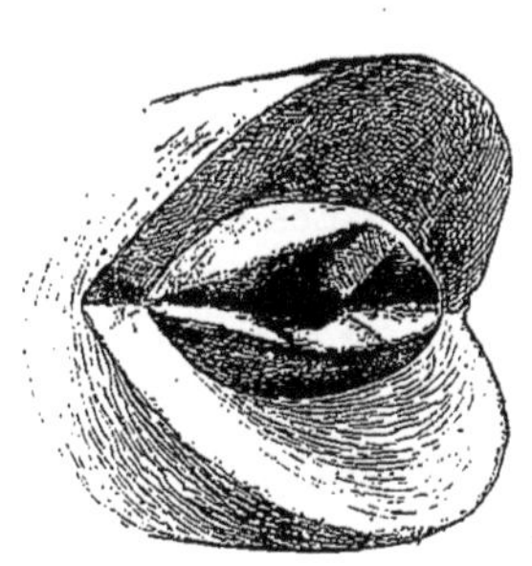

Fig. 453.

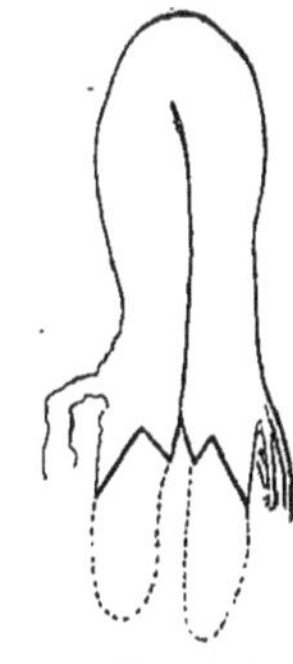

Fig. 454.

Ce procédé ingénieux n'a été appliqué qu'une fois par son auteur; l'expérience manque donc pour se prononcer à son égard. Toutefois la crainte de blesser ou de comprimer les organes voisins doit rendre circonspect dans les tentatives de ce genre.

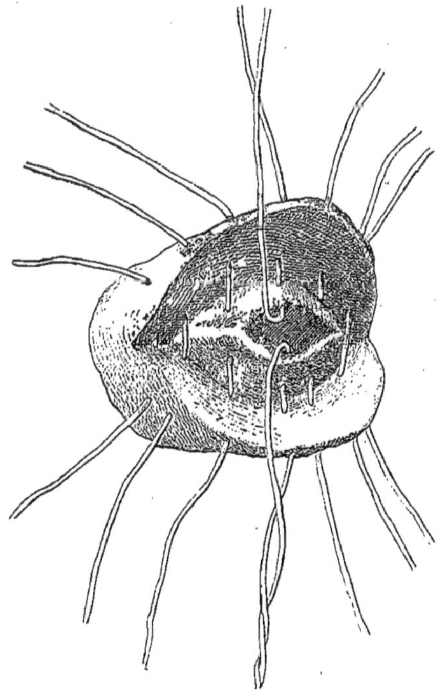

Fig. 455.

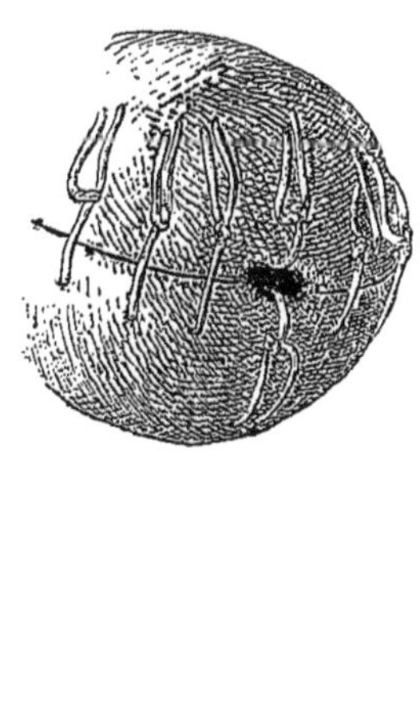

Fig. 456.

— 8° *Amputation du col.* — L'amputation du col sera intra-vaginale ou sus-vaginale, suivant qu'il s'agit d'une hypertrophie intra ou sus-vaginale.

a. *Amputation intra-vaginale.* — PROCÉDÉ DE SIMON ET MARKWALD. — Fig. 452. Incision du col transversalement, avec les ciseaux jusqu'au voisinage de l'insertion vaginale.

Fig. 453. Sur chaque lèvre de l'utérus, tailler avec le bistouri, deux lambeaux en forme de coin dont la coupe (fig. 454) donne exactement l'idée.

Fig. 455. Application des sutures au catgut en se conformant aux indications fournies par la figure 455.

Alors que ces sutures sont réunies on a l'aspect fourni par la figure 456.

b. *Amputation sus-vaginale.* — PROCÉDÉ DE HUGUIER. — Les deux lèvres du col étant saisies avec des pinces de Museux et attirées

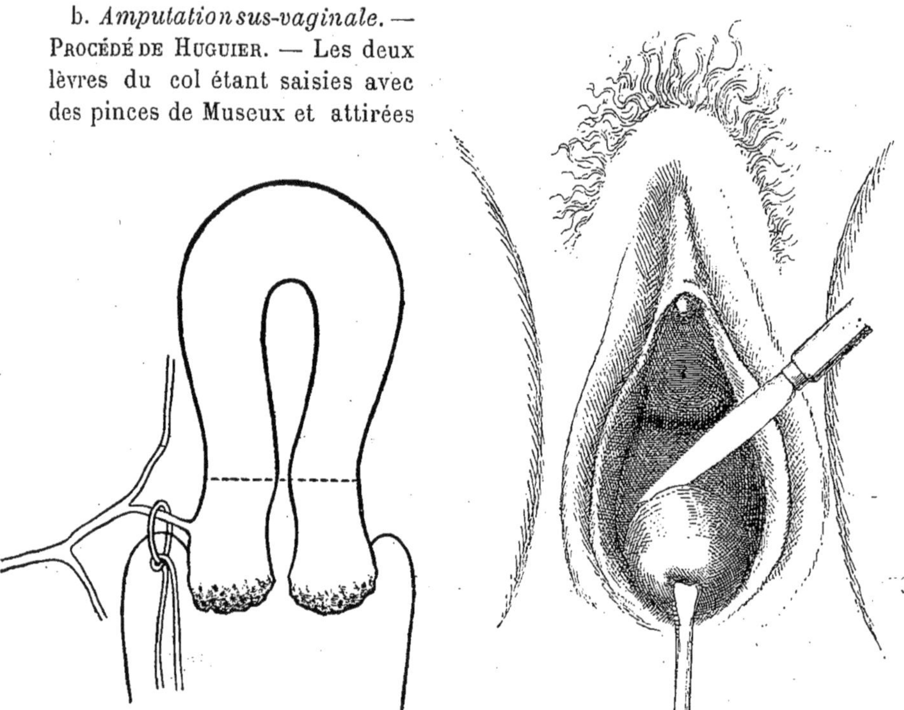

Fig. 457. — Ligature de l'artère utérine. Fig. 458. — Incision du vagin.

à la vulve, on fait (fig. 457) la ligature préalable de l'utérine ou de sa branche principale à droite et à gauche du col, puis (fig. 458) on coupe circulairement la muqueuse vaginale à un bon centimètre au-dessus du bord libre du col.

La muqueuse vaginale étant circulairement incisée, on la détache avec l'ongle, de manière à libérer le col en remontant vers le corps de l'utérus (fig. 459).

On détache ainsi le col dans une étendue de 2, 3 à 4 centimètres, en soulevant la vessie en avant et le péritoine en arrière.

Quand l'adhérence devient trop intime pour permettre de libérer plus haut l'utérus, on sectionne le col perpendiculairement à son axe, comme on le ferait avec une petite guillotine (fig. 460), et avant de terminer la section en arrière on passe en avant 1 ou 2 sutures *au catgut* (assez fort, n° 2) comprenant la muqueuse vaginale et le col au-dessus de la section.

— Les ligatures sont serrées, on finit de détacher le col avec le bistouri et on

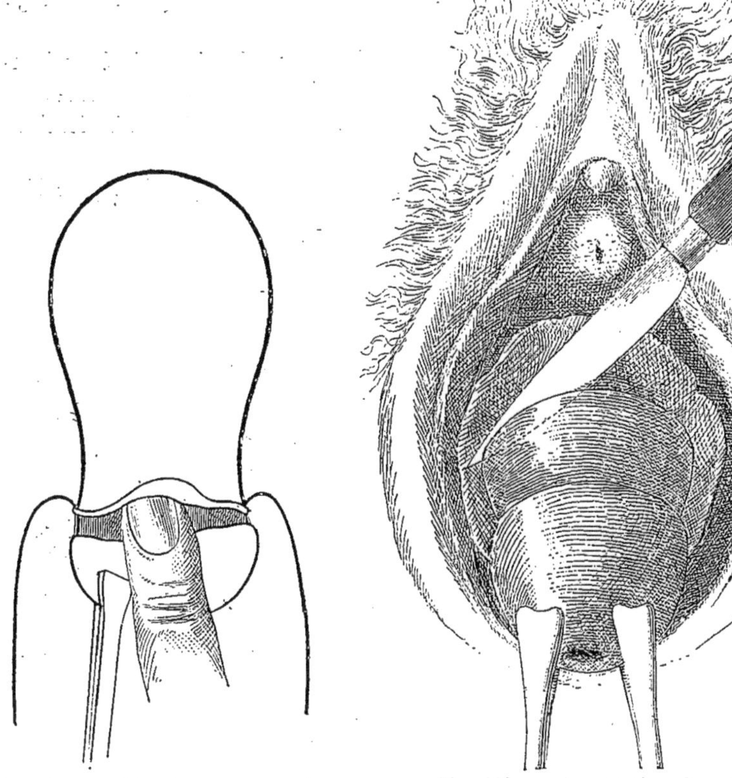

Fig. 459. — Décollement du vagin.

Fig. 460. — Amputation du col.

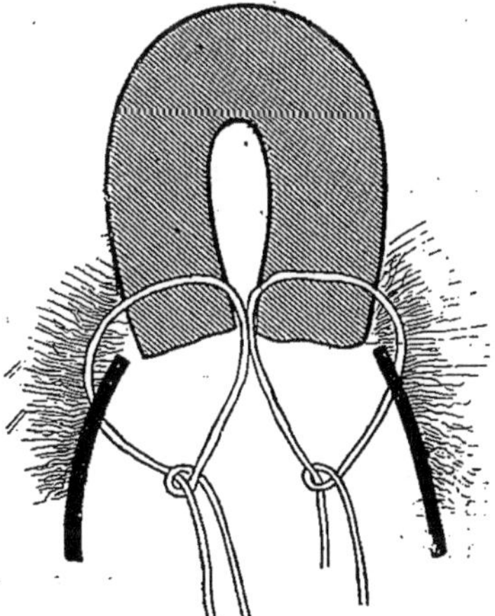

Fig. 461. — Sutures cervico-vaginales.

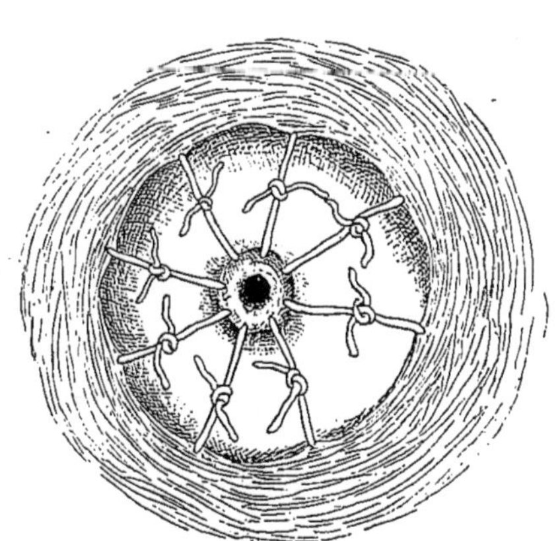

Fig. 462. — Sutures appliquées.

fait tout autour des sutures, *en rosette* (fig. 461-462), réunissant la surface de section à la paroi vaginale voisine.

Les fils sont conservés intacts, car ils serviront à abaisser l'utérus pendant la colporaphie antérieure.

9° *Hystérectomie totale.* — L'hystérectomie totale par la voie vaginale sera décrite en détail à propos du cancer de l'utérus (voir p. 504); je me contente donc de la mentionner ici, son manuel opératoire étant identique dans les deux cas.

b. **Voie abdominale.** — 1° *Hystéropexies ligamentaires intra-abdominales.* — Je désigne sous cette dénomination les diverses opérations, qui ont pour but, *après laparotomie*, de raccourcir soit les ligaments utéro-sacrés, soit surtout les ligaments ronds.

Ces diverses opérations ont été décrites, en détail, précédemment à propos des rétrodéviations (voir p. 409), il me suffit donc ici de les mentionner.

2° *Hystéropexie pariéto-abdominale.* — La fixation de l'utérus à la paroi abdominale ou laparo-hystéropexie a été précédemment décrite à propos des rétrodéviations (p. 405) ; je rappelle simplement cette opération qui s'exécute de même, alors qu'il s'agit d'un prolapsus.

3° *Cystopexie.* — La cystopexie s'applique aux cas de colpocèle antérieure compliquée de cystocèle.

Cette opération, pratiquée en France par *Tuffier*, consiste à fixer à la paroi abdominale la paroi vésicale, soit au-dessous du péritoine au voisinage de la cavité de Retzius (cystopexie intra-péritonéale), soit dans la cavité même du péritoine de même qu'on fixe l'utérus (cystopexie intra-péritonéale).

Cette opération constitue encore une curiosité sur laquelle l'expérience n'a pas prononcé.

4° *Hystérectomie.* — L'hystérectomie pratiquée par la voie abdominale peut être sus-vaginale ou totale, suivant qu'on ampute l'utérus au niveau de l'isthme, ou qu'on enlève tout l'organe en le détachant au niveau de ses insertions vaginales.

Le manuel opératoire de ces deux opérations sera étudié en détail à propos des tumeurs génitales ; je me contente de les mentionner ici.

On préférera habituellement à la voie abdominale la voie vaginale, alors qu'il s'agit d'enlever l'utérus prolabé, l'opération par la voie vaginale étant bien plus facile et moins dangereuse surtout en pareil cas.

B. — TRAITEMENT CLINIQUE

Le traitement clinique variera suivant qu'on a affaire à un pseudo-prolapsus, à un prolapsus utéro-vaginal, à un prolapsus vagino-utérin ou à un prolapsus mixte.

1° PSEUDO-PROLAPSUS

Au pseudo-prolapsus ou hypertrophie intra-vaginale du col utérin un seul traitement est applicable, c'est l'amputation telle qu'elle a été décrite précédemment (voir p. 433).

2° PROLAPSUS UTÉRO-VAGINAL

Le traitement diffère pour le prolapsus utéro-vaginal, suivant qu'il est incomplet ou complet, c'est-à-dire suivant que l'utérus ne franchit pas l'orifice vulvo-vaginal ou au contraire arrive au dehors.

Avec un prolapsus *incomplet* le traitement est le même que s'il s'agit d'une rétrodéviation ; le plus souvent ces deux déviations se combinent, l'abaissement de l'utérus amenant son renversement en arrière et réciproquement ; je renvoie donc pour la thérapeutique à ce qui a été dit à propos des rétrodéviations.

Quand le prolapsus est *complet*, c'est-à-dire que le col utérin est visible à la vulve, on ne pourra hésiter qu'entre deux variétés de traitement :

Soit l'application d'un pessaire vagino-abdominal ;

Soit l'hystéropexie pariéto-abdominale.

En principe, l'opération est préférable, et la seule qui puisse fournir un résultat sérieux est la fixation du fond de l'utérus à la paroi abdominale ou hystéropexie pariéto-abdominale.

On ne devra pas hésiter à recourir à cette opération, en l'absence de contre-indication et alors que la femme consent à l'intervention.

Quand la femme a franchi l'âge de la ménopause, on peut substituer l'hystérectomie vaginale à l'hystéropexie.

Mais si la volonté de la malade, son âge avancé, l'existence d'une maladie viscérale grave, empêchent de recourir à l'opération, on appliquera un pessaire vagino-abdominal ; parmi les divers modèles conseillés à cet effet, je donne la préférence à celui qui est représenté par la figure 438 et dont les détails ont été donnés page 419.

3° PROLAPSUS VAGINO-UTÉRIN

Le seul traitement réellement efficace du prolapsus vagino-utérin, quel que soit son degré, est le traitement chirurgical, qui consiste à faire :

Le curage ;

L'amputation sus-vaginale du col d'après la méthode de Huguier, en enlevant une portion suffisante de col, pour rendre à l'utérus sa longueur à peu près normale ;

La colporaphie antérieure ;

Enfin la colpo-périnéoraphie.

Ces diverses opérations ont été précédemment décrites en détail, je me contente de les énoncer ici.

Quand la femme a franchi la période de la ménopause, l'indication de l'hystérectomie vaginale peut être discutée, mais d'une façon générale, c'est la combinaison des opérations susdites : curage, amputation du col, colporaphie antérieure et colpo-périnéoraphie, qui donne les meilleurs résultats.

Il ne saurait être question d'hystéropexie, car l'utérus étant hypertrophié, la fixation du fond de l'utérus à la paroi abdominale n'amènerait en aucune façon la réduction désirée.

Quand le traitement opératoire ne peut être exécuté, soit parce qu'il existe une contre-indication, soit parce que la femme ne veut pas l'accepter, on essaiera l'application d'un anneau élastique, alors que le prolapsus est peu accentué, ou d'un pessaire vagino-abdominal alors qu'il est plus marqué; mais dans le premier cas la vulve s'élargissant arrivera à ne plus maintenir l'anneau qui deviendra inutile ; d'autre part avec le pessaire vagino-abdominal le résultat obtenu sera faible, à cause de l'allongement de l'utérus, car ce n'est pas rentrer l'utérus qu'il faut en pareil cas, mais le raccourcir, et l'opération est seule capable d'aboutir à ce résultat.

Aussi, en dehors du traitement opératoire, la thérapeutique est-elle à peu près nulle et sera tentée plutôt pour satisfaire moralement la femme qu'avec l'espoir de lui être réellement utile.

4° PROLAPSUS-MIXTE

Le prolapsus mixte est une combinaison des deux variétés précédentes, c'est-à-dire qu'il y a à la fois :

Abaissement et hypertrophie de l'utérus :

Double colpocèle.

Il ne suffit plus pour obtenir la guérison de raccourcir l'utérus et de refaire un plancher pelvien, comme pour un prolapsus vagino-utérin, ni de pratiquer l'hystéropexie pariéto-abdominale, ainsi qu'il a été conseillé pour le prolapsus utéro-vaginal; il faut, si on veut obtenir un résultat sérieux, combiner ces diverses opérations, c'est-à-dire pratiquer *d'une part :*

Le curage ;

L'amputation du col ;

La colporaphie antérieure ;

Le colpo-périnéoraphie,

Comme pour le prolapsus vagino-utérin ;

D'autre part, recourir à l'hystéropexie, mais pour éviter d'ajouter une nouvelle opération séreuse, car elle ouvre le péritoine, aux diverses autres précédemment exécutées, on pourrait recourir au raccourcissement inguinal des ligaments ronds (opération d'Alexander) qui suffira en pareil cas à remédier au relâchement ligamenteux ;

De telle sorte qu'on exécute, au total et dans l'ordre suivant :

Le curage;

L'amputation du col ;

La colporaphie antérieure ;

La colpo-périnéoraphie ;

Le raccourcissement inguinal des ligaments ronds.

Alors que la femme a franchi la ménopause au lieu de recourir à cet ensemble opératoire un peu compliqué bien que non dangereux, il sera préférable de pratiquer l'hystérectomie vaginale totale ; l'opération est, il est vrai, un peu plus sérieuse, mais l'intervention se trouve ainsi simplifiée.

CHAPITRE VII

INVERSION UTÉRINE

SOMMAIRE

Pages.

Définition.

Anatomie pathologique.

1er degré. Inversion intra-utérine 442
2e — — intra-vaginale 442
3e — — extérieure 442

Etiologie.

Variété puerpérale 443
— apuerpérale 443

Symptômes et diagnostic.

Inversion puerpérale 443
— apuerpérale 444

Traitement.

a. Inversion puerpérale 450
1. Récente . . . . .
2. Ancienne . . . . .
a. Traitement manuel 451
b. Traitement instrumental 453
c. Traitement opératoire . . . . .
1. Réduction 454
2. Hystérectomie 455
b. Inversion apuerpérale ou polypeuse 456
Traitement opératoire . . . . .

INVERSION UTÉRINE

Prenons le cadavre d'une femme morte peu après la délivrance et dont les organes génitaux, l'utérus en particulier, présentent une grande flaccidité. L'abdomen ouvert, appuyons avec un doigt au niveau d'une corne utérine dans la direction du col utérin; sous l'influence de la pression digitale, l'utérus va se creuser en cupule, et la cupule ira grandissant 1, 2, 3 (fig. 463).

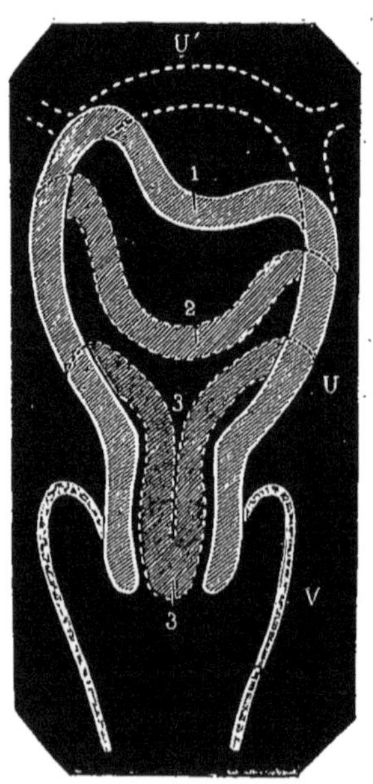

Fig. 463. — Inversion intra-utérine ou du premier degré.

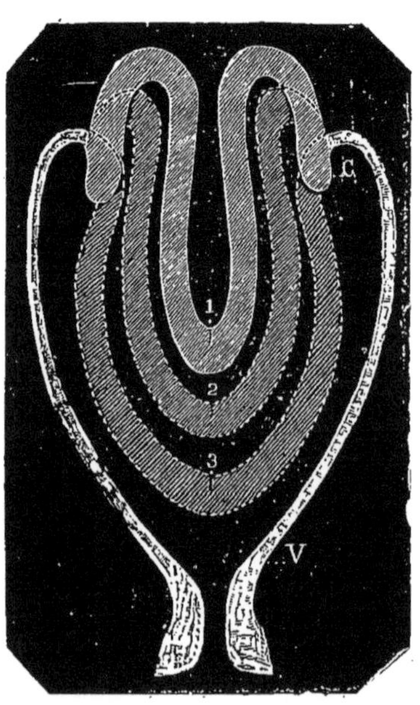

Fig. 464. — Inversion intra-vaginale ou du second degré.

Continuons la pression, et si le doigt n'est pas assez long, remplaçons-le par une tige mousse, l'utérus achève de se retourner et envahit petit à petit le vagin, 1, 2, 3 (fig. 464).

Pressons toujours, l'utérus complètement retourné franchit l'orifice vulvaire entraînant à sa suite le vagin, 1, 2, 3 (fig. 465).

Nous venons de produire expérimentalement ce qu'on désigne cliniquement sous le nom d'*inversion utérine*.

L'inversion utérine présente donc trois degrés :

PREMIER DEGRÉ. — *Inversion intra-utérine* (fig. 463-1, 2, 3). — Le fond de l'utérus, dans sa descente, ne franchit pas l'orifice externe du museau de tanche, de telle sorte que le doigt explorant le vagin ne peut le rencontrer à moins de pénétrer dans la cavité utérine.

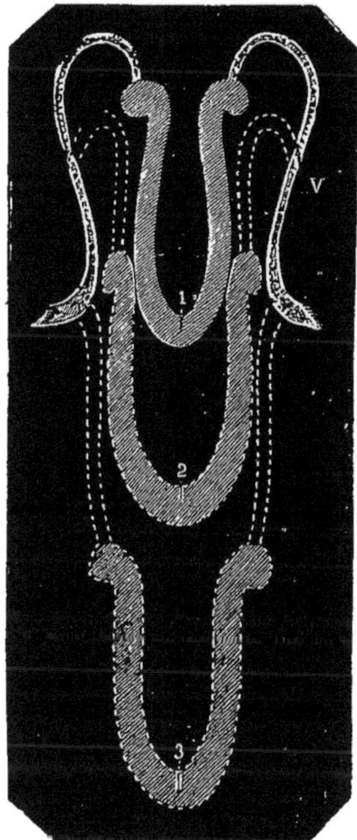

Fig. 465. — Inversion extérieure ou du troisième degré.

DEUXIÈME DEGRÉ. — *Inversion intra-vaginale* (fig. 464-1, 2, 3). — L'orifice externe est franchi par le fond de l'utérus qui s'approche plus ou moins de la vulve sans toutefois proéminer à son niveau.

Dans sa conformation, la tumeur présente une grande analogie avec un polype fibreux venant faire saillie dans le vagin.

Du côté de l'abdomen, la cupule utérine est comblée par les ligaments larges et les organes qui en dépendent : ligaments ronds, trompes, ovaires.

Une anse intestinale vient parfois s'y engager.

TROISIÈME DEGRÉ. — *Inversion extérieure* (fig. 465-1, 2, 3). — Le fond de l'utérus par sa face muqueuse proémine à l'orifice vulvo-vaginal.

A ce troisième degré, il y a un véritable prolapsus de l'utérus, car le col utérin ne se trouve plus à son niveau normal, les ligaments qui le soutiennent ont dû se relâcher pour permettre à l'organe de pointer au dehors.

Le prolapsus s'accentue avec la saillie même de la tumeur.

Le retournement complet de l'utérus et du vagin, qui a été représenté comme dernier et ultime stade de l'inversion dans la figure schématique 465 (c'est-à-dire figure 465-3), n'existe pas cliniquement, ou du moins je ne crois pas qu'on en ait encore cité d'exemple.

La caractéristique clinique de ces trois degrés ressort clairement de ce qui vient d'être dit :

3e degré, accessible	à la vue.	
2e —	—	au doigt.
1er —	—	à la palpation abdominale.

On pourrait encore dire :

3e degré, inversion visible.
2e — — tangible.
1er — — palpable.

L'utérus ne s'inverse que dans deux circonstances : à la suite de l'accouchement ou avec une tumeur fibreuse appendue à sa face interne.

Il y a donc au point de vue étiologique :

Une inversion puerpérale ;
— apuerpérale, encore appelée polypeuse.

La première est sept fois plus fréquente que la seconde; néanmoins l'inversion puerpérale est elle-même rare, puisqu'on ne la trouve qu'une fois environ sur dix mille accouchements.

L'*inversion puerpérale* survient après l'accouchement, avant ou après la délivrance ; tantôt brusque, tantôt au contraire se faisant avec une certaine lenteur. On a accusé les tractions sur le cordon de la produire, mais cette explication, séduisante pour un débutant, est moins satisfaisante que celle qui attribue le renversement à une paralysie partielle de l'utérus ; le muscle utérin, paralysé dans une partie de son étendue, céderait et se retournerait sous le poids de la pression abdominale ou des efforts de la femme.

L'*inversion apuerpérale* est la conséquence d'un fibrôme sessile ou pédiculé, appendu à la face interne et de préférence vers le fond de l'utérus. L'utérus, en expulsant la tumeur, se renverse en même temps, un peu comme la personne qui, voulant en jeter une autre à l'eau, y tombe avec elle. L'utérus accouche de la tumeur et de lui-même, de telle sorte que, quand le fibrôme est dans le vagin, l'inversion est produite.

Dans les deux variétés d'inversion, le deuxième degré peut se transformer en troisième sous l'influence des efforts de la femme, qui tendent à expulser l'utérus à travers l'orifice vulvaire ; cette tendance serait facilitée s'il existait un prolapsus antérieur ou si les tissus mous présentaient une grande laxité.

L'aspect clinique varie essentiellement suivant la cause et le degré de l'inversion.

Inversion puerpérale. — La femme vient d'accoucher ; au moment de la délivrance, avant ou après la sortie du placenta, il se produit une hémorragie abondante, parfois précédée d'une douleur assez aiguë (attribuée au retournement de l'utérus), on cherche avec la main, à travers la paroi abdominale, le globe utérin, mais au lieu de le sentir dur et arrondi, on trouve sur un point de sa surface, une dépression plus ou moins profonde (fig. 466) dans laquelle les doigts peuvent s'engager comme dans un cul-de-sac ; le toucher vaginal ne donne aucun renseignement spécial, à moins que le fond de l'utérus n'arrive au voisinage de l'orifice externe, et ne soit ainsi accessible au doigt vaginal. Le toucher intra-utérin permet, quand il est possible, de constater directement le retournement de l'organe.

A un degré plus avancé, la main ne sent plus le globe utérin à travers la paroi abdominale, mais le doigt rencontre dans le vagin (fig. 467) la tumeur formée par l'utérus retourné, tumeur assez égale, molle, dépressible, saignant abondamment ; en allant dans le cul-de-sac antérieur et en franchissant l'orifice utérin, le doigt est arrêté par la paroi utérine formant elle-même un cul-de-sac.

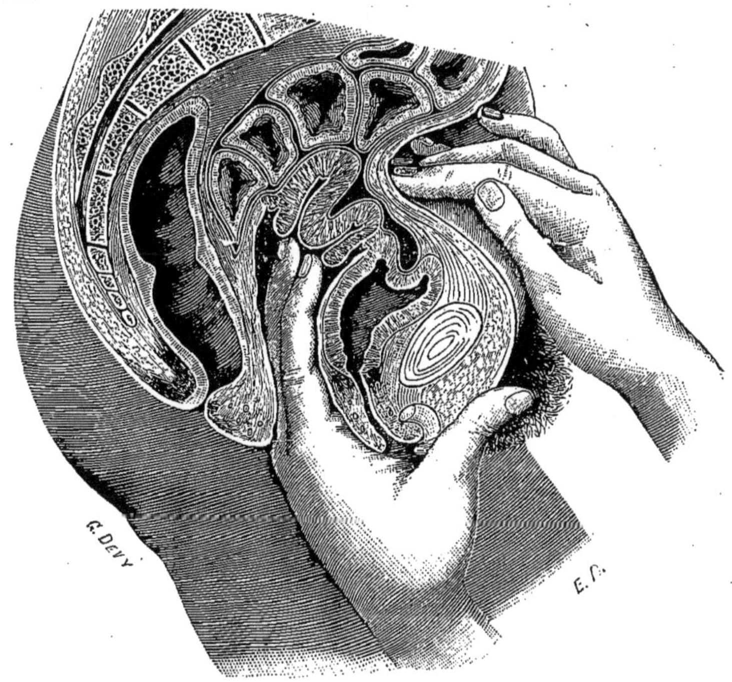

Fig. 466. Exploration digitale dans l'inversion du premier degré.
(L'inversion est représentée à la limite du premier degré, aussi le fond de l'utérus devient accessible au doigt vaginal, alors qu'il ne l'est pas quand l'inversion est moins prononcée.)

Au troisième degré (fig. 468), la tumeur fait saillie à l'extérieur sous la forme d'une sphère violacée, inégale et tourmentée quant à son aspect extérieur, molle et dépressible lorsqu'on la comprime entre les doigts ; à sa surface on aperçoit parfois deux orifices qui sont l'embouchure des trompes. En essayant de pénétrer dans le vagin, le doigt est bientôt arrêté par le cul-de-sac formé par la paroi vaginale que l'utérus a abaissée.

Si la femme n'est pas secourue, l'hémorragie peut causer la mort assez promptement (mort par choc d'après certains auteurs) ; dans d'autres cas, l'écoulement se tarit et l'inversion devient chronique ; dans quelques cas exceptionnels, on a noté une réduction spontanée.

Inversion apuerpérale. — Par le fait de son fibrôme, la femme avait des phénomènes de métrite plus ou moins intense ; l'inversion en se produisant modifie peu ces symptômes, sinon en les aggravant.

C'est l'examen direct qui permettra de reconnaître l'inversion compliquant

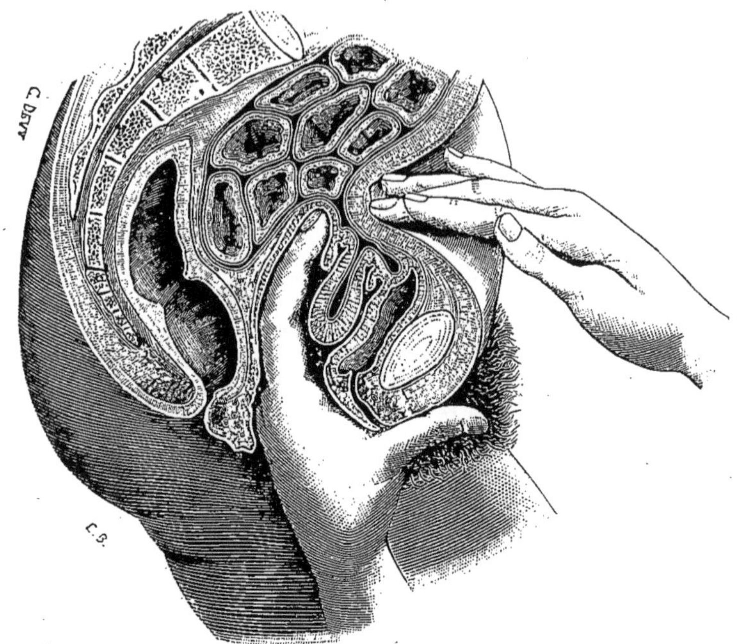

Fig. 467. — Exploration digitale de l'inversion utérine du second degré.

le fibrôme et dont la production se fait toujours avec une certaine lenteur.

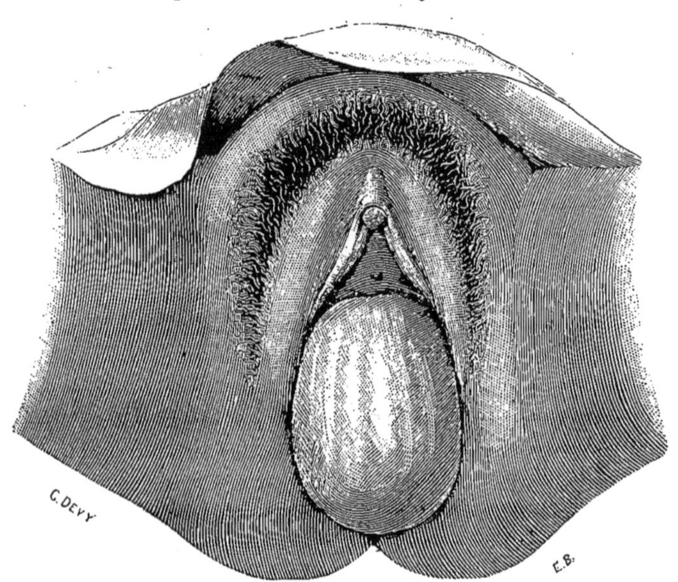

Fig. 468. — Inversion du troisième degré.

Si l'inversion est extérieure, la vue permettra de porter le diagnostic, que confirmera le toucher, en fournissant des renseignements analogues à ceux décrits pour l'inversion puerpérale de même degré.

Si l'inversion est intra-vaginale, le doigt, remplaçant l'œil, délimitera deux tumeurs, l'une constituée par le fibrôme et l'autre par l'utérus retourné.

Le diagnostic est beaucoup plus difficile s'il s'agit d'une inversion intra-utérine, et surtout si elle est peu accentuée.

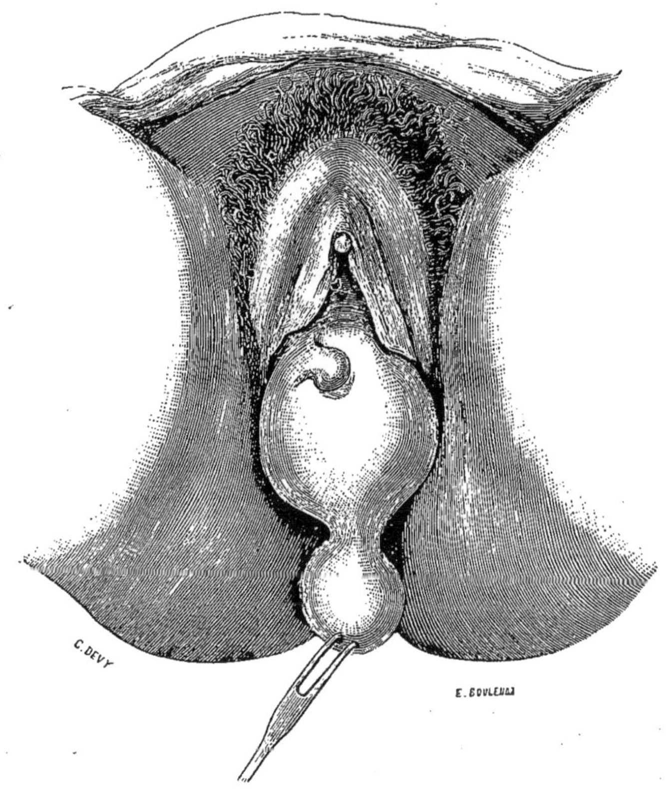

Fig. 469. — Inversion utérine, troisième degré, avec polype fibreux (Schrœder).

Ce diagnostic a cependant son importance, car si, avec un léger degré d'inversion, on veut enlever un fibrôme, on s'expose en pareil cas, ainsi que l'indique la figure 470, à enlever toute l'épaisseur de la paroi utérine et à perforer l'utérus.

Ce n'est que par un palper attentif, combiné au toucher intra-utérin, qu'on pourra reconnaître ces légers degrés d'inversion.

Ce danger est d'ailleurs une des raisons, qui ont fait abandonner l'écraseur en pareil cas, pour recourir à l'énucléation par morcellement, méthode que nous étudierons à propos des fibrômes.

Cette inversion, produite sous l'influence des fibrômes, est essentiellement chronique ; elle ne guérit que grâce à un traitement approprié.

Dans l'une et l'autre variété d'inversion, l'utérus subit souvent des modifications de surface : quand il arrive au dehors, il se cutanise en quelque sorte ; dans d'autres cas, il s'enflamme et se couvre d'ulcérations qui peuvent

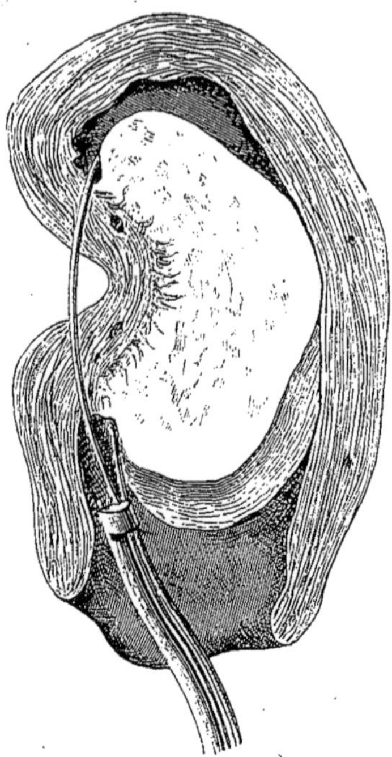

Fig. 470. — Polype fibreux avec légère inversion de l'utérus, exposant à la perforation de l'utérus au moment de l'ablation de la tumeur avec une anse métallique (Skene).

devenir plus ou moins profondes ; il donne alors naissance à un écoulement muco-purulent.

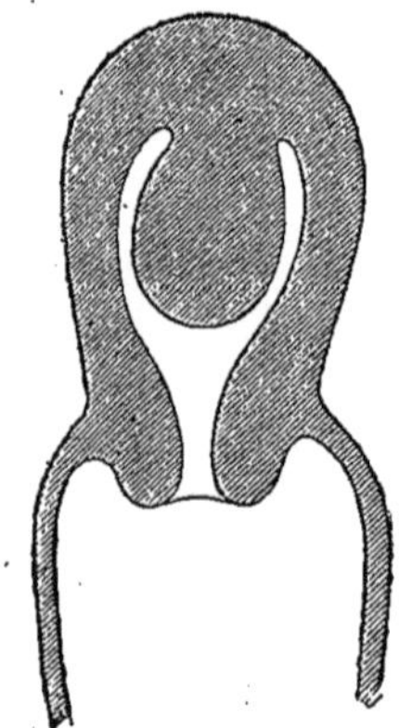

Fig. 471. — Fibrôme[1].

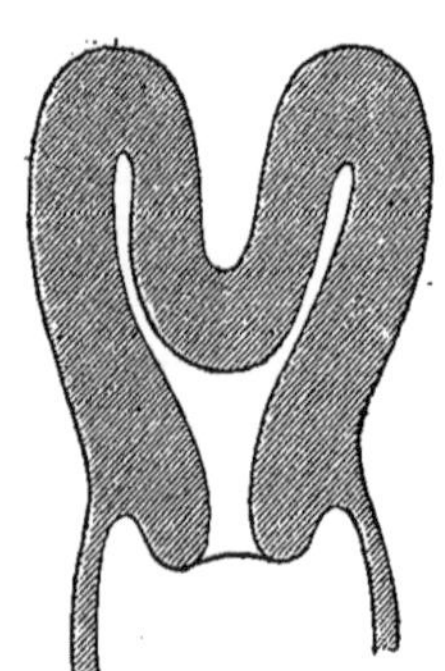

Fig. 472. — Inversion.

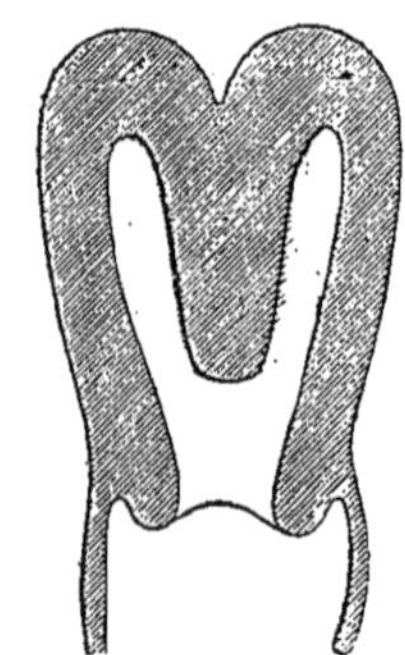

Fig. 473. Utérus cloisonné.

Nous venons, en étudiant les symptômes, de voir les signes auxquels on reconnaît une inversion ; examinons maintenant les affections qui peuvent donner lieu à une confusion.

[1] Les figures 471 à 476 sont empruntées à Gaillard Thomas.

Inversion intra-utérine. — Le doigt ou l'hystéromètre en pénétrant dans la cavité utérine, a pu découvrir la présence d'une tumeur ; il s'agit de déterminer si c'est un fibrôme (fig. 471) ou un léger degré d'inversion (fig. 472). Un palper attentif de la surface externe de l'utérus lèvera les doutes, car s'il s'agit d'une inversion, il fera découvrir une dépression au point correspondant à la tumeur.

Le diagnostic devient encore plus délicat si on a affaire à un utérus cloisonné (fig. 473), car à la tumeur sentie dans l'utérus correspond une dépression à la surface externe ; mais, en pareil cas, la saillie intra-utérine ne constitue pas une simple tumeur, mais *une véritable cloison* divisant en deux loges la coupole de l'utérus.

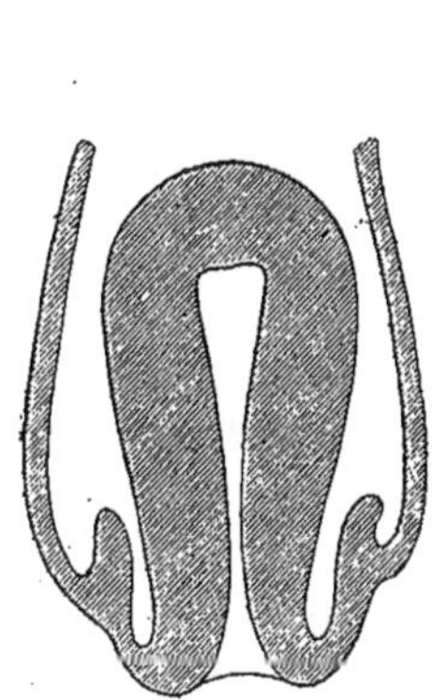

Fig. 474. — Inversion intra-vaginale.

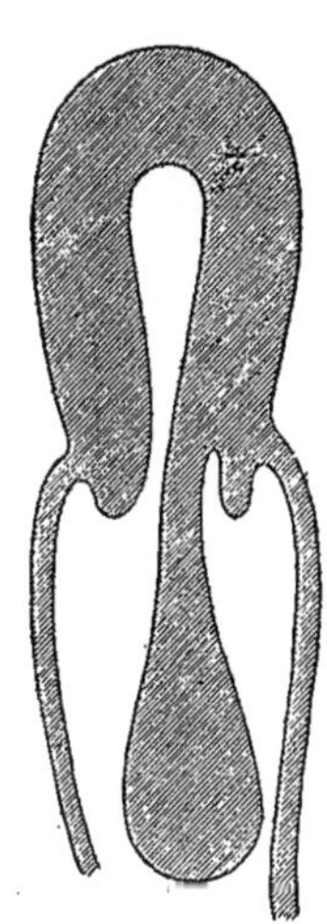

Fig. 475. — Polype utérin descendu dans le vagin.

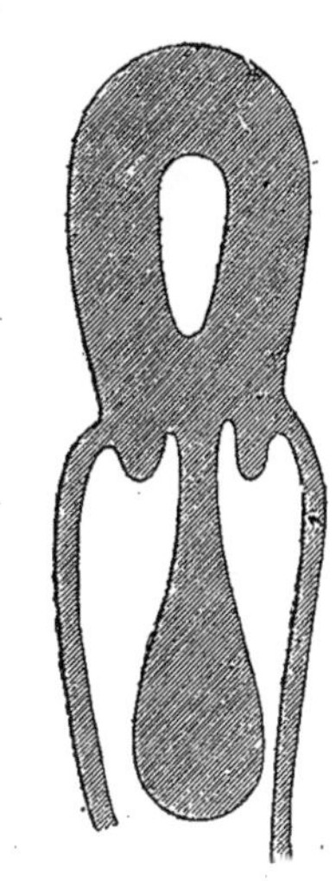

Fig. 476. — Polype utérin descendu dans le vagin; occlusion de la cavité utérine.

Inversion intra-vaginale. — L'inversion intra-vaginale (fig. 474) pourrait être confondue avec un polype faisant saillie à travers l'orifice externe (fig. 475), mais l'hystéromètre, en révélant à côté du fibrôme la cavité utérine, lèvera les doutes, si le palper n'avait pas déjà éclairé le diagnostic, en permettant de délimiter le corps de l'utérus.

Le diagnostic peut devenir plus difficile si (fig. 476) avec un fibrôme la cavité utérine est obturée ; alors l'hystéromètre ne donne plus aucun renseignement et le palper constitue la seule ressource du diagnostic.

Le toucher rectal, pratiqué simultanément avec l'introduction d'un cathéter dans la vessie, fournira des renseignements précieux.

Si, en effet, il s'agit d'une inversion, le doigt et le cathéter seront susceptibles de se rencontrer au-dessus de l'utérus inversé, mais ils seront séparés si l'utérus est en situation normale.

Comme autre signe distinctif, il importe de noter que l'utérus est sensible à la piqûre d'une aiguille, tandis que l'insensibilité du polype fibreux est absolue.

Toutefois, il ne faudrait pas ajouter une trop grande confiance à ce signe distinctif; je l'ai, pour ma part, trouvé en défaut.

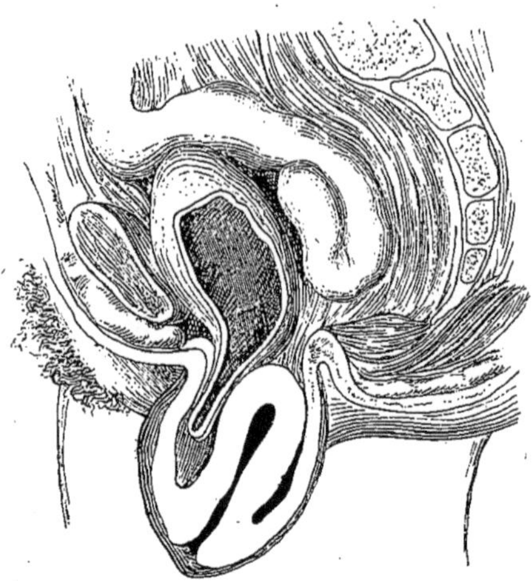

Fig. 477. — Prolapsus de l'utérus sans inversion, pouvant simuler l'inversion du troisième degré ou extérieure (Courty).

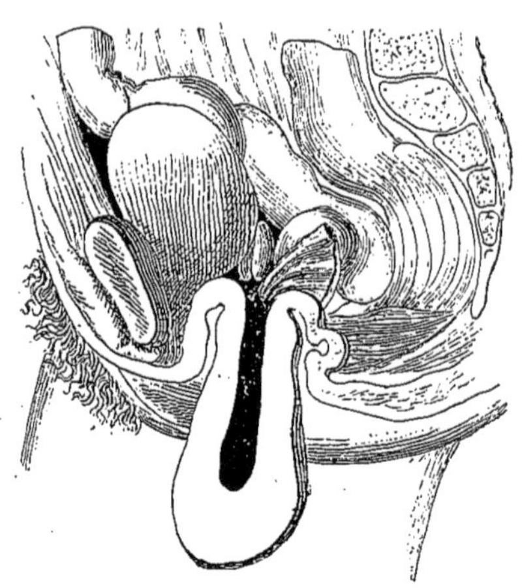

Fig. 478. — Inversion utérine extérieure pouvant simuler le prolapsus simple (Courty).

Inversion extérieure. — Il existe une tumeur saillante à la vulve. S'agit-il d'un simple prolapsus (fig. 477) ou d'une inversion compliquée de prolapsus (fig. 478) ? — Dans le premier cas, au sommet de la tumeur s'ouvre un orifice, qui donne accès dans la cavité utérine ; rien de semblable dans le second cas, où on ne peut trouver à la surface de la tumeur d'autre orifice que celui des trompes, beaucoup trop petit pour admettre un hystéromètre et prêter à confusion.

Pour terminer ce chapitre de diagnostic, je cite le tableau de *Denucé* [1], qui résume, ainsi qu'il suit, le diagnostic différentiel entre l'inversion et les polypes fibreux :

POLYPES	INVERSION
	1er degré.
1° L'hystéromètre ou cathéter utérin montre la cavité utérine augmentée.	1° Le cathéter montre la cavité utérine diminuée.
2° Le *toucher vaginal et rectal*, aidé de la *palpation abdominale*, montre que l'utérus a conservé sa *forme globuleuse*. Il offre souvent *une augmentation de volume*.	2° Ces procédés d'exploration font reconnaître un *aplatissement* de l'organe, un *rapetissement* d'ensemble, et sur le corps même de l'utérus une *dépression* circulaire.
3° L'acupuncture de la tumeur est *indolente*.	3° L'acupuncture est *douloureuse*.

[1] *Traité de l'inversion utérine*. Paris, 1883, p. 252

2e degré.

1° Le cathéter pénètre dans la cavité utérine en longeant la tumeur par un de ses côtés. Il peut atteindre le fond de l'utérus et s'enfoncer à 50 millimètres de profondeur.

2° Le toucher vaginal et rectal, aidé de l'*exploration vésicale*, permet de constater la présence du corps de l'utérus en son lieu ordinaire.

3° L'acupuncture et la pression sont indolentes.

1° Le cathéter pénètre entre le col et le pédicule, mais rencontre aussitôt une rainure circulaire contre le fond de laquelle il butte, et ne peut s'enfoncer de plus de 15 à 20 millimètres.

2° Cette même exploration fait découvrir, à la place *du corps de l'utérus qui manque, une excavation en forme d'anneau rigide.*

3° L'acupuncture et la pression sont douloureuses.

3e degré.

1° Le *cathéter pénètre dans l'utérus* en contournant le pédicule de la tumeur.

2° Le *toucher vaginal et rectal*, aidé de *l'exploration vésicale*, permet de constater la présence du corps de l'utérus dans son lieu ordinaire.

3° L'acupuncture et la pression sont indolentes.

1° Le cathéter *ne trouve plus de cavité*, en contournant le pédicule de la tumeur.

2° Cette même exploration permet de constater *l'absence de l'utérus* dans l'abdomen et de constater à sa place *une excavation à bords mous et déclives en forme d'entonnoir*.

3° L'acupuncture et la pression sont douloureuses.

TRAITEMENT

Le chapitre du traitement doit être étudié dans l'ordre suivant :

A. — *Inversion puerpérale :*
- 1° Récente ;
- 2° Ancienne.
  - *a.* Traitement manuel;
  - *b.* Traitement instrumental;
  - *c.* Traitement opératoire.
    - 1° Réduction;
    - 2° Hystérectomie.

B. — *Inversion apuerpérale ou polypeuse :*
Traitement opératoire seul admissible.

A. — INVERSION PUERPÉRALE

1° RÉCENTE

La femme vient d'accoucher; elle est, avant ou après la délivrance, prise d'une hémorragie qui nécessite une intervention urgente ; l'examen révèle comme cause de l'hémorragie une inversion utérine.

Les palliatifs tels que l'ergot de seigle, les injections chaudes, le tamponnement vaginal ne sauraient suffire, l'indication unique est la *réduction de l'utérus* et dans les cas récents elle est toujours possible.

Pour l'opérer, la main gauche étant appliquée sur l'hypogastre afin de maintenir le moignon utérin, la droite est introduite dans le vagin et repousse l'utérus inversé, en agissant de préférence dans la région supposée d'une des cornes utérines.

On sent l'organe céder sous la pression des doigts, se retourner et reprendre sa conformation normale; quand la réduction est terminée, la main se trouve dans la cavité utérine.

La difficulté n'est pas de réduire l'utérus, mais de le maintenir réduit; à cet effet, on administre du seigle ergoté, et si son action est insuffisante, on a recours sans tarder au tamponnement intra-utérin avec de la gaze iodoformée ou simplement aseptique.

Le tamponnement sera laissé douze heures en place.

2° ANCIENNE

Si l'inversion est ancienne, l'utérus a subi une involution plus ou moins marquée, le col s'est rétracté, emprisonnant et fixant l'utérus dans sa position vicieuse; la réduction devient beaucoup plus difficile, parfois impossible.

On devra essayer successivement la réduction *manuelle*, puis *instrumentale*, et au besoin avoir recours à une opération.

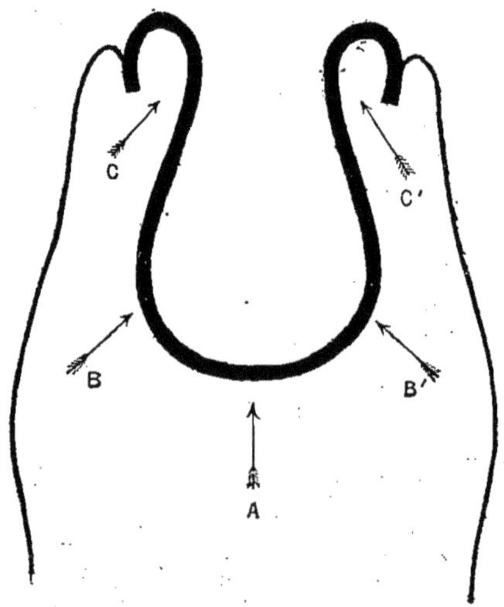

Fig. 479. — Taxis de l'utérus inversé.
A, central. — B, latéral. — C, périphérique.

a. *Traitement manuel.* — Les doigts devront exercer un véritable *taxis* sur l'organe inversé, de même que sur une hernie.

Les deux mains sont nécessaires pour ce traitement et ont d'ailleurs un rôle essentiellement distinct.

La main gauche maintient l'utérus, la droite le repousse ou inversement.

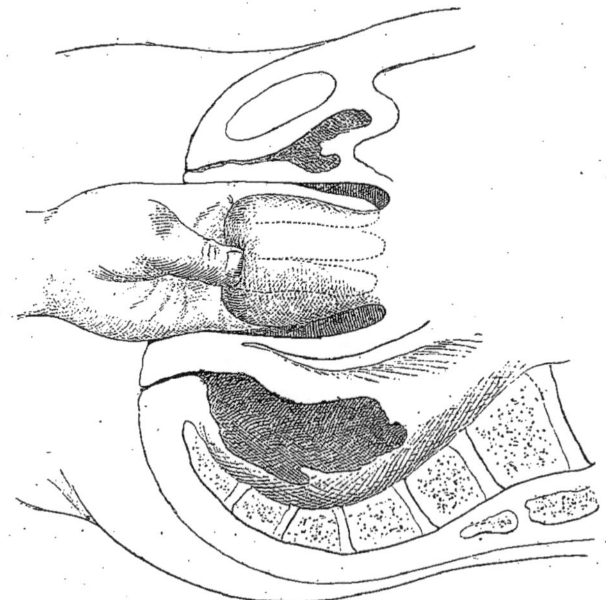

Fig. 480. — Taxis central.

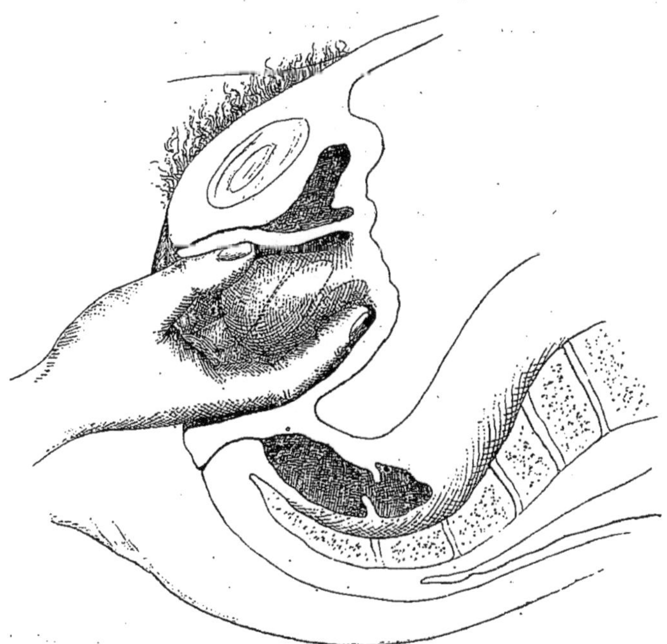

Fig. 481. — Taxis latéral.

Les doigts de la main gauche sont appliqués sur la paroi abdominale qu'ils dépriment, de manière à l'appliquer sur le moignon utérin.

Dans certains cas, on a avantage (Courty) à introduire un ou deux doigts dans le rectum, pour aller accrocher l'orifice péritonéal de l'utérus inversé, qu'on peut maintenir de la sorte avec beaucoup de solidité.

La main droite ou gauche sera, suivant la complaisance des parties molles, introduite partiellement ou totalement dans le vagin.

La saisie utérine variera suivant le mode de taxis qu'on veut exercer.

Le taxis peut être *central*, *latéral* ou *périphérique*.

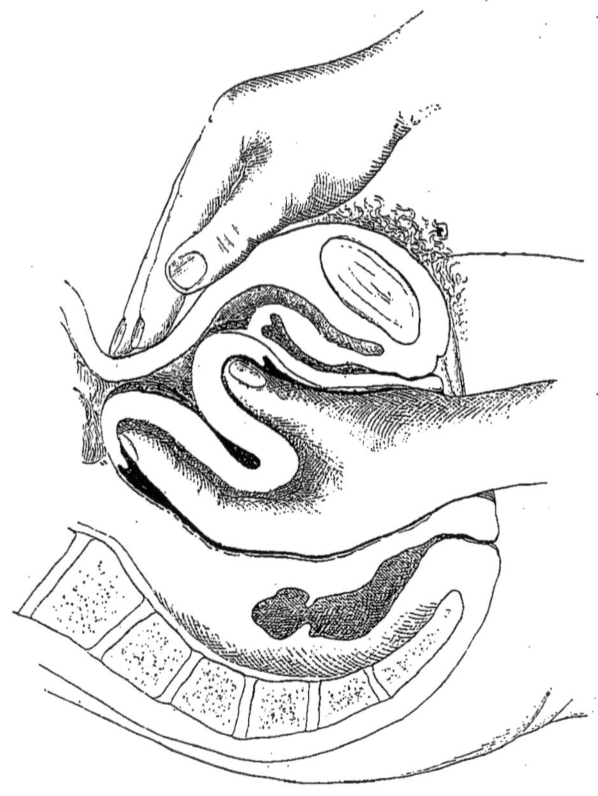

Fig. 482. — Taxis périphérique (Emmet).

Central, quand on appuie sur le fond même de l'utérus vers sa partie médiane (flèche A, fig. 473 et fig. 474).

Latéral, quand la pression est exercée au niveau de l'une ou l'autre corne utérine (flèches B et B', fig. 473 et fig. 475).

Périphérique, quand on comprime l'utérus au voisinage de la partie réfléchie (flèches C et C', fig. 473 et fig. 476).

La figure 474 indique la manière de faire le taxis central, la figure 475 le taxis latéral, et la figure 476 le taxis périphérique.

b. Si le taxis n'a pas réussi, on pourra tenter la *réduction instrumentale*.

Différents instruments ont été préconisés dans ce but; je ne les mentionnerai pas, car leur usage est à déconseiller.

Le seul appareil, qui ait ici quelque valeur, est le pessaire à air de *Gariel*, qu'on gonfle dans le vagin après l'y avoir introduit (fig. 483). La pression douce de cette sphère en caoutchouc sera susceptible, dans certains cas, d'amener la réduction graduelle de l'utérus. On fera bien d'appliquer un bandage comprimant la vulve, de manière à éviter la sortie de l'appareil.

Le tamponnement vaginal à la gaze iodoformée ou simple, renouvelé toutes les vingt-quatre heures, pourrait, dans certains cas, remplacer avantageusement le pessaire *Gariel*.

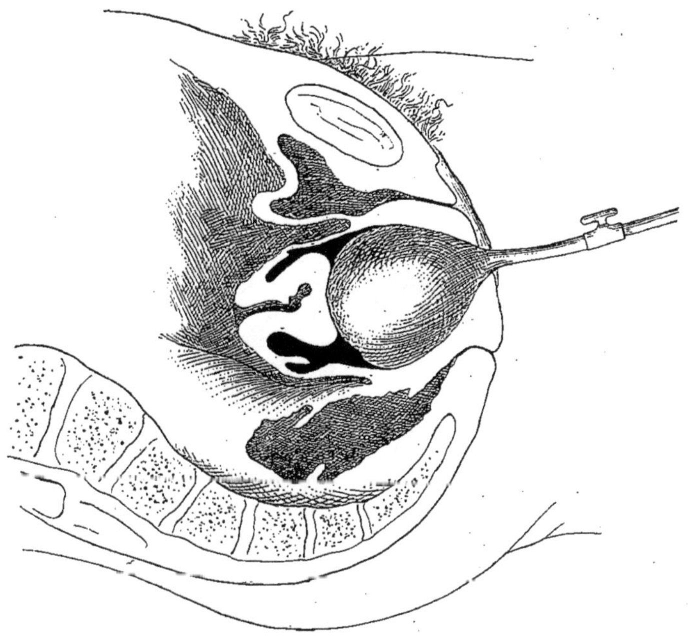

Fig. 483. — Pessaire à air gonflé dans le vagin pour réduire l'utérus inversé (Denucé).

Quand les différents moyens qui précèdent auront échoué, il faudra recourir à une opération, à moins que la femme ne préfère, par pusillanimité, conserver son inversion avec les troubles douloureux et les hémorragies qui en sont la conséquence.

Dans cette dernière occurrence, on devra se borner aux palliatifs, *calmants* habituels et *hémostatiques* (ergot de seigle, eau chaude en injection).

c. *L'opération* est acceptée, quelle sera-t-elle? L'une sera *réductrice*, l'autre *énucléatrice*.

L'*opération réductrice*, conseillée par *Gaillard-Thomas*, consiste à faire la laparotomie et à distendre à l'aide d'une pince l'anneau utérin (fig. 484), de manière à faciliter la réduction, qu'on opère ensuite par le vagin en pratiquant le taxis.

Cette opération, théoriquement bonne, a été exécutée deux fois par G. Thomas, une des malades est morte; il est donc difficile de se prononcer à son égard.

Toutefois, comme elle a sur l'opération suivante l'avantage de ne pas mutiler la femme, elle vaut la peine d'être encore essayée.

Brown a conseillé une opération analogue, à laquelle il manque également la consécration de l'expérience; elle consiste à faire par le vagin une incision sur le fond de l'utérus pénétrant jusqu'au péritoine; par cette voie on introduit une pince analogue à celle de *G. Thomas* et qui va exercer la même action sur l'anneau utérin; après quoi on opère la réduction.

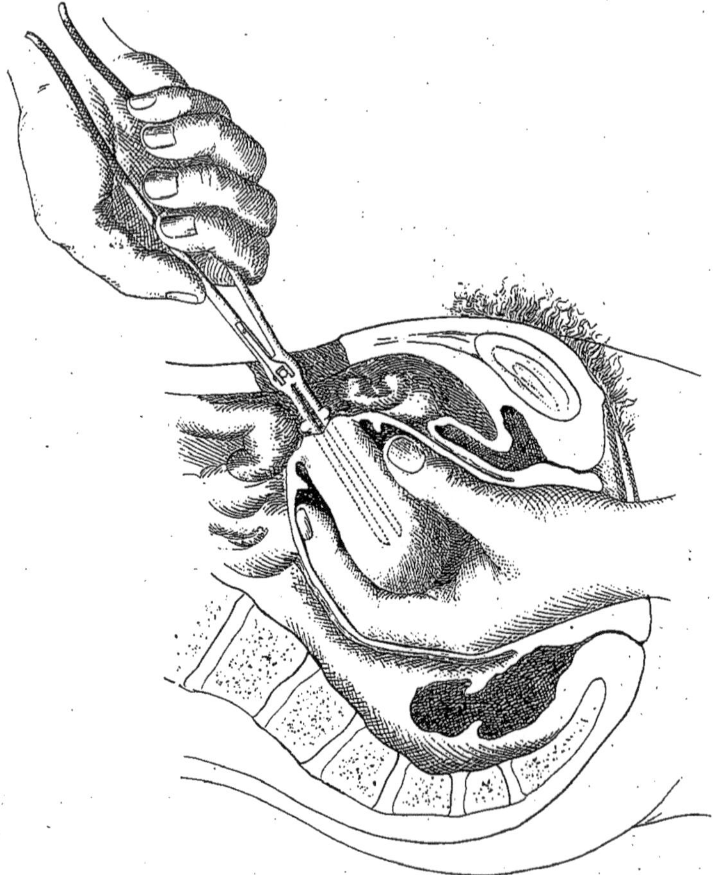

Fig. 484. — Dilatation intra-péritonéale de l'utérus inversé, pour en permettre la réduction (G. Thomas).

L'*opération énucléatrice* s'exécute en enlevant partie ou totalité de l'utérus.

L'ablation générale de l'utérus a été conseillée avec l'écraseur, le serre-nœud, le fil élastique, le bistouri; je n'insisterai pas sur ces divers procédés abandonnés aujourd'hui pour l'hystérectomie totale, qui est devenue une opération courante, et qui est bien préférable aux opérations partielles qu'on pratiquait autrefois.

L'hystérectomie totale, qui sera naturellement faite par la voie vaginale sera exécutée d'après les principes indiqués à l'étude de cette opération (voir

Cancer de l'utérus); l'inversion n'amène que des modifications insignifiantes au manuel opératoire, modifications que le chirurgien devine aisément sans qu'il soit utile de les mentionner ici.

B. — INVERSION APUERPÉRALE OU POLYPEUSE

L'inversion est produite par une tumeur fibreuse qui, dans sa descente, a entraîné le fond de l'utérus.

Pour guérir cet état pathologique, qui est *double*, il ne suffit pas, comme précédemment, de réduire l'utérus, car il ne tarderait pas à retomber si on laissait subsister la cause, mais il faut aussi enlever le fibrôme.

A cet effet, une opération est indispensable, et on profitera de la même séance opératoire pour extirper le fibrôme et réduire l'inversion.

Comment?

Si le fibrôme est franchement pédiculé, on sectionne le pédicule sur lequel on applique une ligature, après quoi on redresse l'utérus par un des procédés précédemment décrits.

Si le fibrôme est sessile, on tente de l'énucléer de sa coque utérine, puis l'hémostase étant faite à l'aide de ligatures ou du thermo-cautère, on procède à la réduction de l'utérus.

Si, enfin, il existe plusieurs fibrômes utérins, sauf exceptions, il vaut mieux procéder à l'hystérectomie vaginale totale, seule opération qui donne ici la chance d'une cure durable.

En résumé :

A. — *Inversion puerpérale :*

1° Récente.

Réduisez manuellement.

2° Ancienne ;

Réduisez : soit manuellement, — soit avec un pessaire Gariel ou le tamponnement vaginal, soit en tentant l'opération de G. Thomas ;

Si la réduction est impossible, pratiquez l'hystérectomie vaginale totale.

B. — *Inversion apuerpérale ou polypeuse :*

Enlevez le fibrôme, si possible, puis réduisez l'utérus ; sinon

Enlevez tout l'utérus avec sa ou ses tumeurs.

CHAPITRE VIII

HÉMORRAGIES PÉRI-UTÉRINES

HÉMATOCÈLE — GROSSESSE EXTRA-UTÉRINE
HÉMORRAGIES INTRA-PÉRITONÉALES

SOMMAIRE

Pages.

Généralités.

Anatomie pathologique, étiologie et pathogénie.

I. *Hémorragie résultant d'une grossesse extra-utérine.*

1. Période latente. Grossesse tubaire. 462

2. Période de rupture de 3 à 20 semaines. . . . .

A. Rupture intra-péritonéale. 463

1. Rupture complète . . . .

2. — incomplète. { Placenta supérieur 464
 — latéro-inférieur 467

a. Evolut. sans accidents . . .

b. Evolut. avec accidents. . . . 468

B. Rupture extra-péritonéale . . . .

1. Hématocèle . . . { Résorption . . . . Suppuration . . . .

2. Grossesse évoluant. { Rupture secondaire. . . . . . . Mort et lithopédion. . . . . . . Complications, suppuration. . . .

II. *Hémorragie d'origine non puerpérale.* 472

1. *Intra-péritonéale.* . { 1. Traumatisme opératoire. . . . . 2. Varices. . . . . 3. Apoplexie ovarienne . . . .

2. *Extra-péritonéale* . { 4. Reflux tubaire . . . . 5. Pachypéritonite. . . . .

Symptômes, diagnostic et traitement.

7 cas à envisager.

1. Grossesse extra-utérine évoluant normalement. 474
2. Kyste fœtal mort. 477
3. Hémorragie intra-péritonéale (sans hématocèle). 478
4. Hématocèle intra ou extra-péritonéale 479
5. Rupture secondaire du kyste fœtal 481
6. Péritonite 482
7. Suppuration localisée 482

HÉMORRAGIES PÉRI-UTÉRINES

HÉMATOCÈLE — GROSSESSE EXTRA-UTÉRINE. HÉMORRAGIES INTRA-PÉRITONÉALES

Qu'un vaisseau se rompe dans les environs de l'utérus, une hémorragie plus ou moins considérable en sera le résultat.

Si le sang s'épanche dans le tissu cellulaire sous-péritonéal, il ne tarde pas à se coaguler formant une tumeur sanguine, *hématocèle* (αιμα sang, κηλη tumeur), accident qui présente une grande analogie avec le thrombus qu'on peut observer au moment de l'accouchement.

Si le sang s'écoule dans le péritoine, il peut également se coaguler et former une tumeur semblable, mais le plus souvent il reste liquide, et l'hémorragie ne s'arrête qu'avec la mort de la femme ou après une intervention chirurgicale.

Ce simple aperçu nous laisse entrevoir des aspects cliniques très variés, dont nous allons suivre les détails en étudiant successivement dans deux chapitres distincts :

1° *Les hémorragies qui résultent d'une grossesse extra-utérine*, classe de beaucoup la plus importante à cause de leur plus grande fréquence;

2° *Les hémorragies d'origine non puerpérale*, se produisant sans existence de fécondation.

I

HÉMORRAGIE RÉSULTANT D'UNE GROSSESSE EXTRA-UTÉRINE [1]

Le spermatozoïde, je n'en suppose qu'un pour simplifier la description, bien qu'il y en ait des milliers, parmi lesquels un seul sera élu, le spermatozoïde déposé par le coït au niveau du col utérin, fait son ascension à travers

[1] J'étudierai ici non seulement les hémorragies, qui résultent du développement extra-utérin de l'œuf, mais toute la grossesse extra-utérine, examinant à propos de chaque cas particulier la conduite à tenir.

la cavité utérine et la trompe, allant au-devant de l'ovule, qui suit une direction inverse.

La rencontre a en général lieu dans le tiers externe de la trompe (fig. 485); là se produit le mariage cellulaire de l'ovule et du spermatozoïde, c'est-à-dire la fécondation.

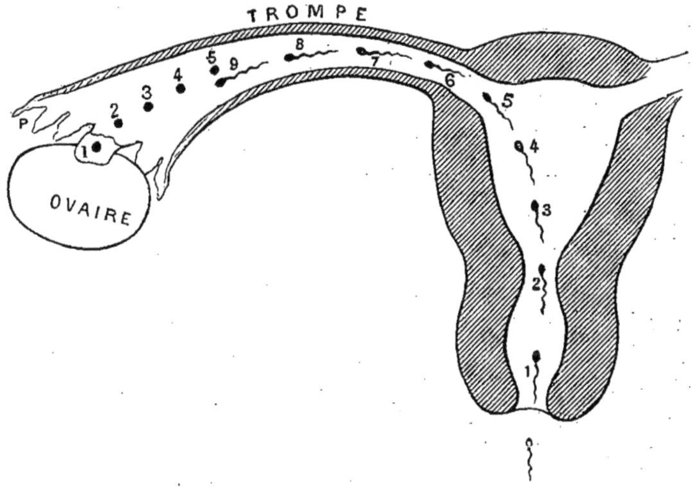

Fig. 485. — Rendez-vous de l'ovule et du spermatozoïde au tiers externe de la trompe.

L'ovule fécondé suit la voie tubaire jusqu'à la cavité utérine et se fixe :

Soit 6, au fond de l'utérus (fig. 486);

Soit 7, sur la paroi latérale (fig. 486);

Soit 8, au voisinage de l'orifice interne (fig. 486).

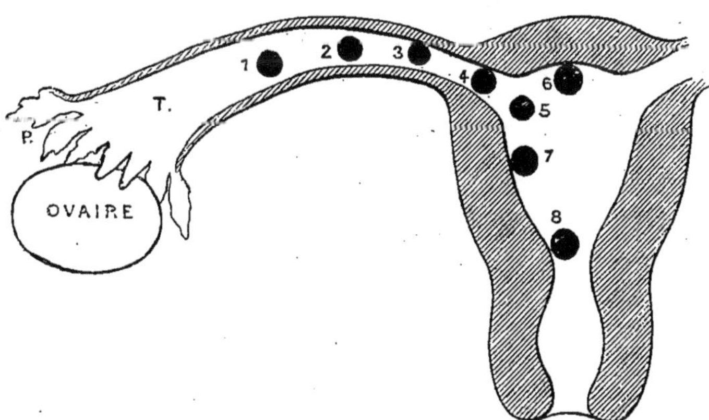

Fig. 486. — Acheminement vers l'utérus de l'ovule fécondé et fixation de cet ovule dans l'utérus.

L'insertion placentaire correspond au point d'implantation de l'ovule et se trouve en conséquence (fig. 486) :

Polaire supérieure en 6,

Équatoriale en 7,

Polaire inférieure ou prævia en 8.

Mais si l'ovule fécondé est arrêté dans sa marche vers l'utérus, il se fixe dans la trompe même et s'y développe. — *La grossesse extra-utérine ou ectopique* se trouve ainsi constituée.

On a admis différentes variétés de grossesse extra-utérine.

1° *Grossesse ovarienne*, où l'ovule serait fécondé dans la vésicule de de Graaf même et s'y développerait. Son existence n'est pas prouvée; les cas, qu'on a décrits comme tels, sont probablement des cas de grossesse extra-utérine siégeant dans la partie externe de la trompe, au voisinage de l'ovaire, qui se trouve ainsi accolé à l'œuf.

2° *Grossesse abdominale*, où l'ovule fécondé tomberait dans le péritoine et s'y développerait; il semble actuellement prouvé que cette variété, dont l'existence est réelle, n'est jamais primitive, mais secondaire, c'est-à-dire que l'œuf ne pénètre dans le péritoine qu'après s'être préalablement accru pendant un certain temps dans la trompe.

3° La *grossesse tubaire* est actuellement à peu près seule admise comme variété initiale.

L'ovule fécondé peut se développer (fig. 486) :

1. Soit dans la partie externe de la trompe;
2. — moyenne — ;
3. — interne — ;
4. Soit dans la portion utérine de la trompe.

La multiplication de ces divisions est inutile, et il suffit de distinguer :

a. La grossesse tubaire proprement dite (fig. 487);

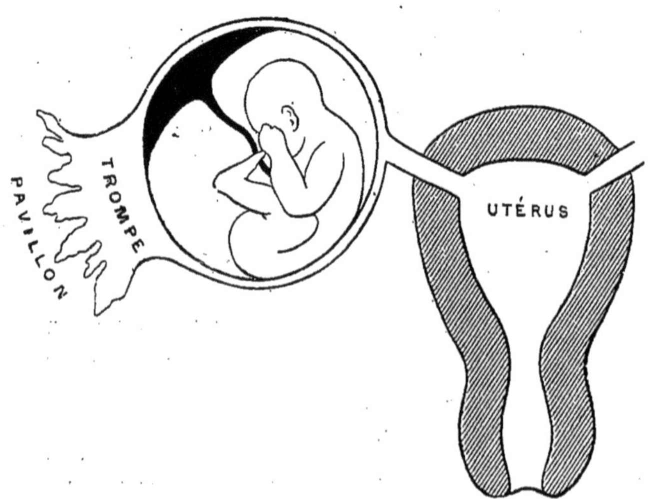

Fig. 487. — Grossesse tubaire proprement dite.

b. La grossesse interstitielle (fig. 488).

La première variété est de beaucoup la plus fréquente et constitue la règle. C'est celle que j'aurai en vue dans la description qui va suivre, me réservant de dire quelques mots en terminant de la grossesse interstitielle.

La grossesse extra-utérine sera produite par toute *cause* susceptible d'altérer la surface de la trompe (inflammation détruisant l'épithélium à cils vibratiles) ou de diminuer son calibre

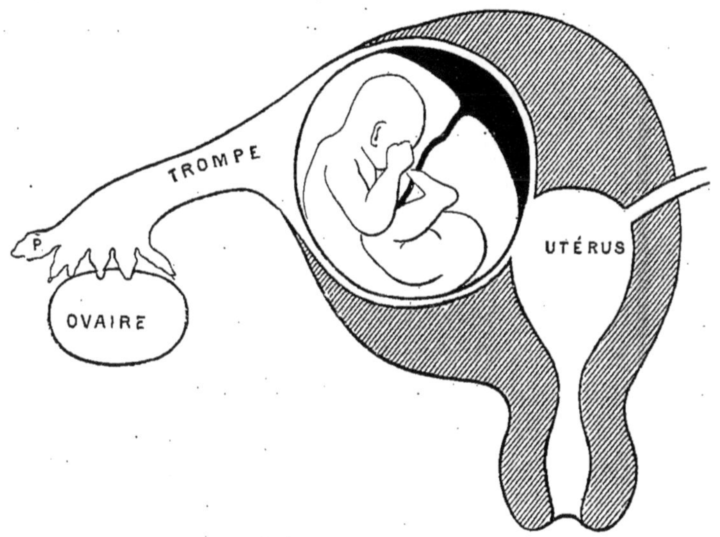

Fig. 488. — Grossesse interstitielle.

Soit par influence intra-pariétale (catarrhe dont les déchets obstruent le canal tubaire);

Soit pariétale (rétrécissement);

Soit extra-pariétale (brides péritonéales, tumeur de voisinage, malformation de la trompe).

L'œuf au début se développe sans trop de difficulté dans la trompe, qui, grâce à son hypertrophie et à son extensibilité, se prête à l'accroissement ovulaire.

La muqueuse tubaire subit des modifications analogues à celles de la muqueuse utérine sous l'influence de la grossesse normale, pour permettre l'insertion et la formation du placenta.

Le placenta peut être inséré sur la partie supérieure, latérale, antérieure ou postérieure, enfin sur la partie inférieure de la trompe; la variété d'insertion, ainsi que nous le verrons plus tard, a une importance capitale dans la marche ultérieure de la grossesse.

Pendant les premiers temps de la grossesse extra-utérine, les *symptômes* généraux sont analogues à ceux d'une grossesse normale : modifications de l'appétit, nausées, vomissements, syncopes. Augmentation de volume des seins, pigmentation de l'aréole; picotement des mamelons.

Localement les règles sont supprimées, toutefois, il est fréquent de voir survenir des *hémorragies utérines*, qui sont prises pour les règles, et qui, souvent, éloignent à tort l'idée d'une grossesse.

La femme éprouve dans le bas-ventre des *douleurs* plus ou moins vives, dues sans doute à la dilatation de la trompe gravide, et à un certain degré d'inflammation péritonéale qui se produit tout autour.

Douleurs et *hémorragies* sont les deux symptômes les plus importants.

L'*examen local* est rarement pratiqué pendant les premières semaines ; la femme ne prête en effet que peu d'attention aux troubles récents de son système génital et ne demande pas d'assistance médicale.

Théoriquement on devrait trouver dans l'un des culs-de-sac latéraux ou dans le cul-de-sac postérieur une tumeur analogue à celle formée par un pyosalpinx, mais, je le répète, cette constatation est en pratique très rarement faite.

Après cette première période de silence relatif *qui dure de trois à vingt semaines*, rarement davantage, survient la RUPTURE de la tumeur, rupture qui est :

Soit *complète*, c'est-à-dire atteignant les parois tubaires et les enveloppes de l'œuf; alors l'œuf est ouvert et son contenu évacué ;

Soit *incomplète*, la paroi tubaire est seule déchirée, tandis que les enveloppes de l'œuf restent intactes permettant ainsi, si les autres conditions sont favorables, la continuation de la grossesse.

Cette rupture se fait tantôt brusquement avec fracas symptomatique, tantôt au contraire lentement et silencieusement, de telle sorte qu'elle passe à peu près inaperçue, et que la grossesse extra-utérine semble évoluer sans accidents.

Mais la trompe se rompt toujours, car, à un certain moment, elle devient incapable de suivre l'œuf dans son développement.

La rupture est :

Tantôt *intra-péritonéale ;*

Tantôt *extra-péritonéale.*

Nous allons étudier en détail ces deux variétés, dont l'aspect clinique est totalement différent.

A. — RUPTURE INTRA-PÉRITONÉALE

La rupture intra-péritonéale peut être *complète* ou *incomplète :*

1. Rupture complète. — Le placenta étant inséré sur la paroi inférieure de la trompe ou à son voisinage, la paroi supérieure de la trompe ainsi que les membranes ovulaires cèdent à la pression du liquide amniotique et se rompent simultanément.

Le liquide amniotique et l'embryon s'échappent dans la cavité péritonéale avec une quantité variable de sang, résultant de la rupture même, quantité d'habitude peu considérable.

Le tout s'accumule dans le cul-de-sac de Douglas et se trouve enkysté dans des fausses membranes inflammatoires.

La pelvi-péritonite qui en résulte se résout en général progressivement, mais peut par exception suppurer.

La marche et les symptômes sont ceux de la pelvi-péritonite ordinaire; l'origine seule est ici spéciale.

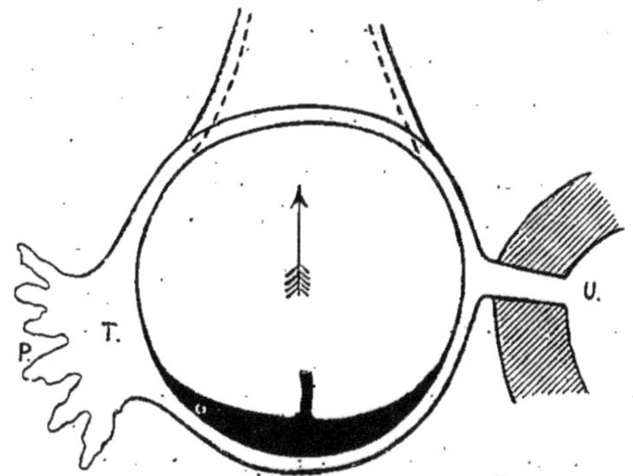

Fig. 489. — Rupture complète intra-péritonéale.

U, utérus, T, trompe, P, pavillon. — La flèche indique le sens de la rupture

Beaucoup de pelvi-péritonites d'origine mal déterminées doivent dépendre de cette cause.

2. Rupture incomplète. — La rupture incomplète donne des résultats absolument opposés suivant le siège de l'insertion placentaire.

Premier cas. — Le placenta est inséré sur la paroi supérieure à l'endroit même où a lieu la rupture de la paroi tubaire (fig. 490).

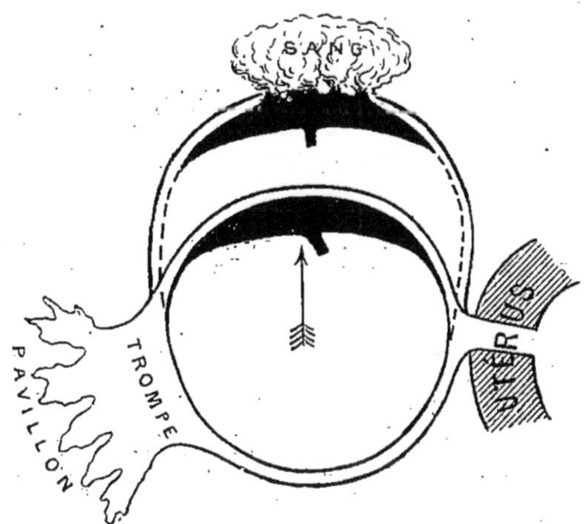

Fig. 490. — Rupture incomplète, avec insertion supérieure du placenta.

Par le fait même de la grande vascularité des tissus à ce niveau, il se produit une hémorragie abondante qui envahit la cavité péritonéale.

Si la source du sang ne se tarit pas spontanément ou sous l'influence d'une intervention chirurgicale, l'hémorragie devient assez promptement mortelle ; d'après *Lawson-Tait*, il en serait toujours ainsi en pareil cas.

Mais on admet en général qu'une hémostase spontanée peut se faire au niveau de la rupture et que le sang épanché dans la cavité péritonéale se coagulant, forme une tumeur solide, une *hématocèle*.

Bien que *Lawson-Tait* nie la possibilité de cette coagulation, car le sang doit rester liquide dans le péritoine sain, les cas de ce genre, quoique plus rares qu'on ne l'admettait autrefois, semblent cependant exister.

La coagulation se produit soit par le fait de la réaction inflammatoire du péritoine, soit parce que cette séreuse était préalablement altérée par une inflammation antérieure.

D'ailleurs les chirurgiens qui ont pratiqué la laparotomie en cas d'hémor-

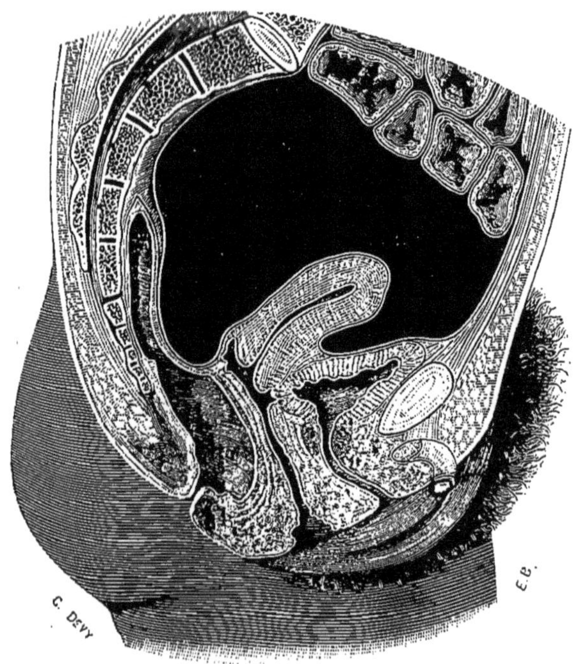

Fig. 491. — Hématocèle intra-péritonéale.

ragie intra-péritonéale ont souvent rencontré des caillots de sang, preuve que la coagulation est possible ; l'existence de l'hématocèle intra-péritonéale ne saurait donc être niée.

Quand une rupture semblable se produit, la femme éprouve en général une violente douleur dans le ventre, bientôt suivie de tendance au refroidissement, lipothymies, syncopes, gonflement abdominal, mort imminente, et mort réelle quand l'hémorragie ne s'arrête pas.

Si au contraire l'hémorragie s'arrête, et si la tumeur sanguine peut se constituer, l'utérus est englobé dans un volumineux caillot sanguin (fig. 491), dont la dureté va croissant.

L'utérus est immobile; les culs-de-sac antérieur et postérieur, comblés par une tumeur dure, donnent un peu la sensation de plâtre qu'on aurait coulé dans le péritoine pelvien.

Par la palpation abdominale, on sent la même tumeur remontant plus ou moins haut au-dessus de la symphyse pubienne, et refoulant en haut les anses intestinales qui, par leur agglutination, forment la paroi supérieure de l'épanchement.

A l'affaiblissement du début succède, même en l'absence de suppuration, un certain degré de *fièvre*.

La vessie est comprimée et la *miction* rendue difficile; il en est de même de la *défécation* sous l'influence de la compression rectale.

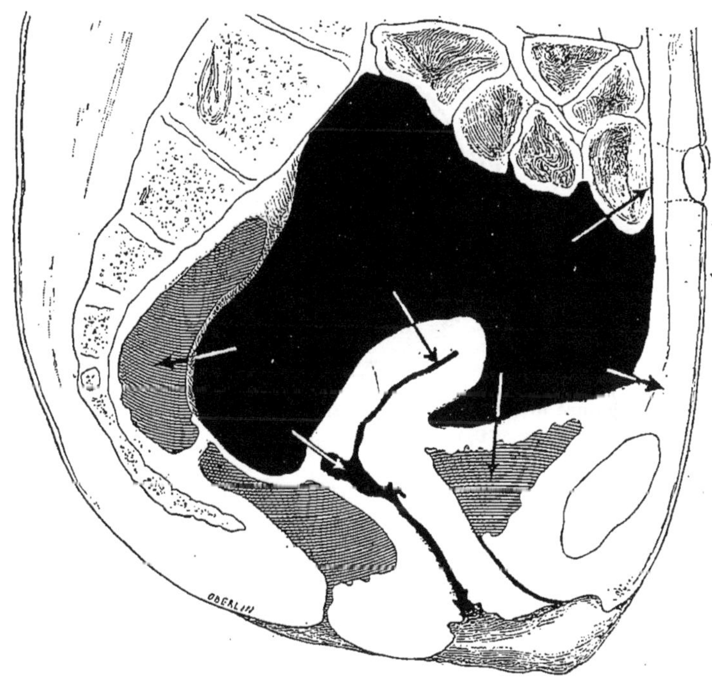

Fig. 492. — Flèches indiquant les différentes voies, par lesquelles peut se faire la rupture de l'hématocèle intra-péritonéale suppurée.

La *terminaison* a lieu — soit par *résorption graduelle*, la tumeur s'indure de plus en plus en se recroquevillant sur elle-même (cette résorption met plusieurs semaines à se faire); soit par *suppuration*, la fièvre devient plus vive, le pus se mélange au sang et la collection purulo-sanguine ainsi formée, à laquelle le contenu de l'œuf secondairement rompu vient se mêler, se fait jour par des voies diverses, schématiquement indiquées par la figure 492, c'est-à-dire soit par le rectum, soit par le vagin, soit par l'utérus, soit par la vessie, soit enfin par la paroi abdominale, latéralement au voisinage du pli de l'aine ou sur la ligne médiane au niveau de la symphyse pubienne ou de l'ombilic.

Second cas. — Le placenta est inséré sur la paroi inférieure ou sur les parois latérales de la trompe.

L'ampliation de l'œuf se faisant dans la direction de la paroi supérieure, cette paroi s'amincira de plus en plus, et cédant enfin à la pression incessante et progressive du contenu ovulaire, elle finira par se rompre, comme la paroi d'un ballon qu'on veut distendre d'une trop grande quantité d'air.

Mais les enveloppes de l'œuf plus extensibles restent intactes et font hernie à travers l'ouverture tubaire.

A partir de ce moment, l'œuf implanté dans la trompe continue son développement dans la cavité péritonéale, de même que la plante qui a germé en terre se développe dans l'air, après avoir percé l'écorce terrestre.

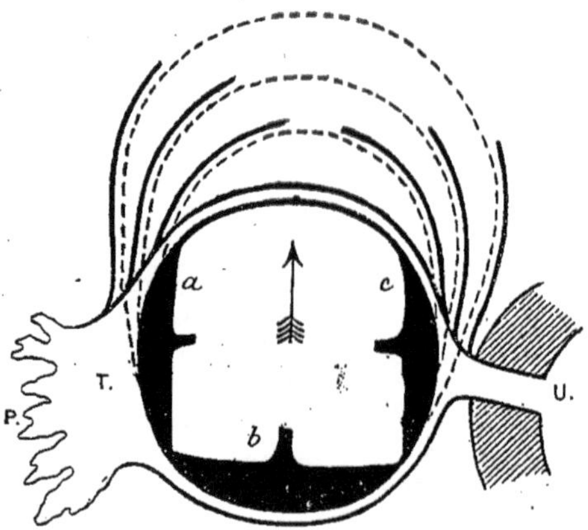

Fig. 493. — Rupture incomplète avec insertion inférieure ou latérale du placenta.
U, utérus. T, trompe. P, pavillon.

Nous venons d'assister à la transformation de la grossesse *tubaire* en grossesse *abdominale*, ou mieux *tubo-abdominale*.

Les enveloppes ovulaires se trouvent au contact des anses intestinales, qui, s'enflammant à ce voisinage, fournissent à l'œuf un rempart de fausses membranes et lui constituent une enveloppe protectrice.

Cette péritonite péri-ovulaire est une des sources principales des douleurs éprouvées par les femmes atteintes de grossesse ectopique.

Après cette rupture incomplète, la grossesse extra-utérine évolue :

a. Tantôt sans accidents;

b. Tantôt avec accidents.

a. *Evolution sans accidents.* — Symptômes généraux de la grossesse.

Localement sur le côté droit ou gauche, ou en arrière de l'utérus, le kyste fœtal est perceptible par la palpation abdominale et le toucher vaginal.

Par la palpation deux signes de certitude comme dans la grossesse normale :

Ballottement.

Palpation des mouvements fœtaux.

Par l'auscultation également deux signes de certitude :

Audition des mouvements fœtaux.

Bruits du cœur fœtal.

Par le toucher on peut, quand le fœtus est facilement accessible, percevoir le ballottement comme dans une grossesse utérine.

Vers le terme de la grossesse avant ou après la mort de l'enfant surviennent des contractions utérines douloureuses avec expulsion de caduque et de sang.

Ce *pseudo* ou *faux travail* dure de quelques heures à quelques jours.

Les douleurs calmées, la période de rétention commence.

Si l'enfant n'a pas succombé avant le terme normal de la grossesse, la mort ne se fait guère attendre après la fin du neuvième mois.

A partir de ce moment il se macère, se momifie, parfois subit une véritable infiltration de sels calcaires qui le transforme en lithopœdion (λιθος pierre, παιδιον enfant).

La période de rétention de ce fœtus ainsi modifiée peut durer longtemps, jusqu'à cinquante-sept ans (Kuchenmeister).

Les caractères du kyste fœtal ainsi modifié diffèrent beaucoup de ceux observés pendant la vie de l'enfant; ce kyste arrive à former une masse solide, présentant une certaine analogie avec un kyste multiloculaire de l'ovaire, et dans lequel la palpation combinée ou non avec le toucher ne révèle plus aucune partie fœtale.

b. *Evolution avec accidents.* — Les accidents qui peuvent survenir sont :

1° *La rupture secondaire du kyste fœtal,* secondaire parce qu'elle se fait un temps variable, après la première rupture tubaire, qui avait permis la transformation de la grossesse tubaire en tubo-abdominale.

Le fœtus et le liquide amniotique passent dans la cavité péritonéale.

S'il n'y a pas d'intervention chirurgicale, une hémorragie interne ou une péritonite amènent la mort de la malade.

Des phénomènes de péritonite grave, voire même mortels peuvent aussi se déclarer à une période quelconque sans rupture du kyste.

2° *La suppuration du kyste fœtal.* — Cette suppuration se produit après la mort de l'enfant, après une ponction exploratrice ou sans cause appréciable.

L'abcès grandit, devient volumineux, englobe le fœtus et ses annexes dont il amène la dissociation, et se fait jour au dehors par diverses voies, analogues à celles étudiées pour l'hématocèle suppurée (voir p. 466) entraînant au dehors les débris du fœtus.

Dans quelques cas la rupture a lieu dans le péritoine; il en résulte une péritonite promptement mortelle.

B. — RUPTURE EXTRA-PÉRITONÉALE

La rupture extra-péritonéale survient de trois à vingt semaines, à la même époque que l'intra-péritonéale.

Le mécanisme est analogue dans les deux cas, le siège diffère seul.

Dans l'intra-péritonéale l'ouverture du kyste établit une communication directe avec la séreuse de l'abdomen ; dans l'extra-péritonéale la communication est créée avec le tissu cellulaire du ligament large ; cavité séreuse dans le premier cas, cavité cellulaire dans le second.

On entrevoit déjà les divergences cliniques, qui vont se produire dans ces deux catégories de cas.

La rupture extra-péritonéale se termine : 1° soit par une *hématocèle;* 2° soit, quand l'œuf est resté intact, par la *continuation de la grossesse ectopique.*

1. **Hématocèle extra-péritonéale.** — Le sang, en pénétrant dans le ligament large, remplit et distend toute la trame cellulaire, comme il le ferait au contact d'une éponge.

Toutefois, grâce à la pression sanguine produite par la rupture vasculaire, ce n'est pas une simple imbibition de ce tissu cellulaire, mais une véritable distension, de telle sorte que le sang, après avoir gonflé tout le ligament large correspondant au côté rompu, envahit inférieurement le tissu cellulaire qui double l'aponévrose pelvienne, et se répand par son intermédiaire

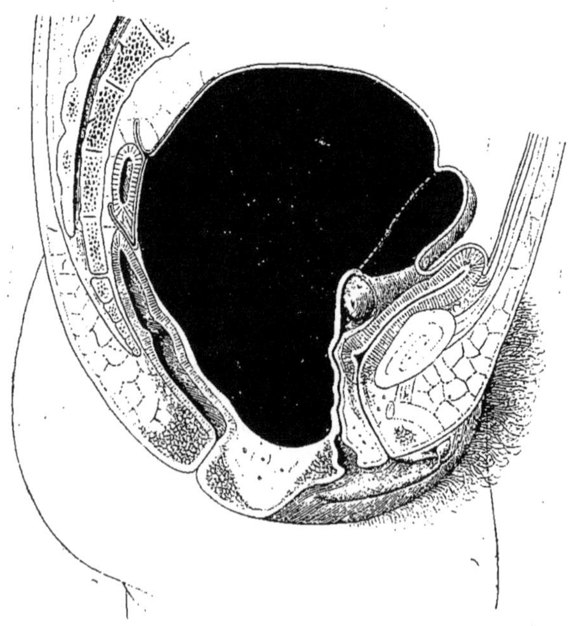

Fig. 494. — Hématocèle extra-péritonéale.

Le sang épanché dans le tissu cellulaire pelvien soulève le péritoine et repousse l'utérus en avant et latéralement

vers la vessie, vers le trou obturateur, en arrière vers le rectum et l'échancrure sciatique

Enfin, passant sous le vagin et décollant en arrière du vagin et de l'utérus le péritoine dans une étendue variable, le sang peut envahir le ligament large du côté opposé, de telle sorte qu'unilatérale en principe, l'hématocèle devient bilatérale par son développement, mais avec prédominance du côté originel.

Sur une coupe antéro-postérieure du bassin, on trouve une accumulation de sang ayant soulevé le péritoine et rejeté l'utérus en avant et latéralement (fig. 494).

On voit à cet égard la différence avec l'hématocèle intra-péritonéale (fig. 491) où l'utérus est coiffé par le caillot sanguin comme d'un bonnet phrygien, tandis qu'ici l'utérus est chassé de sa position normale, mais conserve tout son fond libre.

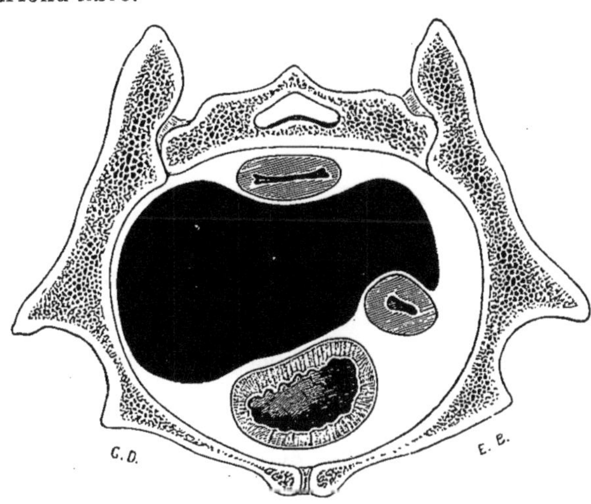

Fig. 495. — Coupe horizontale de l'excavation pelvienne en cas d'hématocèle extra-péritonéale.

Sur une coupe transverso-horizontale, on trouve la tumeur disposée ainsi que l'indique la figure 495.

Le rectum est comprimé en arrière, l'utérus est chassé en avant et latéralement.

Le déplacement de l'utérus est donc un des signes différentiels de l'hématocèle extra-péritonéale et de l'intra-péritonéale, car, dans cette dernière, il conserve sa situation à peu près normale.

Les *symptômes* de l'hématocèle extra-péritonéale présentent une analogie assez marquée avec ceux de l'intra-péritonéale.

Mêmes douleurs vives au début, mêmes symptômes d'hémorragie interne, mais relativement très atténués.

Au toucher, une tumeur volumineuse dure, immobile, enserrant l'utérus comme une énorme virgule, dont la partie renflée correspond au ligament large primitivement atteint, et la partie terminale au ligament large du côté opposé.

L'utérus est chassé vers l'arc antérieur du pelvis, le fond aplati contre la paroi abdominale ; on le sent facilement en combinant la palpation à l'exploration vaginale.

Par le rectum, la tumeur est facilement et largement accessible.

Fièvre modérée, due sans doute à un certain degré de réaction inflammatoire tout autour de la tumeur.

Même marche que pour l'hématocèle intra-péritonéale, tantôt et généralement avec résolution graduelle, tantôt par suppuration avec possibilité d'ouverture variable (voir fig. 492).

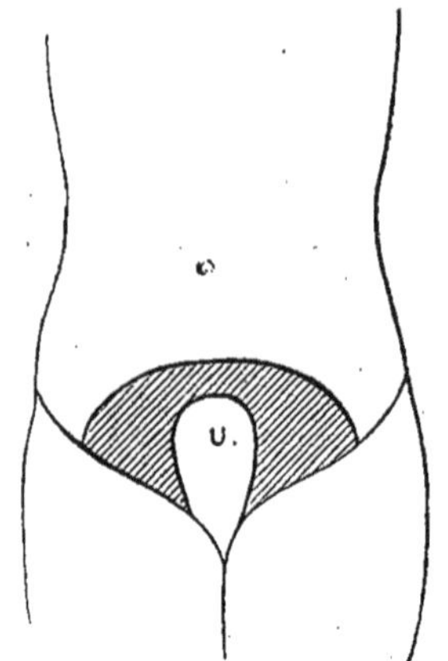

Fig. 496. — Hématocèle intra-péritonéale (U, utérus médian).

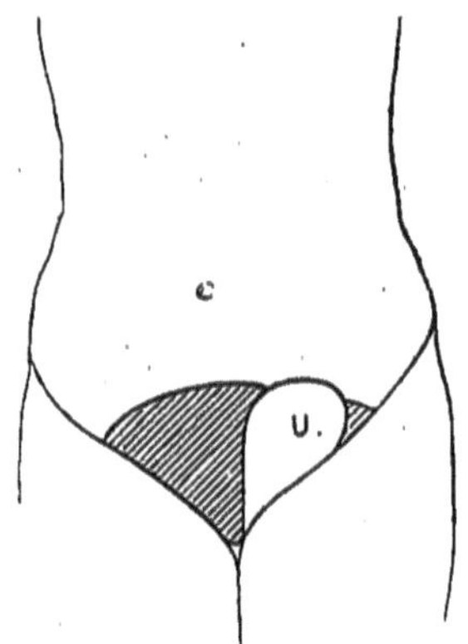

Fig. 497. — Hématocèle extra-péritonéale (U, utérus latéral).

2. **Continuation de la grossesse ectopique.** — Le placenta étant inséré sur la paroi latérale ou supérieure de la trompe, et l'œuf étant resté intact,

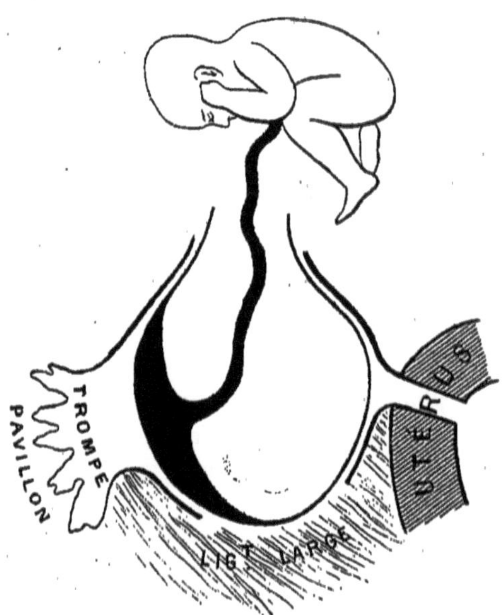

Fig. 498. — Rupture secondaire d'une grossesse ectopique intra-péritonéo-pelvienne.

la grossesse continue son cours après la rupture de la trompe au niveau du ligament large.

L'œuf fait à travers la rupture tubaire une hernie progressive dans le tissu cellulaire pelvien, se créant, par refoulement, un emplacement qui croît régulièrement.

La cavité du tissu cellulaire est telle que la grossesse peut ainsi évoluer jusqu'à son terme normal (grossesse ectopique intra-péritonéo-pelvienne).

La marche et les symptômes sont analogues à ceux qui ont été étudiés dans la rupture incomplète intra-péritonéale.

Quand un accident survient, fait plus rare que dans la variété précédente, c'est (fig. 498) la rupture *secondaire* de l'œuf dans le péritoine au niveau de la paroi tubaire, ou d'un autre point voisin du péritoine.

Le fœtus et le liquide amniotique s'échappent alors dans le péritoine, donnant lieu aux accidents déjà étudiés.

La terminaison par macération, lithopédisiation, suppuration, s'observent également ici.

II

HÉMORRAGIE D'ORIGINE NON PUERPÉRALE

Les hémorragies péri-utérines, qui se font en dehors de la puerpéralité, c'est-à-dire de la grossesse extra utérine, sont relativement rares, soit pour donner un chiffre approximatif, une sur vingt.

De même que les puerpérales, elles peuvent être soit extra-péritonéales dans le tissu cellulaire pelvien, soit intra-péritonéales et, dans ce dernier cas, quand elles ne causent pas la mort par leur abondance même, elles deviennent l'origine d'une hématocèle intra-péritonéale.

Les différentes causes susceptibles d'amener ces hémorragies sont les suivantes :

1. Traumatisme opératoire. — A la suite d'une opération sur les annexes de l'utérus, pratiquée soit par l'abdomen, soit par le vagin, un vaisseau peut avoir été déchiré, ou une ligature avoir cédé, de telle sorte que le sang s'épanche suivant le siège du vaisseau en question, tantôt dans le péritoine (hémorragie ou hématocèle intra-péritonéale), tantôt dans le tissu cellulaire du ligament large (hématocèle extra-péritonéale).

Ces hématocèles sont loin d'être rares : *Lawson-Tait*, par exemple, dit en avoir observé au moins une cinquantaine dans sa pratique personnelle.

Les symptômes sont analogues à ceux mentionnés dans les hémorragies d'origine puerpérale, avec la notion de l'opération en plus. Inutile d'y revenir ici.

2. Varices. — Les varices du ligament large, dont l'origine habituelle est le développement d'une grossesse physiologique, peuvent se rompre soit très exceptionnellement à la surface du péritoine (hémorragie intra-péritonéale), soit dans le tissu cellulaire (hémorragie extra-péritonéale).

Elles sont donc susceptibles de devenir la cause des deux variétés d'hématocèles déjà étudiées.

3. **Apoplexie ovarienne.** — L'ovaire normal ou pathologique (ovarite, dégénérescence sclérokystique), pourrait, au moment des règles, devenir la source d'un écoulement sanguin assez abondant pour constituer une hématocèle intra-péritonéale.

Cette origine n'est pas prouvée d'une façon indiscutable.

4. **Reflux tubaire.** — Quand le sang des règles, qui a pour origine l'ovaire, la trompe et l'utérus, trouve au niveau des trompes ou de l'utérus un obstacle à sa sortie, le reflux de ce liquide peut se faire dans le péritoine, et causer une hématocèle intra-péritonéale.

Cette théorie, très en faveur il y a quelques années, ne doit être acceptée qu'avec une certaine réserve.

5. **Pachy-péritonite.** — De même qu'une pachy-méningite arrive à causer une hémorragie méningée, de même, d'après *Dolbeau* et *Virchow*, la fausse membrane résultant d'une péritonite localisée (pachy-péritonite) pourrait être la source d'hémorragie péritonéale, et, par conséquent, d'hématocèle.

Cette pathogénie, qui semble exacte, n'est justifiée que pour un nombre restreint de cas.

SYMPTOMES, DIAGNOSTIC ET TRAITEMENT

DE LA GROSSESSE EXTRA-UTÉRINE ET DES HÉMORRAGIES PÉRI-UTÉRINES

Sept cas différents peuvent se présenter en clinique, très dissemblables comme diagnostic et comme conduite à tenir :

Premier cas. — Grossesse extra-utérine évoluant normalement.

Deuxième cas. — Kyste fœtal mort.

Troisième cas. — Hémorragie intra-péritonéale (sans hématocèle, c'est-à-dire sans coagulation du sang).

Quatrième cas. — Hématocèle intra ou extra-péritonéale.

Cinquième cas. — Rupture secondaire du kyste fœtal.

Sixième cas. — Péritonite.

Septième cas. — Suppuration localisée.

Examinons successivement chacun de ces différents cas :

1. — Grossesse extra-utérine évoluant normalement.

Le diagnostic se présente sous un aspect tout différent dans la première et la seconde moitié de la grossesse.

Première moitié de la grossesse.

Le gonflement des seins, la pigmentation de l'aréole, les troubles digestifs, parfois la suspension des règles (bien que la plupart du temps des hémorragies génitales fassent croire à de simples irrégularités menstruelles), mettront sur la voie d'une grossesse possible.

La femme le plus souvent ne croira pas être enceinte, mais demandera des conseils médicaux pour les douleurs plus ou moins vives qu'elle éprouve dans le bas ventre.

L'examen local fera constater à côté de l'utérus dévié et augmenté de volume une tumeur grosse comme une mandarine, le poing, une tête de fœtus ou davantage, vaguement fluctuante et dont le contenu est difficile à percevoir.

Parfois la tumeur est accolée à l'utérus, de telle sorte que la délimitation est impossible.

Un fibrôme utérin, kystique ou ramolli, un pyosalpinx ou hydrosalpinx, une tumeur de l'ovaire, peuvent présenter une grande analogie avec la tumeur en question, constituée par la grossesse extra-utérine ; les antécédents les signes rationnels de grossesse permettront de soupçonner le diagnostic ; le plus souvent, les doutes ne seront levés que par l'intervention chirurgicale.

En pareil cas, en effet, c'est-à-dire avec une tumeur qu'on soupçonne être une grossesse extra-utérine, l'intervention s'impose.

Il faut, après le cathétérisme utérin, pratiquer la laparotomie et enlever la tumeur comme s'il s'agissait d'un pyosalpinx.

S'il y a erreur de diagnostic, l'intervention aura pour effet l'ablation de la tumeur sur la nature de laquelle on s'est mépris; si, au contraire, le diagnostic de grossesse extra-utérine est vérifié, on évite à la femme tous les dangers d'une grossesse ectopique et souvent la mort.

Je n'aborde pas le manuel opératoire, qui est le même que pour l'ablation par la laparotomie d'une salpingite suppurée. S'il se présente des difficultés pour l'ablation du kyste fœtal en bloc, on se comportera comme nous allons l'indiquer pour la seconde moitié de la grossesse.

Deuxième moitié de la grossesse.

La grossesse n'est plus douteuse, les signes de certitude ont apparu (ballottement, mouvements fœtaux, bruits du cœur fœtal), mais la difficulté est de savoir si la grossesse est intra ou extra-utérine et cependant il importe de poser le diagnostic aussi promptement que possible, car en cas de grossesse extra-utérine l'intervention doit être immédiate, afin de soustraire la femme au péril d'une mort rapide par rupture.

En dehors des symptômes qui pourraient faire supposer la grossesse ectopique (douleurs locales, hémorragies utérines, expulsion de débris de caduque), c'est le toucher combiné au palper qui permettra de poser le diagnostic en montrant la séparation entre l'utérus et le kyste fœtal.

Mais on n'arrivera à un diagnostic certain qu'avec l'emploi de l'hystéromètre, ou mieux du toucher intra-utérin avec dilatation préalable du col.

Le diagnostic de grossesse extra-utérine étant posé, il faut intervenir. Deux voies se présentent à l'opérateur :

Le *vagin* (*élytrotomie*);
La *paroi abdominale* (*laparotomie*).

L'élytrotomie[1], conseillée dans les cas où le fœtus est facilement accessible dans le vagin, consiste à ouvrir au bistouri la partie du vagin correspondant au kyste fœtal et à terminer l'accouchement par cette voie artificielle, comme on le ferait à travers l'orifice utérin.

Cette intervention, facile et sans dangers quand il ne survient pas d'accidents, laisse au contraire l'opérateur, désarmé quand il se produit immédiatement une hémorragie abondante, ou au bout de quelques jours des accidents septicémiques.

Aussi la laparotomie est-elle de beaucoup préférable et c'est à elle qu'on doit en général avoir recours.

TECHNIQUE DE LA LAPAROTOMIE POUR GROSSESSE EXTRA-UTÉRINE

1° *Ouverture de la paroi abdominale* sur la ligne médiane comme pour une ovariotomie.

2° *Ouverture du sac fœtal* avec le bistouri, en prenant une double précaution : la première d'éviter le placenta en pratiquant la section, la seconde d'empêcher l'écoulement du liquide amniotique dans le péritoine.

3° *Extraction du fœtus* avec les mains, en le saisissant par la partie qui se présente à l'ouverture du kyste. Ligature immédiate du cordon. L'enfant est de suite confié à une personne, qui doit lui donner les premiers soins et le ranimer en cas de mort apparente.

4° L'opération peut ensuite être terminée de trois façons différentes : *a*. En extirpant tout le sac (fig. 499). — *b*. En enlevant le placenta sans le sac (fig. 500). — *c*. En laissant le placenta et le sac (fig. 501 et 502).

a. Extirpation du sac (fig. 499). — Cette extirpation doit être faite toutes les fois qu'elle est possible ; avec elle, en effet, l'opération est plus complète et plus sûre.

Pour qu'elle soit exécutable il faut qu'on puisse *constituer un pédicule.*

[1] Ελυτρον, vagin.

Kyste et placenta seront attirés au dehors ; le pédicule constitué sera, suivant son volume, lié en une, deux ou trois parties distinctes et laissé libre dans la cavité abdominale comme le pédicule d'un kyste ovarien.

Mais il sera d'ordinaire plus prudent d'avoir recours au plan qui suit :

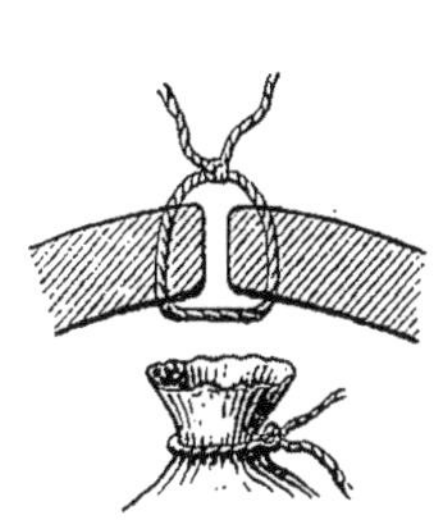

Fig. 499. — Extirpation du sac Formation d'un pédicule.

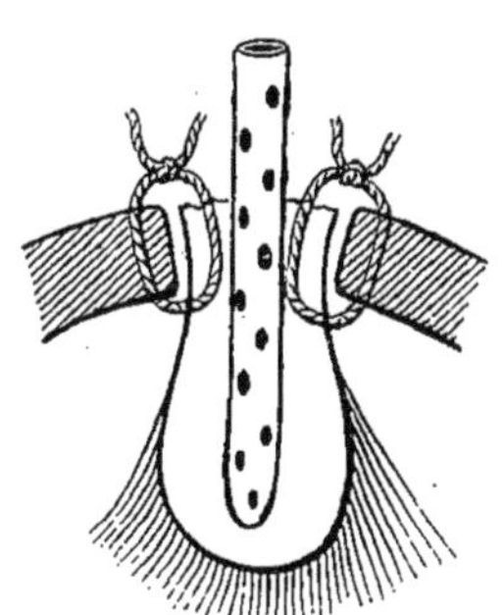

Fig. 500. — Extirpation du placenta. Drainage de la cavité persistante.

b. Extirpation du placenta en laissant le sac (fig. 500). — Le placenta ayant été décollé et enlevé avec la main, si une hémorragie tend à se produire on la combattra par le tamponnement avec la gaze aseptique; puis les parois du sac, sectionnées au niveau de la paroi abdominale, seront fixées à cette paroi à l'aide d'une suture continue ou de sutures interrompues.

Quand la gaze aseptique sera retirée, on la remplacera par un gros drain, dont l'extrémité sortira par l'orifice abdominal.

c. Non-ablation du placenta et du sac. — Lorsque le placenta, par la solidité de son adhérence, n'est pas énucléable, ou quand on craint que son

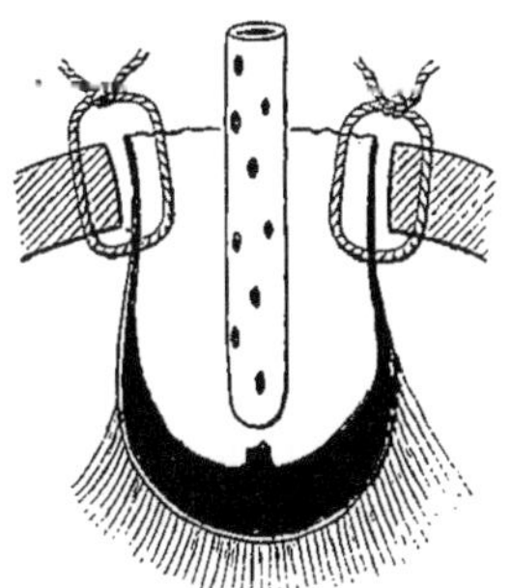

Fig. 501. — Non ablation du placenta. Drainage de la cavité ovulaire.

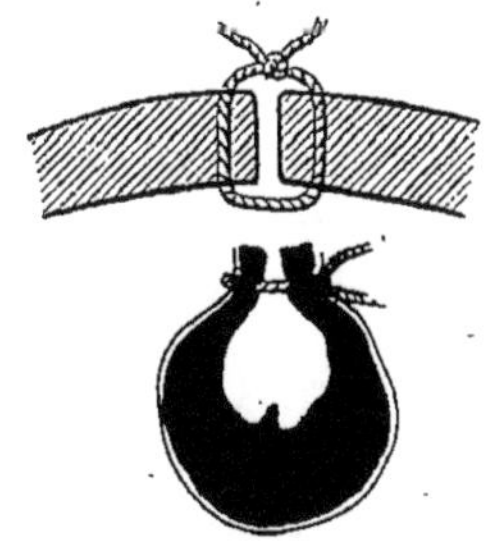

Fig. 502. — Placenta lié et abandonné dans la cavité abdominale.

détachement ne produise une hémorragie dangereuse, on le laisse en place, et en pareil cas deux conduites peuvent être tenues à l'égard du sac :

Ou bien (fig. 501), les parois du sac seront comme tout à l'heure fixées à la paroi abdominale et la cavité drainée.

Ou bien (fig. 502), comme l'a proposé *Negri*, on liera les parois du sac sur le placenta et on abandonnera le tout dans la cavité abdominale, en fermant complètement la plaie de l'abdomen.

Ce mode opératoire n'a chance de succès qu'avec une antisepsie absolument rigoureuse ; le moindre microbe amène la putréfaction du placenta et la suppuration consécutive.

Aussi est-il prudent, en pareil cas, d'imiter la conduite de *Martin*, qui fait communiquer la cavité du sac avec celle du vagin au moyen d'un drain.

Ce drain constitue la soupape de sûreté, qui permet d'éviter les dangers de la suppuration.

Pansement et conduite ultérieure comme après une ovariotomie.

En cas de drainage, faire journellement des lavages abondants dans la cavité du sac fœtal.

2. — Kyste fœtal mort.

Le diagnostic du kyste fœtal mort ne sera pas difficile à faire, si le diagnostic de grossesse extra-utérine a été posé depuis un certain temps ; les signes de la mort de l'enfant, analogues à ceux qui existent dans une grossesse utérine, lèveront rapidement les doutes.

Mais le plus souvent, la femme viendra consulter pour une tumeur abdominale dont on ignore la nature.

Les antécédents permettront quelquefois de soupçonner l'existence d'une grossesse, mais les renseignements fournis par la femme ne doivent être acceptés qu'avec beaucoup de méfiance.

Lawson-Tait[1] rapporte à cet égard l'observation très instructive d'une femme qui, atteinte d'un double kyste de l'ovaire, ainsi que le démontra l'opération, faisait l'histoire exacte d'une grossesse qu'elle aurait eue trois ans avant, avec mouvements nets de l'enfant, faux travail, enfin tout le tableau exact d'une gestation extra-utérine.

Le diagnostic sera relativement aisé si la mort de l'enfant est récente, car le palper combiné au toucher permet encore de distinguer les parties fœtales ; mais si la mort est ancienne, le diagnostic, en dehors des antécédents, sera des plus difficiles avec un kyste ovarien.

La méprise est d'ailleurs d'importance secondaire, car le traitement diffère peu dans l'un et l'autre cas.

Si l'enfant est mort depuis longtemps, six mois ou un an, si le kyste est de petit volume, et ne cause aucun accident, l'expectation est conseillée par quelques auteurs, mais on tend maintenant, prévoyant toujours la possibilité d'accidents (péritonite par rupture du kyste ou par suppuration) à préférer l'intervention, et les bons résultats de l'opération en pareil cas rendront les opérateurs de plus en plus hardis.

Mais l'hésitation ne sera pas permise si la mort de l'enfant est récente, la présence de cette tumeur fœtale constitue un danger constant pour la femme

[1] *Diseases of women*, I, p. 499.

qui, ayant en perspective la rupture du kyste, peut succomber par hémorragie ou par péritonite, ou avoir un abcès s'ouvrant en un point variable et l'exposant à tous les ennuis d'une longue suppuration.

Ces dangers sont moindres, il est vrai, que pendant la vie du fœtus, mais ils sont suffisants pour rendre l'intervention nécessaire ou au moins prudente.

L'ablation du kyste fœtal mort sera faite de la façon indiquée tout à l'heure pendant la vie de l'enfant.

3. — Hémorragie intra-péritonéale (sans hématocèle).

Si une femme, à la suite d'une douleur abdominale plus ou moins vive, présente de l'affaiblissement, bientôt des syncopes, refroidissement des extrémités, accélération considérable du pouls, distension de l'abdomen, en un mot, tous les symptômes d'une hémorragie interne grave, quels que soient les antécédents de cette femme, le diagnostic d'hémorragie intra-péritonéale s'impose ; la cause habituelle en est la rupture d'une grossesse extra-utérine.

Si par l'examen de cette femme on ne trouve aucune trace d'hématocèle, si, en d'autres termes, le sang n'est pas coagulé dans le petit bassin et ne constitue pas une tumeur nettement appréciable, l'intervention doit être faite immédiatement.

Attendre, c'est livrer la patiente à la mort.

Toutefois, en pareil cas, en présence d'une femme en état syncopal, avec douleurs abdominales plus ou moins vives, la première et plus grosse difficulté consiste à établir un diagnostic exact; or, toute idée d'empoisonnement étant écartée par un examen préalable, on pourra surtout penser soit à la rupture d'un *ulcère de l'estomac*, soit à une *colique hépatique* ou *néphrétique*.

Avec un ulcère stomacal on aurait les antécédents, le siège différent de la douleur, et enfin l'apparition prompte de symptôme de péritonite aiguë.

Dans le cas de colique hépatique ou néphrétique la douleur revêt une topographie spéciale assez caractéristique, l'examen génital reste muet ; il n'y a pas de tendance syncopale, la douleur occupe à elle seule toute la scène.

Le diagnostic étant certain ou pour le moins très probable, il faut intervenir.

L'intervention consiste à faire la laparotomie, à évacuer tout le sang rencontré dans le péritoine, et à trouver, même au prix des plus laborieuses recherches, le point hémorragipare, sur lequel on appliquera une ou plusieurs ligatures, en pratiquant l'extirpation du kyste fœtal, s'il existe encore à l'état de tumeur.

Le péritoine est ensuite soigneusement lavé, la plaie abdominale refermée, enfin la femme, réchauffée et remontée à l'aide de piqûres d'éther, de caféine ou par la compression des membres inférieurs.

4. — Hématocèle intra ou extra-péritonéale.

L'hématocèle, qu'elle soit *intra* ou *extra*-péritonéale, se présente à l'observation sous les traits cliniques que voici :

Chez une femme tantôt bien portante, tantôt génitalement malade depuis un certain temps, tantôt présentant les symptômes d'une grossesse anormale, surviennent soit brusquement, soit insidieusement, une douleur localisée au bas-ventre, avec nausées ou vomissements, et un certain degré de réaction fébrile.

Dans la forme brusque, *cataclysmique* de *Robert Barnes*, la douleur est soudaine et violente ; il y a d'emblée tendance à la syncope et parfois syncope véritable, refroidissement des extrémités, pâleur accentuée des téguments, en un mot tous les signes d'une hémorragie interne.

La mort peut être la conséquence de cette hémorragie, ainsi qu'il a été vu aux paragraphes précédents, sinon l'hématocèle se constitue ; et à ce début aigu succèdent des accidents à marche subaiguë et bientôt chronique.

Les symptômes de la maladie confirmée consistent en douleurs localisées au bas-ventre, nausées et vomissements, réaction fébrile modérée, affaiblissement général.

L'examen local permet de constater l'existence de la tumeur précédemment décrite, et dont la configuration varie suivant qu'il s'agit d'une hématocèle extra ou intra-péritonéale.

Quand la terminaison se fait par résolution et résorption, on voit les symptômes se calmer petit à petit et localement la tumeur diminuera en même temps qu'elle devient plus dure.

Dans les cas exceptionnels où il y a suppuration, la fièvre devient plus vive, il y a parfois des frissons, état général en rapport avec le degré de la température ; terminaison possible par une péritonite généralisée, le plus souvent ouverture, soit spontanée, soit chirurgicale et atténuation des symptômes à partir de ce moment.

La tumeur formée par la coagulation du sang dans le petit bassin ne peut guère être confondue avec un kyste de l'ovaire ou un fibrôme utérin, cas où la tumeur est plus ou moins mobile et nettement limitée.

Je ne fais également que mentionner la rétroversion de l'utérus gravide.

La confusion sera surtout facile avec la *pelvi-péritonite* en cas d'*hématocèle intra-péritonéale*, et avec le *phlegmon des ligaments larges* en cas d'*hématocèle extra-péritonéale*.

Pelvi-péritonite et hématocèle intra-péritonéale.

Symptômes communs : tumeur occupant le cul-de-sac postérieur du péritoine, et immobilisant l'utérus.

Signes distinctifs : début brusque, fièvre modérée, symptômes d'hémorragie interne, tumeur beaucoup plus dure et volumineuse dans l'hématocèle.

La résolution est la règle dans l'hématocèle et au contraire la suppuration fréquente dans la pelvi-péritonite. Dans certains cas on peut être autorisé à pratiquer la ponction exploratrice pour établir le diagnostic.

Phlegmon des ligaments larges et hématocèle extra-péritonéale.

Symptômes communs : tumeur occupant surtout un des ligaments larges, passant en arrière de l'utérus pour envahir plus ou moins le ligament large du côté opposé ; utérus repoussé en avant et latéralement, et immobilisé dans cette situation.

Signes distinctifs : début brusque, fièvre modérée, tumeur plus dure dans l'hématocèle, mêmes différences que précédemment.

Rétroversion de l'utérus gravide et hématocèle intra-péritonéale.

Symptômes communs : antécédents de grossesse dans les deux cas ; tumeur occupant le cul-de-sac de Douglas.

Signes distinctifs : consistance spéciale de l'utérus dans les cas de rétroflexion de l'organe gravide et impossibilité de trouver le corps de l'utérus en avant de la tumeur, puisque cette tumeur est constituée par le corps même ; tumeur bien plus circonscrite ; aucun symptôme pouvant faire supposer l'existence d'une hémorragie interne.

Pour compléter le diagnostic, il importera de distinguer l'*hématocèle extra-péritonéale de l'intra-péritonéale.*

Intra-péritonéale : tumeur symétrique, occupant surtout le cul-de-sac postérieur, utérus immobilisé, mais peu dévié de sa situation normale.

Extra-péritonéale : tumeur surtout unilatérale, utérus immobilisé, mais repoussé en avant et latéralement.

Inutile d'ailleurs d'insister sur ce dernier diagnostic différentiel plus important en théorie qu'en pratique, car le traitement est le même dans les deux cas.

La base du traitement est l'expectation. — Dix-neuf hématocèles sur vingt environ guérissent spontanément par le simple repos au lit.

Toutefois l'expectation doit faire place à l'intervention dans les cas suivants :

1° *Hématocèle récidivante ;* c'est-à-dire quand, après la sédation des premiers accidents hémorragiques, il en survient de nouveaux après quatre ou cinq jours.

Cette réapparition de l'hémorragie indique que la source n'est pas tarie, et qu'il se produira probablement de nouvelles hémorragies dont une pourrait être rapidement mortelle.

En tout cas, la succession même de ces hémorragies affaiblit considérablement la femme et l'expose à la mort par cachexie progressive, d'où la nécessité d'intervenir.

2° *Hématocèle suppurée ;* il importe, comme pour toute suppuration, d'évacuer le pus le plus promptement possible.

Cette complication est reconnue à l'intensité de la fièvre, à la fluctuation de la tumeur qui succède à sa dureté primitive.

Le pus doit alors être évacué à l'aide du bistouri au point de la tumeur qui est le plus fluctuant et superficiel, le plus souvent au niveau du vagin.

Après l'ouverture grand lavage et drainage.

Le traitement ultérieur est le même que celui d'un abcès.

3° *Hématocèle trop volumineuse.* — Dans le cas d'épanchement sanguin trop considérable, la résorption se fait avec une telle lenteur que la femme s'épuise, à tel point que sa vie est mise en danger ; en pareil cas, l'intervention paraît préférable dès le début.

4° *Hématocèle stationnaire.* — Enfin, dans certains cas d'hématocèle, la résorption, pour des raisons mal connues, ne se fait pas ; la maladie reste stationnaire et ne guérirait qu'avec une extrême lenteur, si le chirurgien n'intervenait pas.

L'intervention peut être faite, soit par la voie abdominale, soit par la voie vaginale.

En cas de suppuration, il sera préférable de recourir à la voie vaginale toutes les fois que la collection fera une notable saillie du côté du vagin ; la laparotomie ne devra être que l'exception.

Au contraire, *quand il n'y a pas suppuration*, et que l'intervention s'adresse uniquement à la collection sanguine, il faudra donner la préférence à la laparotomie, qui permet d'arriver sur la source du sang, c'est-à-dire sur la trompe rompue, de la lier et même au besoin de l'enlever ; il importe en effet de tarir en pareil cas la source de l'hémorragie. — La voie vaginale sera réservée à des cas spéciaux où la tumeur fait une saillie excessivement marquée du côté du vagin. — L'incision vaginale doit être en pareil cas faite au niveau du cul-de-sac postérieur ; le sang est évacué par cette ouverture ; cette voie présente le grand désavantage de ne pas permettre l'exploration du système génital et de laisser le chirurgien désarmé, s'il survenait une hémorragie importante, que le tamponnement serait impuissant à arrêter.

5. — Rupture secondaire du kyste fœtal.

Par rupture secondaire on entend, ainsi qu'il a été dit, celle qui survient à une époque avancée de la grossesse et qui livre passage au fœtus dans la cavité abdominale ; elle est distincte de la rupture primitive, où la trompe par sa solution de continuité tantôt donne naissance à l'hémorragie, tantôt permet l'évolution ultérieure de la grossesse extra-utérine, qui se transforme en variété abdominale ou en sous-péritonéo-pelvienne.

Cette rupture secondaire s'accompagne d'une brusque douleur dans l'abdomen, suivie quelquefois de la sensation d'un déplacement fœtal accentué ; de graves symptômes de péritonite, d'hémorragie interne, ou simplement de choc ne tardent pas à mettre la vie de la femme en danger.

Quelquefois cependant les accidents sont relativement bénins, le fœtus succombe et séjourne comme un simple corps étranger dans la cavité péritonéale.

La laparotomie s'impose en pareil cas, elle sera faite d'urgence en suivant la conduite tracée à propos de la grossesse extra-utérine avec kyste fœtal vivant.

6. — Péritonite.

Dans le cas actuel la péritonite peut survenir, tantôt à la suite de la rupture de la grossesse extra-utérine, tantôt par simple inflammation du kyste fœtal se propageant à la séreuse voisine, tantôt par l'inflammation et la suppuration de l'hématocèle dont le contenu est versé dans le péritoine.

La péritonite se reconnaîtra à ses symptômes habituels : douleur, ballonnement croissant, constipation, fièvre, nausées et vomissements, dyspnée, facies péritonéal.

Le meilleur traitement en pareil cas consiste à faire la laparotomie pour traiter la cause même des accidents.

La simple expectation avec médication palliative, si elle a pu réussir en quelques cas, expose la femme à tous les dangers que comporte l'aggravation de la péritonite, et si on attend trop longtemps, la laparotomie sera impuissante à amener la guérison désirée.

En pratiquant la laparotomie il ne faudra pas se borner à traiter la cause (grossesse extra-utérine, hématocèle), mais on devra également laver le péritoine, afin d'aider son retour à l'état normal.

7. — Suppuration localisée.

La suppuration locale survient dans les mêmes circonstances que la péritonite, qui n'est autre qu'une inflammation généralisée à toute la séreuse.

Elle se fera soit autour du kyste fœtal intact ou rompu, soit au niveau d'une hématocècle, soit après rupture secondaire de l'œuf.

Elle s'annonce par la fièvre, les phénomènes de tuméfaction locale, et enfin par la fluctuation qu'on arrivera à percevoir en un point de la sphère génitale, variable suivant le siège même de l'abcès.

La suppuration reconnue, on doit s'efforcer de lui ouvrir une libre voie au dehors soit par l'incision abdominale, soit par l'élytrotomie : on la traitera comme les autres abcès du système génital.

CHAPITRE IX

TUMEURS GÉNITALES

SOMMAIRE

			Pages.
Généralités.			
I. *Tumeurs malignes.*			
a. *Utérus.* — Cancer		1	485
Anatomie pathologique			487
Symptômes et diagnostic			493
Traitement			499
b. *Trompe.* — Cancer		2	517
c. *Ovaire.* — Cancer		3	517
d. *Ligament large.* — Cancer		4	518
II. *Tumeurs bénignes à grand développement.*			
a. *Utérus*	Tumeurs puerpérales	5	519
	Fibrômes	6	520
b. *Ovaires*	Kystes géants	7	555
III. *Tumeurs bénignes à petit développement.*			
a. *Utérus.*			
Tumeurs fluides	Physométrie	8	575
	Hydrométrie	9	576
	Hématométrie	10	577
	Kystes hydatiques	11	577
Tumeurs solides	Polypes muqueux	12	577
b. *Trompe.*			
Tumeurs liquides	Hydrosalpinx	13	580
	Hématosalpinx	14	
	Pyosalpinx	15	
Tumeurs solides	Papillome	16	586
c. *Ovaire.*			
Tumeurs liquides	Kystes nains (Dég. scléro-hystique)	17	587
Tumeurs solides	Fibrômes	18	588
d. *Ligaments ronds.*			
Tumeurs liquides	Hydrocèles	19	590
Tumeurs solides	Fibrômes	20	590
e. *Ligaments larges.*			
Tumeurs liquides	Echinocoques	21	591
	Varicocèle	22	591
Tumeurs solides	Fibrômes	23	593
	Lipômes	25	593

TUMEURS GÉNITALES

Les tumeurs de la vulve et du vagin ayant déjà été étudiées, il nous reste à connaître celles de l'*utérus*, des *trompes*, des *ovaires*, des *ligaments ronds* et enfin des *ligaments larges*.

Par *tumeur*, disent *Littré* et *Robin*, on entend « toute éminence circonscrite d'un certain volume, développée dans une partie quelconque du corps », Un phlegmon circonscrit est donc une tumeur, au même titre qu'un fibrôme ou un kyste, mais nous éliminerons de notre cadre toutes les tumeurs aiguës ou inflammatoires pour nous borner à l'étude exclusive des tumeurs à évolution chronique, ne s'accompagnant que rarement d'accidents fébriles.

La division des tumeurs en *bénignes* et *malignes* est classique, et son importance clinique n'est pas moindre pour le système génital que dans toute autre région.

La tumeur est *bénigne* quand, dans son évolution locale, elle reste limitée, et quand, après ablation, elle ne récidive pas.

La tumeur *maligne* a, au contraire, une marche envahissante, infectant petit à petit tout l'organisme, et récidive le plus souvent après l'intervention chirurgicale.

Comme l'indique le sommaire, nous étudierons d'abord les tumeurs malignes, puis les tumeurs bénignes, en distinguant et séparant celles qui sont susceptibles d'un grand développement de celles qui restent forcément petites.

Le diagnostic différentiel se déduira des signes indiqués pour chaque variété de tumeur, sans qu'un chapitre spécial lui soit réservé.

Le traitement suivra la description de chaque tumeur.

I. — CANCER DE L'UTÉRUS

Cancer, à l'heure actuelle, est redevenu synonyme de tumeur maligne et comprend l'épithélioma, le carcinôme, le sarcôme.

L'*épithélioma* (fig. 503) est caractérisé par des lobules épithéliaux englobés dans un stroma fibreux ou embryonnaire. Ces cellules conservent le type qu'elles avaient sur la muqueuse atteinte et peuvent être soit *pavimen-*

teuses (épithélioma pavimenteux), soit *cylindriques* (épithélioma cylindrique).

Le *carcinôme* (fig. 504), encore dénommé *adénôme malin*, est constitué par des néoformations épithéliales n'ayant pas de différenciation nette, et

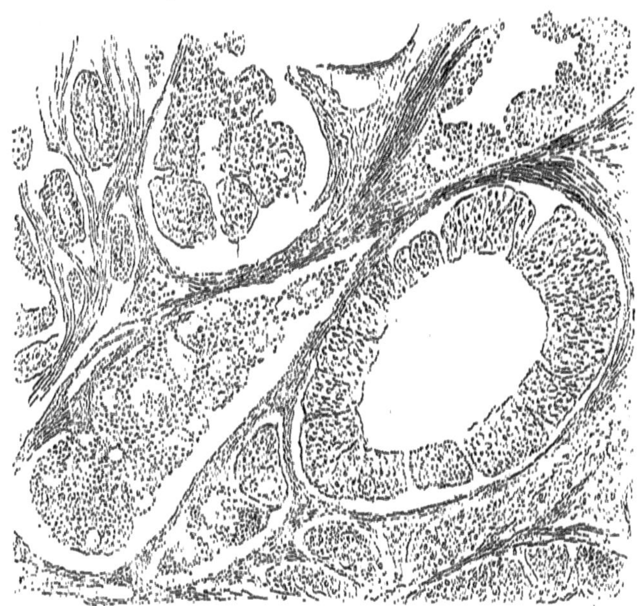

Fig. 503. — Épithélioma du corps de l'utérus (Cornil).

prenant les formes les plus variables ; elles sont englobées comme l'épithélioma dans un stroma fibreux ou embryonnaire. Les amas de cellules épithéliales, de type uniforme dans l'épithélioma, sont au contraire ici de formes variées et constituent le caractère différentiel principal.

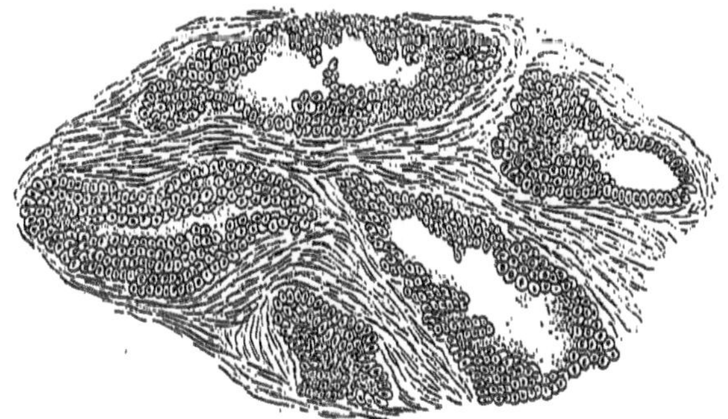

Fig. 504. — Carcinome utérin (Ruge et Veit).

Dans le *sarcôme* (fig. 505), on trouve du tissu embryonnaire pur ou en voie d'évolution vers un tissu adulte.

Ces trois formes de cancer (épithélioma, carcinôme, sarcôme) peuvent s'observer au niveau du corps et du col de l'utérus, le sarcôme toutefois est plus fréquent au niveau du corps.

L'examen histologique est souvent seul capable de décider la forme dont il s'agit.

Laissant de côté cette base histologique, nous nous appuierons, dans la description de ces tumeurs, sur leur évolution clinique, la seule qui nous

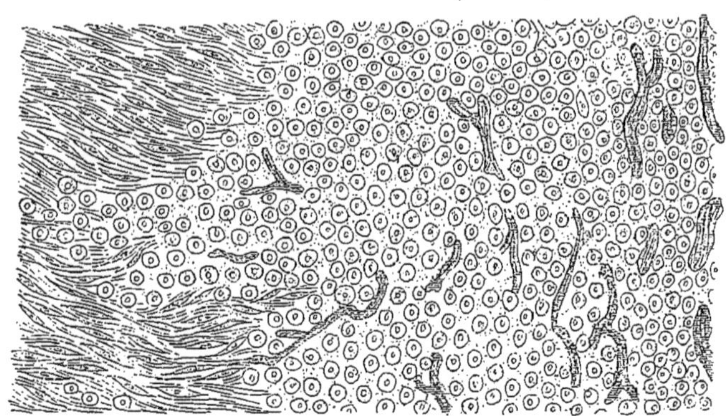

Fig. 505. — Sarcôme diffus de la muqueuse utérine (Wyder).

permette d'en faire une étude réellement pratique et à l'abri des fluctuations doctrinales de la pathologie générale.

D'après ces principes, examinons successivement l'anatomie palhologique, les symptômes et diagnostic, et enfin le traitement de ces tumeurs.

ANATOMIE PATHOLOGIQUE

Le cancer utérin a une évolution clinique essentiellement différente suivant qu'il débute par le corps ou par le col.

Chacun d'eux peut prendre deux formes distinctes :

Cancer du col :

Forme ulcéreuse. 1
Forme végétante 2

Cancer du corps :

Forme insidieuse 3
Forme exubérante. 4

Sur cinq cancers utérins, il en est environ trois du col et deux du corps ; le cancer primitif du corps est donc plus rare que celui du col.

1. Cancer végétant du col. — Au début, une petite nodosité, une simple végétation sur le museau de tanche. La végétation grandit, d'autres se développent autour d'elle.

Ces végétations arrivent à former un véritable *chou-fleur*, qui remplace le col utérin et remplit plus ou moins le vagin (fig. 506).

Cette forme végétante a peu de tendance à envahir les tissus en profondeur, elle est toute en surface, aussi est-elle favorable à la thérapeutique chirurgicale ; ce n'est qu'après un temps assez long, deux ou trois ans, qu'elle se

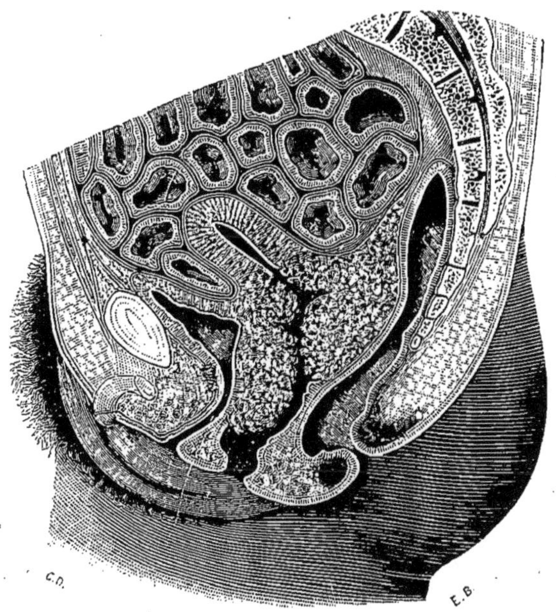

Fig. 506. — Cancer végétant du col avec envahissement de la paroi vaginale (Schrœder).

propage vers la profondeur comme nous allons le voir pour la forme ulcéreuse.

2. Cancer ulcéreux du col. — Au commencement, on ne voit qu'une petite ulcération indurée, d'aspect insignifiant, au voisinage de l'orifice externe.

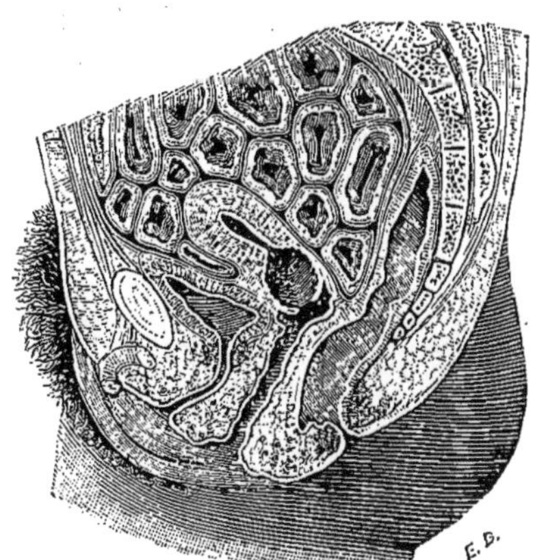

Fig. 507. — Cancer ulcéreux intra-cervical (Schrœder).

L'ulcération s'étale, se creuse, fait le tour du col et envahit petit à petit a cavité cervicale (fig. 507).

Cette forme ulcéreuse, essentiellement destructive des tissus, peut, ainsi que l'indique la figure 508, ronger le col, le faire en quelque sorte disparaître de la superficie vers la profondeur.

L'action destructive, au lieu de s'exercer en masse comme précédemment, peut ramper tout le long de la muqueuse (fig. 509), envahir ainsi toute la

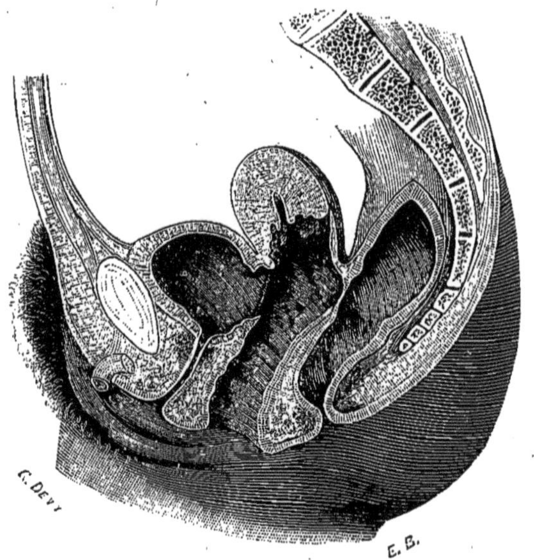

Fig. 508. — Cancer ulcéreux du col (de Sinéty).

cavité utérine, et de là suivre une marche excentrique en dévorant progressivement la paroi utérine jusqu'à son revêtement péritonéal.

Dans cette action destructive, les organes voisins sont nécessairement

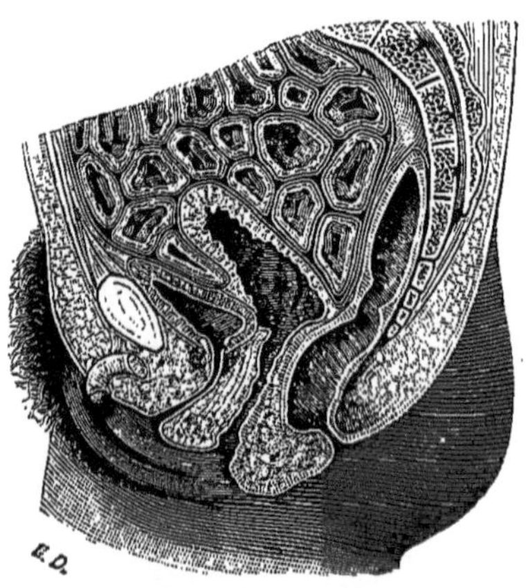

Fig. 509. — Cancer ulcéreux de la cavité utérine (Schrœder).

atteint à un moment donné, d'où la création de fistules vésico-utérines et recto-utérines (fig. 510).

Tous les organes en continuité ou contiguïté avec l'utérus peuvent être envahis, tels le vagin, la vessie, l'urètre, le rectum, le péritoine, les trompes, les ovaires, les ligaments larges, les ganglions pelviens, voire même les ganglions lombaires.

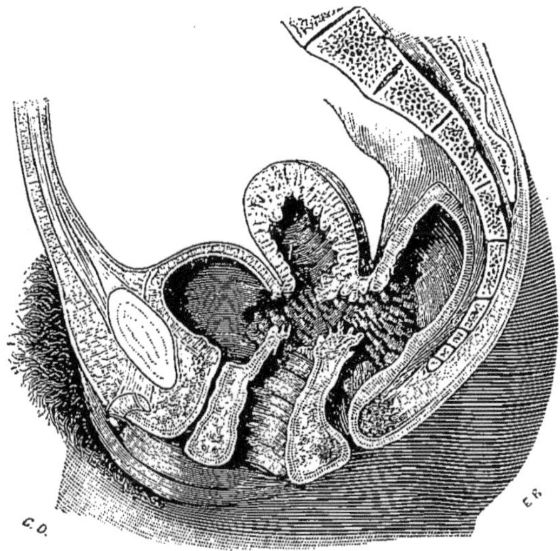

Fig. 510. — Cancer utérin compliqué de fistules vésicale et rectale (Courty).

3° Cancer insidieux du corps. — Le cancer du corps du corps est insidieux, quand il ne s'accompagne que d'une faible augmentation du volume

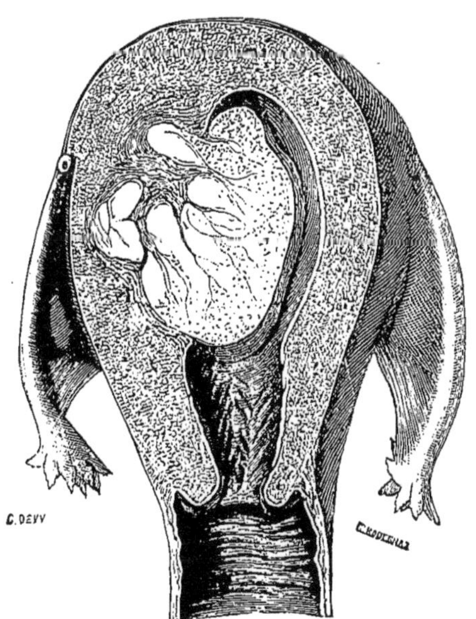

Fig. 511. — Cancer utérin limité (sarcome) (Schrœder).

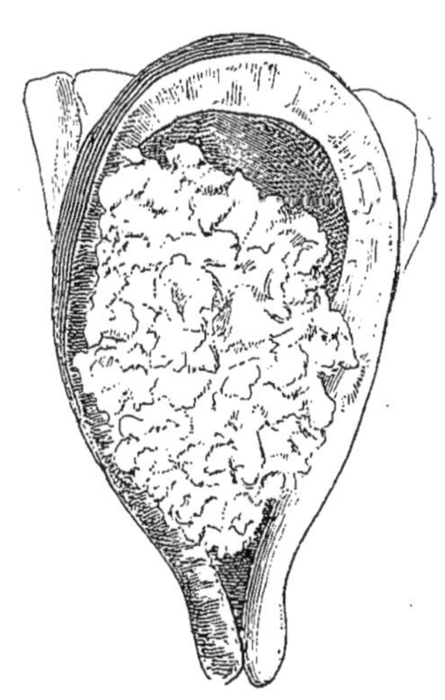

Fig. 512. — Cancer localisé du corps utérin (carcinome) (J.-Y. Simpson).

utérin ; au début, il ne provoque que des troubles modérés, de telle sorte qu'on est porté à croire à une affection bénigne de l'utérus.

Cette forme est bien différente de l'*exubérante*, qui va être étudiée tout à l'heure et dans laquelle le rapide développement de l'utérus et ses dimensions énormes révèlent promptement la gravité du mal.

Ce cancer insidieux est tantôt *limité*, *localisé*, tantôt *diffus*.

Limité, il revêt assez bien l'aspect macroscopique d'un fibrôme, dont parfois il n'est que la transformation.

Les figures 511 et 512 sont deux exemples de cette forme, l'une un sarcôme, l'autre un carcinôme.

Afin qu'on se rende bien compte de l'analogie macroscopique que peuvent donner deux variétés histologiquement différentes, à côté de la forme localisée, j'ai indiqué la forme diffuse, où toute la muqueuse du corps utérin et une épaisseur variable du muscle sous-jacent sont envahies par le processus néoplasique (fig. 513).

Dans ce cas le sarcôme a infiltré toute la muqueuse utérine, respectant toutefois le plus souvent, pendant un certain temps au moins, la muqueuse cervicale.

Ce sarcôme de la muqueuse, tantôt est hypertrophié, tantôt ulcéreux.

Dans le premier cas, l'écoulement est faible ; il y a surtout augmentation de la cavité utérine, gonflement de tout l'organe, et symptômes douloureux

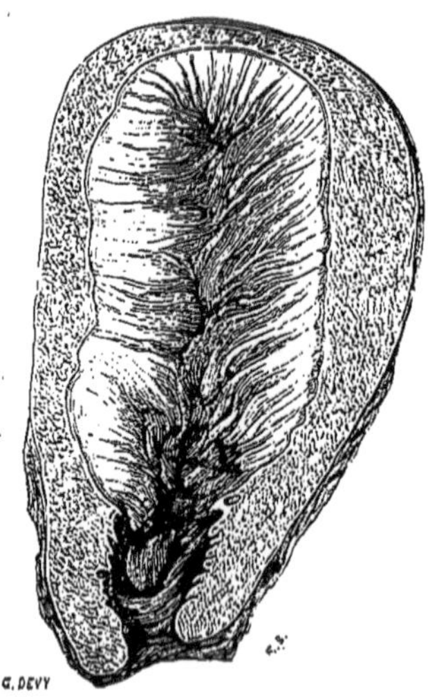

Fig. 513. — Cancer diffus de l'utérus (sarcome) (Ruge et Veit).

très violents ; dans le second au contraire l'écoulement est abondant sous forme d'hydrorrée simple ou teintée de sang, et avec expulsion assez fréquente de débris de la muqueuse altérée.

Comme pour le cancer du col, il y a tantôt tendance à l'ulcération, tantôt à la végétation.

La forme ulcéreuse exerce une action destructive sur la muqueuse, puis sur le muscle ; la forme végétante donne lieu à ces tumeurs limitées représentées par les figures 511 et 512.

A côté des formes précédemment décrites il convient de mentionner le sarcôme kystique ; dans la masse de la tumeur sarcomateuse on trouve tantôt de véritables kystes, tantôt des pseudo-kystes, constitués par une exagération du ramollissement du tissu sarcomateux.

La tumeur est tantôt franchement cancéreuse au début, tantôt elle succède à une tumeur bénigne telle qu'un fibrôme, qu'il soit interstitiel, sous-muqueux ou sous-séreux.

L'envahissement du col, des organes et tissus voisins, se fait comme dans le cancer du col précédemment étudié.

4. Cancer exubérant du corps. — L'utérus se développe rapidement, presque aussi vite que sous l'influence d'une grossesse, sorte de *grossesse cancéreuse.*

La cavité utérine atteint 15 centimètres de profondeur et même davantage.

L'utérus arrive à peser 18,20 kilogrammes (fig. 514).

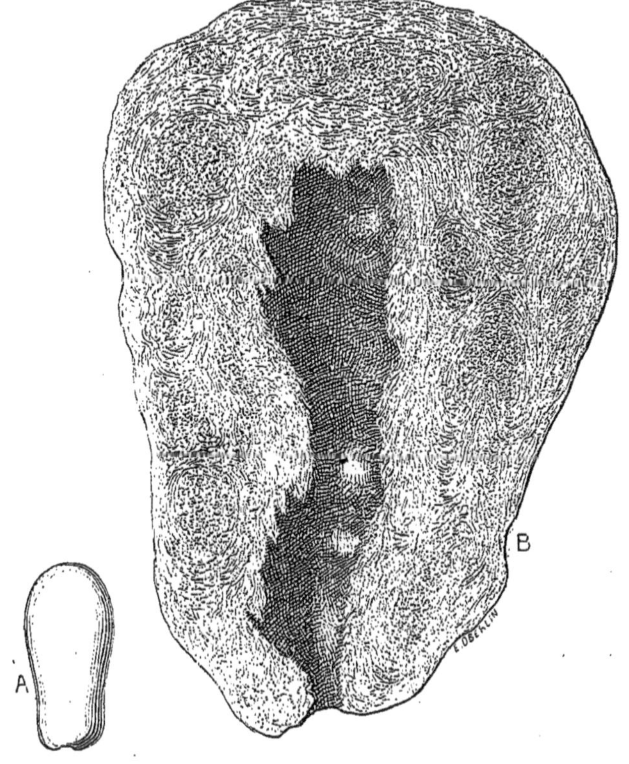

Fig. 514. — Cancer exubérant de l'utérus (sarcôme interstitiel).
A, indique par comparaison le volume d'un utérus normal. — B, utérus pathologique.

La tumeur est constituée — tantôt par du tissu cancéreux (ordinairement sarcôme) uniformément réparti dans toute la paroi utérine et ne tardant pas à envahir le col, de telle sorte que tout l'utérus ne forme plus qu'un *bloc cancéreux,* — tantôt ce tissu est parsemé de véritables kystes ou de pseudo-kystes, ces derniers n'étant en réalité que le résultat du ramollissement néoplasique dans un espace limité.

La tumeur reste ordinairement confinée à l'utérus, car, entraînant assez rapidement la mort des malades, elle n'a pas le temps d'envahir les organes voisins.

Le cancer exubérant de l'utérus se montre de préférence à un âge peu avancé, vers trente ans.

Comme anatomie pathologique il répond au type sarcome ; l'opposition est intéressante avec le cancer insidieux du corps qui survient plus tard à la ménopause ou après elle, et dont la forme anatomo-pathologique est l'épithélioma ou le carcinome.

Ainsi donc pour le *corps* utérin :

Cancer des jeunes, sarcome à marche rapide ;

Cancer des vieilles,épithélioma ou carcinome à marche lente.

SYMPTÔMES ET DIAGNOSTIC

Les différentes formes de cancer utérin se manifestent par des symptômes communs, qui sont :

La *douleur*,

L'*écoulement*,

Les *modifications de l'état général.*

C'est par l'*examen local* qu'on arrive à établir leur diagnostic et à distinguer les variétés du néoplasme malin.

Etudions successivement :

1° la douleur ;
2° l'écoulement ;
3° l'état général ;
4° l'examen local.

1° Douleur. — La douleur est nulle au début, fâcheuse condition qui donne une fausse sécurité à la patiente, ne se doutant pas de l'existence de sa maladie.

Le cancer, la plus grave des maladies par sa nature, l'est donc aussi par son allure, car ce n'est que lorsqu'il y a déjà des désordres étendus, parfois irrémédiables, que survient la souffrance donnant, mais souvent trop tard, l'alarme.

La douleur est d'abord celle de la métrite ; les régions lombaire, hypogastrique, les flancs sont douloureux (névralgie lombo-abdominale), irradiation le long des membres inférieurs (trajet des nerfs crural et sciatique).

Ces douleurs deviennent parfois excessivement violentes, intolérables, surtout dans le cancer insidieux du corps.

Ce sont alors des crises paroxystiques paraissant tous les jours au même moment, véritable supplice quotidien de quelques heures de durée.

Toutes les fois qu'avec un utérus d'apparence normale, mais donnant lieu à un écoulement pathologique, on voit une malade atteinte de ces crises rebelles à la plupart des traitements, il faut flairer la tumeur maligne.

2° ECOULEMENT. — Le écoulements génitaux ou *génitorrée* comprennent diverses variétés :

Hydrorrée. — Ecoulement de sérosité.

Leucorrée. — Ecoulement de mucus ou de muco-pus.

Hématorrée. — Ecoulement sanguin.

Ichorrée. — Ecoulement d'ichor ou de sanie.

Toutes ces variétés peuvent s'observer avec le cancer utérin.

L'hydrorrée est rare : elle existe avec certains cancers insidieux du corps[1] ; la sérosité qui s'écoule est transparente ou roussâtre, parfois accompagnée de petits lambeaux comparés à de la *raclure de boyaux*, qui ne sont autres que des parcelles détachées de la tumeur cancéreuse.

L'hydrorrée peut en certains cas prendre une très grande abondance. *Valat* a cité le cas d'une malade qui, atteinte d'un cancer du corps, perdait environ un demi-litre de liquide par jour.

C'était une véritable *pluie cancéreuse.*

Un écoulement séreux qui survient chez une femme âgée, bien qu'il puisse dépendre d'un fibrôme ou d'une simple inflammation, doit faire penser à l'existence d'une tumeur maligne.

C'est le plus souvent dans les cas de sarcome de la muqueuse utérine à évolution lente qu'on observe ces cas d'hydrorrée, qu'on doit le plus souvent tenir pour suspects au point de vue de la malignité de la tumeur.

La leucorrée est le symptôme banal de toute affection utérine, elle existe dans le cancer utérin avant l'apparition de l'ichorrée.

L'hématorrée n'est pas un des symptômes saillants du néoplasme utérin. Elle consiste surtout en une prolongation des règles, qui, sans être plus abondantes que d'habitude, traînent en longueur ; de petites hémorragies se produisent fréquemment dans la période intermenstruelle.

Chez les femmes qui ont franchi la ménopause, l'apparition du sang fait croire au retour des règles, et les malades, loin de soupçonner l'affection mortelle qui débute, se croient rajeunies par ce retour apparent vers leur vie génitale.

Dans cette terrible affection, tout (absence de douleurs, pseudo-rajeunissement génital) contribue donc à donner aux malades l'illusion de la santé.

L'hémorragie génitale n'offre d'ailleurs aucun caractère pathognomonique de telle sorte que, par son étude même attentive, il est impossible de remonter à la cause qui la produit ; mais c'est sa ténacité et sa persistance aux moyens thérapeutiques habituels, qui peut fournir de précieux indices au clinicien pour établir le diagnostic étiologique, ainsi que nous le verrons plus loin.

[1] Coutzadrida. Thèse Paris, 1884.

L'ichorrée est un des symptômes caractéristiques du cancer utérin.

L'écoulement sanieux est à la fois séro-purulo-sanguinolent, brunâtre ou jaunâtre suivant la quantité de sang qu'il contient.

Son odeur est d'une fétidité repoussante, caractéristique ; le doigt qui a pratiqué le toucher vaginal en reste, malgré des lavages répétés, imprégné pendant plusieurs heures.

La malade répand cette odeur autour d'elle, incommodant les personnes obligées de vivre en sa compagnie ; l'odorat d'un médecin exercé sait faire le diagnostic à l'approche même de la patiente.

Une odeur semblable peut être dégagée par certaines tumeurs en voie de putréfaction, mais elle dépend presque toujours d'un néoplasme cancéreux, elle est donc quasi pathognomonique.

3° Etat général. — Anémie, puis cachexie cancéreuse, avec les symptômes et complications possibles de cet affaiblissement.

La mort a lieu en un, deux, trois ou quatre ans, rarement davantage, soit par le progrès même de la cachexie, soit à la suite d'une phlegmatia alba dolens, d'une complication pulmonaire, de l'urémie qui résulte parfois de la compression des uretères par le néoplasme.

4° Examen local. — *Toucher. Spéculum. Hystéromètre. Exploration digitale intra-utérine. Microscope.*

Toucher. — Le toucher est cliniquement le moyen maître de diagnostic.

Isolé, il permet de reconnaître l'affection cervicale, et combiné au palper abdominal, il met sur la voie du cancer corporéal.

a. Le *cancer végétant* du col est facile à reconnaître, la sensation du chou-fleur intra-vaginal est assez caractéristique pour laisser peu de doutes dans l'esprit.

Cependant, la confusion a pu être faite avec un placenta retenu et putréfié au niveau de l'orifice externe, avec un polype fibreux intra-vaginal ramolli et subissant la décomposition putride, avec des polypes muqueux formant par leur réunion au museau de tanche une tumeur inégale.

Le placenta et les polypes fibreux sont nettement séparables du col.

Il en est de même des polypes muqueux, à moins que leur implantation ne se fasse sur le col même, auquel cas la mollesse, l'évolution lente, l'intégrité de l'état général, l'absence d'ichorrée, et, au besoin, l'examen d'une parcelle au microscope mettraient sur la voie.

b. Le *cancer ulcéreux* du col est plus difficile à diagnostiquer, surtout au début.

La tumeur a quelquefois les allures d'une simple métrite du col, avec laquelle on aura la plus grande peine à établir une distinction.

Toutefois, dans le cancer, l'induration est ordinairement plus marquée, la tumeur saigne plus facilement, enfin, comme l'a dit *M. Laroyenne :*

Toutes les fois que, dans une surface suspecte du col ou de la cavité cer-

vicale, on pourra enfoncer l'ongle et ramasser quelques débris de tissus, on est autorisé à affirmer la nature épithéliomateuse de la maladie.

L'ulcération, quand elle est franchement constituée, est inégale, dure; ce dernier caractère la distingue d'une ulcération simplement inflammatoire; elle saigne facilement au contact du doigt.

Quand la grossesse survient avec un col cancéreux, elle ramollit toute la portion des tissus non envahie par le néoplasme, de telle sorte que, d'après l'induration, le doigt peut nettement se rendre compte de l'étendue du cancer.

La grossesse joue donc en quelque sorte un rôle révélateur.

Dans les cas douteux, la marche même de l'affection sera d'un heureux secours, le cancer suivant une progression assez régulière.

L'âge ne sera qu'un élément secondaire d'appréciation, car le cancer cervical peut se développer pendant toute la vie génitale de la femme de dix-sept à soixante-dix ans.

Ne pas omettre, s'il est nécessaire, l'emploi du microscope.

c. Dans le *cancer insidieux du corps*, le toucher vaginal combiné à la palpation conduira sur un corps plus mou qu'à l'état normal et ordinairement augmenté de volume dans des limites appréciables.

Le toucher intra-utérin qui nécessite d'habitude, pour pouvoir être pratiqué, la dilatation préalable du col et l'abaissement de l'utérus avec des pinces de Museux, révèle tantôt une tumeur nettement limitée, donnant la sensation d'un fibrôme ramolli, tantôt la présence de masses fongueuses tapissant tout l'intérieur de la cavité utérine.

Dans le premier cas, il s'agit d'un cancer limité et la distinction doit surtout être faite avec un fibrôme; ne pas oublier que certains fibrômes peuvent, surtout au moment de la ménopause, se transformer en tumeurs malignes; la plus grande mollesse, la friabilité de la tumeur, l'altération de l'état général plaident pour la malignité; ne pas omettre l'examen microscopique d'une parcelle détachée de la tumeur.

Toutefois l'épreuve microscopique ne saurait inspirer une confiance absolue, car elle est sujette à des causes d'erreur multiples, même de la part des hommes les plus expérimentés.

Dans le second cas, on pourrait supposer de l'endométrite fongueuse, mais l'évolution de la maladie et l'examen des parcelles du tissu recueillies par le curage mettront sur la voie du diagnostic.

D'une façon générale on pensera à l'existence du cancer, quand la femme est atteinte de métrorragies persistantes, ne cédant pas aux moyens ordinaires, qui suffisent à guérir la simple métrite hémorragique, et alors que l'état général se prend, c'est-à-dire que la femme s'anémie et se cachectise.

d. Avec le *cancer exubérant*, le diagnostic devient plus facile.

La tumeur pourrait être confondue avec des fibrômes multiples de l'utérus, mais la rapidité même de l'accroissement est pathognomonique de la malignité du néoplasme.

Voici d'ailleurs, empruntés au docteur *Bisch* [1], les caractères cliniques de

[1] *Du cancer primitif du corps de l'utérus.* Paris, 1892.

cette forme de cancer, caractères qui permettent d'en établir le diagnostic :

« Quelquefois on est appelé à examiner une femme jeune encore, pâle, légèrement anémiée, qui accuse des troubles menstruels sur lesquels elle attire l'attention.

« Les règles ne durent pas plus longtemps que d'habitude, sont plus abondantes, quelquefois menaçantes par leur intensité. Dans leur intervalle il se produit un écoulement leucorréique ou simplement muqueux, sans odeur particulière. Le syndrôme utérin, pesanteur dans le périnée, douleurs irradiées, quelquefois à type névralgique, ballonnement du ventre, troubles gastro-intestinaux divers, s'ajoute au tableau.

« De ces signes fonctionnels sans caractères particuliers un seul a une grande valeur ; l'âge peu avancé de la malade, auquel viennent se joindre des renseignements plus importants, fournis par le toucher, le palper, l'exploration. Si on élimine la possibilité d'un avortement au début, question que le temps juge plus facilement, on va se trouver en présence de symptômes particuliers.

« L'utérus est gros, volumineux, ayant basculé soit en avant, soit plus fréquemment en arrière, en raison de son poids exagéré, presque toujours situé très haut, dans la cavité du petit bassin, en raison de son augmentation, souvent d'un accès difficile au simple toucher. Le toucher rectal et la palpation bimanuelle montrent que sa surface est légèrement bosselée ; le col, lorsque la tumeur a acquis une certaine importance, se trouve dilaté et permet à une époque avancée de reconnaître par le doigt une masse polypeuse de nouvelle formation, mais au début, il ne présente rien de spécial.

« La cavité utérine est ordinairement augmentée ; sans atteindre les dimensions que l'on trouve dans les polypes, elle a cependant une exagération notable. La tumeur s'accroît très rapidement en même temps que les hémorragies se répètent ; ces dernières ne sont pas aussi considérables cependant que dans les fibro-myomes, si ce n'est à une époque avancée.

« La muqueuse utérine n'est pas tomenteuse comme dans la métrite glandulaire ou la métrite hémorragique. Et d'ailleurs, dans ces cas, le volume de l'utérus n'est pas aussi considérable. On sent des bourgeons de formation nouvelle que l'hystéromètre est obligé de contourner et qui lui impriment les directions les plus variables. Ces bourgeons peuvent même être assez volumineux pour venir faire saillie entre les lèvres du col.

« Des poussées de péritonite accompagnent le développement du sarcome, déterminant des adhérences variables qui fixent l'utérus dans des positions plus ou moins vicieuses, et peuvent le souder avec des anses intestinales voisines. Le palper devient alors d'une grande difficulté et l'on observe en même temps des troubles, tels que le météorisme abdominal, le ballonnement du ventre tenant à l'asthénie intestinale, des troubles gastro-intestinaux, tenant soit à la péritonite, soit à la compression du rectum par la tumeur, et consistant en constipations opiniâtres, bientôt suivies de débâcles. Des troubles vésicaux peuvent aussi apparaître ; ils peuvent être dus à la compression pure et simple de la vessie ; quelquefois les uretères sont englobés, la fonction urinaire se fait mal et il peut en résulter des troubles urémiques qui n'ont rien de spécifique.

« L'évolution, comme nous l'avons dit est très rapide et lorsqu'on opère, les récidives sont pour ainsi dire fatales et à brève échéance (Freund). De jour en jour la malade perd ses forces, en raison des hémorragies qui l'anémient, de l'évolution rapide de la tumeur maligne, et enfin des causes de dépréciation multiples que nous venons de signaler. »

Spéculum. — Le spéculum ne fournira de renseignements que dans les cas de tumeur cervicale.

Les végétations feront irruption entre l'écartement des valves, pâles, luisantes, recouvertes de sanie et saignant facilement.

La plaie dans la forme ulcéreuse, se montre livide ou jaunâtre, brunâtre par place, saignant quand on essuie la surface avec du coton, ou quand on la touche avec un instrument.

Hystéromètre. — L'examen à l'hystéromètre ne fournit que peu de données précises pour le diagnostic du cancer corporéal, le seul où il y ait lieu de l'appliquer.

Il provoque facilement des hémorragies graves, qui nécessitent le tamponnement vaginal et peuvent empêcher la malade de regagner son domicile, si elle est venue consulter le médecin à son cabinet.

Enfin, même en procédant avec douceur, l'utérus, devenu friable, peut se laisser perforer, des accidents de péritonite plus ou moins graves en seront la suite.

En un mot, mieux vaut laisser l'hystéromètre de côté, alors qu'on soupçonne le cancer.

Exploration digitale intra-utérine. — Après dilatation à la laminaire, il est possible de porter le doigt jusque dans la cavité corporéale, et d'arriver ainsi jusque sur la tumeur cancéreuse ; mais les sensations fournies par le doigt ne sont pas suffisamment caractéristiques pour aider au diagnostic d'une façon utile, aussi est-il préférable d'une façon générale de ne pas procéder à ce genre d'exploration, qui comme l'hystérométrie expose à des hémorragies graves.

Microscope. — Une parcelle extraite de la tumeur permet à un œil exercé de porter le diagnostic anatomo-pathologique ; cependant, il est des cas d'adénôme (épithéliome) où il est difficile de faire la distinction avec un adénôme simple (Cornil).

Ces erreurs possibles, surtout quant à ce qui concerne le corps de l'utérus, ont jeté un certain discrédit sur l'emploi du microscope dans le diagnostic de ces tumeurs malignes.

TRAITEMENT

Pour le traitement du cancer utérin, le thérapeute est placé dans la triple alternative suivante :

1° Soit expectation :
- *a*. Narcotiques;
- *b*. Pansements désinfectants.

2° Soit intervention palliative :
- *a*. Caustiques;
- *b*. Curage.

3° Soit intervention curative :
- *a*. Hystérectomie partielle;
- *b*. Hystérectomie totale.

1. — Expectation.

L'expectation sera préférable dans le cancer exuberant du corps, et dans les autres formes quand le néoplasme aura franchi les limites de l'utérus pour envahir les alentours.

Dans les cas de cancer exubérant, la seule thérapeutique active qui ait chance de succès est l'extirpation totale de l'utérus par la laparotomie, opération des plus sérieuses.

Dans les quelques cas où elle a réussi, la généralisation du néoplasme, malgré l'ablation de l'organe malade, n'a pas tardé à se produire et à amener la mort.

Le néoplasme, dans ces cas à marche rapide, se comporte plutôt comme une maladie générale que comme une maladie locale ; or, la chirurgie n'est réellement efficace que dans les processus locaux; aussi la non-intervention est-elle préférable.

Quand avec une forme quelconque de cancer les annexes sont envahies, il ne saurait être question d'intervention curative ; les interventions palliatives, conseillées par quelques auteurs dans ce cas sont très discutées, car leurs avantages sont peu appréciables.

Mieux vaut en général se borner aux narcotiques et aux pansements désinfectants.

a. Narcotiques. — On aura recours aux narcotiques habituels, parmi lesquels le *sulfonal*, l'*hydrate de chloral*, la *morphine*, mériteront la préférence.

Calmer jusqu'au dernier moment les souffrances de ces malheureuses vouées à une mort inévitable doit être le but exclusif du médecin.

Aux narcotiques généraux on pourra quelquefois associer les locaux; tel qu'un tampon imbibé d'une solution de cocaïne au $\frac{1}{10}$, placé sur l'ulcération néoplasique.

b. Pansements désinfectants. — Les applications locales ont l'inconvénient de nécessiter l'emploi fréquent du spéculum, qui est douloureux chez certaines cancéreuses et amène de petites hémorragies.

Quand le spéculum est bien supporté, on fera avec avantage des pansements avec de la poudre de salol ou de tanin, et on laissera pendant vingt-quatre heures un tampon d'ouate hydrophile au contact du col.

Lucas-Championnière conseille des pansements absorbants constitués par le mélange à parties égales des trois poudres suivantes :

Poudre de benjoin;
Poudre d'iodoforme;
Carbonate de magnésie.

Ces pansements ne conviennent naturellement qu'au cancer du col et plutôt à la forme ulcéreuse qu'à la végétante.

Les injections constituent le meilleur mode de pansement, à la condition d'être faites avec douceur et dextérité, de manière à ne pas provoquer d'hémorragie par un traumatisme maladroit.

Elles seront pratiquées quotidiennement ou bi-quotidiennement avec l'un des liquides suivants :

1° Liqueur de Labarraque[1], une cuillerée à soupe par litre;

2° Solution :

Acide phénique	245 grammes.
Glycérine	245 —
Essence de thym	10 —

Une cuillerée à soupe par litre ou par deux litres d'eau;

3° Solution :

Acide salycilique.	1 gramme.
Essence de géranium rosat. .	5 —
Alcool à 90°.	300 grammes.

Une cuillerée à soupe par litre d'eau;

4° Coaltar saponiné, trois cuillerées à soupe par litre d'eau;

5° Vinaigre Pennès, trois cuillerées à soupe par litre d'eau;

6° Infusion de verveine mélangée à partie égale d'eau;

7° Teinture de benjoin, une ou deux cuillerées à soupe par litre d'eau.

Il sera bon aussi de désinfecter l'air de la pièce par des aérations fréquentes et avec des pulvérisations d'un mélange d'acide phénique et d'essence de thym.

2. — Intervention palliative.

La sécrétion sanieuse que produit le cancer utérin est une des sources de l'affaiblissement et surtout un des symptômes les plus mal tolérés par la malade, à cause de son abondance et de son odeur.

[1] Formule de la liqueur de Labarraque (Codex français) :

Chlorure de chaux	1
Carbonate de soude cristallisé. .	2
Eau commune	45

La destruction des végétations cancéreuses a pour avantage de la tarir momentanément, et de procurer ainsi, pendant quelque temps, une amélioration subjective.

Cette destruction sera indiquée dans la forme végétante du cancer cervical et dans certains cas de cancer insidieux du corps, alors que le processus est encore limité, c'est-à-dire dans les premiers stades de l'affection.

Cette intervention palliative peut être faite, soit avec des caustiques, soit avec des injections interstitielles, soit avec des instruments coupants.

Parmi les nombreux caustiques préconisés à cet effet le meilleur est la *pâte de Canquoin*, préparée, comme on le sait, avec une partie de chlorure de zinc et deux de farine de blé ou de seigle.

Cette pâte est semi-rigide et peut être placée dans l'utérus sous forme de flèche ou de crayon cylindrique, ainsi que cela a été vu à propos de la métrite.

Cette pâte est tantôt appliquée à la surface des végétations cancéreuses, tantôt, quand il s'agit d'une masse en chou-fleur, piquée dans leur intérieur, comme on larde certaines pièces de viande avant de les faire rôtir.

Le caustique mortifie les tissus dans l'épaisseur de plusieurs millimètres, et l'escarre en tombant déterge la surface cancéreuse.

Ce mode de traitement n'est autre que celui employé avec grand luxe de réclame par certains charlatans prétendant *guérir le cancer sans opération.*

Cette méthode, vivement critiquée par certains gynécologues, qui l'accusent d'activer le développement du néoplasme par l'irritation qu'elle cause, est cependant susceptible de donner, en quelques cas, de bons résultats ; mais, d'une façon générale, on lui préfère l'intervention instrumentale.

H. Schulz[1] a imaginé dernièrement un traitement palliatif au moyen d'injections intra-parenchymateuses d'alcool ; il injecte de l'*alcool absolu* dans l'épaisseur de la tumeur cancéreuse, au moyen d'une seringue de la capacité de 5 grammes et armée d'une aiguille suffisamment longue et résistante.

La malade étant placée dans le décubitus latéral, on introduit le spéculum de Sims ; puis ayant recouvert d'ouate l'orifice de l'urètre, afin de le protéger contre l'action caustique de l'alcool, on injecte une ou deux fois dans la tumeur, à une profondeur variable suivant l'épaisseur des tissus, une quantité de 5 grammes environ d'alcool absolu.

L'injection est parfois douloureuse, mais la douleur n'est que de courte durée.

La plus grande partie du liquide injecté s'écoule de la tumeur au dehors, en entraînant une grande quantité de détritus et des lambeaux de tissus mortifiés.

Les injections d'alcool sont pratiquées d'abord tous les deux jours puis quotidiennement.

Après chaque injection, on introduit dans le vagin un peu de gaze iodoformée que la malade garde jusqu'au lendemain.

[1] *Centralb. für Gynäk.*, 2 avril 1892, n° 3.

Ces injections d'alcool ont été employées dans huit cas avec des succès encourageants.

Il faut ajouter aussi que dans ce procédé d'une application des plus faciles, il survient parfois au début des hémorragies que le tamponnement arrête rapidement. Une fois cependant, Schultz dut recourir à l'acupressure.

Curer, *cautériser au thermocautère*, *tamponner à la gaze iodoformée*, tels sont les trois stades de l'intervention chirurgicale palliative. L'anesthésie générale est nécessaire.

Dans le cancer du col, on coupera aux ciseaux les parties exubérantes, et on grattera avec une curette ordinaire toutes les parties friables ; il sera bon de curer en même temps la cavité utérine, à cause de l'endométrite concomitante, qui existe habituellement.

Les surfaces saignantes seront touchées au thermocautère, de manière à pratiquer l'hémostase.

L'opération sera terminée par un tamponnement intra-vaginal à la gaze iodoformée.

Si quelques vaisseaux importants ont été dilacérés, les saisir avec une pince hémostatique qu'on laissera en place pendant vingt-quatre heures ou les lier au catgut en comprenant dans la ligature une certaine épaisseur du tissu utérin.

Avec un cancer du corps, la dilatation préalable à la laminaire sera nécessaire, afin de permettre l'exploration digitale; l'intervention, en effet, ne saurait être faite sans ce contrôle, afin que l'opérateur connaisse exactement l'état interne de l'utérus et sache la partie sur laquelle il doit agir.

Le curage terminé, on fera une cautérisation, non avec le fer rouge, mais avec de la créosote à $\frac{1}{3}$, comme dans l'endométrite.

On complétera par un tamponnement utérin à la gaze iodoformée.

Cette opération, pratiquée avec les précautions et la douceur voulues, est d'habitude sans dangers et donne une amélioration réelle pendant quelques mois.

3. — Intervention curative.

L'intervention curative est indiquée toutes les fois que le cancer est nettement limité à l'utérus ; exception toutefois doit être faite pour la forme exubérante du corps, à cause de la gravité de l'opération et de la fréquence des récidives.

Pour poser l'indication de l'intervention curative, on examinera donc avec soin, par le toucher combiné à la palpation, le pourtour de l'utérus, surtout les ligaments larges, et si on ne trouve aucune trace d'induration, l'extirpation de la tumeur devra être conseillée.

Un autre bon signe, qui permet de reconnaître l'intégrité ou l'envahissement des ligaments larges, est la mobilité de l'utérus.

Quand en saisissant le col de l'utérus avec une pince de Museux on l'amène facilement à la vulve, il est bien vraisemblable que tous les liens de l'utérus et notamment les ligaments larges ont conservé leur état physiologique, si au contraire le col ne peut être abaissé que de 2 à 3 centimètres, l'infiltration péri-utérine est probable.

De telle sorte qu'au point de vue pratique on pourrait dire :

Quand le col de l'utérus arrive à la vulve, faites une intervention curative, c'est-à-dire l'hystérectomie totale, sinon résignez-vous à une opération palliative amputation du col ou curage.

Deux opérations, l'hystérectomie partielle et l'hystérectomie totale, réalisent cette intervention curative.

Avant d'apprécier leur valeur relative, voyons en quoi elles consistent :

a. **Hystérectomie partielle.** — AMPUTATION SUS-VAGINALE D'HUGUIER. — Le col doit être amputé au voisinage de l'isthme.

Cette opération a déjà été décrite page 433 à propos du traitement du prolapsus vagino-utérin, je me contenterai de la rappeler brièvement. Elle se compose de quatre temps : 1° ligature des artères utérines ; 2° dénudation du col ; 3° section du col ; 4° application des sutures.

1° *Ligature des artères utérines.* — Aux deux extrémités du diamètre transversal du col, à un bon centimètre en dehors de lui (fig. 457, p. 433), on passe à l'aide d'une aiguille courbe, un fil de soie qui doit pénétrer à deux centimètres de profondeur; cette ligature, liée assez serrée, comprend presque à coup sûr la branche de l'utérine qui irrigue le col. La même ligature est faite aussi du côté opposé. Cette hémostase préventive permet d'opérer ensuite avec un faible écoulement du sang.

2° *Dénudation du col.* — Section circulaire du col à un bon centimètre du museau de tanche, un peu plus élevée en arrière au niveau du cul-de-sac postérieur qu'en avant (fig. 458). Puis, avec l'index ou le pouce, dénuder l'utérus circulairement en remontant vers le corps (fig. 459).

3° *Section du col.* — Quand la dénudation aura une hauteur de 2 à 3 centimètres, on sectionnera le col de haut en bas, perpendiculairement à sa direction (fig. 460).

4° *Application des sutures.* — Les sutures sont faites au catgut et appliquées circulairement *en rosette* sur le pourtour du col (fig. 461 et 462).

Tamponnement utérin à la gaze salolée ou iodoformée.

b. **Hystérectomie totale** — L'hystérectomie totale peut être faite par la voie vaginale, la voie abdominale ou la voie sacrée ; je laisse de côté cette dernière voie, généralement abandonnée aujourd'hui au moins pour l'hystérectomie.

Les deux procédés, qui vont être décrits pour l'une et l'autre opération sont de *Martin*, sauf quelques variantes d'ordre secondaire.

1. Hystérectomie vaginale totale. — Cette opération comprend deux temps :

1° ligature et détachement circulaire du vagin ;

2° ligature et section du ligament large.

1° *Ligature et détachement circulaire du vagin.* — Le col étant fortement relevé en haut à l'aide d'une pince de Museux, on incise transversalement le

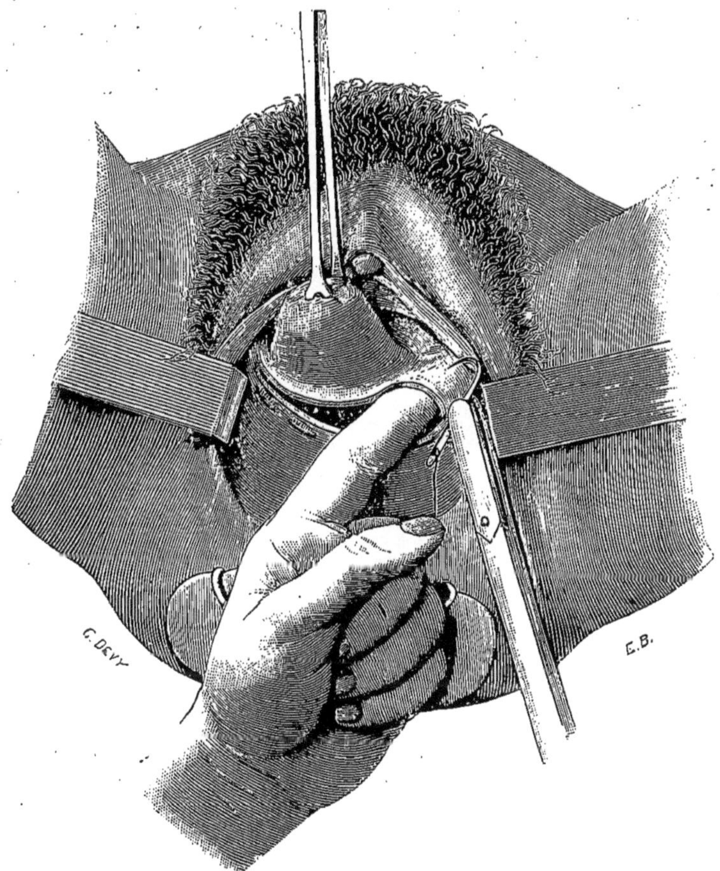

Fig. 515. — Ouverture du cul-de-sac postérieur, et ligature circulaire du vagin (Martin).

cul-de-sac postérieur du vagin, et on sectionne en côtoyant l'utérus jusqu'à ce qu'on ait pénétré dans le péritoine.

A ce moment, avec une aiguille courbe munie de soie (toutes les sutures se font à la soie), et sous la direction du doigt enfoncé dans la plaie, on lie la paroi vaginale parallèlement à son bord sectionné, en comprenant profondément le péritoine.

Cette brèche sert de point de départ pour continuer la ligature circulaire du vagin ainsi que l'indique la figure 515 ; après la ligature, on sectionne la paroi vaginale en libérant ainsi le col dans la partie correspondante.

Dans le cul-de-sac antérieur, on procède (fig. 516) comme pour le postérieur, en allant jusqu'au péritoine; le décollement doit être fait avec lenteur et prudence à cause du voisinage de la vessie.

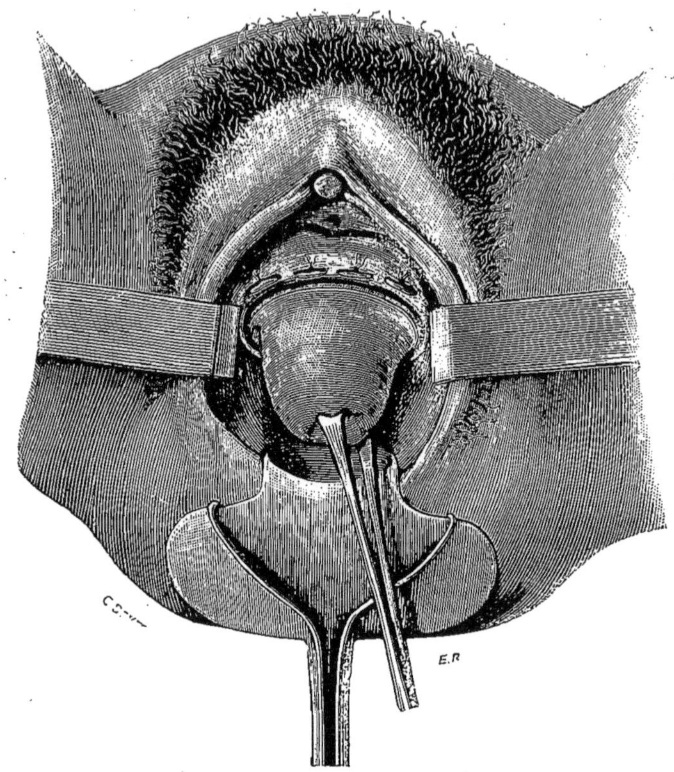

Fig. 516. — Incision et ligature du vagin au niveau du cul-de-sac antérieur (Martin).

2° *Ligature et section des ligaments larges.* — A travers l'ouverture produite par le détachement circulaire du vagin et qu'obture incomplètement l'utérus (fig. 517), on va procéder à la ligature et à la section des ligaments larges.

Le doigt est passé en arrière du ligament large; une aiguille de Deschamps chargée de soie traverse, sous la direction du doigt, le ligament large à un bon centimètre en dehors de l'utérus; après avoir été passé, le fil est lié et on sectionne aux ciseaux, au ras de l'utérus, la partie des tissus correspondant à la ligature.

On procède alternativement d'un côté et de l'autre; un aide, avec une pince de Museux résistante, abaisse le col utérin aussi fortement que possible.

On arrive ainsi à lier les ligaments larges dans toute leur hauteur avec quatre ou cinq étages de sutures (fig. 518).

Toutefois, cette ligature par simple *abaissement* de l'utérus peut présenter de sérieuses difficultés, quand les ligaments larges manquent de souplesse et ne permettent pas d'attirer l'organe; on a alors à sa disposition deux autres moyens :

Le *basculement* de l'utérus ;
La *forcipressure*.

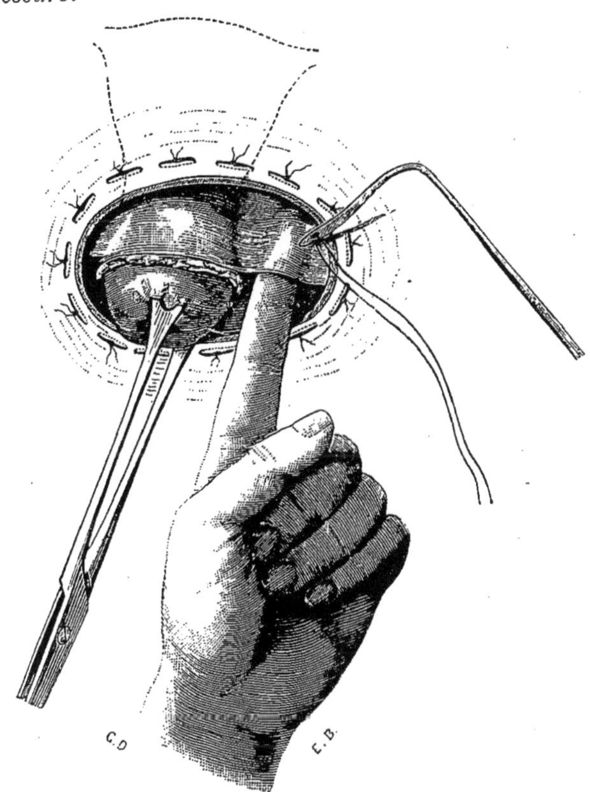

Fig. 517. — Ligature des ligaments larges.

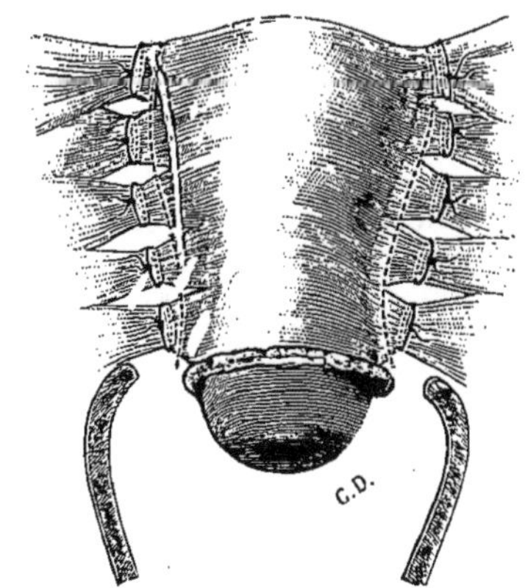

Fig. 518. — Ligature complète des ligaments larges. (Section au niveau de la ligne pointillée.)

Le *basculement* (fig. 519) peut être fait en avant ou en arrière; on produit ainsi soit l'antéflexion, soit la rétroflexion de l'utérus.

Le corps de l'organe est attiré tantôt avec le doigt recourbé en crochet, tantôt avec un crochet instrumental qui va le pêcher dans la plaie abdominale.

On fera le basculement soit en avant, soit en arrière, suivant la commodité de chaque cas, l'un et l'autre fournissant les mêmes avantages pour terminer l'opération.

L'utérus étant basculé, les ligaments larges deviennent facilement accessibles, et on procède à la ligature d'une façon analogue à celle suivie dans le simple abaissement.

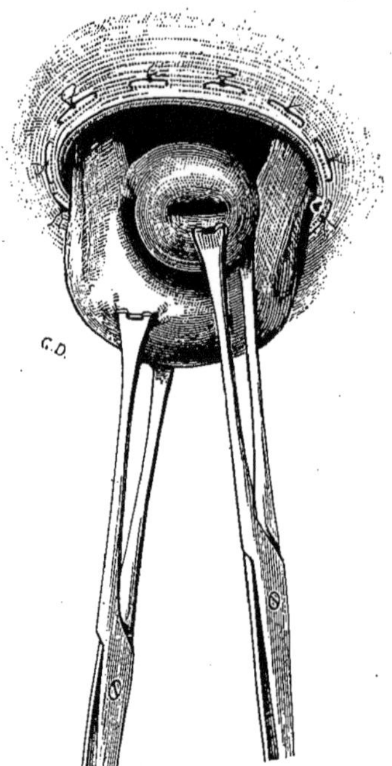

Fig. 519. — Basculement de l'utérus en arrière.

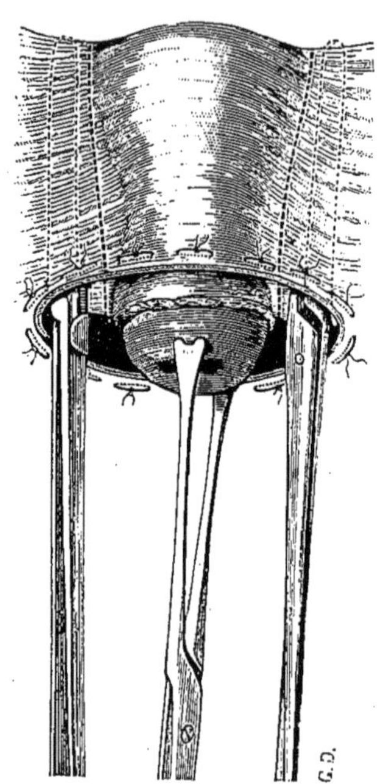

Fig. 520. — Pincement des ligaments larges.

Pour faciliter ce basculement, *Doyen* [1] a proposé le procédé suivant, qui consiste après avoir ouvert les culs-de-sac antérieur et postérieur de l'utérus, c'est-à-dire après avoir libéré l'organe en arrière et en avant, à fendre l'utérus sur la ligne médiane en avant, et à attirer avec des pinces de Museux les deux bords de la plaie ainsi creusée, comme l'indiquent les deux figures ci-jointes 521 et 522.

On continue la section de l'utérus en se dirigeant vers le fond, et en remontant progressivement les pinces de Museux, jusqu'à ce que le basculement soit devenu possible.

A partir de ce moment, on termine l'hystérectomie comme dans tout autre procédé en faisant usage soit des pinces, soit des ligatures.

[1] *Deux procédés inédits d'hystérectomie vaginale et abdominale.* Extrait des *Archives Provinciales de Chirurgie*, 2e édition. Paris, 1893.

Dans les cas où le basculement n'est pas possible, ou de parti pris pour faciliter son extraction, *Muller*, puis *Quenu* ont proposé, après ouverture des culs-de-sac péritonéaux, de fendre tout l'utérus en deux à l'aide de ciseaux, de manière à le diviser en deux moitiés symétriques, qu'on extrait

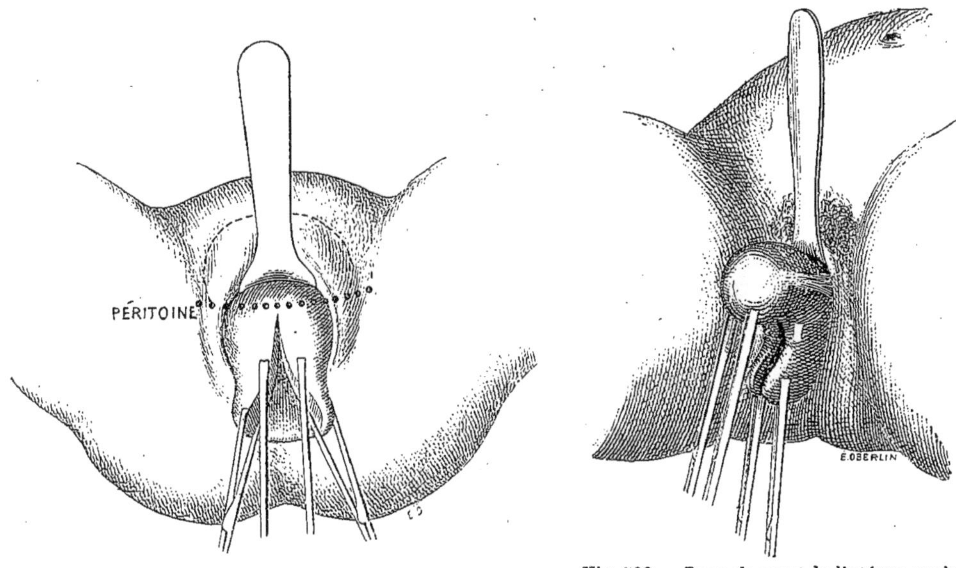

Fig. 521. — Incision médiane antérieure de l'utérus pour faciliter le basculement (Doyen).

Fig. 522. — Basculement de l'utérus après exécution de la section médiane antérieure (Doyen).

ensuite successivement en pratiquant l'hémostase des ligaments larges, soit avec les pinces, soit avec les ligatures.

Je n'insiste pas sur les détails de ce procédé, en général abandonné par les opérateurs à l'heure actuelle.

Forcipressure. — Quand l'abaissement et le basculement sont impossibles ou difficiles, on peut faire usage des pinces hémostatiques de Péan et Richelot (fig. 520); quelques opérateurs emploient même de propos délibéré ces pinces, comme nous l'avons vu pour la castration utérine (p. 306).

On préfère en général, les ligatures dont les résultats sont plus sûrs au point de vue de l'antisepsie.

Les pinces sont, sous la conduite des doigts, glissées avec un mors en avant et l'autre en arrière du ligament large, en ayant soin de bien écarter toute anse intestinale.

Puis les pinces étant fixées, on sectionne au ras de l'utérus.

Les pinces sont laissées en place pendant quarante-huit heures.

Quel que soit le mode adopté, pinces ou ligatures, on terminera l'opération par un tamponnement vaginal à la gaze salolée, qu'on portera jusqu'à la région occupée par l'utérus avant l'opération.

Cette gaze laissée en place pendant quarante-huit heures, en même temps qu'elle complète l'hémostase fait l'office d'un drain.

Débridement préventif de la vulve pour l'hystérectomie. — Lorsque la vulve est étroite, l'opérateur peut être considérablement gêné pour opérer dans le fond du vagin ; en pareil cas, il sera bon, ainsi que l'a conseillé *Chaput*, de procéder au débridement préventif de la vulve.

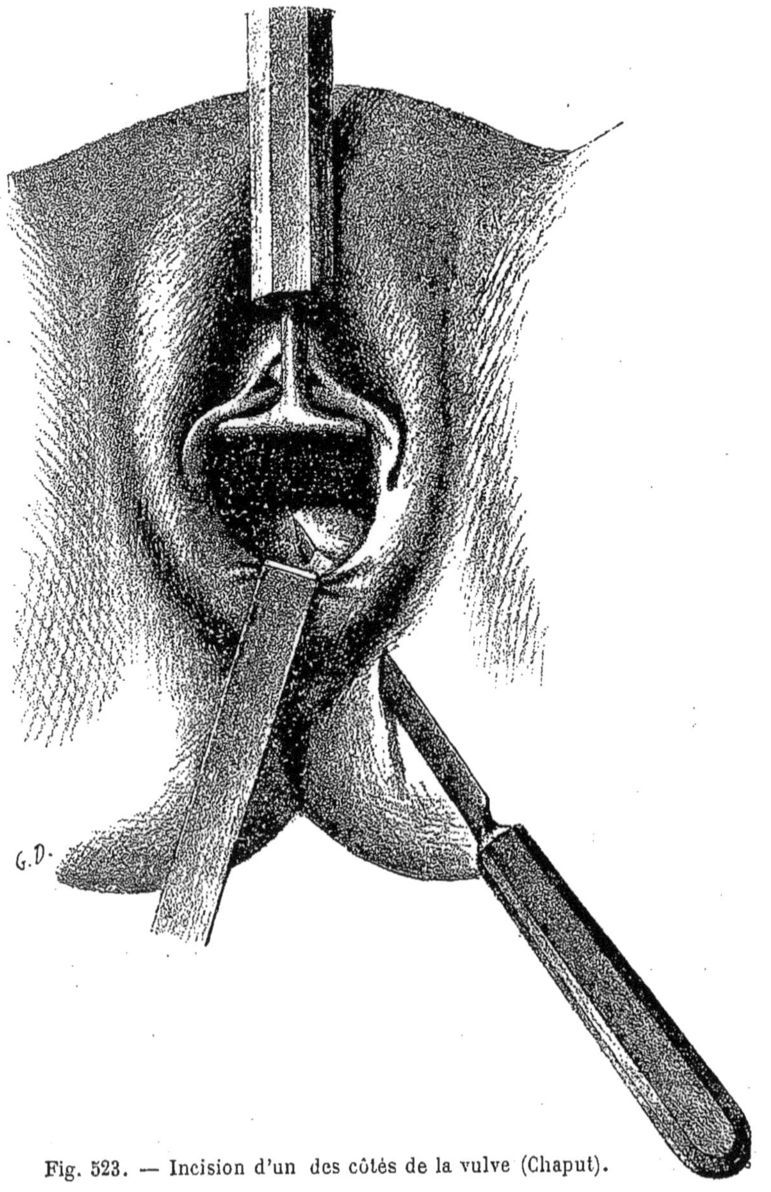

Fig. 523. — Incision d'un des côtés de la vulve (Chaput).

Dans ce but, le bistouri étant enfoncé dans les tissus vulvaires, ainsi que l'indique la figure 523, on fait une première incision en allant des parties profondes vers les superficielles.

On voit le résultat figure 524.

On opère de même de l'autre côté (fig. 525).

Par ces deux incisions la vulve se trouve largement ouverte et donne beaucoup de liberté aux mouvements de l'opérateur.

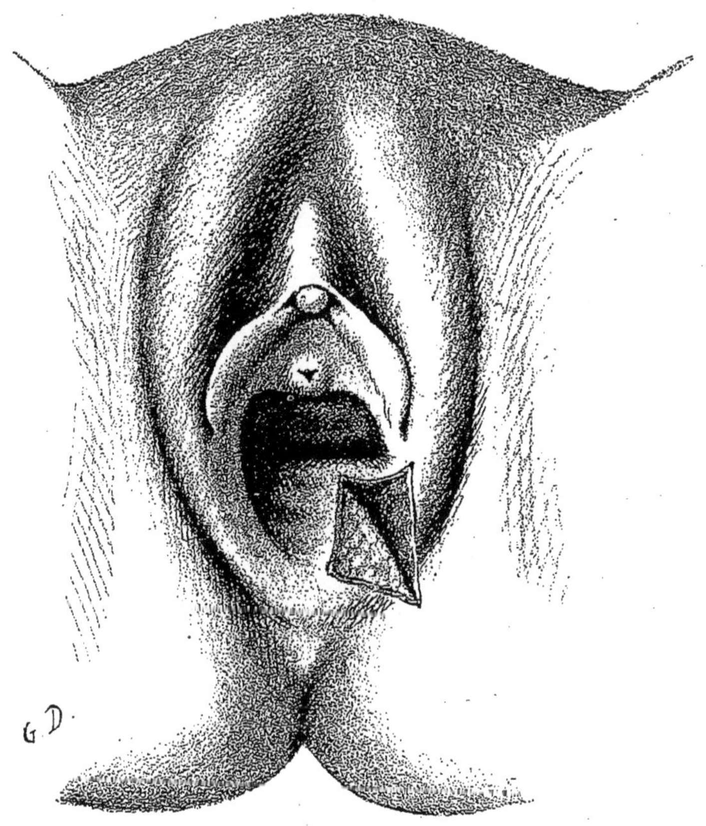

Fig. 524. — Incision d'un des côtés (Chaput).

A la surface de ces incisions on applique quelques pinces à forcipressure, afin d'obtenir l'hémostase.

Quand l'hystérectomie est terminée, on referme à l'aide de sutures transversales à la soie ou au crin de Florence, ces deux plaies vulvaires et leur réunion s'accomplit sans difficulté par première intention.

2. Hystérectomie abdominale totale (*Procédé de Martin*). — Quatre temps : 1° ouverture de l'abdomen ; 2° ligature et section des ligaments larges ; 3° ablation du corps utérin ; 4° ligature et détachement circulaire du vagin.

1° *Ouverture de l'abdomen*. Elle se fait sur la ligne médiane entre l'ombilic et le pubis, comme pour toute opération sur les organes génitaux.

2° *Ligature et section des ligaments larges*. — A l'aide d'une aiguille de

Deschamps passer, au voisinage de l'isthme utérin, un fil de soie qui permette de lier toute la partie supérieure des ligaments larges.

Au besoin, on peut comprendre, dans cette ligature, la trompe et l'ovaire, si ces organes sont ou semblent malades.

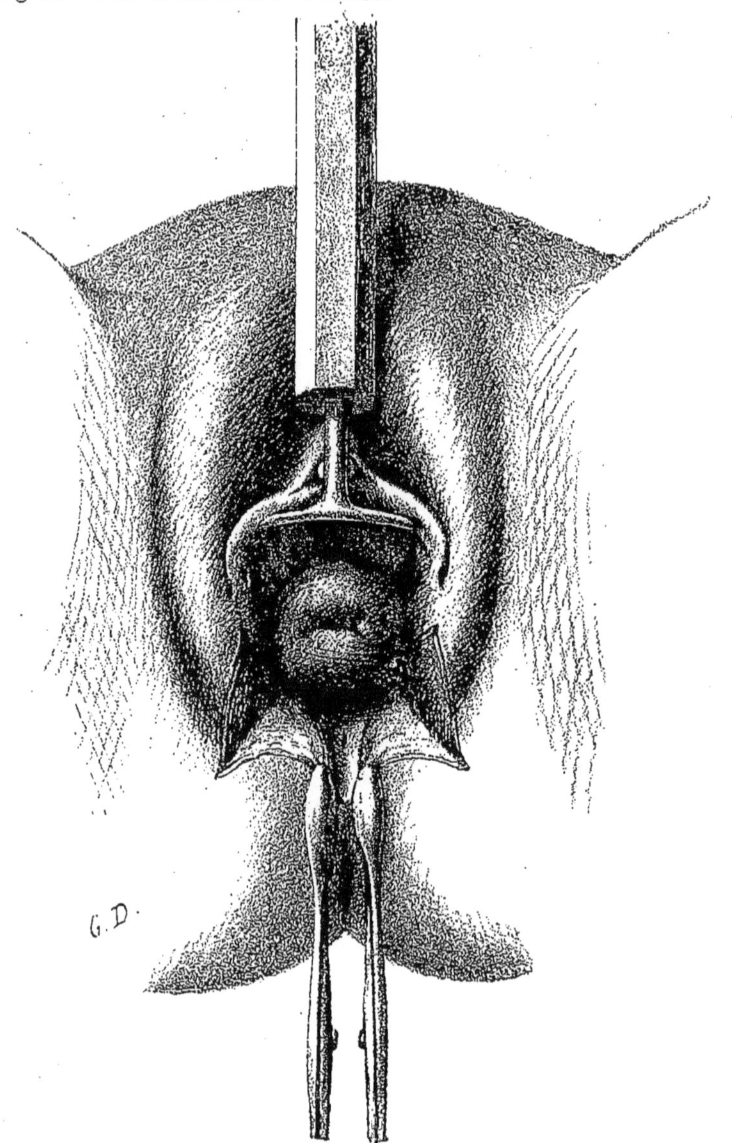

Fig. 525. — Double incision libératrice achevée (Chaput).

Section des ligaments larges entre la ligature et l'utérus.

Même intervention de chaque côté.

Pour éviter de comprendre dans la ligature une trop grande épaisseur de tissu, ce qui rend l'hémostase moins sûre, on peut après avoir passé le fil dans le ligament large, l'attirer vers le bord libre du ligament, par un mouvement alternatif de scie; on sectionne ainsi le tissu cellulaire et les fibres musculaires, sans atteindre les vaisseaux importants qui reculent devant la pression du fil, et se trouvent de la sorte saisis alors qu'on procède à la

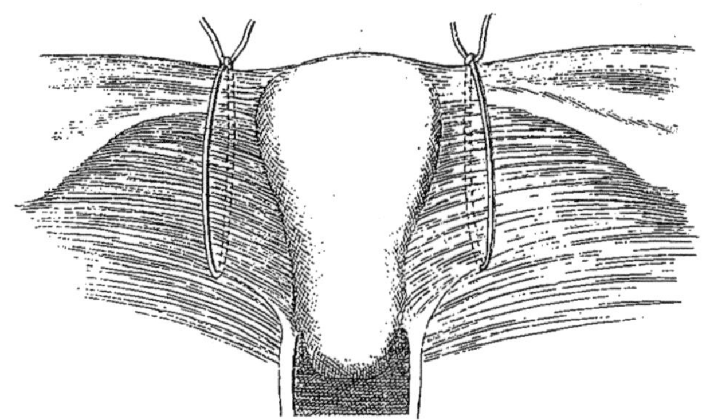

Fig. 526. — Ligature de la partie supérieure des ligaments larges.

ligature; cette *ligature-scie*, peut être employée avec avantage toutes les fois qu'on a saisi une trop grande épaisseur de tissu.

3° *Ablation du corps utérin.* — Un caoutchouc est passé autour de l'isthme utérin, maintenu par un simple nœud ou par une pince.

Le corps utérin est sectionné au-dessus.

L'ablation du corps de l'utérus a pour but de donner du jour à l'opérateur, afin de compléter l'intervention avec plus de facilité.

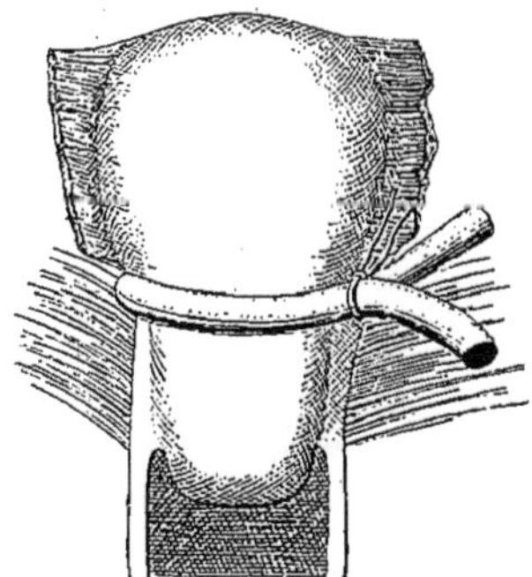

Fig. 527. — Passage d'un lien élastique autour de l'isthme utérin.

4° *Ligature et détachement circulaire du vagin.* — Un aide introduit dans le cul-de-sac postérieur du vagin, à l'aide du doigt, une tige mousse sur laquelle l'opérateur fera par l'abdomen l'incision du vagin (fig. 528).

Aussitôt le vagin ouvert, on y fait pénétrer l'index et, avec son aide, on applique en couronne sur tout le pourtour du vagin une série de ligatures à la soie passées avec l'aiguille Deschamps ou une aiguille simple tenue avec une pince appropriée (fig. 529).

Après chaque ligature, on sectionne aux ciseaux la partie correspondante des tissus.

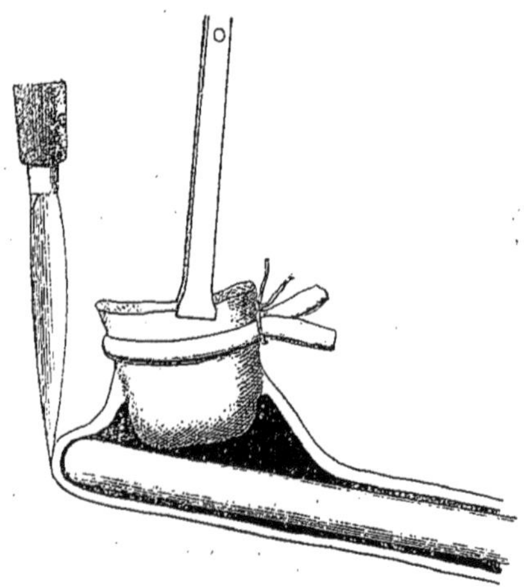

Fig. 528. — Ouverture du cul-de-sac postérieur du vagin.

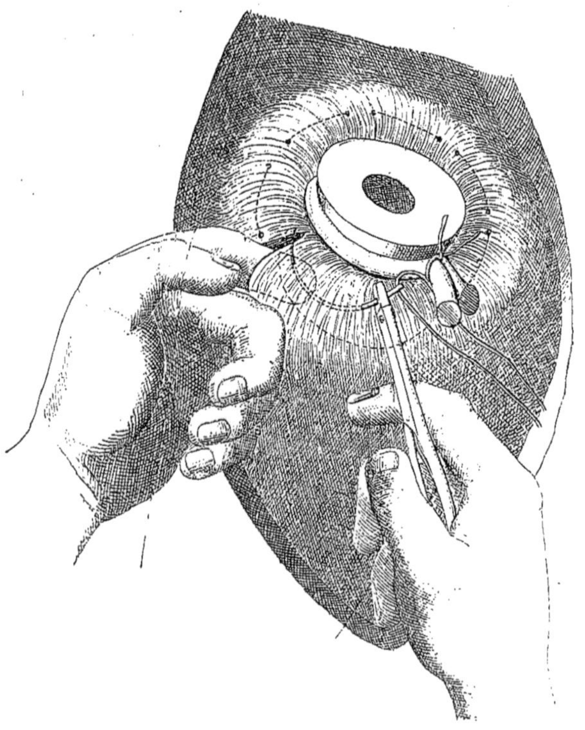

Fig. 529. — Ligature circulaire du vagin faite par l'abdomen.

Après le détachement du col, le vagin se trouve lié comme l'indique la figure 530.

En avant, il faut préalablement détacher la vessie avec le bistouri et les doigts, de manière à ne pas la comprendre dans la ligature.

On passe un drain en croix dans la plaie vaginale, la branche transversale se trouvant juste au-dessus de cette plaie, à l'endroit anciennement

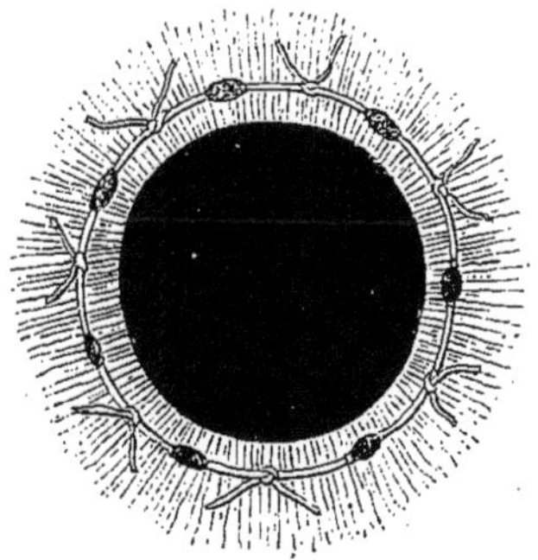

Fig. 530. — Ligature circulaire du vagin ; le col est enlevé.

occupé par le col, et la branche verticale venant s'échapper à l'orifice vulvaire (fig. 531).

Ce drain est laissé en place pendant huit jours.

Au lieu du drainage vaginal, *Chaput* a préconisé le drainage vagino-abdominal, qui consiste à passer un tube, partant d'une ouverture abdomi-

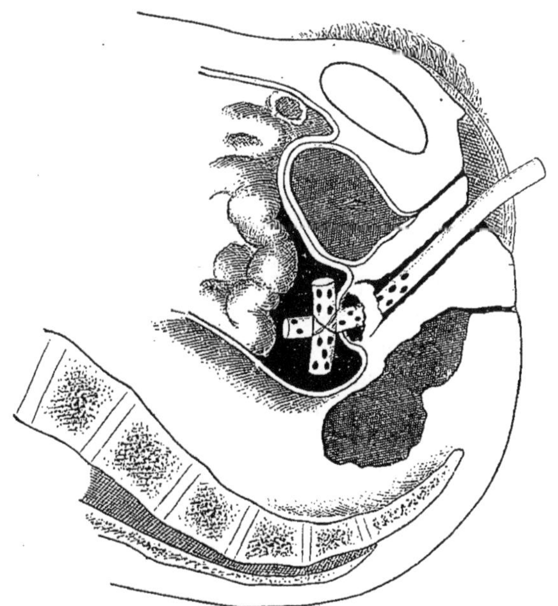

Fig. 531. — Drainage vagino-péritonéal.

nale faite spécialement à cet effet, et aboutissant à la partie supérieure du vagin ainsi que l'indique la figure 532.

L'hystérectomie abdominale totale telle qu'elle vient d'être décrite répond au procédé de Martin, et s'applique aussi bien aux fibrômes qu'au cancer de l'utérus.

Le *procédé de Freund*, qui lui est antérieur en date s'adresse spécialement au cancer de l'utérus, c'est même le premier procédé d'hystérectomie abdominale totale, qui ait été préconisé contre cette affection; bien

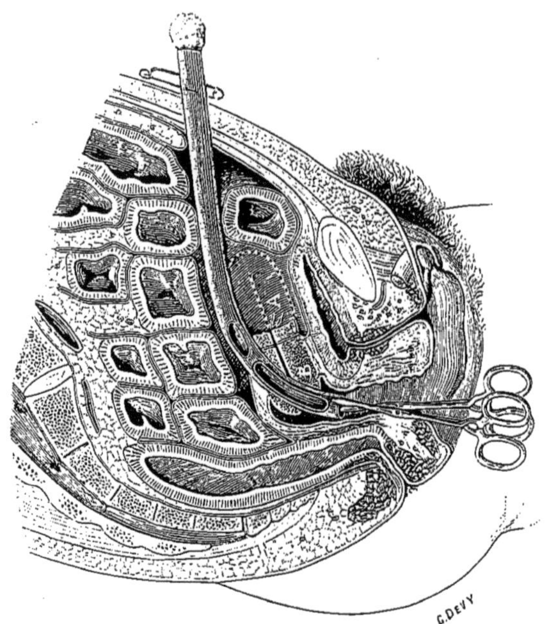

Fig. 532. — Drainage vagino-abdominal (Chaput).

qu'il soit généralement abandonné je le rappelle brièvement : il consiste après ouverture de l'abdomen à attirer l'utérus en haut, à lier ensuite les ligaments larges par trois sutures successives, une supérieure, une moyenne, une inférieure, cette dernière pénétrant dans le vagin. On ouvre après le cul-de-sac antérieur du vagin en décollant la vessie, et on suture le péritoine à la paroi vaginale; même opération en arrière pour le cul-de-sac de Douglas. L'utérus se trouve ainsi détaché et enlevé. Les résultats opératoires fournis par cette opération ont été déplorables et ont été la cause de son abandon.

Les trois modes d'intervention curative sont donc :

Hystérectomie vaginale partielle, mortalité opératoire			5 p. 100;
Hystérectomie vaginale totale	—	—	10 p. 100;
Hystérectomie abdominale totale	—	—	15 p. 100.

Ces chiffres ne sont qu'approximatifs, la mortalité de 10 p. 100 est celle qui a été acceptée par *Olshausen* au congrès de Berlin en 1890, elle est plutôt optimiste, et résulte de la pratique des opérateurs les plus habiles.

La survie des opérées, au point de vue de la récidive, a été surtout étudiée après l'hystérectomie vaginale totale ; on peut dire qu'il y a récidive :

Dans un tiers des cas dans la première année;

— — dans les deuxième et troisième années;

— — de trois à six ans.

Les survies plus longues sont très exceptionnelles et le diagnostic du cancer n'était peut-être pas alors parfaitement établi.

Quand on opère par l'hystérectomie vaginale totale un cancer de l'utérus, si la malade guérit de l'opération, elle a donc :

Une chance sur trois d'être reprise de son mal avant un an ;

Une chance sur trois d'être reprise de son mal au bout d'un à deux ans;

Une chance sur trois d'être reprise de son mal de trois à six ans.

Trois à six ans de survie constituent à peu près le meilleur résultat que puisse fournir l'hystérectomie vaginale totale.

Si on compare les résultats relatifs fournis par l'hystérectomie vaginale totale et la partielle, on voit, d'après un tableau de Schrœder, comprenant le résultat de sa pratique de 1878 à 1886[1], que :

		Guérisons.
Au bout de 1 an.	Extirpation partielle	51 p. 100.
	— totale	48 —
— 2 ans.	Extirpation partielle	46 p. 100.
	— totale	24 —
— 3 ans.	Extirpation partielle	47 p. 100.
	— totale	14 —
— 4-5 ans.	Extirpation partielle	38 p. 100.
	— totale	35 —

On voit donc que l'avantage reste à l'extirpation partielle, ce qui ne se comprend guère, car du moment où la femme a survécu à l'opération, on ne conçoit pas pourquoi la récidive serait plus fréquente après l'extirpation totale, qu'après la partielle, à moins que dans les cas où on a fait l'extirpation totale les annexes ne fussent déjà envahies.

Mais la conclusion qu'on peut, jusqu'à nouvel ordre, tirer de cette statistique, c'est que l'extirpation partielle donne à peu près les mêmes chances de succès que l'hystérectomie vaginale totale, et comme elle est moins dangereuse comme opération, il semble qu'elle soit préférable.

Il faut néanmoins reconnaître que la plupart des opérateurs ont actuellement recours à l'hystérectomie vaginale totale, se basant en cela plutôt sur la théorie, qui leur fait voir en cette opération une intervention plus radicale et d'apparence plus sûre, que sur les résultats de la clinique.

Il semble cependant, jusqu'à nouvel ordre, qu'on doive, pour le cancer du col, accorder la préférence à l'*hystérectomie vaginale partielle*, réservant la totale au cancer du corps.

[1] Hofmeier. *Cent. f. gynak.*, 1886, p. 93.

Quant à l'*hystérectomie abdominale totale*, il faudra, à cause de ses dangers, n'y recourir que dans des circonstances exceptionnelles, quand le volume de l'utérus empêche l'extirpation par la voie vaginale ; mais ces cas de cancers exubérants fournissent de très mauvais résultats opératoires et ultérieurs, aussi cette opération sera-t-elle rarement indiquée.

Résumons, dans une vue d'ensemble, ce qui vient d'être dit pour le traitement du cancer utérin :

1° Cancer limité à l'utérus. — Annexes paraissant normales et non envahies par le néoplasme. — Tenter l'intervention curative.

Hystérectomie vaginale partielle, s'il s'agit d'un cancer nettement limité au col.

Hystérectomie vaginale totale, s'il s'agit d'un cancer du corps, ou d'un cancer du col avec propagation probable au corps.

Réserver l'*hystérectomie abdominale totale* à des cas très exceptionnels où l'opération indiquée ne pourra être pratiquée par le vagin. Ne pas oublier que cette opération et les cas auxquels elle s'adresse, donnent de mauvais résultats.

2° Cancer ayant envahi les annexes. — L'intervention curative est impossible, il faut se borner soit à une intervention palliative, soit au traitement expectant.

Le *curage* sera pratiqué dans les cas de cancer végétant, ou donnant lieu à une ichorrée abondante. On pourra quelquefois avoir recours aux caustiques (pâte de Canquoin), notamment quand l'idée d'une intervention chirurgicale est mal acceptée par la malade.

Le *traitement expectant* sera réservé aux cas désespérés, dans lesquels par des narcotiques, le médecin pourra calmer la douleur et par des pansements améliorer légèrement l'état local.

2. — CANCER DE LA TROMPE

Le cancer de la trompe est rare, et survient d'habitude comme complication de celui de l'utérus ou de l'ovaire.

Sur vingt cas, par exemple, il sera consécutif quinze fois au cancer utérin, quatre fois à l'ovarien et une fois primitif.

Sa forme, comme pour l'utérus, peut être le sarcôme, l'épithélioma ou le carcinôme.

Sa rareté, comme affection primitive, nous dispense d'une description spéciale.

3. — CANCER DE L'OVAIRE

Le cancer de l'ovaire est, quoique à un moindre degré que la trompe, une tumeur rare qui se présente aussi sous forme de *sarcôme* (fig. 533), *carcinôme* ou *épithélioma*. On a décrit, sous le nom d'*endothéliome*, une variété de sarcôme.

Les tumeurs malignes de l'ovaire, dont l'histologie n'est pas encore parfaitement connue, sont parfois difficiles à distinguer au microscope des kystes de l'ovaire, mais au point de vue clinique, la distinction est relativement facile, car, à un faible degré de développement, l'*ascite* survient, révélant la malignité.

Donc en clinique, une tumeur solide de l'ovaire ne prenant pas un grand développement, mais s'accompagnant promptement d'ascite, est un cancer.

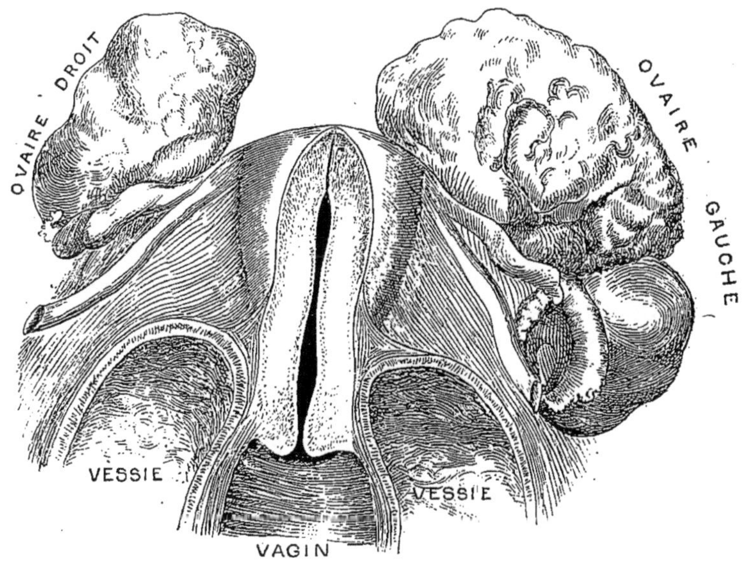

Fig. 533. — Cancer des deux ovaires; sarcôme (Beigel).

Malgré la récidive possible et fréquente, l'extirpation de la tumeur par la laparotomie est conseillée par la plupart des auteurs.

Au cas où, après l'ouverture de l'abdomen, on tomberait sur une tumeur non énucléable, on refermerait la plaie abdominale après évacuation du liquide ascitique.

Cette laparotomie exploratrice amène quelquefois une amélioration subjective de quelques semaines.

4. — CANCER DU LIGAMENT LARGE

Le cancer du ligament large est toujours secondaire à celui de l'utérus, de la trompe ou de l'ovaire.

L'envahissement du ligament large a une grande importance clinique, car sauf rares exceptions, il devient le signal de l'inopérabilité.

C'est donc surtout une valeur pronostique, qui s'attache à cette variété de tumeur.

5. — TUMEURS PUERPÉRALES DE L'UTÉRUS

La *grossesse* constitue un état physiologique de l'utérus, dont je n'ai pas à aborder ici la description, mais qu'il faudra toujours avoir présent à l'esprit toutes les fois qu'on aura à faire le diagnostic d'une tumeur génitale.

On ne saurait trop insister sur ce point, car de temps en temps on voit des opérateurs, insuffisamment initiés à l'obstétrique, pratiquer la laparotomie pour une grossesse normale, qui avait été confondue avec une tumeur pathologique des organes génitaux.

Pendant que nous en sommes à la puerpéralité, une simple mention pour la *grossesse extra-utérine*, qui a été étudiée dans un autre chapitre avec l'hématocèle, et à laquelle il faudra également penser en élaborant le diagnostic d'une tumeur génitale.

La tumeur puerpérale de l'utérus, qui mérite ici une description détaillée à cause des embarras diagnostiques qu'elle peut causer, est la *môle hydatiforme* ou *myxôme chorio-placentaire*.

On désigne sous ce nom une dégénérescence spéciale des membranes et du placenta, dont l'aspect rappelle celui d'un kyste hydatique à vésicules multiples.

La môle hydatiforme, résultant d'une conception comme la grossesse ordinaire, se manifeste par trois symptômes principaux :

Le *développement anormal de l'utérus* : c'est-à-dire qu'au lieu d'un utérus subissant l'hypertrophie normale de la grossesse, on a une surface irrégulière, parfois bosselée; le développement est en outre tantôt plus rapide, tantôt plus lent que dans une grossesse normale.

Les *hémorragies utérines*, intermittentes et capricieuses.

L'*émission de vésicules* par la vulve. Cette émission est rare, mais rend le diagnostic facile quand elle existe, ces vésicules étant pathognomoniques de la môle hydatiforme.

On pensera à la môle hydatiforme, quand, chez une femme qui présente différents signes de grossesse, on trouvera l'utérus inégal, moins ou plus développé que ne le comporte le moment supposé de la conception, et qu'il y aura des métrorragies.

Le diagnostic ne deviendra certain qu'au moment de l'expulsion des vésicules ou de la totalité de la môle.

Le traitement n'entre pas dans le cadre de cet ouvrage et se trouve exposé en détail dans les *Traités d'Obstétrique*.

6. — FIBROMES UTÉRINS

SOMMAIRE

Anatomie pathologique. Symptômes et diagnostic.
Division, classification, pathogénie.
1. Fibrômes interstitiels ou centraux.
2. — sous-séreux ou excentriques.
3. — sous-muqueux ou concentriques.
Evolution et transformation.

Traitement.
a. *Ressources thérapeutiques.*
1. Médicaments.
2. Electricité.
3. Opération.
Voie vaginale.
Voie abdominale.
b. *Mode d'emploi cliniques.*
1. Fibrômes indifférents.
2. Fibrômes hémorragiques.
3. Fibrômes douloureux.

ANATOMIE PATHOLOGIQUE, SYMPTÔMES ET DIAGNOSTIC

Les fibrômes utérins sont des tumeurs dont la structure est identique à celle de l'utérus et comprend des *fibres musculaires lisses* avec *tissu conjonctif* (fig. 534).

On a appelé *myômes* les variétés où le tissu musculaire prédomine, *fibrômes* celles où le tissu conjonctif l'emporte, *fibro-myômes* quand il y a égalité.

Autres termes synonymes : fibroïdes, corps fibreux, hystérômes.

Ces tumeurs sont très fréquentes; d'après *Bayle*, le cinquième des femmes

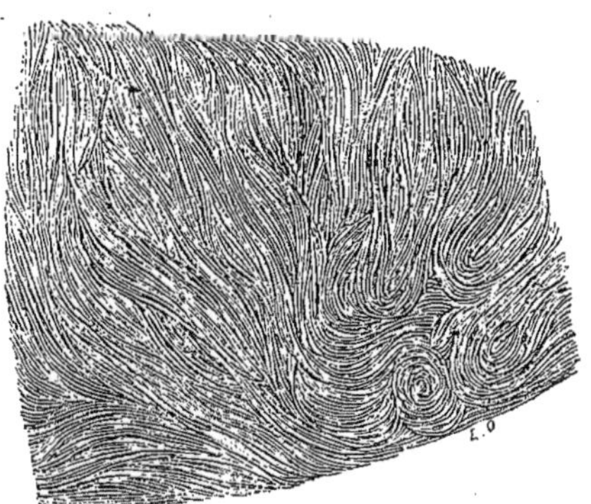

Fig. 534. — Coupe d'un fibrôme (Gusserow).

en est atteint; elles peuvent arriver à un volume considérable, ainsi qu'en témoigne la figure 535.

L'origine et la formation de ces tumeurs est encore problématique :

hémorragie interstitielle devenant le point de départ d'un noyau musculaire ; — nid parasitaire[1], s'enveloppant d'une tumeur, dont il est l'épine formatrice; — excès de vie de l'utérus, causant un véritable débordement

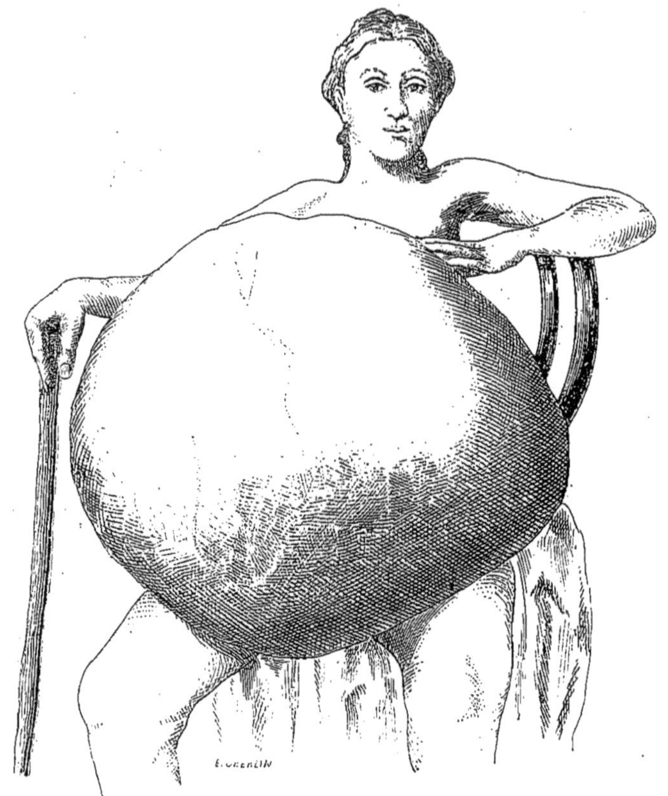

Fig. 535. — Fibrôme kystique (Winckel).

musculaire, dont les fibrômes seraient la manifestation; le fibrôme devenant pour l'utérus ce qu'est l'obésité pour le tissu cellulaire, — telles sont les trois théories invoquées et dont aucune n'est encore assise sur des bases sérieuses.

Quel que soit le point de départ, le fibrôme naît et se développe dans l'épaisseur de la paroi utérine.

S'il naît au centre de cette paroi, il se développe dans son intérieur sans l'abandonner et reste *interstitiel* (fig. 536, A).

Si le point de départ est voisin de la périphérie de l'utérus, le développement de la tumeur se fait *excentriquement*, le fibrôme prédomine à la surface séreuse de l'utérus et constitue un *polype sous-séreux* (fig. 536, BB').

Si le point de départ est peu éloigné de la muqueuse, par un développement

[1] Galippe et Landouzy. *Soc. de Biologie*, 19 février 1887.

analogue le fibrôme fait saillie en soulevant la muqueuse dans la cavité utérine; il suit une marche *concentrique* et devient *polype sous-muqueux* (fig. 536, CC').

L'expression de *polype*, qui signifie simplement *tumeur pédiculée*, est réservée par les classiques aux *polypes sous-muqueux;* mais cette exclusion, qui n'a d'autre base et excuse que la routine, doit être abandonnée.

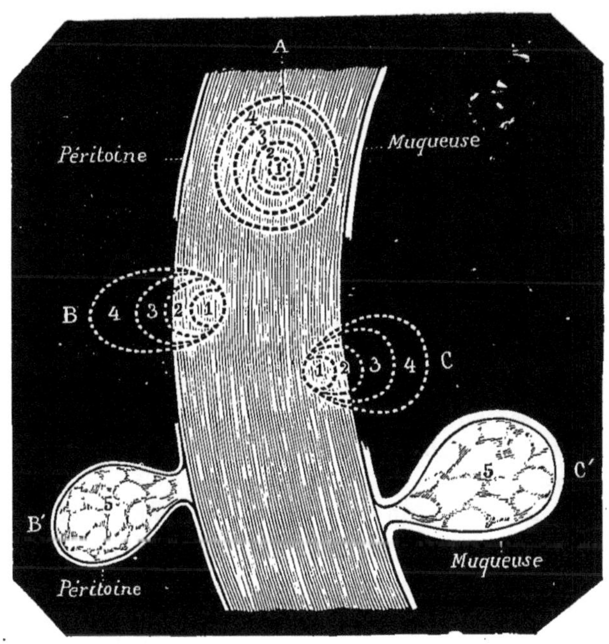

Fig. 536. — Évolution des fibrômes utérins.

A, fibrômes interstitiels. — B, fibrômes excentriques. — C, fibrômes concentriques.

Il existe, en réalité, deux variétés de polypes fibreux de l'utérus :

Les polypes sous-séreux ou excentriques;

Les polypes sous-muqueux ou concentriques.

Les fibrômes utérins se répartissent donc en trois grandes classes :

1° *Les fibrômes interstitiels ou centraux ou pariétaux;*

2° *Les fibrômes sous-séreux ou excentriques ou extra-pariétaux externes, qui deviennent polypes sous-séreux, quand ils se pédiculisent ;*

3° *Les fibrômes sous-muquenx ou concentriques ou extra-pariétaux internes, qui deviennent polypes sous-muqueux, quand ils se pédiculisent.*

Chacune de ces variétés exige une étude distincte :

1° Fibrômes interstitiels ou centraux. — Les fibrômes interstitiels peuvent être *généralisés* à tout l'utérus, constituant ce que M. *Guyon* a appelé la *grossesse fibreuse*, ou *localisés* à une région de l'utérus.

Dans la variété généralisée, tantôt le fibro-myôme est *diffus* et se présente sous la forme d'*hypertrophie utérine* (*gigantisme utérin* de M. Polaillon), tantôt *circonscrit* et constitué par un ensemble de tumeurs distinctes, qui criblent toute la paroi utérine.

En résumé :

Fibrômes interstitiels généralisés (grossesse fibreuse),
- 1° Forme diffuse (gigantisme utérin). *a.*
- 2° Forme circonscrite . . . . *b.*
- 3° Fibrômes interstitiels localisés . . *c.*

a. FIBRÔMES GÉNÉRALISÉS DIFFUS. — *Hypertrophie utérine. Gigantisme utérin.* — Cette forme est caractérisée par une hypertrophie régulière de l'utérus et de tous ses éléments ; c'est en quelque sorte une *grossesse à vide.* L'utérus, tout en gardant sa forme normale, prend des dimensions géantes.

La femme éprouve les douleurs habituelles à la métrite parenchymateuse ; les règles deviennent abondantes et se transforment en véritables métrorragies ; l'écoulement sanguin peut être ramené par tout traumatisme, notamment par le coït. Entre les règles, il y a un écoulement muqueux assez abondant, parfois même purulent, l'élément inflammatoire ne semble toutefois jouer qu'un rôle secondaire, et il ne s'agit en aucune façon d'une métrite parenchymateuse, analogue à celle que nous avons étudiée au chapitre *Inflammation utérine.*

A l'examen de la malade, on trouve un utérus géant, augmenté de volume dans toutes ses parties constituantes. La consistance rappelle l'utérus normal, et diffère donc notablement de celle rencontrée pendant la grossesse ; cet élément est important au point de vue du diagnostic. A l'hystéromètre, la cavité utérine est notablement agrandie en profondeur et en largeur.

Le diagnostic devra surtout être fait avec la grossesse ; la persistance et même l'exagération des règles, la différence dans la consistance utérine, l'absence des phénomènes sympathiques de la grossesse permettront ce diagnostic, que confirmera au besoin l'hystérométrie.

L'hypertrophie sus- et intra-vaginale du col, qui a été étudiée avec le prolapsus est une variété de ce gigantisme utérin, localisée au col de l'utérus et respectant le corps.

b. FIBRÔMES GÉNÉRALISÉS CIRCONSCRITS. — Toute la paroi utérine est farcie de fibrômes de volumes divers (fig 537).

Les symptômes diffèrent peu de ceux décrits dans la forme précédente, mais à la palpation on trouve, au lieu d'une surface lisse, des bosselures, et l'hystéromètre introduit dans la cavité utérine donne l'impression d'une série de monticules. Souvent, en même temps que ces fibrômes interstitiels, il en existe de sous-muqueux ou de sous-séreux, tumeurs en train de se séparer de la paroi mère.

Les hémorragies, l'inégalité de la paroi utérine pourraient amener la confusion avec une môle hydatiforme, mais, dans ce dernier cas, les phénomènes sympathiques de la grossesse existent d'habitude, l'utérus y prend la consistance molle de la grossesse.

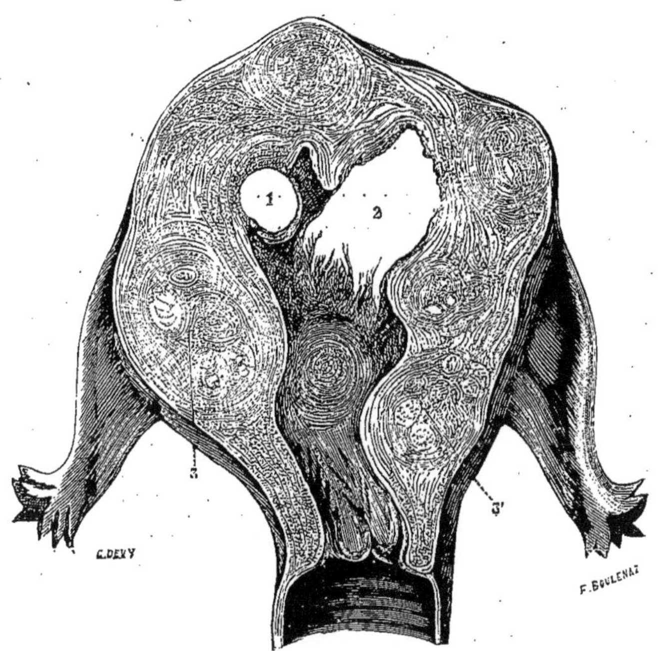

Fig. 537. — Fibrômes généralisés circonscrits (Schrœder).
1, 2, loges dont les myomes ont été enlevés. — 3, 4, etc., myômes interstitiels vus à la coupe.

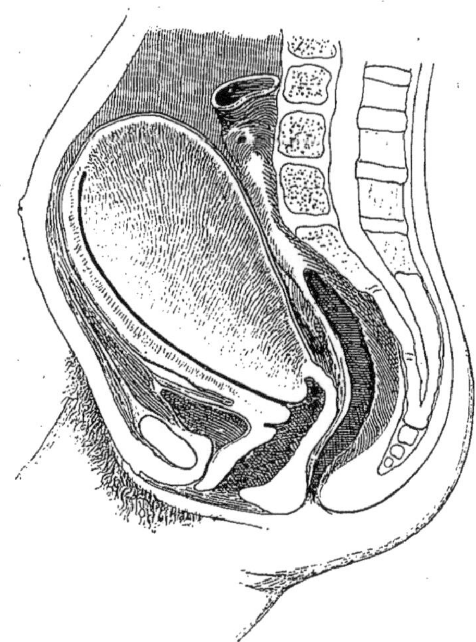

Fig. 538. — Fibrôme de la paroi postérieure de l'utérus (Sims).

Quand il y a doute, attendre quelque temps avant de se résigner à introduire l'hystéromètre, qui éclairera la situation.

Comme élément diagnostique, je ne ferai que mentionner l'expulsion des vésicules à cause de sa rareté.

c. Fibrômes interstitiels localisés. — Ces fibrômes, de volume variable (noisette à orange), peuvent siéger au corps ou au col, soit dans la paroi postérieure de l'utérus (fig. 538), soit dans la paroi antérieure (fig. 539).

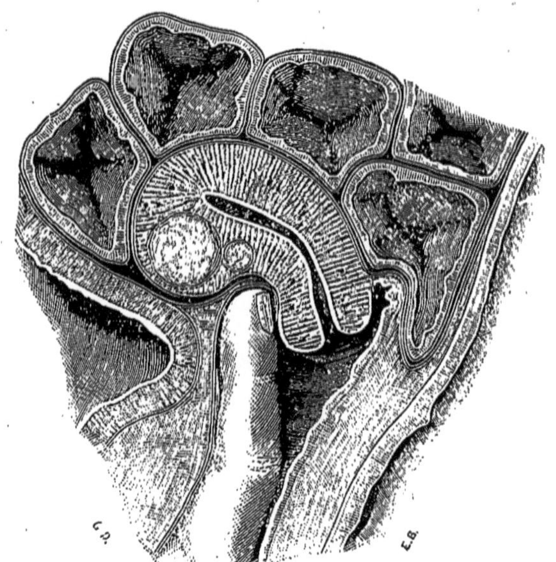

Fig. 539. — Fibrômes de la paroi antérieure de l'utérus.

Ils sont uniques ou multiples.

Volumineux, ils sont suceptibles de produire des phénomènes de compression en arrière sur le rectum ou en avant sur la vessie.

Le plus souvent ces fibrômes, quand ils sont petits, ne causent pas d'hémorragie; cependant ils peuvent, par voisinage, déterminer un peu d'endométrite, qui se traduira par de l'écoulement muco-purulent et des pertes de sang.

Mais le symptôme le plus important est la douleur dont ils sont la source. Ils jouent dans la paroi utérine le rôle d'une épine irritative, dont le retentissement douloureux produit des névralgies diverses, surtout ilio-lombaires, comme une dent cariée amène de la névralgie faciale.

Il arrive de temps en temps, à l'examen génital d'une femme, de chercher attentivement la source de douleurs accusées et de ne trouver qu'une petite *saillie douloureuse* sur la paroi antérieure de l'utérus, sentie à travers le cul-de-sac vaginal antérieur.

Cette saillie n'est autre qu'un petit fibrôme et doit être reconnue comme cause des douleurs.

Or, si la même tumeur siège dans les parois latérales ou la paroi postérieure, ou si la tumeur est totalement enfouie dans le tissu utérin, l'examen digital ne peut la révéler.

Bien des névralgies ilio-lombaires, réputées idiopathiques, doivent dépendre de cette cause, qui échappe à nos moyens ordinaires d'investigation.

2. Fibrômes sous-séreux ou excentriques. — Ces tumeurs, qu'elles soient encore sessiles ou qu'elles soient arrivées à se pédiculiser, peuvent occuper un point quelconque de la périphérie utérine.

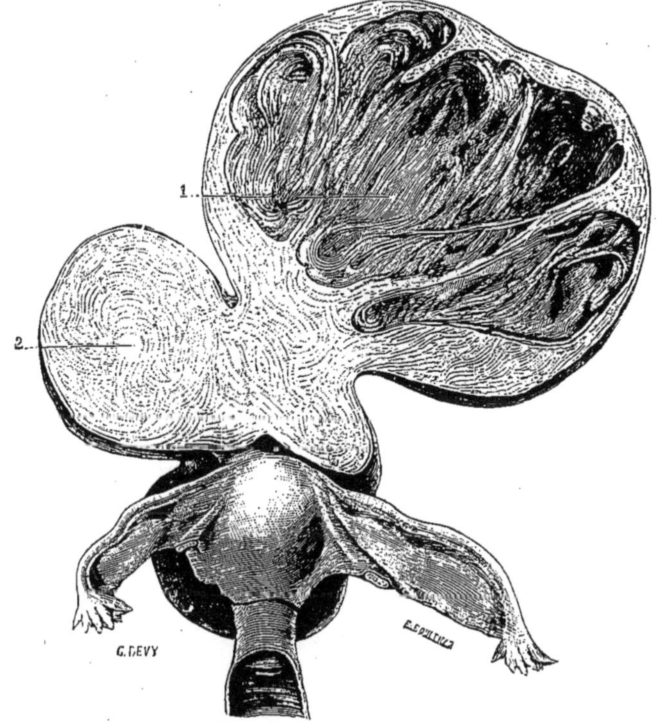

Fig. 540. — Polype sous-séreux de l'utérus (Schrœder).

La figure 540 représente un polype implanté sur le fond de l'utérus.

La figure 541 montre deux fibrômes sous-séreux adhérant, l'un à la paroi antérieure, l'autre à la paroi postérieure de l'utérus.

Le fibrôme développé sur la paroi postérieure de l'utérus, au voisinage du cul-de-sac de Douglas, peut, en refoulant le péritoine devant elle, dédoubler la paroi recto-vaginale, et s'insinuer jusqu'au voisinage de la vulve où il simule une rectocèle vaginale [1].

La figure 542 a trait à un cas de fibrôme développé dans l'épaisseur du

[1] Cas de Lefort. *Soc. de chirurgie*, 4 juillet 1888.

ligament large, où il se trouve emprisonné, de telle sorte que le contact avec la séreuse péritonéale est moins direct.

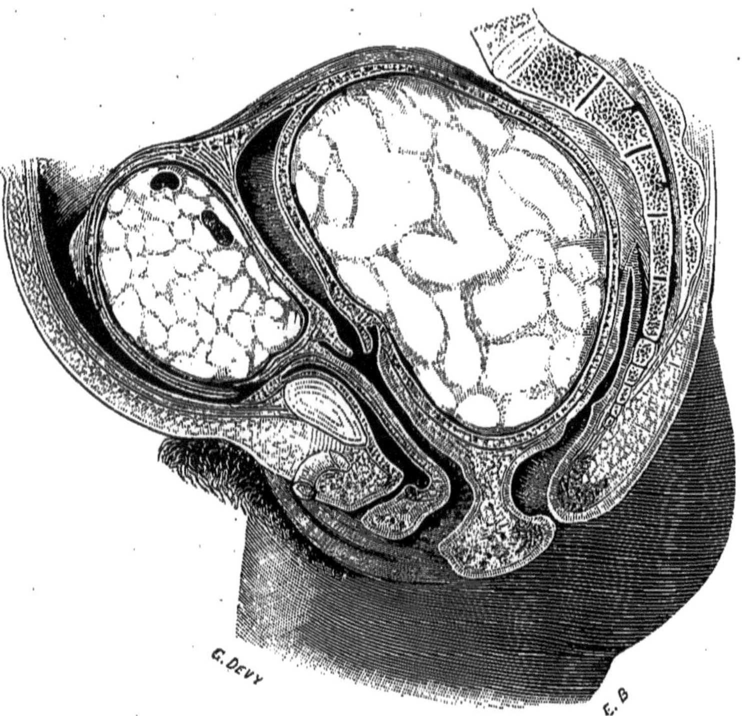

Fig. 541. — Volumineux fibrômes attenant à la paroi antérieure et postérieure de l'utérus (Mann).

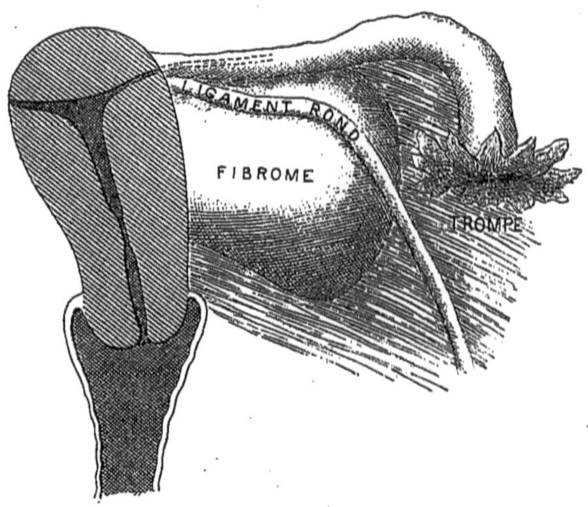

Fig. 542. — Fibrôme occupant l'épaisseur du ligament large.

Ces tumeurs intra-ligamenteuses forment une variété spéciale de fibrômes

sous-séreux, importante à cause des difficultés qu'ils offrent à l'ablation chirurgicale.

Les fibrômes sous-séreux ont comme *symptôme* essentiel et caractéristique la douleur et la gêne fonctionnelle, dont ils sont la source.

La douleur se traduit par de la pesanteur abdominale et pelvienne, par des phénomènes névralgiques sur le trajet des nerfs ilio-lombaires, cruraux, sciatiques, par des phénomènes de compression intestinale et vésicale.

Quand la tumeur devient volumineuse, elle entrave la circulation de l'abdomen, des membres inférieurs et, par contre-coup, toute la circulation de l'organisme.

La malade s'anémie, maigrit, se cachectise et succombe avec une des complications habituelles aux états cachectiques (phlegmatia, embolie, complications pulmonaires, arrêt de fonctionnement cardiaque ou rénal).

Le *diagnostic* de ces tumeurs se fera par la palpation combinée au toucher. Ce double moyen explorateur, qui doit toujours être combiné, permettra de circonscrire la tumeur et de reconnaître ses relations avec l'utérus.

Le diagnostic avec la *grossesse* sera ordinairement facile ; mais la grossesse, pouvant se développer dans ces utérus fibromateux, sera susceptible de mettre à l'épreuve la sagacité du clinicien, qui devra à la fois reconnaître la gravidité et la tumeur.

Le diagnostic devra surtout être attentivement posé avec les *kystes de l'ovaire*. Nous y reviendrons après avoir étudié ces dernières tumeurs.

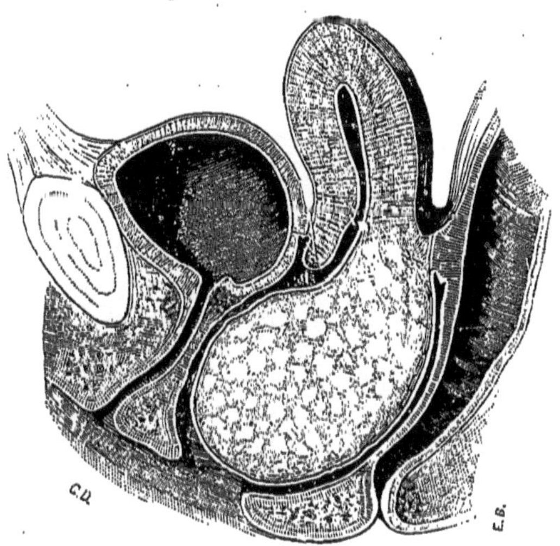

Fig. 543. — Fibrôme sessile de la lèvre postérieure (A.-P. Cooper).

3. **Fibrômes sous-muqueux ou concentriques.** — Les fibrômes sous-muqueux ont comme point de départ :

Tantôt la portion vaginale du col ;

Tantôt la paroi cervicale au-dessus du vagin ;

Tantôt la paroi corporéale.

La figure 543 présente un fibrôme implanté sur la portion vaginale du col, et formant une tumeur sessile, se continuant sans ligne de démarcation avec la lèvre postérieure.

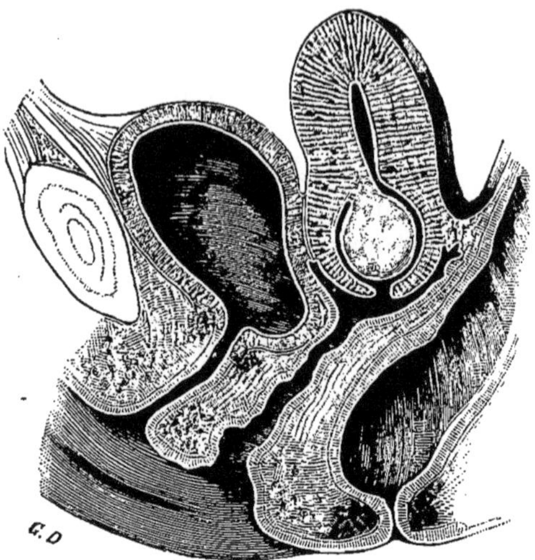

Fig. 544. — Fibrôme intra-cervical d'origine cervicale.

Le fibrôme implanté sur la surface cervicale constitue un polype tantôt intra-cervical, c'est-à-dire ne franchissant pas l'orifice externe (fig. 544),

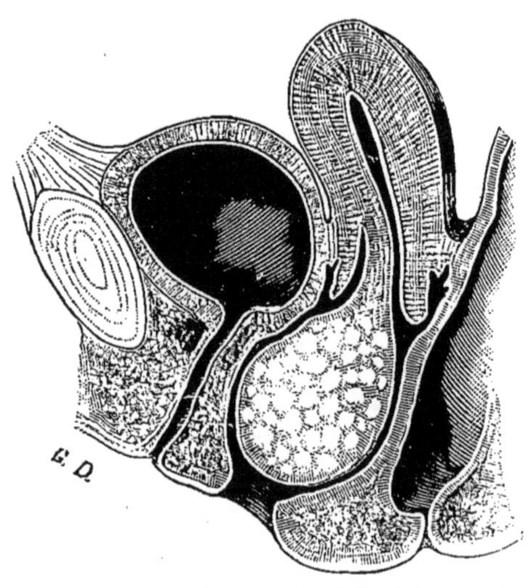

Fig. 545. — Fibrôme intra-vaginal d'origine cervicale.

tantôt, au contraire, tombant dans la cavité vaginale après avoir dépassé cet orifice (fig. 545).

Le fibrôme implanté dans la cavité même du corps utérin, au-dessus de l'isthme peut être :

Soit intra-corporéal (fig. 546);
Soit intra-cervical (fig. 547):
Soit intra-vaginal (fig. 548).

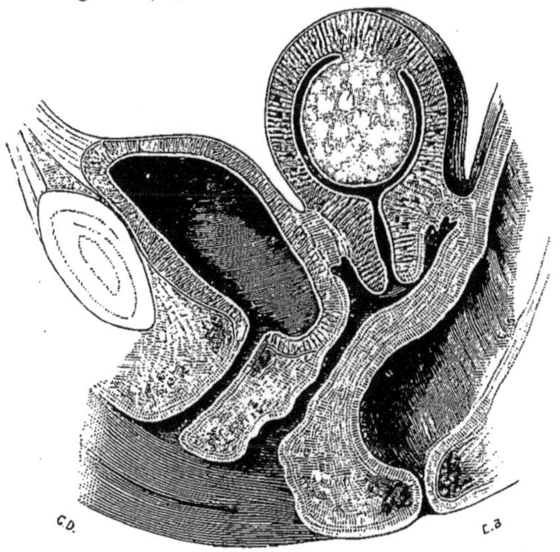

Fig. 546. — Fibrôme intra-corporéal d'origine corporéale.

Il est même susceptible de proéminer plus ou moins à l'orifice vulvaire; c'est un véritable accouchement où le fœtus est remplacé par une tumeur fibreuse.

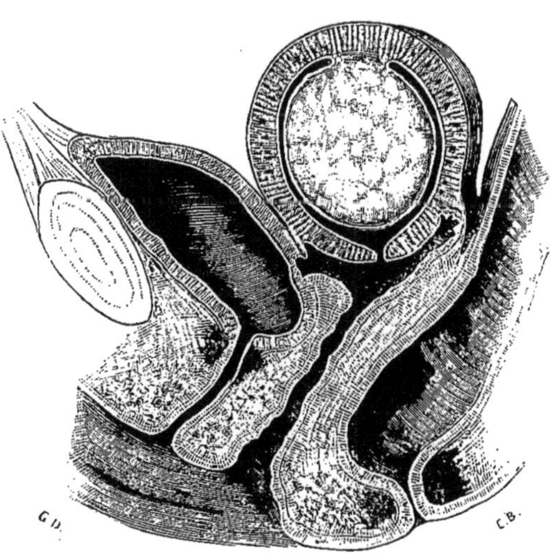

Fig. 547. — Fibrôme intra-corporéo-cervical d'origine corporéale.

En descendant, le fibrôme amène parfois le retournement de l'utérus, ainsi que cela a été étudié en détail au chapitre *Inversion*.

Les fibrômes sous-muqueux, comme les interstitiels et les sous-séreux, peuvent être l'origine de troubles douloureux et fonctionnels analogues à ceux décrits pour ces variétés de tumeurs, mais le symptôme caractéristique est l'*hémorragie*.

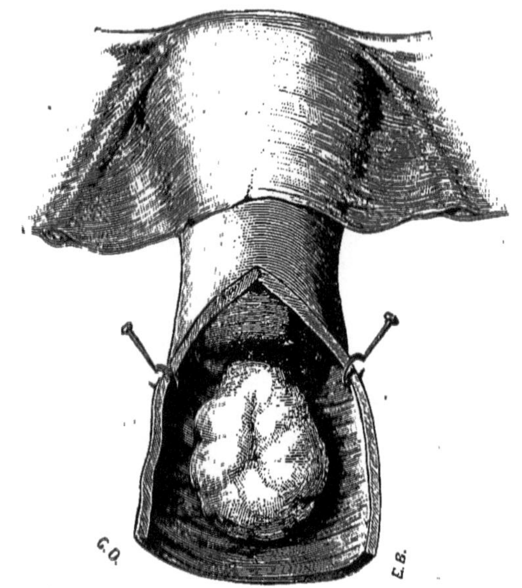

Fig. 548. — Fibrôme corporéo-cervico-vaginal d'origine corporéale.

De telle sorte que, pour chaque variété de fibrômes, on peut dire que la note symptomatique dominante est :

Fibrômes interstitiels : tolérance relative ;
Fibrômes sous-séreux : douleurs ;
Fibrôme sous-muqueux : hémorragies.

Nous retrouverons ces trois variétés symptomatiques à propos du traitement.

Bien que l'hémorragie soit le symptôme caractéristique de fibrômes sous-muqueux, elle ne se montre pas constante avec eux, et elle peut par contre exister avec des fibrômes sous-séreux ou interstitiels.

Winckel[1] d'une statistique intéressante qu'il a établie à cet égard conclut que l'hémorragie fait défaut

Dans 8,5 p. 100 de fibrômes sous-muqueux ;
17 p. 100 — interstitiels ;
25 p. 100 — sous-séreux.

On voit, d'après ces chiffres, que l'hémorragie devient d'autant plus fréquente que la tumeur se rapproche davantage de la cavité utérine.

L'hémorragie peut revêtir les types les plus divers[2], dont le tracé ci-joint donnera une idée.

[1] *Ueber myome des uterus. Sammlung, Klin Vorträge*, n° 98. Leipzig, 1876.

[2] Consulter à cet égard : Batuaud. *Les hémorragies dans le cas de tumeurs fibreuses de l'utérus*. Thèse Paris, 1891.

Tantôt il y a simple exagération de règles, c'est-à-dire ménorragie 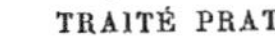

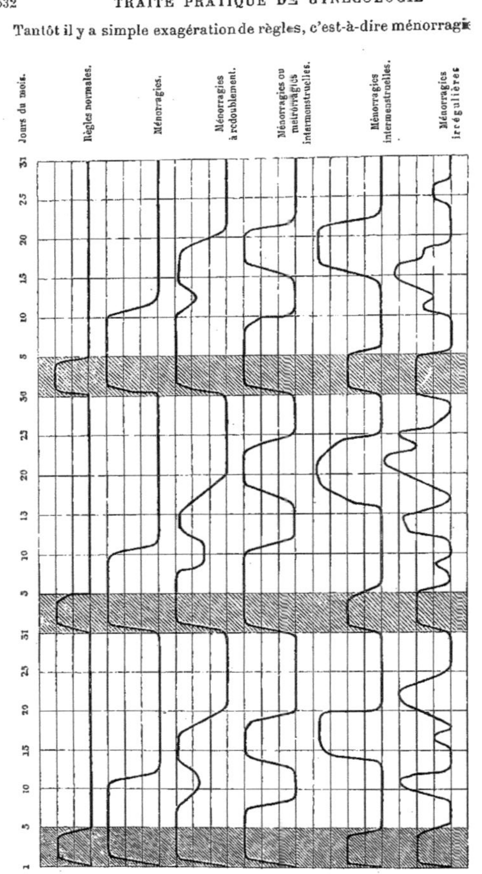

Tantôt la ménorragie se fait avec redoublement, il y a une recrudescence de l'écoulement vers la fin de la période hémorragique.

Tantôt la ménorragie se produit en deux fois ; l'écoulement menstruel se produit exagéré comme quantité et durée, puis après une cessation momentanée reprend pendant quelques jours.

Tantôt enfin les règles restent normales et c'est dans leur intervalle que se produisent les métrorragies, qui sont dans certains cas régulières, dans la plupart au contraire irrégulières.

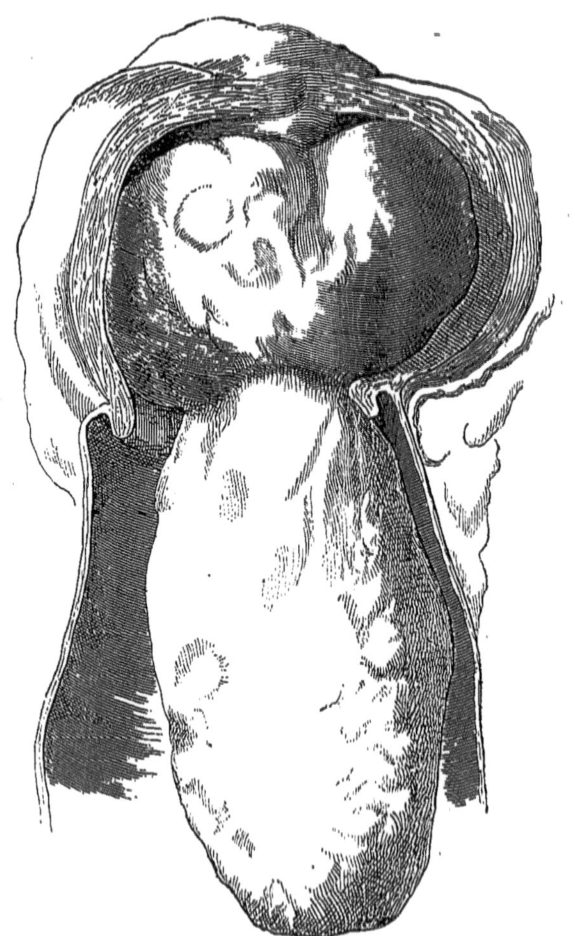

Fig. 550. — Cette figure montre après ouverture de l'utérus un cas analogue à celui représenté par la figure 548 (J.-Y. Simpson).

Ces différents types d'écoulements sont d'ailleurs analogues à ceux qu'on rencontre dans l'endométrite métrorragique.

Outre l'écoulement sanguin, les fibrômes amènent souvent de la leucorrée muco-purulente.

Que l'écoulement soit blanc, c'est-à-dire leucorréique, ou rouge, c'est-à-dire sanguin, c'est l'endométrite qui en est la cause, endométrite muqueuse dans le premier cas et hémorragique dans le second.

Aussi le curage qui modifie l'endométrium, amène-t-il, alors qu'il est complètement fait, la cessation de ces écoulements, de même que dans une endométrite non accompagnée de fibrômes.

Enfin les fibrômes utérins soit interstitiels, soit sous-muqueux peuvent s'accompagner d'écoulement hydrorréïque, c'est-à-dire complètement séreux.

Ces écoulements sont parfois excessivement abondants; ils se montrent tantôt continus, tantôt intermittents.

Continus, ils augmentent d'ordinaire au voisinage des règles avant et après leur apparition.

Intermittents, ils se produisent d'une façon assez capricieuse, survenant avec une certaine brusquerie et avec grande abondance.

Cette intermittence s'explique soit par l'existence d'un polype qui fait soupape au niveau du canal cervical, soit par la flexion de l'utérus au niveau de l'isthme qui ferme le canal cervical; une contraction de l'utérus ouvre ce canal par la poussée vigoureuse qu'elle imprime au liquide.

Dans ces cas d'hydrorrée, surtout quand elle est intermittente, la cavité utérine est très notablement agrandie.

Quand le fibrôme descend dans la cavité cervicale ou vaginale, outre l'hémorragie il se produit des coliques utérines douloureuses qui rappellent, très atténuées, les douleurs de l'accouchement; cette descente s'opère tantôt graduellement, tantôt par des intermittences; c'est ainsi que certains fibrômes sont, à un examen, accessibles dans le vagin, et, ultérieurement, remontés au-dessus de l'orifice externe; la tumeur semble jouer à *cache-cache*.

Le diagnostic des fibrômes sous-muqueux se fera à l'aide du toucher vaginal, et, à cet égard, les tumeurs fibreuses doivent être divisées en deux catégories :

les *accessibles;*
les *inaccessibles.*

Les *accessibles* peuvent être touchées dans le vagin ou dans la cavité cervicale à travers l'orifice externe entr'ouvert. La confusion, en pareil cas, sera possible, soit avec un polype muqueux, mais la consistance et le volume sont différents, soit avec un placenta éliminé après une rétention plus ou moins prolongée, mais dans ce dernier cas la tumeur est friable, et ne tarde pas à être éliminée après son engagement dans le canal cervical. Le diagnostic avec l'inversion a été fait à propos de cette affection.

Les *inaccessibles* peuvent être sentis à l'hystéromètre, dont l'extrémité contourne la tumeur, mais le meilleur moyen de diagnostic est de les rendre accessibles par la dilatation du canal cervical à l'aide de la laminaire. Ce moyen permet à la fois de faire le diagnostic et, dans la même séance s'il y a lieu, le traitement, en enlevant la tumeur par un des moyens qui seront étudiés à propos de la thérapeutique.

La tumeur sentie par l'introduction du doigt dans l'utérus abaissé est parfois, au lieu d'un fibrôme, un cancer, un fragment de placenta retenu, un léger degré d'inversion.

Le diagnostic de l'inversion a été exposé avec cette maladie : le placenta est friable et se laisse enlever avec le doigt.

Quant au diagnostic entre le cancer et le fibrôme, il ne sera guère possible que par l'examen microscopique d'une parcelle de la tumeur.

Les diverses variétés de fibrômes, qui viennent d'être vues, sont susceptibles de subir une évolution et des transformations analogues.

Après la transformation en polype, le pédicule peut s'amincir à tel point que la tumeur se détache complètement ; elle tombe au dehors s'il s'agit d'un polype sous-muqueux, ou dans le péritoine si le polype est sous-séreux; dans ce dernier cas très exceptionnel [1] et dont il n'existe que quelques exemples, le fibrôme devient un corps étranger intra-péritonéal.

Sous l'influence de la grossesse, le fibrôme se ramollit et augmente de volume pour subir pendant le postpartum la double modification contraire.

Le fibrôme est susceptible de se calcifier et de constituer une véritable *pierre utérine.*

Il peut aussi subir la dégénérescence graisseuse, amyloïde, ou cancéreuse; *Doran* [2] a publié un intéressant travail sur cette transformation possible des myomes et sarcomes, les fibromes mous constituant en quelque sorte en clinique une transition entre les deux tumeurs.

On comprendra facilement l'importance en chirurgie de cette possibilité de transformation en cancer.

Le fibrôme se creuse parfois d'une cavité kystique et devient une tumeur fibro-kystique, enlevant au fibrôme sa consistance normale pour le rendre mou et fluctuant.

Le fibrôme peut enfin *s'enflammer*, *suppurer*, *se gangrèner* et être ainsi le point de départ d'accidents septicémiques.

TRAITEMENT

A. — **Ressources thérapeutiques.**

Traitement médical. — Electricité. — Traitement chirurgical.

Ressources médicales. — De nombreux médicaments ont été préconisés contre les fibrômes utérins; l'hydrastis canadensis, l'hamamelis virginica, le phosphore, le cannabis indica, l'antipyrine, le bromure de potassium, l'iodure de potassium.

Tous ces médicaments ont produit quelques bons effets, ce qu'il faut la plupart du temps attribuer à une influence suggestive. L'état moral de la femme retentit sur sa circulation générale et utérine en particulier, de telle

[1] Depaul. *Bulletins de la Soc. anatomique*, XIX, p. 13.

[2] *Transact of the pathol. Soc. of London*, 1890.

sorte que la confiance dans la guérison amène une hémostase relative. M. *Bugney*[1] a, à cet égard, publié une intéressante observation, où des métrorragies causées par un fibrôme furent guéries par l'hypnotisme.

Cependant, parmi ces diverses médications, il en est trois qui méritent une mention particulière :

La première est le *repos horizontal* longtemps prolongé. Cette position de la femme facilite la circulation en retour, et de la sorte, arrête ou diminue les pertes sanguines. Le repos joue, d'ailleurs, un rôle important, et trop souvent négligé, dans un grand nombre d'affections génitales.

La seconde est l'*arsenic*, qui agit surtout comme reconstituant.

La troisième est l'*ergot de seigle*, administré suivant l'habitude actuelle, sous forme d'injections sous-cutanées d'ergotine ou d'ergotinine. L'usage doit en être continué régulièrement et longtemps; les injections se comptent par centaines; une femme, au dire de *Winckel*, en aurait subi jusqu'à quinze cents. L'ergot de seigle agit tantôt comme hémostatique, en favorisant la rétraction de l'utérus, tantôt en facilitant l'élimination d'un polype sous-muqueux, dont la femme se trouve ainsi plus promptement débarrassée.

Toutefois, ces trois médications ne sauraient être considérées que comme des palliatifs, qui échoueront d'ailleurs dans nombre de cas, de telle sorte que les femmes, plus fatiguées en quelque sorte du traitement que de la maladie même, préféreront cesser toute thérapeutique.

Comme moyens locaux on a fait les tentatives thérapeutiques les plus variées, c'est ainsi qu'on a eu recours aux injections vaginales ou intra-utérines chaudes ; les résultats sont momentanément bons, mais en général ne se prolongent pas longtemps.

Avant la connaissance ou l'application du curettage on a cautérisé la muqueuse utérine avec la teinture d'iode, le perchlorure de fer, la solution de chlorure de zinc dans son poids d'eau, l'acide phénique, l'acide nitrique, etc. ; je n'insiste pas sur ces différents moyens qui ont été détrônés par le curage, moyen bien plus sûr et inoffensif.

Parmi les *eaux minérales*, il en est trois qui semblent avoir une heureuse influence sur les fibrômes, ce sont : Salies-de-Béarn (Basses-Pyrénées), Salins, (Jura), Kreuznach (Allemagne).

Électricité. — L'électricité, grâce aux travaux de *Tripier* et d'*Apostoli*, a pris une place importante dans le traitement des fibrômes.

Elle est appliquée sous forme de courant galvanique.

Un pôle étant placé en surface (gâteau de terre glaise) sur la paroi abdominale, l'autre est introduit dans la cavité utérine avec un hystéromètre de platine, ou placé au contact du col.

Le pôle négatif est, en général placé sur l'abdomen, et le positif au contact de l'utérus.

L'intensité peut être portée jusqu'à 250 milliampères..

[1] *Revue de l'hypnotisme*, 1er déc. 1890.

La séance dure dix minutes environ, et doit être répétée deux ou trois fois par semaine.

Pour les autres détails de l'application je renvoie page 93 où ils sont exposés en détail.

Cette méthode, sauf rares exceptions, n'est pas dangereuse, à la condition qu'il n'y ait pas de collection purulente dans la sphère génitale; elle est peu douloureuse, car on peut régler à volonté l'intensité du courant et la proportionner à la tolérance de la malade.

Elle n'est que palliative, car un fibrôme, s'il peut diminuer ne saurait disparaître sous l'influence de l'électricité, à moins d'expulsion par les voies naturelles; son action s'exercera donc sur les phénomènes douloureux et hémorragiques causés par la tumeur fibreuse.

Il est encore difficile de se former un jugement sur la valeur de l'électricité, car les électriciens en font une sorte de panacée guérissant toujours ou presque toujours; ses adversaires, que l'on rencontre surtout dans le corps chirurgical, au contraire, la déclarent impuissante ou n'agissant que par suggestion.

Quoi de plus propre, en effet, pour agir sur l'imagination d'une femme, que ce fluide insaisissable, dont l'industrie fait des merveilles et qui est assez fort pour produire la mort. Si pareil fluide ne doit pas guérir, c'est que la guérison est impossible! Aussi beaucoup de femmes sont-elles améliorées, même avant d'avoir commencé le traitement, rien qu'à l'idée de le subir. J'en ai vu plusieurs dans ce cas.

L'électricité, bien maniée, produit un réel soulagement dans un cas sur trois environ, à la condition d'être faite pendant longtemps et avec régularité. Un tiers des femmes atteintes de fibrômes, grâce à son influence, est donc amélioré et perd beaucoup moins de sang; les deux autres tiers n'obtiennent de cet agent thérapeutique qu'un bénéfice illusoire ou nul.

L'électricité vaut donc la peine d'être employée dans le traitement des fibrômes, et elle rend de grands services dans les tumeurs inopérables ou dans les cas où la femme ne veut à tout prix d'aucune intervention chirurgicale; ces bistouriphobes sont d'ailleurs loin d'être rares.

Ressources chirurgicales. — Les diverses opérations dirigées contre les fibrômes et dont les unes sont palliatives, les autres curatives, se divisent en deux catégories, suivant qu'elles sont pratiquées par la voie vaginale ou abdominale :

Voie vaginale :

Dilatation du col 1
Incision du col 2
Curettage. 3
Myomectomie 4

Voie abdominale :

Castration. 5
Myomectomie 6
Hystérectomie partielle. 7
Hystérectomie totale. 8

1. Dilatation du col. — La dilatation du col avec la laminaire, les bougies de Hégar, ou un instrument à branches mobiles, peut être faite dans un double but, tantôt pour permettre l'accès dans la cavité utérine en vue d'une intervention plus complète, tantôt comme unique but thérapeutique pour exciter la contraction et la rétraction utérines.

C'est ainsi que l'application d'une simple tige de laminaire est capable d'arrêter pendant plusieurs mois les hémorragies.

Toutefois, cette intervention est rarement employée à l'état isolé, car sa puissance hémostatique est ordinairement faible, et son action très incertaine.

2. Incision du col. — La section bilatérale du col, qui a eu parfois une action hémostatique, n'agit probablement que si on sectionne des branches utérines importantes; on coupe ainsi la source du sang.

Une simple mention suffit pour ce procédé délaissé.

3. Curage[1]. — Le curage, pratiqué suivant la même méthode que dans l'endométrite et suivi d'une cautérisation intra-utérine à la créosote au $\frac{1}{3}$, peut, dans les cas de fibrômes interstitiels, amener une cessation durable ou prolongée des hémorragies, qui très souvent sont dues, en pareil cas, à l'endométrite causée par la présence même des tumeurs fibreuses.

Il sera bon de le faire précéder d'une dilatation assez complète à la laminaire, afin que l'accès de la cavité utérine devienne plus facile ; cette dilatation, aura en outre l'avantage d'ajouter son action hémostatique à celle du curage même.

Le curage, ne présentant aucun danger, quand il est fait avec toutes les précautions voulues, sera d'un heureux secours dans un assez grand nombre de cas de fibrômes insterstitiels avec tendance hémorragique, causée par leur rapprochement de la muqueuse.

Les deux complications à redouter alors qu'on pratique le curage de l'utérus myomateux sont la perforation de l'organe très aminci en quelques points, et l'hémorragie consécutive ; — la perforation se produit rarement si on procède avec la douceur voulue, et sa gravité n'est que relative alors qu'on a observé toutes les règles de l'antisepsie ; — quant à l'hémorragie on pourra toujours la combattre efficacement à l'aide du tamponnement intra-utérin à la gaze iodoformée.

4. Myomectomie vaginale. — Myomectomie signifie ablation du myome ; nous ne nous occupons ici que de la voie vaginale ; il sera ultérieurement question de la myomectomie par la voie abdominale.

Le myome sera facile à enlever s'il est inséré sur le museau de tanche ; bistouri et sutures suffisent à l'opération.

L'ablation n'est guère plus difficile en général quand le polype est inséré dans la cavité cervicale, le pédicule peut être atteint facilement avec le doigt, sectionné ou tordu, et lié s'il y a lieu de faire l'hémostase, rarement nécessaire quand on enlève la tumeur par torsion.

[1] Consulter à cet égard la thèse de Batuaud. Paris, 1891.

Ces fibrômes à implantation cervicale sont d'ailleurs relativement rares. C'est, la plupart du temps, des fibrômes à implantation corporéale qu'on aura à enlever; trois méthodes peuvent être employées dans ce but : la *torsion*, l'*énucléation*, le *morcellement*.

Torsion. — La torsion est facile à pratiquer, quand le pédicule est aminci; il suffit alors de quelques tours imprimés à la tumeur, saisie avec une pince à griffes, pour la détacher complètement. Ce procédé nécessite d'ailleurs la dilatation préalable du col, telle qu'elle va être décrite pour l'énucléation.

Énucléation. — Contrairement à la torsion, cette méthode s'adresse à des tumeurs encore unies par une large base d'implantation à la paroi utérine. Elle nécessite la dilatation préalable du col, de manière à ce que l'opérateur ait une voie largement ouverte pour arriver jusqu'à la tumeur à extraire. Cette dilatation sera faite soit à l'aide de laminaires progressivement croissantes, soit, plus volontiers, par le tamponnement de l'utérus à la gaze iodoformée; cette méthode, préconisée par *Vuillet* avec l'aide de bourdonnets, s'accomplit avec plus de facilités quand on emploie la gaze. Pour faire ce tamponnement dilatateur, la femme étant en position vulvaire, sans anes-

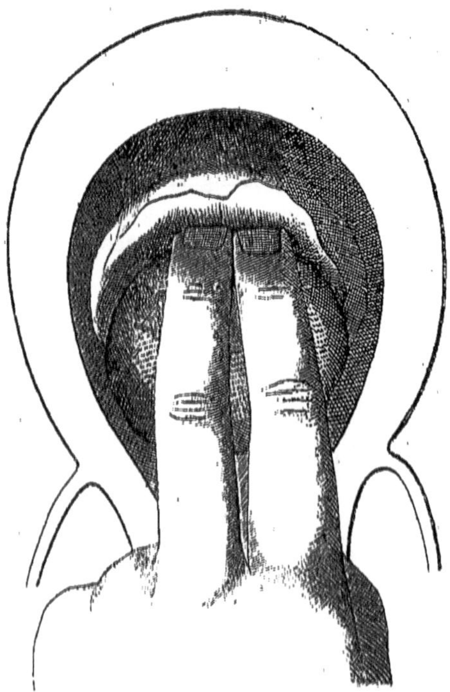

Fig. 551. — Décortication d'un fibrôme intra-utérin avec les doigts.

thésie, on applique un spéculum bivalve court, et après avoir saisi le col avec une pince de Museux, on introduit dans l'utérus, à l'aide d'un instrument recourbé, la bande de gaze iodoformée. — La cavité utérine est bourrée aussi complètement que possible. — Au bout de vingt-quatre heures, la gaze est enlevée, et si la dilatation n'est pas suffisante, on recommence le tamponnement utérin. — On continue ainsi toutes les vingt-quatre heures, jusqu'à ce que le col soit ouvert au degré désiré; il est nécessaire que deux doigts puissent facilement pénétrer dans la cavité utérine; ce degré de dilatation s'obtient, suivant les cas, en deux à quatre jours. — Pour pratiquer l'énucléation, après avoir nettement délimité la tumeur par le toucher, on pratiquera à sa surface une incision correspondant à peu près à son diamètre antéro-postérieur; avec les doigts introduits dans cette brèche on décortiquera la tumeur (fig. 551); les instruments inventés et préconisés pour cette décortication sont inutiles. — La tumeur, pendant la décortication, aura été saisie avec des pinces, qui serviront ensuite à l'entraîner au dehors. — L'hémorragie est, en général, faible après la décortication ; si elle se produisait, le meilleur moyen de la combattre serait le tamponnement intra-utérin à la gaze iodoformée.

Morcellement. — Le morcellement s'adressera aux tumeurs volumineuses, dont les dimensions dépassent par exemple celles du poing. *Péan*, l'auteur

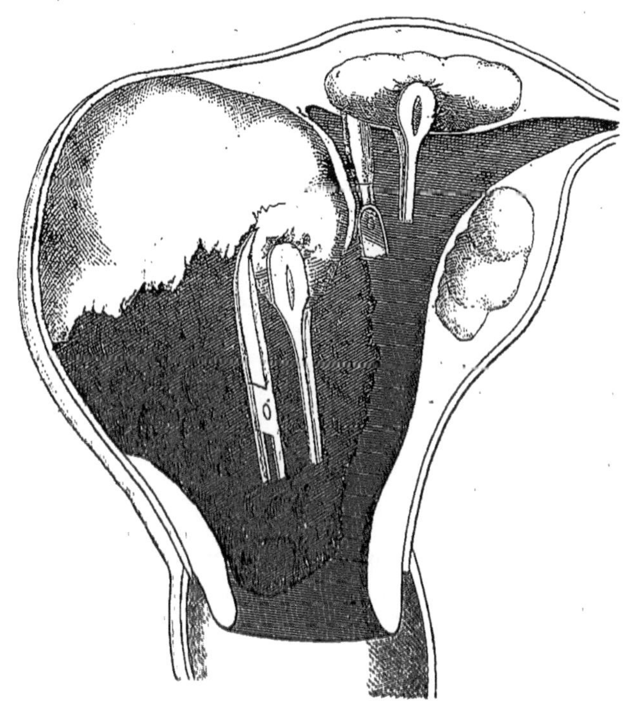

Fig. 552. — Morcellement d'un fibrôme intra-utérin (Pozzi d'après Péan).

de cette méthode, la pratique sans dilatation préalable du col, mais en faisant des incisions libératrices à droite et à gauche du col, l'hémostase étant obtenue à l'aide de pinces : d'une façon générale, la dilatation est cependant préférable, comme pour l'énucléation. — Sous la conduite des doigts, la partie la plus saillante de la tumeur est saisie avec une pince, et le fragment ainsi fixé est morcelé à l'aide de longs ciseaux courbes ou avec un bistouri (fig. 552). On enlève ainsi, morceau par morceau, toute la tumeur, et, contrairement à ce qu'on pourrait théoriquement penser, l'hémorragie est faible. — Le principal danger de cette opération, rare d'après les faits, est la perforation de l'utérus ; si cet accident survenait, il serait prudent de terminer en pratiquant l'extirpation totale de l'utérus par la voie vaginale.

Le morcellement s'exécute d'ailleurs de la même façon et d'après les mêmes principes, qu'il s'agisse d'enlever une tumeur intra-utérine, où l'utérus lui-même devenu pathologique et formant tumeur; dans l'un et l'autre cas *Péan* procède en effectuant, ainsi qu'il vient d'être dit, le *morcellement central conoïde.*

Au lieu de procéder en pratiquant le *morcellement central conoïde*, ainsi que l'a préconisé *Péan* à l'aide de ciseaux et de bistouris courbes,

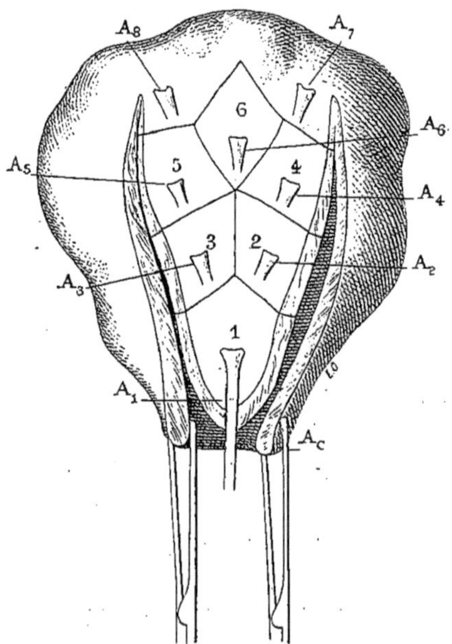

Fig. 553. — Morcellement en V (Doyen).

1, 2, 3, 4, 5, 6, indiquent le siège des saisies successives effectuées par les pinces. — A1, A2, A3, etc., indiquent les lambeaux successivement réséqués.

Doyen a conseillé d'effectuer ce *morcellement en V*, ainsi que l'indique la figure 553.

Doyen[1] procède de la façon suivante :

« Section de la lèvre antérieure du col, si ce dernier n'était pas suffisam-

[1] *Traitement chirurgical des affections inflammatoires et néoplasiques de l'utérus et de ses annexes.* — Extrait des *Arch. Prov. de chirurgie*, déc. 1892. — 2e édit. 1893, p. 95.

ment entr'ouvert, et morcellement progressif de la tumeur, avec cette particularité que, de même que pour l'hystérectomie, nous incisons le ou les fibrômes en V, d'avant en arrière, et longitudinalement, et que nous agissons toujours à leur surface, plutôt qu'à leur centre. Il nous arrive, grâce à plusieurs sections en V, d'attirer successivement au dehors, sans le détacher du reste de la tumeur, chaque segment ainsi formé, et d'extraire la masse totale parsemée d'incisures, mais presque d'un seul morceau. Cette méthode est des plus rapides et de beaucoup supérieure à l'évidement central conoïde du procédé de Péan. »

Nous ne possédons pas encore de statistique nous permettant de juger ces diverses méthodes d'extirpation ; bien faites, elles semblent être d'une assez grande bénignité.

5° Castration. — La castration consiste dans l'extirpation des ovaires, à laquelle on joint d'habitude celle des trompes.

Elle comprend trois temps : ouverture de l'abdomen, extraction des annexes, toilette et fermeture de la plaie abdominale.

1° *Ouverture de l'abdomen.* — Incision sur la ligne médiane de huit à dix centimètres, suffisante simplement pour introduire trois doigts; la plaie sera ultérieurement agrandie, si on rencontre des difficultés à trouver les organes à extirper.

2° *Extraction des annexes.* — Les index, médius et annulaire, introduits à travers la plaie de la paroi abdominale, vont à la recherche des annexes d'un côté et les attirent au dehors où on les saisit à l'aide d'une pince (fig. 554). Au-dessous de la pince, à un centimètre environ de l'utérus, on passe au centre du pédicule une aiguille mousse chargée d'un fil de soie replié en double. L'aiguille retirée, on fait deux ligatures embrassant en deux fragments tout le pédicule. La section est pratiquée ensuite à un centimètre des sutures. Même opération pour les annexes du côté opposé.

3° *Toilette et fermeture de la plaie abdominale.* — Une éponge montée est introduite dans le cul-de-sac de Douglas pour enlever le sang qui a pu s'épancher pendant l'opération. On s'assure que l'hémostase est bien complète, et on referme la paroi abdominale comme après toute laparotomie.

Sutures abdominales à enlever au dixième jour.

Lever au quinzième.

La mortalité opératoire, quand les règles de l'antisepsie sont bien observées, est faible ; elle ne semble pas dépasser 5 p. 100.

Quelques opérateurs, notamment *Lawson-Tait*, sont même arrivés à des résultats plus brillants ; ce dernier, sur 262 cas, a eu 1,23 p. 100 de mortalité.

La castration a pour effet de décongestionner rapidement les organes génitaux, en produisant une ménopause anticipée.

Les fibrômes diminuent parfois très promptement, mais le principal résultat recherché est la cessation des hémorragies; or, à cet égard, la castration fournit à peu près les résultats suivants :

Dans la moitié des cas, les hémorragies cessent de suite et complètement.

Dans un quart des cas, elles persistent pendant quelques jours, puis cessent ensuite.

Dans le dernier quart, elles persistent parfois sans modifications, mais le plus souvent atténuées.

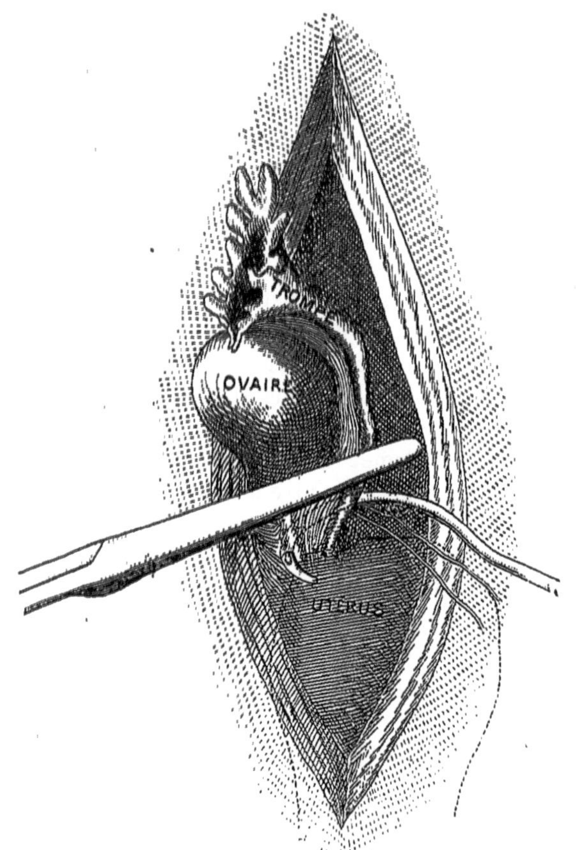

Fig. 554. — Pincement des annexes pour en opérer la ligature.

6° Myomectomie abdominale. — La myomectomie abdominale a pour but l'extirpation par la laparotomie des fibrômes sous-séreux, tout en laissant l'utérus en place.

La meilleure et plus sûre méthode pour l'opérer est l'*énucléation*.

L'abdomen étant ouvert sur la ligne médiane dans une étendue suffisante pour donner facile accès jusqu'à l'utérus pathologique, on prend successivement chaque fibrôme saillant à la face séreuse de l'organe et on lui fait subir l'opération suivante :

Incision circulaire distante d'un ou deux centimètres de la base d'implantation sur le pourtour de la tumeur et à une distance suffisante de l'utérus pour qu'après l'éloignement du fibrôme les deux lèvres de la plaie puissent arriver au contact l'une de l'autre (fig. 555). L'incision opérée, on énucléé la tumeur avec les doigts, ce qui est en général facile, après quoi, à l'aide d'une suture continue à la soie (fig. 556), on ferme la brèche créée par la disparition de la tumeur. Si cette suture ne suffit pas à l'hémostase, on la complète par quelques points séparés aux endroits qui fournissent du sang.

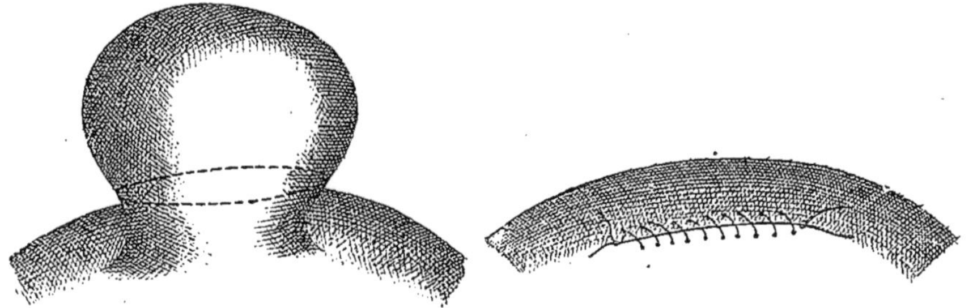

Fig. 555. — Incision pour l'énucléation d'un fibrôme sous-séreux.

Fig. 556. — Suture continue après l'énucléation d'un fibrôme sous-séreux.

On peut facilement enlever par ce procédé toutes les tumeurs quel que soit leur volume, pourvu que la base d'implantation sur l'utérus ne dépasse pas 5 centimètres de diamètre.

L'utérus, ainsi débarrassé de ses tumeurs parasites, est laissé en place, ou rentré si exceptionnellement on avait dû l'attirer au dehors pour atteindre un fibrôme peu accessible, puis la paroi abdominale est fermée suivant les règles habituelles[1].

Les statistiques manquent pour apprécier les dangers de l'opération ; il semble toutefois qu'elle soit plus bénigne que l'hytérectomie partielle, dont l'étude va suivre ; en tout cas, elle est moins douloureuse pour les malades comme suites immédiates, car il n'y a pas de constriction du pédicule, source de souffrance pour les opérées.

7° Hystérectomie abdominale partielle. — L'hystérectomie abdominale partielle ou supra-vaginale consiste à pratiquer la laparotomie pour enlever le corps de l'utérus par une section faite au niveau de l'isthme, et à constituer un pédicule avec le col.

Le pédicule peut être fixé dans la plaie abdominale (procédé de Hégar), ou rentré dans l'abdomen où il est abandonné comme un pédicule de kyste ovarien (procédé de Schrœder).

Un troisième procédé consiste à fixer le pédicule en arrière de la paroi abdominale (procédé de Wolfler-Hacker).

Nous nous trouvons donc en présence des trois procédés suivants :

[1] En cas de *fibrôme inclus dans le ligament large*, l'ablation se fera de la même manière que pour les tumeurs sous-séreuses de l'utérus, il faudra seulement inciser le ligament large pour arriver jusqu'au fibrôme, le séparer du tissu cellulaire pour l'enlever et après ablation, fermer par des sutures perdues la poche cellulaire ainsi ouverte, en drainant au besoin par le vagin, si on a quelques craintes de suppuration.

a. Traitement extra-péritonéal du pédiculé (procédé de Hégar).
b. Traitement intra-péritonéal du pédicule (procédé de Schrœder).
c. Traitement mixte du pédicule (procédé de Wolfler-Hacker).

Les nombreux procédés qui ont été préconisés pour l'hystérectomie abdominale partielle peuvent, à quelques détails près, se ramener à ces trois principaux, dont nous allons donner la description détaillée.

a. *Traitement extra-péritonéal du pédicule (procédé de Hégar)*. — L'opération comprend cinq temps : 1° ouverture de l'abdomen ; 2° sortie de l'utérus ; 3° application du lien élastique ; 4° section de l'utérus ; 5° toilette et fermeture de l'abdomen.

1° *Ouverture de l'abdomen*. — Ouverture sur la ligne médiane de longueur suffisante pour permettre la sortie de l'utérus fibromateux.

2° *Sortie de l'utérus*. — La main introduite dans la cavité péritonéale explore la tumeur, surtout au point de vue des adhérences, qui seraient détachées et liées avant toute manœuvre ultérieure. L'utérus libéré sera amené au dehors de l'abdomen à l'aide de la main, pendant qu'un aide repousse la paroi abdominale dans la direction de la colonne vertébrale.

3° *Application du lien élastique*. — Le lien est un tube[1] en caoutchouc rouge, ou plus simplement une sonde de même substance (calibre n° 12 environ de la filière Charrière). Ce caoutchouc aura trempé pendant quarante-huit heures au moins dans une solution de bichlorure de mercure au $\frac{1}{1000}$. Avant l'application du tube de caoutchouc, il faut procéder à la ligature et à la section des ligaments larges, en enlevant autant que possible les ovaires et les trompes. Dans ce but l'utérus étant attiré hors de l'abdomen (fig. 557), on saisit de chaque côté les ligaments larges avec une pince-longuette, après quoi à 2 centimètres au-dessus de la pince on applique une série de deux à quatre ligatures à la soie allant jusqu'au voisinage du cul-de-sac latéral du vagin : puis on sectionne les ligaments larges entre la pince et les ligatures.

L'hémostase étant ainsi effectuée du côté des ligaments larges, on applique le tube élastique au voisinage de l'isthme de l'utérus, en le contournant deux fois autour de l'isthme utérin, ainsi que l'indique la figure 558. Le lien ainsi appliqué est fixé à l'aide d'une pince ou d'une ligature.

Les instruments spéciaux qu'on a préconisés et inventés pour sa fixation sont inutiles, et ne font qu'encombrer l'arsenal opératoire.

Il faut avoir soin qu'aucun organe autre que l'utérus ne soit comprimé par le lien élastique.

Eloigner l'intestin, faire surtout attention à la vessie; si le réservoir vésical remontait jusqu'au niveau où doit être appliqué le caoutchouc, on commencerait par le détacher à l'aide du bistouri ou des doigts; ce décollement fait avec prudence n'est pas dangereux et n'expose à aucune conséquence fâcheuse.

[1] Le tube est préférable au caoutchouc plein, parce que, à volume égal, il offre une plus grande solidité.

Section à 2 centimètres de la ligature.

4° *Section de l'utérus.* — L'utérus est sectionné au bistouri à deux travers de doigt au-dessus du lien élastique, et après la section on égalise le moignon maintenu à l'aide des pinces de Museux.

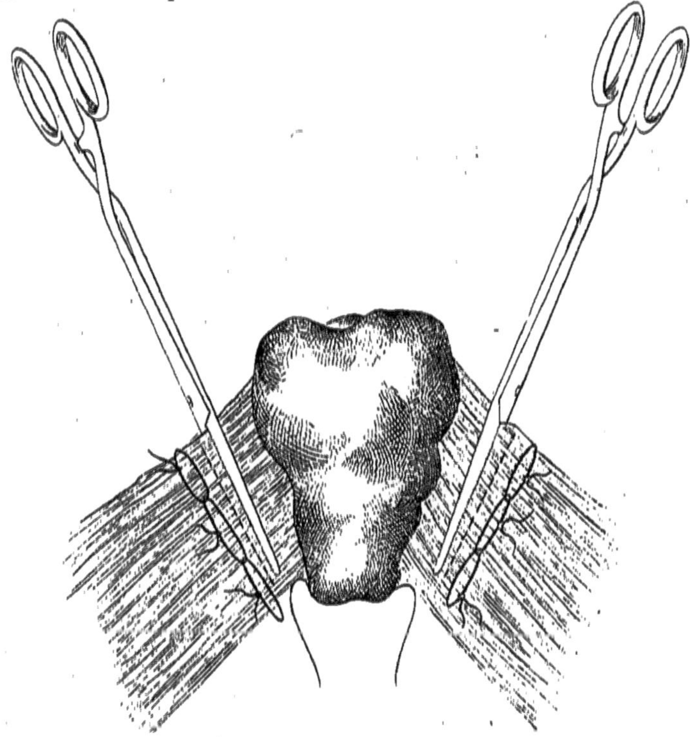

Fig. 557. — Pincement et ligature en plusieurs étages des ligaments larges.

5° *Toilette et fermeture de l'abdomen.* — Une ou plusieurs éponges montées sont glissées dans le cul-de-sac de Douglas, de manière à enlever tout le sang qui a pu s'épancher pendant l'opération; près quoi on procède à la fermeture de la plaie abdominale.

Le péritoine sera d'abord fixé au moignon par une série de sutures (soie), à quelques millimètres au-dessous du lien élastique, de manière à ce que ce lien et les tissus comprimés soient *en dehors du péritoine.*

La suture du péritoine sera ensuite continuée dans la portion supérieure de la plaie ainsi que l'indique la figure 559.

La plaie abdominale est dans sa partie libre fermée par des sutures interrompues à la soie, comme dans toute laparotomie.

Au niveau du moignon, pour maintenir le pédicule, il sera bon de réunir de chaque côté, par deux ou plusieurs sutures à la soie, le tissu utérin à la paroi abdominale.

Ces sutures de précaution remplacent avec avantage les broches, avec lesquelles on maintient quelquefois le pédicule et qui, par leur rigidité, provoquent des douleurs à chaque mouvement de la femme.

Le moignon se trouve ainsi (fig. 560) fixé à la paroi abdominale par des

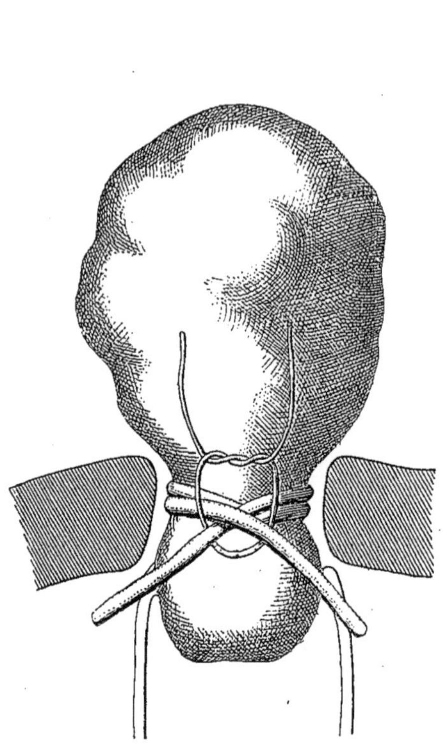

Fig. 558. — Lien élastique passé autour de l'isthme utérin, amené au niveau de la paroi abdominale.

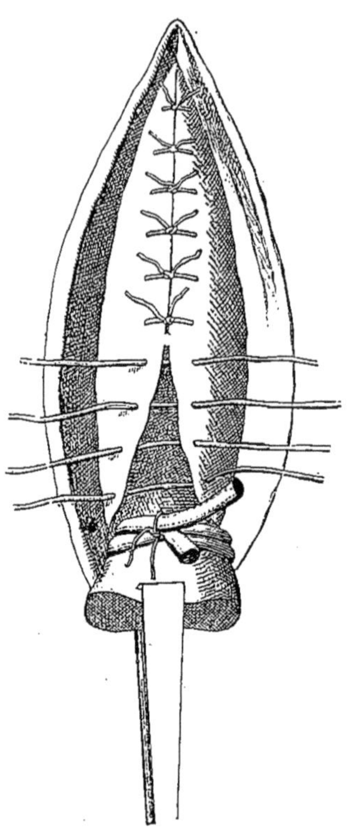

Fig. 559. — Fixation du moignon à l'angle inférieur de la plaie abdominale. Sutures du péritoine.

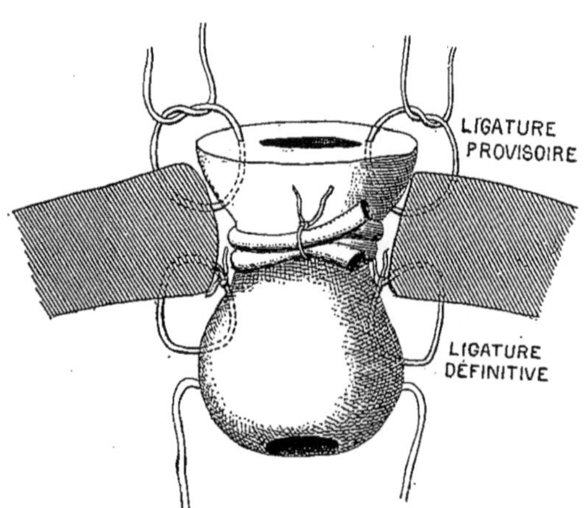

Fig. 560. — Fixation du moignon utérin à la paroi abdominale par des sutures superficielles et profondes.

sutures profondes qui sont définitives et des sutures superficielles ou provisoires, qui tomberont spontanément au moment où le moignon se mortifie, ou qu'on enlèvera après cinq ou six jours.

Le moignon est enveloppé de gaze iodoformée, recouvert de coton hydrophile.

Bandage de corps maintenant le tout.

Le pansement sera renouvelé tous les deux jours et continué à la gaze iodoformée.

La partie du moignon comprimée par le caoutchouc se mortifie et tombe vers le quinzième jour avec le caoutchouc ; à partir de ce moment la plaie se transforme en un godet granuleux, qui s'oblitère et se cicatrise petit à petit.

La mortalité fournie par cette opération est encore assez élevée. D'après les statistiques réunies par *Pozzi* [1], elle est de 25 p. 100 environ, mais il est vraisemblable qu'avec l'expérience ce chiffre s'abaissera.

Les résultats, au point de vue des troubles causés par les tumeurs sont excellents, car l'opération est réellement curative ; elle fait disparaître les fibrômes.

b. *Traitement intra-péritonéal du pédicule* (*procédé de Schrœder*). — Les quatre premiers temps de l'opération, c'est-à-dire : 1° l'ouverture de l'abdomen, 2° la sortie de l'utérus, 3° l'application du lien élastique, enfin 4° la section de l'utérus, sont les mêmes qu'avec le traitement extra-péritonéal du pédicule. — Les différences ne commencent qu'au cinquième temps qui consiste dans la confection du moignon.

5° *Confection du moignon*. — Après la section le moignon présente une surface plane ainsi que l'indique la figure 561.

On modifiera cette section plane en creusant avec le bistouri le moignon, de telle sorte qu'il présente (fig. 562) deux lèvres, l'une antérieure, l'autre postérieure, dont l'accolement devient facile à l'aide de sutures.

Avant d'appliquer les sutures, on cautérise au thermocautère toute la surface de la cavité cervicale qui est facilement accessible, de manière à l'aseptiser et à empêcher l'infection secondaire dont elle pourrait devenir la source.

Les sutures se font à la soie et en trois étages, ainsi que le montre la figure 562 ; *a*, premier étage profond ; *b*, deuxième étage moyen ; *c*, troisième étage superficiel, c'est-à-dire voisin de la surface péritonéale.

Ces trois ordres de sutures étant serrés, on a le résultat indiqué par la figure 563.

On peut alors enlever le lien élastique, car, grâce à l'accolement des deux surfaces d'avivement, l'hémostase doit être complète ; dans le cas où il y aurait encore un point hémorragipare, on appliquerait à son niveau un ou plusieurs points de sutures jusqu'à ce que l'écoulement de sang soit complètement arrêté.

[1] *Traité de gynécologie*, 1re édition, p. 336.

6° *Drainage.* — Il est prudent pour éviter les complications septicémiques d'appliquer un drain, qui, partant du cul-de-sac de Douglas, s'échappera au dehors par le vagin et la vulve (fig. 564).

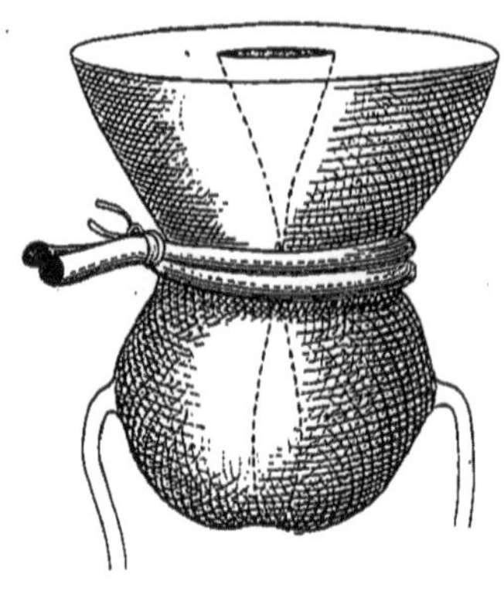

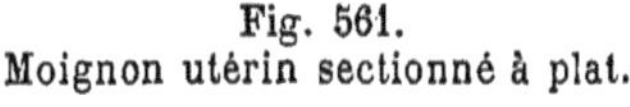

Fig. 561.
Moignon utérin sectionné à plat.

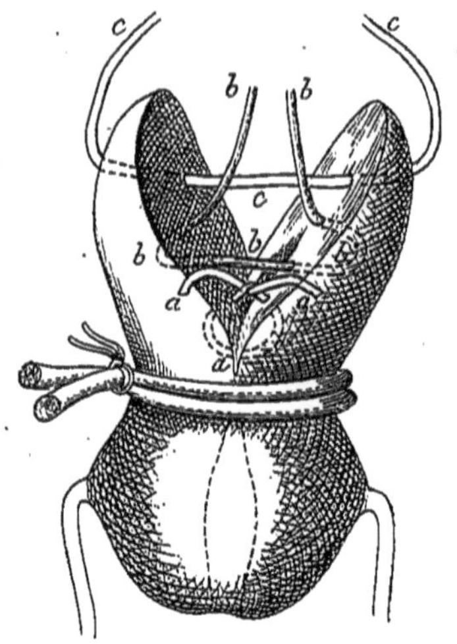

Fig. 562. — Moignon utérin évidé de manière à former deux lambeaux. Passage des sutures à trois étages.
a. 1er étage, *b*. 2e étage, *c*. 3e étage.

Après avoir introduit un corps mousse dans le vagin, placé de telle sorte qu'il fasse saillie dans le cul-de-sac postérieur on incise les tissus sur sa pointe,

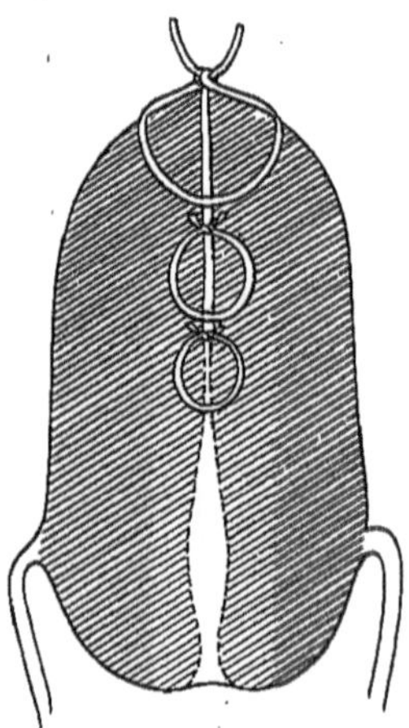

Fig. 563. — Aspect schématique du moignon utérin, sur une coupe alors que les trois étages de sutures sont serrés.

et par l'ouverture ainsi pratiquée on fait passer soit un drain réuni en croix, soit plus simplement une sonde de *Pezzer*, dont le renflement est suffisant pour ne passer qu'à frottement dans l'ouverture pratiquée ; l'extrémité de la sonde s'échappe par la vulve.

7° *Toilette et fermeture de l'abdomen.* — De même qu'avec le traitement extra-péritonéal du pédicule.

Chrobak a heureusement modifié le procédé de *Schrœder* en taillant un lambeau péritonéal, avec lequel il recouvre le moignon utérin de manière à l'isoler de la cavité péritonéale, c'est ce même procédé que *Richelot*[1] a repris et perfectionné.

Voici comment opère *Richelot :*

« La paroi abdominale est incisée comme à l'ordinaire et la masse fibreuse attirée au dehors à l'aide des mains et des pinces à traction. Au

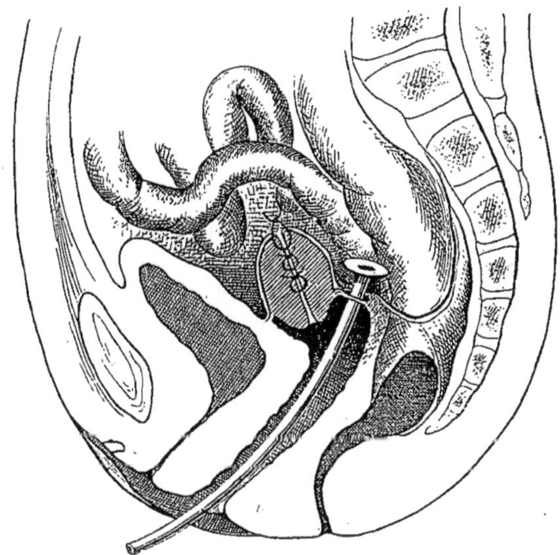

Fig. 564. — Drainage péritonéo-vaginal.

début, je traitais à part les ligaments larges, mais il est plus expéditif et même plus sûr de les prendre avec la ligature et de les accoler d'emblée au moignon ; aussi vaut-il mieux n'y pas toucher en ce moment. Dès que la tumeur est bien en vue, je trace au bistouri, sur sa face antérieure, une incision qui en détache le péritoine entre les deux ligaments larges et qui taille un lambeau suffisant, — soit dit en termes vagues, — pour recouvrir ultérieurement la surface du pédicule. Le lambeau tracé, je le décolle avec le doigt et je le fais tomber dans le petit bassin, ce qui a l'avantage de mettre la vessie hors d'atteinte. Je place alors le lien élastique en passant au-dessous des annexes, et je l'attache avec le clamp de *Segond* sur la face antérieure dénudée.

« Je tiens absolument à la ligature élastique provisoire, et je refuse de passer d'emblée les fils de soie. Je l'ai fait dans un seul cas et j'ai remarqué que le tissu musculaire réagit, même contre la soie plate, et l'empêche de bien

[1] *Annales de gynécologie.* Juin 1893, p. 542.

serrer ; au contraire, il est tenu par le caoutchouc, la ligature définitive est serrée comme on veut.

« J'ai l'habitude de me débarrasser de la masse utérine dès que le lien élastique est placé, afin de manœuvrer plus à l'aise. Je coupe hardiment jusqu'au voisinage de la ligature, en laissant aux pinces de larges prises pour soutenir le pédicule qui sera diminué et façonné plus tard.

« C'est le moment de lier à la soie plate. Je passe un long fil double avec une aiguille mousse à travers le pédicule, immédiatement au-dessous du lien élastique; je noue à droite et à gauche, ce qui fait une ligature en chaîne, puis j'ajoute un fil de sûreté, qui embrasse tout le moignon et j'enlève le caoutchouc.

« Le tissu musculaire et les ligaments étant solidement étreints par des fils qui n'ont aucune tendance à déraper, je réduis au minimum la partie libre du moignon, puis, je rôtis la tranche avec le thermocautère que j'enfonce à plusieurs reprises dans le cul-de-sac fermé par la muqueuse utérine, mais en ayant soin de ne pas trop appuyer dans le fond, de peur de couper les fils de soie qui traversent le col.

« Il s'agit maintenant de recouvrir la surface rôtie avec le lambeau péritonéal. Je fais tenir le pédicule par un aide avec une pince érigne accrochée à son bord postérieur, je vais chercher le lambeau dans le petit bassin, je le remonte, et par un surjet au catgut je l'unis au bord postérieur du moignon. Quand tout est fini, on voit au milieu de la cavité pelvienne une suture en forme de crête transversale, le péritoine est partout fermé, la surface cruentée de l'utérus inclinée en avant, est extra-péritonéale. »

c. *Traitement mixte du pédicule* (*procédé de Wölfler-Hacker*). — Ce procédé consiste à confectionner un moignon analogue à celui de *Schrœder*, tel qu'il vient d'être décrit, mais au lieu de laisser ce moignon libre dans la cavité abdominale, on le fixe à la paroi abdominale de la façon suivante :

Le péritoine pariétal est suturé au pourtour du moignon, ainsi que l'indique la figure 565, de telle sorte que le dôme du moignon reste en quelque sorte extra-péritonéal.

Après quoi, deux fils de soie solide traversent successivement la paroi abdominale d'un côté, le moignon utérin, puis la paroi abdominale du côté opposé.

Les deux fils sont liés l'un à l'autre du même côté de la paroi abdominale, et l'arc qu'ils constituent maintenu par un coussinet de gaze iodo-
Ces deux fils forment une sorte d'escarpolette qui maintient le pédicule,
formée.
et le fixe au contact de la paroi abdominale.

A l'aide de sutures on ferme la plaie abdominale suivant les principes ordinaires, mais en conservant béant un petit intervalle dans lequel on glisse un drain, dont l'extrémité vient au contact du pédicule.

Pansement de la plaie abdominale à la gaze iodoformée.

Le drain est enlevé au bout de quatre à six jours et les fils qui maintiennent le pédicule après huit à dix jours.

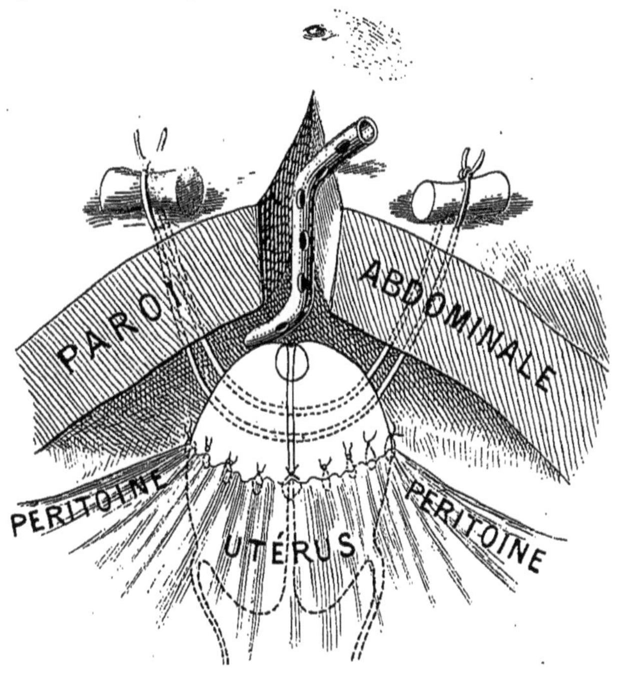

Fig. 565. — Fixation du moignon dans le procédé mixte de Wolfler-Hacker.

De ces trois procédés le plus brillant au point de vue opératoire est celui de Schrœder, mais le plus sûr est celui de Hégar, c'est-à-dire le traitement extra-péritonéal du pédicule, et c'est à lui qu'il faudra en général avoir recours.

8° Hystérectomie abdominale totale. — Cette opération se pratique d'après les règles précédemment indiquées (p. 510), à propos du cancer de l'utérus où le *procédé de Martin* a été décrit en détail.

Le *procédé de Martin* est parmi ceux où on opère exclusivement par la voie abdominale le plus sûr et le meilleur, mais il ne laisse pas que de présenter parfois de grandes difficultés, qui en ont empêché la vulgarisation.

Plus récemment on a tenté de combiner la voie vaginale et la voie abdominale, et de pratiquer ainsi une sorte d'*hystérectomie mixte vagino-abdominale*.

C'est ainsi que *Chaput*[1] commence par libérer le col par la voie vaginale, ou même au besoin par l'enlever, puis, pratiquant la laparotomie, il termine l'hystérectomie par la voie abdominale; l'hystérectomie devient alors facile, car l'utérus qui n'est plus maintenu par son col dans le petit bassin se laisse enlever sans difficulté.

[1] *Soc. obst. et gynécologie de Paris*, avril 1893.

Goullioud[1], à la suite de *Martin* et de *Bouilly*, procède en sens inverse, il commence par la laparotomie pour terminer par la voie vaginale.

Voici d'ailleurs son procédé :

« *Premier temps.* — Laparotomie : ligature élastique posée et assujettie entre le corps et le col, au-dessus ou au-dessous des trompes, suivant les cas et en ménageant le plus possible la mobilité du pédicule ; section de l'utérus au-dessous de la ligature élastique et cautérisation de la cavité cervicale ; surjet péritonéal pour fermer la grande cavité péritonéale, avec facilité de la rouvrir d'un coup de ciseau s'il était nécessaire. »

« *Deuxième temps.* — Extirpation du pédicule utérin d'après le procédé de l'hystérectomie vaginale : abaissement du pédicule, section de la muqueuse vaginale, décollement de la vessie, ouverture du cul-de sac postérieur, pinces longuettes sur les ligaments larges, extirpation du pédicule utérin. »

« *Troisième temps.* — Achèvement de la suture de la paroi abdominale, couche aponévrotique et peau. »

Jusqu'à présent, quel que soit le procédé employé, l'hystérectomie abdominale ou abdomino-vaginale totale s'est montrée très dangereuse, elle constitue sans doute la méthode de l'avenir, mais elle demande des perfectionnements dans sa technique de manière à la rendre plus bénigne.

Aussi, jusqu'à nouvel ordre, faut-il considérer l'hystérectomie partielle comme préférable ; et, à moins qu'une tumeur fibreuse du col n'empêche de constituer le pédicule, faudra-t-il en général avoir recours à cette dernière et réserver l'hystérectomie totale à des cas exceptionnels.

Connaissant les diverses ressources thérapeutiques qu'on peut opposer aux fibrômes, et instruits aussi sur leur danger et sur leur efficacité, voyons, suivant les différents cas cliniques, quelle est la meilleure conduite à tenir.

B. — Traitement clinique.

Au point de vue du traitement, les fibrômes se divisent en trois grandes catégories : les *indifférents*, les *hémorragiques*, les *douloureux*.

Les premiers sont en général interstitiels, les seconds sous-muqueux et les troisièmes sous-séreux.

Chacune de ces variétés ne saurait être traitée par les mêmes moyens.

1° Fibrômes indifférents. — Les fibrômes indifférents, c'est-à-dire ceux par lesquels la santé se trouve peu ou pas troublée, ne sont pas très rares.

Un assez grand nombre de femmes sont atteintes de ces tumeurs sans le savoir, et une circonstance quelconque provoquant l'examen, le plus souvent une grossesse, révèle l'existence de tumeurs non soupçonnées.

Mieux vaut laisser sans traitement ces fibrômes indifférents, il sera toujours temps de les traiter le jour où ils troubleront la santé.

[1] *Extirpation vaginale du pédicule de l'hystérectomie abdominale.* Extrait du *Lyon Médical*, n° 42, 1891, p. 9.

2° **Fibrômes hémorragiques.** — Les fibrômes hémorragiques sont habituellement les sous-muqueux; la chirurgie peut en général les extirper par les voies naturelles.

Toutes les fois que l'extirpation est possible par les voies naturelles et que la tumeur fait dans l'utérus une saillie suffisante pour être enlevée par torsion, énucléation et morcellement, l'intervention radicale est à conseiller, car, bien faite, elle est peu grave et donne une guérison complète.

Mais si la tumeur n'est pas encore suffisamment détachée de la paroi utérine, si elle est encore trop interstitielle ou si les tumeurs sont multiples et ne permettent pas à l'opérateur d'espérer une énucléation complète, mieux vaudra tenter une intervention palliative, soit le curage, soit la castration.

Je préfère, en pareil cas, faire le curage à cause de sa bénignité absolue, et je n'ai recours à la castration que si cette première intervention échoue, ou si elle ne donne qu'un succès temporaire.

Mais certaines malades ne veulent à tout prix d'aucune intervention chirurgicale.

Chez ces pusillanimes, l'électricité fait souvent merveille et doit être immédiatement conseillée.

Si l'électricité échoue, on aura recours à l'un quelconque des moyens médicaux précédemment indiqués, mais de préférence à l'ergotine et à l'arsenic, sans oublier les eaux minérales, quand la malade peut s'offrir ce luxe.

3° **Fibrômes douloureux.** — Les fibrômes douloureux appartiennent le plus souvent à la variété sous-séreuse.

Si la gêne apportée par les tumeurs est tolérable et ne rend pas la vie trop pénible à la femme, mieux vaudra déconseiller l'intervention chirurgicale et s'en tenir soit à l'électricité, soit aux ressources médicales.

Mais si la femme, trop gênée par ses tumeurs, préfère courir le risque d'une opération que de continuer à souffrir de la sorte, le chirurgien fera la laparotomie, et suivant la disposition des tumeurs, il aura recours soit à la castration, soit à l'énucléation, soit à l'hystérectomie partielle, réservant l'hystérectomie totale pour des cas très exceptionnels.

L'énucléation est préférable, quand les tumeurs sont franchement pédiculées et faciles à cueillir ; si outre la tumeur qu'on enlève il en reste un certain nombre d'interstitielles, il sera bon de compléter l'énucléation par la castration qui agira secondairement sur les tumeurs restant en place.

Quand l'énucléation est impossible à cause du volume des tumeurs et de leur base d'implantation, on aura recours à l'hystérectomie partielle, c'est-à-dire sus-vaginale, à la condition que tout le corps de l'utérus soit facilement mobilisable et qu'il n'y ait pas d'adhérences étendues.

Si les adhérences sont étendues, et si l'extirpation du corps de l'utérus ne peut être obtenue qu'au prix de délabrements importants et par conséquent dangereux, mieux vaut ne pas la tenter et se borner à pratiquer la castration.

En résumé :

1° *Fibrômes indifférents :*
Simple expectation.
2° *Fibrômes hémorragiques :*
Enlever le ou les fibrômes, si l'extirpation est possible et si la femme y consent.
Sinon avoir recours soit au curage, soit à la castration, soit à l'électricité, soit au traitement médical.
3° *Fibrômes douloureux :*
Troubles tolérables :
Electricité ou traitement médical.
Troubles intolérables :
Faire la laparotomie, et, suivant la disposition des fibrômes, pratiquer l'énucléation, l'hystérectomie partielle ou la castration.

Dans ce chapitre de traitement je ne me suis pas occupé des fibrômes pendant la grossesse et l'accouchement, car cette question appartient à l'obstétrique.

7° KYSTES GÉANTS DE L'OVAIRE

SOMMAIRE

Anatomie pathologique.
Variétés.
1. Kystes fermés.
2. Kystes ouverts ou papillaires.
3. Kystes dermoïdes.
4. Kystes mixtes.
Variétés de disposition et d'évolution.

Symptômes et diagnostic.
Symptômes.
1. Phase latente.
2. Phase pelvienne.
3. Phase abdominale.
4. Marche et complications.
Diagnostic.

Traitement.
1. Ovariotomie pédiculée.
2. — sessile.
3. — disséminée.
Dangers, appréciation, complications.

ANATOMIE PATHOLOGIQUE

Malgré les importants travaux faits sur l'histologie des kystes ovariens, travaux qui ont éclairci plusieurs points obscurs de leur constitution et de leur pathogénie, il est encore impossible à l'heure actuelle de se baser sur les résultats fournis par le microscope pour classer ces tumeurs et les ranger en catégories distinctes.

L'heure d'une classification parfaite et réellement pratique n'est pas encore venue, et, jusqu'à nouvel ordre, on est obligé d'établir entre les kystes ovariens des distinctions provisoires ; aussi, sans nier les défauts de la classification qui va être adoptée, je la propose comme répondant actuellement le mieux aux besoins de la clinique.

Les kystes de l'ovaire, auxquels il convient de rattacher cliniquement les *kystes du parovarium*, forment une classe de tumeurs bénignes, intermédiaires au cancer qui est essentiellement malin, et au fibrôme qui est la tumeur bénigne par excellence.

Ils peuvent parfois dégénérer en cancer, nouvelle source de confusion au point de vue clinique.

Les kystes de l'ovaire se répartissent en deux grandes classes, suivant qu'ils peuvent acquérir un grand développement ou qu'ils sont condamnés à conserver de petites dimensions.

Par abréviation le terme de *géants* convient aux premiers et de *nains* aux seconds.

Les *kystes nains* comprennent l'*ovaire scléro* ou *séro-kystique*, les *kystes* des *corps jaunes* et les *kystes résiduaux*, ces deux dernières variétés n'ayant guère qu'un intérêt théorique. Ces kystes nains seront étudiés ultérieurement.

La description actuelle est exclusivement réservée aux *kystes géants* qui répondent à quatre types :

1° *Les kystes fermés ou glandulaires;*
2° *Les kystes ouverts ou papillaires;*
3° *Les kystes dermoïdes;*
4° *Les kystes mixtes.*

1° Kystes fermés ou glandulaires. — Les kystes fermés, c'est-à-dire constitués par des poches essentiellement closes, encore appelés *prolifères* ou *proligères*, sont multiloculaires ou uniloculaires.

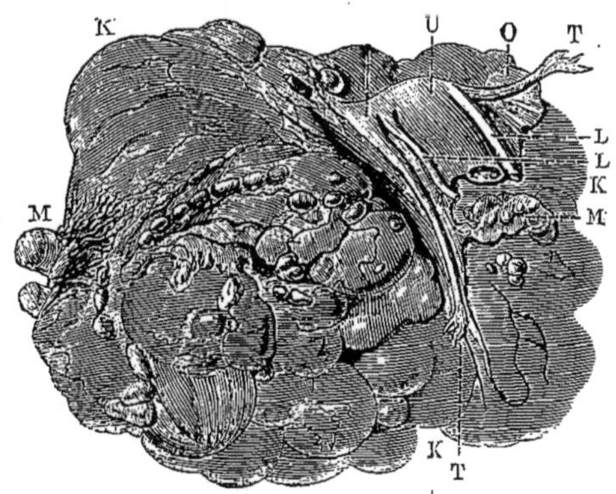

Fig. 566. — Kyste multiloculaire de l'ovaire (Cruveilhier).

MM, matière gélatiniforme s'échappant de divers points ouverts. — TT, trompes, la droite très allongée est appliquée sur la tumeur. — LL, ligaments ronds. — U, utérus. — O, ovaire gauche. — KK, bosselures et vésicules de divers ordres faisant saillie à la surface.

Les *multiloculaires* sont composés tantôt de poches complètement closes (fig. 566), tantôt de poches communiquant entre elles (fig. 567), grâce à la résorption d'une partie des cloisons, auquel cas ils sont dits *aréolaires*.

Ces poches contiennent un liquide filant, sirupeux, tantôt jaunâtre, tantôt brunâtre, d'aspect chocolaté.

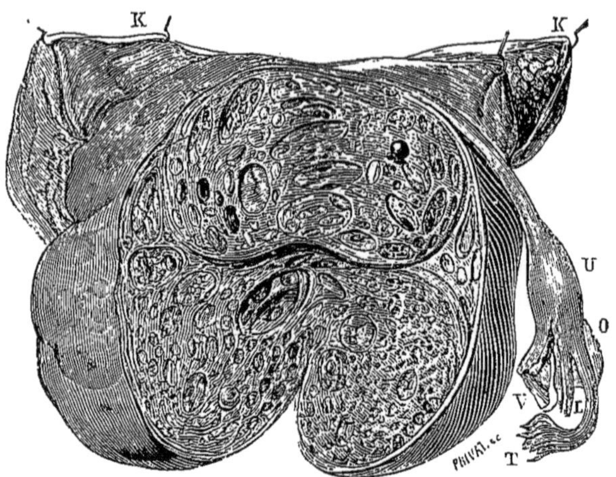

Fig. 567. — Kyste aréolaire de l'ovaire (Cruveilhier).

KK, débris des parois du kyste principal dans lequel était contenu la masse aréolaire. — U, utérus déformé se continuant avec la trompe droite appliquée sur la tumeur. — O, ovaire gauche. — L, ligament rond gauche. — T, trompe gauche. — V, col de l'utérus et partie supérieure du vagin fendue.

La *paralbumine*, que l'analyse révèle dans leur composition, n'est pas pathognomonique ainsi qu'on l'avait d'abord cru, car on la rencontre dans d'autres tumeurs.

La surface des poches est tantôt lisse, tantôt couverte de végétations papillomateuses, qui constituent en quelque sorte le trait d'union entre les kystes fermés et les kystes ouverts essentiellement papillaires.

Les *uniloculaires* sont formés par une poche unique, à parois lisses, exceptionnellement parsemée à l'intérieur de végétations.

Leur contenu est composé par du liquide pur comme de l'eau de roche, et qui diffère essentiellement à cet égard du liquide des kystes multiloculaires.

Les *kystes multiloculaires*, qui au point de vue histologique sont, d'après *Malassez* et de *Sinéty*, des épithéliomas mucoïdes (épithélioma n'impliquant pas ici la nature maligne de la tumeur) proviennent de l'ovaire et dérivent d'une évolution vicieuse des tubes de Pflüger.

Ces tubes, comme on le sait, forment à l'état normal, par leur scission, les vésicules de De Graaf, dans lesquelles sont enfermés les ovules.

Or, sous l'influence d'un processus dont la cause nous est inconnue, les tubes prolifèrent et se transforment en kystes, et, au lieu d'une série de vésicules de De Graaf, on a une multitude de poches kystiques, dont l'ensemble constitue la tumeur ovarienne.

Ces kystes sont donc en quelque sorte congénitaux, ils existent en germe à la naissance et se développent au moment propice à leur évolution.

Telle est la théorie de *Klebs* et *Waldeyer* sur la formation de ces kystes, théorie qui est la plus généralement admise.

Les *kystes uniloculaires* ont une tout autre origine, ils ne proviennent pas de l'ovaire, mais du parovarium ou corps de Rosenmuller, qui est situé entre l'ovaire et la trompe, et qui est un reste de la vie fœtale (fig. 568).

Un des tubes du corps de Rosenmuller, incomplètement obturé, se laisserait

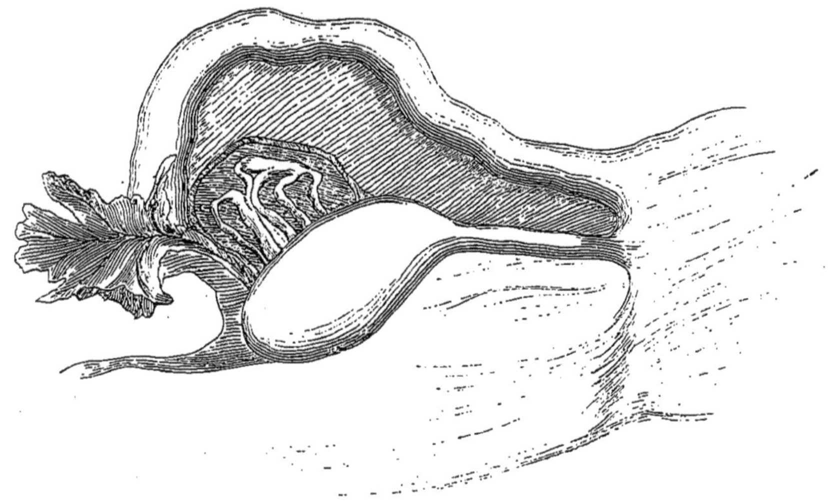

Fig. 568. Corps de Rosenmuller.

distendre par de la sérosité et arriverait à constituer la poche kystique formant la tumeur.

La distinction, généralement admise au point de vue anatomo-pathologique et pathogénique entre les kystes multi et uniloculaires, n'est toutefois pas aussi catégorique qu'elle vient d'être tracée, car quelques kystes uniloculaires peuvent contenir un liquide sirupeux comme les multiloculaires, d'autre part, on rencontre parfois un liquide clair dans certains kystes multiloculaires, mais, malgré ces restrictions, la distinction précédemment établie reste vraie en clinique dans la grande majorité des cas.

2° **Kystes ouverts ou papillaires.** — Au lieu des tumeurs essentiellement kystiques et fermées dont il vient d'être question, on peut trouver au niveau de l'ovaire des tumeurs constituées par des amas de végétations papillomateuses, analogues à celle que montre à l'état isolé la figure 569.

Ces tumeurs peuvent prendre l'aspect représenté par les figures 570 et 571, c'est-à-dire que les végétations sont tantôt accumulées, amoncelées autour de l'ovaire (fig. 571), tantôt plus ou moins répandues sur les organes voisins et le péritoine (fig. 570).

Ces tumeurs semblent ne pas mériter le nom de kystes, car, à l'état de complet développement, elles ne rappellent en aucune façon la constitution habituelle de ces tumeurs, c'est-à-dire une poche remplie de liquide; mais cette

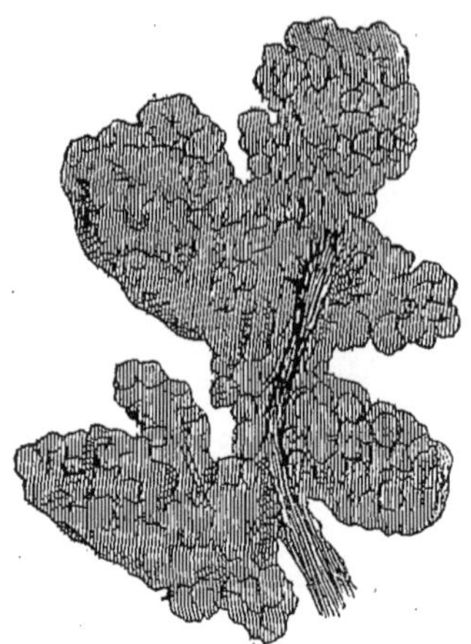

Fig. 569. — Végétation du péritoine pelvien (Péan).

dénomination sera expliquée et justifiée quand nous connaîtrons leur mode de formation.

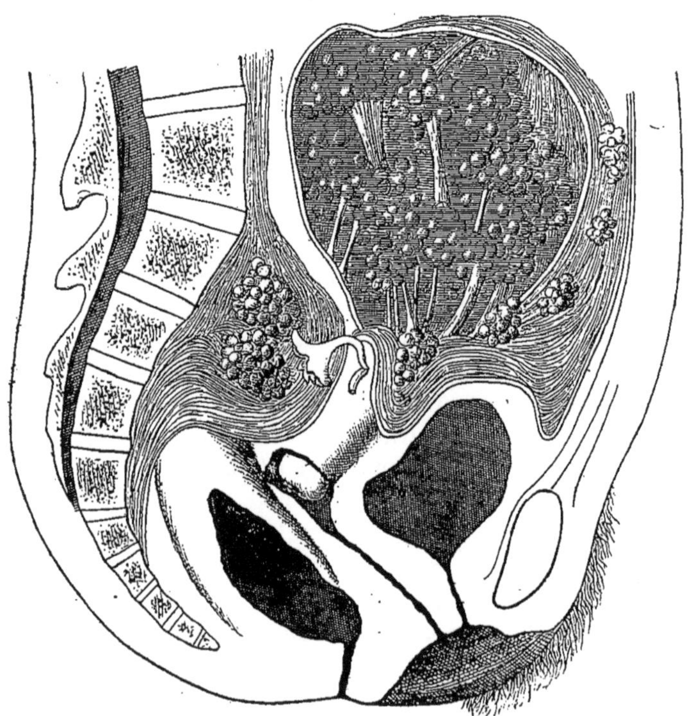

Fig. 570. — Tumeur végétante du péritoine pelvien (Péan).

Ces végétations prennent en effet naissance dans des cavités kystiques analogues à celles des kystes multiloculaires de l'ovaire, de telle sorte qu'à une période de leur évolution il est impossible de les distinguer de ces dernières tumeurs qui contiennent parfois, ainsi que nous l'avons vu, des végétations papillomateuses.

Mais ces végétations prennent un développement considérable, elles font éclater la poche qui les enfermait, et s'épanouissent à l'extérieur, de telle sorte que l'enveloppe kystique ayant disparu, on ne voit plus que les végétations.

Les kystes ouverts ou papillaires de l'ovaire, qui sont rares relativement aux fermés précédemment étudiés, ne constituent en somme qu'une variété

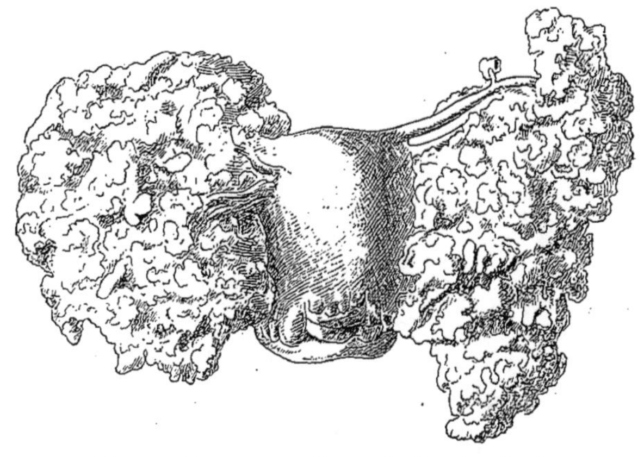

Fig. 571. — Tumeur papillaire de l'ovaire (A. Doran).

des kystes multiloculaires de l'ovaire. Ces végétations peuvent exceptionnellement prendre naissance dans les kystes uniloculaires, mais les kystes multiloculaires sont leur origine habituelle.

Ces végétations semblent s'inoculer de proche en proche, de telle sorte qu'elles envahissent le péritoine en une traînée progressive.

Le péritoine, irrité par leur présence et par le liquide kystique répandu dans leur intérieur, donne naissance à du liquide ascitique, de telle sorte que l'*ascite est la compagne habituelle de ces tumeurs*, bien qu'elles ne soient pas de nature maligne, et qu'extirpées elles n'aient pas de tendance à la récidive, à la condition que leur extirpation soit bien complète.

Elles peuvent même ne pas se limiter au péritoine, mais envahir la plèvre.

La dégénérescence en carcinôme est possible; elles cessent alors de constituer une tumeur bénigne pour prendre tous les caractères de la malignité.

3° **Kystes dermoïdes.** — Les kystes dermoïdes constituent des tumeurs relativement rares.

La plupart du temps elles ne prennent pas un grand développement dépassant rarement le volume d'une tête de fœtus; toutefois ce volume étant susceptibles de devenir supérieur à celui d'une tête d'adulte, nous avons cru devoir les ranger parmi les kystes géants de l'ovaire.

La poche qui les constitue est épaisse, tapissée à l'intérieur d'une membrane rappelant la peau par ses caractères microscopiques et macroscopiques.

Dans leur intérieur on trouve des dents, des cheveux, des fragments d'os de cartilages, des ongles, le tout plongeant dans un liquide blanchâtre, lactescent.

Parmi les dernières théories expliquant la formation de ces kystes, celle de l'*enclavement* est la plus claire et généralement admise.

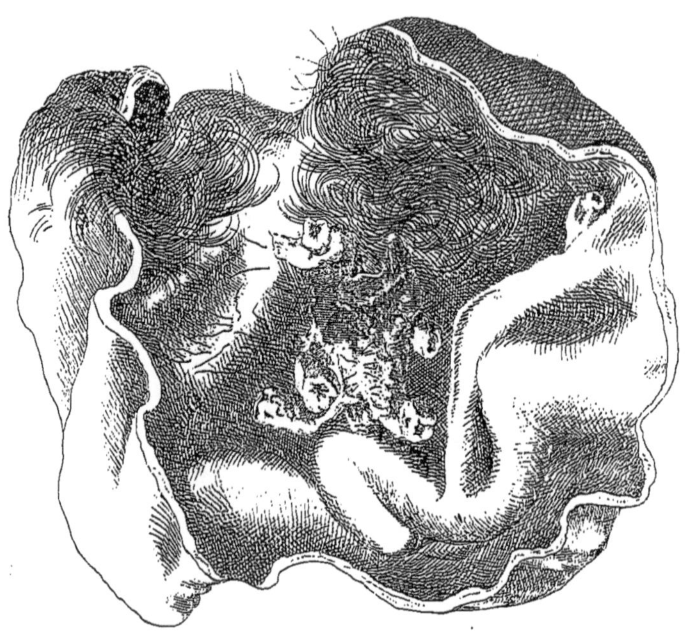

Fig. 572. — Kyste dermoïde de l'ovaire (Jentzer).
(Au centre se trouve un débris de maxillaire pourvu de dents.)

D'après cette théorie, ces kystes seraient produits par l'invagination de l'ectoderme ou feuillet cutané du blastoderme.

Cette poche ectodermique isolée au milieu de la cavité abdominale peut contenir les différents éléments qui se développent à ses dépens.

4° **Kystes mixtes.** — Les trois variétés de kystes qui viennent d'être étudiées à l'état isolé peuvent coexister, et former des kystes mixtes, partiellement fermés et partiellement ouverts.

Les kystes dermoïdes se compliquent parfois de kystes multiloculaires qui augmentent leur volume dans des proportions considérables, et rendent leur diagnostic anatomo-pathologique difficile au premier abord.

Avant d'aborder l'**étude symptomatique** des kystes ovariens, quelques mots complémentaires sur leur **anatomie pathologique** sont indispensables.

Au point de vue opératoire, ainsi que nous le verrons au traitement, il importe de distinguer les tumeurs *pédiculées* des *sessiles.*

Les pédiculées sont reliées au ligament large par un trait d'union plus ou moins mince, donnant passage aux vaisseaux nourriciers de la tumeur; plus le pédicule est mince, plus l'ablation du kyste est facile.

Dans d'autres cas, au contraire, la base d'implantation se fait sur une large surface, de telle sorte que le détachement de la tumeur devient impossible.

Les kystes multiloculaires sont ordinairement pédiculés, les uniloculaires et dermoïdes plus volontiers sessiles.

Parfois la base d'implantation est si large que le kyste semble ramper sous le péritoine, et constitue une tumeur rétro-péritonéale à peu près inopérable.

Des *adhérences* s'établissent souvent entre la surface du kyste et les organes voisins, utérus, vessie, intestin, péritoine pariétal. Ces adhérences se vascularisent et, en certains cas, remplacent le pédicule dans la nutrition de la tumeur.

Les kystes de l'ovaire sont susceptibles de s'enflammer et de suppurer, le plus souvent à la suite d'une ponction aspiratrice; la même intervention donne parfois lieu à la production d'adhérences.

L'*ascite* a déjà été mentionnée comme conséquence possible des kystes de l'ovaire; elle n'existe guère d'une façon notable que dans la forme papillomateuse.

Le pédicule peut, sous l'influence des mouvements imprimés à la tumeur par les contractions de la paroi abdominale, se tordre. Cette torsion étrangle les vaisseaux nourriciers, et amène soit la diminution de la tumeur, soit, quand elle se fait brusquement, la gangrène avec apparition d'accidents graves ou mortels comme conséquence.

SYMPTÔMES ET DIAGNOSTIC

Les kystes de l'ovaire, qui se développent à toute époque de la vie depuis la deuxième année jusqu'à soixante-quinze ans, présentent dans leur évolution clinique trois phases :

Phase latente;
Phase pelvienne;
Phase abdominale.

PHASE LATENTE. — La femme éprouve quelques troubles légers, qui pourraient faire penser à une métrite parenchymateuse bénigne, douleurs de reins, à l'hypogastre, malaises et fatigues.

L'état maladif est trop peu accentué pour que la patiente réclame une assistance médicale.

Toutefois, si un examen génital est pratiqué à ce moment, on trouve l'ovaire remplacé, soit d'un, soit des deux côtés, par une tumeur souple, un peu inégale, modérément douloureuse, du volume d'une mandarine à une pomme.

Phase pelvienne. — La tumeur a grossi, elle occupe la plus grande étendue du petit bassin et comprime les organes de la région.

Le kyste, volumineux comme le poing ou comme une tête de fœtus, est rencontré dans le bassin, plus ou moins fixé dans l'excavation pelvienne, suivant qu'il est pédiculé ou sessile.

La tumeur est inégale, lobée, fluctuante par places, fluctuante en totalité si le kyste est uniloculaire.

L'utérus est repoussé en avant quand la tumeur est tombée dans le cul-de-sac de Douglas, souvent il est latéral et incliné en avant.

La femme éprouve des phénomènes de compression du côté du rectum et de la vessie.

Les troubles utérins sont faibles et, quand ils existent, se manifestent simplement par une plus grande abondance des règles.

Phase abdominale. — La tumeur, trop volumineuse pour rester dans le pelvis, monte au-dessus du détroit supérieur, envahit la cavité abdominale et peut, ainsi qu'en témoigne la figure 573, y prendre un développement considérable.

Par la palpation, on trouve une tumeur volumineuse, inégale dans certaines parties de son étendue, donnant de la matité à l'hypogastre, puis à

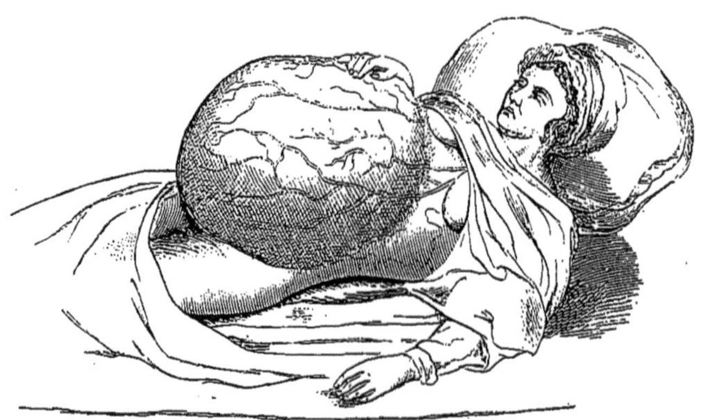

Fig. 573. — Énorme kyste ovarien (Bright).

l'ombilic et dans toute la sphère avoisinante (fig. 575), caractère différentiel important avec l'ascite, où la matité occupe les régions déclives, tandis que l'ombilic et l'épigastre restent sonores (fig. 574).

Contrairement à l'ascite, le kyste de l'ovaire, sauf dans certains cas où il est uniloculaire, ne donne pas de sensation de flot.

Avec l'anesthésie, qui sera nécessaire pour éclaircir les cas douteux, la tumeur devient beaucoup plus nette grâce au relâchement de la paroi abdominale.

L'exploration pelvienne par le toucher vaginal montre l'utérus déplacé tantôt en avant, tantôt en arrière, tantôt latéralement, tantôt abaissé en prolapsus. Ces déplacements utérins sont très capricieux.

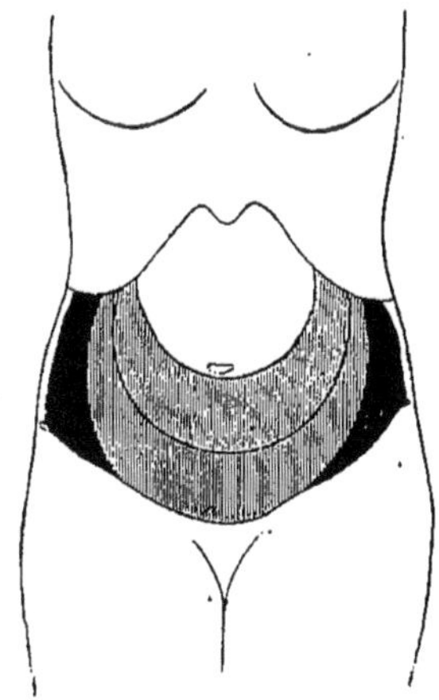

Fig. 574. — Matité de l'ascite.

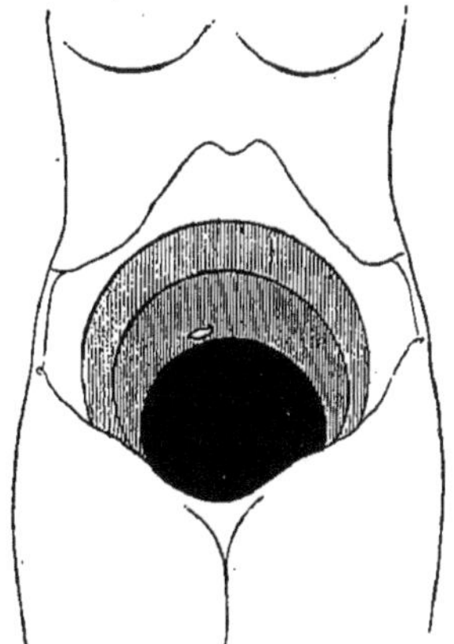

Fig. 575. — Matité du kyste ovarien.

(Greig Smith.)

La femme, par le fait même du développement du kyste, éprouve une gêne plus ou moins considérable; le ventre est tendu, les veines des parois abdominales sont dilatées.

Toute la circulation est gênée par la compression abdominale, les membres inférieurs deviennent le siège d'œdème, de même, parfois, que la paroi abdominale dans la région hypogastrique.

La **marche** des kystes de l'ovaire est en général assez lente, ils mettent plusieurs années, dix, vingt, trente ans et même davantage pour arriver à leur complet développement, et, s'ils ne sont pas opérés, ils amènent la mort de la malade soit par cachexie progressive, soit par des complications rénales (compression des reins ou des uretères), soit par des complications cardiaques (la gêne de la circulation pouvant, avec un cœur déjà malade, faire éclore l'asystolie).

Ces kystes sont susceptibles, dans leur évolution de diverses **complications**, dont il a déjà été dit quelques mots à propos de l'anatomie pathologique.

C'est ainsi qu'ils peuvent *s'enflammer et suppurer*, on verra alors se développer les symptômes de la péritonite.

Si l'inflammation est superficielle, elle donne lieu à une douleur localisée, se révélant à la palpation par la sensation de *neige écrasée*, et aboutit à la formation d'adhérences très ennuyeuses pour l'opérateur.

La torsion du pédicule est capable d'amener des phénomènes d'inflammation avec complication de gangrène et péritonite mortelle à la suite.

Alors qu'il y a *torsion du pédicule*, une des trois conséquences suivantes peut se produire :

1° Tantôt cette torsion est faible, elle ne gêne pas la circulation intra-pédiculaire, de telle sorte qu'il n'y a aucun trouble dans l'évolution et la marche de la tumeur. On s'aperçoit simplement de cette torsion au moment de l'opération.

2° Tantôt la torsion est suffisante pour gêner ou interrompre la circulation des vaisseaux pédiculaires. La conséquence en est soit une hémorragie intra-kystique, la circulation veineuse se trouvant plus entravée que l'artérielle, soit des accidents de péritonite ou de septicémie résultant de la gangrène de la tumeur. Ces troubles du côté de la tumeur amènent, au moment où se produit l'accident, des phénomènes syncopaux, et ultérieurement tous les signes d'une péritonite septique dont le résultat habituel est la mort, à moins qu'il n'y ait intervention.

3° Tantôt enfin, sous l'influence de la torsion, le pédicule peut se rompre après accidents de nécrobiose qui rappellent comme évolution locale un peu ceux qui accompagnent chez le nouveau-né la chute du cordon ombilical. La tumeur, ainsi isolée, se gangrènerait et amènerait, comme précédemment, des accidents mortels, si des adhérences ne se formaient tout autour d'elle, adhérences qui deviennent vasculaires et qui constituent pour la tumeur veuve de son ancien pédicule autant de nouveaux pédicules.

Tels sont les effets possibles de la torsion du pédicule. Quant à la cause de ce phénomène, il nous échappe jusqu'à présent et les explications qu'on a essayé d'en donner n'ont aucune vraisemblance.

La *rupture* des kystes, dans certaines variétés, fait partie même de l'évolution de la tumeur, dans les kystes papillaires par exemple; dans d'autres cas, elle constitue, quand le kyste est volumineux, un accident grave pouvant amener une péritonite promptement mortelle.

Cette perforation se faisant soit dans le péritoine, soit dans l'intestin, soit dans le vagin, soit dans la vessie, soit enfin à l'extérieur à travers la peau amincie, peut, dans des cas très exceptionnels, amener la guérison de la tumeur.

Malgré l'existence d'un kyste de l'ovaire, la *grossesse* est possible, elle peut même évoluer jusqu'à terme et se terminer par un accouchement normal.

Ces cas complexes rendent le diagnostic difficile, et au point de vue du kyste, et au point de vue de la grossesse.

J'emprunte au docteur *Skene*, avec quelques légères modifications[1], les éléments du diagnostic différentiel qui suivent :

[1] *Treatise of the diseases of Women*, 1889, p. 501.

DIAGNOSTIC ENTRE L'HYDROSALPINX ET LE KYSTE OVARIQUE

Hydrosalpinx.	Kyste ovarique (3e phase).
Très rare, tumeur contournée sur elle-même, monokystique.	Ni rare, ni contourné, deux formes (mono et polykystique).
Développement très lent, probablement 8 ou 10 ans au moins.	Développement rapide.
Santé peu atteinte.	Santé plus rapidement altérée.
Liquide par intervalle versé dans le vagin, en général clair, cependant variable, contient du mucus.	Pas d'écoulement par le vagin, contient de l'albumine, mais pas de mucus.
Se remplit lentement après la ponction.	Se remplit rapidement.

DIAGNOSTIC ENTRE LA GROSSESSE NORMALE ET LE KYSTE OVARIQUE

Grossesse normale de cinq mois et demi ou davantage.	Kyste ovarique dans la seconde ou troisième phase.
Développement rapide, symétrique, ou avec inclinaison légère du côté droit.	Développement lent, asymétrique jusqu'à la troisième phase.
Etat général bon.	Emaciation, inquiétude.
Veines superficielles de l'abdomen moins développées. Œdème périmalléolaire assez fréquent après sept mois.	Veines abdominales dilatées, œdème à une période avancée, exceptionnellement 1 à 2 ans après le début.
Poitrine non conique.	Poitrine conique, si la distension abdominale est accentuée.
Pas de fluctuation nette à moins d'hydramnios.	Fluctuation très nette dans les kystes uniloculaires.
Menstruation supprimée.	La menstruation n'est supprimée qu'à une période avancée de la maladie.
Toucher vaginal donne ramollissement et raccourcissement apparent du col, avec augmentation du volume du corps.	Aucune modification analogue de l'utérus; utérus déplacé le plus souvent en arrière du kyste.
Ballottement fœtal.	Pas de ballottement semblable, et rarement sensation pouvant le simuler.
Bruits du cœur fœtal.	Pas.
Mouvements fœtaux.	Pas.
Hypertrophie mammaire.	Se produit rarement.
Aréole pigmentée à la première grossesse.	Pas.
Développement en neuf mois.	Développement en 1 ou 3 ans.

DIAGNOSTIC ENTRE LE FIBROME UTÉRIN ET LE KYSTE OVARIQUE

Fibrôme utérin.	Kyste ovarique (phase abdominale).
Développement lent.	Plus rapide.
Santé générale moins atteinte.	Plus atteinte.

Abdomen asymétrique.	Plus symétrique.
Pas de développement des veines abdominales.	Développement des veines abdominales.
Fonctionnement rénal normal.	Entravé.
Pas d'aménorrée, souvent des ménorragies.	Aménorrée.
Sensibilité à la palpation, surtout pendant les règles.	Pas de sensibilité.
Elasticité marquée, pas de fluctuation.	Fluctuation dans la forme uniloculaire.
Surface lobulée et solide.	Surface plus unie, résistante.
Par le toucher, tumeur dure et résistante, ordinairement continue avec l'utérus, qui est hypertrophié et pesant.	Tumeur fluctuante distincte de l'utérus qui est normal.
Utérus se meut avec tumeur.	Utérus indépendant de la tumeur.
Cavité utérine augmentée de volume.	Cavité utérine normale.
Ponction, résultats négatifs.	Résultats positifs.

DIAGNOSTIC ENTRE LES FIBROMES KYSTIQUES DE L'UTÉRUS ET LES KYSTES DE L'OVAIRE

Fibrôme kystique.	**Kyste de l'ovaire.**
Survient presque toujours après trente ans.	Survient aussi bien avant qu'après trente ans.
Tumeur rare et à développement lent au début.	Tumeur fréquente et à développement plus rapide.
Santé générale se maintenant bonne pendant longtemps.	Santé générale plus tôt atteinte.
Pas de développement des veines abdominales.	Développement des veines abdominales.
Ombilic non proéminent.	Ombilic proéminent.
Pas d'aménorrée, rarement des métrorragies.	Aménorrée.
Reins normaux.	Reins peu actifs.
Sensibilité à la pression.	Pas de sensibilité.
Au toucher, tumeur plus ferme, souvent continue avec l'utérus.	Tumeur fluctuante non continue avec l'utérus.
Tumeur suit les mouvements de l'utérus.	Indépendance.
Cavité utérine généralement augmentée.	Cavité utérine normale.
Contenu jaune séreux avec un peu d'albumine ou de lymphe fibrineuse, coagulable spontanément, pouvant devenir brunâtre à la suite d'hémorragie.	Liquide clair et limpide dans les kystes monoloculaires. Liquide colloïde, sirupeux, dans les kystes multiloculaires, très albumineux.
(Après laparotomie.) Paroi kystique avec coloration violacée, très vasculaire.	Paroi kystique plus pâle et moins vasculaire.

DIAGNOSTIC DIFFÉRENTIEL ENTRE UNE HYDROPISIE ENKYSTÉE ET UN KYSTE OVARIQUE

Hydropisie enkystée.	Kyste ovarique.
Très rare. Lent développement.	Fréquent, plus rapide développement.
Précédée par des atteintes de péritonite.	Pas d'atteintes semblables.
Ni dyspnée, ni troubles de digestion.	Existent souvent.
Abdomen non proéminent, mais déprimé en certaines régions.	Abdomen proéminent.
Pas de développement des veines, pas d'œdème des extrémités.	Veines dilatées. L'œdème des extrémités n'est pas très rare.
Fluctuation peu nette ou limitée.	Fluctuation nette, quand le kyste est uniloculaire.
Pas de tumeur au toucher vaginal.	Tumeur au toucher.
Utérus en place, quelquefois fixé par des adhérences.	Utérus en général repoussé en arrière par la tumeur.
Ponction ne donnant qu'une faible quantité de liquide.	Quantité de liquide plus abondante, parfois très abondante.
Le liquide a les caractères de celui de l'ascite.	Liquide limpide dans les kystes uniloculaires, sirupeux dans les multiloculaires.

DIAGNOSTIC DIFFÉRENTIEL ENTRE L'ASCITE ET LE KYSTE OVARIQUE

Ascite.	Kyste ovarique.
Maladie antérieure.	Bon état antérieur de santé.
Développement relativement rapide.	Développement relativement lent.
Visage plein, bouffi.	Visage émacié, spécial.
La malade étant sur le dos, développement symétrique du ventre, aplati dans la région ombilicale.	Développement moins symétrique, saillant en général au niveau de l'ombilic.
La malade couchée sur le côté, les côtes s'aplatissent.	Les côtés ne changent pas de forme.
Quand la malade se lève, l'abdomen plonge.	Modification nulle ou faible dans la forme de l'abdomen.
Œdème des extrémités et souvent de la paroi abdominale.	Œdème plus rare et moins marqué.
Abdomen plus élargi.	Moins élargi.
Pas de saillie des fausses côtes.	Fausses côtes écartées, donnant au thorax la forme conique.
Ombilic aminci et proéminent.	Pas d'amincissement aussi marqué de l'ombilic, bien qu'il puisse être proéminent.
Fluctuation très nette, ne dépassant pas un même plan horizontal.	Fluctuation moins nette à moins de kyste uniloculaire, limitée au kyste, plus marquée à la partie la plus saillante de l'abdomen.

Percussion : matité dans la partie déclive de l'abdomen, et sonorité aux parties les plus saillantes. Se modifie avec le changement de situation de la malade.	Matité dans la partie la plus saillante de l'abdomen et au contraire sonorité dans les flancs ; se modifie peu avec les changements de situation de la malade.
Les pulsations aortiques ne sont pas senties à travers la paroi abdominale.	Pulsations aortiques transmises à la paroi par l'intermédiaire du kyste.
Par le toucher rectal ou vaginal on peut trouver la fluctuation.	Quand la fluctuation existe, elle est moins nette.
Utérus normal en volume, mobile, quelquefois abaissé.	Utérus en général rétropulsé par la tumeur.
Liquide, coloration paille, se coagule spontanément, contient de l'albumine, et des corpuscules amiboïdes.	Liquide soit transparent (k. uniloculaire), soit sirupeux (k. multiloculaire).
Anémie prompte.	Anémie plus tardive.
Les hydragogues et les diurétiques amènent une amélioration temporaire.	Ces remèdes ne produisent aucun effet salutaire.

DIAGNOSTIC DIFFÉRENTIEL ENTRE LES KYSTES DU PAROVARIUM, DE L'OVAIRE ET LES KYSTES DERMOIDES

Kyste du parovarium.	Kyste de l'ovaire.	Kyste dermoïde.
Rare. Développement lent, toujours uniloculaire.	Fréquent, développement plus rapide, multiloculaire.	Développement très lent.
De préférence chez femme jeune.	A tout âge.	Tumeur congénitale.
Santé générale peu atteinte.	Plus atteinte.	Atteinte tardivement.
Veines abdominales peu développées.	Veines abdominales plus développées.	Veines abdominales peu développées à moins de grand volume de la tumeur.
Fluctuation nette.	Fluctuation vague.	Pas de fluctuation.
Utérus abaissé.	Utérus le plus souvent repoussé en arrière.	Utérus repoussé en arrière ou latéralement.
Au toucher fluctuation nette.	Fluctuation vague.	Pas de fluctuation.
Liquide ne contenant pas d'albumine limpide, faible densité 1005.	Liquide épais contenant beaucoup d'albumine, densité 1015 ou davantage.	Liquide lactescent non albumineux, en partie soluble dans l'éther, présence de cheveux, dents, fragment d'os et de cartilage.
Se reproduit rarement ou lentement après la ponction.	Se reproduit après la ponction.	Se reproduit après la ponction.
Très rarement fatal.	Presque toujours fatal, quand pas d'intervention.	Rarement fatal.
Ventre uni, symétrique quand le kyste devient volumineux.	Ventre, plus inégal et asymétrique avec même volume.	Ventre asymétrique.
Aménorrée tardive.	Aménorrée plus précoce.	Aménorrée tardive.
Pédicule large ou nul.	Pédicule est le même.	Pédicule variable.
Adhérences assez rares.	Adhérences fréquentes.	Adhérences assez fréquentes.
Développement, peut être considérable.	Développement de même.	Développement d'habitude faible, exceptionnellement prononcé.

TRAITEMENT

Les moyens médicaux, de même que la ponction, sont abandonnés dans la thérapeutique des kystes de l'ovaire; le seul traitement accepté à l'heure actuelle est l'*ovariotomie*, c'est-à-dire l'ablation de la tumeur par la laparotomie.

L'ovariotomie différera suivant qu'on a affaire :

1° A un kyste pédiculé (ordinairement multiloculaire) : *ovariotomie pédiculée ;*

2° A un kyste sessile (ordinairement uniloculaire ou dermoïde) : *ovariotomie sessile ;*

3° A un kyste papillaire (kyste ouvert) : *ovariotomie disséminée.*

1. Ovariotomie pédiculée. — L'ovariotomie se fait en quatre temps :

1° Ouverture de l'abdomen; 2° extraction du kyste; 3° ligature et section du pédicule; 4° toilette et sutures de l'abdomen.

1° *Ouverture de l'abdomen.* — Incision médiane sur la ligne ombilico-pubienne, de quatre travers de doigts.

2° *Extraction du kyste.* — Pour extraire le kyste, il faut d'abord en vider le contenu à l'aide d'un trocart évacuateur (fig. 576).

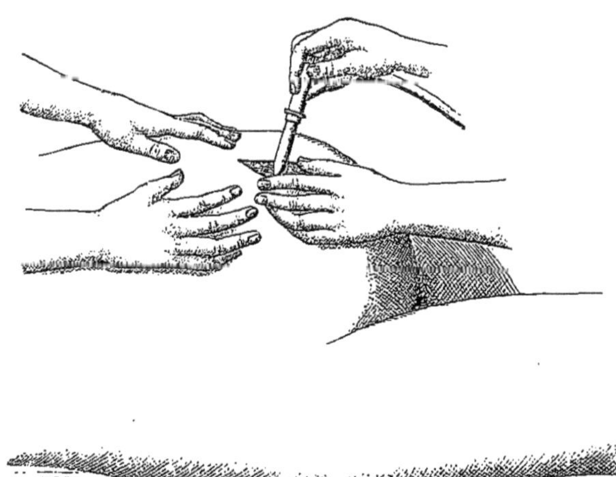

Fig. 576. — Ponction du kyste ovarien après ouverture de l'abdomen (Courty).

A mesure que le kyste se vide, les parois attirées par de fortes pinces sont amenées au dehors.

Aussitôt que la diminution du volume du kyste permettra l'introduction facile de la main dans la cavité péritonéale, on s'assurera par l'exploration manuelle qu'il n'existe pas d'adhérences (fig. 577).

S'il s'en trouvait, on les détacherait et on ferait, au besoin, l'hémostase avec des ligatures à la soie fine; toutefois, au lieu d'introduire la main pour rechercher les adhérences il est préférable d'attirer la tumeur et de détacher les adhérences à mesure qu'elles se présentent à l'orifice abdominal.

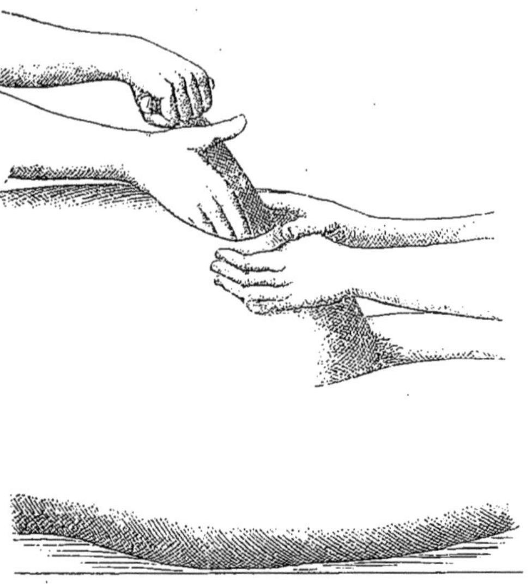

Fig. 577. — Recherche et libération des adhérences (Courty).

Si le kyste est multiloculaire, on ponctionnera successivement les diverses poches jusqu'à ce que la tumeur soit assez réduite pour franchir la plaie abdominale, à travers laquelle on opère un véritable accouchement tumoral.

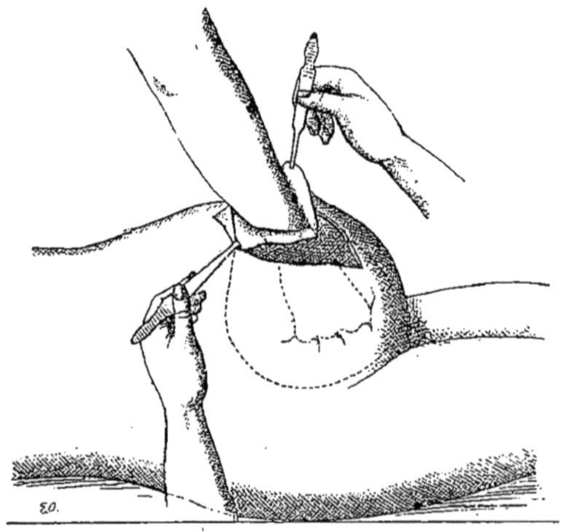

Fig. 578. — Évidement d'une tumeur polykystique (Courty).

Si on craint avec le trocart de franchir les limites de la tumeur et de blesser les organes voisins, on fera (fig. 578) pénétrer la main même dans l'intérieur de la tumeur et avec les doigts on ouvrira les poches kystiques, de manière à amener l'évacuation de leur contenu.

3° *Ligature et section du pédicule.* — Quand la tumeur est extraite hors de la cavité abdominale et maintenue à l'extérieur par un aide, on pince le pédicule et on le sectionne à 2 bons centimètres au-dessus du pincement (fig. 579); après quoi, au-dessous de la pince, on lie le pédicule en bloc ou en deux parties à l'aide d'une soie solide.

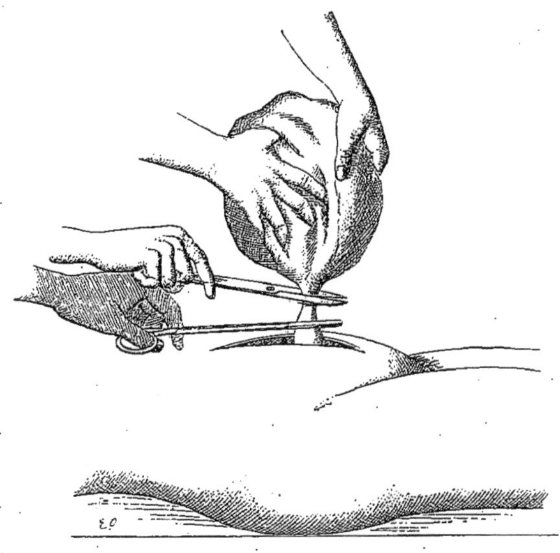

Fig. 579. — Pincement et section du pédicule.

Après s'être assuré que l'hémostase est suffisante, on nettoie la surface du pédicule avec une solution phéniquée au $\frac{1}{20}$ ou sublimée au $\frac{1}{1000}$, et on le laisse retomber dans la cavité péritonéale.

Si l'ovaire du côté opposé est également le siège d'une tumeur, on l'opère suivant la même méthode.

4° *Toilette et sutures de l'abdomen.* — Les tumeurs enlevées, l'opérateur nettoie le petit bassin et surtout le cul-de-sac de Douglas avec des éponges montées, puis referme la plaie abdominale comme après toute laparotomie.

Pansement : iodoforme, gaze iodoformée, coton hydrophile, ceinture de flanelle.

Les sutures seront enlevées au quinzième jour.

Lever du quinzième au vingtième jour, à moins de complications.

2. Ovariotomie sessile. — Les deux premiers temps se font comme dans l'ovariotomie pédiculée; les différences commencent au troisième temps, car il devient ici impossible de constituer un pédicule.

On procédera alors soit par *énucléation*, soit par *marsupialisation*.

Enucléation. — L'énucléation consistera à séparer la séreuse de la tumeur et à détacher, à l'aide des doigts, le kyste de la loge à laquelle il se trouve adhérent.

Le kyste ainsi énucléé laisse à sa place une poche plus ou moins volumineuse, destinée à suppurer et qu'il faut par conséquent drainer.

Suivant la disposition des parties, on fera le drainage soit par la paroi abdominale (fig. 580), les bords de la poche étant suturés à l'ouverture abdominale, soit par le vagin (fig. 581), qu'on aura ouvert dans ce but; l'ouverture de la poche est alors refermée par une série de sutures du côté péritonéal, et la plaie abdominale, également suturée, comme après une ovariotomie pédiculée.

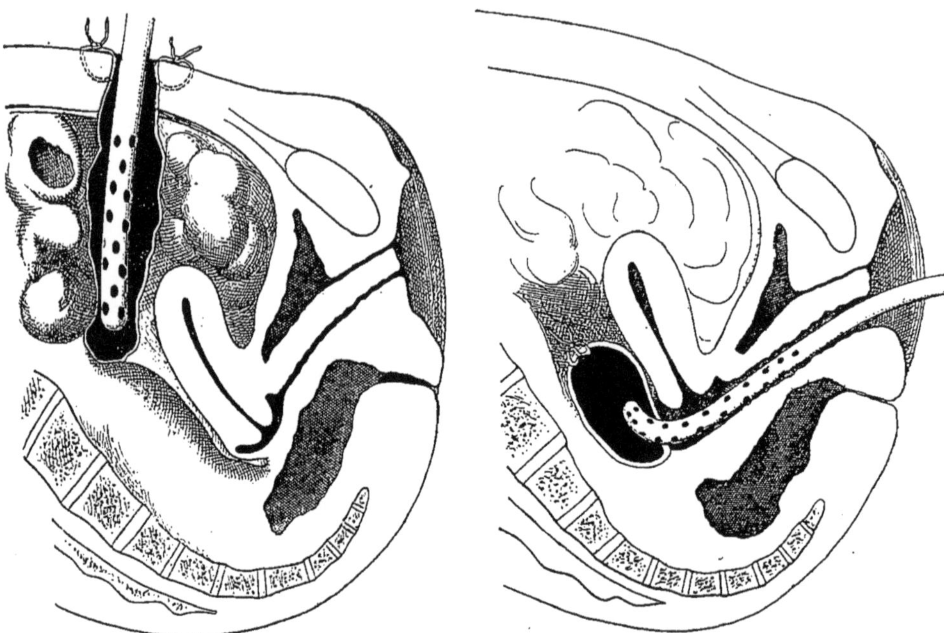

Fig. 580. — Drainage abdominal. Fig. 581. — Drainage vaginal.

Le drainage sera fait à l'aide de deux tubes en caoutchouc, gros comme le petit doigt et accolés l'un à l'autre en canon de fusil double ou avec un seul tube du volume du pouce.

On complétera le drainage par un tamponnement à la gaze iodoformée, ou mieux salolée qu'on laissera quarante-huit heures en place.

Le drain ne sera enlevé que lorsque la poche suppurante, très diminuée de volume, ne fournira plus qu'une petite quantité de pus.

Marsupialisation. — Cette expression, d'origine américaine, signifie qu'on crée à la paroi abdominale une poche analogue à celle dont sont munis à l'état normal les sarigues, mammifères de l'ordre des *marsupiaux*.

On extrait du kyste tout ce qu'il est possible de détacher et d'enlever, après quoi on fixe la paroi de la poche à la plaie abdominale.

Le sac ainsi constitué a pour base la portion de la tumeur qu'il a été impossible de réséquer.

Drainage.

La cavité suppure et l'inflammation éliminatrice détache petit à petit les débris de la tumeur.

Ce procédé ne doit être choisi que comme pis-aller, car il donne lieu à une élimination prolongée et à une suppuration interminable, qui ne prennent fin souvent qu'à la mort de la malade.

Mieux vaut, si au début de l'opération on prévoit que ce procédé sera seul applicable, s'abstenir, mais quand on a commencé l'énucléation avec

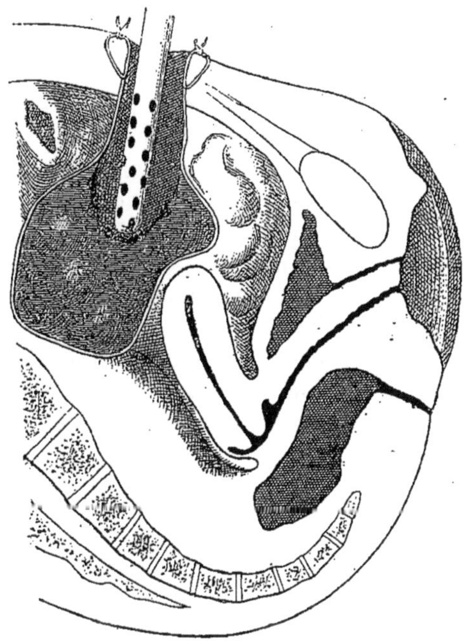

Fig. 582. — Drainage après marsupialisation.

espoir de la mener à bien, on terminera par la marsupialisation, si, au cours de l'opération, on juge impossible de la compléter.

Ovariotomie disséminée. — L'ovariotomie disséminée s'adresse aux kystes papillaires; chaque tumeur végétante est liée à sa base par un fil de soie et détachée à l'aide de l'instrument tranchant.

On procède de la même manière pour toutes les tumeurs végétantes, jusqu'à ce qu'il n'en reste plus dans la cavité péritonéale.

L'ablation doit être complète, sinon la persistance d'une seule de ces tumeurs peut devenir le point de départ de la repullulation.

Le liquide ascitique étant évacué, on referme l'abdomen comme après toute laparotomie.

Dangers, appréciation, complications. — Les trois principaux dangers de l'ovariotomie, en dehors de l'hémorragie, sont les blessures de l'intestin, de la vessie et de l'urètre.

En cas d'*ouverture de l'intestin*, la plaie sera suturée à l'aide de points interrompus faits avec de la soie très fine.

Même précaution si la *vessie* a été ouverte; on fera de préférence la ligature en deux étages, une pour la paroi musculaire, l'autre pour la séreuse. La suture continue à la soie est ici préférable à la suture à points interrompus.

L'accident le plus terrible pour l'opérateur est la *blessure de l'uretère*, à cause des difficultés qu'on éprouve à y porter remède. Si la blessure est superficielle, on se contentera de sutures fermant la plaie tout en respectant le canal uretérien. Mais si l'uretère est complètement *ouvert*, cette suture devient impossible, et l'introduction d'une sonde dans les deux bouts du canal déchiré est un procédé plus théorique que pratique. Mieux vaudra en pareil cas tenter d'aboucher l'uretère dans le vagin, dans le rectum ou dans la paroi abdominale vers sa partie latéro-postérieure; s'il y a impossibilité, on créera autour du bout divisé une petite cavité dans laquelle on pratiquera le tamponnement à la gaze iodoformée; on formera ainsi un petit réservoir qui, communiquant avec la plaie abominale, permettra à l'urine de se déverser au dehors. Dans certains cas où l'opérée serait susceptible de supporter le traumatisme additionnel d'une néphrectomie, on pourrait la pratiquer dans la même séance par la voie transpéritonéale. Ces faits de blessures uretériennes sont des plus graves par leurs suites et entraînent le plus souvent la mort.

La *gravité* de l'ovariotomie dépend beaucoup des cas auxquels elle s'adresse.

Une ovariotomie pédiculée simple est bénigne et doit à peine donner 5 p. 100 de mortalité.

L'ovariotomie sessile devient de suite plus grave.

L'ovariotomie disséminée, contrairement à ce que la théorie pourrait faire prévoir, donne d'assez bons résultats quand l'opération est bien complète.

Les accidents susceptibles d'emporter la malade sont, après l'ovariotomie comme après toute laparotomie, l'hémorragie, la péritonite septique, le shock, la phlébite amenant l'embolie, les complications rénales, exceptionnellement le tétanos.

8. — PHYSOMÉTRIE

La *physométrie* ou le *physomètre*, encore dénommée *emphysème utérin*, *hystérophyse*, *tympanisme utérin*, est constituée par l'accumulation des gaz dans l'intérieur de la cavité utérine.

Cette affection très exceptionnelle peut se produire pendant la puerpéralité ou en dehors d'elle.

Pendant la puerpéralité, après la délivrance, l'utérus est vaste et l'air peut y pénétrer, mais il ne tardera pas à être expulsé par la contraction de l'organe; dans le cours des suites des couches, un fragment placentaire ou autre peut donner naissance à la production de gaz putrides qui, si l'orifice utérin est obturé par un débris quelconque, s'accumuleront dans l'utérus et donneront lieu au physomètre.

En dehors de la puerpéralité, l'affection se présente avec les allures cliniques qu'indique bien l'observation suivante de *Yarrow*[1].

Une négresse de quarante-six ans, arrivée à l'époque de la ménopause et présentant un embonpoint assez considérable, n'avait pas eu ses règles depuis à peu près treize mois; d'après ses calculs, comme elle était certaine d'être enceinte, son terme était dépassé de quatre mois. Elle fit appeler un médecin en le priant de vouloir bien la faire accoucher. Ce médecin, quoique peu convaincu de la grossesse, fit appeler le Dr *Yarrow*, en lui demandant d'apporter tous les instruments nécessaires pour l'opération césarienne, au cas où cette opération serait indiquée. Après un examen attentif de la malade, l'opérateur, pour éclairer le diagnostic, introduisit un hystéromètre dans la cavité utérine, et quel ne fut pas son étonnement d'entendre sortir pendant près d'une demi-minute et avec impétuosité des gaz inodores provenant de l'utérus. Cette évacuation ramena l'utérus à ses proportions normales et la malade fut ainsi guérie.

Non moins intéressant est le cas publié par le Dr *Leyral* dans la *Gazette des Hôpitaux* de 1862 :

La malade était âgée de vingt-quatre ans; quelques années auparavant accouchement, dont l'issue avait été heureuse. Elle se croyait de nouveau enceinte, puis au neuvième, dixième et onzième mois l'accouchement n'ayant pas lieu, elle fit appeler le Dr *Leyral* qui put constater une augmentation considérable de l'utérus, plus développé que ne le comporte une grossesse à terme ; mais par la percussion de l'organe on avait de la sonorité, ce qui permit de diagnostiquer le contenu gazeux de l'organe. L'évacuation en fut difficile, car le col utérin soit par le doigt, soit par le spéculum pouvait à peine être atteint, et ce n'est qu'en plaçant la malade dans un bain et par des pressions énergiques sur l'abdomen qu'on put amener la sortie du contenu.

Comme pathogénie de cette affection, on a admis soit la sécrétion des gaz par la paroi utérine, soit la rétention des débris intra-utérins avec occlusion momentanée du canal cervical; ces débris en se putréfiant amènent le dégagement de gaz, qui s'accompagne ordinairement d'une odeur nauséabonde marquée.

Traitement : rétablir la perméabilité du canal utérin; laver la cavité utérine.

9. — HYDROMÉTRIE

Une femme aménorréique ou ayant franchi l'époque de la ménopause est atteinte d'endométrite.

[1] *Am. journ. of obstetrics*, août 1883.

Pour une cause quelconque, l'orifice interne de l'utérus s'oblitère.

Toutes les mucosités vont forcément s'accumuler dans la cavité utérine, il se produit une *mucométrie*, ou si la sécrétion est plutôt séreuse, claire, de l'*hydrométrie*, nom générique sous lequel on englobe toutes les collections séro-muqueuses intra-utérines.

En cas d'endométrite purulente on aurait, par le même mécanisme, une *pyométrie*.

L'hydrométrie est un accident excessivement rare, auquel on remédiera soit en rétablissant la perméabilité du canal utérin alors que cela est possible, soit en ponctionnant l'utérus pour le débarrasser de son contenu.

10. — HÉMATOMÉTRIE

L'hématométrie ou accumulation de sang dans l'intérieur de l'utérus, résulte ordinairement d'une imperforation des organes génitaux et a été étudiée au chapitre *Malformations*.

Une autre variété pathogénique beaucoup plus rare peut provenir d'une oblitération accidentelle du col, par un polype ou par un rétrécissement cicatriciel, suite de cautérisations trop énergiques.

Dans l'un comme dans l'autre cas, la thérapeutique consiste à rétablir la perméabilité des voies génitales.

11. — KYSTES HYDATIQUES DE L'UTÉRUS

Il existe dans la science quelques cas de kystes hydatiques de l'utérus, et quelques cas encore plus rares de kystes simples.

Il nous suffit de signaler ici ces curiosités pathologiques.

12. — POLYPES MUQUEUX DE L'UTÉRUS

Les polypes muqueux, essentiellement distincts des polypes fibreux avec lesquels il ne faut pas les confondre, sont à la muqueuse utérine ce que les polypes fibreux sont à la paroi musculaire; les uns sont les polypes de la muqueuse, les autres les polypes de la musculaire.

Ils sont constitués par une malformation et une hypertrophie des glandes de la muqueuse utérine, et peuvent siéger au niveau du corps comme au niveau du col.

Leur volume varie de celui d'une lentille à celui d'une noix, exceptionnellement ils deviennent plus gros.

Tantôt uniques et isolés, ils sont le plus souvent multiples.

Les différentes formes qu'ils peuvent affecter sont esquissées par les figures ci-jointes.

Figure 583. — Volumineux polypes muqueux, implantés sur le col de l'utérus et faisant saillie dans le vagin, ainsi que l'indique la figure 584.

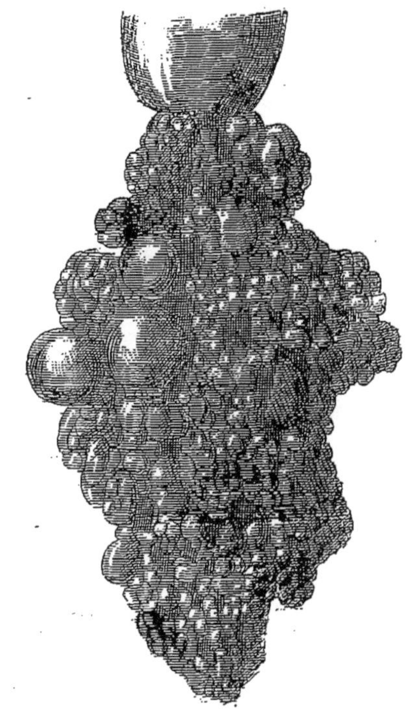

Fig. 583. — Polypes glandulaires (G. Thomas).

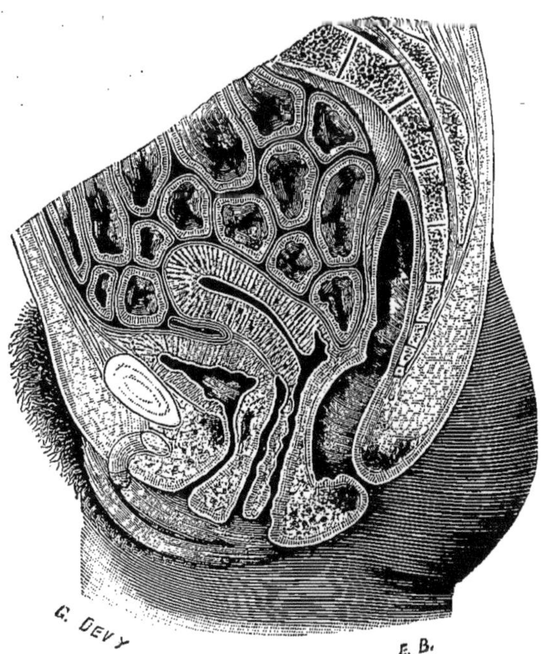

Fig. 584. — Polypes glandulaires appendus à la lèvre antérieure de l'utérus (Schrœder).

Figure 585. — Petits polypes muqueux implantés dans la cavité cervicale et faisant saillie à travers l'orifice externe.

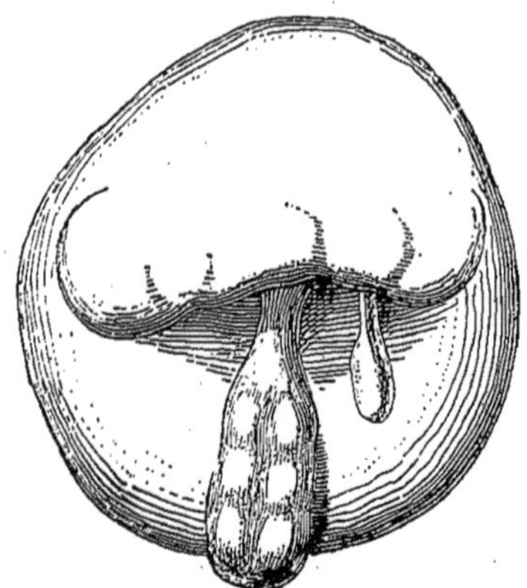

Fig. 585. — Polypes muqueux d'origine intra-cervicale et s'échappant à travers l'orifice externe (Schrœder).

Figure 586. — Petits polypes muqueux implantés dans la cavité cervicale et ne faisant pas saillie à travers l'orifice externe.

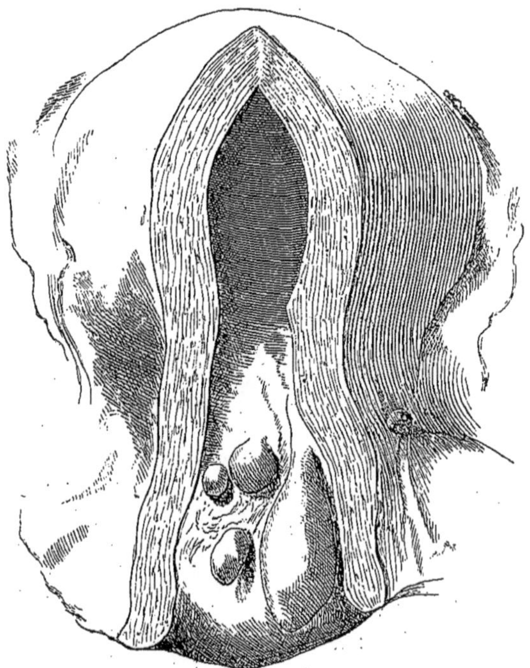

Fig. 586. — Polypes muqueux intra-cervicaux (J.-Y. Simpson).

Figure 587. — Polypes muqueux constituant un véritable semis dans toute la cavité utérine.

La consistance et le faible volume de ces polypes muqueux empêchent de les confondre avec les polypes fibreux.

Le microscope seul permettra de les distinguer de certaines productions malignes pédiculées et des restes de placentas constituant ce qu'on a désigné

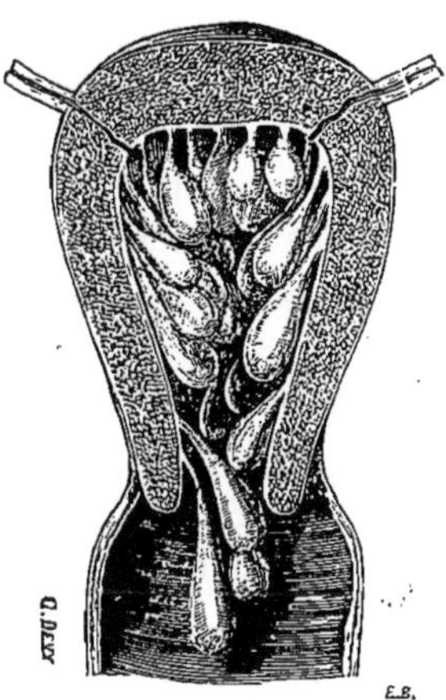

Fig. 587. — Polypes muqueux multiples occupant la cavité utérine (Beigel).

sous le nom de *polypes placentaires;* dans ce dernier cas la méprise est d'ailleurs de faible importance, car le traitement et le pronostic sont identiques.

Les polypes muqueux sont ordinairement la conséquence de l'endométrite chronique avec laquelle ils se confondent au point de vue des symptômes subjectifs.

Le traitement est essentiellement chirurgical et consiste dans le curage complet et soigné de la cavité utérine.

Ces polypes tombent sans difficulté sous l'action de la curette.

Ils récidivent rarement, quand ils ont été bien complètement enlevés.

13. — HYDROSALPINX — 14. HÉMATOSALPINX — 15. PYOSALPINX

La cavité des trompes peut devenir kystique par l'oblitération de ses deux extrémités, et être distendue par de la sérosité, du sang ou du pus.

On a alors :

Collection séreuse : *Hydrosalpinx;*
Collection sanguine : *Hématosalpinx;*
Collection purulente : *Pyosalpinx.*

Ces collections sont fréquentes au niveau de la trompe, contrairement à ce qu'on observe pour l'utérus où elles sont rares; elles font partie de la pathologie courante des trompes.

PATHOGÉNIE

Hydrosalpinx. — L'origine peut être puerpérale ou apuerpérale.

Puerpérale. — Une grossesse tubaire se développe, puis l'embryon succombant à un stade peu avancé se résorbe; il reste un œuf clair comme on en rencontre dans certains cas de grossesse utérine.

Apuerpérale. — Il se produit une salpingite catarrale; sous l'influence du processus inflammatoire, la trompe s'obture à ses deux extrémités, la sécrétion muco-séreuse s'accumule et s'enkyste dans l'intérieur du canal tubaire; la pathogénie est analogue à celle de l'hydrométrie.

Hématosalpinx. — Deux origines semblables :

Puerpérale. — Grossesse tubaire, hémorragie se faisant autour de l'œuf, entravant son développement et le faisant disparaître. L'œuf, cause de tous les désordres, est détruit; la collection sanguine persiste seule.

Apuerpérale. — Les écoulements sanguins sont fréquents à la surface des trompes, normaux au moment de la menstruation, pathologiques quand ils résultent d'une salpingite hémorragique ou de la rupture d'une varice ou d'un traumatisme.

Si la trompe est perméable, le sang s'écoule par les voies normales hors des organes génitaux.

Si l'ouverture utérine est obturée, reflux dans le péritoine et hématocèle intra-péritonéale.

Si enfin les deux extrémités de la trompe sont closes, formation de l'hématosalpinx.

Pyosalpinx. — Toute inflammation purulente de la trompe aboutit au pyosalpinx, quand les deux extrémités du conduit tubaire sont obturées.

Les origines les plus habituelles de la suppuration sont la blennorragie, la septicémie puerpérale, la septicémie accidentelle à la suite d'une exploration ou intervention non aseptique, enfin la tuberculose.

Quant à l'oblitération de la trompe, elle résulte du processus inflammatoire même.

ANATOMIE PATHOLOGIQUE

Quand le kyste tubaire est constitué, une seule (fig. 588) ou les deux trompes étant pathologiques (fig. 589), le contenu tantôt reste stationnaire (hydrosalpinx), tantôt se résorbe (hématosalpinx), tantôt augmente de volume (pyosalpinx).

L'orifice utérin de la trompe peut être incomplètement obturé, de telle sorte que le contenu, de même que l'urine dans l'incontinence avec rétention s'échappe d'une façon intermittente ou continue dans l'intérieur de l'utérus; on observe ainsi des écoulements séreux ou purulents intermittents ou continus, se faisant par les voies génitales et n'ayant d'autre origine que la trompe.

Certains cas d'hydrorrée en dehors de la puerpéralité doivent vraisemblablement avoir cette origine tubaire, il y a hydrosalpinx avec salpingorrée, de même qu'il peut y avoir hydrorrée avec hydrométrie.

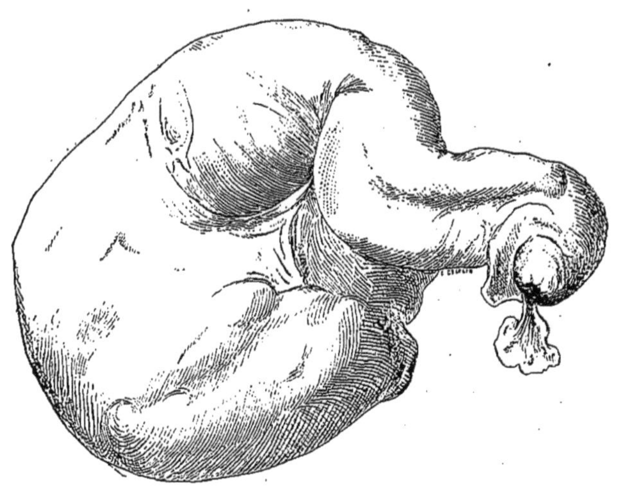

Fig. 588. — Pyosalpinx (Pozzi).

La trompe kystique, tantôt reste dans sa situation normale, tantôt s'incline en arrière vers ou dans la cavité de Douglas, tantôt et plus rarement en avant dans les parages de la vessie.

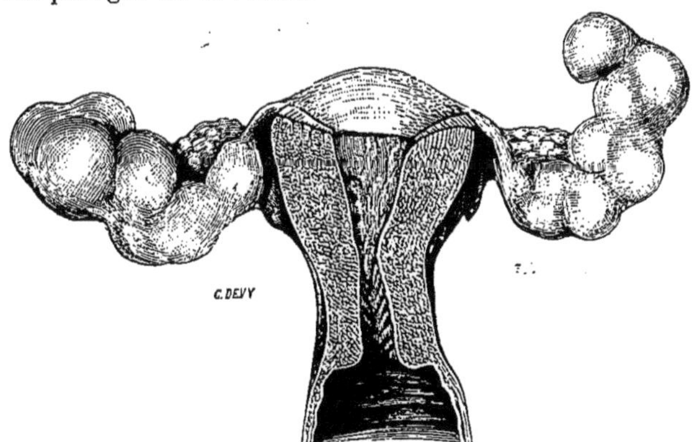

Fig. 589. — Hydrosalpinx double (Schrœder).

L'inflammation péritubaire n'est pas rare, surtout avec le pyosalpinx.

L'ovaire, dans ce dernier cas, est même le plus ordinairement pathologique, son inflammation contemporaine de celle de la trompe évolue en même temps qu'elle ; l'ovaire est confondu dans une masse inflammatoire avec le pavillon de la trompe, de telle sorte que le *pyosalpinx* est le plus souvent un *pyo-oophoro-salpinx*, ainsi que la figure 590 en montre un exemple.

Les adhérences, qui se forment autour de la tumeur salpingo-ovarique, fixant la tumeur au péritoine voisin, deviennent le point de départ d'une pelvi-péritonite d'intensité variable et rendent l'intervention chirurgicale difficile et périlleuse.

L'inflammation, au lieu de se propager au péritoine, peut envahir le tissu cellulaire du ligament large, et à la place de pelvi-péritonite on observe alors

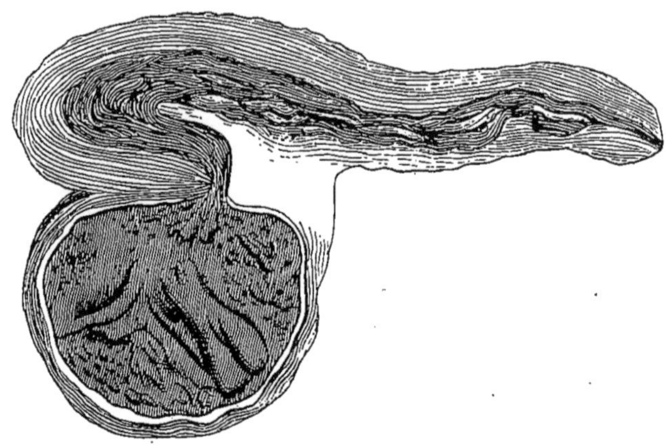

Fig. 590. — Pyosalpinx. Communication de la trompe et de l'ovaire abcédés (Orthmann).

les accidents de cellulite pelvienne, rayonnant autour de la trompe malade, qui joue le rôle d'épine pathologique.

On a admis que l'hématosalpinx pouvait se transformer en hydro- ou en pyo-salpinx; dans le premier cas, le sérum du sang persisterait seul dans la tumeur, les autres éléments étant résorbés; dans le second, dont l'existence est plus fréquente, il y aurait suppuration de l'hématome.

L'hydrosalpinx est également susceptible de suppurer et d'aboutir au pyosalpinx.

Quand la collection purulente est constituée, elle peut rester stationnaire, grossir lentement, enfin s'ouvrir dans un organe voisin (péritoine, intestin, utérus, ligament large, vessie), avec accidents variables suivant le siège de la rupture.

Parfois le pyosalpinx guérit spontanément, quand la communication se rétablit avec l'utérus, mais cette heureuse terminaison est rare.

D'*Hotman*[1] a signalé l'existence des kystes tubaires, soit séreux, soit purulents, qui peuvent se développer dans la paroi même de la trompe, et non dans son canal. Ces kystes auraient pour origine les espaces lymphatiques ou le débri du corps de Wolff. Malheureusement leur diagnostic clinique est jusqu'à présent impossible et ne saurait être fait avec les collections intra-tubaires.

[1] Thèse de Paris, 1892.

SYMPTÔMES ET DIAGNOSTIC

Une femme nous consulte pour un ensemble de symptômes rappelant à des degrés divers ceux de l'inflammation utérine; nous pratiquons l'examen génital, et trouvons sur l'un ou les deux côtés de l'utérus, une tumeur allongée en forme de *virgule recourbée*, dont la base partirait du cul-de-sac de Douglas ou de son voisinage, le sommet aboutirait à la corne utérine, et la partie concave regarderait le corps de l'utérus.

La tumeur est tantôt lisse, élastique, parfois fluctuante, arrivant au volume d'une orange, jusqu'à une tête de fœtus, le plus souvent moniliforme, donnant l'impression d'une série de fruits qu'on aurait enfilés ensemble, le plus petit du volume d'une groseille et le plus gros d'une prune ; la tumeur grossit à mesure qu'on s'éloigne de la corne utérine, c'est-à-dire à mesure qu'on se rapproche du pavillon de la trompe.

La figure 589 explique assez bien à la vue la sensation qu'on doit éprouver au doigt en pareil cas (sauf la direction de la trompe malade, déviée de sa position habituelle pour rendre la figure plus intelligible).

L'union de la tumeur à l'utérus nous indique que la tumeur est salpingienne, et non simplement ovarique, car, dans ce dernier cas, elle serait nettement distincte de l'utérus, le trait d'union salpingien n'existerait pas.

Il est difficile de dire dans ces tumeurs salpingiennes si l'ovaire est intact ou pris, cette connaissance nous intéresse peu au point de vue thérapeutique, car elle ne modifie pas la conduite à tenir.

Il existe une tumeur salpingienne, il s'agit de savoir :

1° Si cette tumeur est kystique;

2° Quel est le contenu du kyste.

1° *La tumeur est-elle kystique?*

Toute tumeur de la trompe présentant un calibre supérieur à celui de l'index peut être considérée comme un kyste salpingien, car les salpingites catarrales et parenchymateuses n'atteignent pas ou bien rarement ce volume, à moins d'inflammation aiguë avec périsalpingite.

Le volume de la trompe sera d'ailleurs en pratique le principal, presque le seul élément d'appréciation, car contrairement à ce que la théorie pourrait faire supposer, il est rare dans les kystes salpingiens de trouver de la fluctuation, à moins que la collection liquide ne soit abondante et dépasse le volume d'une pomme.

2° *Quel est le contenu du kyste? Pus, sérosité ou sang?*

Si l'affection est survenue à la suite d'un accouchement, surtout avec une septicémie avérée, si elle est encore survenue après une blennorragie, si la malade est pâle, anémiée et a les signes d'une suppuration chronique, si du pus s'écoule par l'utérus indiquant l'existence d'une endométrite ancienne et purulente, si enfin la température présente le soir une élévation anormale, le diagnostic du contenu purulent n'est pas douteux.

Mais le pyosalpinx peut se montrer sans fièvre ou avec une très légère élévation de température; ces symptômes atténués, à côté des cas nets et non douteux, rendent d'autres cas très difficiles à diagnostiquer et laissent le gynécologue perplexe jusqu'à la laparotomie, qui devient en quelque sorte exploratrice en même temps que curatrice.

Landau[1] a insisté sur un signe spécial qui permettrait de reconnaître l'hydrosalpinx.

Dans les cas où cette variété de tumeur existe, l'utérus semble à l'examen digital, reposer sur un coussin à air, d'où une sensation d'élasticité et de ressort pathognomonique.

Ce signe n'existerait d'ailleurs qu'en l'absence d'adhérences.

Un autre signe pathognomonique, mais exceptionnel, est constitué par l'écoulement de la sérosité à travers les voies génitales, alors qu'on comprime la tumeur.

Quand les symptômes douloureux sont faibles, que l'écoulement génital est non purulent mais muqueux, que l'affection a suivi une marche essentiellement chronique sans épisode pathologique saillant, quand en outre la santé générale est bonne et qu'il n'y a pas de fièvre, l'hydrosalpinx devient probable.

Dans les cas douteux sur le contenu du kyste salpingien, une ponction exploratrice, faite avec toutes les précautions de l'antisepsie la plus rigoureuse, afin d'éviter les complications, pourra sans aucun danger élucider le diagnostic.

Si enfin on constate un kyste salpingien après un début apparent de grossesse, et s'il y a eu des phénomènes brusquement douloureux, avec apaisement graduel, l'hématosalpinx est plus vraisemblable; la même crise douloureuse aiguë pourra, en dehors des symptômes de grossesse, faire croire à l'hématosalpinx.

La marche sera dans les cas douteux d'un heureux secours pour compléter le diagnostic.

La diminution progressive de la tumeur est en effet assez fréquente dans l'hématosalpinx, l'état stationnaire ou très lentement progressif dans l'hydrosalpinx, et au contraire l'augmentation avec crises intermittentes dans le pyosalpinx.

TRAITEMENT

En principe, le *pyosalpinx* doit être traité chirurgicalement, l'hydrosalpinx médicalement à moins qu'il n'augmente progressivement ou qu'il ne soit la source de symptômes trop pénibles; l'hématosalpinx, médicalement aussi à moins de complications.

Le traitement du pyosalpinx a été précédemment examiné en détail à propos des suppurations pelviennes (voir p. 290), il est donc inutile d'y revenir ici.

Quant à l'*hydrosalpinx* et à l'*hématosalpinx*, on est actuellement d'accord pour les traiter :

Soit par l'expectation simple ;

[1] Congrès de Berlin, 1890.

Soit par la laparotomie, ayant pour but l'extirpation de la tumeur, comme s'il s'agissait d'un pyosalpinx, le manuel opératoire étant d'ailleurs le même que dans ce dernier cas.

Jusqu'à présent, la place réservée à la simple ponction au point de vue curatif est à peu près nulle, on ne l'applique que comme exploration, et en en restreignant l'usage autant que possible; il est probable cependant qu'avec les progrès du diagnostic gynécologique, on reviendra de plus en plus à ce moyen trop délaissé, qui lasse quelquefois la patience du chirurgien un peu pressé de recourir au bistouri, mais qui peut être suffisant pour la cure de certains hématosalpinx et surtout hydrosalpinx.

Je mentionnerai simplement en terminant le massage et la dilatation utérine qui seront applicables à l'hydrosalpinx et même à l'hématosalpinx.

Le massage devra être fait de telle sorte qu'on soulève la tumeur en même temps qu'on la comprime dans la direction de l'utérus, de manière à corriger les coudures de la trompe, et à favoriser l'écoulement du liquide dans la cavité utérine.

La dilatation de l'utérus prolongée pendant plusieurs jours à l'aide de laminaires et du tamponnement à la gaze iodoformée pourra, dans certains cas, déboucher la trompe obturée et amener l'évacuation du contenu salpingien.

Le cathétérisme des trompes qui a été également préconisé en pareil cas est, jusqu'à nouvel ordre, à laisser de côté, car avec les procédés actuels il constitue encore une intervention difficile et dangereuse.

16. — PAPILLOME DES TROMPES

Les papillomes ou végétations, développés dans l'intérieur des trompes

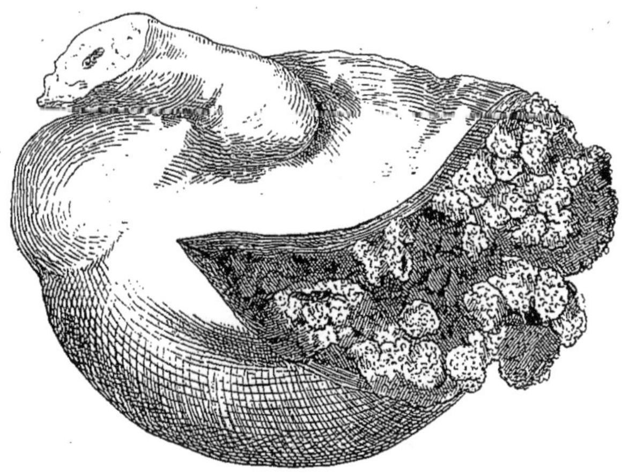

Fig. 591. — Papillome de la trompe (Doléris).

(fig. 591), constituent, d'après *Doran*, une production distincte des kystes végétants de l'ovaire.

Ces papillomes d'une grande rareté ne méritent qu'une simple mention.

17. — KYSTES NAINS DE L'OVAIRE

Il existe trois variétés de ces kystes, mais une seule, la dernière, a de l'importance clinique.

Les premiers, du volume d'un pois à une prune, se développent soit dans l'hydatide de Morgagni, soit dans le parovarium.

Les seconds, formés dans la vésicule de De Graaf aux dépens du corps jaune, peuvent atteindre le volume d'une petite pomme. — Ces kystes ne causent aucun trouble pathologique et sont accidentellement rencontrés à l'autopsie ou à la laparotomie faite pour une autre affection.

Les troisièmes, au contraire, formés par la *dégénérescence sclérokystique* ou *séro-kystique* de l'ovaire, méritent une description plus étendue.

La dégénérescence séro-kystique de l'ovaire (fig. 592), encore dénommée *hydropisie*, *hydroovarie folliculaire*, *maladie kystique de l'ovaire*, trans-

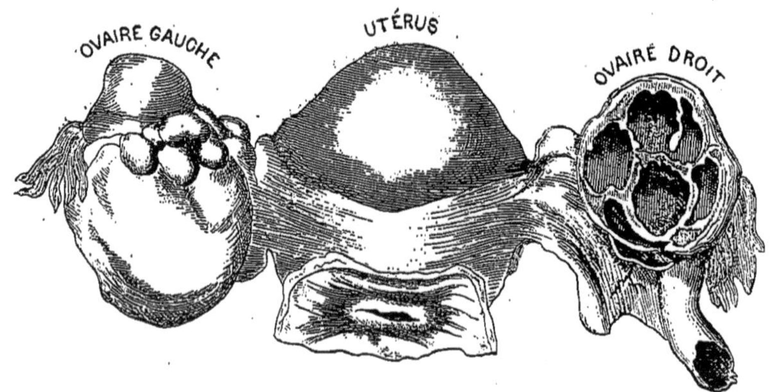

Fig. 592. — Dégénérescence séro-kystique des deux ovaires; ovaires scléro-kystiques (Hooper).

forme l'ovaire en une série de petits kystes du volume d'une lentille à une noisette, remplis de sérosité, et constituant par leur masse une tumeur dont le volume dépasse rarement celui d'une orange, mais qui peut exceptionnellement atteindre celui d'une tête de fœtus.

L'affection est ordinairement bilatérale.

Cette maladie, constituée par la transformation kystique des vésicules de De Graaf, est ordinairement la suite d'une inflammation chronique qui, à côté des kystes, amène la sclérose de l'ovaire.

Les *symptômes* sont ceux de l'ovarite chronique ; au toucher, on trouve les ovaires douloureux, augmentés de volume, le plus souvent prolabés dans le cul-de-sac de Douglas ou dans son voisinage.

Les trompes sont habituellement normales, de telle sorte que le doigt ne sent pas de trait d'union entre la tumeur et l'utérus, l'organe et la masse pathologique sont distincts, quoique rapprochés l'un de l'autre.

Ces tumeurs sont essentiellement bénignes et comme nature et comme développement, puisqu'elles ne dépassent pas le volume d'une tête de fœtus, néanmoins les troubles douloureux qu'elles causent sont souvent suffisants pour nécessiter leur extirpation, qui, d'ailleurs, ne présente pas plus de dangers qu'une castration normale.

A côté de l'hydroovarie que nous venons d'étudier existent :
l'*hématoovarie* (ovaire hémato-kystique),
la *pyoovarie* (ovaire pyo-kystique),
dans lesquelles le contenu des petits kystes ovariens diffère seul, étant du sang dans le premier cas et du pus dans le second.

Les uns sont causés par des hémorragies intra-ovariennes, les autres par l'inflammation suppurative de l'ovaire.

Ces trois variétés de dégénérescence kystique de l'ovaire, d'origine d'ailleurs inflammatoire, répondent aux variétés analogues qu'on trouve pour la trompe et pour l'utérus :

OVAIRE	TROMPE	UTÉRUS
Hydroovarie,	Hydrosalpinx,	Hydrométrie.
Hématoovarie,	Hématosalpinx,	Hématométrie.
Pyoovarie,	Pyosalpinx,	Pyométrie.

Les *symptômes* de l'hématoovarie et de la pyoovarie diffèrent peu de ceux de l'hydroovarie ou ovaire scléro-kystique, ce n'est guère qu'après opération et ablation de la tumeur qu'on pourra d'une façon précise diagnostiquer le contenu séreux, sanguin ou purulent des petits kystes ovariens.

L'indication thérapeutique est d'ailleurs la même dans les trois cas, de telle sorte que le diagnostic præopératoire ne présente qu'une importance secondaire.

L'indication de l'opération, seul mode de guérison, dépendra de l'intensité même des troubles pathologiques éprouvés par la femme.

L'opération se fait comme une castration normale. (Voir cette opération.)

18. — FIBROMES DE L'OVAIRE

Contrairement à ce qu'on observe à l'utérus, le fibrôme ne forme pas au niveau de l'ovaire une tumeur limitée, il envahit l'organe en bloc; l'ovaire subit en entier la dégénérescence fibreuse.

La tumeur libre, pédiculée par rapport au ligament large, malgré sa bénignité, provoque en général de l'ascite.

Son volume ne dépasse pas celui d'une tête de fœtus, à moins qu'il n'y ait dégénérescence en sarcôme, transformation en tumeur maligne.

Toutefois dans le cas suivant de *Jacobs*[1] que je publie *in extenso* pour fixer l'esprit sur l'aspect clinique de cette affection, le volume était plus considérable sans qu'il y ait cependant dégénérescence.

[1] *Société Belge de Gyn. et obst.*, 28 mai 1893.

« La malade, âgée de cinquante-neuf ans, a eu un enfant il y a trente-quatre ans. Santé générale excellente, n'a jamais souffert du ventre jusque dans ces dernières années. Ménopause régulière à cinquante et un ans. Le docteur Dorff, de Bruxelles, lui a fait le 23 octobre 1890, une opération vaginale pour fibrôme intra-utérin, le 7 juin 1891, une deuxième extraction d'un fibrôme par la voie vaginale.

« En septembre 1892, elle vint me consulter, se plaignant de l'augmentation rapide de volume du ventre, de gêne dans la marche, mais avec absence de

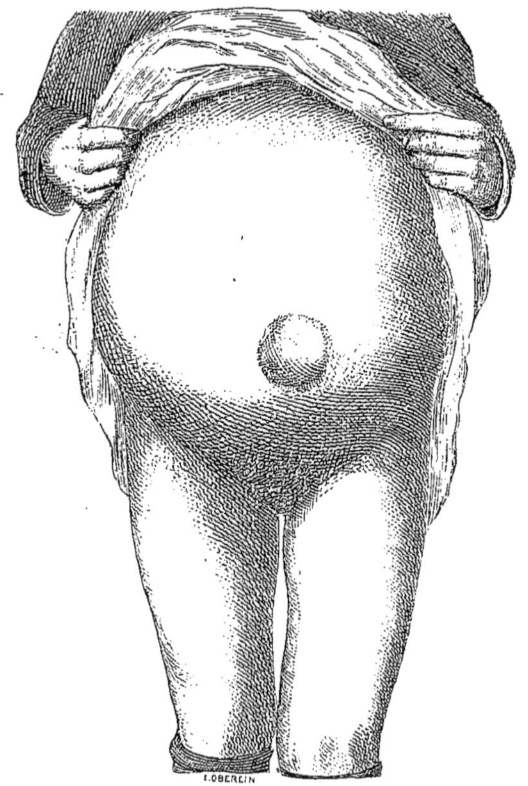

Fig. 593. — Fibrôme ovarien (Jacobs).

douleurs. Je constate à l'examen l'existence d'un gros myome sous-muqueux utérin, faisant hernie à l'orifice externe du col, effacé en partie sur lui. Légères métrorragies. Prolapsus vaginal postérieur. Le corps utérin est volumineux, mobile. Du côté gauche, le cul-de-sac vaginal est en partie effacé par une tumeur, peu mobile, non douloureuse, bosselée et occupant tout le petit bassin de ce côté.

« Je posai le diagnostic de fibrômes utérins multiples et conseillai l'intervention.

« Je ne revis la malade que le 10 mai 1893. Alitée, il lui était impossible

« de se mouvoir, le ventre, énormément distendu, était le siège de douleurs intenses, profondes, constipation opiniâtre, inappétence, vomissements.

« A l'examen, col effacé et laissant passer un polype volumineux, prolapsus vaginal énorme, corps utérin volumineux ne dépasse cependant guère le pubis. Dans l'abdomen ascite considérable et par un examen profond, tumeurs dures, mobiles, nombreuses, disséminées, que je suppose d'origine utérine.

« Cœliotomie (c'est-à-dire laparotomie) le 12 mai 1893. Ecoulement de 20 litres environ d'un liquide ascitique clair. Extraction laborieuse d'une tumeur énorme (6 kil. 400), à noyaux multiples (40 à 50) variant du volume d'un œuf de poule à celui d'une tête d'enfant. Cette tumeur était adhérente aux anses intestinales, dont je la détachai au thermocautère, et remplissait toute l'excavation pelvienne. La partie en contact avec le promontoire est atteinte de dégénérescence calcaire. Enfin, cette énorme masse n'était reliée à l'utérus que par la trompe gauche, volumineuse, dont je fis l'ablation en même temps.

« Suites de l'opération des plus simples. La malade se lève le 21 mai. Par l'examen de la tumeur, nous pouvons déterminer sa nature fibreuse. La trompe a conservé toute son indépendance, au contraire de ce qui se passe dans les kystes de l'ovaire.

« Des cas semblables ont été rapportés par Léopold [1], Spencer Wells [2], Spiegelberg [3], Monod [4], Martin [5] et Alban Doran [6].

« La rapidité de reproduction des fibrômes et la présence de plusieurs petits fibrômes disséminés sur la paroi abdominale interne, laisseraient croire, dans ce cas, à une fibromatose véritable. (J'ai opéré depuis cette malade d'un fibrôme utérin par le vagin et de deux fibrômes du vagin.) »

Cette tumeur, d'ailleurs exceptionnelle, sera souvent difficile à diagnostiquer avec un kyste de l'ovaire au début ou un polype sous-séreux de l'utérus.

La laparotomie, indiquée dans les trois cas, quand la femme éprouve un trouble réel de la part de sa tumeur, sera en même temps exploratrice et curatrice. L'ablation se fait comme celle d'un kyste ovarien.

19, 20. — HYDROCÈLE ET FIBROMES DU LIGAMENT ROND

Les kystes du ligament rond sont rares ; ils siègent le plus souvent dans la partie terminale du ligament, c'est-à-dire dans le trajet inguinal ou à l'orifice inguinal externe.

Ils se développent soit dans l'épaisseur même du ligament, soit dans les débris du conduit péritonéal de Nuck, prolongement péritonéal qui accom-

[1] Léopold. *Archiv. f. Gyn.*, 1874, t. VI.
[2] Spencer Wells. *Des tumeurs de l'ovaire*, 1893.
[3] Spiegelberg. *Monatschrift f. Geb. und. Gyn.* Bd. XXVIII.
[4] Monod. *Bullet. Soc. de chir.*, 1889, 13 novembre.
[5] Martin. *Traité de Gyn.*
[6] Alban Doran. *Brit. med. J.*, 1888, 8 juin.

pagne le ligament rond pendant la vie intra-utérine, et constitue une hydrocèle tantôt facilement, tantôt difficilement réductible[1], le canal de communication étant très fin et plus ou moins encombré de replis valvulaires tantôt irréductibles.

Traitement : l'ablation au bistouri avec anesthésie locale est préférable à la ponction suivie de l'injection d'un liquide irritant.

Le ligament rond, étant un cordon musculaire, peut devenir l'origine de *myômes*, qui occupent ordinairement l'espace compris entre l'ouverture externe du canal inguinal et l'insertion inférieure de ce ligament.

Ces tumeurs sont peu connues ; en parcourant les auteurs on n'en trouve qu'un petit nombre de faits.

Duplay[2] assigne à ces tumeurs les symptômes suivants : masse plus ou moins volumineuse, tantôt pédiculisée, tantôt sessile, à développement lent et sourd ; leur surface est tantôt lisse, tantôt lobulée, de consistance fibreuse.

Aucun changement ne se produit sous l'influence de la toux. Elles peuvent augmenter de volume pendant la grossesse ou pendant les règles.

Ordinairement indolence à la pression ; douleurs spontanées plus ou moins vives, tantôt continues, tantôt intermittentes ; parfois des douleurs irradiées dans les membres inférieurs, dans la région lombaire.

Le sac dartoïque, dans l'intérieur duquel elles se développent, permet les mouvements de haut en bas et de droite à gauche, mais empêche ceux d'arrière en avant.

Le diagnostic de ces tumeurs doit être fait avec la hernie graisseuse, l'épiplocèle irréductible, la hernie de l'ovaire ; ce diagnostic sera souvent des plus difficiles.

Comme thérapeutique, l'extirpation est le seul remède ; elle est en général faci le.

21. — ÉCHINOCOQUES DU LIGAMENT LARGE

Les échinocoques sont une rareté pathologique au niveau du petit bassin.

Ils se développent en une région quelconque du tissu cellulaire pelvien, le plus souvent autour du rectum.

Autour d'eux se forme une inflammation, qui donne un peu à l'affection les allures d'un phlegmon chronique de la région.

Le traitement consistera à enlever le kyste par la voie qui le rend le plus accessible et, après évidement, à traiter la cavité qui le contenait comme celle d'un abcès.

22. — VARICOCÈLE DU LIGAMENT LARGE

Le varicocèle du ligament large, encore dénommé varicocèle pelvien

[1] Voir un cas intéressant publié par Richelot. *Union médicale*, 2 octobre 1890.

[2] *Tumeurs du ligament rond* (*Archives générales de médecine*), mars 1882.

d'après l'étude qu'en a faite récemment *Roussan*[1], serait plus fréquent qu'on ne le suppose en général.

Il survient le plus ordinairement sous l'influence de causes locales : grossesse, fibrôme, tumeur de l'ovaire, en un mot toute tumeur abdominale susceptible de gêner la circulation de retour ; on l'observerait aussi sans cause locale sous l'influence de l'état général du sujet, par exemple l'arthritisme qui prédispose, comme on le sait, aux dilatations veineuses.

Ce varicocèle, qui atteint les veines utérines et les utéro-ovariennes, amène du côté de l'utérus une congestion chronique qui simule la métrite, et qui se traduit surtout par des ménorragies et des métrorragies, pseudo-métrites qu'il faut se garder de traiter par les moyens habituels à ce genre d'affection sous peine d'échec. Du côté de l'ovaire il se produit d'abord une phase de congestion et d'hypertrophie à laquelle succède une atrophie définitive.

Les *symptômes* accusés par la femme sont : une pesanteur dans le petit bassin, qui disparaît dans la position horizontale, et apparaît au contraire dans la position verticale pour atteindre son maximun après toute fatigue ; les règles et toute métrorragie amènent par la déplétion sanguine un certain soulagement.

A l'examen direct on a pu sentir parfois une sorte d'empâtement au niveau du ligament large, mais cette sensation, si elle existe, n'est pas suffisamment nette pour permettre le diagnostic qui s'établira surtout par le caractère de la douleur ci-dessus énoncée.

Il y a ordinairement coexistence de varices vulvaires.

Le *traitement* consiste en injections vaginales chaudes à 50° et en lavements froids.

Application dans le vagin de gros tampons imbibés de glycérine.

Le massage et l'électricité faradique seront d'un heureux secours, alors qu'ils sont pratiqués suivant les règles voulues et pendant un laps de temps suffisant.

Comme médication générale on aura recours à l'iodure de potassium ou à la teinture d'hydrastis canadensis (30 gouttes par jour) ou d'hamamelis virginica (10 gouttes) et dans quelques cas enfin à l'ergot de seigle.

Les eaux thermales telles que Salies de Béarn, Salins, pourront être d'un heureux secours.

Dans les cas rebelles à tout traitement et où les douleurs éprouvées par la femme sont suffisantes pour imposer un traitement actif on aura recours comme ultime ressource à la castration tubo-ovarienne.

[1] *Du varicocèle pelvien*. Paris, 1892.

23, 24. — FIBROMES ET LIPOMES DU LIGAMENT LARGE

D'après *Lang*[1] les tumeurs solides des ligaments larges doivent être classées comme il suit :

— Fibrômes ou fibromyomes — Myomes kystiques — Lipômes	Tumeurs bénignes.
— Sarcômes ou fibrosarcômes — Sarcômes kystiques — Epithéliômes ou carcinômes	Tumeurs malignes.

Les fibrômes peuvent se développer dans l'épaisseur du ligament large où il existe des éléments musculaires, mais la plupart de ceux qu'on rencontre à l'état libre sont des fibrômes utérins détachés. — Même traitement que pour ces derniers.

Les lipômes sont ici des tumeurs très exceptionnelles donnant lieu à une fausse fluctuation et faisant croire à l'existence d'un kyste. — Traitement : ablation s'ils causent des troubles sérieux.

Quant aux tumeurs malignes elles sont toujours ou presque toujours secondaires.

[1] *Des tumeurs solides primitives du ligament large.* Nancy, 1892.

CHAPITRE X

EMMÉNOLOGIE

SOMMAIRE

Pages.

I. *Menstruation normale.*

1. Description de la menstruation. { Ecoulement de sang. . . . . . . 597 / Modifications locales et générales.

2. Théories de la menstruation. 599

3. Evolution de la menstruation. { Puberté. . . . . 603 / Période génitale . . . . / Ménopause. . . . . / Irrégularités. . . . .

4. Hygiène menstruelle 605

II. *Aménorrée.*

1. Description et variétés 606
   Règles supplémentaires 607
2. Etiologie . . . .
   1. Causes génitales. 609
   2. — organiques non génitales. 611
   3. — nerveuses 611
   4. — extérieures 612
   5. — introuvables. 613
3. Valeur séméiologique 613
4. Traitement. 614

III. *Métrorragie.*

1. Description et variétés 614
2. Etiologie. . . . .
   1. Causes génitales 615
   2. — organiques non génitales. 617
   3. — nerveuses 618
   4. — extérieures 619
   5. — introuvables. 619
3. Valeur séméiologique 619
4. Traitement. 620
   1. Etiologique. . . . .
   2. Symptomatique. . . . .

IV. *Dysménorrée.*

1. Définition, nature, variétés 621
2. Description symptomatique 623
3. Etiologie . . . .
   a. Causes génitales 629
   b. — nerveuses 630
4. Traitement . . . .
   a. Dysménorrée d'origine génitale 631
   b. — — nerveuse 632

V. *Synthèse des troubles menstruels*. 632

EMMÉNOLOGIE

I

MENSTRUATION NORMALE

Pendant quelques jours, la femme adulte perd tous les mois par la vulve une certaine quantité de sang.

Ce phénomène, désigné sous le nom ordinaire de *règles*, de *périodes*, est connu scientifiquement sous celui de *menstruation*.

L'emménologie [1] est la science de la menstruation à l'état normal et pathologique ; le chapitre actuel est entièrement consacré à son étude.

La *quantité* de sang perdue à chaque époque menstruelle est difficile à apprécier ; on l'a évaluée à 250 grammes comme minimum et 500 grammes comme maximum.

Les femmes incommodées par cet écoulement ont l'habitude, suivant leur expression, de *se garnir*, garniture constituée par une serviette, maintenue en avant et en arrière par un lien entourant l'abdomen.

Or, pour en revenir à la quantité de sang perdue, retenons en pratique qu'une serviette suffit à recueillir tout le sang écoulé pendant une journée. Quand plus d'une serviette est nécessaire par jour, on peut considérer la quantité de sang comme pathologique.

Quand les règles sont absolument normales, le sang s'écoule *liquide* et ne coagule pas, alors qu'il séjourne dans les organes génitaux ou après une émission au dehors.

Cette non-coagulabilité du sang menstruel a été attribuée avec vraisemblance au mélange du liquide sanguin avec les sécrétions génitales.

Mais quand le sang devient surabondant, quelle qu'en soit la cause, la coagulation se produit; la quantité des sécrétions génitales étant relativement trop faible pour empêcher cette coagulation.

Aussi l'émission de caillots constitue-t-elle un phénomène pathologique de

[1] Εμμηνα, menstrues, et λογος.

la menstruation, mais elle indique simplement la surabondance de l'écoulement sanguin et ne possède aucune autre valeur séméiologique.

La *couleur* est celle du sang normal, mais pâle au début et à la fin de la menstruation.

La *durée* est variable, depuis quelques heures jusqu'à dix et même quinze jours; la moyenne est de trois à six jours.

D'une statistique de 250 cas[1] j'ai tiré les moyennes suivantes :

Durée de 3 à 6 jours inclusivement. . . .	71 p. 100
— moins de 3 jours	12 p. 100
— plus de 6 jours.	11 p. 100
— variable.	6 p. 100

Dans cette dernière catégorie, je comprends les femmes chez lesquelles les règles durent tantôt deux, tantôt quatre, tantôt six jours, etc.

La *périodicité* de la menstruation présente aussi des variations importantes.

Certaines femmes sont réglées tous les quinze jours, d'autres toutes les six semaines.

La même statistique m'a donné les résultats suivants, conformes aux données généralement admises :

Règles tous les mois solaires (30 à 31 jours). . . .	50 p. 100
— lunaires (28 jours).	14 p. 100
Règles irrégulières	26 p. 100
Cas divers.	10 p. 100

La menstruation modifie momentanément le système génital et agit aussi sur l'organisme en entier.

Les ovaires congestionnés sont augmentés de volume et plus sensibles qu'à l'état normal.

L'utérus, comme tout l'appareil génital, est le siège d'une vive congestion qui le grossit et le ramollit.

On n'est pas d'accord sur les modifications subies par la muqueuse utérine. *John Williams* croit à sa chute complète au moment des règles; *Léopold* à la chute seule de l'épithélium; *de Sinéty* pense qu'elle reste intacte.

Ces trois opinions, nettement tranchées, s'appuient sur des faits scrupuleusement observés; il est donc vraisemblable que les modifications menstruelles de la muqueuse utérine varient avec les femmes, les unes donnant raison à l'opinion radicale de *John Williams*, les autres à l'opinion conservatrice de *de Sinéty*, et les troisièmes enfin à l'opinion intermédiaire de *Léopold*.

La *provenance* du sang menstruel a été aussi l'objet de controverses, importantes à l'époque ou les savants se passionnaient pour ces discussions

[1] *Travaux d'obstétrique*, t. III, p. 520.

théoriques, reconnues aujourd'hui inutiles et oiseuses; le sang provient vraisemblablement de la surface utérine, de celle des trompes, un peu de l'ovaire, exceptionnellement de la surface vaginale. Il s'échappe de la surface génitale soit par suintement, soit par une série de petites crevasses résultant de l'éclatement produit par la congestion même, un peu comme la congestion céphalique amène l'épistaxis.

A côté des *modifications* locales, il est intéressant de noter les *éloignées*.

L'appétit est souvent diminué, parfois capricieux, sorte d'ébauche de ce qu'on observe pendant la grossesse.

Le système nerveux est particulièrement atteint; la femme, pendant les règles, se montre plus impressionnable, plus irritable. Elle devient sujette aux névralgies, aux migraines; certaines femmes ont ainsi leur migraine mensuelle.

Les seins sont gonflés, tendus; le corset est mieux rempli.

Gonflement analogue du corps thyroïde.

Cercle bleuâtre péri-oculaire, yeux cernés.

Herpès labial révélateur.

Bien que la *théorie* ne nous intéresse que d'une façon secondaire, je serais incomplet si je n'abordais ici celle de la menstruation, qui, d'ailleurs, est nécessaire à connaître pour l'étude des règles pathologiques.

Dans cette théorie, il y a deux périodes absolument distinctes à considérer : — dans la première, on ne connaît pas encore l'ovulation; — dans la seconde, au contraire, les phénomènes de l'ovulation sont nettement établis.

Première période. — Les anciens s'expliquaient fort mal la menstruation. Ces quelques passages que j'emprunte à *Mauriceau* en font foi :

« Le sang menstruel est ainsi appelé à cause qu'il s'évacue périodiquement tous les mois, si la femme n'est pas grosse ou nourrice et qu'elle soit d'âge convenable et en bonne santé. Les menstrues sont encore appelées les purgations de la femme, parce que toute l'habitude de son corps est purgée par leur moyen de la superfluité du sang. Elles se nomment aussi les fleurs des femmes, à cause qu'à l'exemple des arbres, qui ne portent point de fruits s'ils ne sont précédés de fleurs, la femme ordinairement ne devient pas grosse d'enfant devant que d'avoir eu ses fleurs... »

« Pour la nature de ce sang, plusieurs auteurs, qui ont suivi Pline, disent, après lui, « qu'il n'y a rien de plus monstrueux que ce sang, puisque, par sa vapeur ou par son seul attouchement, les vins nouveaux s'aigrissent, les semences deviennent stériles, les greffes des arbres meurent et les fruits en tombent tout desséchés, les jeunes plantes en sont brûlées, la glace des miroirs se ternit à leur seul aspect, le tranchant du fer en est émoussé, la beauté de l'ivoire effacée, les abeilles en meurent, le cuivre et le fer s'enrouillent aussitôt, l'air en est infecté et les chiens qui en goûtent enragent... ».

« La dispute n'est pas moindre touchant la cause de l'évacuation périodique des menstrues, qui touchent à la nature de ce sang et aux voies par lesquelles il s'écoule. Les uns, avec Aristote, l'attribuent à la lune, qui a grande domination sur les corps humides, comme est celui de la femme, que l'on dit en raillant être lunatique à cause de cela. C'est ce qui a fait donner crédit à ces vers :

Luna vetus vetulas, juvenes nova luna
Repurgat.

« D'autres, qui sont du sentiment de Galien, rapportent cela au tempérament froid et à la vie sédentaire de la femme, laquelle ne pouvant consumer pour sa nourriture tout le sang qu'elle engendre, il arrive qu'étant en trop grande abondance, la nature l'en décharge de temps en temps sur les parties génitales de la femme, qui sont les parties les plus faibles de son corps. Et d'autres veulent que la principale cause de cette évacuation soit une certaine fermentation qui se fait dans toute la masse du sang, laquelle, jointe à son abondance, le fait sortir par les voies les plus disposées à le laisser écouler, comme font celles de la matrice, ainsi que nous voyons que fait le vin nouveau, qui, dans le temps de sa fermentation, vient à se faire passage et à sortir par les plus faibles endroits du tonneau qui le contient. »

« ...Ces menstrues sont principalement destinées de la nature pour servir de matière à la génération de l'enfant et à sa nourriture quand il est au ventre de la mère, et par accident à repurger toute l'habitude du corps de la femme de la superfluité du sang en d'autres temps... »

Ces opinions bizarres montrent quelle singulière idée on se faisait de la menstruation avant la découverte de l'ovulation.

Avec l'ovulation, nous entrons dans une ère réellement scientifique.

Deuxième période. — En 1827, *De Baer* découvre l'ovule. Jusqu'à cette époque et depuis le XVIIe siècle, on ne connaissait que la vésicule de De Graaf, sans savoir ce qui se trouvait dans son intérieur.

En 1837, *Coste* avance qu'à l'époque du rut chez les mammifères, les œufs tombent spontanément de l'ovaire. C'est la première ébauche de la théorie de l'ovulation spontanée, c'est-à-dire de l'ovulation sans fécondation préalable.

En 1838, *Raciborski* émet l'opinion que cette ovulation spontanée peut s'observer chez la femme sans être un phénomène constant.

En 1839, *Gendrin* montre que l'ovulation spontanée est constante chez la femme ; il admet la subordination du flux menstruel à l'ovulation.

En 1840, *Négrier* (d'Angers) soutient la même opinion qu'il professait d'ailleurs dans ses cours depuis plusieurs années. De telle sorte que, si la priorité de publication de cette nouvelle théorie appartient à *Gendrin*, c'est à *Négrier* que reviendrait la priorité réelle.

Il est d'ailleurs difficile de dissocier les noms de *Gendrin* et *Négrier* dans cette importante découverte.

C'est donc en 1839 que les rapports entre l'ovulation et la menstruation sont nettement établis. Mais ces rapports ont été diversement compris et définis par les auteurs de ces différentes théories, concernant l'alliance de la menstruation avec l'ovulation :

1° Les uns font dépendre la mentruation de l'ovulation (*Négrier* et *Gendrin*, *Lœwenhardt*, *Lœwenthal*) ;

2° Les autres admettent le rapport contraire, la menstruation serait la cause de l'ovulation (*Aveling*) ;

3° Enfin, tenant un juste milieu entre les deux extrêmes qui précèdent, nous trouvons l'opinion qui admet l'indépendance entre l'ovulation et la menstruation (*Beigel*).

Ces diverses théories méritent une analyse un peu plus complète.

Négrier et *Gendrin*, s'appuyant sur l'analogie des règles avec le rut chez les animaux, pensent que l'émission de l'ovule hors de la vésicule de De Graaf est la cause de l'écoulement sanguin menstruel.

L'ovule qui va se détacher devient le point de départ de toutes les modifications locales constituant les règles.

Ces deux auteurs admettent que c'est en général vers le milieu de l'époque menstruelle qu'a lieu la ponte ovulaire.

L'opinion de *Lœwenhardt* est peu différente de la précédente ; seulement, d'après lui, la ponte aurait lieu au début même des règles.

Pour *Lœwenthal*, les choses se passeraient tout autrement. L'ovulation est bien encore la cause de la menstruation, mais de la façon suivante : l'écoulement menstruel vient de finir, la ponte a lieu, l'ovule va se fixer dans l'utérus, il y reste caché dans un repli de la muqueuse utérine, puis, si la fécondation n'a pas lieu, il est expulsé au bout de trois semaines environ, et par une sorte de petit avortement avec hémorragie modérée. Cet avortement périodique ne serait autre que les règles normales.

Avec *Aveling*, la filiation des phénomènes change complètement. Pendant la période intermenstruelle, la muqueuse utérine se prépare à recevoir l'ovule elle lui fait un nid : d'où le nom de théorie de la nidation. Puis, quand tout est prêt pour le recueillir, la menstruation survient et amène la ponte ovulaire. L'ovule arrive dans l'utérus, et, s'il a été fécondé en temps voulu, se place dans le nid qui lui a été préparé ; sinon, il est expulsé au dehors, et une nouvelle préparation recommence pour l'ovule suivant. C'est donc la menstruation qui régirait l'ovulation.

Beigel enfin croit que les deux phénomènes ovulation et menstruation sont indépendants l'un de l'autre. Il y aurait là une sorte de duumvirat génital. L'ovulation et la menstruation s'effectueraient parallèlement, mais sans aucun assujettissement réciproque. Avec ce dernier auteur, nous revenons à peu près à l'opinion ancienne, avec la connaissance de l'ovulation en plus.

Laissant de côté les opinions anciennes que la découverte de l'ovulation a ruinées, laissant également de côté la théorie de *Lœwenthal*, qui, quoique très ingénieuse, manque de preuves, et aussi celles de *Lœwenhardt*, qui diffère à peine de celle de *Négrier* et de *Gendrin*, trois adversaires restent en présence :

La menstruation dépend de l'ovulation (*Négrier*, *Gendrin*);
L'ovulation dépend de la menstruation (*Aveling*);
Menstruation et ovulation sont indépendantes (*Beigel*).

1° *La menstruation dépend-elle de l'ovulation?*

Oui, dans la plupart des cas : enlevez les ovaires à une femme, presque toujours les règles cessent. Quand il y a absence congénitale des ovaires, l'écoulement menstruel n'existe pas. Sur les cadavres de femmes mortes pendant leurs règles, on a trouvé une vésicule de De Graaf, récemment ouverte ou sur le point de s'ouvrir.

Non, dans quelques-uns : *Le Fort*, *Kœberlé* ont rapporté chacun un cas où, malgré l'ablation des ovaires et d'une partie de l'utérus, les règles persistèrent. *Storer* a cité deux faits semblables, et il en existe d'autres. *Giraudet* (de Tours) a relaté neuf observations de femmes bien menstruées et chez lesquelles, à l'autopsie, on trouva les ovaires tantôt réduits à l'état d'un haricot cartilagineux, tantôt transformés en kystes hématiques ou purulents;

2° *L'ovulation dépend-elle de la menstruation?*

En général, chez les femmes régulièrement menstruées, l'ovulation semble bien se faire, et ces femmes paraissent plus aptes à concevoir que celles qui sont mal réglées.

Mais combien ici les exceptions sont fréquentes : il n'est pas de médecin qui n'en ait observé une série d'exemples. Souvent on voit la conception avoir lieu chez des jeunes femmes aménorréiques; les nourrices deviennent fréquemment enceintes avant le retour de leur menstruation. Donc, souvent, l'ovulation ne dépend pas de la menstruation.

3° Quelle conclusion tirer de ces faits contradictoires? La seule légitime, à notre avis, est la suivante : *l'ovulation ne dépend pas de la menstruation, pas plus que la menstruation de l'ovulation.*

Alors l'ovulation et la menstruation sont complètement indépendantes? C'est le triomphe de la théorie de *Beigel?* Pas davantage.

La menstruation doit être comprise d'une façon un peu différente.

C'est à tort, en premier lieu, que quelques auteurs font de menstruation le synonyme d'écoulement sanguin périodique : la menstruation ou mieux la fonction menstruelle, comprend deux phénomènes qui la composent essentiellement et qui sont, d'une part l'*écoulement sanguin*, d'autre part, la *ponte ovulaire*.

Au point de vue scientifique, la distinction de ces deux phénomènes est indispensable pour bien comprendre et définir cette fonction.

La question est de savoir la liaison qui existe entre eux deux.

Choisissons quelques comparaisons :

Soit la fonction vocale, constituée par la réunion de deux phénomènes : un courant d'air et la contraction des cordes vocales. Or, ces deux faits dépendent-ils l'un de l'autre? Nullement. Sont-ils indépendants? Pas davantage, car ils se combinent sous l'influence d'une seule et même cause qui les dirige.

Prenons, dans le tube digestif, l'estomac qui, en dehors de l'absorption, a deux rôles principaux, l'un mécanique, l'autre chimique. Ces deux actes ne dépendent pas l'un de l'autre, et néanmoins, à l'état normal, ils agissent ensemble, en raison même de ce qu'ils obéissent à une même cause.

Or, il en est absolument de même de la fonction menstruelle : elle se compose de deux phénomènes, l'ovulation et l'écoulement sanguin, qui sont indépendants l'un de l'autre, mais qui, obéissant à une même cause, se passent simultanément à l'état normal.

Ceci étant établi pour l'état physiologique, on comprend qu'à l'état pathologique les conditions puissent changer. Si l'appareil génital est atteint par une affection quelconque ou mutilé par une opération, la fonction menstruelle s'altérera. On assistera à la dissociation des deux actes réunis d'habitude ou même à la disparition de l'un d'eux, l'ovulation ou l'écoulement persistant seul. Dans d'autres cas, ils disparaîtront complètement.

Sous l'influence de causes diverses passagères, on observe également la dissociation de l'ovulation et de l'écoulement sanguin. C'est ainsi que l'excitation sexuelle est susceptible de produire l'ovulation sans hémorragie, et que certaines émotions ou traumatismes peuvent causer un écoulement sanguin prématuré et vraisemblablement accompagné d'ovulation.

Telle est l'idée qu'on doit se faire de la menstruation. Je la résumerai volontiers ainsi :

La fonction menstruelle se compose essentiellement de deux phénomènes :
De la ponte ovulaire;
Et de l'hémorragie génitale.

Ces deux phénomènes sont indépendants l'un de l'autre, mais obéissent à la même cause (cette cause étant d'ailleurs indéterminée et résultant de la constitution même de l'organisme); à l'état physiologique, ils sont simultanés et, au contraire, se dissocient fréquemment à l'état pathologique.

Un écoulement génital simulant les règles, mais non accompagné d'ovulation, ne peut s'appeler menstruation, pas plus qu'une ponte ovulaire sans hémorragie : il n'y a là qu'une pseudo-menstruation.

Dans le premier cas, on a l'apparence de la menstruation sans en avoir l'élément essentiel, l'ovule, et, dans le second cas, au contraire, l'élément essentiel existe, mais rien ne vient trahir sa présence au dehors.

La menstruation nous est à peu près connue en elle-même; examinons son évolution dans l'être féminin.

Pendant les premières années de la vie, la menstruation n'existe pas, ce n'est qu'au moment de la puberté vers quinze ans (plus tôt dans les pays chauds, plus tard vers le nord) que se produisent les premières règles, l'*instauration menstruelle*.

Cette apparition est le signal de la puberté : la jeune fille est *réglée* ou *formée*.

Puberté ne doit pas être confondu avec *nubilité*, la puberté étant en quelque sorte l'ébauche des modifications, qui, après quelque temps, conduiront à la nubilité, c'est-à-dire à l'aptitude au mariage.

La puberté, brusquement signalée par l'apparition des règles, amène la transformation de la voix, arrondit les formes féminines, parsème le pubis et les aisselles de poils; le caractère change ainsi que les goûts.

Le système génital s'empare de l'organisme dans lequel il va régner en maître jusqu'au moment de la ménopause.

La *ménopause*[1] ou *âge critique* est l'époque de cessation des règles.

Entre la puberté et la ménopause s'étend toute la *période génitale* de la femme, époque réellement active pendant laquelle se fait la reproduction.

La ménopause a lieu, en général, dans nos climats vers quarante-cinq ans, oscillant entre quarante et cinquante ans.

On l'a désignée sous le nom d'âge critique, car on l'a vue souvent coïncider avec le développement d'affections graves des organes génitaux, le cancer par exemple, et on a cru à tort que la ménopause était la cause de la maladie, alors qu'elle n'était que l'effet ou une simple coïncidence.

La cessation définitive des règles a lieu tantôt brusquement et sans troubles tantôt après une série d'intermittences de deux, trois mois, ou davantage, se répétant pendant quelques années, tantôt enfin interrompues et accompagnées d'hémorragies génitales sans cause anatomique appréciable, et indiquant simplement la perturbation fonctionnelle du système génital au voisinage de sa mort physiologique; ce sont en quelque sorte des hémorragies symptomatiques de l'agonie génitale.

Aussitôt après la ménopause, le système génital s'atrophie, les seins diminuent de volume, les appétits sexuels disparaissent, la vieillesse en un mot envahit l'organisme féminin désormais inapte à la reproduction, et dont la vie utile est, par conséquent, terminée.

Jusqu'à présent, il n'a été question que de la menstruation normale, mais avant de passer à son étude pathologique, examinons ses *irrégularités*.

La puberté, avons-nous dit, se montre ordinairement à quinze ans, et la ménopause à quarante-cinq ans, donc trente ans de vie génitale.

Les cas d'apparition menstruelle retardant jusqu'à dix-huit, vingt ans et même davantage ne sont pas rares.

En étudiant l'aménorrée, nous verrons même que certaines femmes mal formées ne sont jamais réglées.

Par contre, la menstruation peut être précoce, à dix ans, à six ans et même plus tôt.

Cas de *Wachs* : instauration menstruelle à deux ans et demi.

Cas de *Mengus* : menstruation à vingt-trois mois.

Cas de *Comarmond*, médecin à Lyon : petite fille présentant un développement très marqué des seins, chez laquelle les poils pubiens se montrèrent à trois mois, et qui bientôt eut ses règles; Comarmond la vit pour la première fois à l'âge de sept mois; à vingt-sept mois, sauf la taille, elle présentait la plupart des signes de la puberté.

[1] μήν, règles ; παυσις, arrêt.

A ces *menstruations précoces* opposons les *ménopauses tardives.*

Courty a observé une femme qui, à soixante-cinq ans, était encore bien réglée.

Cornélie, mère des Gracques, accoucha à l'âge de soixante-dix ans, mais il n'est pas dit que la menstruation continua jusqu'à cet âge, car quelques femmes peuvent concevoir après la cessation des règles, l'ovulation se faisant un certain temps après que l'écoulement sanguin a disparu.

Enfin il existerait un fait de *Schenkius*[1] où la menstruation aurait duré jusqu'à l'âge de cent trois ans (?).

Pendant la période menstruelle, la femme, étant plus impressionnable, devra être autant que possible ménagée.

Certains troubles nerveux ou métrorragiques sont dus à des commotions morales trop vives survenues pendant les règles.

La pathogénie est peut-être difficile à élucider, mais il existe des faits assez nets pour ne laisser aucun doute sur cette influence.

Le *coït* peut-il être pratiqué sans inconvénients pendant la menstruation?

On a accusé le sang des règles de déterminer l'urétrite chez l'homme; cette accusation ne saurait être justifiée, ou tout au plus peut-il s'agir d'une légère urétrite traumatique, dépendant plutôt des excès coïtaux que de l'existence même des règles.

Donc innocuité pour l'homme, mais on ne saurait en dire autant pour la femme, et bien que l'époque des règles ait été considérée par quelques auteurs comme l'analogie du rut chez les animaux, et par conséquent comme l'époque de choix pour l'accouplement, le traumatisme conjugal apportant le trouble dans ces organes congestionnés n'est pas indifférent, et si un coït isolé ne peut avoir de conséquences sérieuses, des excès seraient au contraire susceptibles d'amener des complications inflammatoires ou hémorragiques.

Le médecin est souvent consulté pour savoir si pendant les règles les soins de propreté génitale, les bains, les douches, l'administration de certains médicaments peuvent être continués sans inconvénients.

L'influence des injections vaginales ne saurait être défavorable à moins de recourir aux températures extrêmes (chaud et froid). La chaleur et le froid modifient en effet la circulation utérine et peuvent agir comme hémostatiques

L'action des bains et des douches sur la menstruation variera beaucoup avec l'impressionnabilité du sujet.

Telle femme n'en éprouvera aucun inconvénient au point de vue de l'écoulement sanguin, telle autre, au contraire, aura une brusque suspension, suivie de coliques utérines plus ou moins vives.

L'action en un mot est analogue à celle d'une violente émotion, qui tantôt supprime brusquement le flux menstruel, tantôt ne le modifie en aucune façon.

[1] Mauriceau. *Traité d'accouch.*, t. I, 6e édit., p. 49.

Cette variabilité de la tolérance féminine doit rendre très circonspect dans les conseils qu'on est appelé à donner aux femmes sur leur hygiène menstruelle, et justifier la conduite des médecins qui considèrent la femme pendant la menstruation comme un *noli me tangere*.

Une réserve analogue sera prudente pour l'administration des médicaments, et bien qu'en dehors des agents qui impressionnent spécialement l'utérus (tels que l'ergot et ses dérivés, la rue, la sabine, l'hamamelis virginica), la plupart des médicaments ne semblent pas avoir d'action pernicieuse sur les règles, mieux vaudra, à moins qu'il ne s'agisse de simples toniques ou qu'une médication énergique ne soit indiquée, temporiser, et cesser toute thérapeutique pendant l'écoulement sanguin.

Après cette description sommaire de la menstruation physiologique nous allons aborder la menstruation pathologique qui peut s'écarter du type normal :

Soit par *manque* . .	Aménorrée . .	II
Soit par *excès* . . .	Métrorragie . .	III
Soit par *perversion*. .	Dysménorrée .	IV

II

AMÉNORRÉE

(*a.* privatif, μην mois, ρειν couler.)

L'aménorrée est la suspension définitive ou temporaire de la menstruation.

La menstruation est, comme nous l'avons vu, constituée par la réunion de deux phénomènes :

Écoulement périodique de sang;

Ponte ovulaire.

Le premier étant facilement appréciable et pouvant être constaté par la personne la plus bornée; le second, au contraire, échappant à nos moyens d'investigation les plus subtils et ne pouvant être soupçonné que d'après les résultats fécondité et stérilité.

La fécondation est en effet un signe certain de ponte ovulaire et la stérilité peut dépendre de son absence.

Il serait intéressant et important en pratique de savoir si l'aménorrée est *complète*, c'est-à-dire implique l'absence de ces deux phénomènes, ou *incomplète*, et constituée alors soit par le manque de ponte ovulaire, soit par le manque d'écoulement sanguin.

Avec l'aménorrée complète, comprise ainsi qu'il vient d'être dit, la fécondation est impossible ; avec l'aménorrée incomplète, si la ponte ovulaire existe seule, la femme peut concevoir malgré l'absence d'écoulement sanguin.

Malheureusement l'état actuel de la science ne permet pas encore ce diagnostic, et jusqu'à nouvel ordre, quand on dit aménorrée, on exprime simplement l'absence d'écoulement sanguin menstruel.

Etant donnée cette définition, le diagnostic de l'aménorrée ne présente aucune difficulté et résulte d'une simple constatation.

Mais l'aménorrée ne revêt pas les mêmes *allures cliniques* chez toutes les femmes.

Telle aménorréique ne présente mensuellement aucun symptôme spécial, sa vie génitale est aussi uniforme que celle d'une enfant qui n'est pas encore arrivée à l'âge de la puberté.

Telle autre, au contraire, à chaque époque devant correspondre aux règles, éprouve ce que l'on a désigné sous le nom de *molimen menstruel*, c'est-à-dire une sensation de plénitude dans le bassin, des douleurs aux aines et à la région lombaire, une fatigue générale, une nervosité exagérée, une diminution de l'appétit ; ces divers symptômes sont en quelque sorte l'écho de la menstruation, mais sans cause apparente, puisque l'écoulement fait défaut.

Chez d'autres aménorréiques, outre ces symptômes, il existe un écoulement blanc, révélateur de la congestion génitale ; cet écoulement périodique a été désigné avec raison sous le nom de *règles blanches*.

Un degré de plus, et on voit survenir une menstruation de forme toute particulière désignée sous les noms divers de *menstruatio vicaria*, *règles supplémentaires* ou *déviées*, *ataxie menstruelle*.

Le sang, au lieu de s'écouler par les organes génitaux, choisit un point de sortie différent, qui, conformément à un relevé de *Puech*[1], peut être, d'après une statistique de 200 cas, le suivant :

Hématémèse	32
Mamelle	25
Hémoptysie	24
Epistaxis	18
Membres inférieurs	13
Tronc, aisselle, dos, paroi thoracique	10
Intestin, hémorroïdes	10
Alvéoles dentaires	10
Yeux, paupières, caroncules lacrymales	10
Hématurie	8
Mains et doigts	7
Cuir chevelu	6
Conduit auditif	6
Ombilic	5
Glandes salivaires et muqueuse buccale	4
Joues	3
Sièges multiples	8

[1] De la déviation des règles et de son influence sur l'ovulation 1863 (il manque dans cette statistique un cas pour faire les 200 indiqués).

Ces désordres de la menstruation s'observent surtout à la suite de la castration qu'elle porte sur des ovaires sains ou des ovaires pathologiques.

C'est alors qu'on voit des hémorragies variées se produire du côté d'autres organes (épistaxis, hémoptysies, hématémèses). L'observation suivante en est un exemple intéressant[1].

« Albertine L..., vingt-sept ans, a toujours eu une bonne santé et ne présente aucun antécédent pathologique. Elle n'accuse qu'une fièvre typhoïde à vingt ans. Toujours bien réglée depuis l'âge de quatorze ans, elle a eu un enfant à vingt-deux ans. Au moment de sa grossesse, une sage-femme s'aperçut qu'elle avait une tumeur dans l'abdomen. La malade n'en avait jamais souffert, et ce n'est que dix-huit mois après l'accouchement, qu'elle ressentit quelques douleurs dans le ventre. A cette époque, les règles étaient revenues depuis trois mois, et elles étaient régulières. Bientôt la malade fut prise d'une métrorragie qui dura six semaines. Elle rentra alors à l'hôpital Pascal, où l'on constata un prolapsus utérin, avec rétroflexion. Pour les lésions de métrite coexistante, M. Pozzi pratiqua le curettage après lequel la malade resta bien portante pendant dix mois. Mais ensuite les règles redevinrent irrégulières; à nouveau, survinrent des métrorragies et, après dix-huit mois de cet état, la malade rentra à l'hôpital Pascal, où l'on diagnostiqua une tumeur fibreuse de l'ovaire. A ce moment, dit-elle, le ventre était énorme, simulant une grossesse. Il avait atteint ce volume en deux ans environ. Au mois de septembre 1888, M. Pozzi lui enleva, raconte-t-elle, les deux ovaires. Les suites de l'opération furent excellentes et pendant trois mois, la malade resta à l'hôpital, très étonnée de ne plus revoir ses règles. Celles-ci ne se sont d'ailleurs jamais reproduites depuis l'opération; mais voici ce qui se passe. Chaque mois survient un léger écoulement blanc qui dure deux ou trois jours; la malade éprouve quelques douleurs de tête, de la pesanteur; il n'y a pas de douleurs lombaires, abdominales ou autres, mais soudain survient un vertige, des étourdissements, des rougeurs de la face et un crachement de sang apparaît. A quatre et cinq reprises dans la journée, la malade est prise d'une hémoptysie : le sang est rouge, rutilant, survient à flots sans efforts et sans être précédé d'aucune sensation de chaleur, de pesanteur à la poitrine, sans qu'il y ait aucune odeur de l'haleine. Parfois cependant, il y a des nausées, mais il ne s'agit pas d'hématémèse.

La malade évalue d'abord à une demi-cuvette, et sur observation, à deux bons verres, la quantité de sang qu'elle perd ainsi. Tous ces phénomènes durent deux ou trois jours, la malade étant prise de son hémoptysie aussi bien le jour que la nuit et étant réveillée par un crachement de sang. Ces hémoptysies effrayaient, au début, la malade qui s'y était habituée depuis : elle les présente depuis le mois de janvier 1889, quatre mois par conséquent après l'opération. Elles les voit revenir tous les mois : le sang s'arrête naturellement, mais si la malade remue, il reparaît. Jamais elle n'a constaté d'écoulement sanguin par le vagin. Tous les organes de cette femme sont

[1] Hémoptysies périodiques à la suite de l'ablation des ovaires, par M. le Dr Paul Raymond. *Gazette des Hôpitaux*, 1890, p. 1096.

sains, à l'exception des poumons. Aux sommets et notamment au sommet droit, on constate des craquements secs : à la percussion, on trouve, en ce point, une obscurité du son. A gauche, il y a de l'affaiblissement du murmure vésiculaire, quelques râles sous-crépitants, de la matité sous-claviculaire; en un mot, la malade peut-être considérée comme une tuberculeuse. »

Dans ces cas d'ataxie menstruelle, tantôt l'écoulement sanguin se fait exclusivement par la région indiquée en dehors des voies génitales, tantôt il a lieu à la fois par cette région et par les voies normales, l'écoulement est alors double.

En pareil cas, il ne s'agit plus d'aménorrée, mais d'une véritable menstruation double, ce n'est plus de l'*aménorrée*, mais de la *surménorrée*, le trop-plein sanguin s'écoulant par deux voies au lieu d'une.

Dans cette revue rapide, depuis l'aménorrée absolue sans symptômes révélateurs, jusqu'à la surménorrée, nous avons parcouru toute la gamme des troubles ménorréiques.

Avant la puberté et après la ménopause, l'aménorrée est physiologique, mais quand elle survient pendant la vie génitale de la femme, elle peut être due à une série de *causes* que nous allons parcourir dans l'ordre suivant :

1° Causes génitales;
2° Causes organiques non génitales;
3° Causes nerveuses;
4° Causes extérieures;
5° Cause introuvable.

1° Causes génitales. — Parmi les génitales la cause la plus commune, et celle à laquelle il faut toujours penser quand il s'agit d'aménorrée temporaire, est la *puerpéralité*.

Depuis la conception jusqu'à la cessation de l'allaitement, les règles sont en général suspendues.

Toute l'activité de l'organisme semble pendant la grossesse se consacrer au développement de l'embryon, et pendant la lactation à la sécrétion du lait destiné à nourrir l'enfant.

Les règles sont une sorte d'invite mensuelle à la conception, or, la puerpéralité étant destinée à l'élaboration d'un être conçu, puis mis au monde, puis allaité, il est naturel que cette invite périodique n'existe plus pendant ce temps.

Cependant si l'écoulement sanguin fait ordinairement défaut pendant la grossesse et l'allaitement, il ne semble pas en être de même de la ponte ovulaire.

Pendant la grossesse ou au moins durant les premiers mois, la ponte ovulaire existe, témoin les cas de superfécondation [1], et les résultats fournis par certaines autopsies ayant démontré chez des gestantes la rupture récente d'une vésicule de De Graaf.

[1] Nouvelle fécondation chez une femme déjà enceinte.

Pendant la lactation il n'est pas rare de voir la nourrice devenir enceinte sans trace de règles préalables.

Ces cas sont même très embarrassants en pratique pour la détermination de l'âge de la grossesse, le point de repère menstruel, un des plus importants, faisant défaut.

En dehors de la puerpéralité les causes génitales de l'aménorrée sont nombreuses, mais, avant d'en aborder le détail, une distinction est ici indispensable.

L'aménorrée peut en effet être *apparente* ou *réelle*.

Apparente, quand le sang sécrété par les organes génitaux est arrêté par un obstacle qui empêche sa sortie au dehors ; la menstruation existe, mais elle est interne.

Réelle, quand la sécrétion sanguine ne se produit pas.

L'*aménorrée apparente* a lieu toutes les fois qu'il y a atrésie congénitale ou acquise du canal génital (vagin ou utérus), le résultat en est l'*hématocolpos* et l'*hématomètre*, affections qui ont été étudiées avec les malformations génitales.

L'*aménorrée réelle* dépend de l'état pathologique de l'*utérus*, des *trompes* ou des *ovaires*.

L'aménorrée *utérine*, c'est-à-dire d'origine utérine, est relativement rare dans la pathologie de l'utérus (inflammation, déviation, tumeurs) qui d'ordinaire cause au contraire des métrorragies, mais on l'observe dans l'*atrophie* utérine, soit congénitale, soit acquise à la suite d'accouchements, d'inflammations ou de cautérisations énergiques.

L'aménorrée *tubaire* est rare, car les affections même graves des trompes telles que la salpingite suppurée où le canal tubaire est transformé en kyste purulent, n'empêchent pas la menstruation, pourvu que l'ovaire et l'utérus restent sains.

L'aménorrée *ovarienne* est au contraire importante, et, d'après ce qui a été vu à l'étude physiologique de la menstruation, il était facile de pressentir cette influence prépondérante de l'ovaire.

L'ovaire est en effet l'*âme* du système génital, et un peu de tout l'individu féminin, rôle analogue à celui du testicule chez l'homme.

Or, supprimez l'activité testiculaire chez l'homme, l'érection devient languissante, l'individu s'affaiblit, vieillit, la virilité se ternit ; ce châtré fonctionnel, s'il ne l'est pas anatomiquement, n'est plus qu'un impuissant, un invalide.

Eteignez la fonction ovarienne chez la femme, vous éteignez tout le système génital, et un peu tout l'être féminin.

L'aménorrée est l'emblème de cette extinction.

Aussi faites la castration chez la femme, et vous voyez, tantôt de suite, tantôt après quelque temps, la menstruation disparaître.

Il est quelques cas où, malgré l'ablation des ovaires, la menstruation ou plutôt l'écoulement menstruel du sang a persisté, mais ces cas sont l'exception.

L'aménorrée existe également quand il y a atrophie congénitale ou acquise des ovaires sous l'influence d'un processus pathologique.

La ménopause, qui est en somme l'aménorrée de la vieillesse, n'est peut-être que le résultat de l'atrophie sénile de l'ovaire : l'ovaire étant en quelque sorte le maître de l'organisme féminin, et veillant en elle, a toutes les conditions morales et physiques nécessaires à la reproduction de l'espèce.

Plus d'ovaires, plus de femme ; l'être redevient asexué.

Avant de quitter les causes génitales, il importe de mentionner l'aménorrée qui survient au voisinage de la puberté et de la ménopause, c'est-à-dire à l'aurore et au déclin de la vie génitale ; ces *aménorrées crépusculaires* ne sont que les hésitations d'une fonction commençant et finissant, elles servent de période de transition entre deux âges voisins. Elles ne durent d'habitude que quelques mois, interrompues par des menstruations irrégulières, jusqu'à ce que l'état définitif soit constitué.

2° Causes organiques non génitales. — Dans cette étude étiologique continuons notre recherche excentrique, c'est-à-dire en nous éloignant de plus en plus du système génital.

Toute maladie des organes abdominaux, thoraciques ou des membres, pourra produire l'aménorrée soit qu'il existe une fièvre intense et prolongée[1], soit quand il y a un affaiblissement accentué.

L'action se fait par l'intermédiaire de l'état général.

La menstruation, comme la digestion, comme la plupart des fonctions de l'économie, ne se produit qu'avec un organisme sain ; la maladie, l'entrave ou l'arrête.

L'aménorrée est en pareil cas l'effet et non la cause de la maladie, ainsi que le croient volontiers les personnes étrangères à la médecine, insistant toujours pour que, dans ces états maladifs, on fasse revenir les règles ; le retour de la menstruation leur paraît être le salut, et il l'est en effet quand ce retour se fait normalement.

Mais ce n'est pas en pareil cas le rétablissement de la menstruation qui produit la guérison, c'est la guérison qui amène le retour des règles.

La coïncidence fausse l'interprétation.

A côté des maladies localisées, il importe de faire dans l'étiologie de l'aménorrée une part importante aux maladies générales, et parmi elles je mentionnerai surtout l'obésité, le diabète, l'albuminurie, le cancer, la syphilis, la chloro-anémie, qui agissent surtout par la cachexie et l'anémie qu'elles amènent et proportionnellement en général à cette cachexie et à cette anémie.

3° Causes nerveuses. — Toute maladie du système nerveux est capable de produire l'aménorrée, quand elle aboutit à une perturbation suffisante de l'organisme.

On a également invoqué l'hystérie ; tout en admettant la réalité de cette

[1] Les métrorragies sont plutôt l'effet des états fébriles et aigus que l'aménorrée.

cause, il est probable que bien des aménorrées ont été rangées à tort sous ce titre étiologique.

L'aménorrée *psychique* est loin d'être rare.

Une émotion violente, une colère, une contrariété vive, sont susceptibles d'arrêter les règles dans leur cours, ou d'empêcher momentanément leur apparition.

Les règles à cet égard ont été à juste titre comparées à l'érection chez l'homme.

Un homme préoccupé, tourmenté, est momentanément impuissant; la femme dans les mêmes conditions devient aménorréique; dans l'un et l'autre cas des modifications vaso-motrices sont la cause du trouble fonctionnel.

Si une émotion peut produire la suppression des règles, elle peut aussi avoir les résultats contraires ; tel le cas de *Robert*[1], où une femme eut, à la suite d'une vive frayeur, une brusque réapparition de ses règles supprimées depuis neuf mois.

C'est aussi par une influence psychique que la crainte ou l'espoir d'une grossesse amène parfois l'aménorrée.

Une femme, après dix ans de mariage stérile, d'habitude bien réglée, a une cessation menstruelle de plusieurs mois ; le ventre grossit, elle croit même sentir des mouvements ; la grossesse est pour elle certaine; puis sans cause le sang reparaît, la tympanite, source de l'augmentation du volume abdominal, s'amende; il n'y avait pas trace de grossesse. L'espoir même de la conception avait entretenu l'aménorrée.

Une veuve ayant trop vite oublié le défunt redoute une grossesse; la crainte devient très vive et s'accentue au moment des règles qui font défaut; l'aménorrée continuant, l'état de préoccupation devient excessif; la grossesse ne saurait faire de doute, déshonneur, idées de suicide, etc. Puis un jour les règles reviennent, ramenant le calme dans cet esprit qui avait frisé la folie.

Ces *aménorrées fantômes* tiennent une importante place dans la vie morale de la femme.

4° **Causes extérieures.** — La brusque impression du froid est susceptible d'arrêter momentanément l'écoulement menstruel.

Les injections vaginales d'eau froide ou chaude, faites dans un but thérapeutique pour arrêter une menstruation profuse, peut aboutir au même résultat.

Cet arrêt brusque ne saurait d'ailleurs avoir les graves inconvénients que lui attribue l'opinion populaire.

Parmi les causes extérieures je rangerai l'action de certains médicaments : l'opium, les styptiques, l'impression d'odeurs fortes, l'application de révulsifs, une saignée locale ou générale, qui sont capables d'arrêter momentanément les règles.

Les femmes qui vivent enfermées, telles les jeunes pensionnaires, les

[1] *Brit. med. Journ.*, 16 nov. 1889.

religieuses, sont fréquemment sujettes à l'aménorrée. — Cette *aménorrée claustrale* disparaît aussitôt que la femme reprend ses habitudes de vie active et au grand air.

On a prétendu que les voyages en chemin de fer prédisposent à l'aménorrée, et que ceux en mer auraient l'effet contraire; cette influence n'est pas prouvée.

Les premières approches conjugales causent souvent chez les jeunes mariées un retard de règles ou même une suspension de deux ou trois mois, sans qu'il y ait trace de grossesse ; le médecin, appelé à faire le diagnostic en pareil cas, doit avoir présente à l'esprit cette *aménorrée de la lune de miel.*

5° Cause introuvable. — Il existe enfin des cas d'aménorrée où la recherche la plus attentive ne peut déceler la moindre cause ; ces cas ont été désignés sous le nom d'*aménorrée essentielle* ou *idiopathique.*

C'est là une classe d'attente que les progrès de la gynécologie feront disparaître petit à petit, mais qu'il faut encore conserver, certains cas restant étiologiquement inexplicables.

Avoir exposé les causes variées qui peuvent produire l'aménorrée, c'est avoir indiqué leur diagnostic.

Mais à côté du diagnostic étiologique l'existence de l'aménorrée soulève d'autres questions importantes à résoudre, parmi lesquelles deux sont surtout intéressantes :

1° *L'aménorrée est-elle une cause de stérilité ?*

Le médecin sera consulté dans deux circonstances différentes :

Tantôt pour une jeune fille aménorréique qu'on désire marier.

Tantôt pour une femme également aménorréique dont l'union reste stérile.

Dans l'un et l'autre cas il s'agit de décider si, malgré l'aménorrée, la conception est possible.

Théoriquement il existe, ainsi que nous l'avons dit, deux variétés d'aménorrée, l'une sans ovulation, l'autre avec ovulation.

La première implique la stérilité, l'autre au contraire permet la conception.

Malheureusement nous avons vu que la distinction des deux variétés échappait à notre appréciation, aussi nous sera-t-il impossible de porter un diagnostic de certitude, et devrons-nous nous borner à un diagnostic de probabilité, qui sera basé sur les éléments suivants :

Si l'aménorrée s'accompagne d'une malformation génitale, le pronostic dépend de la malformation même.

Dans toute aménorrée l'élément étiologique doit d'ailleurs être apprécié au point de vue de son influence possible sur la stérilité.

L'aménorrée aura d'autant plus de chances d'impliquer la stérilité, qu'elle dure depuis un plus long temps.

Plus l'aménorrée est complète, moindres sont les chances de conception ;

c'est-à-dire qu'il y a plus de chances avec les règles blanches, ou avec l'existence du molimen menstruel, que quand l'un et l'autre font défaut.

2° *L'aménorrée peut-elle être cause de maladie, ou son existence implique-t-elle une gravité spéciale de l'état pathologique existant ?*

Cette question que je résume ici pour la mettre en relief a déjà été abordée précédemment.

L'aménorrée ne peut par elle-même causer aucune maladie ; sa cause seule est susceptible d'être plus ou moins dangereuse.

Quand dans le cours d'une maladie l'aménorrée se déclare, elle constitue en quelque sorte le thermomètre de l'affaiblissement organique.

L'aménorrée n'étant pas une maladie par elle-même, le TRAITEMENT sera uniquement celui de la cause qui la produit.

Donc traitement essentiellement étiologique.

Toutefois on trouvera chez certaines personnes l'idée, que l'aménorrée est par elle-même la cause des malaises ou des symptômes pathologiques, tellement ancrée, qu'on sera moralement obligé d'instituer un traitement qu'on fera aussi anodin que possible.

Les deux moyens à employer de préférence sont :

A l'*intérieur*, l'apiol, liquide huileux extrait du persil, dont on donnera deux capsules de 0,20 par jour.

A l'*extérieur*, l'électricité faradique, appliquée de la région lombaire à l'hypogastre, et, si les conditions le permettent, l'hydrothérapie.

III

MÉTRORRAGIE

Le sang qui s'écoule des organes génitaux peut provenir de la vulve, du vagin, de l'utérus, des trompes ou des ovaires ; il peut donc y avoir des *vulvorragie*, *vaginorragie*, *métrorragie*, *salpingorragie*, *ovarragie* dont l'ensemble constitue les *génitorragies ;* toutefois l'utérus étant la source habituelle du sang, on englobe en général ces écoulements sanguins sous la dénomination commune de *métrorragies ;* je me conforme à l'usage en conservant ce titre.

On appelle ménorragies (μηv, règles ; ραγειν, couler) des métrorragies qui affectent la périodicité des règles ; la ménorragie n'est donc qu'une forme de métrorragie.

La menstruation constitue une métrorragie périodique et normale, mais dans ce chapitre nous n'aurons en vue que l'état pathologique ou, en d'autres termes, la métrorragie anormale.

Au seuil même de cet exposé une question surgit : *quand l'hémorragie génitale cesse-t-elle d'être physiologique et devient-elle pathologique ?*

L'hémorragie génitale devient pathologique quand l'écoulement habituel de sang est exagéré :

Ou dans sa *quantité ;*
Ou dans sa *durée ;*
Ou dans sa *fréquence.*

Pour que l'état pathologique existe réellement, il faut que les modifications soient nettement et facilement appréciables ; une simple nuance ne saurait être considérée comme suffisante.

D'une façon plus générale on peut dire que la métrorragie existe toutes les fois que la quantité de l'écoulement sanguin est nuisible à l'organisme.

Le critérium pathologique est cherché dans le premier cas dans l'hémorragie même, et dans le second dans ses rapports avec la santé de la femme.

Le sang qui s'échappe des organes génitaux est tantôt liquide, tantôt en caillots, suivant son abondance et la durée de son séjour dans les voies génitales.

Les caillots indiquent simplement la surabondance du sang menstruel : caillot menstruel signifie donc hémorragie, mais n'implique aucune cause spéciale de cette hémorragie.

La coagulation du sang se produit en pareil cas, alors qu'il séjourne un certain temps dans les organes génitaux, ordinairement dans le vagin.

Le sang peut être pur ou mélangé à d'autres sécrétions (pus, sanie cancéreuse).

La provenance sera reconnaissable par l'examen direct, quand il s'agit des hémorragies de la vulve, du vagin ou de la surface vaginale du col, sinon elle ne pourra être soupçonnée que d'après les résultats fournis par l'examen génital.

Les *causes* susceptibles de produire les hémorragies génitales sont nombreuses ; comme pour l'aménorrée, nous les étudierons dans l'ordre suivant :

1° Causes génitales { puerpérales ; apuerpérales ;
2° Causes organiques non génitales ;
3° Causes nerveuses ;
4° Causes extérieures ;
5° Cause introuvable.

1° Causes génitales. — Les métrorragies de cause génitale se produisent pendant la puerpéralité ou en dehors d'elle.

L'étiologie puerpérale est différente, suivant que l'hémorragie a lieu pendant la grossesse, l'accouchement, le postpartum, ou l'allaitement.

Pendant la grossesse l'hémorragie provient parfois de causes non puerpérales, tels l'ulcération du col, un fibrôme, une tumeur cancéreuse, mais le plus souvent l'écoulement sanguin est dû, soit à un retour des règles, auquel cas il présente l'abondance de la menstruation ordinaire, soit au décollement du placenta normalement inséré ou prœvia. L'avortement est toujours à craindre en pareil cas.

Toutes les fois qu'une hémorragie survient après une aménorrée de quelques mois, il faut penser à la possibilité de la grossesse, et, si elle existe, poser la question de l'avortement. Le diagnostic sera ordinairement facile dans la seconde moitié de la grossesse, mais souvent des plus ardus pendant la première moitié.

Parmi les états pathologiques de la grossesse susceptibles de causer des hémorragies, je signalerai le môle hydatiforme, la grossesse extra-utérine, le placenta prœvia.

Au moment de l'accouchement, tous les traumatismes spontanés, c'est-à-dire résultant du passage du fœtus, ou opératoires, peuvent être cause d'hémorragies, mais la cause la plus sérieuse est l'inertie utérine accompagnant la délivrance ou lui succédant.

Au moment du postpartum, un écoulement sanguin physiologique accompagne pendant les premiers jours les sécrétions génitales, pour constituer les lochies. — L'hémorragie peut être pathologique par son abondance ou par son apparition tardive; elle reconnaît pour cause la plus habituelle soit un retard dans l'involution utérine, soit la rétention de débris ovulaires (membrane ou placenta).

Les hémorragies, qui se déclarent pendant l'allaitement, reconnaissent des causes analogues; parfois la succion de l'enfant amène une hémorragie momentanée ou augmente pendant quelques instants une métrorragie déjà existante. Le fait clinique est vrai et s'observe fréquemment; il s'explique, soit par des contractions utérines réflexes qui se produisent à ce moment chassant le sang contenu dans l'utérus, soit par les mouvements que fait la femme au moment de donner le sein, l'effort accompli dans ces déplacements comprimant le vagin et évacuant le sang qu'il contient, d'où accentuation apparente de l'hémorragie.

En dehors de la puerpéralité, l'hémorragie génitale peut prendre source à la vulve, au vagin ou plus profondément au niveau de l'utérus, de la trompe et de l'ovaire.

Vulve : ulcération tuberculeuse ou cancéreuse ; rupture de varice.

Vagin : causes analogues.

Utérus, trompes et ovaires. Ces trois organes doivent être groupés ensemble, car lorsque du sang s'échappe de l'utérus, il est impossible d'en préciser exactement la provenance relativement à ces trois organes.

Les ulcérations du col saignent facilement au contact du doigt explorateur, d'une canule à injection, du pénis conjugal. — L'hémorragie est même spontanée avec l'épithélioma, mais en pareil cas elle est lente, prolongée, de faible abondance et sanieuse.

Au niveau du corps trois causes hémorragipares maîtresses : le cancer, le fibrôme, la métrite. — Le cancer du corps est rare comme affection primitive; secondaire, il ne donne lieu qu'à des symptômes atténués et à des hémorragies de faible abondance. — Les fibrômes nés dans la paroi utérine pointent progressivement dans la cavité utérine et causent des hémorragies abondantes, prolongées et très débilitantes. — La métrite, dite hémorragique à cause de son principal symptôme, est anatomiquement caractérisée tantôt par une ulcération de la muqueuse utérine (endométrite ulcéreuse), tantôt par des végétations (endométrite végétante). — Le diagnostic différentiel de ces deux variétés n'a d'ailleurs qu'un intérêt théorique, car le traitement est le même dans les deux cas.

Les affections tubaires, soit par elles-mêmes, soit par la congestion qu'elles provoquent du côté de l'utérus, peuvent amener des hémorragies génitales; toutefois leur rôle à cet égard n'est encore que très imparfaitement connu.

L'influence des ovaires est plus nette et mieux définie. L'activité ovarienne est la source de l'hémorragie menstruelle, sa suractivité exagérera l'écoulement sanguin et produira l'état pathologique.

La source du sang est en général l'utérus, sur lequel l'ovaire agit par action réflexe.

Aussi, quand une femme présente des métrorragies dont la cause nous échappe, et qui sont rebelles aux moyens habituels, notamment au curettage utérin, n'oublions jamais l'exploration attentive des ovaires : leur inflammation, déplacement, compression, dégénérescence, est souvent la cause de l'hémorragie, et dans les cas graves l'ablation d'une ou des deux glandes génitales est parfois le seul remède réellement efficace à opposer à la métrorragie.

Au moment de l'instauration menstruelle, mais surtout de la ménopause, on voit chez quelques femmes survenir des métrorragies que, par analogie avec ce qui a été décrit pour l'aménorrée, on peut appeler *crépusculaires*, c'est-à-dire existant à l'aurore et au déclin de la vie génitale.

Ces métrorragies, rares et surtout peu graves à la puberté, sont fréquentes, sérieuses et rebelles à la ménopause.

Elles résistent à la plupart des traitements, souvent même au curage, et la thérapeutique est parfois obligée de temporiser en employant des palliatifs.

Je n'ai ici en vue que les hémorragies sans cause appréciable autre que le retour d'âge, et je laisse de côté naturellement celles qui dépendent des causes habituelles : cancer, fibrôme, métrite.

Ces hémorragies essentielles de la ménopause sont en quelque sorte les adieux du système génital à la vie active; leur pathogénie resta encore très obscure.

2° Causes organiques non génitales. — Deux variétés de maladies sont de préférence sujettes à produire la métrorragie : celles qui gênent la circulation générale, et celles qui par leur nature infectieuse altèrent le sang.

Parmi les premières je mentionnerai les cardiopathies aboutissant à l'asystolie, et les maladies chroniques du poumon dont l'asphyxie est le résultat fonctionnel.

Parmi les secondes figurent les fièvres éruptives, l'ictère grave, la fièvre typhoïde, maladies dans lesquelles la métrorragie a été comparée par *Gubler* à l'épistaxis, d'où le nom d'*épistaxis utérine*. La pathogénie des deux variétés d'hémorragie est en effet la même.

Les épidémies d'influenza de ces dernières années ont montré que la grippe épidémique est une cause fréquente d'hémorragies utérines. Ces *métrorragies grippales* surviennent dès les premiers jours de l'affection, parfois même pendant la période d'incubation (un ou deux jours avant l'apparition des symptômes généraux) et se distinguent par leur résistance aux moyens thérapeutiques, aux injections vaginales chaudes, à l'hydrastis et même à l'ergotine.

Au toucher on trouve dans ces cas le col ramolli, l'utérus augmenté de volume et entièrement sensible à la pression. Il s'agit évidemment d'une endométrite infectieuse dont la pathogénie reste encore obscure dans ses détails. Dans quelques cas rares on a même constaté l'existence d'un foyer de pelvi-cellulite à côté de l'endométrite grippale hémorragipare.

Lorsque l'influenza éclate pendant la période menstruelle, les règles peuvent augmenter d'intensité et de durée, au point de revêtir le caractère d'une véritable ménorragie.

Enfin, les affections de l'utérus et de ses annexes, préexistantes à la grippe, éprouvent sous l'influence de celle-ci une exagération marquée de leurs symptômes inflammatoires et douloureux [1].

Une mention en terminant pour l'*hémophilie*, dont la nature est encore problématique.

3° **Causes nerveuses.** — Certaines névralgies, par exemple la lombo-abdominale, ont été accusées de déterminer des métrorragies; l'intermédiaire serait un trouble vaso-moteur.

Mais il est probable que dans la plupart des cas les éléments douloureux et hémorragique coïncident, ils dépendent d'une même cause génitale latente ou passant inaperçue, par exemple de l'ovarite ou d'un léger degré d'endométrite.

Les troubles vaso-moteurs génitaux peuvent cependant avoir une origine purement nerveuse, ainsi qu'on le voit dans la métrorragie de cause psychique.

Telle femme par exemple, à la suite d'une vive émotion, d'une frayeur, a une métrorragie, de même que telle autre présente une cessation de l'écoulement menstruel; l'action émotive est absolument capricieuse, suivant les sujets.

La même différence existe d'ailleurs pour les variations de coloration faciale, l'émotion faisant rougir certaines personnes et pâlir les autres.

L'action de vives préoccupations est analogue. J'ai soigné récemment une nerveuse atteinte de métrorragies légères, sorte de règles revenant tous les huit ou dix jours, chez laquelle, pendant deux mois de surveillance, je n'avais pu découvrir aucune cause locale ni générale; elle finit par m'avouer qu'elle

[1] *Centr. Bl. f. Gynäkol.*, 1890, p. 42 et 297, 1892, n° 3. Frauenarzt, 1891, p. 252.

soupçonnait son mari de la tromper avec une courtisane à la mode. Je conseillais au mari et à la femme de quitter Paris pendant quelque temps ; la jalousie cessa avec l'éloignement et les écoulements sanguins reprirent leur ancienne régularité mensuelle.

La tranquillité morale est donc un excellent hémostatique pour certaines névropathes.

4° Causes extérieures. — Tout traumatisme, à quelque point de la surface génitale qu'il s'adresse, est susceptible de produire une hémorragie, dont l'importance sera proportionnelle à la blessure même.

Le coït, quand il est excessif, ou quand par la disproportion des organes masculins et féminins, ou la brutalité du mâle, il devient pathologique, est susceptible de produire des hémorragies vulvaires, vaginales ou utérines.

Toute excitation intense, exagérée, résultant soit de l'union sexuelle, soit de la masturbation, peut amener des hémorragies, car elle congestionne toute la sphère génitale ; l'hémorragie n'est en pareil cas que la manifestation extérieure de la congestion.

Toute cause extérieure, susceptible de modifier les conditions normales de la circulation, peut être une cause de métrorragie.

C'est ainsi qu'agissent les vêtements trop serrés et notamment le corset qui étrangle chez les femmes coquettes l'abdomen à sa partie supérieure, et empêche le retour du sang vers le cœur.

Les variations d'altitude auraient, d'après *Saucerotte*, une influence indéniable sur la production des hémorragies génitales ; c'est ainsi que les femmes habituées à vivre dans la plaine, quand elles vont habiter la montagne, auraient une exagération notable dans l'écoulement menstruel.

On a encore accusé d'influence métrorragique les bains chauds, l'usage de chaufferettes, l'abus de boissons spiritueuses.

5. Cause introuvable. — Enfin, il est certains cas où l'examen le plus attentif ne révèle aucune cause ; la métrorragie est dite *essentielle* ou *idiopathique*. Comme pour l'aménorrée, on ne doit admettre cette catégorie d'hémorragies que provisoirement, c'est une classe d'attente.

En présence d'une hémorragie génitale, la question d'*origine* devra, en premier lieu, être résolue, la vue fera découvrir la source vulvaire, le spéculum permettra de trouver la source vaginale ou cervicale ; dans ce dernier cas, l'hémorragie a pour point de départ l'utérus, la trompe ou l'ovaire.

L'origine établie, l'étude successive des causes, qui viennent d'être énumérées, nous conduira au *diagnostic étiologique*.

Quant à la *valeur pronostique* d'une métrorragie, survenant dans le cours d'une autre maladie, il suffira de dire ici qu'elle est à peu près la même que celle de toute autre hémorragie ; le siège de l'écoulement sanguin n'a alors qu'une importance secondaire.

Le TRAITEMENT des hémorragies génitales devra être étiologique, c'est-à-dire qu'on devra chercher la cause et s'efforcer de la supprimer par des moyens appropriés.

Cependant il est trois circonstances, où la cause étant laissée de côté, le traitement s'adressera directement à l'hémorragie :

1° Quand l'écoulement de sang est assez abondant pour constituer un péril immédiat ;

2° Quand la cause est incurable ;

3° Quand la cause ne peut être déterminée.

1° En cas d'hémorragie grave, nécessitant une prompte répression (je n'ai ici en vue que les hémorragies en dehors de la puerpéralité, sans quoi il nous faudrait étudier la thérapeutique de l'avortement, des hémorragies de la délivrance, du postpartum); s'il s'agit d'un traumatisme vulvo-vaginal, on cherchera à découvrir la source du sang et à l'arrêter à l'aide de sutures, ligatures, pinces à forcipressure.

Si la source est utérine, le meilleur et plus sûr moyen est le tamponnement utérin ou vaginal. Le tamponnement utérin se pratiquera quand la cavité utérine sera facilement accessible, sinon on se contentera du tamponnement vaginal.

La *technique du tamponnement* est la suivante : on se sert d'une bande de gaze iodoformée spécialement préparée à cet usage, ou d'une bande de gaze simple préalablement désinfectée dans l'eau bouillante ou trempée dans une solution antiseptique.

La femme est placée en travers du lit en position vulvaire, un spéculum bivalve appliqué.

Si le *tamponnement* doit être *intra-utérin*, le col est saisi à l'aide d'une pince de Museux, abaissé dans la direction de la vulve et maintenu par un aide.

L'extrémité de la bande est saisie avec une longue pince à pansement, ou placée sur une tige mousse et portée jusqu'au fond de la cavité utérine ; l'instrument retiré, on poussera une nouvelle partie de la gaze jusqu'à ce que la cavité utérine soit comblée.

Il sera bon de compléter le tamponnement utérin par un tamponnement vaginal.

Le *tamponnement vaginal* s'exécute de la même manière : la femme étant dans la position vulvaire et le spéculum appliqué, on introduit avec le doigt la bande de gaze progressivement déroulée ; on comble la cavité vaginale, en ayant soin de la distendre aussi complètement que possible. Le spéculum est retiré petit à petit, à mesure que la cavité vaginale est remplie par la gaze.

Le tamponnement utérin ou vaginal sera laissé douze heures en place, vingt-quatre heures au maximum ; pendant ce temps, la miction devra être surveillée, et la malade sondée en cas de besoin.

Si la gaze faisait défaut, on emploierait pour le tamponnement des bandes de toile fine taillées dans de vieux draps, dans des serviettes ou des mouchoirs, ainsi qu'on peut s'en procurer dans toute maison ; avant de les introduire, on les trempera dans une solution antiseptique ;

2° La cause est incurable; il s'agit par exemple d'un cancer utérin ou d'un fibrôme inopérable. Les hémostatiques, auxquels on peut avoir recours sont :

L'ergot et ses dérivés ;

La digitale ;

L'hamamelis virginica en teinture à $\frac{1}{10}$, 20 à 30 gouttes;

L'hydrastis canadensis en teinture à $\frac{1}{10}$, 20 à 30 gouttes ;

L'eau de Léchelle, composée d'une série nombreuse de plantes, a joui autrefois d'une certaine vogue. Dose *ad libitum* par cuillerées à soupe.

Dans plusieurs cas rebelles, *Demitriew* et *Strizorow* (d'Odessa) ont réussi à arrêter l'hémorragie par une injection sous-cutanée d'atropine, à la dose de 1 milligramme de sulfate d'atropine par injection, injection répétée deux fois par jour.

Si l'hémorragie par sa gravité nécessite un traitement actif, se comporter comme dans le cas précédent.

3° La cause de l'hémorragie ne peut être déterminée — hémorragie essentielle ; — on emploiera la série des moyens hémostatiques dont il vient d'être question.

Dans les cas rebelles à tout traitement où l'hémorragie par son abondance et sa continuité expose la vie de la femme, ou rend la vie insupportable, on peut être autorisé, ainsi que *Martin* l'a fait, à tenter, suivant les circonstances, soit la castration, soit l'hystérectomie vaginale totale.

IV

DYSMÉNORRÉE

(δυς difficilement, μην mois, ρειν couler.)

La menstruation comme toute fonction normale de l'économie, sauf l'accouchement, doit évoluer sans douleur; quand elle est pénible, on dit qu'il y a dysménorrée.

Ce trouble menstruel est loin d'être rare, ainsi que l'a dit *Gallard*, presque le quart des femmes est dysménorréique à des degrés divers.

A chaque période menstruelle l'utérus est le siège de deux phénomènes principaux :

Contraction ;

Écoulement sanguin.

Nous avons précédemment étudié les variations de l'écoulement sanguin dont l'absence constitue l'aménorrée, et l'exagération, la métrorragie.

Quant à la contraction utérine, elle est comme celle de tous les muscles, normalement indolore.

Toute contraction douloureuse s'appelle *crampe* quand il s'agit d'un muscle strié, et *colique* quand elle s'adresse à un muscle lisse.

Le muscle utérin, comme tous les muscles de l'organisme, se contracte de temps en temps pendant toute l'existence.

L'absence de ses contractions aboutirait à sa dégénérescence et à sa disparition.

La contraction, faible avant la puberté et après la ménopause, s'accentue pendant la vie génitale ; plus énergique pendant les règles que pendant la période intermenstruelle ; elle se montre dans tout le cours de la grossesse, constitue le phénomène capital de l'accouchement, et va en décroissant pendant le postpartum.

Or, si la contraction utérine est indolore quand elle est modérée, elle devient douloureuse alors qu'elle revêt une certaine intensité.

Cette douleur se traduit au maximum pendant la parturition, et elle est habituelle chez les multipares pendant les suites de couches; dans ce dernier cas, on la désigne sous le nom de *tranchées*.

Durant la menstruation, qui fait l'objet de notre étude actuelle, la contraction utérine est d'ordinaire et normalement indolore; quand l'énergie de la contraction devient suffisante pour produire la douleur, la *dysménorrée* est constituée.

La dysménorrée n'est donc autre chose que la colique utérine de la menstruation.

La dysménorrée est à la menstruation ce que la colique intestinale est à la digestion, ce que la colique néphrétique est à l'excrétion urinaire, ce que la palpitation est au fonctionnement cardiaque.

Tout muscle de la vie organique travaillant dans le calme à l'état normal, peut dans des conditions spéciales fonctionner douloureusement.

La dysménorrée, qui par sa fréquence constitue un chapitre important de la gynécologie, a été l'objet de classifications nombreuses et compliquées. En parcourant les auteurs, on trouve la description de dysménorrées : *essentielle*, *idiopathique*, *nerveuse*, *congestive*, *inflammatoire*, *mécanique*, *spasmodique*, *ovarienne*, *utérine*, *pseudo-membraneuse*.

Toutes ces divisions sont inutiles, elles sont même nuisibles à l'idée qu'on doit se faire de la dysménorrée.

La dysménorrée en effet est *une*, elle relève de *causes diverses* et se manifeste par des *symptômes variables*, qui, par leur importance, ont pu faire croire à la nécessité de ces divisions soit étiologiques, soit symptomatiques; mais, pour bien la comprendre, il faut l'envisager en bloc.

Que dirait-on de l'auteur qui décrirait un accouchement lombaire, un accouchement hypogastrique, un accouchement fémoral, un accouchement indolore, un accouchement hémorragique, uniquement parce que les douleurs de l'accouchement sont tantôt à prédominance lombaire, hypogastrique, fémorale, ou parce que les douleurs sont nulles, ou parce qu'enfin il y a complication d'hémorragie? Il tomberait dans le même défaut que les gynécologues qui ont voulu décrire plusieurs variétés de dysménorrée.

Il est en particulier une variété de dysménorrée, la *pseudo-membraneuse*, à laquelle on s'est efforcé de créer une individualité nettement distincte, parce que les douleurs de la menstruation s'accompagnent de l'expulsion de fausses membranes. Mais ces fausses membranes ne sont qu'un des symptômes de la dysménorrée. Parce que des palpitations peuvent se compliquer d'embolie ou d'hémorragie, décrira-t-on à part des palpitations emboliques ou hémorragiques? Avec raison, aucun auteur n'a jamais songé à le faire.

La preuve que les fausses membranes ne sont pas en pareil cas la cause essentielle de la dysménorrée, c'est qu'on peut en rencontrer de semblables chez des femmes dont les règles ne sont nullement douloureuses ; *Bernutz*, *de Sinety*, *Beigel* et d'autres auteurs ont cité des cas semblables. Chez une malade observée par *John Williams*[1], les fausses membranes existaient depuis dix à onze ans dans l'écoulement menstruel quand survint la dysménorrée. Pour ces cas où il y a fausse membrane sans douleurs menstruelles, on en est arrivé à cette dénomination bizarre, de « Dysménorrée pseudo-membraneuse sans dysménorrée », dénomination qui montre bien l'inanité de la classification en question.

Conservons donc à la dysménorrée son unité et considérons les diverses variétés créées par les auteurs comme de simples détails étiologiques ou symptomatiques.

L'étude de la dysménorrée comprend celle :

De la douleur ;

De l'écoulement génital ;

Du retentissement général ;

De sa marche.

Douleur. — Les douleurs de la dysménorrée rappellent assez bien celles d'un accouchement en miniature ; ce qui s'explique facilement, car, dans l'un et l'autre cas, elles sont produites par des coliques utérines.

Pendant les quelques heures qui précèdent l'apparition du sang et pendant la durée de son écoulement, la femme éprouve des accès intermittents de douleurs à la région lombaire et à l'hypogastre, avec sensation de plénitude et de tension dans le bas-ventre.

Ces douleurs sont parfois suffisantes pour nécessiter un repos absolu au lit ou dans un fauteuil, le moindre mouvement les exaspérant ; le sommeil peut être empêché par elles.

Le ventre se tend, se météorise, la palpation est parfois très pénible, à tel point que chez certaines femmes elle produit un état syncopal.

Suivant les sujets, les douleurs sont plus vives soit avant l'apparition du sang, soit pendant son écoulement ; elles se calment d'habitude vers la fin des règles.

Les douleurs ne sont pas toujours localisées à l'abdomen et dans le domaine

[1] *Obstetrical Trans.*, vol. XIX, p. 146, cas 4.

des nerfs lombo-abdominaux, elles peuvent se propager vers la cuisse le long du sciatique ou du crural; la névralgie intercostale n'est pas rare.

On observe aussi la névralgie faciale et la migraine.

Ecoulement génital. — Le sang des règles est tantôt pâle, faiblement coloré et mélangé à une quantité variable de mucosités, tantôt noirâtre, mêlé

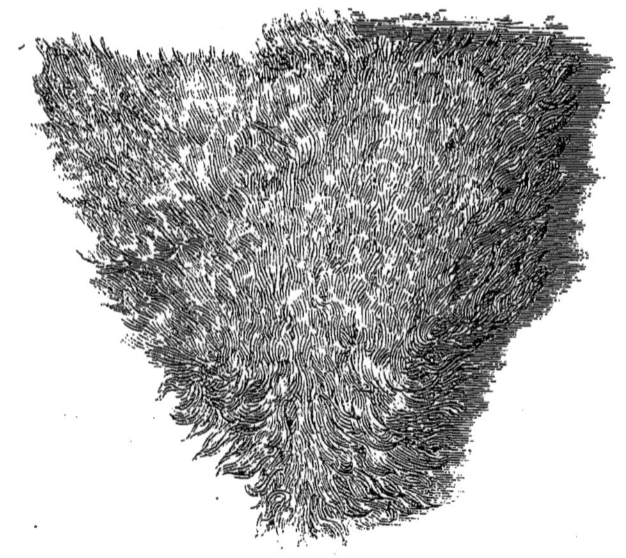

Fig. 594. — Membrane dysménorrôique vue sous l'eau (Simpson).

de caillots nombreux et abondants, tantôt enfin présentant la coloration habituelle du sang menstruel de quantité normale, exagérée ou diminuée.

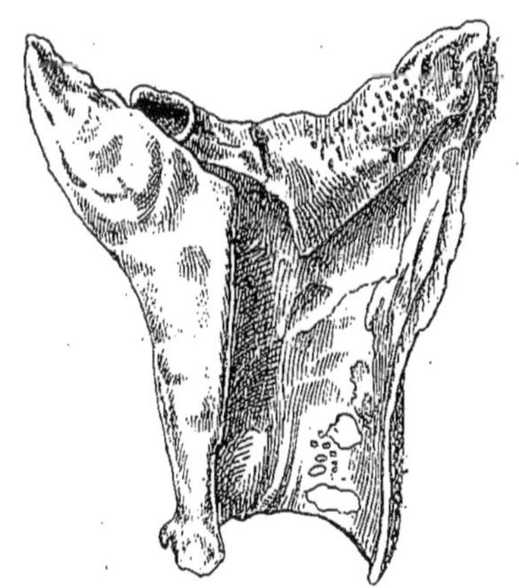

Fig. 595. — Membrane dysménorréique (Barnes).

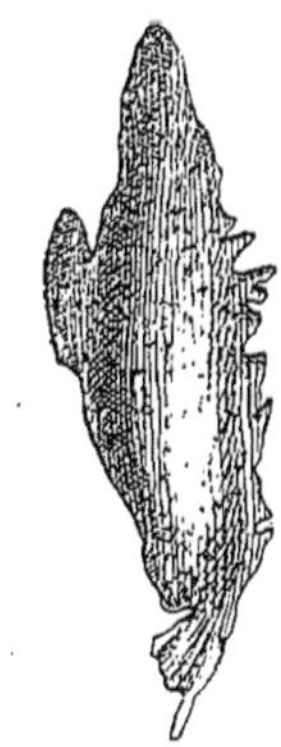

Fig. 596. — Portion de muqueuse utérine expulsée dans la dysménorrée (Oldham).

L'écoulement de sang peut être insignifiant, et parfois nul, de telle sorte qu'il y a à la fois aménorrée et dysménorrée. La dysménorrée est donc

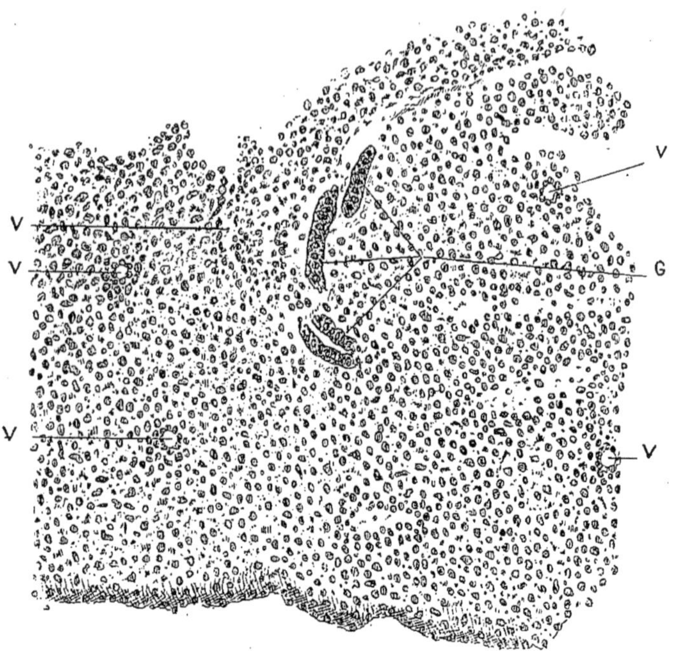

Fig. 597. — Muqueuse utérine exfoliée, coupe histologique (Gallard).
V. V. V, vaisseaux sanguins. — G, débris d'épithélium cylindrique glandulaire.

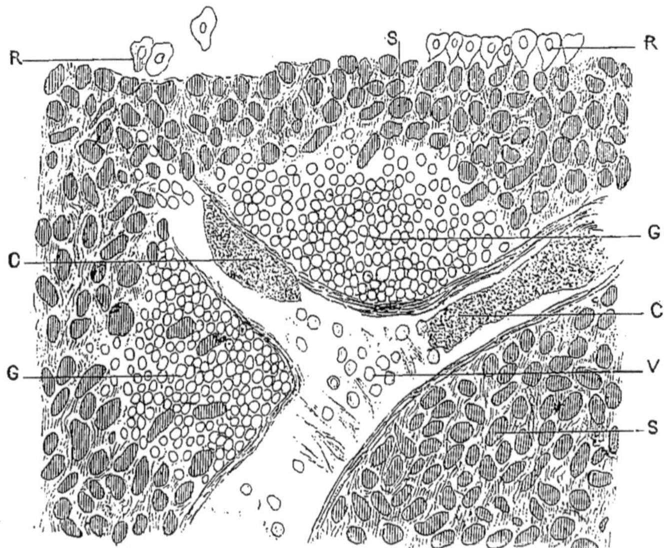

Fig. 598. — Muqueuse utérine exfoliée, coupe histologique (Gallard).
R, revêtement épithélial cubique très incomplet. — S.S, stroma. — V, vaisseau sanguin obstrué par de petits caillots fibrineux. — C.C. G.G, hémorrhagies interstitielles.

susceptible de se montrer accompagnée soit de métrorragie, soit d'aménorrée.

Dans l'examen du sang recueilli on rencontre quelquefois des membranes (dysménorrée membraneuse) constituées, tantôt par un simple caillot fibrineux, représentant plus ou moins la forme de la cavité utérine sur laquelle ils se sont moulés, tantôt par du mucus coagulé, tantôt par toute la muqueuse de l'utérus détachée en bloc, et constituant une véritable caduque non puerpérale (fig. 594 et 595), tantôt enfin par des débris de cette muqueuse (fig. 596). Comme cause d'erreur, je signalerai les fragments de paroi vaginale qui peuvent être éliminés à la suite d'applications caustiques ou astringentes, et des fragments analogues de paroi vésicale à la suite de cystite.

A l'examen microscopique, on a l'aspect représenté par les figures 597 et 598.

Résumant les divers produits qui peuvent accompagner l'écoulement sanguin des règles, qu'ils proviennent ou non de l'utérus, nous avons donc[1] :

1° Le caillot fibrineux ou sanguin;
2° Le mucus coagulé;
3° Des fragments de paroi vaginale;
4° Des fragments de paroi vésicale;
5° L'exfoliation de la muqueuse utérine sous l'influence de causes spéciales telles que l'empoisonnement phosphoré et le choléra;
6° Des corps étrangers, tels que fragments de coton, de poudres médicamenteuses, introduites dans le vagin;
7° Les produits de la conception ;
8° Enfin les fausses membranes mêmes de la dysménorrée.

1° Les caillots fibrineux ou sanguins sont très communs. Au moment de la menstruation, on les distinguera des fausses membranes de la dysménorrée à leur manque de consistance, à l'absence d'orifice glandulaire à leur surface, enfin, si cela est nécessaire, par l'examen microscopique;

2° Caractère différentiel analogue pour le mucus coagulé;

3° Les fragments du vagin, quand ils sont assez volumineux ne rappellent pas la forme de la cavité utérine, ainsi que le font les fausses membranes de la dysménorrée alors que leurs dimensions sont importantes; enfin le microscope révélera dans les fragments du vagin l'absence des glandes et l'épithélium aplati stratifié bien différent de l'épithélium utérin;

4° Le fragment de muqueuse vésicale, dont l'élimination accompagne la cystite, manquent également de glandes et présentent les caractères typiques de l'épithélium vésical;

5° La notion étiologique (choléra et empoisonnement phosphoré) permet de ne pas confondre avec les fausses membranes de la dysménorrée, celles qui peuvent être expulsées sous l'influence de ces causes;

6° Un examen attentif permettra de nettement reconnaître la nature de corps étrangers de provenance vaginale;

7° Sous l'influence de la conception on peut avoir :

[1] Champneys. *On painful menstruation*, Londres, 1891.

a. Tantôt la caduque éliminée grâce au voisinage de la grossesse extra-utérine ;

b. Tantôt la caduque provenant d'un utérus bifide, alors qu'un des deux utérus est en état de gestation ;

c. Tantôt enfin le produit de l'avortement lui-même.

Dans les deux premiers cas, la caduque n'a été expulsée qu'après la suppression des règles depuis un certain temps, et alors qu'il y a lieu de soupçonner la grossesse ; d'autre part, les fragments de caduque sont beaucoup plus volumineux que ceux appartenant à la non-gravidité, que l'utérus soit simple (grossesse extra-utérine) ou double (l'utérus double a été développé par la présence même de la grossesse dans une de ses moitiés).

Enfin les caractères, qui permettront de distinguer les membranes déci-

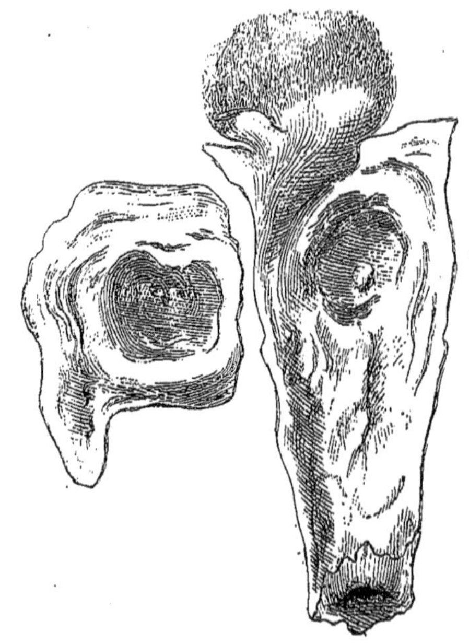

Fig. 599. — Membranes déciduales expulsées à la suite d'un avortement (Skene).

duales fournies par un avortement (fig. 599) précoce des fausses membranes de la dysménorrée, sont les suivants :

AVORTEMENT	DYSMÉNORRÉE SIMPLE
Epaisseur notable quelquefois plus de 5 mill.	Epaisseur moindre de 2 à 5 mill.
Grande richesse vasculaire.	Faible richesse vasculaire.
Villosités choriales nettement visibles en plongeant le lambeau dans de l'eau.	Pas de villosités ; cependant sous l'eau on aperçoit des inégalités (fig. 594), mais beaucoup plus courtes et beaucoup moins luxuriantes que des villosités.
Longueur pouvant dépasser 5 cent.	Longueur toujours inférieure à 5 cent.

Présence de l'œuf, quand il peut être retrouvé.	Pas trace d'œuf.
Epithélium pavimenteux.	Epithélium prismatique.
L'hémorragie génitale cesse ou diminue après l'expulsion du produit.	L'hémorragie souvent ne cesse pas de suite après l'expulsion de la fausse membrane, mais continue un certain temps.

La distinction qu'il est possible d'établir entre les débris de l'avortement et ceux de la dysménorrée indique qu'il ne s'agit pas dans le cas de dysménorrée d'avortement à répétition, ainsi que l'ont prétendu quelques auteurs.

D'ailleurs, la régularité d'apparition des règles dans la dysménorrée membraneuse, et son existence possible chez des vierges, qui a été niée à tort, ou des femmes vouées au célibat, rend insoutenable cette opinion.

L'opinion de *Léopold* d'après laquelle ces membranes ne sont autre chose que la conséquence de l'inflammation utérine me paraît l'expression exacte de la vérité ; la preuve, c'est qu'elles cèdent, momentanément au moins, sous l'influence du traitement de l'endométrite, c'est-à-dire du curage, et elles ne reparaissent que lorsque les phénomènes inflammatoires récidivent.

Retentissement général. — Les douleurs de la dysménorrée rendent la femme triste, lui font rechercher le calme et la solitude.

Le moindre motif est un sujet de colère ; la dysménorrée est la cause de bien des discussions conjugales.

Quand les douleurs sont suffisantes, l'appétit est diminué ou supprimé, la langue saburrale, l'haleine fétide ; souvent il y a des nausées, voire même des vomissements.

On rencontre quelquefois du ténesme anal et vésical ; certaines dysménorréiques ont de la diarrhée à chaque époque menstruelle, remplaçant la constipation habituelle.

Quelquefois le ventre devient assez douloureux pour faire croire à un début de péritonite ou de pelvi-péritonite.

Mais le pouls reste calme et la température normale.

Ces deux éléments sont d'un secours puissant pour le diagnostic dans les cas douteux et embarrassants.

Marche. — La dysménorrée commence quelquefois avec la puberté ; le mariage par la maternité la modifie ordinairement en bien. Certaines femmes sont malheureusement, pendant toute leur vie génitale, vouées aux règles douloureuses, quelque traitement qu'on fasse, à moins qu'on ne mutile le système génital.

Pour ces endolories de la menstruation, la vie génitale n'est qu'un martyre intermittent.

Le mariage ou la maternité sont souvent le point de départ de la dysménorrée par l'intermédiaire des génitopathies dont ils sont la source.

Le trouble menstruel est alors de durée variable, suivant la maladie génitale dans son évolution et ses vicissitudes.

L'*étiologie* nous montre la dysménorrée sous deux aspects :

Tantôt liée à un état pathologique des organes génitaux ;

Tantôt avec un système génital intact semblant dépendre de l'impressionnabilité du système nerveux.

Malgré le reproche qu'on pourra me faire de retomber dans l'ancienne classification, j'appellerai la première *génitale*, la seconde *nerveuse*.

a. — CAUSE GÉNITALE

Utérus. — Trompe. — Ovaire. — Périmétrium.

Les affections utérines semblent agir de deux façons : les unes en altérant le tissu même de l'organe, muscle ou muqueuse ; les autres en rétrécissant le canal génital et en empêchant la sortie du sang.

Dans le premier cas, si la contraction utérine est douloureuse, c'est que l'organe même est malade.

Dans le second, l'utérus par l'énergie de sa contraction est obligé de lutter contre l'obstacle qui s'oppose à la sortie du sang, ou des pseudo-membranes, sorte d'accouchement sanguin ou pseudo-membraneux.

L'endométrite, la métrite, les corps fibreux, sont les sources habituelles de la première variété ; l'étroitesse et le rétrécissement des orifices utérins, les déviations utérines, les polypes fibreux ou muqueux, la cause la plus fréquente de la seconde.

On s'est demandé si la dysménorrée pseudo-membraneuse n'était pas due à une cause spéciale, amenant le détachement partiel ou total de la muqueuse utérine, mais jusqu'à présent les recherches conduites en ce sens n'ont abouti à aucun résultat.

Le détachement menstruel de la muqueuse utérine peut d'ailleurs avoir lieu sans dysménorrée, nous avons vu que *John Williams*, d'après ses recherches, le considérait comme normal dans la menstruation ordinaire ; de telle sorte que ce symptôme auquel certains auteurs ont voulu attribuer une importance capitale dans l'histoire de la dysménorrée est en quelque sorte un symptôme banal de la menstruation, quoique vraisemblablement plus fréquent dans la dysménorrée ; seulement s'il est beaucoup plus remarqué avec la menstruation douloureuse, c'est que l'attention des femmes et des médecins étant appelée vers la fonction menstruelle pathologique, aucun des détails pathologiques de cette menstruation ne passe inaperçu.

De même que les affections utérines, les maladies de la trompe, tout en constituant un élément étiologique bien moins important, sont susceptibles de produire la dysménorrée.

La salpingite catarrale ou parenchymateuse joue dans la production des douleurs menstruelles un certain rôle, soit par l'excitation qu'elle produit par action réflexe du côté de l'utérus, soit par les contractions douloureuses dont elle peut être le siège (coliques salpingiennes).

De même que pour l'aménorrée, l'ovaire joue un rôle actif dans la production de la dysménorrée, aussi certains auteurs ont-ils proposé de faire une classe spéciale des dysménorrées d'origine ovarienne.

Toute lésion de l'ovaire, inflammation, tumeur, déplacement, toute cause de compression ou de gêne circulatoire, le varicocèle tubo-ovarien, agissent par action réflexe sur l'utérus en causant la menstruation douloureuse.

Dans toute dysménorrée il faut donc explorer avec le plus grand soin les ovaires, car la cause des accidents remonte souvent à eux.

Toute maladie du paramétrium (phlegmon, tumeur, foyer hémorragique ou purulent, etc.), qui comprime et déplace les organes génitaux, peut être cause de dysménorrée.

b. — CAUSE NERVEUSE

Certaines femmes ou jeunes filles avec un système génital irréprochable sont néanmoins atteintes de dysménorrée.

Le système génital n'est pas d'ailleurs le seul à être ainsi douloureusement atteint malgré l'intégrité anatomique.

Ne voit-on pas des palpitations avec un cœur normal, des gastralgies avec un estomac intègre, des névralgies diverses sans trace de lésion ?

L'état douloureux a été en pareil cas attribué à l'impressionnabilité nerveuse, ou en d'autres termes à l'hystérie, dans laquelle on a rangé toutes ces détresses nerveuses.

Supposons deux femmes, une robuste paysanne habituée aux durs labeurs des champs, menant une vie presque animale, et une citadine dont l'unique occupation est le plaisir; chez cette dernière la sensibilité arrive à être telle qu'elle devient maladive.

La même cause, un léger traumatisme par exemple, laissera presque indifférente la première, alors qu'elle impressionnera très désagréablement la seconde.

Que l'utérus se contracte énergiquement pendant les règles, la paysanne s'en apercevra à peine, alors que la citadine en souffrira vivement.

A ne consulter que le fonctionnement et l'état anatomique des organes, ces deux femmes paraissent de même santé, et néanmoins la seconde souffre alors que la première ne se plaint en aucune façon.

Le fonctionnement normal de l'organisme est soumis, d'une part, à l'intégrité des organes, et d'autre part à l'état physiologique du système nerveux, qui est le régulateur et le conducteur de toute notre physiologie splanchnique; la douleur qui est, en quelque sorte, la sonnette d'alarme de nos organes quand leur fonctionnement est compromis, peut dépendre de l'organe même ou du système nerveux.

C'est cette seconde cause que nous avons ici en vue et qui est la source de la dysménorrée, alors que le système génital est intact.

Le TRAITEMENT variera essentiellement avec la cause, d'où, on le conçoit facilement, la nécessité d'un diagnostic étiologique aussi exact que possible.

1° *La cause est-elle génitale?* On soignera par des moyens appropriés la génitopathie constatée : métrite, déviation, fibrômes.

Le rétrécissement du canal génital, et en particulier des orifices externe et interne, regardé par quelques auteurs comme une cause très fréquente de dysménorrée, devra être au contraire considéré comme rarement coupable des accidents ; la preuve, c'est qu'on voit nombre de femmes n'être pas soulagées par la dilatation de ces orifices ou par l'accouchement lui-même, qui donne une dilatation aussi complète et radicale que possible. Cependant on ne peut rejeter complètement cette cause du cadre étiologique de la dysménorrée, pas plus, ainsi que nous le verrons au chapitre suivant, que de celui de la stérilité. Il est donc des cas où il sera bon de pratiquer la dilatation des orifices utérins.

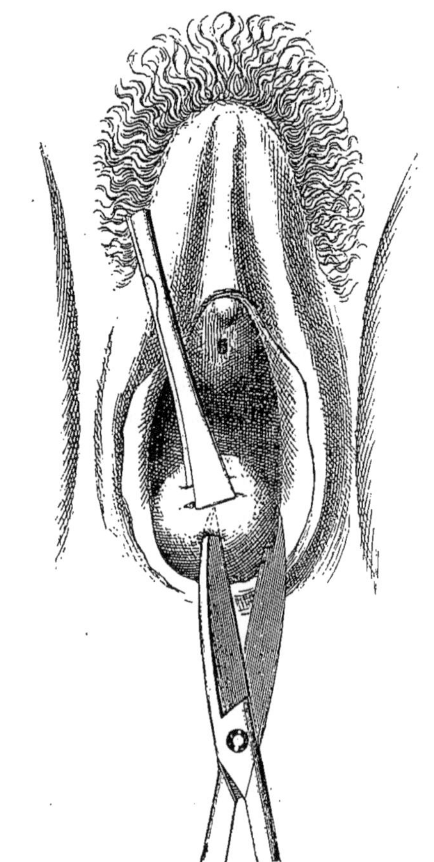

Fig. 600. — Section du col dans la sténose de l'orifice externe.

Celle de l'orifice externe sera pratiquée de préférence par la méthode sanglante, avec des ciseaux, sans anesthésie préalable, à moins d'une grande impressionnabilité du sujet ; on sectionnera l'orifice à droite et à gauche avec des ciseaux ordinaires, en ayant soin de maintenir le col avec des pinces de Museux pour qu'il ne fuie pas sous l'action de l'instrument coupant (fig. 600). La petite plaie sera de chaque côté pansée avec de la gaze iodoformée. Si elle saignait trop abondamment, on en toucherait la surface au thermocautère.

S'il s'agit de l'orifice interne, la méthode non sanglante est préférable ; on pratiquera la dilatation soit à l'aide d'une tige de laminaire laissée douze à vingt-quatre heures en place, soit à l'aide des bougies métalliques de Hegar passées en une ou plusieurs séances.

2° Quand la dysménorrée n'est pas de cause génitale, mais *dépend du système nerveux*, on emploiera comme *palliatifs* au moment même des crises douloureuses :

Les opiacés (morphine, opium) ;

Le chloral ;

Le viburnum prunifolium (teinture à $\frac{1}{2}$), de 20 à 100 gouttes par vingt-quatre heures. L'action de ce médicament est très efficace sur certains organismes, et n'a pas, comme les opiacés, l'inconvénient de l'accoutumance et de la constipation.

Le traitement *curatif* sera général et local.

Général : Hydrothérapie ;
Bromure de potassium ;
Régime tonique et reconstituant.

Local. . : *Electricité faradique*, de préférence en appliquant un pôle sur les lombes, et l'autre à l'hypogastre ;
Massage de l'utérus et des annexes.

Enfin, quand tout traitement échoue et que les douleurs sont assez intenses pour rendre la vie insupportable et donnent parfois des idées de suicide, le gynécologue sera autorisé à conseiller et à pratiquer la *castration*[1] ; mais cette thérapeutique radicale devra être réservée à des cas très exceptionnels.

V

SYNTHÈSE DES TROUBLES MENSTRUELS

Dans l'étude des troubles menstruels que nous venons de faire, et qui se résument à trois principaux : aménorrée, métrorragie, dysménorrée, nous avons vu, après la définition et les symptômes de chacun d'eux, les causes nombreuses qui peuvent les amener.

Pour l'aménorrée et la métrorragie, il existe cinq ordres de causes :

1° Causes génitales ;

2° Causes organiques non génitales ;

[1] Le Manuel opératoire a été exposé à propos des tumeurs génitales.

3° Causes nerveuses ou psychiques ;

4° Causes extérieures ;

5° Causes introuvables.

Pour la dysménorrée, au lieu de cinq ordres de causes, il n'en existe que deux, les premier et troisième du groupe précédent, à savoir :

1° Les causes génitales ;

2° Les causes nerveuses.

Le diagnostic de ces différents troubles est facile en lui-même, mais souvent difficile quant à la cause ; ce dernier diagnostic doit cependant être établi avec le plus grand soin, car il sert de base au traitement.

Le traitement sera donc essentiellement étiologique ; dans les cas seulement, où la cause sera incurable ou introuvable, on remédiera au trouble menstruel lui-même par des moyens appropriés, par un traitement destiné à fortifier l'organisme et le système nerveux, et enfin dans des cas exceptionnels, notamment pour la métrorragie et la dysménorrée, on pourra être amené à une intervention chirurgicale qui, en enlevant soit l'ovaire, soit l'utérus, tarira la source du mal.

CHAPITRE XI

STÉRILITÉ

SOMMAIRE

Pages.

I. *Généralités.*
De la fécondation 638
De la stérilité en général 642

II. *Causes féminines.*
1. Vulve : Malformations. — Vulvite et éruptions. — Tumeurs. 642
2. Vagin : Malformations. — Vaginite. — Tumeurs 643
3. Utérus : Métrite et endométrite. — Déviation. — Ectopie. — Malformations. — Sténose et atrésie du canal utérin. — Déformations du col. — Tumeurs. — Ecoulements utérins. . . 643
4. Trompe : Salpingite. — Déviation. — Malformations. — Tumeurs. . 651
5. Ovaire : Ovarite. — Déplacement. — Malformations. — Tumeurs. — Menstruation et fécondation 653
6. Perigenitalia : Pelvipéritonite. — Tumeurs périgénitales. 654
7. Surmenage génital 655

III. *Causes masculines.*
1. Testicule : Anomalie 656
2. — Atrophie 656
3. — Tumeur. 657
4. Canal déférent : Maladies. 657
5. Vésicules séminales : Maladies 657
6. Maladies et malformations de la prostate et de l'urètre 658
7. Spermatorrée 658
8. Etats pathologiques du sperme. 659
9. Excès sexuels 659
10. Maladies générales. — Influences diverses. 659
11. Actions médicamenteuses 660
12. Vices de conformation des organes génitaux 660
13. Anomalies de l'éjaculation. 660
14. Age 661

IV. *Causes coïtales.*
1. Erreurs du coït 662
2. Impuissance. 662
a. *Masculine.*
Par défaut d'énergie. — Par perversion d'énergie. — Par excès d'énergie. — Par troubles de l'appareil digestif. — Par l'alimentation. — Par obésité et maigreur. — Par intoxication. — Par exercice et surmenage. — D'origine nerveuse. — Par abus de l'organe intellectuel. — Par excès sexuels. — Par maladie de l'appareil génito-urinaire. — Impuissance fantôme. 662
b. *Féminine.*
Origine morale : Frigidité. Coïtophobie. 664
Origine physique : Vaginisme. 664

V. *Causes vagues.*
Maladies générales. — Maladies du système nerveux. — Hygiène et alimentation. — Gémellité. — Consanguinité et hérédité. — Age. — Volonté. — Stérilité énigme. 667

VI. *Résumé des diagnostic et traitement.*
Diagnostic 669
Fécondation artificielle : Indications, Manuel opératoire 671

STÉRILITÉ

I

GÉNÉRALITÉS

Une cellule, le *spermatozoïde*, composée d'une tête (noyau), d'un segment intermédiaire (protoplasma) et d'une queue (cil vibratile), est sécrétée par le testicule (fig. 601).

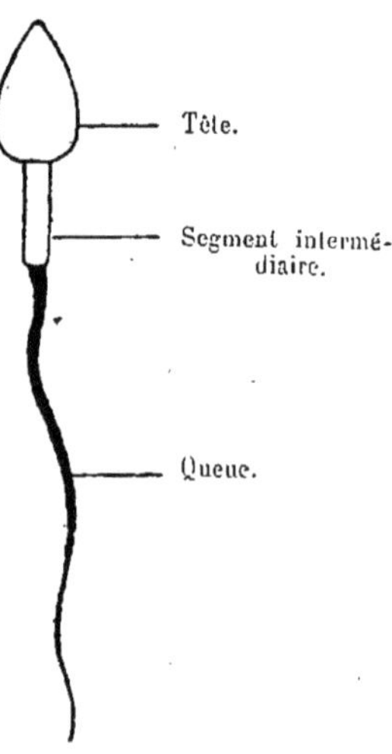

Fig. 601. — Spermatozoïde.

Du testicule elle chemine à travers les canaux efférents, l'épididyme, le canal déférent jusque dans la vésicule séminale (fig. 602).

Dans cette vésicule elle repose, attendant l'acte copulateur, qui va brusquement la déposer au fond du vagin.

Ejaculée à l'entrée de l'utérus, elle opère l'ascension de cette cavité, arrive aux trompes et continue son chemin dans la direction de l'ovaire (fig. 603).

Dans le tiers externe de la trompe, elle rencontre une autre cellule, l'*ovule*, produit de l'ovaire, et composée d'une membrane vitelline, d'un vitellus, d'une vésicule germinative et d'une tache germinative (fig. 604).

Les deux cellules mâle et femelle se réunissent, se fusionnent, puis viennent se fixer dans l'utérus, où leur développement ultérieur va donner naissance à un nouvel être, qui au bout de neuf mois sera expulsé vivant et viable, hors des organes maternels au moment de l'accouchement.

Cette rencontre, ce mariage cellulaire, et le développement qui en résulte, constituent le phénomène de la *fécondation*.

C'est donc sur la fécondation que repose la perpétuation de l'espèce humaine ; or, quand la fécondation devient impossible, on dit qu'il y a *stérilité*.

La stérilité ne nous intéresse ici qu'au point de vue étiologique, car en connaissant la cause qui empêche la fécondation, nous saurons s'il y a possibilité de lui opposer un remède efficace ; aussi, laissant de côté toute étude statistique sur la question nous bornerons-nous à l'exposé des causes et de la thérapeutique qu'on peut leur opposer.

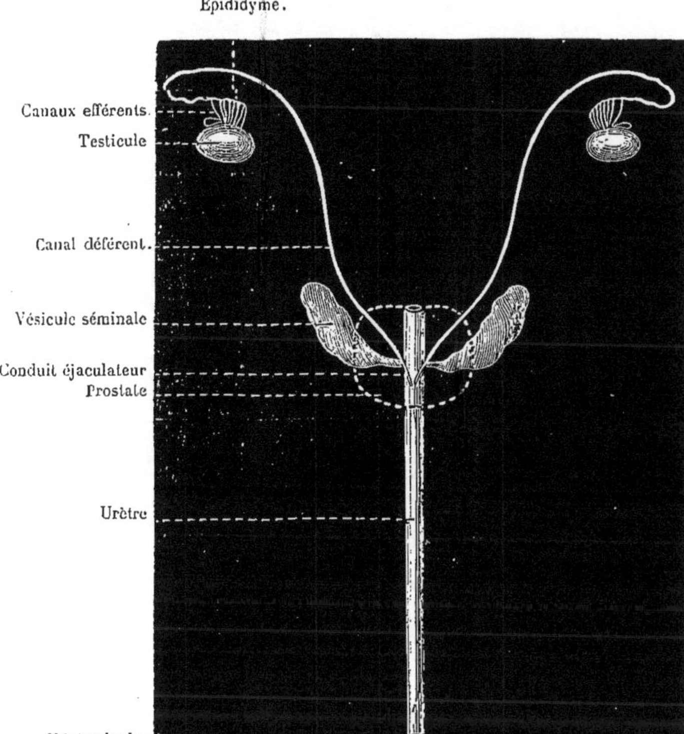

Fig. 602. — Appareil génital mâle.

Mais cette étude étiologique ne sera abordée avec fruit qu'après avoir fait plus ample connaissance avec la physiologie même de la fécondation. Les anomalies ne peuvent être comprises que quand on connaît l'état normal.

Intégrité des cellules initiales mâle et femelle,
Coït normal,
Rencontre des cellules initiales,

tel est le trépied sur lequel repose la fécondation.

L'intégrité des cellules initiales dépend de l'intégrité même des glandes qui président à leur formation, c'est-à-dire le testicule et l'ovaire, ainsi que de leurs canaux excréteurs.

Le coït consiste dans la pénétration du membre viril en érection dans l'intérieur du vagin, de telle sorte que le gland arrive au contact du col, et

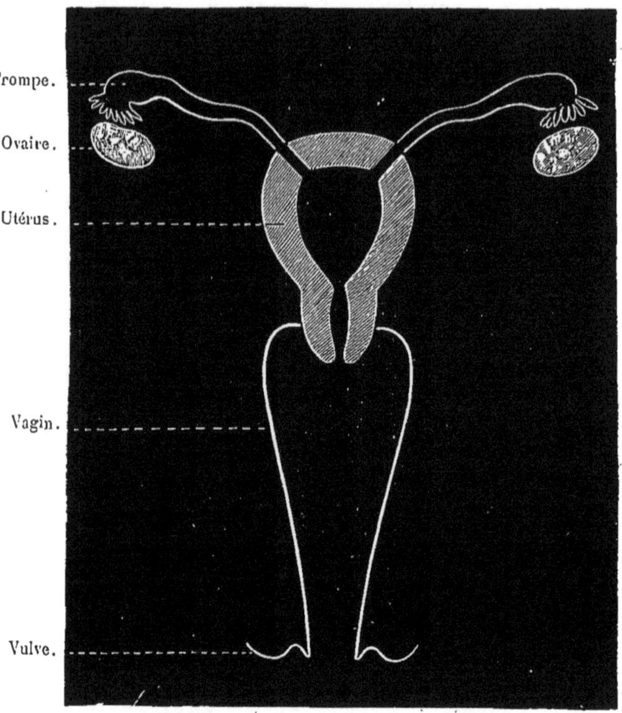

Fig. 603. — Appareil génital femelle.

dans l'éjaculation du sperme à l'entrée de l'utérus. Le coït est un acte nor-

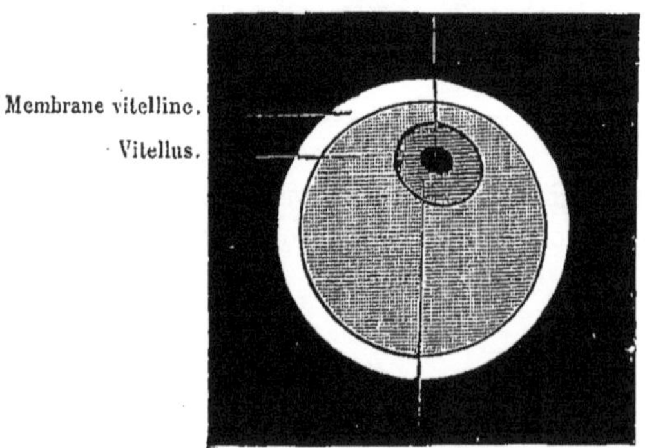

Fig. 604. — Ovule.

malement volupteux, volupté indispensable pour l'érection et l'éjaculation du mâle, et favorable chez la femelle pour l'inviter à la reproduction.

Le spermatozoïde est déposé à l'entrée de l'utérus, tandis que l'ovule est sécrété à la surface de l'ovaire ; la rencontre a lieu dans le tiers externe de la trompe, puis l'ovule fécondé va se fixer dans l'utérus. Nous avons donc à étudier :

a. L'ascension du spermatozoïde jusqu'à la partie supérieure de la trompe ;

b. La descente de l'ovule jusqu'à la cavité utérine.

On a invoqué, pour expliquer l'ascension du *spermatozoïde*, quatre théories :

1° *Théorie de la capillarité* (Coste, Liégeois). — Les spermatozoïdes s'élèveraient dans la cavité utérine comme dans un tube capillaire. Les lois de la capillarité pourraient également expliquer comment des spermatozoïdes déposés à la vulve peuvent remonter le vagin, dont les parois accolées l'une à l'autre rendent virtuelle la lumière de ce canal dans les conditions physiologiques.

2° *Théorie des cils vibratiles* (Muller). — Les cils vibratiles, qui existent au sommet de l'arbre de vie, dirigeraient par leurs mouvements le sperme vers le fond de l'utérus.

3° *Théorie de l'aspiration* (Riolan, Morgagni). — L'utérus, en se distendant à la fin du coït, exercerait une aspiration sur le sperme déposé à son orifice et l'avalerait en quelque sorte.

4° *Théorie spermatique* (Henle). — Jusqu'ici nous avons vu le spermatozoïde passif, avec la théorie actuelle il deviendrait actif et progresserait dans l'intérieur du canal génital grâce à ses propres mouvements.

Chacune de ces quatre théories semble renfermer une partie de la vérité, et aucune d'elles ne saurait être admise à l'exclusion de l'autre : la capillarité, les cils vibratiles, l'aspiration, les mouvements des spermatozoïdes semblent avoir leur part dans l'ascension des cellules mâles vers l'ovule.

Nous arrivons à l'*ovule* et trouvons cinq théories pour expliquer sa migration de la surface de l'ovaire dans l'utérus.

Dans la trompe tapissée à l'intérieur de cils vibratiles, la progression de l'ovule est facile à comprendre, mais la difficulté est de montrer comment l'ovule va de l'ovaire au pavillon de la trompe ; la route est courte à franchir, mais comme il n'y a aucune voie directrice, la migration de l'ovule est difficile à concevoir.

Examinons les théories invoquées :

1° *Théorie de l'emboîtement* (Haller, Rouget). — Au moment des règles, c'est-à-dire de la ponte ovulaire, le ligament rond postérieur, représenté par la figure 605, amènerait par sa contraction l'adaptation du pavillon tubaire sur la surface ovarienne : l'ovule tomberait ainsi tout naturellement dans la trompe. Cette théorie n'est malheureusement qu'une hypothèse, qui ne repose sur aucune observation sérieuse.

2° *Théorie de la projection* (Kehrer). — La vésicule de De Graaf en éclatant projetterait l'ovule vers le pavillon de la trompe. Explication de pure fantaisie.

3° *Théorie de la gouttière* (Henle). — Le ligament de la trompe, tendu entre l'ovaire et la trompe, formerait une gouttière, dans laquelle l'ovule glisserait de l'un à l'autre ; mais l'anatomie ne nous montre pas la gouttière en question.

4° *Théorie de la migration accidentelle* (Kiwisch). — Ne trouvant aucune théorie satisfaisante, *Kiwisch* a admis la migration accidentelle de l'ovule.

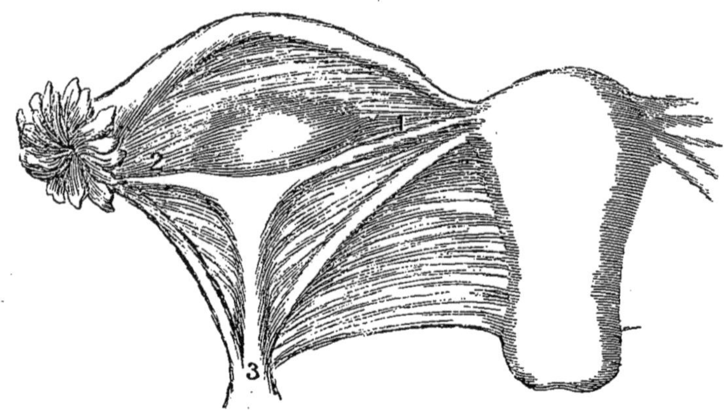

Fig. 605. — Appareil ligamenteux de l'ovaire.

1. Ligament de l'ovaire. — 2. Ligament de la trompe. — 3. Ligament rond postérieur avec ses 3 branches externe, médiane et interne.

Un acte physiologique ne saurait être un accident, aussi cette explication est-elle inacceptable.

5° *Théorie du lac menstruel* (Becker). — Au moment de la ponte ovulaire, il se fait autour de l'ovaire une sécrétion séreuse, formant un véritable lac, dont le trop-plein s'échappe par la trompe. L'ovule perdu dans ce lac est entraîné comme une épave, et arrive avec le liquide à s'échapper par la trompe. Bien que cette théorie ne soit pas basée sur des preuves indiscuta-

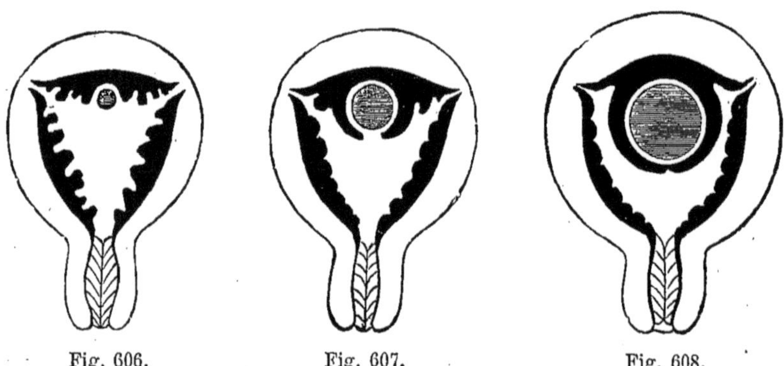

Fig. 606. Fig. 607. Fig. 608.

Fixation et développement de l'ovule fécondé dans la cavité utérine.

bles, elle est, parmi toutes celles qui ont été énoncées, la plus satisfaisante pour l'esprit ; aussi l'admettrons-nous faute de meilleure.

L'ovule, après avoir pénétré dans la trompe, rencontre les spermatozoïdes, et la fécondation se produit. L'ovule fécondé arrive dans l'utérus et se fixe dans un repli de la muqueuse, ainsi que l'indiquent les figures 606, 607 et 608.

Renseignés sur les phénomènes intimes de la conception, nous pouvons aborder les causes de la stérilité, que nous étudierons dans l'ordre suivant :

Causes féminines ;
Causes masculines ;
Causes coïtales ;
Causes vagues.

Dans un dernier chapitre je résumerai le diagnostic de ces causes, ainsi que le traitement à leur appliquer et examinerai la question de la fécondation artificielle.

II

CAUSES FÉMININES

1. — VULVE

Malformations.

Toute vulve qui ne permet pas l'introduction du membre viril dans le vagin peut être cause de stérilité ; je dis *peut*, car il existe quelques cas où la grossesse a été la conséquence d'une simple éjaculation à la vulve ; les spermatozoïdes remontent alors le vagin pour arriver à l'utérus et à la trompe.

Une femme est donc capable de concevoir tout en restant vierge au point de vue de l'hymen dont l'ouverture n'a pas été franchie. *Zinnstag*[1] a même rapporté un cas où une femme enceinte avait une imperforation complète de l'hymen ; dans ce fait, la grossesse n'est explicable qu'en admettant un petit pertuis hyménéal au moment de la conception, pertuis obturé par la suite grâce à une inflammation adhésive.

Les malformations où il y a abouchement anormal du rectum dans le vagin, ou du vagin dans le rectum, bien qu'entraînant d'habitude la stérilité, ne sont pas incompatibles avec la fécondation, alors que la conformation des parties permet la pénétration du pénis jusqu'au voisinage de l'orifice utérin.

Vulvite et éruptions.

La vulvite, qui chez la femme est le plus ordinairement de nature blennorragique et les éruptions vulvaires tels qu'herpès, chancre mou, syphilis,

[1] *Cent. f. Gyn.*, 1888, p. 219.

eczéma, lupus, ne causent en général la stérilité qu'autant qu'elles empêchent l'introduction pénienne; si le coït s'effectue normalement, le plus souvent la conception aura lieu, sauf avec la syphilis où l'influence de la maladie soit sur les ovaires, soit sur l'état général, devient la cause de la stérilité.

Tumeurs.

Les tumeurs vulvaires (végétations, œdème, hernies, kystes, éléphantiasis, cancer) ne sont également causes de stérilité que quand elles constituent un impédimentum au coït.

2. — VAGIN

Malformations.

Les principales malformations du vagin sont la bifidité, l'obstruction incomplète ou complète par un diaphragme membraneux.

La bifidité n'est pas une cause de stérilité, car chaque vagin se termine en général par un utérus normal et permettant la conception.

L'obstruction complète entraîne naturellement la stérilité, mais il n'en est pas de même de l'obstruction incomplète, qui, bien que gênant la conception dans la majorité des cas, permet cependant quelquefois à la grossesse de se produire.

Le traitement des malformations vulvaires ou vaginales consistera à établir soit par la simple dilatation, soit par une opération, la perméabilité vulvo-vaginale, et à faciliter ainsi au pénis l'accès du col utérin.

Vaginite.

La vaginite peut être une cause de stérilité, en empêchant l'union sexuelle et en exagérant l'acidité vaginale; mais cette influence n'est que passagère comme la maladie elle-même.

Tumeurs.

Les tumeurs du vagin, kyste, polype, cancer, mettent obstacle à la fécondation, car elles arrêtent le pénis dans sa pénétration ; l'obstacle n'est donc que relatif et permet souvent la conception.

3. — UTÉRUS

Métrite et endométrite.

La femme dont l'utérus est enflammé conçoit difficilement. Quand elle conçoit, l'avortement est fréquent. Cependant de temps à autre on voit, contre toute attente, une femme atteinte de métrite ancienne, avec gros col en ectropion, devenir enceinte; ces faits imposent une grande réserve au pronostic.

La métro-endométrite est susceptible d'amener la stérilité par un triple mécanisme :

Tantôt l'écoulement muco-purulent encombre l'utérus et empêche l'ascension du spermatozoïde, bouchon naturel opposé à la conception.

Tantôt la surface utérine, blindée par du mucus en excès, est inhospitalière à l'ovule fécondé qui glisse sans se fixer.

Tantôt enfin, acidifiant le milieu, l'inflammation tue le spermatozoïde qui ne peut vivre qu'en atmosphère alcaline.

Ajoutez à cela que l'utérus enflammé devient intolérant, et qu'il expulse volontiers l'ovule fécondé qui se développe dans son intérieur ; cette intolérance qu'on observe parfois sans inflammation, est plutôt, il est vrai, une cause d'avortement que de stérilité ; la conception a lieu, mais la grossesse est bientôt interrompue.

Déviations utérines.

Flexion, version, prolapsus constituent les trois variétés de déviations utérines.

La flexion pliant le corps sur le col ferme l'isthme ; les spermatozoïdes sont arrêtés à ce niveau. Pour permettre la fécondation, dilatez la cavité utérine, surtout au niveau de l'isthme, ou remettez l'utérus en place, ou pratiquez la fécondation artificielle.

La version agit tout différemment ; le canal utérin reste perméable et la voie facile aux spermatozoïdes, mais l'embouchure utérine par le fait du basculement de l'organe, est déviée ; elle se trouve éloignée du foyer de l'éjaculation se dissimulant soit dans le cul-de-sac postérieur (antéversion), soit dans l'antérieur (rétroversion), soit dans des latéraux (latéroversion), de telle sorte que le pénis, s'insinuant à côté du col dévié, pénètre dans le cul-de-sac laissé libre et crée ainsi une fausse route vaginale, pied-à-terre habituel du mari (Pajot).

Pour remédier à cette discordance, on a conseillé :

Dans l'antéversion, de ne permettre le coït que six heures après une miction, la distension de la vessie devant redresser l'utérus ;

Dans la rétroversion, de constiper la femme de manière à relever l'utérus par la distension rectale.

Et enfin, dans le cas de latéroversion, de faire pratiquer le coït, la femme étant couchée sur le côté voulu pour corriger la déviation utérine.

J'ignore si ces moyens constituent un remède efficace à cette cause de stérilité ; on pourra toujours les essayer vu leur bénignité. En cas d'insuccès, le redressement à l'aide d'un pessaire ou d'une opération appropriée, au besoin la fécondation artificielle, pourraient être tentés.

Contrairement à ce que la théorie permettrait de supposer, la plus grave des déviations, le prolapsus, est celle qui expose le moins à la stérilité. — Le pénis, en effet, au moment du coït, tout en accomplissant son œuvre fécondante, remet l'utérus en place ; il remédie à la déviation juste le temps nécessaire pour que la conception ait lieu; aussi voit-on des femmes, même atteintes d'un prolapsus accentué, concevoir sans difficulté.

Ectopie utérine.

L'ectopie de l'utérus est constituée par un déplacement de l'organe parallèlement à lui-même, déplacement amené par la rétraction de ligaments ou de brides cicatricielles.

L'utérus ainsi dévié se dérobe en quelque sorte à l'éjaculation, le pénis l'atteint difficilement ; de plus, l'utérus, souvent fixé en pareil cas, ne présente plus la mobilité de l'organe nécessaire à un coït normal, mobilité qui permet au col le contact mouvementé du gland, et l'accolement des deux organes au moment de l'éjaculation.

Rendre à l'utérus sa liberté et sa position normales par le massage constitue le meilleur mode de traitement.

Malformations.

La bifidité utérine est en général compatible avec la conception ; il n'en est pas de même de l'atrophie congénitale ou acquise, qui peut être :

Soit généralisée ;
Soit limitée au corps de l'utérus ;
Soit limitée au col.

L'utérus est alors rudimentaire, impropre au développement de l'œuf fécondé ; cette atrophie, d'ailleurs, coïncide le plus souvent avec celle de tous les organes génitaux profonds, dont le fonctionnement ne se fait plus dans des conditions normales.

Ce sont des organes d'enfant, impropres à la reproduction génitale, transplantés chez un adulte ; c'est de l'infantilisme génital. Le remède consistera à favoriser le développement des organes génitaux par des excitants locaux, parmi lesquels l'électricité faradique occupe la première place. Se reporter pour les détails symptomatologiques et thérapeutiques aux états rudimentaires de l'utérus au chapitre III.)

Sténose et atrésie du canal utérin.

Pour que la fécondation se fasse, il faut, ainsi qu'il a été dit, que les spermatozoïdes remontent le canal génital de l'orifice externe de l'utérus jusqu'à la partie externe de la trompe ; qu'un rétrécissement survienne à l'orifice externe de l'utérus, à l'isthme, à l'orifice utérin de la trompe, et la stérilité en résultera.

Le rétrécissement de l'orifice tubaire peut être soupçonné, mais non démontré sur le vivant ; il n'en est pas de même du rétrécissement des deux orifices utérins que nous sommes à même de mesurer avec un hystéromètre ; quand une tige de 2 millimètres de diamètre ne peut franchir ces orifices, le rétrécissement semble exister et devoir suffire à empêcher la conception.

Ce rétrécissement est tantôt réel et résulte de la sténose des bords de l'orifice, tantôt apparent et causé par la flexion de l'utérus, la présence d'une tumeur ou d'un corps étranger.

Le rétrécissement peut aboutir à une oblitération complète et se compliquer d'hématométrie.

Pour se rendre un compte exact de la sténose des orifices utérins et pour nettement apprécier jusqu'à quel point, dans un cas donné, l'étroitesse utérine peut être la cause de la stérilité, il importe de faire l'exploration de la manière suivante :

Le col de l'utérus, étant saisi au niveau de la lèvre antérieure à l'aide d'une pince de Museux, est abaissé dans la direction de la vulve.

On présente alors à l'orifice externe la boule d'un explorateur moyen (fig. 609), si cette boule franchit l'orifice externe et l'isthme, on en prend un volumineux jusqu'à ce qu'on soit arrêté à l'un des deux orifices; si au contraire la première boule employée ne pénètre pas jusque dans la cavité utérine, on diminue, jusqu'à ce qu'on arrive à une boule suffisamment fine pour pénétrer.

En procédant de la sorte, on arrive à l'appréciation exacte de calibre des orifices utérins.

Le traitement consistera à combattre la cause même de la sténose, en dilatant, soit avec la laminaire ou un instrument, soit en débridant s'il s'agit de l'orifice externe.

Une tumeur ou un corps étranger seront extirpés si possible.

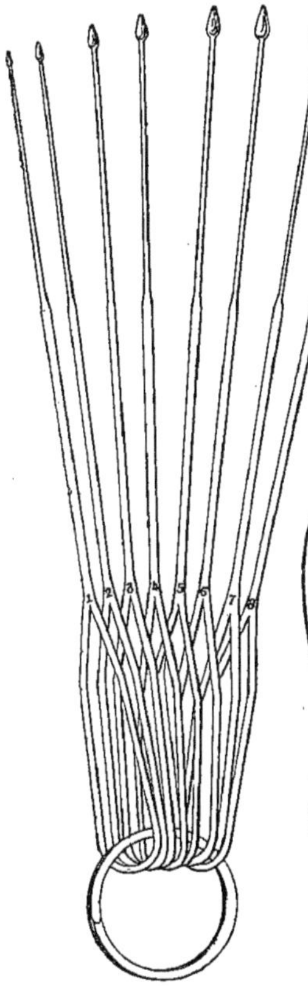

Fig. 609. — Explorateurs utérins (Auvard).

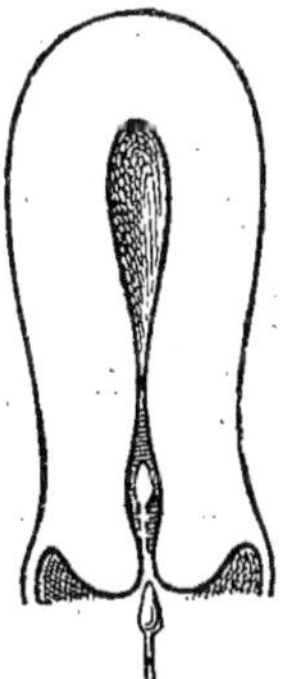

Fig. 610. — Pénétration de la boule exploratrice dans l'utérus.

Déformations du col.

La physiologie du col dans la fécondation nous est encore mal connue ; il serait donc téméraire de dire comment ses viciations de forme peuvent amener la stérilité.

Toutefois, ce que la théorie ne nous explique pas encore nous est ici démontré par la clinique; nous savons, en effet, que les femmes conçoivent difficilement alors que le col présente une des déformations suivantes :

Col en éteignoir (fig. 611).

Col en toupie (fig. 612).

Col en trompe d'éléphant (fig 613).

Col en porte-manteau (fig. 614).
Col tapiroïde (fig. 615).

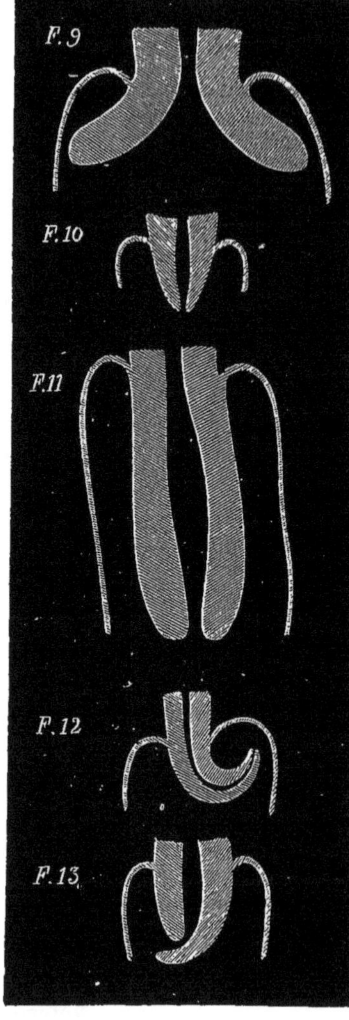

Fig. 611.
Col en éteignoir.

Fig. 612.
Col en toupie.

Fig. 613.
Col en trompe d'éléphant.

Fig. 614.
Col recourbé en porte-manteau.

Fig. 615.
Col tapiroïde.

On remédiera à ces déformations par une opération plastique restituant à l'organe sa forme normale.

Tumeurs utérines.

Les deux principales tumeurs de l'utérus sont : le fibrôme et le cancer.

Le *fibrôme* n'est qu'une cause relative de stérilité ; nombre de femmes, en effet, deviennent enceintes malgré l'existence de ces tumeurs, et une dystocie plus ou moins grave en est souvent la conséquence.

C'est le siège même de la tumeur beaucoup plus que son volume, qui créera une prédisposition à la stérilité. Parmi les variétés les plus aptes à empêcher la fécondation, je citerai :

Fig. 616. Les fibrômes obstruant par compression le canal tubaire.

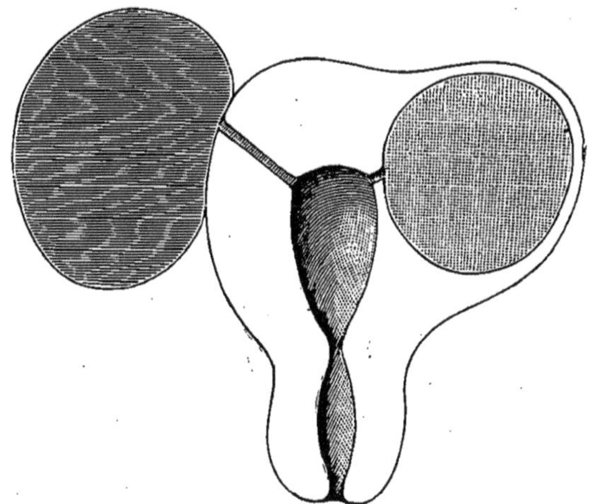

Fig. 616. — Occlusion de deux trompes par des fibrômes.

Fig. 617. Le fibrôme envahissant la cavité corporéale.

Fig. 618. Le fibrôme intra-cervical, faisant bouchon à ce niveau.

Fig. 619. Le fibrôme interstitiel du col, déplaçant l'orifice utérin.

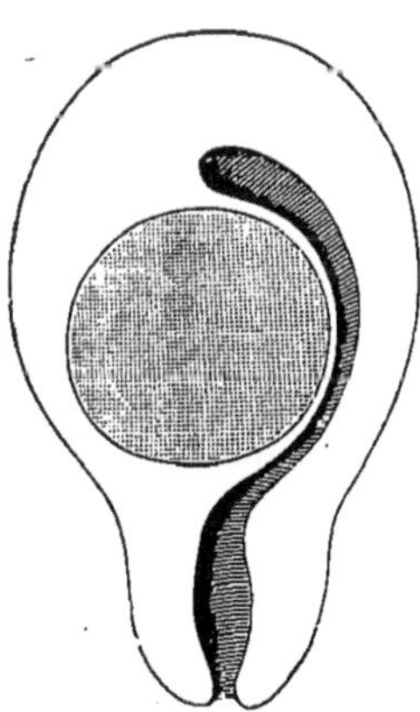

Fig. 617. — Occlusion de la cavité corporéale par un fibrôme.

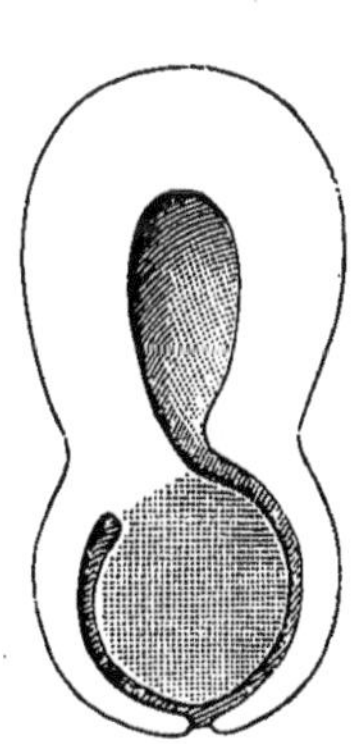

Fig. 618. — Occlusion du canal cervical.

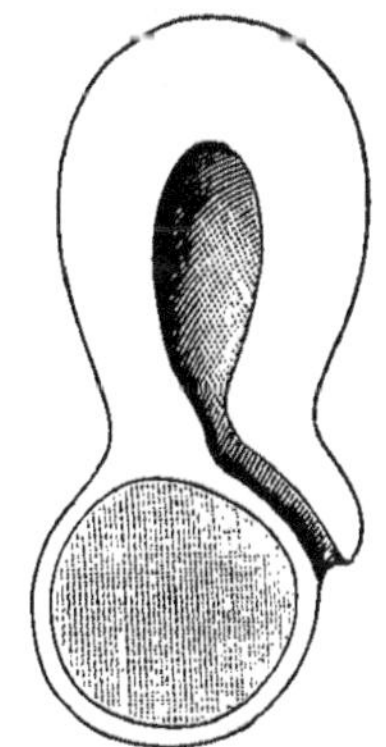

Fig. 619. — Déplacement de l'orifice utérin par un fibrôme.

Fig. 620. Le fibrôme siégeant à la face externe de l'utérus et amenant un déplacement en totalité de l'organe.

Fig. 621. Le fibrôme, qui engendre ou entretient une flexion utérine; l'isthme se trouve rétréci par cette flexion.

D'une façon générale, le fibrôme peut mettre obstacle à la fécondation par un triple mécanisme :

Soit en s'opposant au coït, alors qu'il déprime le vagin.
Soit en obviant à la rencontre de l'ovule et des spermatozoïdes.
Soit en s'opposant à la germination, l'ovule étant empêché de se fixer dans la cavité utérine pour s'y développer.

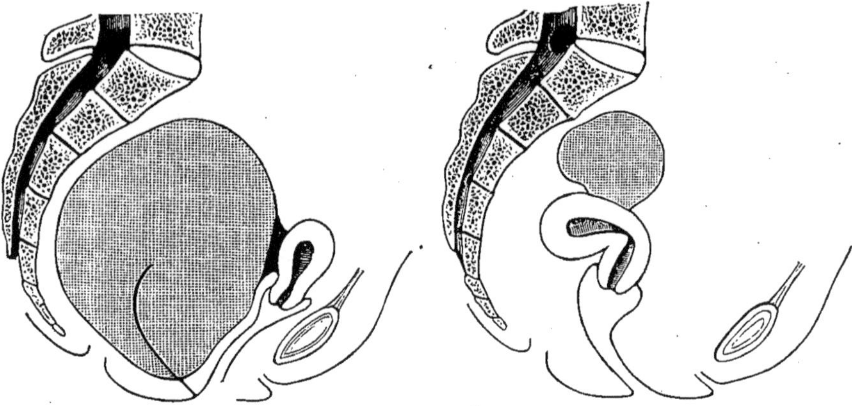

Fig. 620. — Déplacement de l'utérus par un fibrôme rétro-utérin.

Fig. 621. — Déviation utérine, par fibrôme implanté sur la face antérieure de l'utérus.

Il y a donc, suivant les circonstances, impossibilité du coït, de conception, ou de grossesse.

Le *cancer* débute tantôt par le corps, tantôt par le col de l'utérus ; ce dernier cas est la règle.

Le cancer du corps a une marche rapide ; il altère promptement l'utérus et semble ne pas permettre le développement d'une grossesse ; il n'en est pas de même du cancer du col, quelle que soit la forme qu'il revête, ulcérante, infiltrante ou végétante. On observe assez souvent la grossesse avec ces diverses formes, susceptibles d'amener un obstacle plus ou moins marqué au moment de l'accouchement, parfois tel qu'il oblige à l'opération césarienne. Le cancer du col paraît diminuer les chances de fécondation, mais il ne les enlève pas toutes, ce qui serait à souhaiter en pareille circonstance.

Écoulements utérins.

Les règles sont la pluie alcaline, qui, mensuellement, vient laver la surface génitale et la préparer à la réception des spermatozoïdes et à la fécondation.

A l'état normal, en dehors des règles, la sécrétion génitale est insensible ; le liquide sécrété par l'utérus, le vagin ou la vulve, humidifie légèrement ces diverses parties, mais il n'y a pas écoulement de liquide au dehors ; un linge placé au contact de la vulve reste sec.

Le mucus fourni par le corps de l'utérus est alcalin, transparent, légèrement visqueux ; celui du col est aussi alcalin, fortement visqueux, gélatineux, également transparent; il adhère solidement au museau de tanche; dans l'exploration au spéculum, on éprouve toujours de grandes difficultés à enlever ce mucus, qui semble en quelque sorte se jouer du gynécologue, impuissant à le saisir et à le détacher.

La sécrétion vaginale, légèrement acide et différant à cet égard de celle de l'utérus, est ordinairement claire ou laiteuse : elle ne présente aucune trace de viscosité.

A la simple consistance du liquide qui s'échappe par l'orifice vulvo-vaginal, on peut donc diagnostiquer la provenance.

Viscosité. . . .	Origine utérine.
Fluidité	— vaginale.

Il n'est évidemment question ici ni d'écoulement purulent ni sanguin.

A la vulve se trouve des glandes sébacées et sudoripares, dont le produit, venant se mélanger aux produits épithéliaux, s'accumule dans le sillon vulvaire sous forme de *smegma*.

Les glandes de Bartholin, satellites de l'orifice vulvo-vaginal, ne fonctionnent activement qu'au moment du coït ; ce sont des glandes sexuelles, dont le mucus vient lubrifier l'orifice vulvo-vaginal et le membre viril pendant l'union sexuelle.

Ces sécrétions éminemment aptes et nécessaires au fonctionnement normal des organes génitaux et, par conséquent, à la conception, deviennent, par leur altération en *quantité* ou en *qualité*, l'origine de troubles divers et la cause possible de la stérilité.

Par sa *quantité*, le mucus gélatineux du col, accumulé dans le canal cervical, peut constituer une barrière infranchissable aux spermatozoïdes; venus à la porte de l'utérus, il leur est impossible de pénétrer.

Schultze a observé le cas d'une femme qui, pendant les treize premières années de son mariage, resta stérile, et qui devint enceinte à la suite du simple enlèvement momentané du mucus cervical.

Cet obstacle est naturellement plus marqué chez les nullipares que chez les multipares.

La qualité des sécrétions vaginales joue encore un rôle plus important au point de vue de la fécondité.

Les acides tuent promptement les spermatozoïdes, après avoir passagèrement excité leurs mouvements; les bases sont au contraire favorables à leur vitalité.

Virchow a démontré qu'une solution de potasse à 1/5000e leur constituait un milieu très propice.

Or, nous savons que le vagin est acide, tandis que l'utérus est alcalin ; le séjour dans l'utérus est donc favorable aux spermatozoïdes, celui du vagin ne peut que leur être nuisible.

Le séjour dans le vagin n'est, il est vrai, que momentané; de plus, le sperme y étant versé en quantité suffisante, neutralise le liquide qui l'entoure et se protège lui-même; mais que la quantité de spérme soit trop faible ou le mucus vaginal trop abondant ou trop acide, cette action pourra devenir réellement nuisible et l'infécondité en résulter; les spermatozoïdes sont, en quelque sorte, noyés et submergés dans ce liquide délétère.

L'inflammation, quelle qu'en soit la nature, modifie le milieu utérin, et d'alcalin le rend acide; dès lors, le spermatozoïde ne peut plus y vivre; l'inflammation tue ainsi le spermatozoïde et crée la stérilité.

En pareil cas, guérissez l'endométrite, si vous voulez permettre la conception.

Kish a vérifié l'assertion qui précède en prenant du mucus utérin pathologique peu de temps après le coït; le microscope y révélait de multiples cadavres de spermatozoïdes; ces éléments mâles avaient été tués dès leur entrée dans l'utérus; l'acidité les avait anéantis.

Toute suppuration est contraire à la vie des spermatozoïdes; la purulence des voies génitales équivaut à la stérilité; le globule de pus est l'ennemi du spermatozoïde.

Par contre, le globule sanguin n'exerce sur lui aucune action fâcheuse; qu'une femme coïte pendant l'écoulement menstruel, la grossesse pourra fort bien en être le résultat, témoin l'exemple de Catherine de Médicis qui, restée longtemps stérile, devint enceinte quand Henri II, sur le conseil de Fernel, essaya de la féconder au moment même de la menstruation; cette conception fut d'ailleurs suivie de plusieurs autres, grâce à la même précaution.

Chez les animaux, le rut qui, à certains égards, est l'analogue des règles, est le moment éminemment propice à la conception; la fécondation semble même ne pouvoir se faire en dehors de cette époque, qui est en quelque sorte l'invite de la nature à la reproduction, et que le mâle ne doit pas laisser passer.

Le sang est alcalin; on comprend que son influence sur les spermatozoïdes ne puisse être que salutaire.

Certaines sécrétions semblent *a priori* très aptes à tuer les spermatozoïdes, tel l'ichor cancéreux; il n'en est rien, les femmes, au début d'un cancer utérin, conçoivent sans difficulté.

Il n'est pas impossible qu'avec des sécrétions d'apparence normale, la réaction soit pathologique, le contenu utérin devenant neutre, voire même acide, et que la stérilité soit due uniquement à cette réaction vicieuse.

Aussi sera-t-il bon, dans le cas de stérilité à cause ignorée, quand les moyens ordinaires auront échoué, de tenter des injections vaginales alcalines, et de faire des applications intra-utérines de topiques alcalins. On prépare ainsi un milieu favorable aux spermatozoïdes.

4. — TROMPES

Salpingites.

Une trompe kystique, par là même obturée, est impropre à la reproduction, et la femme dont les deux trompes sont kystiques est forcément stérile.

Dans certains cas de salpingite kystique, *Martin* a proposé de remédier à la stérilité en rétablissant, après laparotomie, le pavillon de la trompe déchirée[1]. Son procédé consiste, ainsi que l'indique la figure 622, à inciser la trompe à son extrémité, à pénétrer dans la cavité tubaire, et à l'aide d'une

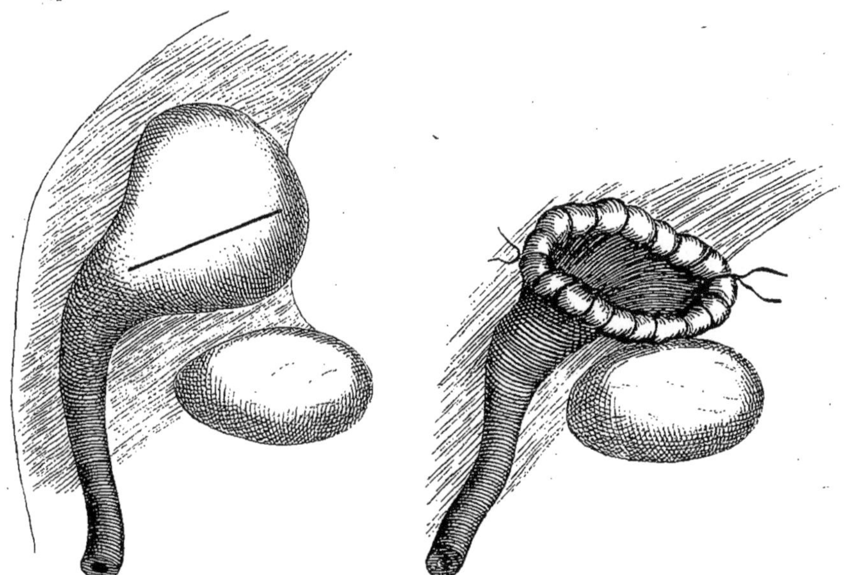

Fig. 622. — Trompe obturée. Trait de l'incision destinée à l'ouvrir.

Fig. 623. — Trompe ouverte. Le bord de l'incision est suturé au catgut (suture continue).

suture continue au catgut (fig. 623) à maintenir béante l'ouverture artificielle créée par ce procédé opératoire.

Dans ces cas, il sera important de terminer l'opération par le cathétérisme de la trompe à l'aide d'un stylet introduit par le pavillon qu'on vient de créer, et dont l'extrémité se dirige vers la cavité utérine.

La salpingite non kystique, c'est-à-dire respectant la perméabilité tubaire, tantôt permettra la conception, tantôt la gênera ou l'empêchera.

Une inflammation légère ne mettra pas obstacle au rendez-vous de l'ovule ou du spermatozoïde, tandis qu'une suppuration aboutira à ce résultat, en obturant la voie au spermatozoïde, ou en le tuant par son contact acide.

Les trompes, au point de vue de la conception, sont heureusement au nombre de deux, de telle sorte qu'avec une trompe très malade une femme ne sera pas perdue pour la reproduction, pourvu que l'autre reste saine ou à peu près telle.

Toute cause de salpingite prédispose naturellement à la stérilité et parmi elles il convient de mentionner spécialement la septicémie puerpérale et la blennoragie.

Déviations des trompes.

La déviation des trompes se produit dans des circonstances très diverses : déplacement des ovaires, tumeurs des trompes ou du voisinage, déviation

[1] Voir *Skutsch*. — *Cent. f. Gynak.*, 1889, p. 505.

utérine, inflammation périutérine. — Ces déviations se rencontrent chez certaines femmes stériles, mais il est difficile de fixer leur importance pathogène.

Malformations des trompes.

Le rôle de ces malformations est mal connu, et comme il ne peut être déterminé sur le vivant à moins d'une laparotomie, la thérapeutique de la stérilité n'y perd aucun avantage.

Tumeurs des trompes.

Ces tumeurs, qui ont été étudiées à un autre chapitre, seront susceptibles de produire la stérilité à la condition :

Que la tumeur soit bilatérale;

Que le canal tubaire soit obturé.

La laparotomie seule, si elle permet d'enlever la tumeur tout en respectant la trompe, pourra guérir la femme de la stérilité.

5. — OVAIRES

Ovarite.

L'ovarite altère les vésicules de De Graaf et l'ovule qui y est contenu, elle prédispose donc à la stérilité, moins sûrement toutefois que l'orchi-épididymite chez l'homme; on voit en effet des femmes concevoir malgré une double ovarite, tandis que la stérilité est la règle après la double inflammation des testicules.

Déplacement des ovaires.

L'ovaire, grâce à sa situation et à son mode de fixation, est très sujet à se déplacer.

Les déplacements sont rares en avant, fréquents en arrière dans la direction du cul-de-sac de Douglas.

Le pavillon de la trompe suit le plus souvent l'ovaire dans ses déplacements, relié à lui par le ligament tubo-ovarien.

Aussi la physiologie de l'ovaire semble-t-elle peu entravée par ces changements de position, à la condition qu'il n'existe pas d'état pathologique concomitant. Il est rare que la stérilité dépende d'un simple déplacement de l'ovaire.

Malformations des ovaires.

L'absence des ovaires entraîne forcément la stérilité; l'atrophie congénitale ou acquise permettra ou non la conception, suivant qu'elle est plus ou moins accentuée. La connaissance de cette cause est d'ailleurs de faible intérêt pratique, étant donnée l'impuissance de la thérapeutique en pareil cas.

Tumeurs des ovaires.

Le cancer, le sarcome et la tuberculose de l'ovaire sont rarement compatibles avec la conception; il n'en est pas de même avec les kystes de l'ovaire au début; ces kystes laissent ordinairement une partie de l'ovaire intacte et capable de fonctionner, de telle sorte que, même avec un kyste bilatéral, on voit parfois la femme devenir enceinte.

Dans certaines tumeurs de l'ovaire, par exemple les tumeurs scléro-kystiques, dont le développement reste relativement faible, on pourra, alors qu'on pratique l'ovariotomie, ne réséquer que partiellement l'ovaire malade, afin d'en laisser une portion encore susceptible de fonctionner.

La possibilité de la fécondation après ces ablations partielles de l'ovaire est prouvée par des observations où, soit volontairement, soit involontairement, une partie seulement de l'ovaire a été enlevée [1].

Menstruation et fécondation.

La menstruation est constituée par l'union intime de deux phénomènes :

La ponte ovulaire;

L'écoulement sanguin.

Ces deux phénomènes peuvent être dissociés et se produire l'un à l'exclusion de l'autre.

La conception n'aura pas lieu, si l'écoulement sanguin n'est pas accompagné de ponte ovulaire ; elle sera au contraire possible en cas de ponte ovulaire sans écoulement sanguin.

Dans le premier cas, la femme semble normalement réglée, car aucun indice ne trahit l'absence d'ovulation; dans le second il y a aménorrée apparente, l'aménorrée réelle étant celle où les deux phénomènes font défaut,

Malheureusement il est impossible en pratique de distinguer l'aménorrée apparente de la réelle, sauf par la conception, quand elle se produit, car elle indique l'existence de la ponte ovulaire (aménorrée apparente).

En résumé, certaines femmes, paraissant normalement réglées, seront stériles parce que la ponte ovulaire fait défaut, d'autres femmes, aménorréiques en apparence, pourront concevoir parce que l'ovulation se fait sans écoulement sanguin. L'aménorrée réelle entraîne forcément la stérilité.

6. — PERIGENITALIA

Pelvi-péritonite

La pelvi-péritonite chronique ou les adhérences qui en sont la conséquence entraîne souvent la stérilité, soit en déviant l'utérus, soit en déplaçant

[1] Voir à ce sujet la récente communication de Pozzi, à la *British med. Association*. Congrès de 1893.

l'ovaire, soit en comprimant la trompe. Ces adhérences gênent considérablement la physiologie normale des organes génitaux.

Tumeurs péri-génitales.

Toute tumeur venant au contact des organes génitaux peut aboutir au même résultat par un mécanisme analogue.

7. — SURMENAGE GÉNITAL

Le surmenage est nuisible au fonctionnement de tout organe; le système génital n'échappe pas à cette loi générale.

On a distingué dans le surmenage génital les excès copulateurs et les excès voluptueux.

Par excès copulateur on entend le simple traumatisme subi par exemple par la prostituée, sans que le plaisir en soit la conséquence.

L'excès voluptueux est l'abus de la jouissance que procure le coït; il n'y a plus simplement fatigue de l'organe copulateur, mais ébranlement de tout le système nerveux sous la vibration d'un plaisir trop intense.

Quel que soit l'excès, il est contraire à la fécondation; toutefois l'excès voluptueux paraît plutôt empêcher la conception, tandis que l'excès copulateur permet la conception, mais amène à bref délai l'avortement, les règles se transformant en petits avortements.

Par des voies différentes, le résultat se trouve être le même au point de vue de la procréation, qui ne peut avoir lieu.

Le repos sexuel, combiné à l'électricité locale, est le meilleur remède de cette cause de stérilité; l'hydrothérapie et un traitement tonique en seront l'heureux adjuvant.

III

CAUSES MASCULINES

On pourra s'étonner de trouver ces causes exposées dans un traité de gynécologie, dont le titre exclut tout ce qui n'appartient pas au sexe féminin, mais le gynécologue, consulté par un couple stérile, doit savoir faire un diagnostic étiologique complet, et il se trouverait fort embarrassé s'il ne connaissait la stérilité masculine.

Examinons donc les diverses causes qui empêchent l'homme de procréer.

1. — ANOMALIES TESTICULAIRES

Anorchidie, ou absence de testicule : stérilité forcée.

Monorchidie, existence d'un seul testicule. L'individu est fécond; un seul testicule suffit amplement à la sécrétion des spermatozoïdes nécessaires.

Cryptorchidie, testicules cachés dans la cavité abdominale, n'ayant pas franchi le canal inguinal. — Le cryptorchide simple, c'est-à-dire l'individu dont un testicule est seul descendu dans les bourses est fécond, le double, dont les deux testicules sont cachés, est tantôt stérile, tantôt fécond, suivant que les glandes génitales normales ou atrophiées fournissent ou non le produit de leur sécrétion. — Examiner le sperme pour porter le diagnostic.

Traitement nul; le médecin ne peut que constater l'anomalie.

2. — ATROPHIE DES TESTICULES

Un testicule atrophié devient impropre à la reproduction; la glande est réduite au rôle d'attribut inutile.

Les principales causes de cette atrophie sont les suivantes :

a. *Causes générales ou éloignées :*
  1. Atrophie congénitale;
  2. Lésions du système nerveux;
  3. Lésions circulatoires (bistournage chez les animaux);
  4. Age (spermatozoïdes rares avant 16 ans et après 80 ans).

b. *Causes locales :*
  5. Tumeur de voisinage;
  6. Orchi-épididymite.

Parmi ces diverses causes l'orchi-épididymite occupe certainement le premier rang, et il n'est pas inutile de rappeler les différentes sources de cette inflammation.

a. *Orchi-épididymites aiguës :*
  1. Traumatique (orchite des cavaliers).
  2. Blennoragique.
  3. Après urétrite simple non blennoragique.
  4. Par effort.
  5. Par masturbation.
  6. Par maladie générale : oreillons, fièvre typhoïde, variole, pyohémie, rhumatisme.

b. *Orchi-épididymites chroniques :*
  1. Succédant à la forme aiguë.
  2. Chronique double à la suite d'affections urétrales ou prostatiques.
  3. Tumeurs : syphilis, tuberculose, sarcôme, cancer.

La stérilité n'existe que si les deux testicules sont intéressés; avec une glande saine le pouvoir fécondant de l'homme semble rester le même; la nature paraît avoir doublé les testicules dans le but unique de diminuer les chances de stérilité, le survivant remplaçant l'infirme.

3. — TUMEURS DU TESTICULE

La plupart des tumeurs testiculaires : syphilis, tuberculose, fongus bénin, cancer, maladie kystique, tumeur fibro-cartilagineuse, varicocèle, amènent l'arrêt fonctionnel de l'organe.

Si un testicule est indemne, la fécondation est possible; la stérilité est au contraire la conséquence habituelle de la double atteinte testiculaire.

L'hydrocèle, qu'on peut rapprocher des tumeurs du testicule, amène la stérilité quand elle est double et assez prononcée; toutefois, après une double ponction, le pouvoir fécondant est susceptible de renaître ainsi qu'en témoigne l'observation suivante de *Roubaud :*

Un homme de vingt-six ans était atteint d'une énorme hydrocèle double. Père de deux enfants, cet individu avait perdu sa fécondité, et son sperme ne contenait plus de spermatozoïdes. On fit à cet homme une double ponction, sans injection iodée, cette dernière n'ayant pas été acceptée par le malade; l'épanchement se reproduisit promptement, mais dans l'intervalle le pouvoir fécondant était revenu et la femme était devenue enceinte; on constata des spermatozoïdes dans le sperme, ainsi que leur disparition après la reproduction de la tumeur.

Le traitement, dans ces divers cas' est celui même de la cause.

4. — MALADIES DU CANAL DÉFÉRENT

Toute cause interrompant la voie du canal déférent rendra inutile le testicule correspondant; dans ce sens agissent le traumatisme, l'inflammation, les tumeurs de voisinage.

La stérilité ne surviendra que si la lésion est bilatérale; un traitement ne sera possible qu'en cas de tumeur opérable, et dont l'ablation permet de rétablir la perméabilité disparue.

5. — MALADIES DES VÉSICULES SÉMINALES

La vésicule séminale est le réservoir du sperme; son inflammation tue les spermatozoïdes par la sécrétion du pus, et par l'irritation qu'elle provoque elle amène l'évacuation du contenu en dehors des conditions physiologiques, c'est-à-dire que la spermatorrée remplace l'éjaculation normale.

La stérilité, qui pourra en être la conséquence, ne sera en général que momentanée.

6. — MALADIES ET MALFORMATIONS DE LA PROSTATE ET DE L'URÈTRE

La prostate abrite les canaux éjaculateurs, plus une partie des vésicules séminales et du canal déférent; ses maladies et ses traumatismes pourront donc retentir sur cette partie de l'appareil génital.

Les canaux éjaculateurs auront surtout à en souffrir.

Ils peuvent être : oblitérés, stérilité forcée, — rétrécis, l'éjaculation devient baveuse et peu favorable à la fécondation, — enfin déviés, l'orifice, par exemple, se dirige vers la vessie et au moment de l'éjaculation projette le sperme dans cette fausse direction.

L'urètre est susceptible d'empêcher la fécondation par son rétrécissement et sa malformation.

Le rétrécissement de l'urètre entrave la projection du sperme au moment de l'éjaculation.

La guérison thérapeutique du rétrécissement fait disparaître cette cause relative de stérilité.

La présence d'un corps étranger dans l'urètre fera l'office de rétrécissement.

L'hypospadias et l'épispadias sont les deux malformations les plus fréquentes de l'urètre qui, au lieu de s'ouvrir à l'extrémité de la verge, s'abouche soit à sa face inférieure (hypospadias), soit à sa face supérieure (épispadias).

L'éjaculation est possible, mais elle se fait au voisinage de la vulve au lieu d'atteindre le fond du vagin; la stérilité, sans être forcée, puisque certaines femmes sont fécondées sans intromission du membre viril, en sera le plus habituellement le résultat.

Une opération plastique sera parfois susceptible de remédier à ce vice de conformation, sinon la fécondation artificielle qui sera ultérieurement étudiée, trouvera ici son indication.

7. — SPERMATORRÉE

Dans les conditions normales, l'éjaculation couronne le coït ou toute excitation génitale factice; en dehors de ces circonstances, l'écoulement du sperme constitue la spermatorrée.

Cet écoulement peut être d'origine nerveuse et dépendre d'un vice fonctionnel du système génital, ou d'origine locale et reconnaître pour cause une maladie de la prostate, des vésicules séminales ou de l'urètre.

A moins qu'il n'y ait incontinence absolue du sperme, et que l'éjaculation se fasse *à blanc*, c'est-à-dire sans émission de liquide spermatique, la fécondation est ordinairement possible avec la spermatorrée.

Toutefois, ce trouble génital indique le plus habituellement un détraquement du système nerveux ou des organes sexuels peu propice à la fécondation.

L'indication est de traiter la cause même de la stérilité.

8. — ÉTATS PATHOLOGIQUES DU SPERME

Le sperme est un liquide blanc opalin, ayant une odeur caractéristique parfois très pénétrante. Le microscope y révèle la présence des spermatozoïdes.

L'œil et le microscope permettent de discerner la qualité du sperme.

1° *Bonne qualité :* couleur blanc opalin, liquide épais, empesant fortement le linge, très odorant. Au microscope : spermatozoïdes nombreux et vivaces.

2° *Médiocre qualité :* liquide blanc gris, plus fluide, empesant faiblement le linge, d'odeur peu marquée. Au microscope : spermatozoïdes plus rares et moins vigoureux.

3° *Mauvaise qualité :* aqueux, empesant à peine le linge. Pas d'odeur caractéristique. Au microscope : pas de spermatozoïdes.

Un sperme de bonne qualité est éminemment propice à la fécondation, celui de mauvaise qualité reste stérile. Avec la qualité médiocre, stérilité fréquente mais non obligée.

On désigne sous le nom d'*azoospermie* l'absence de spermatozoïdes dans le sperme, terme qu'il ne faut pas confondre avec *aspermatisme*, qui indique l'absence d'éjaculation. L'azoospermie résulte le plus souvent d'une orchi-épididymite double, mais peut être congénitale, et provenir d'un vice de conformation de la glande génitale.

9. — EXCÈS SEXUELS

L'excès sexuel est relatif et ne saurait se définir mathématiquement.

Il y a excès aussitôt qu'il en résulte un préjudice pour la santé.

L'excès débilite l'organisme, et aussi le spermatozoïde en surmenant sa production. Débilitation générale et locale.

L'homme qui veut procréer et avoir de beaux enfants doit être sobre dans ses plaisirs sexuels.

10. — MALADIES GÉNÉRALES. — INFLUENCES DIVERSES

Les maladies générales peuvent agir à la fois localement et sur tout l'organisme, témoins la tuberculose et la syphilis, causes fréquentes de stérilité.

Les maladies aiguës n'ont en général qu'une influence momentanée sur le système génital qui, le mal passé, reprend son fonctionnement physiologique. L'action des maladies chroniques est variable et trop diverse pour être ici abordée en détails.

L'abus du tabac, de l'alcool, des excitants en général, la misère alors qu'elle altère la santé, sont contraires à la fécondité. L'obèse est aussi mauvais procréateur.

Certains individus, déshérités du système nerveux, sont coïtophobes, c'est-à-dire redoutent et fuient l'union sexuelle, s'adonnant en général à d'autres distractions génitales; pas de coït, naturellement pas de conception.

11. — ACTIONS MÉDICAMENTEUSES

L'iode a été accusé d'atrophier les testicules, d'affaiblir le spermatozoïde et d'éteindre les désirs vénériens; l'accusation n'est pas prouvée. On peut en dire autant du bromure de potassium.

12. — VICES DE CONFORMATION DES ORGANES GÉNITAUX

La verge peut manquer, être atrophiée ou hypertrophiée. La fécondation ne sera possible qu'avec un pénis suffisant pour porter les spermatozoïdes au lieu voulu, par contre il ne faut pas que son développement exagéré gêne l'accouplement.

Le pénis en érection est parfois dévié de sa direction normale par des brides cicatricielles, par une conformation vicieuse; ce vice pourra gêner l'éjaculation et empêcher la fécondation.

Dans ce vice de conformation la fécondation artificielle sera d'un heureux secours.

13. — ANOMALIES DE L'ÉJACULATION

Le réflexe, emmagasiné par le frottement sexuel au moment du coït,

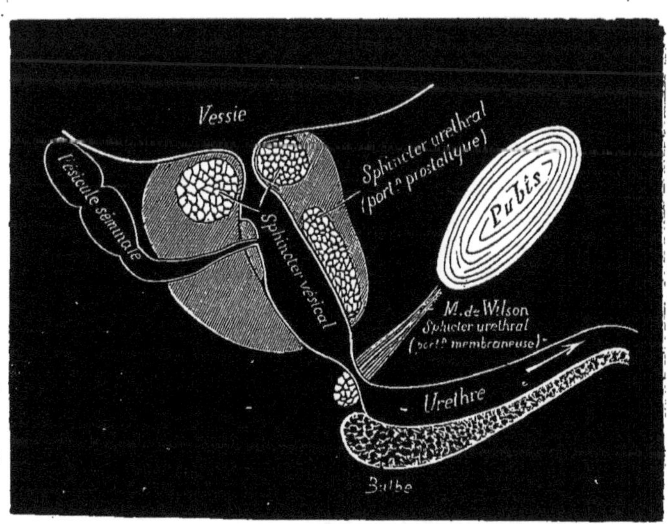

Fig. 624. — Appareil éjaculatoire masculin.

amène brusquement la contraction des vésicules séminales qui lancent leur contenu dans la portion prostatique de l'urètre, transformé en loge close, en arrière par le sphincter vésical, en avant par la portion membraneuse du sphincter urétral (fig. 624). Cette loge, distendue par le liquide spermatique, se contracte spasmodiquement, et la portion prostatique du sphincter urétral, chasse le contenu dans la direction du méat urinaire.

Une série de secousses déterminées par la contraction musculaire projette le sperme au dehors; l'éjaculation est constituée par cette projection.

Elle peut devenir pathologique de trois façons :

Baveuse;
Incomplète;
Nulle.

Baveuse, le sperme s'écoule du méat urinaire doucement et sans projection; un rétrécissement ou une malformation de l'urètre en est la cause habituelle.

Incomplète, l'éjaculation a lieu à la fois dans la vessie et au dehors, les deux sphincters, qui limitent la loge prostatique, cédant au moment des secousses éjaculatoires.

Nulle, par une anomalie fonctionnelle, le coït se terminant à sec sans éjaculation; on dit alors qu'il y a aspermatisme.

Traitement. — Remédier à la cause de l'anomalie, alors que cela est possible.

14. — AGE

Erection et spermatozoïdes sont les deux éléments de la fécondation que l'âge apporte et emporte. Leur réunion constitue le pouvoir fécondant qui semble en général commencer à quinze ans, quelquefois plus tôt, et qui finit vers cinquante ans en moyenne, mais peut se prolonger plus tard, jusqu'à soixante-dix ans, même quatre-vingts ans.

IV

CAUSES COÏTALES

Le coït est l'union momentanée des sexes; la verge introduite dans le vagin vient déposer le sperme à l'orifice externe de l'utérus.

Le coït peut devenir pathologique et par là même infécond dans deux circonstances :

Ou parce qu'il y a erreur de lieu : ignorance.
Ou parce qu'il est impraticable : impuissance.

1. — ERREUR DE LIEU

Volontairement, ou involontairement par erreur, le pénis s'égare dans le rectum et y verse la liqueur séminale.

On a cité des cas où la verge a pu s'engager dans un urètre dilaté et éjaculer dans la vessie.

Toutes les fois que le sperme n'est pas éjaculé dans le vagin, ou au moins à l'orifice vulvo-vaginal, la fécondation est impossible à moins d'un vice de conformation des organes génitaux.

Indiquer l'erreur, c'est en tracer le remède.

2. — IMPUISSANCE

L'impuissance est la négation du coït. Elle dépend tantôt de l'homme, tantôt de la femme, l'un ne pouvant pénétrer ou l'autre refusant la pénétration.

Etudions-la dans l'un et l'autre cas.

A. — **Impuissance masculine.**

Par défaut d'énergie. — A la suite d'une maladie, d'une cause d'affaiblissement quelconque, par excès de timidité chez quelques débiles de la volonté, on voit l'érection être incomplète, insuffisante, sorte de bégaiement sexuel qui empêche le coït. Chez ces bègues de l'amour, on emploiera comme remède les toniques et fortifiants sous formes diverses, l'hydrothérapie, l'électricité, le massage et frictions du corps; on fera en résumé un traitement reconstituant.

Par perversion d'énergie. — Sous l'influence de la masturbation ou d'un rêve érotique, l'individu est capable d'érection et d'éjaculation, mais l'union sexuelle est impossible, la femme le laissant froid. Il y a là une véritable aberration génitale, qui rend l'homme impropre au mariage. Traitement moral.

Par excès d'énergie. — L'excès d'énergie est représenté par le priapisme, érection pathologique, ordinairement pénible, et ne donnant lieu à aucun désir d'union sexuelle. Le priapisme s'observe dans les maladies et traumatismes de la moelle, dans certaines maladies de la vessie, de la prostate et de l'urètre. Le priapisme ne doit pas être confondu avec l'aphrodisie qui est l'accentuation des désirs sexuels, et l'érotomanie qui est une aphrodisie sans érection. Le satyriasis est l'exagération de l'aphrodisie.

Par trouble de l'appareil digestif. — Un mauvais estomac rend triste moralement et sexuellement. Une digestion pénible empêche l'érection et rend momentanément impuissant. Guérissez l'estomac et vous rendrez le pouvoir génital.

Par l'alimentation. — Le culte exagéré de la bonne chair éteint au bout d'un certain temps toutes les facultés de l'individu, sans épargner le système génital. La tempérance, jointe à une hygiène sévère, ramènera à l'état normal s'il en est encore temps.

Par obésité et maigreur. — L'obésité et la maigreur n'amèneront l'impuissance que si elles produisent la déchéance de l'organisme. Il est d'ailleurs exceptionnel qu'elles soient par elles-mêmes une cause de stérilité.

Par intoxication. — Sont susceptibles de rendre impuissants, le plomb, l'antimoine, l'arsenic, l'iode, le camphre, le haschich.

Par surmenage. — Tout surmenage de l'individu éteint momentanément les facultés génitales.

Par maladies nerveuses. — Nombre de maladies nerveuses, la tristesse, l'hypochondrie, sont susceptibles de produire l'impuissance.

Par abus de l'organe intellectuel. — L'excès d'activité cérébrale endort le système génital; les cérébraux sont de mauvais mâles. L'équilibre fonctionnel de l'organisme exige une activité également répartie sur tous les systèmes.

Par excès sexuels. — L'influence des excès sexuels a déjà été signalée; je me contente de la rappeler ici.

Par maladie de l'appareil génito-urinaire. — L'érection et l'éjaculation exigent l'intégrité de l'appareil génito-urinaire, aussi les maladies de la vessie, de la prostate, des vésicules séminales, de l'uretère, de la verge, des cordons spermatiques et testicules, sont-elles fréquemment une cause de stérilité, qui durera autant que la maladie elle-même.

Impuissance fantôme. — Certains individus restent impuissants uniquement par peur de l'être. Une timidité naturelle, un échec amoureux les a conduits à cet état d'appréhension, qui les plonge en syncope génitale au moment d'accomplir l'union sexuelle. Un traitement moral et reconstituant sera le meilleur remède à opposer à cette impuissance fantôme.

B. — **Impuissance féminine.**

Toutes les lésions de l'appareil génital de la femme ayant été précédemment étudiées, il ne sera ici question que des simples troubles fonctionnels (sans lésions) capables d'amener l'impuissance féminine.

L'impuissance chez la femme peut être :

D'origine morale :

Frigidité. } 1.
Coïtophobie. }

D'origine physique :

Vaginisme. 2.

1. — FRIGIDITÉ. — COÏTOPHOBIE

Pour la femme frigide, l'union sexuelle est une simple corvée, pour la coïtophobe c'est une véritable douleur.

La frigidité est une erreur constitutionnelle qui prive la femme du sens génital ; la coïtophobie est de même nature, mais l'indifférence se change en aversion à l'approche du mâle, sous l'influence d'un dégoût instinctif, ou de la douleur même produite par l'intromission pénienne.

Aplanir au physique les difficultés du coït, telle doit être la tâche du médecin.

Le plaisir n'étant pas indispensable chez la femme pour la fécondation, la frigidité ne sera qu'une cause relative de stérilité, qu'un peu de bonne volonté fera disparaître; la médecine est d'ailleurs impuissante à l'endroit de ces perversions sexuelles.

L'obstacle le plus sérieux au coït est constitué chez la femme par le vaginisme qu'il nous reste maintenant à étudier.

2. — VAGINISME

Le vagin chez la femme déflorée doit admettre sans difficulté le membre viril; y a-t-il impossibilité ou obstacle à cette introduction, le vaginisme est constitué.

Vaginisme signifie donc : porte physiologiquement close au coït.

Tout corps étranger tentant de franchir l'orifice vulvo-vaginal, le doigt par exemple, éprouvera le même sort, à moins que ses faibles dimensions n'en rendent la pénétration facile.

Le vaginisme a pour base deux éléments :

L'hypérestésie;
La contracture.

Ils peuvent exister séparément ou s'unir pour la production du vaginisme, d'où trois variétés à distinguer :

Le vaginisme hypérestésique;
Le vaginisme contractural ;
Le vaginisme contracturo-hypérestésique.

a. **Vaginisme hypérestésique.** — Tous les tissus de la vulve et de l'entrée vaginale présentent une sensibilité exagérée, maladive, pouvant devenir telle, que le moindre contact est douloureux; aussi la femme se révolte-t-elle à l'approche du membre viril, ou ne peut subir le coït qu'aux prix de souffrances plus ou moins vives.

Chez certaines femmes, par un phénomène de dissociation assez bizarre, la douleur existe à la pénétration du doigt explorateur, et ne se montre pas à celle du pénis, l'excitation sexuelle dominant sans doute, dans ce dernier cas, l'impression douloureuse et la faisant disparaître.

L'hypérestésie, au lieu d'être généralisée à toute la vulve, peut être localisée à certaines régions, notamment aux caroncules hyménéales, qui deviennent les gardiennes trop rigoureuses de l'entrée vaginale.

Parfois même une seule de ces caroncules est hypérestésique, et, comme un bouton électrique, fait douloureusement vibrer toute lafemme au moment de l'union sexuelle.

L'hypérestésie vulvaire existe avec une muqueuse tantôt malade, tantôt saine d'apparence.

La muqueuse malade est soit enflammée (vulvite blennoragique ou autre), soit le siège d'une éruption vénérienne ou de nature différente ou d'une simple fissure; la maladie même de la muqueuse est en pareil cas l'agent de l'hypérestésie.

Quand la muqueuse est saine on ne peut accuser que l'innervation de la région; il existe une véritable névralgie du nerf honteux interne qui rend pénible le moindre attouchement.

b. **Vaginisme contractural.** — Les deux muscles *custodes vaginæ* sont le constricteur vulvaire (involontaire) et le releveur de l'anus (volontaire) (voir fig. 178 et 179, p. 156).

A l'état normal leur tonicité ferme l'orifice vulvo-vaginal, mais n'oppose aucun obstacle à la pénétration du membre viril. Le pénis ne trouve en eux que de simples auxiliaires du plaisir, et nullement des ennemis à l'accomplissement de l'acte sexuel.

Mais que ces muscles se contracturent isolément ou simultanément, l'accès du vagin est interdit, la femme est, malgré la meilleure volonté, impuissante à laisser pénétrer le membre viril.

Dans certains cas plus rares, la contracture ne survient qu'après l'intromission de la verge, en plein coït, le membre viril se trouve alors emprisonné, *penis captivus*, phénomène analogue à celui qu'on observe comme règle dans l'espèce canine; la désunion sexuelle n'est possible qu'après le relâchement musculaire; cet accident heureusement rare, car on n'en connaît que quelques cas dans la science, est dû à la contracture du releveur, seul assez puissant pour produire pareil résultat.

Le contracture du constricteur vulvaire donne lieu au *vaginisme inférieur*, celle du releveur de l'anus au *vaginisme supérieur*, et celle des deux muscles simultanément au *vaginisme complet*.

Cette contracture peut être idiopathique, c'est-à-dire survenir sans cause appréciable, le plus souvent elle est secondaire à une affection utérine ou à l'hypérestésie vulvaire; dans ce dernier cas le vaginisme est une combinaison des deux variétés précédentes, c'est la forme la plus fréquente que nous allons maintenant étudier.

c. **Vaginisme contracturo-hypérestésique.** — Ce vaginisme a pour base un réflexe dont le point de départ est l'hypérestésie vulvaire et l'aboutissant la contracture des *custodes vaginæ* (constricteur vulvaire et releveur de l'anus).

Je ne reviendrai pas sur l'étude détaillée de ces deux éléments, dont l'étude vient d'être faite séparément.

Ce vaginisme se produit le plus habituellement dans les conditions suivantes :

Une jeune fille dont la conformation génitale est d'ailleurs normale, sauf une exagération de l'étroitesse et de la résistance de l'hymen, se marie ; l'époux, pressé d'en venir au fait, irrité par l'entêtement des tissus qui lui barrent la voie, veut vaincre quand même, et inconsciemment devient brutal.

La femme souffre, résiste, se replie sur elle-même, le mari redouble ses efforts inutiles et fait si bien qu'il rend désormais sa compagne rétive aux tentatives ultérieures.

Le traumatisme a excorié la vulve et exagéré sa sensibilité ; hypérestésie et contracture se combinent pour fermer désormais l'entrée de la vulve et créer le vaginisme.

Le résultat sera encore plus sûr si à l'élément traumatique vient s'ajouter un élément infectieux, tel que la blennoragie par exemple.

Certaines conformations de la vulve semblent prédisposer à l'éclosion du vaginisme ; c'est ainsi que la vulve peut être trop antérieure, c'est-à-dire empiétant sur le pubis, de telle sorte que la symphyse forme une trappe abaissée sur l'orifice vulvo-vaginal, d'où gêne pour la pénétration masculine.

Le vaginisme est facile à diagnostiquer ; on peut certifier son existence toutes les fois que, avec une conformation normale des organes génitaux, le doigt ne peut pénétrer dans le vagin, ou si cette pénétration se fait avec difficulté.

L'hypérestésie se reconnaîtra à la sensibilité douloureuse du contact, à la contracture, à l'étroitesse même du calibre vaginal.

Un examen attentif permettra enfin de reconnaître la présence des fissures, d'une hypérestésie localisée à une caroncule hyménéale.

L'affection est reconnue, sa variété dépistée, il importe d'instituer le *traitement*.

On recommencera par recourir aux moyens doux qui suffisent souvent ; en cas d'échec on aura recours aux moyens violents.

1° Moyens doux. — Cérat, douceur et savoir faire sont venus à bout de beaucoup de vulves récalcitrantes. Au médecin à savoir, par de sages conseils, expliquer les détails parfois scabreux de ce trépied thérapeutique.

Les grands bains, l'hydrothérapie, l'administration du bromure de potassium, pourront heureusement préparer la femme, à arriver avec des nerfs calmes au sacrifice sexuel.

S'il existe une fissure, une vulvo-vaginite, une inflammation de l'utérus, on la guérira par des moyens appropriés.

Contre l'hypérestésie, l'électricité faradique, les suppositoires à la cocaïne seront parfois d'un heureux secours.

Contre la contracture, la dilatation progressive avec des bougies de Hégar donne souvent de bons résultats.

On a conseillé l'anesthésie par le chloroforme ou l'éther pour permettre l'accomplissement du coït sous son influence; quand les circonstances obligent à ces ressources extrêmes, mieux vaut recourir aux moyens violents.

2° **Moyens violents.** — La femme étant anesthésié, on peut :

Soit dilater,
Soit inciser,
l'orifice vulvo-vaginal.

Dilatation. — La dilatation sera faite, à l'aide des pouces introduits dans le vagin, et écartés énergiquement l'un de l'autre jusqu'à la rencontre des branches ischio-pubiennes, ou à l'aide de bougies de Hégar.

Incision. — Sims conseillait de pratiquer deux incisions sur la partie postérieure de la vulve à un travers de doigt de la ligne médiane, débridement analogue à celui qu'on fait au moment du passage de la tête fœtale pour éviter la déchirure du périnée ; cette incision doit avoir 2 centimètres de profondeur environ ; elle est pansée en surface, en faisant un tamponnement vagino-vulvaire à la gaze iodoformée, pansement à la fois hémostatique antiseptique et dilatateur. Ce pansement peut être laissé trois jours en place.

Incision et dilatation combinées. — J'ai d'habitude recours à la méthode suivante qui est une combinaison des deux précédentes.

Le bistouri étant enfoncé sous la muqueuse vulvaire, dans la direction du vagin et sans pénétrer dans ce canal, je fais de chaque côté de l'orifice vulvaire une incision *sous-cutanée* des muscles constituant l'obstacle, au siège correspondant à l'incision de Sims, et je complète par la dilatation avec les bougies de Hégar.

Je termine par un tamponnement vagino-vulvaire à la gaze iodoformée que je laisse trois jours en place.

Ce procédé a l'avantage d'éviter la formation de plaies et des cicatrices qui en résultent.

Le coït est possible dix à quinze jours après l'intervention.

Au cas où il existe un hymen résistant ou des lambeaux hypérestésiques de cette membrane, il faut avoir soin de compléter l'opération en enlevant avec les ciseaux soit la membrane en totalité, soit ses caroncules.

V

CAUSES VAGUES

Par causes vagues, on entend celles qui, d'après un certain nombre d'observations, semblent susceptibles de produire la stérilité, bien que leur action ne soit pas péremptoirement démontrée, ou que leur influence pathogénique soit peu explicable.

Maladies générales. — Les maladies aiguës telles que la fièvre typhoïde et les fièvres éruptives n'ont qu'une influence momentanée et par conséquent sans importance ; il n'en est pas de même des maladies chroniques parmi lesquelles il importe de faire une place spéciale à la syphilis et à la tuberculose, qui entraînent souvent la stérilité, soit par l'atteinte de la santé générale, soit en altérant la glande génitale, testicule ou ovaire.

Maladies du système nerveux. — Les maladies du système nerveux agissent de préférence sur l'homme et amènent l'impuissance ; chez la femme, l'hystérie, névrose la plus fréquente, ne semble pas prédisposer à la stérilité.

Hygiène et alimentation. — Dire qu'une bonne hygiène éloigne la stérilité est une banalité, mais aussi une vérité. — L'hygiène comprend naturellement le vêtement, l'alimentation, l'exercice, une sage régularisation de la vie. Il ne faut donc pas oublier de donner les conseils d'hygiène aux époux qui désirent une conception.

Gémellité. — Dans l'espèce bovine, quand la gestation est double et que les produits sont de sexe différent, la femelle est, en général, inféconde (Saint-Cyr). — L'observation ne nous révèle rien de semblable dans l'espèce humaine, où la gémellité semble au contraire héréditaire.

Consanguinité, hérédité. — L'union entre consanguins prédispose, d'après les uns, à la stérilité, d'après les autres, au contraire, à la fécondité. — Il est actuellement impossible de se prononcer à cet égard. — L'hérédité semble jouer un certain rôle comme cause de stérilité relative, c'est-à-dire que, dans quelques familles, on voit volontiers des sœurs rester stériles ou avoir peu d'enfants.

Age. — Pour la femme, la faculté procréatrice commence et finit avec la menstruation. Toutefois, on peut voir par exception des femmes devenir enceintes après la ménopause, la ponte ovulaire persistant un certain temps après la cessation de l'écoulement sanguin. — Pour l'homme, les limites sont beaucoup plus vagues et le pouvoir fécondant dure souvent chez lui aussi longtemps que la faculté de pratiquer le coït.

Volonté. — Autrefois, on croyait le viol infécond, la femme ne pouvait concevoir que consentante à l'union sexuelle ; le coït physique ne suffisait pas pour la conception, il fallait en quelque sorte un coït moral. Opinion fausse, le viol est parfaitement fécond ; certaines femmes peuvent concevoir dans l'état somnambulique et même en état de mort apparente.

Stérilité énigme. — Mari et femme, mariés depuis dix ans, vivent dans l'union sexuelle la plus parfaite, et néanmoins n'ont pas d'enfants. — Le mari devient infidèle, et immédiatement devient père avec la femme séduite. — L'épouse suit le même exemple avec un autre homme, et la voici également enceinte. — Ce mari et cette femme étaient donc aptes à la procréation et néanmoins leur union restait stérile. — Pourquoi?

Les explications qu'on a essayé de donner jusqu'à présent de cette incompatibilité procréatrice ne reposent sur aucune base sérieuse ; il convient de ranger jusqu'à nouvel ordre ces faits dans une classe d'attente, sous la dénomination de *stérilité énigme*.

VI

RÉSUMÉ DU DIAGNOSTIC ET TRAITEMENT

Le premier soin du médecin, alors qu'il est consulté pour un cas de stérilité, doit être d'en déterminer la cause féminine ou masculine, et cette cause étant découverte de lui appliquer un traitement convenable.

Toutes les causes susceptibles d'empêcher la conception viennent d'être passées en revue, je me contente de les rappeler en les énumérant suivant l'ordre dans lequel elles ont été examinées :

I. — CAUSES FÉMININES

1. Vulve : Malformations,
   Vulvite et éruptions,
   Tumeur.
2. Vagin : Malformations,
   Vaginite,
   Tumeur.
3. Utérus : Métrite et endométrite,
   Déviation utérine,
   Ectopie utérine,
   Malformation,
   Sténose et atrésie du canal utérin,
   Déformation du col,
   Tumeur,
   Ecoulement utérin.
4. Trompe : Salpingites,
   Déviation,
   Malformations,
   Tumeur.
5. Ovaire : Ovarite,
   Déplacement,
   Malformations,
   Tumeur,
   Menstruation et fécondation.

6. Périgénitalia : Pelvipéritonite.
   Tumeurs périgénitales.
7. Surmenage génital.

II. — CAUSES MASCULINES

1. Testicule : Anomalie,
   Atrophie,
   Tumeur.
2. Canal déférent : Maladies.
3. Vésicule séminale : Maladies.
4. Maladies et malformations de la prostate et de l'urètre.
5. Spermatorrée.
6. États pathologiques du sperme.
7. Excès sexuels.
8. Maladies générales. — Influences diverses.
9. Actions médicamenteuses.
10. Vice de conformation des organes génitaux.
11. Anomalie de l'éjaculation.
12. Age.

III. — CAUSES COÏTALES

1. Erreurs du coït.
2. Impuissance :

a.) *masculine.*

Par défaut d'énergie,
Par perversion d'énergie,
Par excès d'énergie,
Par trouble de l'appareil digestif,
Par l'alimentation,
Par obésité,
Par intoxication,
Par exercice et surmenage,
D'origine nerveuse,
Par abus de l'organe intellectuel,
Par excès sexuels,
Par maladie de l'appareil génito-urinaire.
Impuissance fantôme.

b.) *féminine.*

Origine morale :
Frigidité, coïtophobie,
Origine physique :
Vaginisme.

IV. — CAUSES VAGUES

Maladies générales,
Maladies du système nerveux,
Hygiène et alimentation,

Gémellité,
Consanguinité et hérédité,
Age,
Volonté,
Stérilité énigme.

A chacune de ces causes, on saura opposer un traitement convenable, alors que la thérapeutique peut avoir sur elle une influence réelle.

Pour les principales de ces causes, le traitement a été indiqué chemin faisant, pour les autres il suffira de consulter le chapitre consacré à l'affection incriminée, ou, s'il s'agit de stérilité masculine, de se reporter aux traités spéciaux.

Il est toutefois un ensemble de causes qui, de la part de l'homme ou de la femme, empêchent la pénétration du sperme dans la cavité utérine et auxquelles on peut remédier par une même intervention la

FÉCONDATION ARTIFICIELLE

petite opération qu'il me reste à exposer en détail pour avoir terminé ce chapitre sur la stérilité.

Les causes justiciables de la fécondation artificielle sont :

Du côte du mari :

Un rétrécissement, ou une malformation (hypospadias) rendant l'éjaculation baveuse.

Quand il y a impuissance, l'éjaculation est encore possible et par conséquent capable de fournir le sperme nécessaire pour la conception, mais le coït ne peut avoir lieu faute d'érection suffisante.

Du côté de la femme :

Une déviation ou un déplacement de l'utérus, contre lequel tout traitement aura échoué.

Une paresse de l'utérus qui, inerte au moment du coït, n'exerce pas d'aspiration sur le liquide spermatique ; cette cause ne pourra pas être sûrement diagnostiquée, mais simplement supposée, quand après l'éjaculation le sperme s'écoule en abondance à l'orifice vulvo-vaginal : *la femme ne retient pas.*

On sera autorisé en pareil cas à tenter la fécondation artificielle quand :

1° Le traitement de la cause de la stérilité, alors qu'il est possible n'a amené aucun résultat, et qu'on peut rationnellement espérer y porter remède par la fécondation artificielle ;

2° L'examen microscopique du sperme fourni par le mari révèle une composition normale au point de vue des spermatozoïdes.

De nombreuses seringues ont été inventées pour pratiquer la fécondation artificielle, la plus simple est la meilleure, celle de Braun par exemple destinée aux injections intra-utérines.

On aura soin de la tenir d'une propreté absolue, d'éviter le dépôt d'un corps gras dans le corps de pompe, car le contact en serait nuisible à la vitalité des spermatozoïdes.

Au moment d'en faire usage, la seringue sera laissée pendant quelques instants dans de l'eau chauffée à 40 degrés, de manière à ce que la température de l'appareil soit approximativement celle du corps.

Pour recueillir le sperme, on prie le mari d'avoir quelques instants avant le moment du rendez-vous un rapport conjugal médiat avec l'intermédiaire d'un condom dans lequel le sperme sera reçu et présenté à l'opérateur, soit

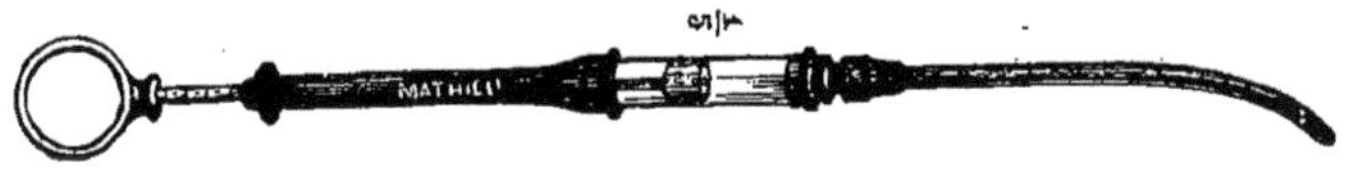

Fig. 625. — Seringue de Braun.

simplement un coït immédiat avec éjaculation normale dans le vagin, et le sperme sera recueilli par l'opérateur au fond du vagin, où l'extrémité de la seringue ira le puiser.

Ce dernier procédé étant le meilleur, c'est lui que j'aurai exclusivement en vue dans la description ultérieure.

Rendez-vous est pris, je suppose, à neuf heures du matin, autant que possible deux ou trois jours après la fin des règles [1], ou dans d'autres cas durant les deux à trois jours qui les précèdent.

Un rapport sexuel doit avoir lieu après miction féminine préalable, vers huit heures et demie, après lequel la femme restera étendue sur le dos, la tête basse.

A l'arrivée du médecin, elle sera placée avec douceur et sans qu'il y ait effort pour ne pas expulser le contenu vaginal, transversalement sur le lit, chaque pied sur une chaise, la vulve en face d'une fenêtre, sinon on se servira de lumière artificielle.

Un spéculum métallique bivalve, préalablement tiédi comme la seringue dans de l'eau à 40 degrés, sera doucement introduit, sans être enduit de corps gras, nuisibles aux spermatozoïdes; tout corps gras est d'ailleurs rendu inutile par la présence de sécrétions génitales, restes du dernier coït; les surfaces sont glissantes, la pénétration est facile.

Le spéculum appliqué est fixé ; la valve inférieure en avançant s'est chargée du liquide spermatique qu'on va chercher avec l'extrémité de la seringue. La seringue chargée, on introduit son extrémité dans l'utérus, et on la fait pénétrer avec grande douceur, de manière à éviter tout écoulement de sang, jusqu'à une profondeur de 4 à 5 centimètres, on pousse le piston de la seringue avec lenteur, et aussitôt qu'on a vu le liquide spermatique refluer à l'orifice externe, on retire doucement l'appareil, en continuant à pousser le piston, de manière à ce que, dans ce mouvement rétrograde, le sperme primitivement injecté n'ait pas tendance à s'échapper au dehors.

La seringue et le spéculum enlevés, la femme sera remise dans son lit, la tête basse, sans oreiller, pendant quatre à cinq heures. Elle restera deux jours au lit.

Après quoi, elle pourra se lever et se livrer à ses occupations habituelles.

[1] Une garde-robe aura été provoquée la veille au soir par un lavement.

Une seule tentative de fécondation artificielle ne saurait suffire; en cas d'insuccès, il sera bon d'en faire trois ou quatre.

Deux par exemple de suite après les règles, une ou deux de suite avant leur époque présumée.

On laissera entre chaque tentative s'écouler deux ou trois périodes menstruelles.

Telle est la fécondation artificielle, petite opération autour de laquelle les charlatans ont malheureusement fait beaucoup de bruit, mais que les gens de science ne sauraient rejeter de parti pris, malgré ses côtés répugnants.

Arrivé au terme de ce chapitre sur la stérilité, je résume en quelques mots la conduite à tenir :

L'examen attentif de la femme et du mari ayant révélé l'obstacle de la conception, on essaiera d'y remédier par des moyens appropriés.

Si ce traitement échoue et qu'il y ait lieu d'espérer réussir par la fécondation artificielle, on est autorisé à tenter cette intervention, pourvu que les conditions requises existent nettement; pratiquer cette opération par pure complaisance serait inexcusable, malgré son innocuité.

Enfin, si tout échoue, laissez quelque espérance au couple stérile.

« Car l'amour vit d'espoir et s'éteint avec lui. »

Des grossesses tardives et bien inattendues surviennent parfois, qu'elles soient ou non le fruit d'un écart conjugal, le médecin doit en prévoir la possibilité, alors qu'il émet son pronostic.

CHAPITRE XII

VOIES URINAIRES

SOMMAIRE

Pages.

I. *Anatomie et physiologie.*
1. Bassinets et uretères 679
2. Vessie 680
3. Urètre 682
4. Physiologie 683

II. *Pathologie de l'urètre.*
1. Rétrécissements 685
2. Urétrocèle 688
3. Tumeurs 689

III. *Pathologie de la vessie.*
1. Cystites 691
2. Tuberculose 699
3. Calculs 702
4. Corps étrangers 709
5. Tumeurs 710

IV. *Pathologie des uretères et bassinets.*
1. Urétéro pyélites 714

V. *Séméiologie urinaire.*
1. Rétention d'urine 718
2. Incontinence d'urine 720
3. Hématurie 722
4. Pyourie 725
5. Examen des urines 726

VOIES URINAIRES

I

ANATOMIE ET PHYSIOLOGIE

L'urine sécrétée par les reins, qui sont au nombre de deux, est versée dans le bassinet, qui la conduit dans l'uretère.

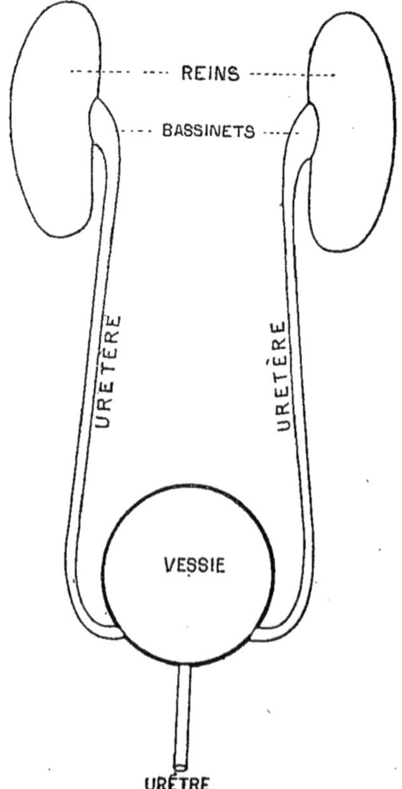

Fig. 626. — Schéma du système urinaire.

Par la voie uretérienne elle arrive à la vessie, réservoir médian et unique, où elle séjourne un temps variable, et de là elle est, d'une façon intermittente, expulsée au dehors par l'urètre.

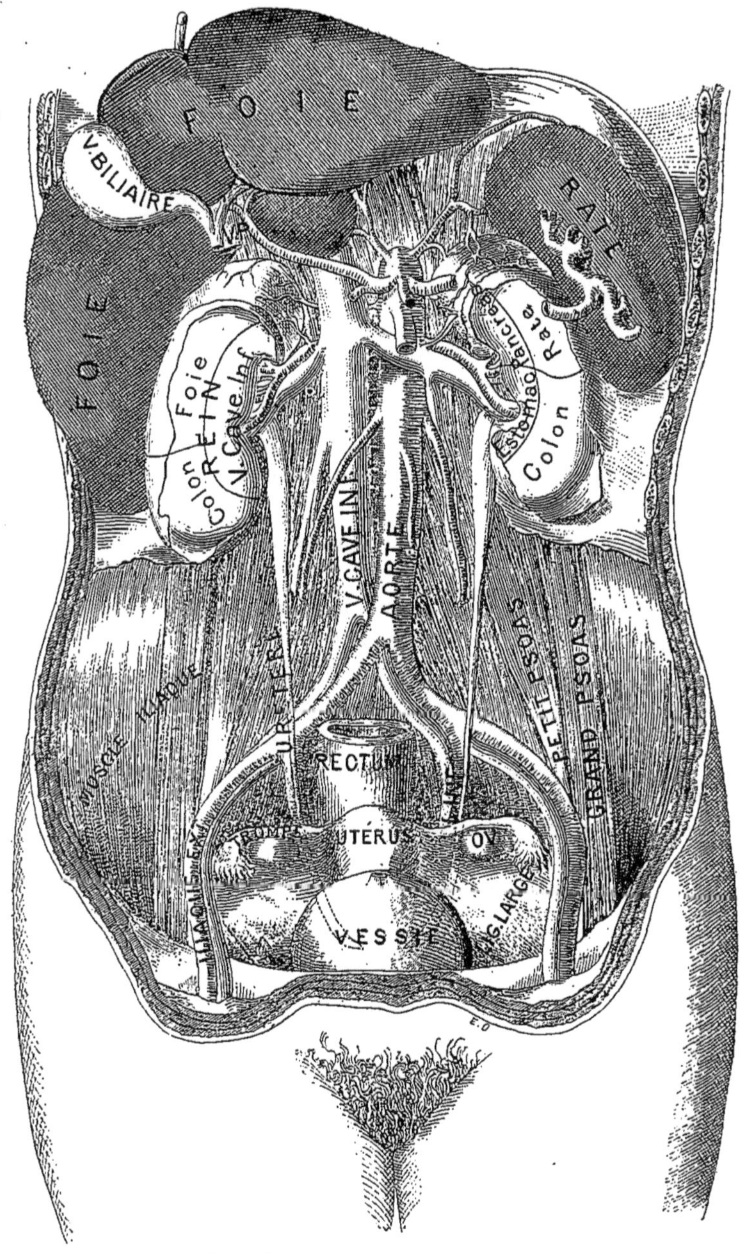

Fig. 627. — Topographie des organes urinaires.

Bassinets, uretères, vessie et urètre constituent donc l'appareil excréteur de l'urine, c'est-à-dire les *voies urinaires*.

La vessie et l'urètre sont uniques, impairs et médians, tandis que les bassinets et les uretères sont doubles, pairs, placés symétriquement de chaque côté de la colonne vertébrale.

Nous étudierons successivement chacun de ces organes au point de vue anatomique et examinerons dans une vue d'ensemble leur physiologie, dont la miction constitue l'acte principal.

1. — BASSINETS ET URETÈRES

Les papilles du rein sont entourées à leur base de petits manchons membraneux appelés *calices*, qui, après un trajet d'un centimètre environ, se confondent en une poche commune désignée sous le nom de *bassinet*.

Le bassinet, large à sa naissance au niveau du hile rénal, se rétrécit rapidement en descendant, et au niveau d'un plan horizontal passant par le bord inférieur du rein, se continue sans trace de démarcation nette avec l'uretère.

L'uretère est un canal de calibre à peu près uniforme dans toute sa longueur, et mesurant approximativement 30 centimètres.

Ces conduits présentent une portion abdominale et une portion pelvienne.

La *portion abdominale*, couchée sur le muscle psoas, au moment de pénétrer dans le petit bassin saute sur les vaisseaux iliaques primitifs. Dans tout ce trajet abdominal l'uretère est recouvert par le péritoine qui le sépare de l'intestin; les vaisseaux utéro-ovariens passent en avant de lui.

La *portion pelvienne* occupe successivement le bord externe et le bord inférieur du ligament large. Sa concavité est en rapport avec les éléments mêmes du ligament large et avec le col de l'utérus dont elle est séparée par un bon travers de doigt, tandis que sa convexité répond aux vaisseaux obturateurs et aux éléments qui constituent le diaphragme pelvien. Les rapports des uretères avec l'utérus deviennent plus intimes quand on abaisse le col. C'est justement le cas, alors qu'on opère sur le col, d'où la nécessité de redoubler de précaution dans les opérations de ce genre pour éviter les blessures des canaux uretéraux.

En pénétrant dans la vessie, l'uretère chemine obliquement dans la paroi vésicale, et débouche dans la cavité urinaire par un orifice taillé en bec de flûte, qui permet l'arrivée de l'urine dans la vessie, mais qui se referme par la pression du liquide intra-vésical, et empêche le reflux de l'urine dans la direction de l'uretère (fig. 628).

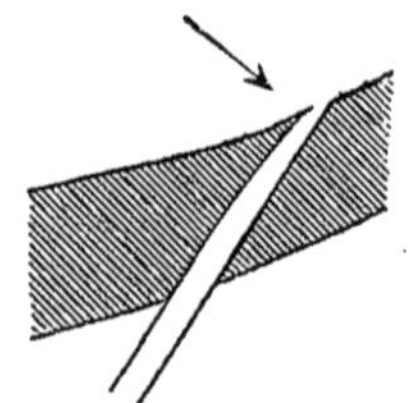

Fig. 628. — Pénétration de l'uretère dans la paroi vésicale.

L'uretère, de même que les bassinets, se compose de trois couches concentriquement superposées :

Une externe ou celluleuse;

Une moyenne ou musculaire lisse, confondue en une seule couche plexiforme ;

Une interne, muqueuse, recouverte d'un épithélium stratifié, à cellules arrondies excentriquement, cylindriques, enfin aplaties concentriquement.

2. — VESSIE

Placée entre le pubis et l'utérus, appuyée sur le vagin et recouverte par le péritoine qui la sépare des circonvolutions intestinales, la vessie constitue le réservoir intermittent de l'urine, liquide qui est amené par les uretères et qui s'échappe au dehors par l'urètre.

Vide, la vessie se présente sous la forme d'un réservoir aplati, dont la paroi inférieure accolée en arrière à la paroi vaginale supérieure et en avant au tissu cellulaire rétro-pubien reçoit vers sa partie postérieure les deux uretères et émet en avant l'urètre. La paroi supérieure, recouverte par le péritoine, est en rapport partiellement avec les anses intestinales, et partiellement avec l'utérus.

La vessie en se remplissant prend la forme d'une pyramide quadrangulaire, dont la base appuie sur le vagin; la face antérieure regarde le pubis, la face postérieure est au contact de l'utérus et les faces latérales, placées en face des parois latérales du bassin, en sont séparées par des circonvolutions intestinales. Le sommet se continue avec l'ouraque, qui, en compagnie des restes fibreux des artères ombilicales, gagne l'ombilic.

A mesure que la vessie se remplit, l'utérus, *normalement antédévié*, se redresse (fig. 333, p. 331) ; l'antéflexion disparaît pour faire place à la rectitude utérine (fig. 334), et si la distension vésicale continue, l'utérus se renverse légèrement en arrière prenant la direction de la rétroversion (fig. 335).

La vessie surdistendue devient globuleuse, sa face postérieure repousse l'utérus en arrière en faisant basculer le corps en arrière, la face antérieure entre au contact de la paroi abdominale antérieure, les parois latérales se rapprochent plus ou moins de la paroi pelvienne. Dans cette surdistension, la partie la plus élevée de la vessie peut atteindre le niveau de l'ombilic, exceptionnellement le dépasser.

Quand la vessie est pleine, l'exploration génitale devient difficile, car la tumeur vésicale gêne le toucher et la palpation et de plus éloigne l'utérus en le repoussant en arrière ; aussi faut-il avoir soin, avant de procéder à toute exploration gynécologique, à moins d'indication spéciale, de provoquer l'expulsion de l'urine.

La *capacité* de la vessie est très variable ; cet organe, plus tolérant chez la femme que chez l'homme, contient facilement un demi-litre de liquide, mais cette capacité peut, à l'état pathologique, aller jusqu'à plusieurs litres (8 à 10 litres).

Des recherches de *Genouville* il résulte qu'au point de vue anatomique la capacité de la vessie est moindre que celle de l'homme, mais physiologiquement la vessie chez la femme se laisse plus facilement distendre que chez lui, ce qui nous explique pourquoi chez la femme les mictions sont relativement moins fréquentes. Nous savons en effet que l'homme urine plus souvent que la femme, et l'enfant plus souvent que l'homme.

La limite de l'extensibilité de la vessie est sur le vivant établie par la douleur.

Quand on ouvre la vessie, on trouve la surface interne à peu près lisse ou légèrement ridée par les saillies des muscles sous-tendant la muqueuse. Ces saillies s'accentuent avec l'âge, surtout quand il y a inflammation chronique, de manière à constituer la *vessie à colonnes.*

Sur la paroi inférieure débouchent les deux orifices uretériens et en avant celui de l'urètre, l'ensemble constituant un trigône, dont chaque orifice marque un angle (fig. 629).

En arrière de la ligne inter-uretérienne, dont la saillie est assez accentuée, se trouve le bas-fond vésical, plus marqué chez l'homme que chez la femme, et dans lequel séjournent volontiers les calculs et corps étrangers.

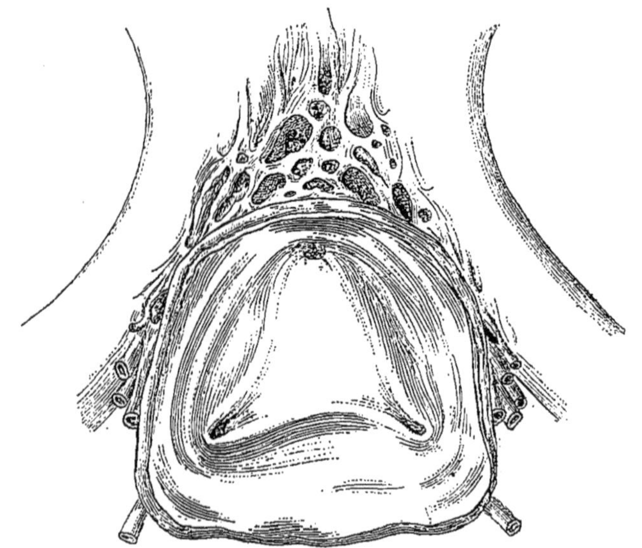

Fig. 629. — Trigône vésical.

Les bords du trigône sont à peu près égaux et mesurent chacun 3 centimètres.

La muqueuse vésicale est blanc rosé, composée d'une couche fibreuse recouverte d'un épithélium stratifié, à cellules très irrégulières comme forme (fig. 630). Elle ne possède ni glandes, ni papilles, ni villosités; quelques auteurs cependant admettent des glandes; elle est essentiellement constituée pour opposer un solide rempart contre l'urine et en protéger les tissus voisins.

La tunique muqueuse est recouverte d'une tunique musculaire lisse, moins épaisse chez la femme que chez l'homme, subdivisée en trois couches.

La plus concentrique est plexiforme ; ce sont les saillies exagérées de cette couche qui, soulevant la muqueuse, constituent la vessie à colonnes.

La moyenne est composée de fibres circulairement disposées.

Enfin la plus superficielle ou excentrique comprend des fibres longitudinales, dont les antérieures se prolongent jusqu'au pubis, les latérales jusqu'à

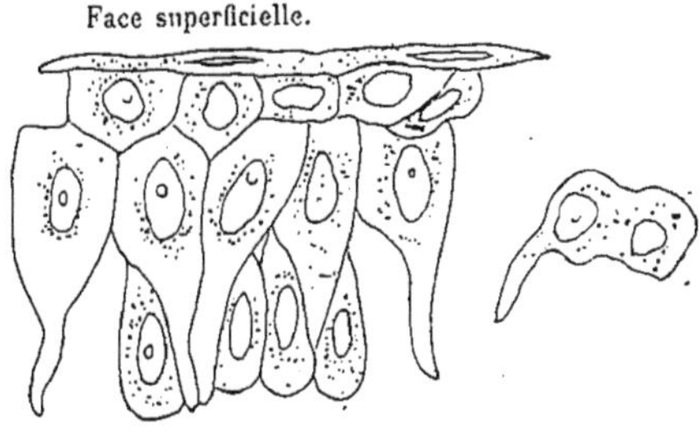

Fig. 630. — Épithélium vésical (Farabeuf).

l'aponévrose pelvienne, et les postérieures jusqu'au vagin, fixant ainsi la vessie au voisinage.

Au-dessus de la tunique musculaire se trouve la tunique séreuse ; incomplète, car elle ne revêt que la partie supérieure de l'organe à l'état de vacuité; à mesure que la vessie se remplit, elle l'enveloppe comme une sorte de capuchon solidement fixé sur la ligne médiane, mais devenant de plus en plus lâche à mesure qu'on s'approche des parties latérales.

3. — URÈTRE

L'urètre constitue chez la femme un canal de 4 centimètres environ, dont l'ouverture extérieure se trouve au niveau du vestibule vulvaire entre le clitoris et l'orifice vaginal.

Le diamètre est de 5 millimètres, mais se laisse facilement dilater jusqu'à 1 centimètre.

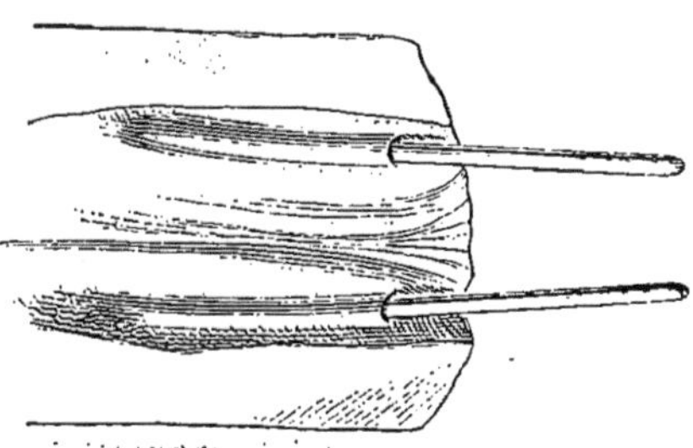

Fig. 631. — Glandes de l'urètre (Skene).

L'urètre chemine parallèlement au vagin, de telle sorte que son exploration par le toucher vaginal est des plus faciles.

La structure comprend une muqueuse mince et résistante se continuant profondément avec celle de la vessie et superficiellement avec celle de la vulve ; son épithélium est aplati, stratifié, analogue à celui du vagin, cependant au voisinage de la vessie les cellules tendent à devenir cylindriques.

Sur sa surface libre, on trouve l'orifice des glandes en grappe. Deux de ces glandes prennent, d'après *Skene*, un développement exagéré, de telle sorte qu'un fin cathéter (fig. 631) peut s'engager dans leur orifice ; cette particularité ne doit pas être oubliée, quand on pratique le cathétérisme urétral avec un instrument mince, sans quoi on s'expose à faire fausse route, alors qu'on cherche à pénétrer dans la vessie.

Excentriquement, par rapport à la muqueuse, se trouve une couche de fibres musculaires libres, longitudinales et faisant suite à la couche plexiforme de la vessie.

Au-dessus une couche de fibres musculaires, circulairement disposées, lisses au voisinage de la vessie où elles constituent le *sphincter vésical*,

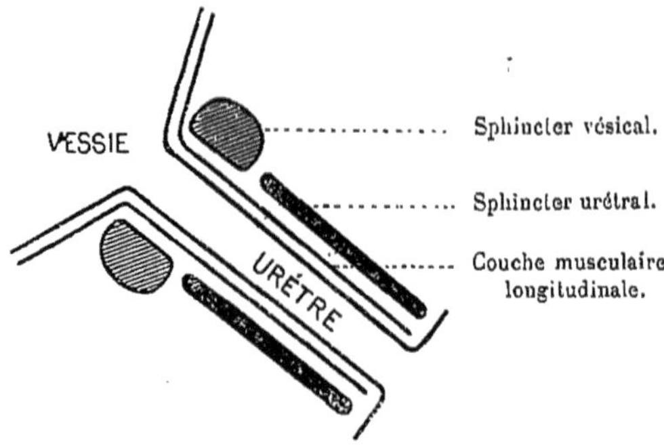

Fig. 632. — Structure de l'urètre.

striées dans le reste de l'étendue de l'urètre, et formant une sorte de *sphincter urétral* qui occupe presque toute l'étendue du canal urétral.

Ces fibres circulaires lisses et striées tendent constamment à fermer le canal de l'urètre, et en dehors de la miction réduisent ce canal à l'état virtuel.

Toutefois ce sphincter ne ferme pas la vessie d'un façon énergique, aussi est-il fréquent de voir chez les femmes, sous l'influence de l'effort, du rire, quelques gouttes d'urine être involontairement émises au dehors, ce qui ne se produit jamais chez l'homme dans les conditions normales.

4. — PHYSIOLOGIE DE L'EXCRÉTION URINAIRE (MICTION)

L'urine, sécrétée par le rein d'une façon continue bien qu'inégale, s'écoule dans le bassinet et de là dans l'uretère.

Ainsi qu'on a pu s'en assurer dans les cas d'extrophie vésicale, ce n'est pas goutte à goutte que l'urine s'échappe des uretères dans la vessie, mais par petits jets intermittents, sous l'influence de la contraction péristaltique des uretères.

La contraction uretérienne est suffisamment énergique pour surmonter la pression intra-vésicale alors que la distension du réservoir urinaire est moyenne, mais lorsqu'il y a surdistension, à moins que la paroi vésicale ne soit paralysée, les uretères, impuissants à vaincre la pression intra-vésicale, se laissent distendre par l'urine, jusqu'au moment où l'évacuation de la vessie leur permet de se libérer de leur contenu.

La vessie, réservoir essentiellement élastique et contractile, progressivement remplie par l'apport des uretères, se vide d'une façon intermittente ; cette évacuation constitue le phénomène de la *miction*.

La fréquence de la miction dépend de la tolérance vésicale. Avec une vessie qui réagit peu, elle n'a quelquefois lieu que trois fois et même deux fois par vingt-quatre heures, rareté qu'on observe assez souvent chez les femmes.

Trois à six mictions par vingt-quatre heures constituent la règle. Une plus grande fréquence appartient au domaine pathologique.

La quantité d'urine sécrétée par les reins est de 1 500 grammes environ par vingt-quatre heures ; cette quantité se répartit à peu près également entre les différentes mictions.

L'urètre féminin est normalement obturé par le sphincter vésical (muscle à fibres lisses) qui se trouve placé au voisinage de la vessie, et par le sphincter urétral (muscle à fibres striées) qui entoure le reste du canal urétral.

Ce double obstacle à l'écoulement de l'urine est vaincu au moment de la miction de la façon suivante :

Alors que la réplétion vésicale est suffisante, la paroi musculaire de cet organe se contracte énergiquement, l'urine entr'ouvre le sphincter vésical de l'urètre et arrive au contact de la muqueuse urétrale ; à ce moment se produit le besoin d'uriner.

Par un effort de volonté amenant la contraction du sphincter urétral, l'urine peut être refoulée vers la vessie, et la femme luttera ainsi pendant un certain temps contre le besoin qu'elle éprouve ; si au contraire la femme obéit au besoin qu'elle ressent, la contraction des muscles abdominaux aide la contraction vésicale, l'urine s'échappe au dehors et la contraction vésicale seule termine l'œuvre commencée de concert avec la contraction abdominale.

L'urine complètement évacuée, l'urètre se referme et la vessie se remplit de nouveau jusqu'à la miction suivante.

Dans le cas où la femme lutte contre le besoin d'uriner, une double alternative peut se produire : ou la contraction vésicale plus puissante que celle du sphincter urétral amène après un certain temps l'écoulement de l'urine, et il se produit une miction involontaire, ou la vessie, impuissante à vaincre la contraction du sphincter urétral, se paralyse, devient inerte, et la rétention d'urine est constituée.

Les troubles de la miction sont fréquents chez la femme, qu'ils soient constitués

par la rétention,
par l'incontinence,
par le ténesme, c'est-à-dire le besoin fréquent d'uriner.

Ces différents troubles seront ultérieurement étudiés.

II

PATHOLOGIE DE L'URÈTRE

L'urètre peut se rétrécir de telle sorte que son calibre diminué rend difficile la miction, il peut au contraire se dilater et donner lieu à l'urétrocèle; différentes tumeurs sont enfin susceptibles de se développer dans l'épaisseur de ses parois :

Nous aurons donc à étudier :

Les rétrécissements de l'urètre ;
L'urétrocèle ;
Les tumeurs de l'urètre.

1. — RÉTRÉCISSEMENTS DE L'URÈTRE[1]

Ce genre d'affection ne se rencontre chez la femme qu'à titre tout à fait exceptionnel. *Genouville* n'a pu en réunir qu'une soixantaine de cas.

Cette rareté de rétrécissements chez la femme peut être réelle ou provenir de ce que l'affection n'est reconnue que quand il y a une sténose très marquée, empêchant complètement ou presque complètement la miction.

En tout cas, la rareté relative des rétrécissements chez la femme, par rapport à l'homme, semble provenir de ce que la structure de son urètre est beaucoup plus simple que chez ce dernier ; ce canal n'est chez la femme affecté qu'à une seule fonction, aussi le rétrécissement amène-t-il des désordres moins variés.

Étiologie. — On a décrit des rétrécissements congénitaux, mais on ne les rencontre que très rarement, ceux qui ont pour origine une infection blennoragique sont un peu plus fréquents.

La raison pour laquelle le rétrécissement de l'urètre chez la femme est rare n'est pas seulement dans la faible longueur ni dans la grande largeur du canal excréteur, mais bien dans la bénignité habituelle de son inflammation.

S'agit-il au contraire d'un traumatisme sérieux, tel que celui produit par le passage de la tête fœtale ou le séjour trop prolongé de celle-ci dans la cavité vaginale ou encore par une application difficile de forceps et l'on verra se produire, au bout d'un certain temps, une petite perte de substance

[1] Consulter Genouville. *Du rétrécissement blennoragique de l'urètre chez la femme. — Étude comparative des organes de la miction dans les deux sexes. — Archives de Tocologie*, avril 1893, p. 297.

qui aboutira en dernier lieu à une cicatrice et à une coarctation du calibre de l'urètre.

Le séjour de corps étrangers, le chancre, les plaques muqueuses, peuvent aussi laisser des cicatrices, qui en vieillissant ont une tendance de plus en plus forte à se rétracter et à diminuer encore la lumière du canal.

Chez la femme comme chez l'homme on a pu observer le rétrécissement spasmodique, spasme qui peut momentanément exister au niveau du sphincter vésical.

En résumé cinq classes étiologiques :

1° Blennoragie ;

2° Traumatisme obstétrical ou opératoire ;

3° Chancre simple ou syphilis, soit primitive, soit tertiaire ;

4° Hypertrophie conjonctive périurétrale, sénile ;

5° Spasme (rétrécissement spasmodique).

Au point de vue ANATOMIQUE, il est utile de signaler les différentes dispositions que peut affecter le rétrécissement, tantôt c'est un anneau, tantôt une bride ou encore une valvule ; il y a cependant des cas où tout le canal est épaissi et diminué dans son calibre.

Les SYMPTÔMES sont tardifs, la miction est à peine gênée au début, mais peu à peu elle ne s'effectue que sous l'influence d'un effort ; puis l'urine ne sort que goutte à goutte, les malades sont tourmentées par des douleurs hypogastriques, des envies fréquentes d'uriner, peu à peu on voit s'y ajouter d'autres malaises.

Les malades ne pissent plus de l'urine pure ; au bout d'un temps plus ou moins prolongé, alors que la cystite est constituée, on voit sourdre du canal de l'urètre du pus et quelquefois même du pus mélangé de sang.

A une époque ultérieure les douleurs deviennent plus soutenues, plus persistantes, il y a parfois même de la rétention suivie quelquefois d'incontinence par regorgement.

Si l'on procède à l'exploration de l'urètre, la bougie à boule est vite arrêtée et le toucher vaginal permet d'apprécier une induration au niveau du point rétréci.

La marche de cette affection est longue et pénible ; elle est traversée par des accidents, des complications assez sérieuses telles que les fistules vésico-vaginales et les ruptures intra-péritonéales de la vessie. (Ce dernier accident est excessivement rare. Genouville dans ses recherches n'a pu en trouver qu'un cas.)

La rapidité de la marche varie suivant la cause ; les rétrécissements les plus rapides sont ceux qui surviennent après une cautérisation (dix-huit mois à deux ans) ; ceux qui surviennent après un traumatisme obstétrical sont beaucoup plus tardifs et n'arrivent à un degré avancé qu'au bout de sept ou huit ans.

Bien souvent les malades, lorsqu'elles ne succombent pas aux complications de l'affection primitive, restent infirmes ; en effet une incontinence définitive s'établit et assombrit l'avenir de ces femmes.

Le DIAGNOSTIC ne pourra être fait qu'après examen et exploration au moyen d'une sonde, ce n'est qu'un cathétérisme bien mené qui établira l'existence réelle d'un rétrécissement et le différenciera d'une tumeur, d'un polype, d'une urétrocèle, de calculs vésicaux ou d'une simple cystite.

Le diagnostic du siège sera fait à l'aide d'une bougie à bout olivaire comme chez l'homme ; on trouvera le plus souvent l'obstacle dans le tiers antérieur de la cavité, car, ainsi que l'a indiqué *Genouville* : « Sur 13 cas nous voyons que 9 fois le rétrécissement a siégé au méat au à moins de 12 millimètres du méat, c'est-à-dire dans le tiers antérieur. Dans les 4 autres cas il siégeait à 2 centimètres, 3 centimètres et à la moitié de sa longueur. Dans deux cas de rétrécissements multiples, il y avait obstacle auprès du col, mais c'était le rétrécissement le moins serré. »

Le rétrécissement est tantôt annulaire et tantôt canaliculé, suivant que la partie rétrécie constitue un simple anneau étroit ou un véritable canal.

Le toucher vaginal donnera des renseignements, surtout en le combinant avec l'exploration par la sonde. Il permettra parfois de sentir des nodosités cicatricielles au niveau de la sténose.

Le TRAITEMENT comprend cinq procédés différents :

1° La dilatation graduelle ;

2° La dilatation rapide ;

3° L'électrolyse ;

4° L'urétrotomie partielle ;

5° L'urétrotomie totale.

La dilatation graduelle est le meilleur traitement en même temps que le mieux accepté par la malade dans la majorité des cas. Elle se pratique à l'aide du dilatateur métallique, le même qu'on emploie pour la dilatation de l'utérus. On passe l'instrument tous les deux jours, en allant à chaque séance à la dilatation maximum que peut supporter la malade.

La dilatation rapide est mauvaise, car elle expose après elle à l'incontinence d'urine.

L'électrolyse, dans les quelques cas où elle a été employée, semble avoir donné de bons résultats.

L'urétrotomie partielle se fait à l'aide d'un bistouri ordinaire, à pointe légèrement mousse, en sectionnant la bride urétrale qui en général est peu éloignée du méat.

L'urétrotomie totale proposée par *Quénu* consiste à sectionner toute la cloison urétro-vaginale jusque et y compris le rétrécissement. Ce procédé facile à exécuter évite la récidive. Il est très bien approprié aux cas où le rétrécissement siège au voisinage du méat, ce qui est la règle.

En résumé, comme traitement, on tentera d'abord la dilatation graduelle, et si elle échoue on aura recours :

A l'urétrotomie utérine, si la sténose siège vers la partie postérieure de l'urètre ;

A l'urétrotomie totale, quand elle siège au voisinage du méat.

2. — URÈTROCÈLE VAGINALE

Sous ce nom, on a l'habitude de désigner une dilatation étendue de l'urètre aux dépens de sa paroi inférieure, qui vient faire une saillie plus ou moins accentuée dans la cavité vaginale.

Étiologie. — C'est presque toujours un *traumatisme*, tel que l'introduction de corps étranger ou un accouchement long et pénible, qui détermine un relâchement de la paroi inférieure de l'urètre soit directement, soit par l'intermédiaire d'une poche urineuse qui se forme à la suite d'une éraillure de la muqueuse.

L'ouverture de petits abcès ou d'un kyste du vagin siégeant sur la paroi antérieure du vagin amènent des urétrocèles par le relâchement des tissus qui en résulte.

L'anatomie pathologique de cette lésion est encore peu connue. La tumeur formée par l'urétrocèle est composée de un ou plusieurs lobes.

Souvent, la paroi est épaisse, cutanisée.

La poche communique plus ou moins largement avec l'urètre; sa face interne est remplie de fongosités mollasses.

L'épithélium manque généralement; parfois on peut trouver des pertes de substance, des ulcérations.

Les symptômes ne sont pas toujours bien accusés. A un moment donné, on voit survenir une légère incontinence, mais bien avant que celle-ci fasse son apparition, les femmes se plaignent d'une sensation de chaleur, de cuisson, qui dégénère parfois en une douleur très pénible après l'expulsion des dernières gouttes d'urine.

Elle se prolonge pendant un temps plus ou moins long.

Lorsque l'affection existe déjà depuis quelque temps, on voit survenir de l'incontinence, au début très passagère et ne s'accusant qu'au moment d'un effort ou d'une secousse, mais qui plus tard devient presque permanente.

Contrairement à ce que l'on voit dans la majorité des cas, les femmes atteintes d'urétrocèle éprouvent parfois de grandes difficultés pour uriner, il y a même de la rétention plus ou moins persistante.

Le gonflement de la muqueuse l'explique dans un assez grand nombre de cas.

Lorsque la poche urineuse est le siège d'une vive inflammation, on peut voir sortir de l'urètre un liquide séro-purulent, qui se mélange généralement à l'urine au moment de la miction, ou qui est expulsé avec quelques épreintes mélangé aux dernières gouttes d'urine.

L'examen local de la femme atteinte d'urétrocèle ne présente pas de difficultés.

La simple inspection de la région vestibulaire révèle la présence d'une petite tumeur globuleuse qui écarte les petites lèvres; mais il arrive parfois que l'urétrocèle est peu accusée, il faut alors écarter avec deux valves les parois latérales du vagin pour l'apercevoir.

Bien plus, chez certaines malades il faut recourir au toucher pour reconnaître l'existence d'une petite tumeur réductible, dépressible, mollasse. Si l'on appuie sur cette tumeur, on la voit diminuer de volume et en même temps sourdre par le méat quelques gouttes de pus plus ou moins mélangé d'une urine altérée répandant une odeur très forte ; quelquefois la poche ne se vide pas par la simple pression exercée sur elle ; il faut alors recourir à une sonde.

Celle-ci peut, en même temps, renseigner sur l'étendue et les rapports de l'urétrocèle ; tantôt la sonde pénètre sans la moindre difficulté jusque dans la vessie, si on déprime légèrement avec le doigt la paroi vaginale supérieure, tantôt le bec de la sonde tombe d'emblée dans une dépression, et si l'on veut pousser l'instrument en avant, on sent qu'il refoule la muqueuse, mais ne pénètre pas dans la vessie.

La marche de l'urétrocèle est progressive.

La cystite vient quelquefois la compliquer, il en est de même des calculs qu'on a observés dans les vieilles urétrocèles.

Le seul DIAGNOSTIC qu'il soit utile et important de faire, est celui de la cystocèle. Mais celle-ci occupe un siège de beaucoup postérieur à l'urétrocèle, la tumeur est bien plus grosse, influençable par les efforts prolongés.

Quant aux kystes du vagin, ils n'entraînent généralement aucun trouble du côté des voies urinaires et la confusion entre les deux affections est par conséquent difficile.

Le TRAITEMENT de l'urétrocèle est essentiellement chirurgical :

Après avoir placé une valve contre la paroi postérieure du vagin et une sonde fortement recourbée dans la poche, on incise la paroi de celle-ci d'un seul coup de bistouri.

On tâchera de faire l'incision sur la ligne médiane aussi exactement que possible.

Cette précaution permettra d'effectuer l'opération sans grande perte de sang.

Après avoir ouvert la poche, on fera un raclage, au besoin une cautérisation de ses parois, on réséquera un petit lambeau de chaque côté et on placera pour finir quelques sutures profondes et superficielles.

3. — TUMEURS PAPILLAIRES ET POLYPOIDES DE L'URÈTRE

ETIOLOGIE. — Ce genre d'affection peut se rencontrer à tous les âges, mais il paraît néanmoins être plus fréquent vers l'époque de la ménopause. Il s'agit généralement de femmes qui ont dépassé la quarantaine.

Toutes les causes d'irritation de la région vestibulaire et la blennoragie, en particulier, semblent entrer pour une grande part dans la production des tumeurs polypoïdes.

Au point de vue ANATOMO-PATHOLOGIQUE, ces tumeurs appartiennent par leur structure à la classe des papillomes très vasculaires ; les vaisseaux présentent des parois très épaisses.

Parfois on trouve dans ces petites excroissances des îlots d'épithélium, ce qui expliquerait la récidive et le caractère presque malin de ces néoformations.

Les SYMPTÔMES auxquels ces tumeurs donnent lieu sont excessivement variables ; chez quelques femmes ils peuvent être absolument nuls et le chirurgien n'aperçoit l'état pathologique que par hasard au cours d'un examen au spéculum.

D'autres fois les phénomènes douloureux sont assez considérables pour que les femmes s'en plaignent. Douleurs vagues dans les aines, dans la région hypogastrique, surtout après des efforts ou une marche prolongée, miction parfois difficile accompagnée de l'émission de quelques gouttelettes de sang, cuissons persistantes chez certaines prédisposées.

Cette petite tumeur, siégeant au niveau du méat, devient parfois le point de départ de crises intolérables ; non seulement la miction, mais la marche, le simple attouchement provoquent des réflexes d'une intensité telle, que les anesthésiques sont quelquefois impuissants à les faire disparaître.

Indépendamment de la douleur, la tumeur papillaire peut amener un ténesme vésical très pénible, avec ou sans émission involontaire des urines.

On connaît même des cas où les troubles ont été jusqu'à la rétention complète ; presque toujours elle est le fait d'une contraction spasmodique d'origine réflexe du col de la vessie.

Le DIAGNOSTIC de cette variété de tumeurs est généralement facile.

C'est presque toujours sur la moitié inférieure de la circonférence de l'urètre qu'elles s'implantent et par une base assez large, qui grâce à la laxité du tissu sous-muqueux est assez facile à déplacer.

Au début, elles se présentent sous forme de petites granulations rouge violacé, plus tard elles atteignent les proportions d'un gros pois et même quelquefois d'une noisette.

Uniques, d'autres fois multiples, on les rencontre non seulement à l'entrée du méat, mais aussi plus profondément, et alors il faut dilater l'urètre à l'aide d'un spéculum bivalve pour les bien apercevoir.

Dans certains cas, le diagnostic des tumeurs urétrales profondes est entouré des plus grandes difficultés.

Le PRONOSTIC est généralement bénin, mais nous avons vu que la récidive est possible.

TRAITEMENT. — La malade, étant anesthésiée à l'aide de la cocaïne, on saisit le petit papillome et on l'attire avec une pince à griffes, puis d'un coup de ciseaux courbes on l'enlève au niveau de son point d'implantation ; il est bon de cautériser la base de la tumeur avec le thermocautère.

Quand la tumeur est située profondément, *Le Dentu* fait une incision curviligne du vestibule immédiatement au-dessus du méat comme pour la taille vestibulaire, il dissèque ensuite la paroi supérieure de l'urètre jusqu'à 1 centimètre ; après quoi il fend avec des ciseaux la paroi supérieure sur la ligne médiane et enlève la tumeur qui siège sur la paroi opposée.

Schwartz conseille de fendre d'un coup de ciseaux la paroi inférieure du canal en se tenant en dehors de la tumeur ; cela fait en écartant les deux parois, on se crée du jour et on enlève le polype avec les ciseaux courbes ; on cautérise, pour finir, la base du papillome.

Après avoir bien lavé la place, on suture au crin de Florence la petite section et on applique un pansement boriqué.

Pour mieux empêcher la coarctation du canal de l'urètre, il est utile de placer pendant les premiers jours une sonde à demeure.

III

PATHOLOGIE DE LA VESSIE

Inflammation, *corps étrangers*, *tumeurs*, forment le bilan pathologique de la vessie.

L'inflammation tantôt est simple, tantôt constitue un des modes de l'évolution locale de la tuberculose.

Le corps étranger intra-vésical est tantôt de provenance extérieure ayant été introduit par le canal de l'urètre, tantôt développé sur place et désigné dans ce dernier cas sous le nom de calcul.

Nous aurons donc à étudier dans la pathologie de la vessie :

1° La cystite ;
2° La tuberculose, variété de cystite ;
3° Les calculs ;
4° Les corps étrangers ;
5° Les tumeurs.

1. — CYSTITES

Etiologie et pathogénie. — L'anatomie normale nous enseigne que le système vasculaire de la vessie a des connexions très étendues et très intimes avec les réseaux qui parcourent l'épaisseur et la surface de l'utérus.

Ce fait explique la simultanéité et l'influence réciproque des congestions qui se manifestent dans les deux organes.

Ne sait-on pas qu'au moment des règles, les femmes ont des troubles très caractérisés de la miction.

Que cet état congestif de l'utérus s'exagère sous l'influence d'une métrite et d'une affection péri-utérine et l'on verra la vessie devenir le siège de modifications pathologiques sous l'atteinte de l'élément infectieux, qui aura donné naissance à l'inflammation utérine.

Dans un autre ordre d'idées, les différentes déviations et déplacements, et enfin l'augmentation du volume de l'utérus, ayant pour point de départ le développement d'une tumeur, ou la grossesse, peuvent aussi, par le fait de la compression, créer des difficultés à l'émission de l'urine, amener sa rétention partielle et par suite une altération qui ne tardera pas à irriter les parois de la vessie et à provoquer la cystite.

Parmi les causes déterminantes, il faut signaler le froid, l'ingestion de certaines substances, notamment des épices, les boissons alcooliques.

La cystite après l'accouchement est assez fréquente ; on a invoqué pour l'expliquer, la propagation des inflammations venant d'une lésion du col, mais aujourd'hui on tend de plus en plus à la rattacher à un élément infectieux (diplocoque) pénétrant par l'urètre. La fréquence du cathétérisme, en pareil cas permet de comprendre facilement le mode de pénétration des microbes dans la vessie.

La cystite puerpérale est tantôt très légère, tantôt d'une intensité extrême. Autant les cystites développées pendant la grossesse sont peu graves, autant celles qui éclatent après l'accouchement sont intenses et rebelles au traitement. Si cette proposition est vraie d'une façon générale elle souffre néanmoins quelques exceptions.

Qui ne connaît en effet les complications vésicales, qui accompagnent la rétroversion de l'utérus gravide, où parfois la cystite dégénère très rapidement et devient gangréneuse. La sonde ne donne écoulement qu'à quelques gouttes de liquide ; elle s'arrête, s'embarrasse dans les tissus sphacélés, qui sont rejetés dans ces cas par l'urètre sous forme de lambeaux membraneux grisâtres. Tous ces accidents s'accompagnent de douleurs hypogastriques, de frissons, de fièvre intense et de prostration.

Un des caractères tranchants des cystites chez la femme est leur tendance à la chronicité et leur résistance au traitement.

Symptomatologie. — Il est d'usage de décrire deux formes de cystite, l'une aiguë et l'autre chronique.

L'étude attentive des symptômes et de l'évolution de ces deux variétés montre qu'il n'y a là en somme qu'une seule et même affection.

Tantôt son début est violent ; tantôt au contraire il est lent et insidieux et l'on voit la maladie s'intaller pour un temps plus ou moins long sans qu'on ait pu surprendre la phase aiguë.

Quoi qu'il en soit, nous allons conserver pour la commodité de la description la division classique.

a. La *cystite aiguë* s'annonce par des *douleurs*, qui se font sentir principalement au moment même de la miction.

Dans l'intervalle des mictions, la malade ressent une sorte de pesanteur, de sensation de plénitude, qui d'abord est vague, ne tarde pas à devenir de plus en plus accusée, assez impérieuse.

Si la malade essaie de retarder la miction, le périnée, l'anus deviennent le siège de violentes douleurs, d'élancements ; il arrive un moment où l'urine s'échappe, une contraction spasmodique s'empare de tous les muscles qui prennent part à l'effort.

Au ténesme vésical vient s'ajouter du ténesme rectal, non moins pénible. L'urètre est parcouru par une douleur lancinante, cuisante ; certaines femmes la comparent à la sensation que produirait le contact d'un fer rouge.

Peu à peu, la crise diminue d'intensité, mais le calme n'est que relatif, il reste toujours un malaise, une lassitude très grande.

Au bout d'une heure, et dans les cas sérieux en bien moins de temps encore, on voit les douleurs devenir de plus en plus rapprochées, et la crise éclater à nouveau.

Parfois, les intervalles pendant lesquels les malades ne souffrent pas sont si courts, que les douleurs semblent être continues.

Il faut ajouter à ces faits très caractéristiques, que la palpation, le toucher vaginal et rectal sont très pénibles ; ces moyens d'investigation permettent de constater, en outre, que la vessie est légèrement distendue.

Les *urines* présentent des altérations tout à fait caractéristiques. Leur quantité est diminuée. En les laissant reposer, on voit se former au fond du récipient un nuage grisâtre, qui peut être assez abondant. Au cours d'une cystite aiguë très intense, les urines prennent une coloration d'un rouge foncé ; elles contiennent du pus, du mucus, du sang et des cristaux d'acide urique.

La cystoscopie peut rendre de réels services au point de vue des connaissances des lésions internes qui accompagnent les cystites. — La muqueuse est très fortement injectée. — Par places, on voit des taches ou des traînées, la surface est comme marbrée.

Cet état local se traduit quelquefois par des phénomènes généraux assez sérieux, il y a de l'agitation, de l'insomnie, souvent de l'anorexie, et si la malade néglige de se soumettre au traitement rationnel, on voit survenir de l'amaigrissement et une perte des forces.

Mais un fait sur lequel les anciens travaux et traités semblent insister, et qu'ils considèrent comme étant absolument constant, c'est la *fièvre*.

Guyon affirme au contraire que jamais la cystite pure, si intense qu'elle soit, ne donne lieu à une élévation de température.

Un accident autrement fréquent est la rétention complète ou incomplète. Dans le premier cas, la distension de la vessie porte la douleur au paroxysme ; dans le deuxième, le médecin peut être facilement induit en erreur, car les besoins d'uriner, chez les malades, sont très fréquents et cependant la vessie ne se vide que d'une façon incomplète.

Quant à l'incontinence, on ne la rencontre guère au cours d'une cystite aiguë.

La *marche* et la *durée* de la cystite aiguë sont très variables, tantôt tous les phénomènes, que nous venons de tracer, disparaissent au bout de quelques jours ; tantôt, au contraire, on les voit se prolonger pendant des semaines, en présentant des périodes d'exacerbation et de rémission. D'une façon générale on peut dire que la marche et les différents modes de terminaison empruntent des caractères particuliers à chaque variété de cystite. Aussi nous proposons-nous de les décrire avec celles-ci.

b. La *cystite chronique* n'est en somme qu'une cystite qui traîne, qui dure longtemps et résiste aux traitements mis en usage.

Quant au reste, elle présente les mêmes symptômes que ceux qui ont été déjà décrits plus haut.

Il faut dire cependant qu'ils sont légèrement modifiés dans leur allure générale.

Les douleurs ont une acuité moindre, elles sont plus accusées au début de la miction et s'annoncent par une sorte de pesanteur au-dessus du pubis ; la durée de ces douleurs est assez courte, mais lorsque la maladie dure depuis quelque temps, elles peuvent se prolonger un certain temps après la miction.

En outre, il suffit quelquefois d'un léger écart de régime pour voir les symptômes reprendre leur acuité primitive ; sur la cystite chronique vient se greffer momentanément une nouvelle poussée de cystite aiguë.

Les mictions deviennent de plus en plus fréquentes, mais l'émission de l'urine souffre parfois quelques difficultés, c'est ainsi qu'elle peut être interrompue ou du moins gênée par les gros flocons qui flottent dans l'urine et viennent à un moment donné entraver le jet.

Si on introduit une sonde dans la vessie — opération qui doit être exécutée avec les plus grands ménagements — on constate que le premier liquide expulsé est en général plus clair que le dernier qui se trouble, s'épaissit jusqu'à prendre l'aspect et la consistance du pus.

Si l'affection dure depuis quelque temps déjà, à une grande quantité de mucus vient se joindre du sang, du pus et enfin des cristaux d'acide urique.

L'examen microscopique révèle la présence de leucocytes en plus ou moins grande abondance et de cellules épithéliales.

Lorsqu'on laisse reposer les urines, on voit bientôt se former au fond un dépôt gris jaunâtre, mais le liquide qui surnage ne reprend pas une limpidité parfaite, et le trouble est probablement dû, soit à une certaine quantité de mucus qui se mélange d'une façon intime à l'urine, soit à une complication rénale.

Au lieu de rester acides, les urines subissent une transformation ammoniacale ; cette fermentation est d'origine microbienne.

Tous ces phénomènes locaux que nous venons de passer en revue peuvent, au bout d'un temps plus ou moins long, retentir sur la santé générale.

Il y a d'abord de la fatigue, de l'anorexie ; peu à peu la malade dépérit, se cachectise.

Les poussées inflammatoires renouvelées impriment un caractère encore bien plus grave à l'affection ; on voit alors survenir de la fièvre, des frissons, de la diarrhée, des sueurs profuses et finalement la mort.

D'une façon générale on peut cependant dire que ce sont les complications telles que la pyélonéphrite, la néphrite infectieuse qui aggravent la marche de la cystite.

Par elle-même elle amène rarement la terminaison fatale.

Le DIAGNOSTIC de la cystite chronique n'est pas difficile, on la reconnaîtra à la fréquence des mictions, à la douleur qui les accompagne, à l'altération des urines (présence de muco-pus) et à leur réaction ammoniacale.

C'est ainsi que dans la cystalgie simple, s'il y a des mictions fréquentes et de la douleur, les urines restent limpides, il n'y a ni pus, ni sang, ni excès du mucus.

Si une confusion est possible, c'est avec la pyélonéphrite ; pour la différencier, il faut, après lavage préalable de la vessie, recueillir et examiner le liquide, qui s'écoule goutte à goutte par la sonde introduite dans la vessie.

S'il y a cystite, le liquide reste clair ; si, au contraire, on a affaire à une pyélite ou pyélonéphrite, l'urine qui s'écoule ainsi sera déjà altérée.

Après avoir ainsi nettement établi qu'il s'agit bien d'une cystite, l'œuvre du gynécologue n'est pas terminée, il faut, pour qu'il puisse instituer un traitement raisonné, connaître la *cause* de la cystite, la *variété* de celle-ci.

Et ici, il devra passer en revue toutes les inflammations chroniques de la vessie.

La *cystite blennoragique*, qui est la conséquence de la propagation du virus blennoragique de l'urètre à la vessie, peut éclater chez la femme par suite d'un cathétérisme imprudent, mais bien plus souvent elle se déclare comme simple suite d'une urétrite blennoragique ; elle apparaît rarement au début de l'infection, et met un certain temps, parfois quelques semaines, pour atteindre le maximum d'intensité.

Ses trois symptômes fondamentaux, la douleur, la fréquence des mictions et l'altération des urines, se retrouvent encore ici, peut-être avec des caractères plus accusés.

Quand l'acuité est grande, on voit les femmes souffrir atrocement, les besoins être pressants, l'hématurie presque constante, mais il est rare qu'elle soit profuse et que le sang remplisse la vessie.

Cette allure grave de la cystite blennoragique est l'exception, les symptômes sont ordinairement moins prononcés et se bornent, dans la majorité des cas, à du ténesme.

Les urines contiennent des grumeaux muco-purulents, dus surtout à l'existence d'une urétrite concomitante ; mais l'examen microscopique y révèle l'existence de micro-organismes pathogènes, de gonocoques.

La *cystite tuberculeuse* présente quelques symptômes communs avec les cystites blennoragique, calculeuse, et celles qui accompagnent le développement des tumeurs de la vessie.

Un signe fréquent dans toutes ces variétés de cystite est l'hématurie, mais elle présente dans le cas de tuberculose vésicale des caractères assez particuliers.

Elle est ici très précoce, assez fréquente, le sang est généralement mélangé aux dernières gouttes d'urine qui s'écoulent, il peut cependant se montrer en quantité plus considérable.

Ce que l'hématurie a de remarquable, c'est qu'elle diminue avec les progrès de la maladie.

Parmi les autres signes communs aux cystites, il faut signaler : les douleurs, le spasme urétral, la rétention, l'incontinence d'urine.

L'élément pathognomonique, qui est le bacille de Koch, est précieux au point de vue du diagnostic, mais sa recherche est difficile, délicate et assez longue.

Aussi devra-t-on, autant que possible, mettre à profit les signes tirés de l'examen physique.

Pour y procéder, il vaut mieux ne pas employer d'instrument, le simple contact de celui-ci peut être le point de départ de graves complications.

Il n'y a qu'un cas où l'emploi d'une sonde est indiqué, c'est lorsqu'on soupçonne l'existence d'un rétrécissement.

L'exploration par les voies rectale et vaginale renseigne sur la sensibilité du bas-fond de la vessie, l'induration de la région.

Lorsqu'on déprime la région sus-pubienne, la *douleur* se fait souvent sentir au moment où on retire la main, surtout si ce retrait est un peu brusque.

Les *cystites* symptomatiques de *tumeurs de la vessie* se caractérisent aussi par de la douleur, des troubles de la miction et surtout de l'hématurie.

Mais ce qui permet de les différencier des autres cystites, c'est l'empreinte particulière que porte chacun des symptômes énumérés.

C'est ainsi que, s'il est vrai que l'hématurie des tumeurs vésicales est précoce, elle est absolument indolore, au point d'être ignorée de la malade, elle ne s'accompagne ni de ténesme ni de besoins fréquents, et l'abondance du sang écoulé est absolument caractéristique.

Les urines sont fortement teintées et cette coloration rouge persiste pendant toute la durée du jet, mais croît d'intensité du début à la fin.

Ces hématuries se continuent pendant des jours, des semaines et même des mois, elles cessent d'une façon assez inopinée, pour reparaître au bout d'un temps plus ou moins prolongé.

Les *débris de tumeur*, que l'on trouve dans l'urine, semblent être précieux au point de vue du diagnostic, mais ils ne sont point constants et n'ont point de caractères bien nets.

Quant à la *douleur*, elle ne se produit guère qu'à une époque tardive.

Vouloir préciser la nature d'une tumeur vésicale est souvent chose impossible.

L'examen microscopique des débris expulsés n'est guère probant, étant donné que les couches superficielles de la tumeur peuvent différer d'une façon notable des couches profondes.

Le diagnostic du siège d'implantation de la tumeur est réalisé par l'exploration directe de la vessie, l'urètre ayant été préalablement dilaté.

La *cystite calculeuse* est provoquée par la présence d'un corps étranger, ou si la cystite existait déjà avant la formation du calcul dans la vessie, elle se trouve singulièrement exaspérée par sa présence.

Les souffrances deviennent atroces au moindre mouvement, les envies d'uriner se répètent avec une fréquence extraordinaire et s'accompagnent d'efforts violents pendant la miction.

Les hématuries se montrent surtout à propos de fatigues, de secousses que la malade subit en voiture par exemple.

Les *cystites*, provoquées par l'*ingestion de médicaments* tels que le sulfate de quinine, les iodures, l'abus des balsamiques, l'*application de thapsias et de vésicatoires*, se traduisent par une augmentation ou une diminution très notable dans la quantité d'urine.

Mais les mictions sont toujours douloureuses, fréquentes, accompagnées de ténesme.

L'urine contient même dans les cas les plus bénins une certaine quantité de pus ; lorsque l'inflammation atteint une violence plus considérable, on peut observer la formation de pseudo-membranes sur la face interne de la paroi vésicale.

En même temps on voit survenir des modifications notables dans les urines; elles deviennent ammoniacales, purulentes, extrêmement fétides.

Peu à peu des petits lambeaux de muqueuse altérée sont entraînés avec l'urine ; lorsqu'ils atteignent des dimensions plus considérables, ils forment un obstacle à l'expulsion de l'urine, et amènent même une rétention complète.

On comprend que lorsque cet accident survient, des phénomènes graves puissent éclater.

La vessie absorbe les nombreux éléments toxiques que contient l'urine altérée et l'empoisonnement éclate au bout de très peu de temps ; d'autre part, l'altération profonde de la paroi vésicale permet de comprendre la possibilité de rupture de la vessie dans le cas d'inflammation très intense.

La MARCHE générale de toutes ces cystites est assez variable.

Dans la *cystite blennoragique* la durée est tantôt de quelques jours, tantôt de deux à trois semaines, parfois la maladie n'a aucune tendance à la guérison, résiste au traitement et présente de temps à autre des poussées aiguës. Il n'est pas rare de la voir même dégénérer en une cystite tuberculeuse.

La marche de la *cystite tuberculeuse* est différente suivant qu'elle se développe d'emblée ou qu'elle se greffe sur un terrain, qui est le siège d'une inflammation ancienne. — Dans le premier cas, on a une vessie très irritable ; les mictions sont douloureuses, fréquentes et suivies de l'expulsion de quelques gouttelettes de sang, ces symptômes peuvent s'atténuer, disparaître même pendant une période de temps plus ou moins prolongée pour donner à la malade un peu de répit, mais en général cette accalmie est fugace, bientôt suivie d'une recrudescence et d'une aggravation sérieuse de l'affection. — Est-on en présence d'une inflammation préexistante sur laquelle vient s'inoculer le tubercule, rien parfois ne révélera la présence de celui-ci. — On aura toujours le même aspect pathologique avec fréquence et douleur des mictions, peut-être les hématuries auront-elles une gravité plus grande ; en tout cas, le diagnostic de cette complication n'est pas aisé. — Quant à la marche, elle sera notablement plus rapide, surtout s'il survient de la suppuration, des fistules ou des accidents de pyélo-néphrite.

La *cystite*, qui accompagne l'évolution des *tumeurs*, dépend absolument de l'état de la paroi vésicale. — S'il s'agit d'une tumeur bénigne, la marche peut être extrêmement lente. — Elle sera au contraire toute autre s'il se produit des complications du côté de l'uretère et du bassinet. — Le tableau clinique change alors du tout au tout et aux symptômes presque bénins on voit succéder des phénomènes d'urémie et d'empoisonnement général. — A mesure que l'affection progresse, la malade tombe dans une cachexie d'autant plus profonde que la tumeur a des allures plus malignes et que les hématuries sont plus abondantes.

La *cystite des calculeux* est soumise à l'évolution du calcul, au mode de vie et au régime des malades, mais même en dehors de ces conditions spéciales, la lésion vésicale et la rétention partielle d'urine finissent par déterminer l'éclosion de complications rénales et avec elles l'intoxication générale.

Le PRONOSTIC des cystites est très sérieux, plus grave dans certaines variétés, moins dans d'autres, mais toutes réclament un traitement bien dirigé.

Les indications du TRAITEMENT sont les suivantes :

1° Supprimer ou atténuer la cause quand on peut l'atteindre ;
2° Combattre la douleur ;
3° Agir sur l'état général.

Pour remplir ces indications on aura recours, suivant les cas, aux divers moyens que voici :

S'il y a cystite, causée par une métrite, une déviation utérine ou une affection péri-utérine, instituer le traitement approprié.

Si la cystite est symptomatique d'infection blennoragique, employer les tisanes diurétiques, queue de cerises, bourrache, chiendent. Faire des lavages antiseptiques fréquents avec une solution à 4 p. 100 d'acide borique ou avec une solution de nitrate d'argent à $\frac{1}{500}$. Dans les cas rebelles on se trouvera également bien d'instillations de 20 à 30 gouttes d'une solution de nitrate d'argent au $\frac{1}{50}$. Mettre des suppositoires à la belladone ou autre substance antispamodique pour calmer les souffrances de la malade.

Si l'affection tient de la *tuberculose*, le meilleur est de favoriser le libre écoulement de l'urine tout en cherchant à obtenir le repos de l'organe.

On y arrive par deux moyens, qui sont la dilatation de l'urètre et la cystotomie vaginale :

La *dilatation forcée de l'urètre* est pratiquée soit avec les doigts, soit avec des instruments (bougies de Hégar, dilatateur à deux ou trois branches). Quel que soit l'instrument employé, il faut procéder à l'opération avec beaucoup de ménagements, il est bon de laisser une sonde à demeure pendant deux ou trois jours et de faire des injections antiseptiques.

Mais la dilatation de l'urètre échoue souvent, de plus elle amène parfois des accidents tels que ruptures, déchirures du canal, hémorragies, etc. Aussi aime-t-on mieux aujourd'hui avoir recours à la taille vésico-vaginale, à la *colpocystotomie*, qu'on pratique de la façon suivante :

La malade étant anesthésiée, et placée en position vulvaire, on abaisse la commissure postérieure de la vulve avec une valve appropriée et on fait fortement saillir la cloison vésico-vaginale avec un cathéter cannelé introduit par l'urètre. L'aide maintenant le cathéter bien exactement médian afin que l'opérateur ne puisse blesser l'uretère, le chirurgien sur l'index gauche placé au contact de la cannelure, dont il a préalablement reconnu les bords, ponctionne le vagin à 1 centimètre en arrière du col vésical.

Pour empêcher la réunion ultérieure de la plaie ainsi créée, on conseille d'attirer la muqueuse vésicale et de la suturer à la muqueuse vaginale.

La cystotomie ainsi faite est une bonne opération, destinée à rendre les plus grands services, surtout dans les cas où l'élément douleur acquiert une acuité très grande.

Dernièrement *M. Bazy* a cherché à appliquer les opérations courantes dans la gynécologie moderne aux cystites rebelles compliquées de pseudo-membranes et de sécrétions abondantes; je veux parler du curage et de l'écouvillonnage.

Cet opérateur fait le curage avec le lithotriteur à mors fenêtrés qu'il entr'ouvre légèrement de façon à laisser un intervalle de 1 centimètre environ entre les mors.

Il le promène ainsi ouvert sur le bas-fond, les parois latérales, et par quelques mouvements d'oscillations, il cherche à gratter la paroi postérieure.

Ce procédé lui aurait donné les meilleurs résultats.

Dans les cystites avec mucosités, *M. Bazy* propose de remplacer le curage par l'écouvillonnage.

Il a fait construire un écouvillon vésical qui consiste dans une sonde à petite courbure, présentant à son extrémité vésicale deux ouvertures très larges par lesquelles sortent les crins d'un écouvillon, qu'on peut promener dans la vessie.

2. — TUBERCULOSE DE LA VESSIE

Étiologie. — La tuberculose vésicale se montre tantôt comme première manifestation de l'infection par le bacille, tantôt comme simple épiphénomène évoluant à côté des accidents principaux.

La tuberculose de la vessie se rencontre à tous les âges.

Elle frappe plutôt l'homme, mais on la rencontre aussi chez la femme.

PATHOLOGIE. — Les inflammations de la vessie, les calculs, enfin l'urétrite blennoragique créent une prédisposition, un terrain favorable à la culture de l'élément pathogène de la tuberculose, mais le moment où la cystite simple devient tuberculeuse est difficile à saisir.

Quant à savoir quelle est la voie suivie par le bacille pour pénétrer jusque dans la vessie, les auteurs sont loin d'être d'accord et si les uns veulent que ce soient les organes génitaux ou l'urètre (Verneuil, Verchère), d'autres pensent que le bacille, circulant dans les liquides de l'organisme, parvient ainsi jusque dans les glomérules du rein, puis dans les voies urinaires.

Il peut rester longtemps sans révéler sa présence, mais il suffit qu'il survienne une inflammation dans un organe quelconque, pour que cet organe devienne le siège de la tuberculose.

ANATOMIE PATHOLOGIQUE. — La vessie est le plus souvent petite, ratatinée derrière le pubis, présentant le volume d'un œuf et contenant à peine quelques grammes de liquide.

Les fibres musculaires et conjonctives de la paroi vésicale sont hypertrophiées, quelquefois le travail inflammatoire aboutit à une sclérose qui étouffe le muscle ; la vessie perd alors sa souplesse, son élasticité et la faculté d'expansion.

A côté des lésions pathognomoniques qui siègent généralement dans le triangle de Lieutaud et qui revêtent les caractères de granulations grises, isolées ou réunies en groupes, on en trouve qui ont subi la transformation caséeuse ou ulcéreuse.

Ces ulcérations siègent au col, dans le trigone vésical ou au niveau de l'embouchure des uretères, tantôt petites, superficielles, entourées ou parsemées de petites granulations grises, tantôt profondes et mettant à nu la couche musculaire.

Lorsque les lésions sont assez étendues, il n'est pas rare de voir la tuberculose s'étendre aux uretères, aux bassinets et enfin aux calices.

La substance du rein peut elle-même être envahie par des granulations tuberculeuses. Le rein est augmenté de volume, bosselé et contient dans l'épaisseur de ses pyramides de petites cavernes.

Le tissu cellulaire périvésical devient parfois le siège de localisations tuberculeuses ; on voit alors se former de petites cavités remplies de pus qui, peu à peu, se frayent un chemin vers les organes voisins.

Les SYMPTÔMES sont assez caractéristiques. Un des premiers est la *fréquence des mictions*, qui peut aller jusqu'à rendre tout sommeil, tout repos impossible ; chaque changement de position provoque les envies, ce qui est dû au contact de l'urine avec la muqueuse cervicale malade.

La vessie devient très intolérante et ne supporte qu'une faible quantité de liquide, de là des mictions impérieuses, mais en même temps un violent spasme du col rend l'émission des urines difficile.

Les douleurs persistent parfois après les mictions, elles deviennent continues et les femmes ressentent comme une gêne, une constriction compliquée de sensation de brûlure presque continuelles.

Toute pression au niveau de la région hypogastrique, la marche, la course, augmentent le malaise.

A la fin de l'émission des urines, la douleur est excessive et c'est à ce moment que l'on voit rendre quelques gouttes de sang ; d'autres fois l'hématurie est plus abondante et l'urine sort colorée en rouge, il peut arriver que l'écoulement de sang donne lieu à la formation de caillots, d'où rétention d'urine possible.

Contrairement à ce que l'on observe chez les calculeux, l'hématurie ne disparaît pas par le repos et dure plusieurs jours, plusieurs semaines, souvent avec des interruptions et des périodes de calme.

Lorsque la maladie tuberculeuse de la vessie est bien établie, les hématuries sont beaucoup plus rares, l'urine devient trouble et l'on y trouve du pus.

Celui-ci apparaît au commencement, pendant ou à la fin de la miction.

Sa quantité augmente au fur et à mesure que les lésions sont plus avancées.

La pyourie se complique aussi de polyurie par suite d'une irritation réflexe du rein ou d'une véritable dégénérescence rénale, celle-ci survenant surtout à la dernière période de la maladie.

Les *signes physiques* auxquels donne lieu la tuberculose vésicale sont les suivants :

La palpation ou la simple pression de la région hypogastrique détermine de fortes douleurs. Chez quelques malades, il faut soulever brusquement la main après avoir déprimé légèrement la paroi abdominale pour déterminer cette sensibilité spéciale.

La présence d'excroissances polypiformes au niveau de l'orifice urétral serait pour *Terrillon* assez caractéristique de la tuberculose vésicale.

Le toucher vaginal donnera certains renseignements sur l'état de la paroi vésicale, sur son épaississement, sa dureté, sa sensibilité.

L'examen des urines montre la présence de globules rouges, de leucocytes et cellules provenant de la muqueuse de la vessie, des uretères et du bassinet, et enfin dans certains cas du bacille.

La *marche* de la tuberculose de la vessie est assez irrégulière.

Lorsqu'il s'agit d'une localisation primitive, la santé générale semble se conserver assez longtemps, mais il arrive cependant un moment où les mictions deviennent de plus en plus fréquentes, douloureuses et accompagnées de pertes de sang; que la cystite complique la maladie primitive et on verra l'état général péricliter très rapidement.

Dans le cas où la tuberculose d'un organe important vient se compliquer de manifestations tuberculeuses secondaires de la vessie, les lésions de celles-ci évoluent avec grande rapidité.

La *durée* de la maladie peut être évaluée d'une façon approximative de un à deux ans, mais on connaît des cas où elle a duré cinq et même dix ans sans que la santé générale s'en ressente.

Ces données sur la marche et la durée permettent de formuler le PRONOSTIC, qui sera mauvais pour la tuberculose secondaire de la vessie et relativement moins grave pour les manifestations primitives.

Le DIAGNOSTIC serait facile si le bacille, qui est l'élément pathognomonique était toujours constant dans l'urine, mais il n'en est rien, et force nous est de recourir à l'étude des symptônes pour différencier la tuberculose vésicale d'autres maladies.

Le diagnostic avec la *cystite blennoragique* sera dans quelques cas assez difficile. Mais il y a un caractère qui lui est spécial, c'est l'absence de douleurs dans l'intervalle des mictions.

Dans la *cystite calculeuse*, les malades ne souffrent et ne perdent du sang qu'à la suite de fatigues.

Dans les *tumeurs vésicales*, l'émission de sang se fait sans douleur; les douleurs n'arrivent qu'à la période ultime.

Le TRAITEMENT devra être médical et chirurgical. On donnera aux malades un peu d'huile de foie de morue, de la créosote, on combattra les douleurs par des injections sous-cutanées de morphine, les antispasmodiques, et les hématuries par les injections au tanin, par la glace. Si cela ne suffisait pas, on ferait la dilatation de l'urètre et du col vésical et au besoin la taille.

3. — CALCULS VÉSICAUX

ÉTIOLOGIE. — Plus fréquents dans le sexe masculin, on rencontre les calculs vésicaux dans la proportion de 1 femme pour 20 hommes.

La largeur plus grande de l'urètre chez la femme explique sous un certain rapport cette rareté, car l'évacuation des calculs est chez elle bien plus facile.

Outre ces conditions purement anatomiques, il n'est pas impossible que le genre de vie et même la sobriété relative de la femme soient pour quelque chose dans cette prédilection de la maladie pour le sexe masculin.

Les calculs existent chez les gens de tout âge. D'après la statistique personnelle de *Guyon*, on en trouve au-dessous de 50 ans, 10 p. 100; de 50 à 70 ans, 70 p. 100; et enfin au-dessus de 70 ans, 20 p. 100.

Les causes locales sont; la rétention d'urine qui agit par la cystite qu'elle provoque à la longue et les corps étrangers qui forment les noyaux des futures concrétions solides.

ANATOMIE PATHOLOGIQUE. — En général le calcul est unique, mais il n'est pas rare d'en voir deux, trois et même plus.

Il va sans dire que lorsqu'ils sont plusieurs, leur volume est moins considérable.

Quelquefois les calculs atteignent de grandes proportions ; on en cite qui auraient eu le volume d'un œuf de dinde et même d'un œuf d'autruche.

Dans l'étude que *Dolbeau* a consacré à l'étude du volume et de la forme des calculs, il fait mention d'un cas absolument exceptionnel où la pierre pesait environ six livres (Morgagni).

La *forme* des calculs est très variable, tantôt ovoïde, tantôt arrondie, sphérique ou polyédrique ; cette dernière se rencontre surtout lorsque les calculs sont en grand nombre.

La *surface* est lisse ou grenue, parfois les calculs présentent de petites saillies mamelonnées ou de véritables pointes.

Les concrétions formées d'oxalate de chaux sont arrondies et recouvertes de nodosités, celles d'acide urique et d'urate d'ammoniaque sont ovoïdes légèrement aplaties, à surface lisse, ou quelquefois chagrinée ; lorsqu'elles sont de nature phosphatée, la forme est plus irrégulière.

La *couleur* des calculs change aussi avec leur constitution chimique. Ils sont blanc gris dans le cas où il s'agit de concrétions phosphatées, noir ardoisé lorsque c'est l'oxalate de chaux qui les forme, jaunes quand c'est de l'acide urique.

La *consistance* des calculs change aussi avec leur constitution, il y a là une graduation entre la mollesse voisine de la fluidité jusqu'à la dureté du marbre.

Les calculs mous (phosphate ammoniaco-magnésien ou urate d'ammoniaque) se réduisent en poussière lorsqu'ils subissent la dessiccation.

Les calculs durs sont ceux où l'oxalate de chaux est prédominant. Ce sont les calculs qu'on observe de préférence chez les jeunes filles.

Configuration intérieure des calculs. — Toute concrétion calculeuse se compose d'une partie centrale, *noyau*, et d'une partie périphérique, *écorce*.

Le *noyau* formé parfois de mucus, de sang, de fibrine, de tissus normaux ou pathologiques, contient surtout des éléments précipités de l'urine, acide urique, oxalates, phosphates. Lorsqu'on coupe un calcul en travers, on trouve parfois à son centre une cavité circonscrite par un liseré noirâtre, et, dans cette cavité, ou un petit noyau solide, ou une matière pulvérulente, qui s'effrite au moindre contact.

L'*écorce* du calcul se présente sous différents aspects, tantôt c'est un amas de petites granulations, cristaux agglutinés par une substance molle organique (calculs granulés) ; tantôt l'écorce se montre sous la forme de lamelles concentriques, qui laissent parfois des vides, et des cavités, qui diminuent singulièrement la consistance de la concrétion (calculs lamellés).

Mode de formation. — D'après *Scherer* la cause première de la précipitation des sels est dans l'altération, la fermentation de l'urine.

Cette modification dans la composition des produits de la sécrétion rénale survient sous l'influence de deux sortes de ferments, l'un agit en décomposant les urates et mettant en liberté l'acide urique ; l'autre décompose l'urée en carbonate d'ammoniaque, sel très peu stable en soi.

W. Ord veut que, sous l'influence de différentes substances colloïdes (mucus, matière colorante) ou de l'albumine, du sucre, du sang, du pus, les substances tenues en dissolution s'agglomèrent, s'unissent pour former des calculs.

Quoi qu'il en soit, le calcul, une fois formé, s'accroît de la façon suivante :

Les diverses substances solides, qui se trouvent en dissolution dans l'urine, se précipitent sous forme de grains ou de petites lamelles tout autour du centre qui est tantôt un caillot de sang, tantôt un corps étranger, etc., etc.

Certains calculs s'agrandissent beaucoup plus rapidement que les autres; les phosphatiques par exemple, en quelques mois, peuvent atteindre des dimensions assez notables, contrairement aux calculs oxaliques et uriques qui, surtout lorsqu'ils sont compacts, mettent des mois et des années pour arriver à présenter un volume très moyen.

Lésions des voies urinaires, accompagnant les calculs. — La forme de la vessie est parfois modifiée, elle peut être munie de prolongements de diverticula qui favorisent le développement de la pierre.

On a aussi noté une hypertrophie notable de la paroi.

La surface interne de la vessie, la muqueuse est ordinairement altérée dans sa coloration, parsemée d'arborisations vasculaires, de végétations; dans des cas très rares on a vu des perforations des parois de la vessie et la sortie du calcul sous la séreuse.

Les concrétions solides qui se trouvent dans la vessie occupent ordinairement les parties déclives, le bas-fond vésical.

Les autres lésions, telles que production de colonnes, de cellules, l'enkystement des calculs dans des compartiments circonscrits limités par les colonnes musculaires de la paroi vésicale, se trouvent d'une façon presque exclusive chez l'homme atteint depuis longtemps de troubles urinaires (hypertrophie de la prostate, rétrécissements).

Symptômes. — Les symptômes, qui révèlent l'existence de calculs, sont les douleurs, les modifications et les troubles de la miction, l'hématurie, l'interruption brusque du jet urinaire.

Nous allons les passer en revue et essayer de les mettre à profit pour le diagnostic.

Il est rare que les douleurs viennent d'une façon tout à fait spontanée, il faut une cause quelconque pour les faire éclater.

C'est généralement à la suite d'un saut, d'une course, d'un voyage plus ou moins long en voiture qu'elles font apparition.

La miction, elle aussi, devient une cause de souffrances, et voici comment: tant que la vessie contient du liquide, la pierre se trouve séparée de la paroi par une couche plus ou moins épaisse de liquide, et sa présence est à peine sentie; il en est tout autrement quand la vessie est vide, les parois s'appliquent d'une façon étroite sur le calcul, le refoulent sur le col.

La sensibilité exquise de ce dernier, une fois mise en jeu, s'exagère et provoque une série de contractions réflexes très douloureuses.

Les sensations pénibles s'étendent peu à peu, et au lieu d'une simple gêne au niveau du périnée et de l'extrémité de l'urètre, les douleurs s'irradient dans les aines, la région lombaire.

Guyon a signalé des cas où les irradiations s'étendaient jusqu'à la jambe, la plante du pied et le gros orteil, simulant ainsi une névralgie analogue ou une attaque de goutte.

Les mictions sont très fréquentes, il peut arriver qu'un calcul s'engage dans le col et détermine une interruption brusque du jet, phénomène qui est considéré comme signe pathognomonique de la présence d'une concrétion dans la vessie ; mais cet accident est loin d'être fréquent et perd ainsi de sa valeur.

De même, le calcul peut pénétrer jusque dans l'urètre et empêcher l'évacuation de la vessie, d'où rétention d'urine qui disparaît avec le déplacement du calcul.

Un symptôme aussi important sinon plus précieux, est l'*hématurie*. A la suite d'une course à pied ou en voiture, la malade rend pendant un certain temps une certaine quantité de sang, intimement mélangé à l'urine ; l'hémorragie se renouvelle sous l'influence des causes signalées.

La caractéristique des calculeux, c'est de cesser pour ainsi dire d'être malades la nuit, alors que le corps est au repos : en effet, pendant le séjour au lit, pas de douleurs, pas d'hématurie.

Les phénomènes de cystite calculeuse cessent aussi le plus souvent sous l'influence d'un repos prolongé.

Les urines ne subissent d'altération profonde qu'au bout d'un temps plus ou moins long, lorsque le calcul aura déterminé une cystite. Les caractères de celle-ci ont été décrits dans le chapitre du diagnostic des cystites en général.

Les *signes physiques* sont de beaucoup les plus importants.

Le toucher *vaginal* permet de sentir le calcul, quand ce dernier est déjà d'un certain volume. Combiné avec le palper par la région hypogastrique, il pourra rendre les plus grands services.

Mais c'est à l'exploration intra-vésicale qu'il faut avoir recours ; on se sert d'un explorateur plein à petite courbure ou simplement d'un hystéromètre. L'instrument, une fois dans la vessie, est poussé en arrière jusqu'à la rencontre de la paroi postérieure, puis son bec incliné d'un côté, on le ramène vers le col en glissant sur la surface interne de la vessie. On recommence la même manœuvre de l'autre côté. Puis on renverse l'instrument et, le bec dirigé en bas, on procède à l'exploration de la base et du bas-fond de la vessie.

Un autre mode de recherche du calcul consiste, alors qu'on a introduit l'explorateur dans la vessie pleine, à laisser la vessie se vider progressivement ; à un moment donné l'explorateur, refoulé par la paroi vésicale, vient heurter le calcul.

Le heurt de l'instrument contre la pierre est annoncé par une *sensation de frottement de grincement* transmise par le manche du cathéter jusqu'aux doigts qui le tiennent. En outre, on entend un *son clair* au moment où l'instrument vient à toucher la pierre.

La marche de l'affection dépend absolument de l'état de la vessie et des voies urinaires supérieures. La pierre peut rester très longtemps sans donner lieu à aucun trouble grave, et chez la femme on peut observer son expulsion spontanée.

PRONOSTIC et TRAITEMENT. — Le *pronostic* est aussi bien moins grave chez la femme que chez l'homme, et le *traitement* plus aisé : la brièveté du canal de l'urètre et la possibilité d'atteindre la vessie par le vagin permettent des procédés inapplicables chez l'homme.

Mais la taille vésico-vaginale et la lithotritie ne sont pas les seuls moyens que nous ayons à notre disposition. Car on peut avoir recours à la dilatation de l'urètre et à l'incision de celui-ci.

La *dilatation de l'urètre* peut être poussée assez loin, et *Paul Hybord* a montré que l'urètre est capable d'acquérir, par l'action du dilatateur, un diamètre de 10 millimètres, sans qu'on y constate la moindre lésion. Mais *Simon* et *Spiegelberg* ont prouvé qu'il est possible d'àller jusqu'à 25 et 30 millimètres.

On emploie soit la dilatation lente, soit la dilatation rapide.

La *dilatation lente* se pratique en introduisant dans le canal de l'urètre un corps qui se gonfle sous l'influence de la chaleur et de l'humidité, par exemple une tige de laminaire, qu'il est assez facile de rendre aseptique, mais ce procédé est douloureux, gênant.

La *dilatation rapide* se fait de deux façons différentes :

C'est ainsi que *Simon* introduit dans l'urètre une série de spéculums en caoutchouc durci.

Reliquet débride le méat par trois petites incisions, conduit ensuite dans la vessie un dilatateur à trois branches ou le dilatateur de Dolbeau, puis il procède à l'écartement graduel des branches de l'instrument. Dès qu'il a achevé la dilatation, il introduit le doigt dans la vessie et s'en sert pour guider des pinces, qui doivent saisir le calcul et l'amener au dehors.

La *lithotritie* passe pour être une opération très facile chez la femme. C'est une réputation qu'on lui a faite et qu'on ne discute plus, dit *Guyon*. Mais si l'introduction du lithotriteur ne souffre aucune difficulté, l'opérateur rencontre au broiement de nombreux obstacles.

L'anesthésie générale est nécessaire pour son exécution.

La vessie de la femme est très grande, très flasque, aussi l'instrument tâtonne-t-il et s'égare.

En outre, l'absence de la prostate fait que le calcul, au lieu de se loger derrière elle, se déplace à tout instant; aussi est-on obligé de le chercher pendant assez longtemps, avant d'établir le contact.

Une fois la pierre reconnue, on introduit dans la vessie une certaine quantité de liquide, environ 150 grammes, et ensuite on dispose le lithotriteur debout, perpendiculairement à l'axe du corps.

L'instrument ainsi placé est pressé avec une certaine force par en bas, déprimant ainsi la vessie; en touchant par le vagin, le doigt peut sentir, derrière les parties molles, le talon du bec saillant du lithotriteur appuyé sur la paroi postérieure du conduit vaginal.

On crée de la sorte une région déclive enfoncée en cupule, où le calcul et ses fragments doivent naturellement venir se déposer, et on remédie à l'absence de la loge rétro-prostatique chez la femme.

S'il y avait de la cystite et si la vessie était, par suite, irritable, il faudrait retarder l'opération jusqu'à l'amélioration de l'état vésical.

On procède au broiement et on lave la vessie, puis avec un lithotriteur à mors plats on fait dans la même séance un deuxième broiement afin que le morcellement du calcul aussi complet que possible facilite l'évacuation de fragments calculeux.

Il peut arriver qu'au cours des manœuvres la paroi de la vessie soit prise entre les mors de l'instrument, cet accident sera révélé en essayant d'imprimer un mouvement de rotation sur lui-même à l'instrument; ce mouvement possible dans les conditions normales ne peut être exécuté quand la vessie est pincée.

Comment va-t-on faire pour libérer la partie pressée? *Guyon* conseille d'attirer doucement en avant les deux branches vers le col, sans les serrer; en arrivant au col, la vessie se retire doucement en arrière par le seul fait de son élasticité.

Avec les calculs d'acide urique, où la vessie est relativement petite, le lithotriteur donne de bons résultats; après un broiement bien complet, il n'y a pas de reproduction de calcul.

Il n'en est pas de même avec les calculs de phosphate ammoniaco-magnésien, où la vessie a ordinairement augmenté de volume sous l'influence de la cystite chronique; le broiement est difficile dans ce dernier cas à exécuter d'une façon complète, et les récidives fréquentes.

Huit ou dix jours après le broiement il est bon de faire une séance de vérification pour s'assurer qu'il n'y a plus de fragments dans la vessie.

Nous en avons fini avec la lithotritie, voyons quels sont les procédés de *taille* employés chez la femme?

La plus simple, mais la moins employée à cause de son infériorité sur les autres procédés, est la taille *urétrale*.

L'incision comprend toute la longueur du canal urétral et le col de la vessie. L'opération est faite à l'aide d'un lithotome à lame cachée, ou à l'aide d'un bistouri guidé par une sonde cannelée.

Dans la taille *vésico-vaginale*, la femme étant en position vulvaire, un cathéter cannelé et recourbé est introduit dans la vessie de manière à faire bomber la cloison vésico-vaginale.

Ensuite, le chirurgien, après avoir bien senti avec le doigt la cannelure du cathéter, y pénètre avec un bistouri.

L'incision doit être bien exactement *médiane*, sinon on s'expose à la blessure des uretères ou de leur embouchure de la vessie, accident des plus fâcheux au point de vue de la réunion de la plaie opératoire.

La longueur de l'incision ne doit pas dépasser 30 millimètres et doit être longitudinale.

Vallet et *Bozeman* la conseillent transversale, mais l'un la place au niveau du bas-fond, et l'autre immédiatement au-dessus de l'orifice urétro-vésical.

Certains chirurgiens se servent du bistouri pour faire cette incision, d'autres, à tort, l'achèvent au lithotome introduit par une boutonnière dans la paroi vaginale, ou encore, comme *Emmet*, la divisent à l'aide des ciseaux.

La taille *vestibulaire*, qui consiste à pénétrer dans la vessie en séparant l'urètre du vagin, jusqu'à ce qu'on arrive à la vessie qu'on ouvre transversalement est généralement abandonnée par suite de la difficulté qu'il y a à faire garder à la vessie de la femme assez de liquide pour la faire bomber au-dessus des pubis. Toutefois on peut y arriver en comprimant, après l'injection du liquide, l'urètre de la femme contre le pubis à l'aide d'un doigt ou d'un tampon introduits dans le vagin, sinon on en est réduit à se servir d'un conducteur introduit dans la vessie et venant faire saillie au-dessus du pubis.

Quant à la taille *hypogastrique*, elle est moins facile chez la femme que chez l'homme.

Chez la femme comme chez l'homme on aura avantage à se servir d'un ballon de Petersen introduit dans le vagin, au lieu du rectum, et qui exagérera la saillie de la vessie au niveau de la région hypogastrique.

A quel genre d'opération faudra-t-il s'adresser? Quelle est celle qui devra avoir nos préférences?

Si l'on consulte uniquement les chiffres donnés par la statistique, c'est à la dilatation de l'urètre et à la lithotritie qu'il faut avoir recours.

La dilatation rapide de l'urètre est évidemment un procédé très commode mais il présente un inconvénient assez sérieux; il arrive encore assez souvent qu'elle laisse à sa suite une incontinence d'urine, qui, passagère dans certains cas, devient définitive dans d'autres, surtout alors que la femme a franchi la quarantaine.

Chez les jeunes filles de moins de quinze ans, la dilatation est contre-indiquée à cause du rapprochement des branches ischio-pubiennes.

La taille urétrale présente aussi des inconvénients : c'est une opération qui peut amener des lésions du vagin et de l'incontinence d'urine.

La taille vésico-vaginale ne sera faite que chez les femmes dont l'hymen n'existe plus; chez les petites filles et les vierges, cette intervention est absolument à proscrire.

La taille hypogastrique fournit une voie très large, mais elle est bien plus difficile à exécuter que chez l'homme.

Conclusion :

1° C'est à la lithotritie rapide que l'on aura recours dans la grande majorité des cas. La seule contre-indication à cette opération est la grande résistance de la pierre qui s'oppose à son broiement.

2° Si la simple lithotritie ne donne pas le résultat désiré, on pourrait y arriver par l'introduction de plus gros lithotriteurs ou de la pince à broiement articulée, qu'on introduirait après dilatation préalable de l'urètre.

3o Enfin comme dernière ressource on a la taille, et c'est à la taille hypogastrique qu'on donnera la préférence. Toutefois cette opération ne pourra s'exécuter après la dilatation de l'urètre, car il est impossible de maintenir dans la vessie la quantité de liquide nécessaire pour exécuter cette opération. Aussi, si l'urètre avait été préalablement dilaté, faudrait-il remettre cette opération à une date ultérieure.

4. — CORPS ÉTRANGERS

Des circonstances fort variées président à l'introduction de différents objets dans l'urètre et la vessie.

Tantôt il s'agit d'un cathétérisme intempestif ou mal conduit : il peut arriver, en effet, qu'une sonde en verre se casse et qu'un fragment reste fixé dans le canal de l'urètre ; les sondes d'argent se fragmentent rarement, mais les pièces qui les composent peuvent se disjoindre et être gardées.

Certaines femmes, poussées par la folie ou l'excitation vénérienne, introduisent des aiguilles, des crayons, des épingles, des clefs, des noyaux de fruits, etc.

Les SYMPTÔMES auxquels donne lieu le séjour de corps étrangers dans l'urètre sont les suivants :

Presque toutes les malades accusent une douleur assez vive dans le bas-ventre, particulièrement à la fin des mictions.

Il faut cependant dire que quelquefois le corps étranger est assez bien toléré quand il n'y a pas d'inflammation et les malades n'avouent l'accident que bien des jours après sa production.

Ce n'est qu'à des intervalles assez espacés qu'elles ressentent une sensation assez pénible coïncidant avec l'émission des dernières gouttes d'urine.

Au bout d'un temps plus ou moins long, les corps étrangers s'incrustent de sels phosphato-magnésiens.

Sous l'influence d'une cystite provoquée par le séjour de ces corps, qui sont toujours chargés d'une quantité plus ou moins considérable de matière septique, on voit la paroi subir des altérations assez profondes, qui aboutissent quelquefois à l'ulcération et même à la perforation.

Le toucher vaginal, le palper hypogastrique et le cathétérisme permettent de constater la position et les rapports du corps étranger.

Dans quelques cas, il est expulsé spontanément, mais bien plus souvent il donne lieu à de la rétention d'urine, à des hémorragies qui, parfois, peuvent être assez graves, et à la perforation de la cloison vésico-vaginale.

Lorsqu'il s'agit d'un corps étranger mesurant une assez grande longueur, il peut arriver que les lésions s'étendent jusqu'à la paroi recto-vaginale.

Le DIAGNOSTIC ne sera bien établi que lorsqu'une exploration soigneuse aura démontré la présence du corps étranger.

Il est bon de commencer ces recherches par le toucher vaginal, le doigt peut assez souvent renseigner sur la présence et même sur la situation du corps étranger, après évacuation de la vessie.

Il est utile de compléter cet examen qui, malgré tout, n'est que très sommaire, par l'examen de la lumière même du canal. L'endoscope de Skene, l'introduction d'une petite valve qui écarte les parois de l'urètre, et enfin la section de la paroi antérieure peuvent mettre le corps étranger à découvert, et permettre le diagnostic du volume de la mobilité et de la nature de la tumeur.

Le TRAITEMENT consiste à faciliter l'expulsion spontanée en dilatant l'urètre; pour des corps de petites dimensions, on emploie l'aspirateur comme après la lithotritie.

S'ils sont friables, on peut les fragmenter; s'ils sont trop résistants, on essaie de les sectionner.

Souvent, les corps étrangers placés transversalement dans la vessie, ne pouvant être saisis que par leur milieu, sont difficiles à extraire.

On a construit des instruments fort ingénieux destinés à redresser, à faire basculer le corps étranger une fois pris : il est bon dans tous ces essais d'extraction de laisser un doigt dans le vagin pour aider et guider l'instrument choisi.

Dans certains cas, un simple stylet aiguillé, recourbé à son extrémité, pourra permettre l'extraction après dilatation préalable de l'urètre.

5. — TUMEURS DE LA VESSIE

Les tumeurs de la vessie constituent une affection relativement rare, qui se rencontre surtout de cinquante à soixante-dix ans chez l'homme, chez la femme avant l'âge de quarante ans et chez les jeunes enfants dans les premières années.

La fréquence de ces tumeurs est de beaucoup plus grande chez l'homme que chez la femme : 100 hommes contre 20 femmes.

ANATOMIE PATHOLOGIQUE. — Les tumeurs de la vessie peuvent être divisées en deux catégories bien distinctes :

Les tumeurs bénignes.

Les tumeurs malignes.

Pousson fait entrer dans le premier groupe :

1° Les papillômes lisses ou villeux ;
2° Les myxômes;
3° Les fibrômes ;
4° Les myômes.

Dans le second :

1° Les épithéliômes.
2° Les carcinômes. { encéphaloïdes. squirrhes. colloïdes.
3° Les sarcômes.

On a encore décrit des kystes, des enchondromes, etc., mais ce sont là des curiosités.

Les tumeurs papillaires, fibreuses, myomateuses, épithéliomateuses et encéphaloïdes sont les seules qui doivent nous occuper.

Le siège de prédilection de ces tumeurs est la base de la vessie; viennent après la paroi postérieure, le col et enfin les parois antérieure et latérales.

Les ganglions lymphatiques pelviens et lombaires restent indemnes, ce qui s'explique par l'absence assez généralement admise de lymphatiques dans les parois vésicales. Il n'y a donc jamais de généralisation et l'état général peut rester assez bon pendant longtemps.

Au point de vue clinique on divise la tumeur de la vessie dans les trois catégories suivantes :

1° *Pédiculées*, en général bénignes;

2° *Sessiles ;*

3° *Infiltrées*, ayant une large base, et inopérables alors que les deux variétés qui précèdent peuvent être enlevées au bistouri.

La vessie est le plus souvent rétractée, avec parois très hypertrophiées dans les endroits demeurés indemnes.

S'il y a cystite, il n'est pas rare de trouver des concrétions phosphatiques.

Le rein présente des lésions de néphro-pyélite et de néphrite interstitielle.

La SYMPTOMATOLOGIE est devenue d'une grande clarté grâce aux travaux de *Guyon*.

Un signe de premier ordre, qui laisse bien derrière lui les autres, est ici l'*hématurie* qui est caractéristique par sa spontanéité.

Elle manque d'une façon tout à fait exceptionnelle.

Survenant sans aucune cause provocatrice, contrairement à l'hématurie des calculeux.

La malade s'aperçoit qu'elle rend du sang en urinant, notamment le matin au réveil ; l'hématurie disparaît comme elle est venue, sans motif, mais elle est généralement assez abondante, elle peut durer longtemps et épuiser très rapidement le sujet.

La quantité de sang perdu n'est pas proportionnelle avec le volume de la tumeur ; à une petite tumeur peut correspondre une abondante hématurie ou réciproquement.

Les urines sont à peine modifiées dans leur composition ; si la quantité de sang est trop grande, il y a coagulation et formation d'une masse adhérente au vase.

Au début de l'émission, l'urine est à peine teintée, peu à peu elle se fonce, car la diminution de la pression intra-vésicale favorise la rupture des vaisseaux mal protégés de la tumeur.

En dehors des périodes d'hématurie les urines sont claires, du moins au début de la maladie, car plus tard, lorsqu'à l'affection principale vient se joindre la cystite, les urines sont boueuses et répandent une odeur infecte.

A la fin de la miction, on voit quelquefois sortir des *débris* de la tumeur vésicale, il ne faut pas négliger de pratiquer l'examen histologique du néoplasme ; dans quelques cas, rares il est vrai, on a pu en déduire la nature.

Il arrive assez souvent que les parties superficielles de la tumeur, dont proviennent les débris évacués par la malade, sont à l'examen microscopique de nature bénigne, alors que la base de la tumeur est de nature maligne ; il y a là une cause d'erreur spéciale aux néoplasmes vésicaux.

L'existence des *douleurs* n'est pas constante, il y a là des différences individuelles qu'on s'explique difficilement en dehors des cas où la tumeur siège au niveau du col vésical.

D'après *Thompson*, les douleurs précoces seraient caractéristiques des tumeurs malignes, tandis que pour *Guyon* la douleur ne paraît que lorsque la vessie se contracte ou lorsque le néoplasme a, de proche en proche, envahi les organes voisins.

Signes physiques. — La tumeur vésicale est susceptible de sortir par l'urètre qu'elle dilate.

De même que les polypes du rectum peuvent produire l'inversion de la muqueuse, de même les tumeurs pédiculées de la vessie peuvent amener la muqueuse vésicale au dehors, mais c'est là une circonstance tout à fait exceptionnelle pour les néoplasmes vésicaux.

Le palper abdominal associé au toucher vaginal donnera dans une certaine limite des renseignements sur l'étendue et la consistance du néoplasme, l'état des parois et enfin la mobilité des organes du petit bassin.

M. *Bazy* insiste sur une sensation de ballottement que l'on percevrait en distendant modérément la vessie et en plaçant un doigt dans le vagin pendant qu'avec l'autre main on déprime la paroi abdominale derrière la symphyse du pubis.

Ce palper devra être fait après évacuation de l'urine.

Quant au cathétérisme vésical, on ne devra y avoir recours pour éclairer le diagnostic que d'une façon exceptionnelle, car il peut provoquer des hémorragies rapidement mortelles.

Si l'on était contraint à pratiquer une exploration, il faudrait choisir une sonde métallique à extrémité bien mousse et dépourvue d'ouvertures.

Lorsque la sonde rencontre une végétation, on éprouve, d'après *Guyon*, la même sensation que l'on perçoit en caressant avec le bec de la sonde une barbe soyeuse, une surface veloutée.

Si on fait un lavage avec un liquide quelconque (mieux vaut employer une solution faible d'acide borique), alors qu'il s'agit d'une tumeur, les dernières gouttes qui s'écouleront de la vessie quand on évacue le liquide de l'injection, seront souvent teintées de sang en petite quantité.

Au besoin, on peut dilater l'urètre et se servir du doigt pour explorer la cavité vésicale ; mais ce procédé n'est pas à recommander.

La marche des tumeurs de la vessie est extrêmement lente et capable de durer des dizaines d'années ; il n'est pas besoin de dire que cette longue durée ne s'observe que dans le cas de tumeurs bénignes.

La marche est d'ailleurs souvent précipitée par le fait des complications (cystite, néphrite, pyélo-néphrite, etc.).

Le DIAGNOSTIC des tumeurs vésicales comprend deux points : reconnaître l'existence de la tumeur et en déterminer la nature.

C'est surtout sur les caractères de l'hématurie qu'on basera le diagnostic. Dans le cas d'hématurie rénale, le sang est intimement mélangé à l'urine, et les caillots, quand ils existent, ont une forme en rapport avec les canaux dont ils proviennent.

On se servira du toucher combiné au palper pour reconnaître le siège de la tumeur, l'état de la paroi vésicale et des parois voisines.

TRAITEMENT. — Dans la majorité des cas, grâce à un traitement chirurgical, on rend la vie des malades plus supportable.

Toutefois, si l'opération donne d'assez bons résultats à l'âge adulte, la léthalité croît avec l'âge.

Les opérations semblent être graves et sans grande utilité, lorsque la paroi vésicale est le siège d'une vaste infiltration, que les organes voisins sont déjà envahis par le néoplasme ou qu'il existe des lésions rénales.

Elles ne réussissent bien qu'avec des tumeurs pédiculées, toutefois même avec ces dernières la récidive est la règle.

Opérations. — On comprend qu'une tumeur franchement pédiculée, attachée à la face interne de la vessie, ne sera pas justiciable des mêmes procédés qu'une masse qui adhère par une large base.

Le chirurgien devra employer un moyen d'extirpation différent, lorsqu'il aura en face de lui une tumeur friable ou un néoplasme d'un tissu très ferme.

Chez la femme on peut exceptionnellement faire l'opération par les voies naturelles

Si la tumeur pédiculée fait *saillie à travers l'urètre*, il suffira de l'attirer au dehors avec des pinces, de façon à bien découvrir le pédicule sur lequel on appliquera soit une chaîne d'écraseur, soit un serre-nœud ; on n'aura alors qu'à retrancher la tumeur à l'aide d'un bistouri ou d'un coup de ciseaux.

Si l'on redoute l'hémorragie, on pourra faire la ligature du pédicule avec un fil élastique ou une anse métallique.

Quand le néoplasme est dans l'*intérieur de la vessie*, on commence par dilater l'urètre et l'on procède alors à l'exploration digitale.

Si la tumeur est *molle*, *friable*, on emploiera la curette ; le doigt introduit avec la curette guidera celle-ci et empêchera qu'elle ne vienne toucher les parties saines.

Pendant cette opération on a soin de donner plusieurs injections à l'acide borique, pour débarrasser la cavité des caillots sanguins ou des débris de la tumeur.

Si la tumeur est dure, on ira jeter un fil sur le pédicule et l'on essaiera d'attirer la tumeur au dehors.

L'opération est-elle impossible ; on fait la taille urétro-vaginale, en incisant toute la paroi inférieure de l'urètre et une grande partie de la paroi vaginale antérieure.

Simon conseille de pratiquer une incision en T, dont la branche suit le milieu de la cloison vésico-vaginale et s'arrête à quelque distance du col, la branche transversale passant par l'extrémité antérieure de la première et s'étendant à 3 centimètres de chaque côté.

Mais il est des cas dans lesquels tout l'intérieur de la vessie donne attache à des tumeurs pédiculées ou sessiles ; contre celles-ci les manœuvres que nous venons d'exposer seraient peut-être difficiles à appliquer.

Aussi doit-on songer, dans ce genre de lésions, à faire la taille hypogastrique ; les résultats opératoires ont été relativement bons. C'est ainsi que, d'après *Pousson*, la mortalité ne serait que de 5,55 p. 100 chez la femme.

D'une façon générale à l'heure actuelle, c'est à la *taille hypogastrique*, qu'on donne chez la femme comme chez l'homme la préférence.

Grâce aux progrès dans la technique de cette opération et des interventions abdominales, en général, c'est elle qui permet d'agir le plus facilement et le plus sûrement.

Donc laissons de côté les divers procédés dont il vient d'être question et que j'ai mentionnés pour être complet, *c'est à la taille hypogastrique qu'on aura recours;* on énucléera par cette voie la tumeur aussi complètement que possible.

Quelques auteurs ont cherché à appliquer au traitement des tumeurs de la vessie le résultat de leurs expériences sur les animaux et ont proposé la résection de la vessie (Novaro, Vincent, Fischer, Gluck, etc.). *Pousson*, avec *Bazy*, admet la résection partielle dans le cas où l'on aurait la certitude de pouvoir enlever dans sa totalité la zone dégénérée.

IV

PATHOLOGIE DES URETÈRES ET BASSINETS

De la pathologie des uretères et des bassinets nous n'étudierons que l'inflammation (uretéro-pyélite), car les tumeurs de ces canaux urinaires seront décrites au chapitre XIV (voir p. 804).

1. — URETÉRO-PYÉLITES

Étiologie. — Cette variété d'inflammation survient ordinairement à la suite des cystites de longue durée (cystite blennoragique, cystite calculeuse, etc.), ou de la propagation des phlegmasies pelviennes (pelvicellulite, phlegmons du ligament large, etc.).

Dans tous les cas, la marche est ascendante.

Les uretéro-pyélites descendantes sont consécutives à des néphrites et surtout, on pourrait presque dire dans la très grande majorité des cas, à la tuberculose rénale. *Robin* a signalé l'existence des uretéro-pyélites primitives *a frigore*.

Anatomie pathologique. — Dans les uretéro-pyélites, on trouve très souvent des lésions du côté de l'urètre, et presque toujours de la cystite à des degrés variables.

Les embouchures des uretères ont leur aspect, leur calibre ordinaires; mais il existe des cas où les orifices uretéraux participent à la dilatation du reste du canal.

On arrive alors à pénétrer très facilement dans l'uretère, l'obliquité du trajet intra-pariétal n'existe plus et il y a large communication entre la vessie et les uretères.

Ceux-ci sont très dilatés et présentent des rétrécissements valvulaires, d'autres fois ils sont surtout épaissis avec ou sans rétrécissement, mais entourés, englobés par le tissu fibro-lipomateux de la péri-uretérite (Hallé).

Dans le premier type l'uretère peut atteindre le volume d'une anse d'intestin grêle et même du gros intestin.

Il est flexueux, moniliforme et apparaît comme un chapelet de bosselures molles fluctuantes.

A leur niveau on sent une fluctuation manifeste à la pression; le liquide contenu dans ces dilatations passe des parties supérieures dans la vessie.

A l'ouverture des uretères, on constate que la muqueuse est épaissie, lisse ou tomenteuse, rouge, souvent ardoisée par des arborisations vasculaires et un piqueté noirâtre d'anciennes ecchymoses.

Dans le second type de lésions, ce qui est caractéristique, c'est la péri-uretérite.

Le tissu fibro-graisseux péri-uretéral adhère d'une façon tellement intime au conduit qu'il faut le disséquer patiemment au milieu de la gangue indurée pour l'en dégager.

L'uretère est épaissi, et les rétrécissements que l'on y trouve ne sont plus des valvules, des éperons, mais des coarctations annulaires cicatricielles analogues à celles que l'on rencontre dans les rétrécissements communs; on les trouve à n'importe quel niveau sans aucune fixité.

Un caractère assez important de ce genre de lésions est d'être unilatérales.

Les reins sont dilatés, bosselés.

A la coupe faite sur le bord convexe du rein, on trouve un système de cavités, de loges de volume variable représentant le bassinet et ses calices.

La poche centrale est formée par le bassinet, les loges secondaires sont les calices, elles s'ouvrent dans la loge principale par des orifices arrondis et sont séparées les unes des autres par des cloisons complètes ou réduites à l'état de brides.

Le tissu rénal s'atrophie; au point de vue histologique, les lésions du rein dans les uretéro-pyélites sont celles de la néphrite interstitielle diffuse, cette sclérose présente d'ailleurs des degrés très différents.

La capsule cellulo-adipeuse du rein peut aussi être le siège d'altérations assez sérieuses.

Quand il y a péri-uretérite, on observe aussi de la péri-néphrite adhésive.

Les SYMPTÔMES sont dans bien des cas assez insidieux; l'uretéro-pyélite débute, progresse et passe inaperçue jusqu'à une période très avancée des lésions.

D'autres fois il y a frissons, fièvre, douleurs vers le rein, mais c'est le cas le plus rare.

Les premiers et les plus importants des signes sont la pyourie et la polyurie.

Mais il ne faut pas croire que l'excrétion de pus soit constante, bien au contraire, elle affecte une marche très capricieuse; avec la suspension de la pyourie, on voit survenir une recrudescence dans les douleurs et la fièvre; puis le pus s'écoule de nouveau et l'état général s'améliore.

Les urines traduisent d'une façon extrêmement nette ces alternatives de santé et de malaise.

Le dépôt, au fond du vase dans lequel on les recueille, peut aller jusqu'à 300 grammes; ces malades sont, ainsi que l'a dit M. *Guyon*, de véritables *pisseurs de pus*.

Tantôt le pus est d'un blanc verdâtre bien lié, peu odorant; tantôt gluant, visqueux, gélatiniforme, et répand alors une odeur extrêmement fétide.

Pendant assez longtemps les urines restent acides, mais, avec les progrès de la maladie, elles deviennent alcalines par suite de la fermentation ammoniacale.

La *polyurie* est assez nette dans les uretéro-pyélites surtout au début et à la période d'état.

La malade élimine jusqu'à 2, 3, 4 litres dans les vingt-quatre heures.

Aux périodes ultimes de la maladie la quantité baisse jusqu'à 800, 600 grammes.

Le poids spécifique de l'urine diminue avec la polyurie.

La douleur spontanée peut manquer, mais en palpant la région lombaire on détermine une sensation assez pénible, qui s'accentue surtout lorsque la malade a été soumise à un cathétérisme ou une exploration un peu prolongée.

A la *palpation* on peut sentir parfois une tumeur assez nette; le rein est mobile et donne la sensation du *ballottement rénal*, c'est-à-dire qu'en chassant la tumeur d'arrière en avant avec une main, l'autre main appliquée en avant a la sensation de l'organe déplacé qui vient la frapper; son volume est très variable, suivant que la malade est à la veille ou au lendemain d'une débâcle, d'une décharge de pus.

La palpation des uretères est encore bien plus délicate.

Exceptionnellement on les sent sous la forme d'un cordon allongé, profond, prolongeant en bas la tumeur rénale, cordon parfois bosselé, noueux, descendant jusqu'au détroit supérieur où on le perd.

On pourra aussi se rendre compte du trajet et de la consistance des parois de l'uretère par le toucher vaginal ou rectal.

L'état général des malades reste bon assez longtemps; puis la santé se modifie, la face devient pâle, jaune, sèche.

L'appétit diminue, puis se perd, la langue prend un caractère spécial, elle est sèche, cornée (langue urinaire).

Les malades éprouvent un véritable dégoût pour la viande.

Plus tard surviennent des poussées fébriles et enfin la cachexie.

La fièvre se continue avec exacerbation.

La MARCHE des uretéro-pyélites dépend de la cause, de la localisation à un seul côté, de la production des rétrécissements des uretères.

C'est ainsi qu'avec une uretéro-pyélite bénigne, lorsque l'affection vésicale est modérée, le sujet vigoureux, jeune, la pyélite s'améliore aussitôt qu'on institue un traitement approprié.

Si cette dernière est par trop ancienne et tenace, la pyourie s'annonce au bout d'un certain temps avec une intensité remarquable.

Que l'uretéro-pyélite devienne double et les malades sont rapidement emportées par des accidents urémiques et septiques.

A côté de ce mode de terminaison, on peut observer l'évacuation du pus dans le tissu cellulaire périrénal, il y a formation d'abcès périnéphrétique secondaire, qui s'ouvre spontanément dans les organes voisins (côlon, intestin grêle, estomac, etc.) ou est évacué par une incision faite au niveau de la région lombaire.

Le DIAGNOSTIC est assez délicat, surtout au début; la confusion avec les *cystites purulentes* est assez facile.

C'est la pyourie abondante, la tumeur lombaire et les douleurs à ce même niveau, qui permettront de faire la différenciation.

Les *tumeurs malignes du rein* sont caractérisées par des douleurs lombaires intenses, persistantes, par de l'hématurie et une cachexie rapide.

Les *hydatides des reins* sont rares : le diagnostic ne pourra être fait que par la présence de crochets ou de vésicules dans l'urine.

La *tuberculose du rein* donne rarement lieu à la formation d'une tumeur; le pus est toujours mal lié et la coïncidence de la lésion avec d'autres manifestations tuberculeuses pourraient aider à faire soupçonner la nature de la tumeur rénale.

Le TRAITEMENT devra être d'abord prophylactique.

On combattra la cause de la stase urinaire; on traitera la cystite.

On insistera sur le lait, le régime et l'hygiène, on appliquera des révulsifs sur la région lombaire, particulièrement des pointes de feu.

Si l'on voit que la région lombaire devient le siège d'un empâtement, on procédera à l'incision avec drainage de la poche.

La néphrotomie permet d'explorer l'organe, de détruire les brides, d'enlever les calculs primitifs et secondaires.

Cette opération rend les plus grands services, lorsque l'autre rein est également atteint, on voit ses lésions s'améliorer au bout de peu de temps.

On a reproché à l'incision simple de laisser parfois des trajets fistuleux; *Guyon* les considère comme une chose utile en établissant une soupape de sûreté, qui permet non seulement l'évacuation facile de pus, mais encore l'action directe des antiseptiques modificateurs.

Si, au bout d'un certain temps, on voit l'inflammation céder ou même disparaître, on peut songer à fermer la plaie.

Mais si la néphrotomie n'a pas donné le résultat voulu et si l'on acquiert la certitude de la désorganisation complète du parenchyme rénal, on sera autorisé à pratiquer l'ablation du rein malade.

V

SÉMÉIOLOGIE URINAIRE

La séméiologie urinaire présente à étudier soit les troubles mêmes de la miction :

Rétention. 1
Incontinence 2

soit l'altération de la composition de l'urine par l'addition de sang ou de pus:

Hématurie 3
Pyourie. 4

Nous dirons enfin quelques mots, en terminant, de l'examen des urines, au point de vue des autres produits pathologiques qu'elles peuvent contenir.

1. — RÉTENTION D'URINE

La rétention d'urine est un symptôme, qui peut survenir au cours d'affections multiples et qui se traduit par l'impossibilité d'émettre naturellement par l'urètre partie ou totalité du liquide contenu dans la vessie.

La rétention peut être complète ou incomplète.

Incomplète. — Elle se manifeste par de la fréquence des mictions, surtout la nuit.

Les malades urinent d'abord avec une certaine lenteur, les dernières gouttes s'écoulent en bavant et encore sous l'influence d'efforts assez grands. (Tumeurs, rétrécissements de l'urètre, cystites, etc.)

Si l'on pratique l'examen de la région hypogastrique, on ne tarde pas à s'apercevoir de l'existence d'une tumeur ovoïde remontant plus ou moins haut au-dessus de la symphyse pubienne.

La pression exercée à ce niveau détermine chez la malade le besoin d'uriner.

Il suffit de pousser un cathéter creux dans la vessie pour voir qu'elle contenait une quantité assez considérable d'urine.

La marche de la rétention dépend absolument de la cause qui l'a déterminée.

Son diagnostic est facile.

Le pronostic est en rapport avec la gravité de la maladie causale.

Complète. — La rétention complète survient le plus souvent d'emblée. C'est elle que l'on observe généralement à la suite d'interventions obstétricales (forceps, embryotomie, version).

Les femmes se trouvent dans l'impossibilité absolue de vider leur vessie ; les envies d'uriner sont d'abord séparées par des périodes de calme à peu près complet ; mais peu à peu les envies se font sentir à des intervalles de plus en plus rapprochés, puis surviennent des douleurs, qui s'irradient dans toute la zone génitale et hypogastrique.

Etant donnée une rétention d'urine complète ou incomplète, avant de se prononcer sur son pronostic et sur le traitement à instituer, il faut rechercher les CAUSES, sous l'influence desquelles l'urine s'est accumulée dans la vessie.

La rétention peut être due :

1° A un *défaut des contractions expulsives* (paralysie des muscles de l'abdomen, du diaphragme) ;

2° Aux *douleurs abdominales*. Lorsque l'abdomen est le siège d'une vive douleur, la malade instinctivement évite tout ce qui peut amener la compression des viscères abdominaux (péritonite du petit bassin, métrite, hernie étranglée, etc.) ;

3° Aux *hernies vésicales*. La vessie a fait hernie à travers un orifice étroit (trajet inguinal, crural, etc.). Au moment de la contraction de la vessie, l'urine s'écoulera en partie par le col vésical au dehors, mais une certaine quantité de liquide passera dans la poche herniée. Le séjour prolongé de l'urine dans la poche herniée ne tardera pas à irriter la paroi, à provoquer des lésions d'abord superficielles et enfin profondes parfois mortelles (calculs, perforations, etc.) ;

4° A l'*abaissement de l'utérus*, qui comprime l'urètre et le col vésical. Il faut ajouter à cela que la vessie qui s'abaisse en même temps que l'utérus finit par se soustraire à l'action des muscles abdominaux et du diaphragme, et le phénomène de l'effort n'intervient plus pour aider à la miction ;

5° Aux affections du *système nerveux* (méningite, encéphalite diffuse, ramollissement, hémorragie cérébrale, tubercules, gliomes du cerveau, ataxie locomotrice, fièvres graves, asphyxie par l'oxyde de carbone, etc., hystérie, vésanie) ;

6° Aux *obstacles à l'expulsion* de l'urine :

a. Obstacles situés en dehors du canal excréteur : antéversion, antéflexion, rétroversion et rétroflexion utérines; grossesse; compression par la tête fœtale.

b. Obstacles situés dans l'épaisseur des parois : tumeurs de l'urètre, tumeurs de la vessie faisant saillie dans l'urètre, rétrécissements, atrésie, spasme du col.

Le TRAITEMENT doit être subordonné à la cause.

Si cependant la rétention dure depuis plusieurs heures, si les douleurs sont trop vives, il y a alors indication formelle de vider la vessie.

Toutefois, quand le tissu remonte jusqu'à l'ombilic ou au-dessous de lui, il faut ne pas en évacuer le contenu en une séance, sans quoi cette brusque déplétion, modifiant trop promptement la pression exercée sur les parois vésicales, expose à de sérieuses hémorragies vésicales.

Lorsque la rétention s'est développée sous l'influence d'une maladie cérébrale ou médullaire, le cathétérisme est le moyen souverain.

Si la rétention se manifeste chez une femme atteinte de cystite, on ne procédera à l'évacuation par la sonde qu'après avoir fait mettre la malade dans un bain.

Au cas où l'introduction d'une sonde est impossible, il faut faire la ponction hypogastrique de la vessie.

Il est bien entendu qu'à cet effet, on emploiera un appareil aspirateur (Potain, Dieulafoy), que l'on rendra aseptique au moment où l'on devra procéder à l'opération.

La ponction sera pratiquée sur la ligne médiane à un travers de doigt au-dessus du pubis.

Il est inutile d'insister sur la nécessité d'employer des instruments parfaitement aseptiques, car nous savons que la pénétration d'éléments septiques, alors qu'ils rencontrent dans les voies urinaires les conditions favorables à leur développement, exposent à de sérieuses complications.

2. — INCONTINENCE D'URINE

L'incontinence d'urine n'est autre chose que l'écoulement involontaire et inconscient de l'urine.

C'est un symptôme qui, dans quelques cas, peut constituer toute la maladie.

D'une façon générale l'incontinence d'urine se présente sous trois formes bien distinctes :

1° La vessie est pleine; mais l'urine suinte goutte à goutte d'une façon continue. C'est l'incontinence par *regorgement;*

2° La vessie est vide, et l'urine sort du réservoir presque aussitôt après y être arrivée; c'est l'*incontinence vraie* ou par défaut de contraction du sphincter;

3° La dernière variété d'incontinence est celle des jeunes enfants. Elle est ordinairement désignée sous le nom d'*incontinence nocturne d'urine.* —

Les mictions s'exécutent d'une façon absolument régulière pendant le jour, mais la nuit la sensation de besoin n'est pas perçue et les enfants urinent sous eux, à des intervalles plus ou moins éloignés.

a. *Incontinence par regorgement.*

Qu'il y ait un obstacle à l'émission des urines, cette incontinence peut faire apparition. (Prolapsus utérin, rétroversion, rétroflexion, tumeurs de l'urètre, etc.)

A chaque instant l'urine tombe des uretères dans la vessie, qui se laisse distendre jusqu'au moment où la sensation de besoin se fait sentir.

Que la malade soit mise dans l'impossibilité d'y répondre, la surdistension des parois atteint bientôt sa limite, et alors la pression de l'urine accumulée pèse sur le sphincter, qui, après avoir résisté pendant un certain temps, finit par céder.

Le col s'ouvre légèrement et laisse échapper goutte à goutte le trop-plein vésical.

L'écoulement d'urine devient ainsi involontaire, inconscient, se produisant aussi bien le jour que la nuit.

b. *Incontinence vraie* ou *par défaut d'action du sphincter.*

Variété très rare.

Ici la vacuité de la vessie est complète, le col ne peut se fermer complètement, et il reste un pertuis à travers lequel l'urine filtre constamment.

Les causes qui empêchent l'occlusion sont assez nombreuses :

1° Les fragments de calculs, les polypes, le cancer de la vessie, en s'engageant dans le col, le maintiennent mécaniquement ouvert.

2° Une ulcération d'origine tuberculeuse, cancéreuse, détruit en partie ou en totalité le sphincter et permet au liquide contenu dans la cavité de la vessie de s'échapper au dehors.

c. *Incontinence nocturne d'urine.*

C'est pendant la nuit, quelquefois à deux ou trois reprises, que l'urine s'échappe brusquement.

Il y a miction, mais miction involontaire, inconsciente.

Généralement observée dans la seconde enfance, on la rencontre autant chez les filles que chez les garçons.

Elle se répète toutes les nuits et se prolonge fort longtemps si on n'intervient pas.

Dans les cas d'incontinence d'urine par suite de simple faiblesse du sphincter chez les petites filles et plus rarement chez la femme, le Dr *Sänger* a conseillé le traitement suivant :

Après avoir préalablement aseptisé l'orifice de l'urètre en l'essuyant avec du coton imbibé d'une solution antiseptique, on introduit un cathéter ou simplement un hystéromètre jusque dans la vessie. Pendant que l'index et le médius de la main gauche maintiennent l'instrument au ras de l'orifice de l'urètre, l'autre main implique au cathéter des mouvements suivant la direction des flèches (voir fig. 633).

Par l'effet du levier les pressions se transmettent énergiques au niveau du sphincter vésical. Dans le courant d'une séance on fait ainsi de huit à douze pressions dilatatrices dans les directions sus-indiquées. Ces séances sont

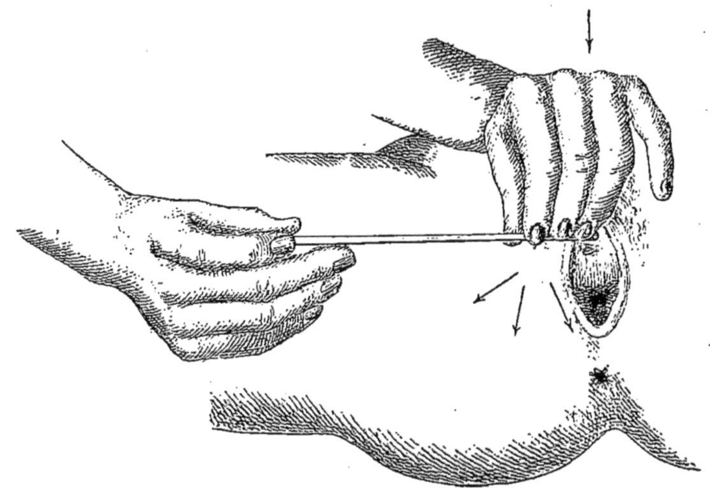

Fig. 633. — Massage du sphincter vésical (Sänger).

d'abord quotidiennes, puis tri-hebdomadaires. Ce traitement a pour effet de réveiller la tonicité du sphincter vésical et réussit en général à supprimer l'incontinence au bout d'une quinzaine de séances.

Le TRAITEMENT de l'incontinence ne peut être le même pour toutes les variétés; il faut s'adresser à la cause pathogénique.

Dans l'incontinence par rétention due à l'existence d'une déviation utérine, d'un prolapsus, etc., il importe de diriger le traitement contre ces affections.

Dans l'incontinence vraie, traiter également la cause; c'est le seul moyen d'obtenir la guérison.

3. — HÉMATURIE

Nous n'avons pas à nous occuper du traitement de l'incontinence nocturne d'urine qui ne rentre pas dans le domaine de la gynécologie.

L'hématurie est constituée par l'émission d'une quantité plus ou moins considérable de sang, soit pur, soit mêlé à d'autres liquides, provenant de la vessie.

SYMPTÔMES. — Tantôt le sang est évacué, mélangé à une quantité notable d'urine, qui prend une légère teinte rougeâtre; tantôt on le voit sourdre goutte à goutte ou d'une manière intermittente.

[1] *Archiv. f. Gynäk.*, t. XXXVIII, p. 324.

Son expulsion est précédée d'envies d'uriner, qui se renouvellent assez souvent.

La quantité de sang varie beaucoup ; peu considérable dans certains cas, elle peut prendre une grande importance dans d'autres.

Lorsque le sang est évacué sous forme de caillots, ces derniers varient dans leur forme, leur couleur, suivant les parties des voies urinaires qui sont leur lieu d'origine ou l'endroit où ils ont séjourné.

C'est ainsi que les caillots formés dans la vessie sont volumineux, ceux des uretères, minces, tubuleux, sillonnés à leur surface par des raies dues au passage de l'urine; ceux qui proviennent du bassinet ou des calices donnent parfois la reproduction en relief de ces organes.

D'où qu'ils viennent, les caillots changent d'aspect, de couleur et même de consistance pendant leur séjour plus ou moins prolongé dans les voies urinaires.

Les caillots deviennent pâles, friables et s'émiettent petit à petit.

Mais il arrive parfois qu'un caillot assez volumineux parvient à sortir de l'urètre au prix de douleurs et de souffrances assez vives.

D'autres fois, au contraire, on le voit s'arrêter et oblitérer le col et le canal de l'urètre; dans ces cas, il y a rétention d'urine partielle ou totale.

En donnant ces faits, nous nous contentons de signaler d'une façon succincte les principaux traits qui caractérisent l'hématurie.

Bien d'autres l'accompagnent ou la précèdent, mais il est impossible de les décrire en détail sans s'exposer à répéter tout ce qui a été dit au sujet de la tuberculose vésicale, des tumeurs, des cystites, etc.

Il en est de même de la marche, de la durée et de la terminaison des hématuries, aussi n'insisterons-nous pas plus longuement sur ces points.

Etant donnée une hématurie, ce qui importe au clinicien, c'est de connaître la raison, la cause de cette hémorragie, la maladie première.

Le DIAGNOSTIC de l'hématurie comprend d'ailleurs trois points capitaux :

1° Cette coloration rouge des urines est-elle bien due au sang?

2° Si c'est véritablement du sang, d'où vient-il? de quelle partie des voies urinaires?

3° Quelle est la maladie qui a été le point de départ de ces pertes?

1° Est-ce du sang?

La coloration rouge plus ou moins foncée n'est pas un signe assez important pour qu'on puisse baser sur elle un diagnostic.

D'autres caractères permettent d'arriver à des notions bien plus précises.

L'urine qui contient du sang s'altère rapidement et devient alcaline.

Lorsqu'on la laisse reposer, il se forme un dépôt qui bientôt prend l'aspect d'un caillot; l'ébullition donne le même résultat.

L'examen microscopique mettra aussi en évidence les globules sanguins suspendus dans le liquide ou contenus dans les caillots.

L'hémoglobinurie est plus difficile à déceler ; pour y arriver, il faut avoir recours à la spectroscopie, qui montrera qu'au lieu d'observer le spectre lumineux ordinaire, on le voit interrompu par de larges bandes obscures dans la partie jaune verte.

On voit, en outre, que tous les rayons, à partir du bleu et de l'indigo, sont éteints.

2° et 3° De quelle partie des voies urinaires vient le sang, et quelle est la cause de l'hémorragie?

L'urine peut contenir du sang provenant des menstrues ou des lochies.

Pour éclairer le diagnostic, il suffira de procéder à un lavage minutieux des parties génitales; après quoi on sondera la femme.

De cette façon, on élimine cette cause d'erreur possible.

D'une façon générale, on peut dire que si le sang apparaît au commencement de la miction ou d'une façon continue, on doit penser à une urétrorragie ; le sang sort par le canal sans aucun mélange d'urine, et ce qu'il y a de particulier, c'est qu'il s'écoule sans être précédé d'envies ou d'efforts pour uriner; il ne faut cependant pas croire que ce point soit absolument spécial aux urétrorragies, car nous savons que lorsque le sang arrive en grande abondance dans la vessie, il peut aussi s'écouler sans envie ni effort.

Quelquefois le sang provenant de l'urètre reflue dans la vessie par le fait d'un obstacle (tumeur ou rétrécissement), le diagnostic du lieu d'origine peut être soupçonné, mais jamais affirmé d'une façon certaine.

Quand le sang, au lieu d'apparaître au commencement de la miction, ne sourd qu'à la fin, il s'agit d'une *cystite* dans la plus grande majorité des cas.

Nous avons déjà parlé plus haut du caractère des urines dans les inflammations de la vessie, nous n'insisterons ici que sur le fait suivant : le sang n'est presque jamais pur dans ces cas et on trouve une quantité plus ou moins grande de pus mélangé au sang.

Les cystites, qui donnent le plus souvent lieu à l'écoulement du sang, sont les cystites blennorragique, tuberculeuse et calculeuse.

Dans la première, la quantité de sang peut-être assez considérable, dans la deuxième rarement importante; enfin, dans les cystites des néoplasiques ou des calculeuses, l'hémorragie peut atteindre des proportions inquiétantes.

Le TRAITEMENT devra être subordonné au diagnostic et il est tout clair que l'hématurie d'une néoplasique devra être traitée d'une tout autre façon que celle d'une calculeuse, etc.

On peut cependant tracer ici quelques règles s'adaptant aux différents cas.

On saura recommander aux calculeuses le repos absolu au cas où elles viendraient à être frappées d'une hémorragie vésicale.

On s'exposerait à de fort grandes surprises et bien désagréables, si on voulait appliquer la chaleur aux hémorragies des tuberculeuses ou néoplasiques.

On emploie surtout les toniques et les calmants (quinquina, fer, chloral, opium et morphine); enfin le tanin, à la dose de 0gr,20, à 0gr,60, rend dans quelques cas des services fort appréciables.

Les indications thérapeutiques peuvent varier suivant l'origine de l'hématurie; c'est ainsi que si l'origine est rénale, l'ergotine donne de bons résultats, tandis que son action est nulle si l'origine est vésicale, auquel cas il est préférable de recourir aux opiacés et à l'hamamelis virginica.

On pourra appliquer sur la région lombaire ou sur le flanc, l'hypogastre, des ventouses sèches.

On essaiera de décongestionner le petit bassin en tenant le rectum libre.

La formation de caillots dans la vessie peut faire naître la rétention d'urine.

Dans ce cas particulier, les lavages avec un liquide antiseptique (acide borique 4 p. 100) ou astringent (tanin à 2 p. 100) peuvent être indiqués, mais il faudra les employer avec modération et prudence.

Le lavage de la vessie avec une solution au tanin a pour avantage de dissoudre les caillots et de favoriser leur expulsion.

Si les caillots ne sortaient pas spontanément ou après l'injection au tanin, il faudrait essayer de les fragmenter avec une sonde promenée dans tous les sens et pratiquer enfin l'aspiration.

Si tout échouait, on ferait la taille hypogastrique ou mieux vaginale.

4. — PYOURIE

Il y a pyourie, lorsque les urines contiennent du pus.

L'urine examinée dans un bocal peu de temps après la miction présente un aspect louche, trouble; elle se sépare en deux couches bien distinctes.

Le dépôt accumulé au fond du vase est tantôt d'un blanc verdâtre, tantôt un peu jaunâtre ou teinté de sang.

Pour reconnaître la nature véritable du dépôt, il faut avoir recours au microscope et aux réactifs chimiques.

C'est ainsi que l'on pourra révéler la présence de sels, du pus ou du sperme.

L'urine contenue dans une vessie enflammée subit la transformation ammoniacale.

D'où vient le pus, quelle est son origine?

Si le pus apparaît brusquement, il faut rechercher si cette évacuation rapide n'a pas été précédée de quelque inflammation ou suppuration du côté de la cavité pelvienne (phlegmon du ligament large, pelvi-péritonite, etc.).

Quand on veut arriver à la connaissance plus exacte de l'origine du pus, il faut s'assurer que le pus n'existe qu'au début ou à la fin de la miction et, pour cela, il est bon de faire uriner la malade dans trois verres différents, dans lesquels on recueillera l'urine du commencement, du milieu et de la fin de la miction.

1° Le pus n'existe que dans le premier verre.

Le pus ne peut venir dans ces conditions que de la partie antérieure des voies urinaires, c'est-à-dire de l'urètre ou des parties voisines du col vésical.

L'urine contient dans ce cas des leucocytes et des gonocoques, ou si l'inflammation a été très vive, on pourra aussi y rencontrer des traces de la desquamation épithéliale.

2° Le pus n'existe que dans le dernier verre.

Il ne peut provenir que des voies urinaires supérieures ou de la vessie.

De plus, les caractères de l'urine recueillie dans un vase de verre seront précieux à vérifier.

C'est ainsi que si l'origine de la pyourie est rénale, au-dessus du dépôt purulent, l'urine reste trouble, tandis que si elle est d'origine vésicale, au même niveau, l'urine est claire.

Donc suivant la limpidité de l'urine au-dessus du dépôt, on peut dire l'origine du pus.

Urine trouble — origine rénale.

Urine claire, origine vésicale.

L'examen des débris épithéliaux sera très utile; en même temps l'étude des symptômes accusés ou constatés chez la malade permettront de faire le diagnostic étiologique.

Le *traitement* sera exactement celui de l'affection causale.

5. — EXAMEN DES URINES

L'urine à l'état normal est sécrétée dans les vingt-quatre heures à la quantité moyenne de 1 500 grammes.

La réaction chimique est acide, la densité de 1,015 à 1,030.

La couleur est jaune ambré ou rougeâtre, l'odeur caractéristique; la saveur amère légèrement salée.

L'urine contient de l'eau, du chlorure de sodium, des sulfates, des phosphates, des urates, hippurates, de l'urée et des matières dites extractives (créatine, créatinine, hypoxanthine, etc.).

L'*urée* est éliminée dans les proportions de 25 à 30 grammes par vingt-quatre heures. L'alimentation trop albuminoïde fait monter ce taux, il en est de même de la fièvre contrairement à ce que l'on voit chez les malades à la diète. L'urée est un corps blanc, cristallisé, d'une saveur fraîche, soluble dans l'eau et dans l'alcool. Sa présence dans l'urine se révèle par l'adjonction d'acide nitrique, qui précipite des cristaux de nitrate d'urée.

Acide urique. Peu soluble dans l'eau, l'acide urique existe dans l'urine à l'état d'urates. L'acide chlorhydrique les décompose, leur coloration rouge ou rose est assez caractéristique.

Eléments anormaux :

Le *sang* sera reconnaissable au microscope, au spectroscope. L'urine qui contient du sang prend une coloration verte si l'on ajoute de la lessive de soude. Cette réaction perd de sa valeur si la malade a pris du séné, de la rhubarbe ou de la santonine.

Matières biliaires. Verser dans un verre une certaine quantité d'urine et ajouter lentement de l'acide azotique en ayant soin de lui faire suivre les parois du verre, de façon à ce qu'il s'accumule à la partie inférieure en une couche presque distincte. Si l'urine contient de la bile, une série de zones superposées, colorées en vert bleu, violet et rouge, viendront sillonner la colonne liquide.

L'*iode* se reconnaît en mélangeant à l'urine d'abord un peu d'empois d'amidon, puis quelques gouttes d'acide nitrique. Il se forme de l'iodure d'amidon coloré en bleu, parfois très foncé.

L'acide *phénique* sera annoncé par la coloration d'un brun verdâtre, qui se prononce au fur et à mesure que l'urine est exposée à l'air. Si la quantité d'acide phénique n'était pas suffisante pour déterminer cette coloration, on pourrait ajouter du perchlorure de fer qui donne alors une nuance violette. Cette réaction n'est cependant pas très caractéristique, étant donné que l'acide salicylique et l'antipyrine donnent avec le perchlorure de fer la même coloration.

L'*albumine* décèle sa présence par les procédés suivants :

1° *Acide nitrique*. Une certaine quantité d'urine est versée dans un bocal. Peu à peu on ajoute de l'acide nitrique. S'il y a de l'albumine, il se forme un précipité qui ne disparaîtra pas par l'ébullition.

2° Par la *chaleur*. Si l'urine est neutre ou alcaline, y ajouter quelques gouttes d'acide acétique pour lui donner la réaction normale; cela fait, chauffer lentement jusqu'à un commencement d'ébullition. Si l'urine se trouble, elle contient de l'albumine.

Pour *doser* l'albumine, on peut se servir du tube d'Esbach qui donne des renseignements suffisamment exacts.

Le *sucre* sera reconnu à l'aide du procédé suivant :

Tartrate cupro-potassique. Liqueur de Bareswil-Fehling. — Essayer ce réactif avant de s'en servir, et pour cela il faut l'étendre de plusieurs fois son volume d'eau et le faire bouillir pendant quelques minutes, l'abandonner ensuite au refroidissement pendant plusieurs heures. Si après cela le liquide n'abandonne pas le moindre dépôt, le réactif doit être considéré comme utilisable. — Pour l'employer : introduire l'urine dans l'éprouvette avec moitié de son volume de réactif, faire chauffer jusqu'à ébullition la partie inférieure du tube; si le sucre existe dans l'urine, il se forme un précipité rougeâtre.

Mais c'est surtout le *saccharimètre* qui donne les renseignements les plus exacts et les plus sûrs, et c'est à lui qu'il faudra recourir dans les cas douteux.

CHAPITRE XIII

RECTUM ET BASSIN

SOMMAIRE

Anatomie et pathologie.

Bassin 731
Rectum. 732
Anus. 733

Traumatismes.

Plaies 734
Corps étrangers 736

Inflammations.

Rectite. 739
Phlegmon et abcès 740

Ulcérations, rétrécissements, tumeurs.

Hémorroïdes 744
Végétations 748
Condylômes et syphilides. 749
Polypes. 750
Prolapsus. 752
Rétrécissements 757
Cancer 760

Solutions de continuité.

Fissures 764
Fistules 766

Tumeurs pelviennes. 770

Névralgies.

Coccygodynie. 773
Prurit anal. 774

RECTUM ET BASSIN

ANATOMIE ET PHYSIOLOGIE

BASSIN

Une ceinture osseuse formée en arrière par le sacrum et le coccyx, latéralement et en avant par des os iliaques, constitue la charpente du bassin.

Le détroit supérieur, indiqué en arrière par l'angle sacro-vertébral, latéralement par la ligne innominée, vient se terminer en avant par l'éminence

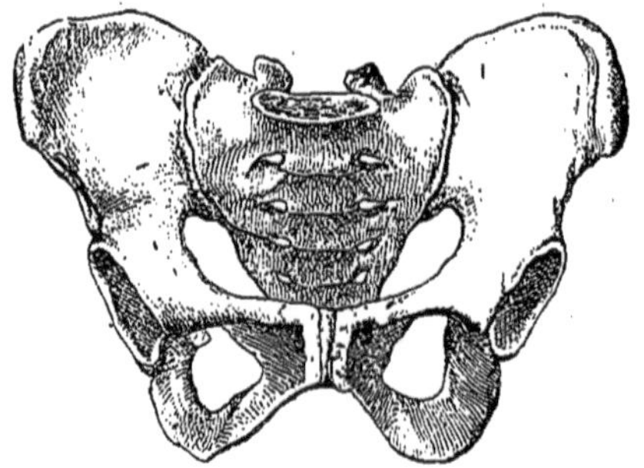

Fig. 634. — Bassin normal.

ilio-pectinée, la branche horizontale du pubis et la partie supérieure de la symphyse pubienne, il sépare le bassin en deux parties, le grand ou supérieur, le petit ou inférieur.

Le grand bassin représente la paroi inférieure de la cavité abdominale et protège l'intestin, la fosse iliaque droite étant plus particulièrement réservée au cœcum et la gauche à l'S iliaque.

Le petit bassin, fermé inférieurement par le diaphragme musculaire pelvien (voir fig. 242, p. 226), qui le transforme en une calotte dont l'ouverture appliquée au détroit supérieur regarde la grande cavité abdominale, contient les organes génitaux profonds (ovaire, trompe, utérus relié à l'extérieur par le vagin), côtoyés en arrière par le rectum, en avant par les voies urinaires (vessie et urètre).

Les organes génitaux ont été précédemment étudiés de même que les voies urinaires, l'étude seule de la terminaison du tube digestif, rectum et anus, nous reste à faire.

RECTUM

Le *rectum* fait suite à l'S iliaque, relativement droit après cette partie contournée du gros intestin, d'où vraisemblablement son nom qui en réalité n'est pas exact.

Il commence à la symphyse sacro-iliaque gauche, se dirige en rapport avec la concavité du sacrum vers la ligne médiane qu'il ne tarde pas à fran-

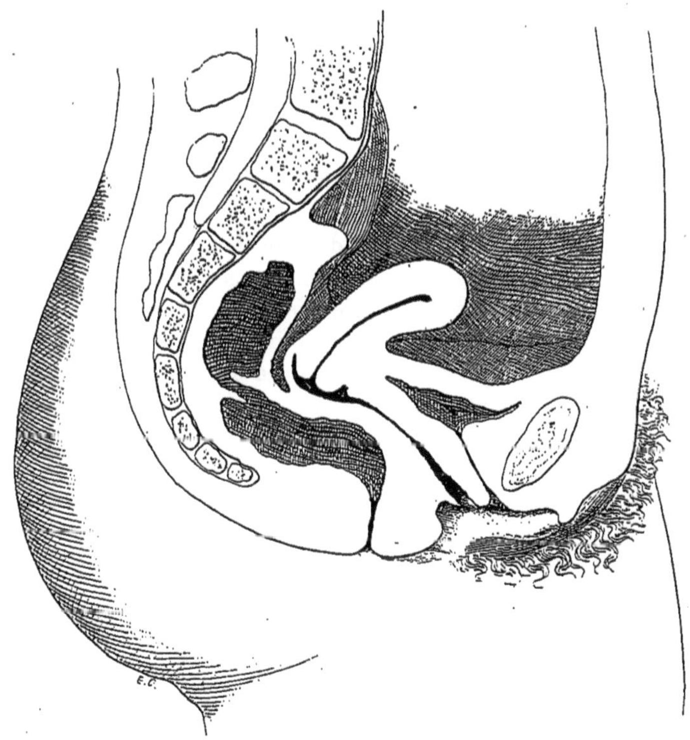

Fig. 635. — Rectum et anus. — Coupe antéro-postérieure (Skene).

chir au niveau de la troisième pièce sacrée, pour descendre dans la partie droite du bassin; puis il franchit de nouveau la ligne médiane et incline légèrement à gauche, revient enfin sur la ligne médiane qu'il ne quitte plus jusqu'au niveau de l'anus.

Sa courbure générale dans le sens antéro-postérieur rappelle celle d'un S, dont la première concavité est parallèle à celle du sacrum, et dont la seconde, contraire à la précédente, regarde le coccyx.

Dans le sens transversal, il présente également deux courbures, la première concavité regarde à gauche, la seconde plus petite à droite.

Le rectum est partiellement enveloppé par le péritoine.

Supérieurement l'enveloppement est complet, et les deux feuillets de la séreuse s'adossant en arrière du tube intestinal forment le *mésorectum*, trait d'union entre le rectum et le sacrum, d'autant plus complet que cette partie de l'intestin est moins distendue.

Le mésorectum laisse une certaine mobilité à la partie supérieure du rectum, d'où le déplacement possible de l'organe à ce niveau.

Plus bas le mésorectum disparaît, le péritoine passe simplement en avant du rectum et le limite en avant de même que le sacrum en arrière, latéralement l'espace est comblé par du tissu cellulaire.

Inférieurement au-dessous du cul-de-sac de Douglas, le revêtement péritonéal fait complètement défaut, le rectum est en rapport en avant directement avec le vagin, en arrière avec le coccyx et le releveur périnéal qui lui fait suite, latéralement avec le tissu cellulaire.

Le rapport intime du vagin et du rectum est important au point de vue de l'examen digital, le doigt pouvant par l'anus arriver à explorer médiatement le vagin et l'utérus, et aussi au point de vue opératoire à cause du danger des blessures de cette partie de l'intestin dans toutes les opérations portant sur la paroi postérieure du vagin.

Quant à la *structure*, le rectum, au-dessous de la séreuse qui forme, ainsi qu'il vient d'être vu, un revêtement incomplet, comprend une double tunique musculaire lisse, la première superficielle et longitudinale, dont les fibres se terminent les unes en se réfléchissant au niveau du releveur périnéal pour gagner au-dessus de l'aponévrose pelvienne la paroi du bassin (sacrum et os iliaque), les autres en se confondant avec les fibres du releveur périnéal, les dernières enfin en allant jusqu'à la peau du pourtour de l'anus dans laquelle elles se terminent.

Au-dessous des fibres longitudinales, se trouve la seconde tunique de fibres dont la direction est circulaire, et qui se terminent au niveau de l'anus par un bourrelet constituant le sphincter interne, essentiellement distinct du sphincter externe composé de fibres striées.

Entre la couche musculaire et la muqueuse, s'étale une couche cellulaire analogue à celle de tout l'intestin et qui permet le glissement de la muqueuse, glissement qui devient pathologique en cas de prolapsus du rectum.

La muqueuse, dépourvue de papilles et recouverte d'épithélium cylindrique, est riche en glandes en tubes; à l'union du tiers inférieur avec les deux tiers supérieurs se trouve la *valvule de Houston* que l'extrémité du doigt peut atteindre dans l'exploration ano-rectale.

ANUS

L'anus est la terminaison du tube digestif. Son étude comprend la description de l'orifice anal, et celle des deux sphincters qui le tiennent fermé.

Orifice anal. — Cet orifice, qui constitue un véritable canal, est circulaire et présente une circonférence froncée.

A l'état normal et en dehors de l'effort il est fermé.

De son pourtour se dirigent vers le centre un certain nombre de *plis radiés;* pour bien les voir, il faut tirer légèrement sur les bords de l'orifice.

L'anus est recouvert d'une muqueuse qui est de couleur rosée; lorsqu'on l'examine de près, on constate l'existence d'un certain nombre de plis verticaux, désignés sous le nom de colonnes du rectum.

Entre celles-ci existent de petits replis valvulaires, comparables aux valvules aortiques, le bord libre de ces replis regardant en haut.

Ces petites pochettes peuvent devenir le point de départ de suppurations, dues à l'arrêt momentané de corps étrangers et à l'irritation consécutive de la muqueuse rectale.

Sphincter externe. — On trouve ce muscle dans un rayon de 3 centimètres tout autour de l'orifice anal.

Son attache fixe répond à la bandelette fibreuse, qui va de l'orifice anal à l'extrémité du coccyx; le point d'attache mobile se fait en avant sur l'aponévrose périnéale superficielle, au niveau du constricteur du vagin avec lequel le sphincter externe mêle ses fibres, en affectant la figure d'un 8 de chiffre, qui circonscrit les deux orifices vaginal et anal.

Le sphincter interne est formé par les fibres circulaires les plus inférieures du rectum, qui en se groupant constituent des faisceaux plus épais que dans les parties supérieures.

Le sphincter interne mesure une hauteur de 4 centimètres environ et se trouve engainé par le sphincter externe qui le déborde en bas.

Physiologie. — A l'état de repos les sphincters, agissant en vertu de leur tonicité, tiennent l'orifice anal fermé, mais il suffit d'une lésion de la moelle siégeant vers la partie inférieure (vertèbres dorsales) pour amener le relâchement des sphincters et, par là même, l'incontinence des matières fécales.

A l'état normal, la défécation a pour point de départ une sensation vague, une sorte de pesanteur due à la pression exercée sur l'anus par le bol fécal.

Sous l'influence de cette sensation, il se produit une contraction réflexe des tuniques musculaires du rectum, qui tend à chasser vers l'anus les matières accumulées; si les sphincters résistent, il en résulte un mouvement antipéristaltique, qui refoule les fèces vers les parties supérieures du rectum; mais la tonicité des sphincters a une limite, qui est franchie lorsque la colonne formée par les matières fécales est trop haute; dans ces cas, les seuls mouvements péristaltiques de l'intestin suffisent pour que l'acte de la défécation soit accompli, bien que dans les cas ordinaires l'état solide des matières exige l'intervention de l'effort.

1. — PLAIES DU RECTUM

Les plaies du rectum sont de deux ordres : les unes sont dues à des traumatismes, les autres à l'intervention chirurgicale.

D'une façon générale, on peut dire que les plaies du rectum sont rares, étant donné la situation profonde de cette partie de l'intestin et ses rapports avec le sacrum, qui forme un solide bouclier destiné à le protéger en arrière.

Les CAUSES de ces plaies sont multiples.

Tantôt c'est une chute d'une certaine hauteur sur un corps pointu, qui s'enfonce dans l'anus en arrivant jusqu'au rectum à travers les parties molles de la fesse ou du périnée ; tantôt c'est l'introduction maladroite d'un instrument tel que canule à irrigateur, sonde, etc.

Il y a des cas où la perforation ou plutôt la rupture est survenue d'une façon presque spontanée, c'est à cet ordre de faits qu'il faut rapporter les déchirures se produisant, sous l'influence des efforts qui accompagnent la dernière période d'expulsion du fœtus.

Les efforts de défécation seraient aussi suffisants pour déterminer une rupture partielle de la cloison recto-vaginale.

Il ne faut pas oublier que le séjour trop prolongé d'un pessaire métallique ou en caoutchouc durci peut aussi, à la longue, amener une fissure de la paroi vagino-rectale et aboutir finalement à une véritable plaie.

L'*étendue* et la *profondeur* des plaies du rectum sont très variables : les unes toutes superficielles, limitées, les autres présentant des délabrements très considérables.

Les SYMPTÔMES sont assez caractéristiques pour que le diagnostic d'une plaie du rectum ne soit pas difficile.

La *douleur* localisée, l'*écoulement de sang* par l'anus et plus tard l'*écoulement de matières muco-purulentes* attirent l'attention des malades et du chirurgien.

Si à ces signes on voit s'en ajouter d'autres, tels que le passage des matières par le vagin ou de l'urine par le rectum, la certitude est absolue.

L'*hémorragie* est un accident assez inquiétant, étant donné qu'il est difficile d'y porter remède ; la perte de sang peut parfois être extrêmement abondante et amener un état syncopal chez la blessée.

La *péritonite* complique quelquefois les plaies du rectum ; si l'inflammation s'étend petit à petit, de proche en proche, elle peut être circonscrite et n'avoir qu'une gravité relative ; tout autrement se présentent les choses, lorsque le corps vulnérant atteint d'emblée le péritoine et le fait communiquer avec la vessie ou le rectum. La péritonite présente alors un caractère très aigu et la malade est emportée au bout de quarante-huit ou de soixante-douze heures.

Le *phlegmon péri-rectal* est une complication bien moins terrible et se termine généralement par l'établissement d'une fistule.

Les classiques parlent aussi d'un fait qui doit être certainement très rare, à savoir l'emphysème, qui, à la suite de perforations du rectum, atteindrait des proportions inquiétantes, tel le cas rapporté par la *Lancet* de 1860 (t. Ier, p. 89), où il s'était étendu à toute la partie inférieure de l'abdomen.

Le PRONOSTIC varie avec la situation, les dimensions, la profondeur de la plaie ; la guérison est la règle dans la plupart des cas.

Le TRAITEMENT s'adressera à la douleur et aux complications possibles du côté du péritoine ; on combattra ces phénomènes par l'opium.

Plus tard, lorsque la suppuration s'établit dans le tissu péri-rectal, on fera de larges incisions et des lavages antiseptiques.

Au moment même de l'accident, l'hémorragie pourra nécessiter le tamponnement rectal.

2. — CORPS ÉTRANGERS

Les corps étrangers répondent à trois catégories bien distinctes :

1° Ceux qui ont été introduits dans l'anus ;

2° Ceux qui arrivent jusqu'au rectum par les voies intestinales après avoir été déglutis ;

3° Enfin ceux qui se forment sur place.

1° *Corps étrangers introduits dans l'anus.*

L'histoire des faits qui se rapportent à ce chapitre est on ne peut plus curieuse.

La dépravation, les habitudes de pédérastie passive, l'aliénation mentale, etc., sont les motifs que l'on relève dans les observations ; des pessaires mal placés et ayant déterminé l'ulcération et la perforation de la cloison recto-vaginale, ont pu, à un moment donné, se comporter comme de véritables corps étrangers ; il en est de même des sondes ou d'autres instruments introduits dans un but thérapeutique.

En synthétisant les faits, on voit que le *volume* des différents corps est très variable ; il en est de même de la *forme ;* ce sont tantôt des chopes, des bouteilles, des pilons de mortier, des billes, des cailloux, etc., etc...

La *longueur* des objets introduits dans le rectum a pu dans certains cas avoir des proportions relativement phénoménales et il est même difficile de comprendre comment, par exemple, un pilon de mortier de cuisine long de 30 centimètres et large de 6 centimètres et demi à sa grosse extrémité a pu séjourner dans le rectum pendant quelque temps sans donner lieu à de graves désordres.

Les corps étrangers irréguliers ou à surface rugueuse, inégale, amènent d'une façon presque constante des érosions, des éraillures, parfois même des plaies et des déchirures d'une certaine gravité.

2° *Les corps étrangers introduits par la bouche* et arrivés dans le rectum constituent la deuxième classe des corps étrangers ; c'est peut-être la variété la plus fréquente et non la plus intéressante.

On connaît cependant des cas très remarquables, celui de *Merlin*, où une arête, après avoir perforé la paroi rectale, traversa la paroi utérine et s'implanta dans le fœtus.

A côté de ces faits plus ou moins exceptionnels, nous devons faire mention des râteliers, des pièces de monnaie, des épingles, etc., que les malades ont avalés.

3° *Les corps étrangers développés dans l'intestin ou dans l'ampoule rectale.*

Ce sont parfois des amas de lombrics, si fréquents chez l'enfant.

Le plus souvent il s'agit d'une accumulation excessive d'excréments, constituant la coprostase.

Très fréquente chez les femmes âgées, on la retrouve aussi chez quelques hystériques, mais c'est surtout à un âge avancé et chez les paralytiques que l'on a affaire à ce genre de corps étrangers.

Les amas de matières fécales durcies, tassées, peuvent se recouvrir d'un enduit blanchâtre et revêtir les caractères de véritables concrétions, de coprolithes.

Au milieu d'une masse compacte d'un volume plus ou moins considérable on trouve de petits amas, qui ont pour point de départ un calcul biliaire, des noyaux de cerises, de prunes, etc.

La véritable cause de la coprostase est la diminution du pouvoir réflexe de la dernière portion de l'intestin, et la paresse dans la contraction des fibres musculaires qui en est la conséquence.

On comprend sans difficulté que le mode de production de la coprostase dans les rétrécissements du rectum et dans le cas d'hémorroïdes est tout autre.

La présence des matières fécales durcies retentit sur la conformation et la structure de la paroi rectale; une dilatation du rectum au-dessus du coprolithe, et enfin une rectite ulcéreuse constituent les lésions caractéristiques.

Il va sans dire que les symptômes, par lesquels se traduit l'accumulation d'excréments, empruntent certains caractères à cette rectite et se traduisent par des douleurs, une sensation de pesanteur au périnée, une diarrhée séreuse, sanguinolente et en général très fétide.

Mais ce n'est là qu'un épiphénomène de petite importance.

Ce qui prime le reste et semble occuper la place prépondérante dans la série des signes, c'est la constipation qui au début est absolument indolente; plus tard elle se manifeste par des douleurs lombaires et crurales, de temps à autre les malades ressentent un pressant besoin d'aller à la selle; mais le plus souvent leurs efforts restent stériles, il arrive cependant qu'elles parviennent à expulser des masses fécales sèches, presque pétrifiées, et cela au prix d'un travail des plus pénibles et des plus douloureux.

La rétention prolongée de coprolithes n'est pas sans influer quelque peu sur l'état général de la malade, qui est sous le coup d'un véritable empoisonnement, d'une toxémie.

Aussi n'est-il pas rare de voir survenir de mauvaises digestions, des douleurs au niveau du foie, une grande irritabilité de caractère, qui poussent certains malades à de véritables actes de désespoir.

S'agit-il au lieu de la coprostase d'un véritable corps étranger du rectum, les symptômes semblent être plus aigus, plus pressants.

Au bout de quarante-huit heures, rarement plus tard, les malades réclament l'intervention du chirurgien.

Elles se plaignent d'une douleur assez vive dans le ventre et au niveau de l'anus, d'une sensation de poids dans le rectum.

Les organes voisins, tels que la vessie et l'utérus s'en ressentent parfois.

Une inflammation assez vive ne tarde pas à éclater.

Lorsque le corps étranger a été poussé trop profondément et trop brutalement, le péritoine est mis en cause.

On voit donc qu'à côté des lésions du rectum, de l'anus, du vagin, des complications bien plus sérieuses peuvent survenir.

Le séjour assez prolongé des corps étrangers dans le rectum peut en effet être le point de départ d'inflammations, de gangrène des parois, d'inflammations péri-rectales (fosse ischio-rectale), de cellulite pelvienne, de plegmons hypogastriques, d'avortements et d'obstruction intestinale.

Dans les cas favorables, bénins, les corps étrangers se recouvrent d'une couche calcaire et restent dans la cavité du rectum, ou sont expulsés avec plus ou moins d'efforts et de douleurs.

Mais cela n'arrive que pour les corps étrangers de petit calibre.

Le DIAGNOSTIC est parfois difficile surtout lorsque les renseignements manquent, aussi doit-on toujours pratiquer le toucher rectal, lorsque les malades se plaignent de constipation opiniâtre avec douleur du côté du rectum, du périnée et du bas-ventre.

Dans certaines circonstances il faut même recourir à l'introduction de toute la main, suivant la méthode de Simon, pour pouvoir constater la présence d'un corps étranger au niveau de l'S iliaque.

Le PRONOSTIC est favorable en général ; il est cependant assez sérieux, lorsqu'il s'agit d'un corps étranger introduit par l'anus, surtout si ce corps est fragile, rugueux ou tranchant.

Le TRAITEMENT est très varié ; le chirurgien doit chercher à se servir des instruments les plus commodes, dans l'espèce.

Il devra avoir toujours présent à l'esprit ce cas de *Marchettis*, rapporté dans presque tous les traités et où l'ingéniosité du chirurgien a permis de sauver une fille publique, dans le rectum de laquelle des étudiants en orgie avaient introduit la queue d'un porc hérissée de soies raides. *Marchettis* fixa un fil à l'extrémité libre de la queue du porc et fit passer ce fil dans un roseau creux, qu'il introduisit dans le rectum, protégeant ainsi les parois pendant qu'on entraînait le corps étranger au dehors par de légères tractions.

On se servira donc tantôt de pinces, de crochets, des doigts, des mains, etc.

Quelquefois l'extraction sera singulièrement facilitée par une dilatation forcée préalable.

Lorsque le corps étranger siège trop haut, on aura recours à la laparotomie, et alors on pourra procéder de deux façons : soit en pratiquant l'extraction par l'incision de l'intestin et la suture consécutive, soit en refoulant avec la main introduite dans la cavité abdominale le corps étranger vers l'anus.

Quelquefois une rectotomie postérieure peut suffire.

3. — RECTITE

L'inflammation du rectum est le plus ordinairement concomitante ou consécutive à celle du gros intestin.

Elle peut se montrer cependant d'une façon indépendante et revêtir tantôt la forme aiguë, tantôt la forme chronique.

Les CAUSES de la rectite sont multiples; outre celles que nous avons précédemment signalées, il faut citer les hémorroïdes enflammées, les plaques muqueuses anales et la blennoragie; mais ce n'est pas tout, une foule d'autres facteurs peuvent être incriminés dans la production des accidents; l'usage et surtout l'abus de drastiques, la constipation opiniâtre, la présence des corps étrangers (épingles, arêtes de poissons, concrétions biliaires, etc.), d'oxyures vermiculaires, la pédérastie, la blennoragie et aussi la propagation de l'inflammation siégeant au niveau de l'anus.

Les SYMPTÔMES, qui signalent l'apparition d'une rectite, sont tout d'abord localisés à la partie inférieure du tube digestif; peu à peu les malades constatent une propagation, une irradiation de phénomènes douloureux du côté du sacrum, du coccyx, de la vessie et de l'utérus.

L'anus est rouge, chaud et très sensible; une contracture du sphincter caractérise cette période initiale de l'inflammation.

Cet état est accompagné d'une constipation, qui peut persister pendant plusieurs jours; bientôt cependant on voit survenir des évacuations douloureuses, des épreintes suivies de l'expulsion de mucosités glaireuses ou mélangées de pus et quelquefois de sang.

Par le toucher on constate une chaleur insolite, la muqueuse est rouge, tomenteuse; quelquefois il y a de la fièvre.

Après cette première période en survient une autre, caractérisée surtout par une diarrhée profuse et un écoulement muqueux ou muco-purulent.

Négligée, mal soignée, la rectite peut passer à l'état chronique qui présente des signes très analogues à ceux que nous avons déjà énumérés en donnant les symptômes de la rectite aiguë.

Ici encore la diarrhée alterne avec la constipation.

L'examen au spéculum permet de constater la présence d'ulcérations multiples, arrondies, superficielles, quelquefois de végétations très étendues, ce qui a surtout lieu dans les cas de rectite blennoragique.

L'écoulement épais, verdâtre, devient le point de départ d'une série de complications du côté de la région périnéale où l'on voit apparaître des rougeurs, des excoriations et même une éruption eczémateuse; la muqueuse elle-même s'altère, s'épaissit, se sclérose et peut donner lieu à des rétrécissements du rectum.

En dehors des parois de celui-ci, on voit quelquefois des phlegmons, des abcès et des fistules venir compliquer l'inflammation trop intense du rectum.

Le DIAGNOSTIC de rectite n'est pas très difficile, la maladie est caractérisée par de la constipation avec douleurs très vives à la défécation, par une ascension notable de la température, le tout suivi d'un écoulement muqueux et accompagné d'épreintes et de ténesme.

Dans la *dysenterie*, la fréquence des selles, les hémorragies, l'expulsion de lambeaux de la membrane muqueuse, sont des symptômes trop caractéristiques pour qu'on puisse songer à les confondre avec la rectite simple.

TRAITEMENT. — Au début, cataplasmes laudanisés sur le bas-ventre, bains, lavements; plus tard, injections avec une infusion au ratanhia, avec une solution de tanin, suppositoires iodoformés.

4. — PHLEGMONS ET ABCÈS DE L'ANUS ET DU RECTUM

On peut les diviser en trois grandes catégories :

A. — La première comprend toutes les inflammations superficielles de la région anale et du rectum.

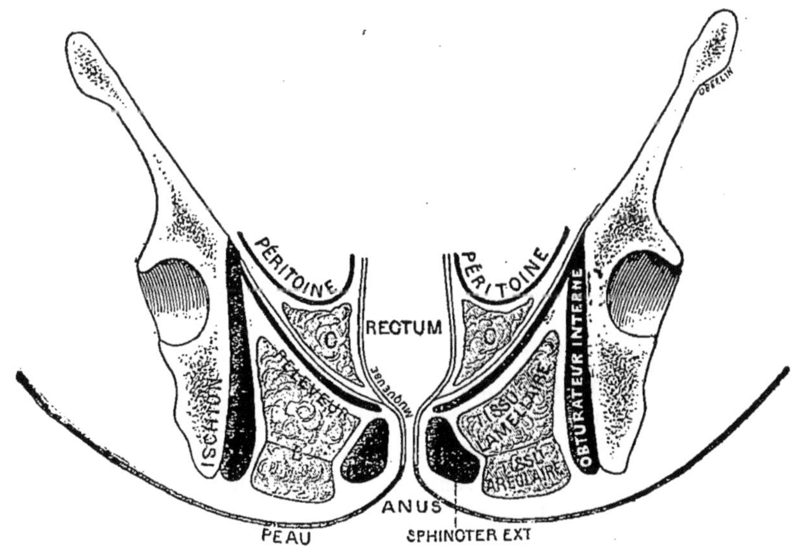

Fig. 636. — Conduit ano-rectal et son voisinage; coupe schématique.

B, tissu cellulaire de la fosse ischio-rectale, siège de la deuxième catégorie de phlegmons. — C, tissu cellulaire sous-péritonéal, siège de la troisième catégorie de phlegmons.

B. — La deuxième, les phlegmons, qui ont pour siège la fosse ischio-rectale.

C. — La troisième, ceux qui se développent dans le tissu cellulaire, situé au-dessous du péritoine et au-dessus du muscle releveur de l'anus.

Les conditions étiologiques, qui président à la naissance et à l'extension de toutes ces phlegmasies, sont fort variées; l'inflammation reconnaît presque toujours pour cause une irritation quelconque, tantôt c'est le grattage de la région anale, tantôt la malpropreté; les écoulements blennoragiques, qu'ils viennent du rectum ou de la cavité vaginale, ne tardent pas à déterminer eux aussi des excoriations; enfin le passage des matières fécales dures peut par le même procédé être le point de départ d'un abcès superficiel de la marge de l'anus.

Si l'on est d'accord sur les différentes causes des abcès superficiels, il n'en est plus de même pour ceux de la fosse ischio-rectale inférieure et de la région pelvi-rectale supérieure.

Quelques auteurs parlent même pour ces régions d'abcès idiopathiques; cette désignation cache en somme notre ignorance des véritables causes.

Il est fort probable qu'un assez grand nombre de ces abcès est dû à une tuberculose locale, qui se développe d'une façon insidieuse sans que l'état général s'en ressente.

A côté de cette classe de phlegmons et d'abcès, il faut signaler ceux qui ont pour origine les ulcérations de l'extrémité inférieure du rectum, certaines rectites, le cancer, les rétrécissements du rectum, l'inflammation d'hémorroïdes internes (phlébite), et enfin les interventions chirurgicales telles que la dilatation du rectum, l'excision de condylômes, d'hémorroïdes ou d'autres tumeurs.

Toutes ces causes donnent généralement lieu à des abcès profonds, contrairement à celles que nous avons énumérées au début, qui engendrent plutôt des abcès superficiels.

A. — **Inflammations superficielles.**

Les inflammations superficielles comprennent les *abcès superficiels* dits *tubéreux* et les *abcès phlegmoneux* ou *phegmons* proprement dits.

1° Les *abcès superficiels* présentent les SYMPTÔMES suivants :

Il s'agit généralement d'une tumeur du volume d'une noisette, arrondie à la base et saillante.

Elle présente une légère coloration rouge, et lorsqu'on essaie de se rendre compte de son siège, on s'aperçoit qu'il est tout à fait superficiel, se trouvant limité par une induration circonscrite.

Au bout de quelques jours la tumeur, après avoir donné lieu à des douleurs plus ou moins aiguës, se ramollit, devient fluctuante, la peau rougit, s'amincit et cède au pus très fétide, qui sort en plus ou moins grande quantité par un petit pertuis.

La tension cesse, la douleur disparaît, et il ne reste de l'abcès qu'une toute petite induration.

Le DIAGNOSTIC de ces abcès superficiels est des plus faciles; il suffit de rappeler les signes que nous venons d'énumérer pour éviter toute erreur.

Quant au PRONOSTIC, on peut dire que c'est là une affection dépourvue de gravité et qui disparaît généralement très vite.

Il n'en est pas de même lorsque le petit abcès tubéreux se développe aux dépens d'un tissu tuberculeux; très souvent, dans ces cas, on voit s'établir et persister pendant assez longtemps une petite fistule, qui donne issue à un liquide séreux ou séro-purulent.

Le TRAITEMENT consiste dans l'application de cataplasmes de fécule de pomme de terre, arrosés de quelques gouttes de laudanum, et plus tard, lorsque la fluctuation sera bien établie, on pourra procéder à l'incision de l'abcès.

2° Les *abcès phlegmoneux* ou le *phlegmon* proprement dit de la marge de l'anus, sont la forme que l'on rencontre le plus souvent.

Le siège ordinaire de cette inflammation est le tissu cellulaire sous-cutané, mais au lieu d'être très limitée et circonscrite, elle a une certaine tendance à s'étendre en surface.

Au bout d'un temps plus ou moins long, la malade ressent une certaine tension dans la région de l'anus; un peu plus tard le gonflement est assez considérable pour que la station assise et la défécation deviennent douloureuses.

La pression au niveau de la partie tuméfiée donne, à un moment donné la sensation de fluctuation, qui sera surtout très nette lorsqu'on voudra la rechercher à l'aide d'un doigt introduit dans le rectum, l'autre appuyant à l'extérieur.

L'évolution de ces collections purulentes est intimement liée à l'histoire des fistules que nous étudierons ultérieurement.

La perspective de fistules rend le PRONOSTIC de ces abcès assez sérieux.

Le TRAITEMENT consistera en une incision large et profonde que l'on pratiquera en conduisant le bistouri sur une sonde cannelée introduite dans la plaie et dirigée sur le rectum; l'abcès vidé sera lavé à l'eau phéniquée forte ou avec une solution de chlorure de zinc. Lorsque le phlegmon s'est ouvert, en partie du moins, dans le rectum, on pourra passer la sonde cannelée à travers l'orifice et la faire ressortir ensuite par l'anus; une fois cela accompli, on incisera tous les tissus, l'anus compris.

B. — **Phlegmons et abcès de la fosse ischio-rectale.**

Leur début est généralement assez obscur.

Mais bientôt une vaste collection fait apparition dans la région périnéale; elle s'étend de l'anus jusqu'à l'ischion et de la partie antérieure du périnée jusqu'au coccyx.

Les téguments restent cependant durs, ils s'épaississent sous l'influence du travail inflammatoire et forment comme une sorte de coque très résistante.

Le pus, refoulé vers les couches profondes, détruit le tissu cellulaire, les aponévroses et fuse du côté des grandes lèvres, du côté du rectum, et enfin vers les tubérosités ischiatiques.

Comme dans toutes les suppurations qui siègent autour de l'intestin, le pus est ici d'une fétidité extrême.

Trouvant un obstacle par trop considérable du côté du releveur périnéal et du côté de la peau épaissie, le pus passe vers le rectum et peut, après avoir détruit les couches externes, venir se collecter sous la muqueuse rectale.

Dans quelques cas, le contact prolongé du pus finit par user le muscle releveur et par occuper la fosse pelvi-rectale supérieure ; c'est l'abcès en bissac.

L'inflammation peut gagner la fosse ischio-rectale voisine et donner lieu à la formation d'un abcès susceptible de communiquer avec celui du côté opposé.

Cette disposition est connue sous le nom d'abcès circulaire ou en fer à cheval, et permet de faire refluer le pus d'une poche dans l'autre en exerçant des pressions alternatives.

Dans certains cas on a vu ces collections purulentes s'ouvrir du côté de la peau.

Les malades atteintes de ces suppurations sont en proie à une fièvre très vive ; le pouls est fréquent, la température parfois très élevée ; il y a de l'agitation, du délire ou bien une sorte de collapsus, se terminant au bout de quelques jours par la mort.

Les *phlegmons gangréneux de la fosse ischio-rectale* sont assez fréquents, dus généralement à la pénétration de matières fécales ou de l'urine dans le tissu cellulaire qui, sous l'influence de ces éléments destructeurs, subit un sphacèle très étendu.

Rapidement on voit la peau prendre une teinte foncée ; des plaques bleuâtres et de larges phlyctènes couvrent sa surface.

Peu à peu cette peau altérée cède et un pus d'une grande fétidité sort mélangé avec des bulles de gaz.

Dans certaines circonstances particulièrement graves, la paroi rectale est aussi frappée de gangrène ; la prostration, le délire, la sécheresse de la langue et une diarrhée extrêmement profuse et fétide finissent par faire succomber la malade ; on connaît cependant quelques cas de guérison.

Le DIAGNOSTIC ne présente pas de sérieuses difficultés, le toucher rectal rendra ici comme pour les autres variétés les plus grands services.

L'induration péri-rectale ne dépasse guère le releveur.

Le PRONOSTIC est très sérieux, étant donné que, dans les phlegmons de la fosse ischio-rectale, des complications graves peuvent amener la mort à bref délai.

Le TRAITEMENT sera prompt et énergique. On ne reculera pas devant une profonde incision au thermo-cautère, suivie de lavages avec des solutions antiseptiques concentrées, et même de cautérisations au chlorure de zinc.

C. — **Phlegmons et abcès de l'espace pelvi-rectal supérieur.**

Jusqu'ici nous nous sommes occupé des inflammations du tissu cellulaire situé au-dessous de la sangle musculaire, constituée par le muscle releveur périnéal, nous allons maintenant étudier les phlegmons dont le siège anatomique répond à cet espace rempli de tissu cellulo-graisseux et limité en haut par le péritoine pelvien, et en bas par la face supérieure du releveur, recouvert de son aponévrose (fig. 636 C).

Les rapports anatomiques de la vessie, de l'utérus et du rectum permettent de saisir la raison des phlegmons de l'espace pelvi-rectal supérieur, dont les uns sont sous la dépendance directe des affections des organes génitaux, et les autres doivent leur naissance à des ulcérations du rectum de l'anus ou à des inflammations des veines hémorroïdales.

La carie de la face antérieure du sacrum et, dans certains cas, l'arthrite sacro-iliaque, peuvent être le point de départ des suppurations pelviennes.

Les SYMPTÔMES permettant de reconnaître la pelvi-rectite supérieure sont malheureusement très peu nets.

Le début de l'affection est insidieux; les malades accusent une sorte de pesanteur dans le bassin, parfois une véritable douleur, que l'on a beaucoup de peine à localiser; elles se plaignent en outre de constipation, de difficulté d'aller à la garde-robe et de malaise général accompagné de fièvre.

La *marche* de l'affection diffère suivant les cas.

Le plus souvent le pus collecté use et dissocie les fibres du muscle releveur et se fraie un chemin vers la fosse ischio-rectale; il se forme là un abcès en bissac qui, à une période ultérieure, entre en communication avec l'air extérieur.

Le trajet fistuleux ainsi constitué mesure de 8 à 15 centimètres de long.

D'autres fois, la collection purulente se vide dans le rectum et alors il s'établit une diarrhée symptomatique, qui tranche d'une façon notable avec les caractères du phlegmon observés au début; les malades qui se plaignaient d'une constipation très opiniâtre, de selles très douloureuses, voient survenir de la diarrhée, les matières étant fortement délayées par le produit de l'inflammation du tissu cellulaire et suivies du rejet d'une notable quantité de pus.

Mais l'évacuation du foyer se fait mal, l'orifice de communication étant généralement très petit; aussi voit-on ces phlegmons traîner en longueur ou même devenir chroniques.

Dans certains cas le pus chemine sous l'aponévrose pelvienne et arrive dans le vagin ou la vessie.

Le diagnostic des abcès de l'espace pelvi-rectal supérieur est délicat; le seul moyen, qui soit en notre possession et qui nous permette sinon d'affirmer, du moins de soupçonner ce genre d'affection, est le toucher rectal.

Le TRAITEMENT consistera à ouvrir la collection purulente par le rectum, du côté correspondant au siège de l'empâtement.

On fera cette incision aussi large que possible.

5. — HÉMORROÏDES

Par hémorroïdes on entend la dilatation variqueuse des veines de l'anus.

PATHOGÉNIE. — L'anatomie normale nous enseigne que les veines de la dernière portion du tube digestif sont extrêmement nombreuses et d'un volume assez considérable.

On sait en outre que les veines hémorroïdales supérieures se rendent à la veine mésaraïque inférieure qui, elle-même, est une branche de la veine porte; que les veines hémorroïdales inférieures appartiennent à la circulation veineuse générale par l'intermédiaire de la veine hypogastrique.

Les recherches de *Duret* ont établi que les veines hémorroïdales supérieures tirent leur origine de petites dilatations ampullaires, existant au voisinage de l'anus.

Le siège précis de ces varices primitives, originelles si l'on peut dire, est dans le tissu cellulaire sous-muqueux; de là on voit partir de petites branches transversales qui perforent les sphincters interne et externe; c'est au niveau de ce dernier que s'effectue l'anastomose entre les branches du système porte et celui de la veine cave inférieure.

De cette description il ressort déjà que la circulation ne doit pas se faire

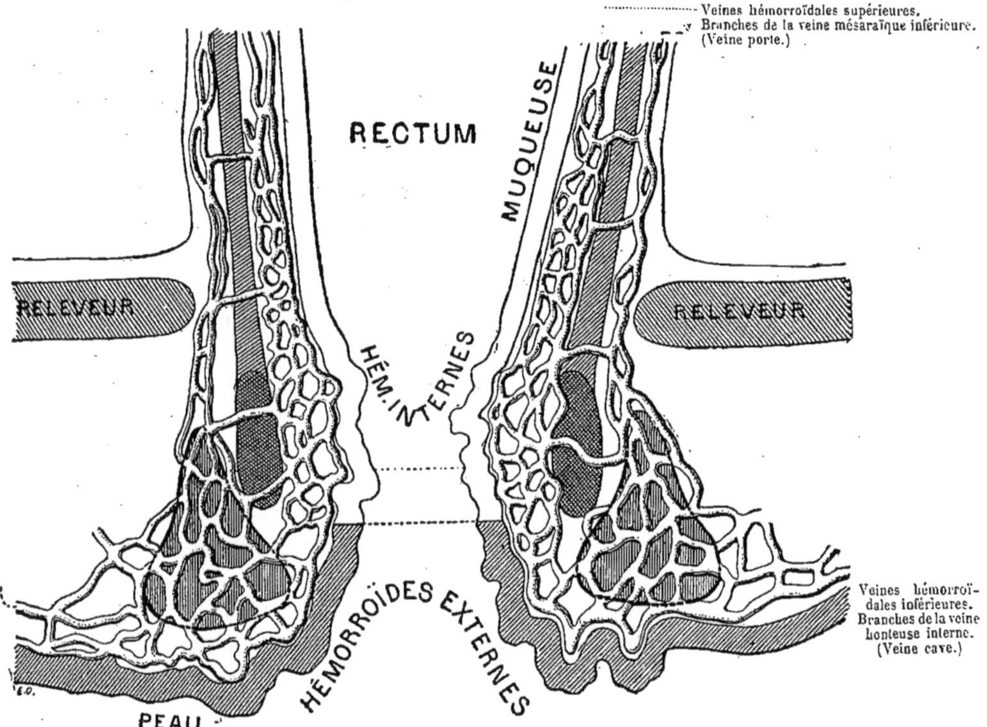

Fig. 637. — Veines variqueuses de l'anus et de la partie terminale du rectum.

avec facilité, le passage du sang s'établissant en grande partie à travers les fibres sphinctériennes.

Que l'on ajoute à cette disposition toute particulière les effets de la constipation, de la distension de la vessie, les contractions intermittentes des sphincters et du releveur de l'anus au moment de la défécation, et l'on comprendra que la stase sanguine doive tôt ou tard amener une dilatation des veines hémorroïdales et dans certains cas même leur rupture.

Ainsi s'expliquent d'une façon toute simple et l'origine de ces dilatations variqueuses, énormes parfois, et la pathogénie des hémorragies intermittentes à ce même niveau.

Les dilatations hémorroïdales sont ampullaires; ces dilatations peuvent se compliquer par suite de leur fusion entre elles, ou par le fait de l'apparition d'ampoules nouvelles, développées aux dépens des capillaires.

Il arrive que les vésicules s'oblitèrent d'une façon presque complète au niveau même des boutonnières sphinctériennes; les ampoules se transforment alors en kystes hématiques.

Si le sang se coagule, l'hémorroïde devient dure; on pourra même parfois y trouver de véritables phlébolithes, qui, en irritant par leur présence le tissu conjonctif voisin, donneront lieu à la production de scléroses plus ou moins étendues et à la formation de petites tumeurs indurées, désignées par les anciens auteurs sous le nom de *marisques*.

Étiologie. — Affection très fréquente chez l'homme, encore plus chez la femme.

Les hémorroïdes se rencontrent de préférence chez les individus atteints de goutte, de rhumatisme, et elles s'accentuent d'une façon notable sous l'influence d'une alimentation trop azotée, de l'abus du vin et d'alcool, d'une vie trop sédentaire.

Parmi les causes adjuvantes il faut signaler la constipation habituelle, l'abus des purgatifs, les excès vénériens.

Comme susceptibles de déterminer la production d'hémorroïdes, nous citerons encore les cirrhoses, les lésions mitrales, l'emphysème, certains kystes ovariques, les tumeurs de l'utérus, des parois du bassin, etc.

Symptômes. — Les femmes, qui sont porteurs d'hémorroïdes, accusent leur souffrance de manières très diverses.

Tantôt c'est une sensation de gêne, de pesanteur, tantôt des élancements, des picotements et parfois une cuisson tellement intolérable que la station assise et la marche deviennent impossibles.

On voit alors les malades couchées dans leur lit, soit sur le côté, soit sur le ventre, craignant de faire le moindre mouvement et mettant tous leurs muscles dans un état de résolution à peu près complète.

Cet état se complique généralement de constipation qui est la source de maux de tête, de vertiges, de bourdonnements d'oreille; les malades pâlissent, perdent l'appétit.

Tous ces phénomènes vont en s'exagérant, puis on voit survenir une véritable période d'état, pendant laquelle les malades sont au comble de leurs souffrances; mais peu à peu la tension dans les ampoules hémorroïdales baisse, la douleur disparaît et la patiente recouvre un bien-être relatif.

Cette tension sanguine, qui était au maximum, baisse brusquement à la suite d'une rupture de varices hémorroïdales ou du passage d'un bol fécal, dur, volumineux, qui a éraillé la muqueuse ano-rectale et a déterminé un écoulement sanguin plus ou moins abondant.

Si l'on examine la région anale d'une malade affectée d'hémorroïdes, on trouvera, suivant les cas, des dispositions différentes; tantôt l'hémorroïde est à peine perceptible sous forme d'une petite saillie ronde ou légèrement allongée, plus ou moins molle, lisse et vide de sang, c'est l'hémorroïde flasque; tantôt elle est tendue, résistante, douloureuse.

A certains endroits la muqueuse et la peau, qui recouvrent l'hémorroïde, s'épaississent, la petite tumeur devient dure, indolente et prend l'aspect d'un véritable condylôme.

A côté de ces hémorroïdes externes, on en trouve d'autres, dont les caractères ne peuvent être bien appréciés que par un examen avec une valve ou un spéculum, introduit dans la cavité du rectum; on verra alors de petites saillies granuleuses, molles, que le simple toucher suffit parfois à révéler.

Que la malade fasse un effort et l'on ne tardera pas à apercevoir ces hémorroïdes *internes* faire saillie à travers l'anus.

Il existe au niveau de l'anus une double couronne variqueuse, l'une formée par les hémorroïdes externes, l'autre par les hémorroïdes internes *procidentes.*

Celles-ci rentrent dans le rectum avec plus ou moins de facilité.

Quelques-unes se laissent réduire sans la moindre douleur, d'autres déterminent des épreintes, du ténesme très pénibles.

Les hémorroïdes *internes procidentes* ne peuvent remonter par suite d'une contraction spasmodique du sphincter anal, le bourrelet hémorroïdaire se trouve emprisonné, étranglé; il devient le siège d'une douleur brûlante intolérable, les malades ont la sensation d'un fer rouge au niveau de l'anus.

Lorsqu'on suit l'évolution locale de l'hémorroïde procidente étranglée, on s'aperçoit que tout d'abord dure, tendue, d'une couleur violacée, elle devient brune, ou même noirâtre; cette modification est due à l'interruption de la circulation veineuse; les plis du sphincter anal se contractent spasmodiquement et séparent ainsi l'hémorroïde procidente des dilatations veineuses voisines et comme tout organe auquel on a supprimé l'apport du sang, l'hémorroïde devient le siège de la formation d'une escarre.

Au bout de quelques jours celle-ci tombe et les symptômes fonctionnels s'amendent.

Dans certains cas cependant la chute de l'escarre se complique d'inflammation et de suppuration du voisinage et engendre l'érysipèle.

Le DIAGNOSTIC des hémorroïdes n'est pas difficile. Un examen attentif permettra de les différencier des *condylômes* et *polypes*, tumeurs dures et isolées.

Le *prolapsus du rectum* est caractérisé par un bourrelet continu et non par des saillies inégales.

Quant au *cancer* du rectum, la tumeur ulcérée, fongueuse, sécrétant un liquide ichorreux et s'accompagnant d'hémorragies abondantes, sera rarement confondue avec une hémorroïde ulcérée.

Il est toujours utile, avant de procéder au traitement, de rechercher quelle peut être la cause véritable de l'apparition des tumeurs hémorroïdaires; aussi sera-t-il très important de s'assurer qu'il n'y a ni affection du foie, ni tumeur de la cavité abdominale, et que c'est bien en présence d'hémorroïdes dites idiopathiques qu'on se trouve.

Traitement. — Certains renseignements sur les conditions hygiéniques dans lesquelles les malades ont vécu permettront en les écartant de faciliter la tâche du chirurgien.

On recommandera donc de s'abstenir de vins, de liqueurs, d'épices, de combattre par tous les moyens existants la constipation, tout en évitant l'emploi de drastiques.

Quant au moyen chirurgical de supprimer les hémorroïdes, le plus simple est de les exciser à l'aide du thermo-cautère; on placera à cet effet une ligature ou une pince hémostatique sur la base de la petite tumeur. On fera bien de se borner à des excisions partielles, car une opération trop complète aurait l'inconvénient d'amener des rétrécissements.

Lorsque les tumeurs hémorroïdales n'ont pas acquis un développement trop considérable, la simple dilatation de l'orifice anal peut suffire pour faire cesser les spasmes et les symptômes douloureux.

On fera cette dilatation sous le chloroforme à l'aide du spéculum ou par la simple introduction dans l'anus des deux pouces qu'on écartera de deux ou trois travers de doigts.

Au lieu de cette dilatation brusque du sphincter qui constitue une véritable opération, on se trouvera bien dans les cas relativement bénins de la dilatation faite avec les dilatateurs métalliques à volume progressif en faisant une ou deux séances de dilatation par semaine, pendant quatre ou cinq semaines; on arrivera par ce moyen à procurer un très réel soulagement à la femme.

Ces séances peuvent se faire au cabinet de consultation du médecin, simultanément avec des pansements gynécologiques s'ils sont indiqués.

6. — VÉGÉTATIONS

Les végétations constituent une des complications les plus fréquentes de la blennoragie; elles affectent la forme de verrues, d'excroissances qui rappellent l'aspect de choux-fleurs.

L'étude de ces végétations, déjà faite à propos de la vulve (p. 181), me dispense d'entrer ici dans leur description détaillée.

Pathogénie. — Au niveau des plis et replis cutanés, là où les sécrétions peuvent séjourner, on voit que l'épithélium tombe au bout de quelques jours.

A cette exfoliation épithéliale succède la formation de petites saillies, qui bientôt prennent la forme de végétations coniques, découpées en festons.

Leur accroissement est très rapide, surtout si la malade néglige les soins de propreté.

Symptômes. — Les végétations, qui siègent au niveau de l'anus, peuvent causer des douleurs assez vives au moment de la défécation.

En outre, les sécrétions nauséabondes, auxquelles elles donnent lieu, déterminent souvent l'apparition d'un eczéma intertrigineux, qui par lui-même peut devenir le point de départ de souffrances très grandes.

Que la patiente s'expose à des fatigues, à des marches prolongées et l'on verra survenir des hémorragies et même du sphacèle.

Le diagnostic n'est en somme difficile qu'avec les papules humides syphilitiques, mais celles-ci se développent à côté d'autres manifestations de même nature; leurs caractères morphologiques, quoique ressemblant à ceux des condylômes, ne présentent jamais un développement aussi considérable.

Il faut dire cependant que, lorsque ces deux lésions se trouvent les unes à côté des autres, la différenciation peut devenir assez difficile.

Le traitement a déjà été examiné à propos des végétations vulvaires, dont les anales ne sont en quelque sorte que le complément.

7. — CONDYLOMES ET SYPHILIDES

La *syphilide* se modifie suivant le terrain.

Plus l'éruption se rapproche de la région ano-génitale, plus ces éléments prennent un aspect saillant, tuméfié, et plus ils sécrètent un liquide visqueux à odeur pénétrante.

A son origine la syphilide apparaît sous la forme d'une tache grosse comme une lentille, d'une couleur rouge sombre.

Par suite de frottements, de contact avec la sueur, la surface devient grisâtre, diphtéroïde; peu à peu on la voit se transformer en une ulcération, qui, réunie à d'autres analogues, affecte des dessins très variés.

D'autres fois, au lieu de subir la destruction moléculaire les cellules embryonnaires s'organisent et aboutissent à la formation de tissu conjonctif, qui se présente sous l'aspect d'une excroissance du volume d'un haricot et dont la surface prend une apparence lobulée.

Le siège des *condylomes* est assez étendu, on les trouve le plus souvent là où deux surfaces cutanées sont continuellement en contact; on comprend dès lors que le pli inter-fessier et que le pourtour de l'anus leur soient de véritables sièges de prédilection.

Les symptômes auxquels les condylômes donnent lieu sont assez variables, et, si dans le plus grand nombre des cas ils n'amènent que des démangeaisons, on les voit causer assez souvent des douleurs assez vives, notamment pendant la défécation.

Le suintement constant, le séjour quelquefois prolongé des sécrétions au niveau des replis ne tardent pas à produire des phénomènes d'irritation, qui se traduisent par de l'intertrigo, de l'érythème et la formation de nouvelles papules humides.

La MARCHE de ces lésions dépend en grande partie des soins dont elles sont l'objet, et chez des femmes malpropres on voit les papules envahir de proche en proche pour former des ulcérations assez étendues.

Avec un traitement approprié la sécrétion devient vite moins abondante, les papules se sèchent, s'atrophient et à leur place on trouve finalement une petite tache cuivrée, ou une légère cicatrice s'il y a eu ulcération.

8. — POLYPES DU RECTUM

Tumeurs bénignes, qui sont caractérisées par leur aspect pédiculé et leur insertion sur la muqueuse rectale.

ANATOMIE PATHOLOGIQUE. — Les polypes du rectum sont en général peu nombreux à la fois; chez l'adulte surtout il est rare d'en rencontrer plus d'un.

D'un volume assez petit, ils atteignent quelquefois les dimensions d'une prune ou même d'un œuf de poule.

La grande richesse en vaisseaux explique d'ailleurs pourquoi ces tumeurs varient de volume d'un moment à l'autre.

De forme arrondie, elles sont soutenues par une partie beaucoup plus étroite connue sous le nom de pédicule.

La surface des polypes est tantôt unie, tantôt couverte de petites saillies.

Suivant leur structure propre, les polypes ont une consistance plus ou moins dure et une couleur plus ou moins rouge.

Généralement situés à 2 ou 3 centimètres au-dessus de l'anus, il est rare de les voir insérés plus haut, on en a cependant rencontré à 5, 6 et même 15 centimètres.

Leur siège le plus commun est la paroi postérieure du rectum.

Le *pédicule* qui les rattache à cette paroi est cylindrique, quelquefois aplati; il est gros et court lorsqu'il s'agit de polypes fibreux; long et grêle dans le cas de polypes mous.

Sous l'influence du passage répété des matières fécales, le pédicule s'étire et devient de plus en plus long; quelquefois il est si grêle qu'il se rompt pendant un effort de défécation.

STRUCTURE.

A. *Polypes mous ou muqueux.* — Très vasculaires, à trame fibro-cellulaire lâche, ils ont été décrits par *Allingham* sous le nom de polypes mous folliculaires, par *Gross* sous celui de polypes adénoïdes.

Les recherches plus récentes de *Robin* et *Cornil* ont montré qu'ils sont dus à l'hypertrophie des glandes à culs-de-sac ou des follicules.

Recouvertes par une couche de cellules épithéliales, ces tumeurs sont formées de tissu cellulaire.

B. *Polypes durs ou fibreux.* — Plus durs, plus pâles que les polypes muqueux, ils sont constitués par un tissu dense criant sous le bistouri.

Malassez a décrit des polypes qui étaient formés en grande partie par des fibres musculaires lisses, d'autres ont constaté la présence de fibres élastiques.

La *surface* de ces polypes est lisse; dans certains cas cependant, elle prend un aspect papillomateux et même villeux.

Généralement pédiculés, ils s'insèrent sur la paroi antérieure du rectum.

Symptômes. — Les polypes peuvent rester pendant longtemps sans qu'on soupçonne leur présence.

Certaines malades ne s'en aperçoivent que lorsque la tumeur paraît à l'anus; d'autres ressentent, déjà bien avant, une série de phénomènes qui attirent leur attention.

Elles ont une certaine gêne au moment de la défécation, gêne qui peut aller jusqu'à atteindre le caractère de véritables douleurs et qui augmente encore par suite d'une sorte de contraction de tout l'anneau sphinctérien.

C'est alors qu'on voit paraître ces élancements, ces sensations de brûlure avec des irradiations multiples, si communes dans toutes les affections des organes du petit bassin.

A côté du phénomène douleur, on voit survenir des écoulements glaireux, muqueux, ou même sanguins, parfois couleur gelée de groseille, dus au mélange d'une certaine quantité de sang avec les glaires.

La santé générale reste ordinairement bonne; elle ne se modifie que lorsque les hémorragies sont trop fréquentes ou assez abondantes pour amener un état d'anémie accusé.

Dans ce dernier cas, les malades ont des vertiges, des tendances à la syncope.

Il n'est pas rare de voir les polypes du rectum se compliquer de fissures, de prolapsus et même de fistules.

La marche de l'affection est lente.

Certains auteurs croient à une disparition spontanée possible.

Il se peut en effet que le pédicule se rompe pendant l'effort et que le polype soit expulsé.

Le diagnostic est généralement facile, lorsque le polype dépasse l'anus; dans ce cas, l'inspection suffit pour établir la nature de la maladie.

Si la tumeur est cachée, il faut introduire le doigt dans le rectum pour l'explorer directement.

Chassaignac recommandait d'amener le polype au dehors et cela au moyen d'un petit ballon qu'il introduisait vide dans le rectum, puis qu'il insufflait; en essayant de retirer le ballon rempli d'air, on amenait en même temps le polype.

Le diagnostic différentiel ne sera pas alors difficile à faire, car on se rappellera que les *hémorroïdes* sont plutôt de petites ampoules plus ou moins turgides, qui sont généralement disposées en collerette autour de l'anus; que dans le *prolapsus du rectum*, on trouve, malgré la saillie considérable de la muqueuse, un orifice central qui admet facilement le doigt et il n'y a nul vestige de pédicule.

Quant aux *tumeurs malignes*, l'adénite inguinale et lombaire, la fétidité extrême des sécrétions, l'altération grave de l'état général constituent autant de signes qui permettront d'éviter l'erreur.

Le PRONOSTIC est bénin.

Le TRAITEMENT est extrêmement varié.

Quelques opérateurs saisissent le polype, l'étirent un peu et le tordent ensuite.

Il est bon de ne pas exagérer ces mouvements de traction parce qu'on pourrait amener, si l'on tirait par trop brusquement, un prolapsus du rectum comme complication du polype.

Autrefois on employait tantôt la cautérisation, tantôt l'écrasement linéaire, méthodes qui sont peu à peu tombées en désuétude.

Aujourd'hui on pratique encore la ligature élastique et dans le cas où le pédicule est volumineux, on le traverse avec un fil double que l'on serre vigoureusement autour de chaque moitié de la tumeur.

La méthode la plus expéditive et la plus sûre consiste à jeter une pince-longuette sur le pédicule, à attirer la tumeur au dehors, et enfin à l'exciser en laissant la pince sur la base du polype.

9. — PROLAPSUS DU RECTUM

La laxité du tissu cellulaire, qui unit la muqueuse du rectum à la tunique musculaire, permet de comprendre que cette muqueuse puisse glisser sur les tissus sous-jacents et venir faire hernie à travers l'orifice anal.

Il suffit, en effet d'un léger effort, comme celui qui accompagne la défécation, pour déterminer l'apparition momentanée à l'anus d'un bourrelet formé par la muqueuse du rectum.

Que cet état s'exagère et l'on pourra observer une issue d'une partie plus ou moins considérable de l'intestin.

Au lieu de la muqueuse seulement, toutes les tuniques sont parfois entraînées, et c'est alors une tumeur cylindrique de 3 à 9 centimètres de hauteur que l'on a sous les yeux (fig. 638).

Si la tumeur est petite, elle porte à son extrémité inférieure un petit orifice arrondi, et souvent, si la tumeur est volumineuse, elle se trouve échancrée en fer à cheval par la traction du méso-rectum.

Dans cette descente, le cul-de-sac péritonéal est ordinairement entraîné; il peut même arriver qu'une portion de l'intestin grêle glisse dans cette espèce d'entonnoir.

Au lieu de l'intestin, on y a trouvé dans quelques cas l'ovaire.

Il est évident que, malgré la prédisposition naturelle des tissus à glisser et à s'invaginer ainsi, il faut des circonstances adjuvantes pour que le prolapsus puisse se produire.

Tels sont la diarrhée ou la dysenterie chronique, la présence d'un polype ou d'ampoules hémorroïdaires, les grossesses répétées, les tumeurs du sacrum, les efforts de toux dans le cas de bronchite chronique.

Symptômes. — Le prolapsus simple est formé au début par une légère éversion de la muqueuse, qui disparaît plus ou moins lorsque l'effort cesse; mais à une époque plus avancée, le bourrelet qui dépasse l'anus ne rentre plus et augmente dans le sens de la hauteur jusqu'à former un petit cylindre de 4 à 5 centimètres.

Sa surface est plissée, molle, luisante et rosée; au centre, on trouve un orifice froncé, par lequel on entre dans l'intestin; à la périphérie, ou plutôt au niveau de l'anus, la muqueuse rectale se continue avec la peau.

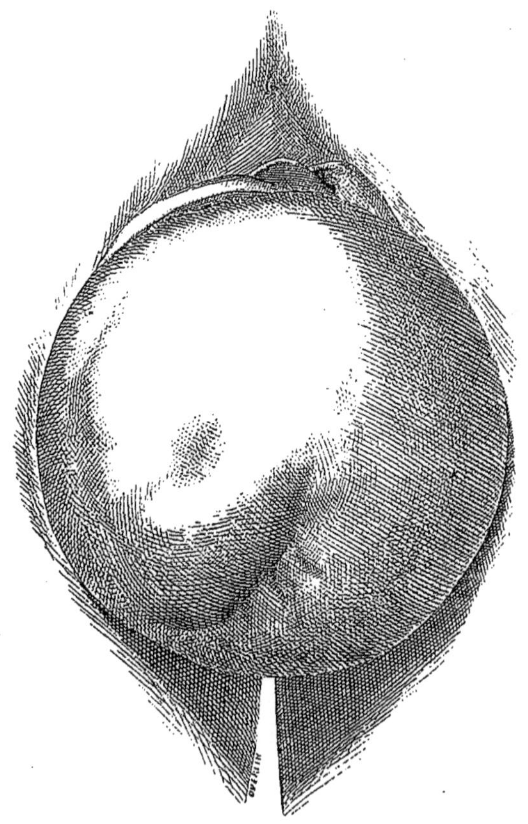

Fig. 638. — Prolapsus du rectum. (Le Dentu.)

Sous l'influence de la pression, on arrive à réduire assez facilement ce léger degré de prolapsus; néanmoins, déjà dès maintenant, les malades commencent à sentir une certaine gêne pendant la marche.

Peu après, on voit le cylindre s'allonger, les caractères de la muqueuse se modifient; au lieu de conserver sa couleur rosée, elle devient congestionnée, plus foncée, plus douloureuse au toucher.

Le mucus, qui recouvrait la surface externe dans la portion prolabée, est remplacé par du pus ou un enduit grisâtre. Cet enduit, en général, cache quelques ulcérations superficielles.

La muqueuse change d'aspect et prend les caractères de la peau, elle perd sa souplesse et sa sensibilité.

Les sillons, les plis transversaux, qui parcouraient la muqueuse éversée, finissent par être de moins en moins appréciables.

La tumeur peut atteindre le volume d'une orange; elle est difficile à réduire, étant donnés la sclérose et l'épaississement du tissu sous-muqueux, qui empêchent le glissement.

Dans le prolapsus qui atteint ce degré, les sphincters dilatés, distendus excentriquement, perdent leur tonicité et n'empêchent plus l'issue des matières fécales.

Le prolapsus *complet* peut acquérir des dimensions excessives.

La forme qu'il revêt une fois arrivé à ce stade est plus ou moins globuleuse.

Sa couleur est rosée ou rouge et la surface externe porte encore la trace des plis transversaux, qui indiquent les endroits où la muqueuse adhère plus fortement à la tunique musculaire.

Au point le plus déclive de la tumeur, on trouve un orifice qui conduit dans la cavité de l'intestin.

La base (partie supérieure) de la tumeur est entourée par l'anus.

Certains auteurs parlent d'un sillon profond qui séparerait l'orifice anal de la portion invaginée, mais ce sillon n'est pas constant et on ne le trouve que lorsque la partie inférieure du rectum est restée fixe, tandis que la portion supérieure s'est seule déplacée.

La portion d'intestin herniée se tuméfie, devient le siège d'une vive inflammation qui peut aller jusqu'au sphacèle; quelquefois il se produit des hémorragies répétées, qui mettent la vie des malades en danger; d'autres fois, c'est la péritonite qui est la complication à craindre; on peut enfin observer une série de symptômes qui rappellent l'étranglement intestinal.

La MARCHE du prolapsus est en général lente et progressive, et si l'affection est mal traitée ou négligée, la gêne devient excessive et rend non seulement la marche, mais même la position assise pénible.

Le DIAGNOSTIC du prolapsus ne présente aucune difficulté.

Les *hémorroïdes* sont formées de petites ampoules, plus ou moins indépendantes les unes des autres, et séparées par de petits sillons qui n'ont comme aspect rien d'analogue au rectum prolabé.

Les *polypes* sont des tumeurs lisses plus ou moins dures et pédiculées à la surface interne du rectum.

Quant aux *épithéliomas*, leur confusion avec le prolapsus est impossiblet Dans ce dernier il n'y a ni induration ni végétation en chou-fleur, ni ce écoulement ichorreux qui accompagne les productions malignes.

Le PRONOSTIC varie avec le degré même de l'affection.

Le TRAITEMENT est différent suivant les cas et les degrés de gravité de la lésion; on distinguera deux cas :

Ou le prolapsus est réductible,
Ou il est étranglé, irréductible.

a. *Prolapsus réductible.* — On s'efforcera de faire disparaître tous les accidents intestinaux qui entretiennent le prolapsus.

Comme moyen curatif, on emploiera la cautérisation au thermo-cautère.

On pratique sur le bourrelet muqueux trois ou quatre raies de feu, ou quatre pointes de feu sur les limites de l'anus et de la peau.

On donne ensuite du bismuth et une préparation opiacée, pour déterminer une constipation que l'on fera cesser en administrant au huitième ou neuvième jour un léger purgatif.

b. *Prolapsus irréductible.* — On a préconisé un assez grand nombre de moyens, dont les uns étaient purement palliatifs, et qui sous forme de bandage devaient maintenir la tumeur, d'autres s'adressaient à l'anus, et avaient pour but d'exciter la contractilité du plancher pelvien et de tout l'appareil de suspension du rectum; à cet effet, on recommandait l'emploi de la noix vomique, de la strychnine et enfin d'ergotine en injections hypodermiques.

Dupuytren cherchait à déterminer un *rétrécissement cicatriciel* de l'anus et dans ce but enlevait avec des ciseaux courbes de deux jusqu'à six plis rayonnés à droite et à gauche de l'anus.

Plus tard on a essayé d'obtenir un *rétrécissement anaplastique* de l'orifice anal en faisant une véritable recto-périnéoraphie postérieure.

Tel est le procédé de *Duret*, qui enlève sur la paroi postérieure du rectum un lambeau muqueux triangulaire dont la base comprend une partie du sphincter. Tel encore le procédé de *Schwartz* qui pratique un avivement très large de la partie antérieure de l'anus et du rectum.

Mickuliz a tenté de raccourcir le rectum de la façon suivante :

L'intestin est vidé par un lavement; avant l'opération, on administre de l'opium pour empêcher les contractions de l'intestin.

La malade est placée dans la position vulvaire et le champ opératoire préparé suivant les règles de l'antisepsie.

On commence par fixer l'intestin en le traversant par deux anses de fil.

Alors on sectionne à 1 ou 2 centimètres de l'anus, couche par couche, le cylindre externe dans sa moitié antérieure.

Lorsqu'on arrive jusqu'à la séreuse, on aperçoit quelquefois dans le cul-de-sac péritonéal une anse intestinale que l'on réduit; si le sphincter contracté s'oppose à cette réduction, on le fend; on réunit ensuite les feuillets péritonéaux.

Cela fait, on sectionne couche par couche le cylindre interne en liant chaque vaisseau, et on réunit les deux cylindres par des sutures entrecoupées pénétrant profondément à travers toutes les tuniques.

On laisse les fils longs, de façon à pouvoir servir pendant l'opération à maintenir l'intestin.

Une fois la moitié antérieure du prolapsus achevé, on aborde la dissection et la suture de la moitié postérieure.

Alors tous les fils sont coupés courts, on saupoudre d'iodoforme le moignon et on le réduit, ce qui se fait généralement sans aucune difficulté.

Verneuil a imaginé un procédé, désigné sous le nom de *rectopexie*, qui a pour but de venir en aide aux faisceaux fixateurs et suspenseurs formés par le péritoine et le méso-rectum.

L'opération (*Rectopexie*) comprend trois temps :

1° De chaque côté de l'anus on fait une incision oblique de haut en bas et en arrière, longue de 4 centimètres. Entre l'extrémité antérieure de ces incisions se trouve une portion de la circonférence anale, correspondant à l'étendue dont on veut rétrécir cet orifice. Les incisions commencent à l'endroit où la peau se confond avec la muqueuse ; de leurs extrémités postérieures partent deux autres petites incisions qui convergent vers la pointe du coccyx et se rencontrent à ce niveau. Le lambeau ainsi circonscrit est disséqué d'arrière en avant ; on enlève en même temps le quart postérieur du sphincter, tout en respectant la paroi rectale, qui se trouve ainsi mise à découvert au fond de la plaie.

2° Le deuxième temps consiste à placer les fils fixateurs avec une aiguille courbe, on passe quatre crins de Florence, qui cheminent transversalement dans la paroi postérieure du rectum et s'échelonnent du coccyx vers l'anus ; il est bien entendu que ces fils ne doivent pas intéresser la muqueuse. Si l'on saisit les fils dans les mains et qu'on les tire dans la direction du sacrum, on constate que la cavité du rectum est notablement rétrécie et que sa paroi postérieure est solidement immobilisée dans une grande étendue. Pour obtenir ce résultat d'une façon définitive, on traverse la peau au niveau de l'articulation sacro-coccygienne à 4 centimètres environ de la ligne médiane, l'aiguille chemine sous la peau et vient enfin se montrer dans la plaie ano-coccygienne ; on introduit alors dans son chas un chef du fil, le plus élevé, qu'on amène au dehors en retirant l'aiguille, on fait de même pour l'autre chef. La même manœuvre est répétée pour les autres fils. Ceux-ci une fois bien tendus sont noués un à un.

3° Le troisième temps de la rectopexie consiste dans l'excision définitive du lambeau cutané, qui avait été disséqué et laissé adhérent par sa base.

On termine l'opération par quelques sutures supplémentaires au voisinage de l'anus et un peu plus haut.

La *rectopexie* a de grands avantages, comme on le voit, mais elle ne peut agir que sur une portion restreinte du rectum en largeur comme en longueur.

Aussi faudrait-il pouvoir prendre le rectum un peu plus haut ; c'est ce que *M. Jeannel* a essayé de réaliser par la *colopexie*.

On commence par faire une incision au niveau de la fosse iliaque gauche ; on va ensuite à la recherche du côlon, et on l'attire au dehors en exerçant des tractions douces ; le côlon est ensuite fixé à la partie inférieure de la plaie et ouvert ultérieurement.

L'anus iliaque constitue, suivant l'auteur, un moyen curatif de première importance ; cars il supprime les efforts qui accompagnent la défécation, et la rétention de matières, qui sont les causes fréquentes de récidive du prolapsus.

La rectite, les ulcérations ont le temps de guérir, l'intestin étant mis à l'abri du contact avec les matières fécales; au besoin, si l'anus paraissait trop dilaté, on serait à son aise pendant cette phase de repos pour pratiquer une opération plastique sur le périnée, analogue à celle décrite sous le nom de rectopexie.

La fixation du côlon amène déjà par elle-même la réduction du prolapsus et le retrait de l'anus; associée à l'opération de l'anus artificiel, que l'on pourra supprimer au bout de quelques mois, elle devient une opération très efficace.

10. — RÉTRÉCISSEMENTS DU RECTUM

Il est d'usage de comprendre sous ce titre toutes les diminutions de calibre, qui sont produites par la transformation fibreuse d'une portion variable de la paroi rectale, tout en éliminant la description du rétrécissement déterminé par la dégénérescence cancéreuse.

La PATHOGÉNIE et le mode de production de ces constrictions fibreuses sont loin d'être bien établies.

Si la pathogénie est nette alors que la sténose se fait sous l'influence de la dysenterie chronique, de la présence de corps étrangers sur la muqueuse du rectum, d'une intervention chirurgicale, telle qu'une ablation d'hémorroïdes, d'un épithélioma ou de toute autre tumeur; il ne saurait en être de même d'une série d'autres cas où la syphilis étant en cause, le mode de formation du rétrécissement reste difficilement explicable.

Pour expliquer la formation du rétrécissement syphilitique, *Gosselin*, en 1854, invoque une véritable rectite plastique, ou tumeur liée à l'évolution d'un chancre anal.

Plus tard, *Desprès* émet l'opinion que c'est un chancre phagédénique, qui donne lieu à la formation du rétrécissement.

Enfin, *Fournier* parle d'un syphilôme ano-rectal, tout en constatant la difficulté que l'on a à surprendre les premiers stades du rétrécissement.

ANATOMIE PATHOLOGIQUE. — Quoi qu'il en soit, le rétrécissement syphilitique est annulaire ou plutôt cylindrique.

Son *siège* de prédilection est à 5 ou 6 centimètres de l'anus, mais il peut se trouver bien plus bas et presque au niveau de l'orifice terminal du tube digestif.

Comme les ulcérations syphilitiques ont une étendue assez considérable, on comprend que la hauteur du rétrécissement, indiquée par certains auteurs comme pouvant atteindre 3, 6 et même 8 centimètres, n'a rien de bien surprenant.

Lorsque le rétrécissement est bien constitué, on peut lui décrire plusieurs parties.

C'est d'abord une dilatation parfois très considérable au-dessus du rétrécissement; l'ampliation du rectum à cet endroit est pour ainsi dire la conséquence fatale de la diminution du calibre de l'intestin; les matières fécales s'amassent petit à petit au-dessus du point rétréci et distendent ses parois, mais en même temps leur présence ne tarde pas à provoquer des phénomènes d'irritation, qui aboutissent en fin de compte à une vaste *ulcération à contours festonnés.*

Quelquefois, les phénomènes inflammatoires ne s'arrêtent pas là et l'on voit survenir des abcès dans le tissu cellulaire péri-rectal, abcès qui amènent la formation de trajets fistuleux, mettant ainsi le rectum en communication avec la peau du périnée ou encore avec le vagin.

Au lieu d'une gangue conjonctive, solide, on a là un tissu formé d'éléments jeunes, très vasculaire et facile à dilacérer, ce qui est d'une importance capitale au point de vue pratique; il faut descendre au-dessous pour rencontrer ce tissu inextensible composé de fibres conjonctives organisées, qui forment la caractéristique de tout tissu cicatriciel.

Ce qu'il faut encore noter, c'est la participation du tissu musculaire de la paroi rectale au travail inflammatoire qui se fait dans l'épaisseur de la muqueuse.

Entre les fibres de la tunique musculaire, on trouve, en effet, une quantité assez considérable de cellules embryonnaires qui se partagent par foyers et aboutissent quelquefois à la formation de petits abcès.

Symptômes. — Ce n'est qu'à l'époque où la lésion est déjà bien constituée, que les malades accusent certains malaises, qui peuvent faire soupçonner l'état pathologique.

La période du début de l'affection est généralement ignorée; puis surviennent des épreintes accompagnées de matières glaireuses striées de sang.

Quand le rétrécissement est accentué, les symptômes caractéristiques de l'occlusion intestinale peuvent se montrer, — le faciès s'altère, devient grippé, la peau prend un aspect terreux, jaune, le ventre se ballonne, — on croit que les phénomènes ne tarderont pas à présenter une gravité extraordinaire, et on songe déjà à quelque intervention sérieuse, lorsqu'une forte débâcle vient mettre fin à ce tableau si tragique.

L'évacuation est accompagnée de l'expulsion de matières liquides d'une fétidité extrême; avec les matières fécales on voit sortir des lambeaux de muqueuse sphacélée, du pus et quelquefois même du sang.

A côté de cette forme, on en trouve toute une série d'autres, une véritable gamme dont les degrés se suivent d'une façon presque insensible.

Certains auteurs ont insisté sur la conformation du bol fécal qui serait caractéristique dans le rétrécissement du rectum.

On a dit qu'il était aplati, rubanné, comme passé à la filière, mais ce fait n'est pas constant.

Ce que l'on constate le plus souvent, c'est la forme ovoïde; ce sont de petites boulettes que l'on a désignées sous le nom de matières ovillées.

La marche est ordinairement lente; on ne devra jamais oublier que les complications peuvent changer l'évolution de la maladie et le pronostic.

Cependant la patiente est sous la menace de phlegmons, d'abcès et de fistules, d'une occlusion intestinale, d'une rupture de l'intestin et de péritonite.

Le DIAGNOSTIC du rétrécissement ne peut être fait qu'après une exploration directe du rectum.

Ne nous arrêtons pas aux signes qui différencient le rétrécissement des hémorroïdes ni des polypes. Ils n'ont rien de commun avec la lésion qui nous occupe.

La *contracture spasmodique* du sphincter est quelquefois capable d'induire en erreur, mais, pour l'éviter, il suffira de recommencer l'examen plusieurs fois ; il est en effet très rare que la contracture spasmodique se maintienne ainsi pendant longtemps sans présenter la moindre rémission. L'emploi du chloroforme pourra d'ailleurs être d'un grand aide, étant donné que sous son influence le spasme cesse rapidement.

Un diagnostic plus difficile est celui du rétrécissement, déterminé par la présence d'*une tumeur du petit bassin*, qui en pressant sur la paroi rectale, diminue son calibre. Un toucher attentif permet de reconnaître qu'il n'y a pas de sténose réelle de l'intestin.

C'est au moyen d'une exploration digitale minutieuse que l'on arrive à se rendre bien compte de la nature du rétrécissement, en même temps qu'on constate et le siège et la forme des tumeurs.

Que le doigt rencontre une masse fongueuse, inégale, bosselée, irrégulière, saignant au moindre contact, qu'il s'agisse de ces tumeurs sans limites bien nettes, que la marche soit assez rapide et l'on aura le droit de penser au cancer du rectum.

Mais si l'exploration permet de constater que la portion rétrécie est tout simplement dure, inextensible, fibreuse, que c'est bien la paroi du rectum qui a subi cette modification de structure, et qu'en outre, on trouve au-dessus du rétrécissement une portion dilatée, légèrement exulcérée, le diagnostic de rétrécissement cicatriciel sera des plus probables.

Le PRONOSTIC des rétrécissements cicatriciels est très grave. L'étude des symptômes et de la marche de ce genre d'affection faite plus haut nous dispense de revenir sur ses accidents, ses complications et éventualités.

Le TRAITEMENT dépendra du degré du rétrécissement.

Si les troubles sont peu marqués, on pourra se contenter au début de prescrire des laxatifs et des lavements. Si le rétrécissement est de nature syphilitique, le traitement général sera rigoureusement suivi.

Les moyens curatifs peuvent être rangés sous quatre titres : la dilatation, la cautérisation, l'incision et l'extirpation.

La *cautérisation* est abandonnée et l'*extirpation* sera réservée aux rétrécissements cancéreux.

La *dilatation* peut être lente et progressive ou brusque et forcée.

La dilatation lente constitue une méthode assez répandue, assez employée malgré son ancienneté relative.

Aujourd'hui on aime à se servir de bougies et de canules en gomme ou en caoutchouc de calibre de plus en plus fort; on les engage avec beaucoup de prudence dans le rectum, en ayant constamment dans l'esprit l'anatomie de la dernière partie de cet organe.

Combien de temps doit-on laisser la bougie en place pour que celle-ci produise un effet utile?

Certains chirurgiens conseillent de laisser la bougie en permanence pendant la nuit et pendant quelques heures dans la journée.

Trélat trouvait que le contact si prolongé de la bougie avec la muqueuse ne pouvait être que nuisible, aussi croyait-il suffisant d'introduire la bougie une ou deux fois par jour et de la laisser d'une à deux heures.

La forme des bougies a été aussi modifiée de façons très différentes ; c'est ainsi que, pour atteindre les rétrécissements un peu élevés, on a fait construire des sondes longues, terminées par un bout olivaire, en même temps qu'on leur a donné des calibres différents.

Lorsqu'il y a des pertes de substance, des exulcérations, le cathétérisme rectal doit être rejeté, comme dangereux et peu applicable.

Les résultats définitifs d'ailleurs sont des plus médiocres, peut-être même sont-ils nuls.

S'il en est ainsi de la dilatation progressive, de combien les procédés qui poursuivent la dilatation brusque, forcée, ne doivent-ils pas être plus dangereux et problématiques comme effet. Les accidents graves et même mortels, tels que des phlegmons étendus du tissu cellulaire péri-rectal, des abcès, des fistules et même la péritonite, peuvent rapidement compromettre l'existence des malades.

Dans les cas où la dilatation ne peut suffire, on aura recours avec avantage à l'*incision* ou *rectotomie*. La *rectotomie interne*, c'est-à-dire n'atteignant que la sténose sans toucher au sphincter, est en général abandonnée parce qu'elle expose à l'infiltration des matières fécales.

On pratique plus volontiers la *rectotomie externe* dans laquelle on divise d'avant en arrière, à l'aide d'un bistouri, le rétrécissement et le sphincter anal ; au lieu du bistouri on peut employer, d'après *Verneuil*, l'écraseur de Chassaignac dont la chaîne est passée dans le rectum et l'anus d'une part et d'autre part en arrière du rétrécissement et du sphincter.

Une simple mention en terminant pour l'*extirpation*, à laquelle on préfère à juste titre la rectotomie.

11. — DU CANCER DU RECTUM

Anatomie pathologique. — Le siège habituel du cancer est l'extrémité inférieure du rectum, surtout lorsqu'il s'agit d'un cancer primitif.

Il peut cependant siéger à la partie moyenne, de même qu'à la partie supérieure, et d'autre part, lorsqu'on aura affaire à un cancer propagé d'une lésion utérine, c'est à environ 10 centimètres au-dessus de l'anus qu'on le trouvera.

La topographie locale du cancer du rectum est aussi sujette à de grandes variations.

Il peut occuper la paroi latérale, être annulaire ou enfin se présenter sous la forme de petits noyaux disséminés.

Souvent, la cloison recto-vaginale est envahie; lorsque la lésion est très avancée, on peut voir survenir une perforation de cette cloison et assister à la formation d'une fistule recto-vaginale; il va sans dire que le col de l'utérus n'échappe que très rarement à la marche envahissante du néoplasme; bien plus insolites sont les propagations du côté de la région périnéale et des organes génitaux externes.

Le cancer peut se présenter sous la forme d'une végétation, d'une tumeur, d'une ulcération ou d'un rétrécissement.

La *végétation* rappelle l'aspect de choux-fleurs; elle est de consistance molle, saigne au moindre contact; lorsqu'elles sont en assez grand nombre et qu'elles se trouvent réunies sur une étendue plus ou moins considérable, ces végétations forment de véritables *tumeurs*.

La forme *ulcération* se rencontre assez souvent, surtout dans le cas où le cancer occupe la région anale. Elle repose sur une base infiltrée, mal circonscrite. Il n'est pas rare de trouver sur ses confins des productions végétantes analogues à celles qui viennent d'être mentionnées.

L'évolution progressive du cancer rectal aboutit fatalement au *rétrécissement*, qui peut aller jusqu'à obstruer presque complètement la lumière de l'anus. On comprend sans difficulté que le rétrécissement causé par le cancer doit donner lieu aux mêmes complications que celles signalées au cours de la description des rétrécissements cicatriciels; peut-être les phlegmons, les abcès et les fistules sont-ils plus fréquents dans le cancer que dans les rétrécissements cicatriciels purs.

Voyons maintenant quelle est l'*expression histologique* de toutes ces formes de cancers.

Aujourd'hui on distingue surtout deux formes d'épithéliomas.

L'*épithélioma lobulé* siège ordinairement au niveau de l'orifice anal et se présente sous l'aspect d'un bouton dur, indolent, qui augmente peu à peu jusqu'à atteindre le volume d'un gros œuf de pigeon. Ce n'est qu'à une période très avancée qu'on voit ce bouton perdre son revêtement épithélial et s'ulcérer. Au microscope on le voit constitué par un amas de cellules pavimenteuses, au milieu desquelles on peut trouver des globes épidermiques caractéristiques de la lésion.

A côté de l'épithélioma lobulé on décrit un *épithélioma à cellules cylindriques*, caractérisé par une disposition glandulaire des cellules. Tôt ou tard la paroi propre des glandes est traversée par les éléments, qui finissent par envahir, en suivant les voies lymphatiques, la couche sous-muqueuse, la tunique musculaire, et enfin la séreuse.

Il ne faut cependant pas croire que ce soient là les seules tumeurs cancéreuses ; on trouve également le *squirrhe* et le *carcinome colloïde.*

Le *squirrhe* apparaît sous l'aspect d'un tissu cicatriciel. Débutant par le tissu conjonctif sous-muqueux, on voit de longs tractus fibreux qui s'étendent peu à peu en surface, tout en englobant les grosses cellules caractéristiques du carcinôme.

Le *carcinome colloïde* est assez fréquent. L'ulcération survient de très bonne heure, elle détermine des pertes de substance qui agrandissent d'abord le calibre du canal du rectum. Déjà pendant la vie on peut trouver dans les évacuations des malades des lambeaux de muqueuse qui, examinés au microscope, se présentent sous forme de masses arrondies, entourées de stries concentriques.

Les SYMPTÔMES, au début, sont insidieux ; néanmoins il est facile de constater que l'état général des malades est profondément modifié ; il existe des troubles digestifs mal définis, tantôt c'est une certaine lenteur dans les fonctions digestives ou une répugnance pour certains aliments, la viande notamment, tantôt les malades se plaignent de constipation, alternant avec la diarrhée.

D'autres fois, ce sont des selles qui sont comme de la suie, du marc de café.

Si l'on omet d'examiner le rectum, on peut soupçonner un cancer de l'estomac ; mais bientôt on voit survenir quelques phénomènes qui attirent l'attention de la malade du côté de l'extrémité inférieure du tube digestif ; c'est une sensation de pesanteur, de gêne ; il y a là des contractions spasmodiques qui se traduisent par du ténesme, des épreintes.

La défécation devient bientôt douloureuse et accompagnée d'une perte plus ou moins considérable de sang, de mucus et de glaires.

A mesure que le néoplasme s'étend, on observe toute la série des symptomes déjà énumérés au cours de la description du rétrécissement cicatriciel ; on assistera à des alternatives de constipation qui dure plusieurs jours, des semaines, et de diarrhée qui prend les caractères d'une véritable débâcle.

La constipation amène des troubles profonds dans l'organisme, la stercorémie, la toxémie ; qu'on ajoute à ces effets la résorption de tous les produits de destruction du tissu néoplasique et l'on comprendra la gravité de la maladie.

La menace permanente de l'occlusion intestinale, la douleur continue, cuisante, qui s'irradie à tout le petit bassin, l'impossibilité dans laquelle la malade se trouve de s'asseoir, de se reposer, finissent par rendre la vie absolument intolérable.

Le *toucher* et l'exploration des ganglions inguinaux et lombaires sont absolument indispensables.

Le doigt reconnaîtra la disposition latérale, annulaire, les végétations en choux-fleurs, les indurations en plaques, et les autres particularités signalées déjà à propos de l'anatomie pathologique.

En retirant le doigt, le chirurgien sera frappé, nous dirons même péniblement surpris par l'odeur d'une fétidité extraordinaire qu'il dégage; il s'apercevra que le doigt est couvert de sang et de débris épithéliaux.

Nous voilà donc bien en présence d'une malade atteinte de cancer du rectum.

Comment évoluera-t-il? quelle sera en un mot sa *marche?*

Cette marche dépend de bien des facteurs, elle dépend de la forme du cancer, de l'âge, de l'état des forces de la malade, et surtout des complications; s'il y a propagation du côté du périnée, des organes génitaux externes, la malade peut rarement vivre plus d'un an.

Autrement graves sont les phlegmons, les abcès stercoraux, les cystites purulentes, et surtout la péritonite.

D'ailleurs, toutes ces complications ne font que donner le coup de grâce à la patiente qui, affaiblie par les hémorragies, la douleur, la résorption de matières septiques, n'a qu'une force de résistance minime.

Le DIAGNOSTIC du cancer rectal ne présentera que très rarement quelques difficultés.

L'index introduit aussi profondément que possible, on tâchera de se rendre compte des sensations perçues par le doigt, on examinera bien la forme, l'étendue, la variété du cancer.

On fera un examen complet de la vulve, du vagin, des culs-de-sac et du col.

Quant au diagnostic différentiel, il est bon d'avoir toujours présent à l'esprit les erreurs auxquelles ont donné lieu les tumeurs développées au niveau du rectum ou dans son voisinage.

Les *polypes* du rectum sont des tumeurs bien limitées, lisses, pédiculées et s'implantant sur une muqueuse non altérée.

Les *rétrécissements fibreux* cicatriciels sont réguliers et plus circonscrits, plus limités, ne présentent jamais ces grosses végétations si fréquentes dans l'épithélioma. Néanmoins, il faut avouer que, dans certains cas, distinguer le squirrhe avec le rétrécissement fibreux est extrêmement difficile, et souvent ce n'est que la marche qui décide du diagnostic.

Les *hémorroïdes* ne peuvent être que très rarement confondues avec les épithéliomas. En effet, elles sont formées par de petites tumeurs ampullaires bien lisses, arrondies, limitées, et même lorsqu'elles sont le siège d'ulcérations, ces ulcérations sont petites, se réduisant à de légères excoriations.

Quant aux *condylômes*, il suffit de constater la résistance dure, peu friable, l'aspect festonné de la petite tumeur, pour les différencier d'un épithélioma. Jamais l'état général dans celui-ci ne sera comparable à celui d'un individu porteur d'un condylôme.

Le PRONOSTIC est toujours d'une gravité extrême, et la guérison, après les interventions les plus radicales, n'est que temporaire.

Le TRAITEMENT variera suivant les indications.

Il est de toute évidence que si l'évolution de la maladie est trop rapide, si l'état général est très mauvais et qu'il ait des signes de généralisation, on agira sagement en s'abstenant de toute intervention.

Tout ce qu'on pourra faire, c'est calmer les douleurs par les suppositoires, les injections de morphine, combattre la constipation par les médicaments laxatifs.

On veillera à l'alimentation, on prescrira une nourriture facilement assimilable, surtout le régime lacté, le poisson bouilli, les viandes légères, etc., oninterdira tout ce qui est capable d'irriter l'intestin.

Parmi les opérations destinées à venir en aide aux malades :

La *dilatation* au moyen de bougies est à rejeter.

La *rectotomie* consiste à faire une section médiane postérieure comprenant toutes les parties molles depuis l'anus jusqu'aux coccyx. Cette opération a pour but de faciliter la sortie des matières et de mettre les malades à l'abri de l'obstruction ; son indication est exceptionnelle.

L'*anus artificiel* a l'avantage de soustraire la paroi rectale malade au contact des matières fécales, et de mettre à l'abri de l'obstruction intestinale. On pratique l'opération au niveau de l'S iliaque ou encore sur le côlon descendant. Ce mode de traitement est surtout indiqué dans les cancers très étalés, étendus, ayant envahi des portions considérables de l'intestin.

Lorsqu'au contraire l'épithélioma est limité au niveau de l'anus ou de l'extrémité inférieure du rectum, on procédera à l'*extirpation*, qui sera l'opération de choix, quand elle est possible.

Grâce aux moyens d'hémostase que nous avons aujourd'hui, on ne craindra pas de pratiquer l'ablation de la tumeur au moyen du bistouri.

Le thermocautère, auquel certains chirurgiens ont encore recours, a le grave inconvénient d'amener par irradiation une destruction très étendue des tissus dont l'élimination par suppuration retarde d'une façon très considérable la guérison.

La méthode la plus simple consiste à faire, à une distance variable de l'anus, deux incisions elliptiques qui se rejoignent en avant et en arrière, à disséquer les parois rectales ainsi isolées, puis, après les avoir fait descendre, à exciser toutes les parties malades, et enfin à fixer au moyen des fils la nouvelle extrémité du rectum à la peau.

12. — FISSURES A L'ANUS

Sous ce nom on désigne de petites excoriations superficielles, qui siègent entre les plis radiés et s'accompagnent de douleurs très vives en même temps temps que d'une contraction spasmodique des sphincters.

Étiologie. — La constipation habituelle semble jouer un rôle important dans la production des fissures ; les matières fécales durcies ne peuvent franchir la région anale sans déterminer quelques érosions ou déchirures de la muqueuse.

Quelquefois on trouve, en même temps que ces fissures, des hémorroïdes, de l'eczéma, de l'érythème.

Il n'est pas invraisemblable que toutes ces affections agissent en amenant une contraction réflexe des sphincters et une constipation qui intervient alors de la façon déjà signalée.

Quelques auteurs ont parlé d'étroitesse congénitale de l'anus.

Symptômes. — Bien des fissures passent inaperçues, *Gosselin* les nommait *tolérantes;* il faut les chercher pour les découvrir.

D'autres fois, elles sont causes de douleurs très vives, atteignant leur paroxysme au moment de la défécation; peu à peu on voit le calme réapparaître, mais un calme relatif, car la douleur revient au bout de vingt à vingt-cinq minutes, aiguë, lancinante; au niveau de l'anus, tension, picotements, sensations de brûlure avec irradiations douloureuses dans les aines, les cuisses, les lombes.

La crise peut durer assez longtemps, six, huit et dix heures.

Au moment de ces crises les malades restent quelquefois couchées n'osant faire un mouvement; d'autres fois, elles prennent les postures les plus étranges, cherchent à comprimer l'anus en s'asseyant sur l'angle d'un meuble.

Quelques-unes plus soigneuses, plus soucieuses de leur état, prennent des lavements, des bains de siège froids qui les soulagent et les calment.

D'autres évitent d'aller à la garde-robe, d'où constipation voulue, qui ne tarde pas à produire ses effets nuisibles; les malades commencent à accuser des gastralgies, les fonctions digestives languissent et la stercorémie cause finalement un dépérissement, une altération des traits, qui n'est pas loin d'une véritable cachexie; dans certains cas, cet état si grave se complique encore de coliques, de spasmes vésicaux, de névralgies crurales et sciatiques.

Diagnostic. — Il est quelquefois très facile de reconnaître l'existence de fissures; une simple inspection de la région anale révèle leur présence.

Mais il n'en est pas toujours ainsi, et alors il faut avoir recours à certains artifices qui rendront le diagnostic possible.

Dans quelques cas, il suffit de promener le doigt autour ou dans l'orifice anal pour déterminer par la douleur bien localisée le siège de la fissure, ou en faisant faire un effort à la malade, on verra la muqueuse rectale sortir peu à peu, et la petite ulcération, qui était cachée par les plis, viendra s'étaler au dehors.

Tantôt uniques, tantôt multiples, les fissures affectent la forme de petits traits, de petites crevasses de couleur rosée; quelquefois leurs bords sont à peine visibles, mais souvent ils sont durs et d'une teinte gris sale.

Dans certains cas, lorsque la fissure date déjà de quelque temps, il se développe dans son voisinage des petites végétations qui peuvent même la cacher et prêter ainsi à l'erreur.

Il est difficile de confondre la fissure qui est une crevasse, une solution de continuité, avec les hémorroïdes, les végétations.

Un diagnostic mérite une mention particulière, c'est celui de la *névralgie essentielle de l'anus;* mais dans cette affection la douleur naît spontanément et se montre en dehors de l'acte de la défécation.

Pronostic. — Affection bénigne, mais qui négligée peut cependant produire des accidents assez graves sur lesquels nous n'avons pas à revenir.

Traitement. — Palliatif : bains. Lavements laudanisés.
— Curatif ou chirurgical : dilatation graduelle à l'aide de bougies et surtout dilatation forcée avec les deux pouces introduits dans l'anus.

13. — FISTULES A L'ANUS

La fistule est un trajet, un canal étroit, qui fait communiquer deux régions voisines, mais séparées à l'état normal.

On divise les fistules en *complètes*, s'ouvrant à la surface de la peau en

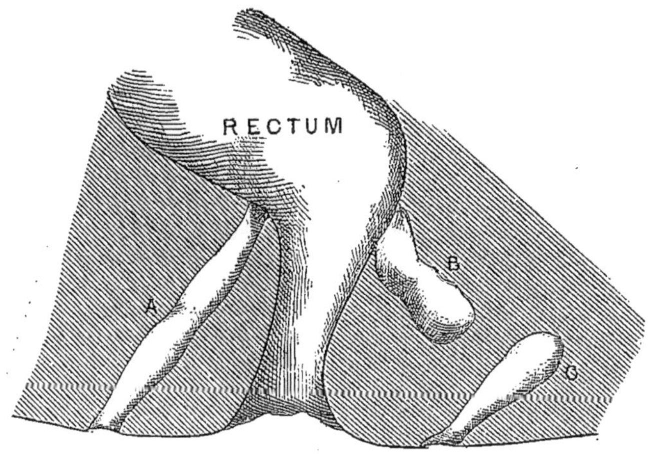

Fig. 639. — Fistules ano-rectales.

A, complète. — B, incomplète; borgne interne. — C, incomplète; borgne externe.

même temps que du côté de la muqueuse (fig. 639 A) en fistules *incomplètes*, *borgnes externes* (fig. 639 C) qui se créent une issue à la surface de la peau sans perforer la muqueuse; et enfin en fistules *incomplètes*, *borgnes internes* (fig. 639 B); celles-ci s'ouvrent à la surface de la muqueuse seulement.

Au point de vue pathogénique les fistules peuvent être divisées :

1° En fistules consécutives à l'inflammation du tissu cellulaire des fosses pelvi-rectales, ce sont là les fistules anales communes ou *fistules pelvi-rectales inférieures;*

2° En fistules qui ont pour source une suppuration de la couche adipeuse de l'espace pelvi-rectal supérieur ou *fistules pelvi-rectales supérieures;*

3° Enfin en fistules qui tirent leur origine d'une lésion osseuse, *fistules ostéopathiques*.

Nous laisserons de côté cette dernière variété pour ne nous occuper que des deux premières.

1° *Fistules pelvi-rectales inférieures.* — Ces fistules sont de beaucoup les plus fréquentes, et c'est surtout à elles que l'on aura affaire dans la pratique quotidienne.

On distingue généralement trois variétés dans cette grande division de fistules.

Que le trajet fistuleux glisse simplement sous les téguments de l'anus, en respectant les fibres des sphincters, ce sera la variété *sous-tégumenteuse* (fig. 640, 1).

Que l'on trouve l'anneau sphinctérien perforé, c'est à la fistule profonde *intra-musculaire* que l'on aura affaire (fig. 640, 2).

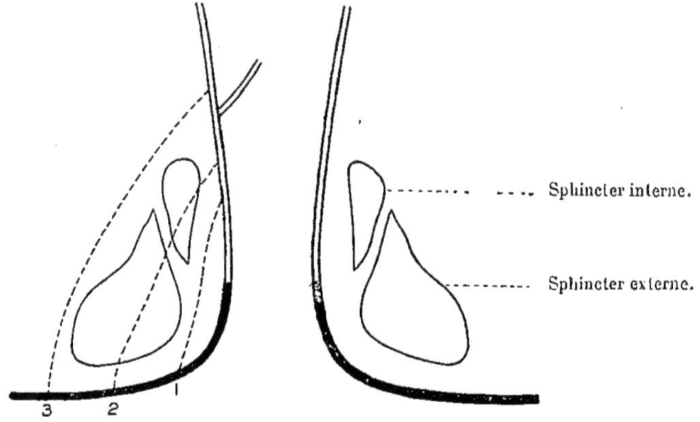

Fig. 640. — Fistules pelvi-rectales inférieures.

1, fistule sous-tégumenteuse. — 2, fistule intra-musculaire. — 3, fistule sus-musculaire.

Se fait-il au-dessus des muscles sphincters, on aura la fistule *sus-musculaire* (fig. 640, 3).

La description de toute fistule comprend l'étude des orifices, au nombre de deux, l'un externe, l'autre interne, et celle du trajet intermédiaire.

Orifice externe ou *cutané*. — Le plus souvent unique ; on le trouve à droite ou à gauche. — Dans les fistules superficielles sous-tégumenteuses, il est situé tantôt tout près, à quelques millimètres de l'anus, tantôt au milieu même des plis radiés. — Dans les fistules profondes l'orifice externe est à quelques centimètres de la terminaison du tube digestif. — Ordinairement assez étroit, on le voit au sommet d'une petite saillie, d'une élevure de couleur rougeâtre et d'aspect fongueux; d'autres fois, l'orifice est dissimulé au fond d'une ulcération, — Dans certains cas on peut voir au sommet d'une proéminence toute une série de pertuis, qui s'ouvrent tantôt dans un seul et même canal, tantôt dans une série de trajets communiquant avec le rectum.

Orifice interne ou *muqueux*. — Celui-ci siège souvent immédiatement au-dessus du point où la peau cède la place à la muqueuse, mais il ne faut pas croire qu'il en soit toujours ainsi, il arrive en effet que le trajet fistuleux s'ouvre à 5 ou 6 centimètres au-dessus de l'orifice anal ; on est même parfois très surpris de voir la sonde se diriger si haut vers la surface interne du rectum. — L'aspect de l'orifice interne varie aussi d'une façon très notable, tantôt c'est un simple orifice au niveau d'une saillie de dimension minime; tantôt il est large et comme déchiqueté. — Mais une disposition que l'on retrouve souvent est la suivante : lorsqu'on pratique le toucher rectal et que d'autre part on fait pénétrer le stylet dans le trajet fistuleux, on sent l'instrument cheminer sous la muqueuse pendant quelque temps pour aboutir obliquement à la surface interne du rectum.

Trajet. — Tantôt droit, tantôt sinueux, le canal fistuleux se dirige de bas en haut et de dehors en dedans, de la surface cutanée vers le rectum; s'il s'agit de fistule incomplète, ce canal s'arrête à mi-chemin. — Lorsqu'on trouve au pourtour de l'anus plusieurs orifices, l'exploration avec un stylet permet de constater dans bien des cas qu'ils communiquent les uns avec les autres pour se diriger ensuite dans un canal commun vers l'orifice interne. — Cette disposition en demi-cercle au voisinage de l'anus a été désignée sous le nom de fistules en fer à cheval. — Généralement court, le trajet peut atteindre une longueur plus ou moins considérable.

2° *Fistules pelvi-rectales supérieures.* — Celles-ci doivent leur origine à des inflammations et des abcès consécutifs du tissu cellulaire interposé entre le releveur de l'anus et le péritoine.

Les trajets fistuleux, dans cette variété d'affections, sont le plus souvent rectilignes et présentent une longueur très notable (de 7 à 15 centimètres), qui contribue à rendre les signes par lesquels on reconnaît la fistule pelvi-rectale supérieure assez nets.

Si l'on associe à ces indices le fait de l'écartement considérable entre le doigt introduit dans l'anus et le stylet glissé dans le trajet on aura un ensemble de constatations, qui éviteront la confusion avec les fistules de l'espace pelvi-rectal supérieur.

ÉTIOLOGIE, PATHOGÉNIE. — Les fistules sont surtout dues à la tuberculose. Les recherches microscopiques démontrent qu'il s'agit de dépôt de tissu tuberculeux au sein du tissu cellulaire pelvi-rectal; la dégénérescence, la fonte, la nécrose en un mot, finissent par amener la disparition du tissu normal, remplacé par un foyer purulent qui se vide tantôt du côté de la peau, tantôt du côté de la muqueuse rectale.

D'autres causes que la tuberculose peuvent, mais avec une rareté relative, donner naissance à des fistules, tels de petits corps étrangers arrêtés au niveau des replis de la région anale, ou la rupture d'un lobe hémorroïdaire, qui facilite l'infection du tissu cellulaire et la formation consécutive d'abcès.

On s'est longtemps demandé pourquoi ces fistules s'obturaient avec tant de lenteur, pourquoi dans bien des cas, malgré les soins et les traitements les mieux appropriés, elles se cicatrisaient si mal et laissaient souvent un petit trajet qui n'avait aucune tendance à se refermer.

Il y a encore peu de temps, on expliquait ces faits par des raisons d'ordre topographique; on disait que la mobilité extrême du rectum, les contractions fréquentes du releveur de l'anus, rendraient la cicatrisation sinon impossible, du moins très difficile.

Aujourd'hui nous savons que la cause véritable de la lenteur de cicatrisation est dans la nature même de l'affection ; tant qu'il y a là des granulations tuberculeuses qui suivent leur évolution, la fistule ne se ferme pas.

Symptômes. — Les malades, atteintes de fistules, accusent des sensations diverses; les unes se plaignent de démangeaisons, de prurit : d'autres se trouvent incommodées par la sécrétion du pus, qui parfois peut être assez abondante et qui, presque toujours, répand une odeur fort pénétrante.

Au bout d'un certain temps, on voit apparaître dans le pli interfessier de l'eczéma ou simplement de l'érythème.

Il arrive parfois que l'orifice externe s'oblitère ; il y a alors rétention de pus et turgescence des tissus, qui rendent la station assise peu supportable.

Si l'on procède à l'examen de la région anale, on trouve ou un seul petit pertuis ou plusieurs orifices, qui ont fait comparer cette disposition à celle d'une pomme d'arrosoir.

Dans le cas de fistule borgne interne, les malades rendent du pus par l'anus; mais il y a en même temps une sorte de turgescence et de plénitude dans toute la région péri-anale.

Diagnostic. — Pour procéder à l'examen de l'anus, il est bon de mettre les malades dans le décubitus latéral, faire fléchir la cuisse supérieure, étendre l'autre ; en même temps qu'on relève la fesse supérieure, on découvre toute la région.

Certains chirurgiens préfèrent mettre les malades dans le décubitus dorsal et relever fortement les membres inférieurs.

La simple inspection peut suffire quelquefois pour faire le diagnostic de fistule.

Le toucher est cependant indispensable pour en reconnaître l'étendue et la variété.

Avec un stylet introduit dans l'orifice externe et le doigt dans le rectum, on saisit ces dispositions particulières qu'affecte le trajet.

Lorsque la fistule est borgne interne, le toucher est très douloureux ; la malade rend une petite quantité de pus; le doigt ne rencontre ni ulcération, ni induration, ni fongosités dans la partie terminale du rectum, ce qui permet d'éliminer le cancer, le polype, le rétrécissement cicatriciel du rectum, de même que la syphilis.

La présence d'une certaine induration tout autour de l'anus rendra le diagnostic de fistule borgne interne probable.

Le pronostic est toujours assez sérieux; si l'affection par elle-même ne présente aucune gravité, elle révèle presque toujours un mauvais état général, un sujet prédisposé à la culture du bacille.

Traitement. — Quelques chirurgiens traitent encore les fistules par la ligature élastique. — Avec un stylet aiguillé, armé d'un fil de caoutchouc, on pénètre par l'orifice externe pour ressortir ensuite par l'anus; on serre le fil et on fait un nœud; petit à petit le fil coupe les tissus en même temps que la cicatrisation s'opère d'une façon insensible au-dessous du lien, qui finit par tomber. Souvent, après cette chute du fil, on voit la fistule résister encore pendant longtemps, ce qui tient à ce que les tissus malades ne sont pas détruits et continuent leur évolution morbide.

L'incision au thermo-cautère est une méthode bien plus efficace. — Une sonde cannelée est introduite dans le trajet; d'autre part, on fait pénétrer le doigt dans le rectum, on suit le chemin que parcourt la sonde; avec quelques tâtonnements on arrive à trouver l'orifice interne par lequel on fait ressortir alors la sonde cannelée. On incise les masses molles chargées sur la sonde, on cautérise le fond du trajet avec le thermo-cautère, on saupoudre la plaie avec de l'iodoforme et on la recouvre avec de la gaze iodoformée.

Une autre méthode consiste à inciser le trajet au bistouri, à le nettoyer avec une curette, à le laver avec une solution antiseptique, puis à suturer les bords de la plaie; récemment enfin on a obtenu de bons résultats en réséquant avec le bistouri le trajet fistuleux, ainsi que les tissus qui le séparent de la superficie, et en fermant la brèche ainsi produite par des sutures, qui permettent la réunion par première intention.

Il importe, en même temps qu'on traite la plaie, d'agir sur l'état général de la malade et de lui faire administrer de l'huile de foie de morue, de la créosote, du phosphate de chaux, de l'iodure de potassium, des toniques.

14. — DIAGNOSTIC DES TUMEURS DE LA FACE INTERNE DU BASSIN

Lorsqu'on voudra procéder à l'étude de la nature et du siège d'implantation des tumeurs de la face interne du bassin, il sera indispensable de voir tout d'abord quels sont les antécédents héréditaires ou personnels de la malade, car si les premiers ne fournissent souvent que peu de données, les seconds peuvent être d'une importance capitale.

On connaît le rôle que jouent la syphilis et la grossesse dans l'évolution des tumeurs en général et de celles du bassin en particulier.

Il faut, en outre, interroger la malade pour savoir s'il n'y a jamais eu de traumatisme violent : fractures, luxations, etc.; quand il y a eu des douleurs, il faut s'appliquer à bien en élucider la nature.

Une fois qu'on aura consigné ces divers points, on emploiera les moyens d'investigation courants.

La *palpation* va nous renseigner sur la forme de la tumeur, ses rapports, sa mobilité, sa consistance, et sur deux signes importants, à savoir les battements et la crépitation.

La *ponction* pourra, dans certaines circonstances, éclairer sur la nature de la tumeur.

Mais c'est sur le *toucher* qu'il faudra reporter toute son attention, car c'est surtout lui qui nous permettra de reconnaître s'il s'agit d'une tumeur du bassin ou d'une affection de l'un des organes (utérus, rectum, vessie, etc.), contenus dans l'excavation.

Lorsqu'on aura établi que la tumeur est bien une tumeur du bassin, le *toucher* nous permettra de reconnaître et le point d'implantation et la consistance, de même qu'il pourra nous fournir certaines données sur les rapports et les conséquences de cette tumeur.

Enfin il est un moyen d'exploration qui, tout exceptionnel qu'il soit, n'en est pas moins important : les néoplasmes de la partie postérieure du pubis et de la branche ischio-pubienne peuvent se compliquer de rétention d'urine ou de dysurie. Dans ce cas, le *cathétérisme*, dirigé contre le premier de ces accidents, pourra donner incidemment des renseignements précieux sur la direction et le calibre de l'urètre.

Si l'on a affaire à une tumeur dure, de consistance osseuse et partout égale, la question à débattre sera :

Y a-t-il *exostose* ou *enchodrome?*

Ces deux néoplasmes ont quelques points de contact, quelques propriétés communes.

C'est ainsi que tous les deux siègent de préférence à la région *ischio-pubienne*, à la région *sacrée* ou *sacro-iliaque;* ils se développent avec lenteur, sont peu douloureux et n'amènent des phénomènes de compression que quand la tumeur est déjà constituée depuis longtemps.

L'*exostose* reste longtemps semblable à elle-même ; elle est uniformément dure dans tous ses points ; l'enchondrome, au contraire, se couvre de *bosselures* plus ou moins larges, plus ou moins saillantes, et qui présentent de grandes variétés de consistance ; les unes restent dures, d'autres sont élastiques et quelquefois même fluctuantes.

Le diagnostic entre la *saillie du promontoire* dans un bassin rachitique et l'exostose provenant du *sacrum* est quelquefois difficile ; ce sont surtout les antécédents et la présence de quelques déformations caractéristiques du rachitisme, qui aideront à différencier ces deux états.

On sera peut-être bien moins embarrassé de différencier un cal difforme d'avec une exostose ; dans ce dernier cas, il est presque constant de trouver en même temps qu'une tumeur intra-pelvienne, dure, inégale, adhérente par sa base à la face antérieure du sacrum, une ou plusieurs dépressions de la surface externe du bassin répondant exactement aux saillies intérieures ; les commémoratifs auront ici beaucoup de valeur, car il suffira de savoir qu'il y a eu traumatisme grave (passage d'une roue de voiture, chute sur le siège, etc.), pour rendre le diagnostic de fracture et de cal difforme probable.

L'*enchondrome*, arrivé à sa période de développement complet, pourra faire penser à l'*ostéosarcôme*.

Voici les signes qui permettent de différencier ces deux néoplasmes :

L'*enchondrome* siège au pubis, à l'ischion, au sacrum et enfin sur l'os iliaque, au voisinage de l'articulation sacro-iliaque.

Tout au contraire, l'*ostéosarcôme* a son siège de prédilection aux extrémités du diamètre transverse, au voisinage de la cavité cotyloïde.

L'*enchondrome* ne donne lieu que tardivement à des phénomènes de compression ; pendant longtemps, il reste à l'état latent.

L'*ostéosarcôme* cause, dès le début, des douleurs d'une ténacité extrême.

L'*enchondrome* présente une grande inégalité ; il n'y a que lui pour montrer ces bosselures alternativement grosses et petites, dures et fluctuantes ; de plus, il atteint des dimensions parfois énormes, auxquelles l'ostéosarcôme n'arrive jamais. En outre, il faut dire que l'enchondrome n'est pas envahissant et ne laisse jamais percevoir cette crépitation parcheminée si nette dans les ostéosarcômes.

L'*ostéosarcôme* est une néoformation qui donne lieu à des erreurs fréquentes.

C'est ainsi qu'on l'a confondu au début avec une *névralgie sciatique :* mais, là encore, l'acuité, la persistance des douleurs, l'inefficacité de tous les agents thérapeutiques éveilleront l'attention des cliniciens.

On peut encore penser à une *hypérostose syphilitique*, d'autant plus que les douleurs sont surtout nocturnes ; mais l'inefficacité du traitement spécifique devra bientôt faire penser à l'ostéosarcôme.

L'*anévrysme* peut aussi quelquefois donner le change ; mais ici la tumeur est pulsatile dès le début et surtout très dépressible, à moins qu'il ne s'agisse d'un anévrysme ancien où les caillots accumulés dans la poche rendent les signes caractéristiques obscurs.

Les *fibrômes* prennent naissance à l'union des aponévroses avec le périoste ; on les rencontre au niveau des fosses iliaques.

Depaul en a rencontré un, implanté dans les liens de conjugaison des deux dernières vertèbres lombaires du côté gauche et dans le trou sacré de la troisième vertèbre sacrée.

Smith rappelle un cas où une tumeur fibreuse, après avoir pris naissance sur le périoste du pubis, s'était insinuée sous l'arcade pubienne.

Nicaise en observa un situé en dedans de la tubérosité de l'ischion.

Les *kystes hydatiques* sont arrondis, bien circonscrits, plus ou moins nettement fluctuants.

On est exposé à les confondre avec des abcès par congestion, mais il y a un signe qui peut parfois éclairer le diagnostic, c'est la présence d'un rebord osseux, rugueux, friable, qui indique que l'os est très modifié, altéré dans sa structure.

Etant donné que le liquide, contenu dans les poches du kyste hydatique, a été trouvé ordinairement très altéré, la ponction exploratrice ne donnera souvent que des résultats peu précis.

Ces tumeurs ont été trouvées surtout au voisinage de l'articulation coxo-fémorale, rarement au niveau du sacrum et du pubis.

La *sacro-coxalgie* peut donner lieu à la formation de collections purulentes qui, en vertu de la moindre résistance des ligaments antérieurs, s'amassent à la partie antérieure de l'articulation sacro-iliaque.

Le diagnostic est difficile ; en exerçant une pression au niveau précis de l'épine iliaque postérieure et supérieure, en pratiquant le toucher rectal, et surtout en tentant de rapprocher les deux os iliaques, ce qui détermine une douleur très vive à l'endroit même de l'articulation malade, on arrivera le plus souvent au diagnostic.

15. — COCCYGODYNIE

On désigne sous ce nom une affection, caractérisée par une douleur le plus souvent assez intense, siégeant dans la région coccygienne.

Etiologie. — La coccygodynie frappe de préférence les femmes qui ont eu un ou plusieurs accouchements.

En dehors de la puerpéralité, on a pu rattacher la maladie à un refroidissement, à une chute ou à un autre traumatisme de la région périnéale ; mais la parturition et les affections utérines sont les causes les plus fréquentes de la coccygodynie.

Voici comment *Scanzoni* cherche à expliquer la filiation des symptômes.

Le refoulement forcé du coccyx en arrière amène l'extension ou la déchirure des ligaments sacro-coccygiens latéraux, la contusion et l'écrasement des parties constituantes de la région, causes suffisantes pour provoquer un travail morbide du coccyx et de son articulation avec la dernière vertèbre sacrée.

Les nerfs coccygiens, tiraillés et comprimés, restent le siège d'une névralgie plus ou moins tenace.

Le symptôme, par lequel se manifeste la coccygodynie, est la douleur, avec impossibilité de s'asseoir, de se coucher et parfois même de marcher.

La douleur siège le plus souvent au niveau de l'articulation sacro-coccygienne, tantôt sur la ligne médiane, tantôt un peu latéralement ; elle est très pénible, parfois obtuse, d'autres fois très aiguë.

Les changements brusques de position, la constipation et l'expulsion de matières dures peuvent la provoquer.

La palpation et le toucher de la face antérieure du coccyx, de même que les essais de rétropulsion, provoquent de véritables crises ; il en est de même de la marche.

Jencks a signalé la contracture des faisceaux musculaires, qui s'insèrent sur le coccyx.

La marche peut être aiguë et la maladie disparaître complètement au bout de quelques jours.

Dans le cas où la coccygodynie affecte une allure chronique, il faut en chercher la cause dans une maladie des organes du petit bassin.

Le pronostic est variable suivant que l'on a affaire à une coccygodynie de nature rhumatismale ou autre.

Dans le premier cas, l'affection est bénigne : il n'en est plus de même de ces affections rebelles qui résistent à tout traitement, ce qui a surtout lieu dans le cas d'une maladie de l'articulation sacro-coccygienne.

Le traitement sera symptomatique dans la plupart des cas.

On combattra la douleur par des révulsifs, les compresses chaudes, les vésicatoires, etc.

Les injections de chlorhydrate de morphine ont amené des guérisons définitives entre les mains de *Courty* et *Scanzoni*.

En désespoir de cause, on aura recours à la section des insertions musculaires et tendineuses aboutissant au coccyx, et si cela était insuffisant, on ferait l'ablation de cet os.

Cette méthode est très en faveur auprès des chirurgiens anglais et américains.

16. — PRURIT ANAL

Le prurit anal est constitué par une démangeaison intermittente ou continue siégeant à l'orifice externe de l'anus.

Cette démangeaison peut être tellement vive, qu'elle est cause d'insomnie prolongée, et constitue un état des plus pénibles pour la malade.

Le prurit anal n'est intéressant que par ses causes, dont la connaissance conduit au traitement.

Trois catégories étiologiques :

1° *Parasitaire* ;
2° *Secondaire* ;
3° *Essentiel*.

1° Le prurit parasitaire est d'habitude causé par l'*oxyure vermiculaire*, helminthe, ressemblant à un gros fil blanc d'un centimètre de longueur environ (fig. 641).

L'oxyure est en général facilement constaté à l'œil nu, alors qu'on examine l'anus.

Une exploration n'est pas toujours suffisante; il est bon, en cas de résultat négatif, d'en faire deux ou trois successives, et même d'examiner les matières fécales après leur expulsion, car les oxyures peuvent se cacher dans le canal de l'anus où ils sont soustraits à la vue.

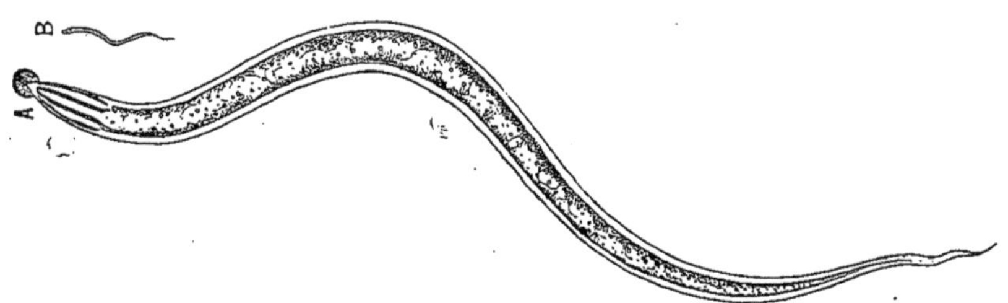

Fig. 641. — Oxyure vermiculaire.
B. Grandeur naturelle. — A. Grossissement.

2° Le prurit secondaire s'observe comme symptôme des hémorroïdes, de l'érythème, de l'eczéma, de l'herpès, à la suite en un mot de toute affection pouvant irriter la région anale. L'examen direct permet la constatation facile de la cause.

3° Le prurit existe enfin sans trace de parasite, ni d'affection pathologique ; il est alors essentiel, constitué par une simple névralgie ou dermalgie. C'est en l'absence de toute cause appréciable qu'on admettra cette variété.

Le TRAITEMENT dépend de la cause.

Contre les oxyures, lavages fréquents de la marge de l'anus avec une solution de sublimé à $\frac{1}{1000}$, au besoin donner un lavement avec parties égales d'eau et de vinaigre ordinaire, ou le lavement suivant :

Acide phénique.	0 gr. 20
Glycérine.	10 —
Infusion d'absinthe	125 —

Dans le prurit secondaire, traiter la maladie causale par une thérapeutique appropriée.

Quand le prurit est essentiel, lotions chaudes (50°), à répéter plusieurs fois dans le courant de la journée ; application d'une pommade cocaïnée à $\frac{1}{10}$; pointes de feu en cercle à 4 ou 5 centimètres de l'orifice anal ; application de suppositoires morphinés : calmants généraux ; au besoin, recourir à la dilatation de l'anus avec anesthésie chloroformique.

CHAPITRE XIV

ABDOMINOPATHIES
SIMILI-GÉNITALES

SOMMAIRE

Pages.

1° Considérations générales sur l'abdomen. Description topographique 779
2° Affections simili-génitales 782

I. *Névralgies.*
Intercostales 785
Lombaires. 786
Crurales. 787
Obturatrices. 787
Sciatiques. 787

II. *Dyspepsies.*
A. Idiopathique.
1. Alimentaire. 789
2. Inflammatoire. 790
3. Mécanique. 791
4. Névralgique 794
B. Deutéropathique.

III. *Tumeurs.*
A. Petites tumeurs.
1. Paroi abdominale 796
2. Hypochondre droit (foie) 798
3. — gauche (rate). 799
4. Epigastre (estomac) 800
5. Ombilic (intestin) 801
6. Flancs (reins) 804
7. Fosse iliaque droite (cœcum) 806
8. — gauche (S iliaque) 807
9. Hypogastre (vessie, utérus, rectum) 807
B. Grosses tumeurs.
1. Pseudo-tumeurs. 809
2. Tumeurs vraies 810

IV. *Ascite.*
1. Définition. Symptôme et diagnostic 813
2. Diagnostic étiologique. 814
3. Valeur semeiologique et traitement de l'ascite gynécologique 815

ABDOMINOPATHIES SIMILI-GÉNITALES

Le corps humain se divise en trois grandes cavités splanchniques :

Cranienne contenant : l'encéphale.

Thoracique. — { le système respiratoire.
{ le système circulatoire central.

Abdominale. — { le système digestif.
{ le système urinaire.
{ le système génital.

L'enveloppe crânienne est absolument rigide et osseuse ; l'encéphale y siège

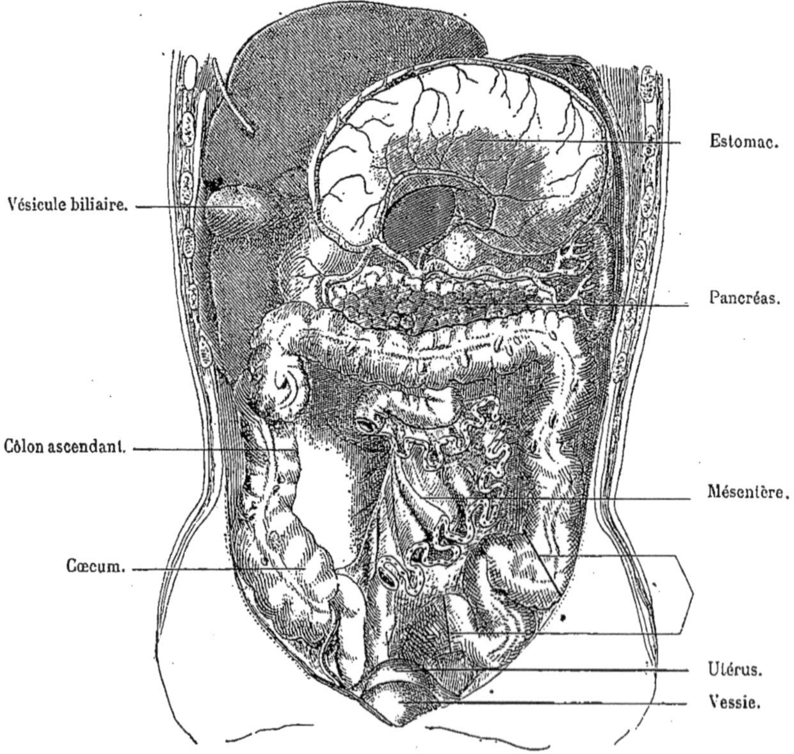

Fig. 642. — Viscères abdominaux (Sappey).

immuable avec toute la tranquillité et l'impénétrabilité, qui convient au directeur de notre organisme.

L'enveloppe thoracique est moitié solide, moitié molle, de manière à permettre les mouvements continuels et indispensables des poumons et du cœur qui en occupent l'intérieur.

L'enveloppe abdominale est essentiellement molle ; uniquement maintenue en arrière par la colonne vertébrale, elle est séparée du thorax par le diaphragme ; le pelvis constitue son trait d'union avec les membres inférieurs.

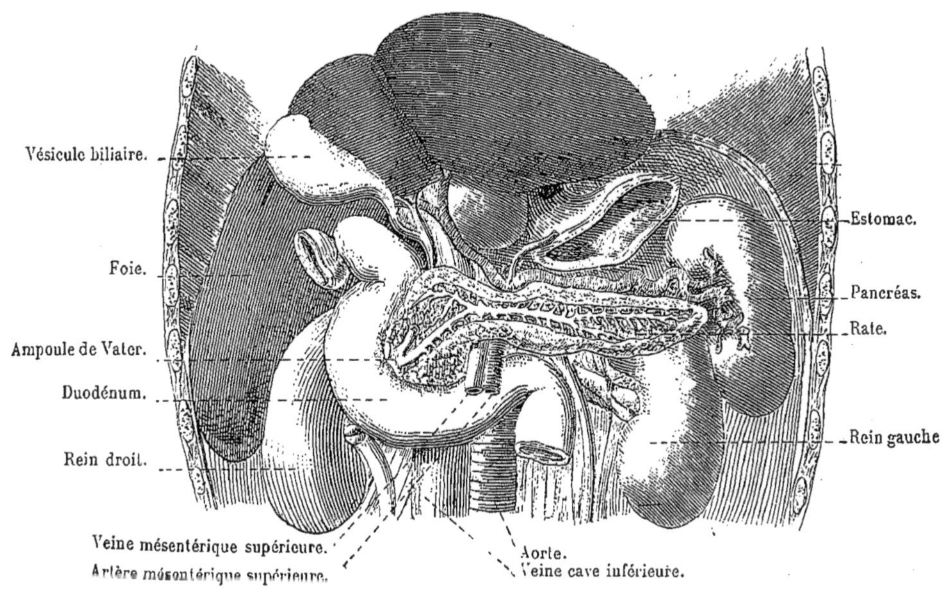

Fig. 643. — Pancréas et ses organes limitrophes (Sappey).

Cette mollesse ou mieux cette élasticité était indispensable au fonctionnement du tube digestif dont le contenu varie d'un moment à l'autre, et surtout au développement de l'utérus pendant la grossesse. D'autre part, cette élasticité, nécessaire à la constitution humaine, devient par son altération la source de troubles nombreux, ainsi que nous le verrons plus tard.

Ouvrons l'abdomen féminin, qui seul nous intéresse dans ce chapitre, nous y trouvons les organes suivants :

a. Système digestif.

Tube digestif. 1. Estomac.
2. Petit intestin.
3. Gros intestin.

Annexes. 1. Foie et voies biliaires.
2. Pancréas.
3. Rate.

b. Système urinaire. 1. Reins et capsules surrénales.
2. Uretères.
3. Vessie.
4. Urètre.

c. Système génital. 1. Ovaires.
2. Trompes.
3. Utérus.
4. Vagin terminé par la vulve.

Le *péritoine* est le trait d'union, qui unit et sépare tous les organes abdominaux ; il est en quelque sorte leur vêtement commun.

Je me bornerai pour ces divers organes à rappeler quelques points de repère, que le clinicien a besoin de connaître quand il explore l'abdomen :

Le *cardia* se trouve à la hauteur de la onzième vertèbre dorsale.
Le *pylore* — — douzième —
La *vésiculaire biliaire* correspond à droite au cartilage de la neuvième côte.

Le *pancréas* est en avant de la deuxième vertèbre lombaire.
Le *côlon transverse* se trouve à peu près à la limite de l'épigastre et de la région ombilicale (voir plus loin).

L'*ombilic* correspond à la troisième vertèbre lombaire.

Le *rein* s'étend du milieu de la douzième vertèbre dorsale à l'union des deuxième et troisième lombaires.

La bifurcation de l'aorte se fait au niveau de la quatrième vertèbre lombaire et celle de la veine cave à l'union des quatrième et cinquième lombaires.

Refermons la paroi abdominale que nous avons ouverte (fig. 642 et 643) pour voir le contenu, et sur cette paroi délimitons des points de repère qui nous serviront de guides dans l'exploration de l'abdomen (fig. 644).

1° Menons d'abord une ligne transversale joignant la partie la plus basse du thorax et des côtes.

2° Autre ligne transversale unissant les épines iliaques antéro-supérieures.

3° Deux lignes verticales, perpendiculairement abaissées sur les éminences ilio-pectinées du pelvis.

Neuf régions se trouvent délimitées par ces quatre lignes. Je les énumère en mentionnant les organes importants qu'elles abritent.

Epigastre [1].	Estomac.
Ombilic [2].	*Plan superficiel*, petit intestin;
	Plan profond, pancréas;
	— reins (sur la limite).
Hypogastre.	Vessie ;
	Utérus et annexes;
	Rectum.

[1] Considéré comme région.

[2] Le côlon transverse est situé à l'union des régions épigastrique et ombilicale.

Hypochondres.	Droit : foie;
	Gauche : rate.
Flancs.	Droit : côlon ascendant;
	Gauche : côlon descendant.
Régions iliaques.	Droite : cœcum [1];
	Gauche : S iliaque [2];

En explorant ces diverses régions, nous saurons dorénavant, à moins de déplacement, le viscère au niveau duquel nous nous trouvons,

En n'envisageant que l'organe le plus important occupé au niveau de chacune d'elles, on pourrait encore les appeler :

Région stomacale	(épigastrique).
— intestinale (petit intestin)	(ombilicale).
— utérine	(hypogastrique).
— hépatique	(hypochondre droit).
— splénique	(hypochondre gauche).
Colique ascendante	(flanc droit).
— descendante	(flanc gauche).
Cœcale	(région iliaque droite).
De l'S iliaque	(région iliaque gauche).

Les organes de l'abdomen, ainsi que leurs parois protectrices peuvent être le siège de maladies nombreuses, qui, par leur analogie et leur voisinage avec les maladies génitales, sont l'objet de confusions fréquentes. Ces *abdominopathies simili-génitales* doivent être exactement connues du gynécologue, sous peine de diagnostic erroné et d'intervention intempestive.

Trop souvent, en effet, on voit des femmes souffrant de l'abdomen, et ayant le système génital absolument sain, être traitées par des médecins ignorants pour une affection supposée de l'utérus ou des annexes. Le diagnostic est inexact et la thérapeutique forcément infructueuse.

Il est impossible ici de passer en revue toute la pathologie de l'abdomen, d'ailleurs un grand nombre d'affections ne sauraient prêter à confusion, telles les hépatites, les néphrites, etc. Je me bornerai aux trois classes suivantes de maladies, dont le diagnostic différentiel s'impose journellement en gynécologie, à savoir :

I. Les névralgies,
II. Les dyspepsies,
III. Les tumeurs

[1] Le cœcum a pour limite supérieure un plan passant par l'épine iliaque antéro-supérieure; en quittant la région iliaque pour arriver dans les flancs, le gros intestin change donc de nom, cœcum au-dessous, côlon au-dessus.

[2] L'S iliaque a pour limite supérieure le plan horizontal passant par l'épine iliaque antéro-supérieure, et pour limite inférieure, le point où le gros intestin quitte la fosse iliaque pour pénétrer dans le petit bassin. L'S iliaque est donc exactement limité à la fosse iliaque gauche, de même que le cœcum à la droite.

Je réserverai enfin un chapitre spécial à l'ascite à cause du rôle très impor-

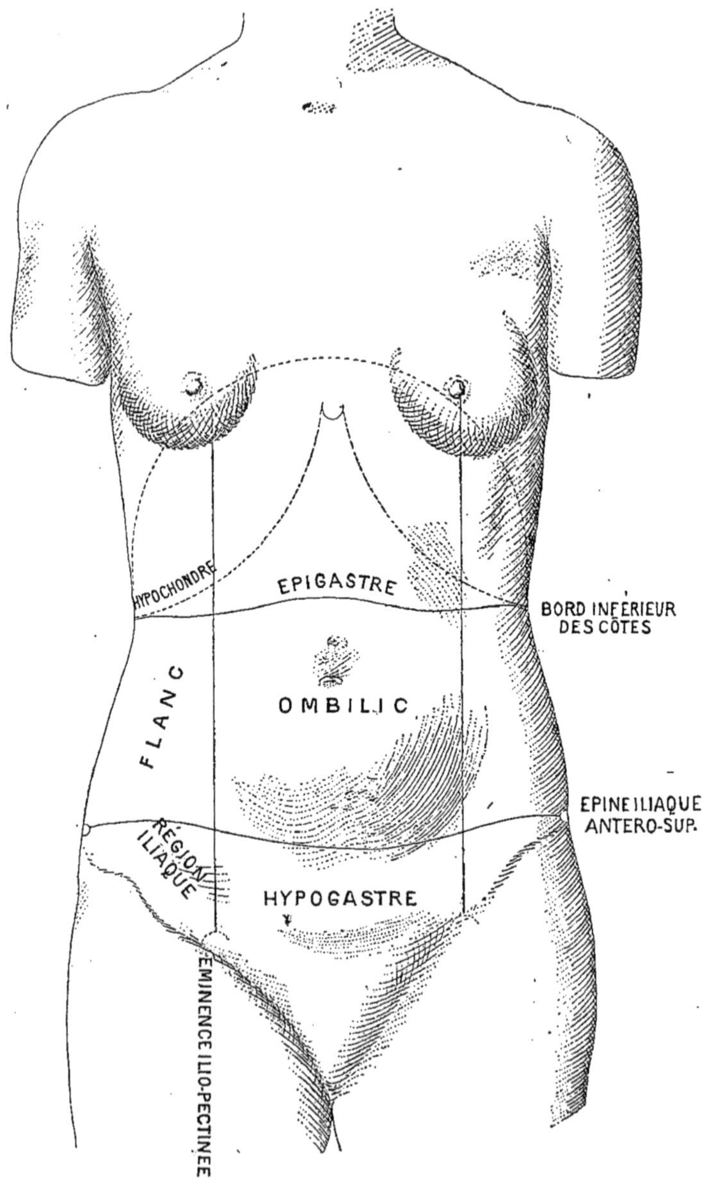

Fig. 644. — Régions abdominales.

tant qu'elle joue dans la pathologie génitale, et qui rend sa connaissance indispensable au gynécologue.

Donc IV. Ascite.

NÉVRALGIES

Les nerfs du système génital proviennent du grand sympathique, cheminant

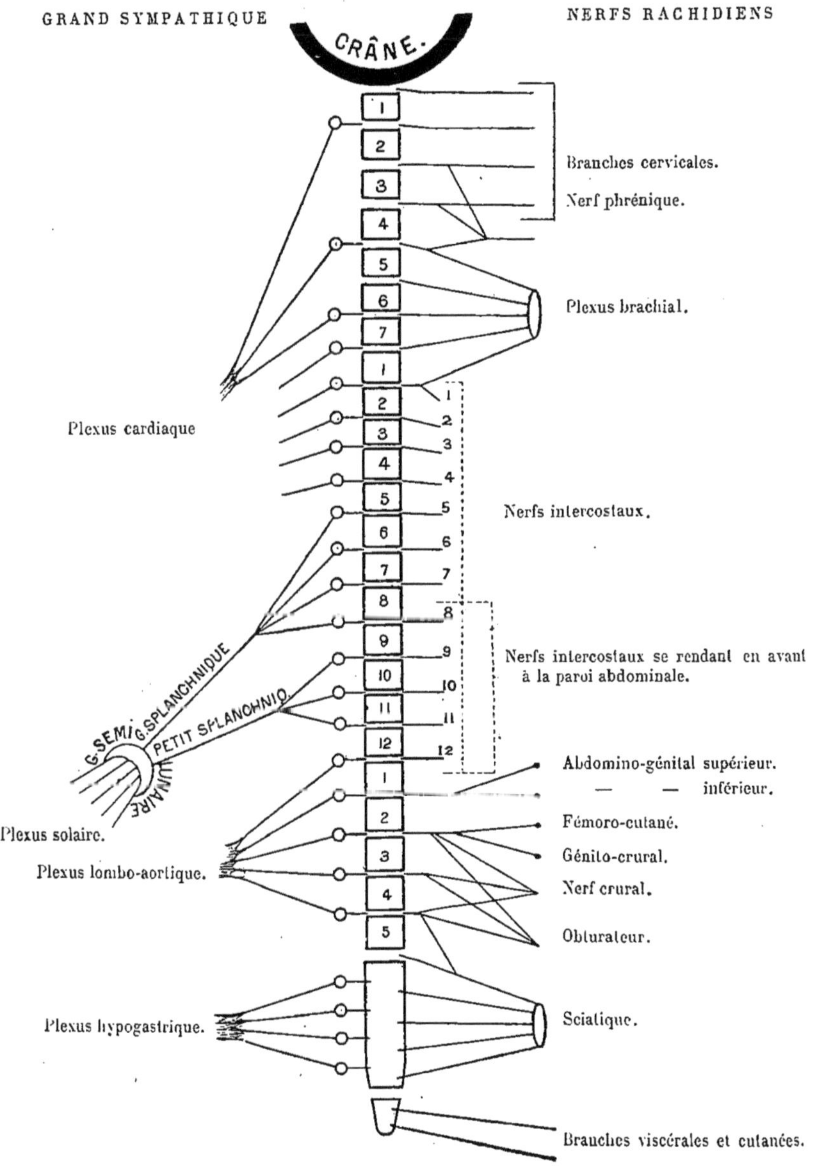

Fig. 645. — Schéma du système nerveux rachidien.

en même temps que les artères et formant ainsi trois groupes, un qui accompagne l'artère utéro-ovarienne (provenance : le plexus solaire) et les deux autres les artères utérines et vaginales (provenance : les plexus lombo-aortique et hypogastrique).

Supposons une irritation partie de la zone génitale, elle pourra, par l'intermédiaire des voies nerveuses qui viennent d'être indiquées, gagner les ganglions du grand sympathique, de là la partie voisine de la moelle et se répandre dans les nerfs rachidiens correspondants.

Le schéma 645 nous permet de comprendre facilement cette voie.

Autrement dit, une irritation de provenance génitale pourra aboutir par voie réflexe aux huit derniers nerfs intercostaux, aux nerfs ilio-lombaires, au crural, à l'obturateur et enfin au sciatique.

Exceptionnellement, grâce à la richesse des communications nerveuses, l'irradiation est susceptible de se faire plus loin et d'arriver jusqu'aux nerfs intercostaux supérieurs, voire même au plexus brachial.

Ces relations nerveuses nous expliquent la fréquence dans les maladies génitales des névralgies

Intercostales,
Ilio-lombaires,
Crurales,
Obturatrices,
Sciatiques.

Or, quand une de ces névralgies se présente à l'examen du clinicien, il doit, après en avoir vérifié l'existence, rechercher la cause, qui peut être soit une maladie génitale, soit une autre affection ; c'est ce diagnostic différentiel qui nous intéresse particulièrement.

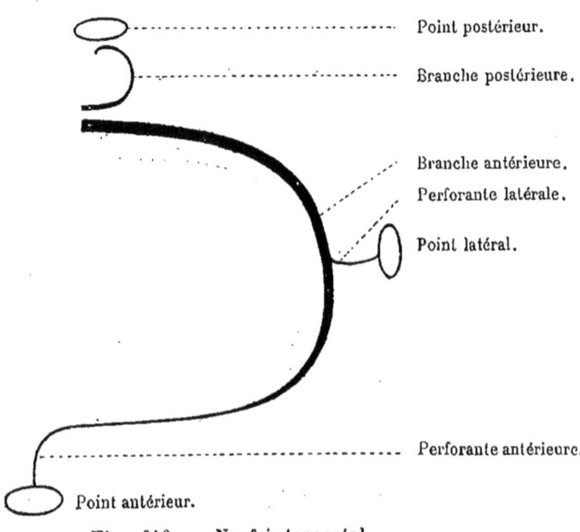

Fig. 646. — Nerf intercostal.

Ces diverses névralgies sont caractérisées par une douleur qui dessine le trajet du nerf, et par des *points douloureux* que réveille la pression et qui sont pathognomoniques de l'affection.

Le diagnostic a un intérêt capital à l'exacte détermination de ces points douloureux, qui sont, en quelque sorte, la signature de la névralgie.

Je me contente de les rappeler pour chacune d'elles.

Névralgie intercostale (fig. 646). — Trois points douloureux :

Point postérieur. — Au niveau, soit des apophyses épineuses, soit des masses musculaires latérales sur le trajet des branches nerveuses postérieures.

Point latéral. — Au siège du rameau perforant latéral.

Point antérieur. — Sur les côtés du sternum à l'extrémité perforante du nerf intercostal.

Névralgie ilio-lombaire (fig. 647). — (Névralgie des abdomino-génitaux supérieur et inférieur, du fémoro-cutané et du génito-crural.)

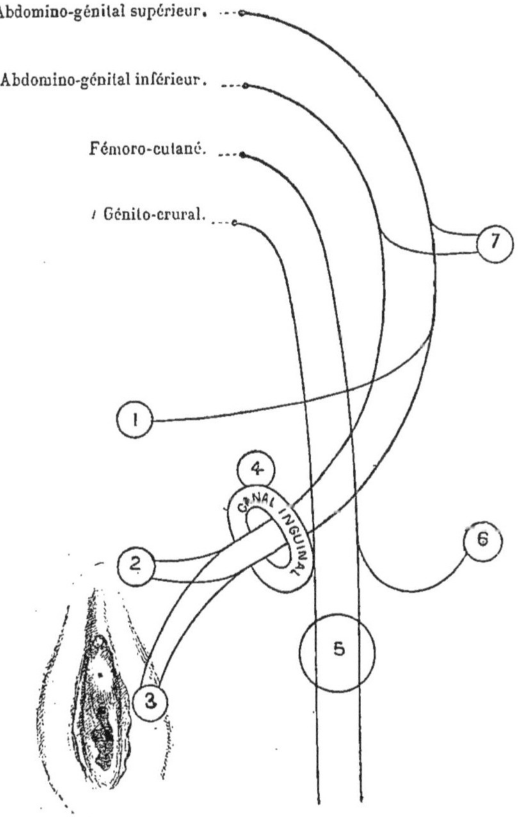

Fig. 647. — Schéma des nerfs ilio-lombaires.

1° *Point sous-ombilical*, au-dessous de l'ombilic de chaque côté de la ligne médiane au point d'émergence de l'abdomino-génital supérieur;

2° *Point pubien*, au niveau de l'épine pubienne, le schéma 647 indique les terminaisons nerveuses à ce niveau;

3° *Point génital*, vers la partie moyenne de la grande lèvre, *point d'expansion* de Trousseau, car le nerf vient s'épanouir à ce niveau ;

4° *Point inguinal*, au niveau du canal inguinal ;

5° *Point fémoral*, à la partie supéro-externe du triangle de Scarpa ;

6° *Point fessier ;*

7° *Point latéral*, un peu au-dessus de la crête iliaque, à la partie la plus externe de la région.

NÉVRALGIE CRURALE.

Point inguinal, à l'endroit où le nerf crural sort sous le ligament de Fallope.

Point du condyle interne, sur le trajet du saphène interne.

Points du couturier, sur le trajet de ce muscle aux régions où les branches du musculo-cutané traversent les fibres musculaires.

NÉVRALGIE OBTURATRICE.

Point obturateur, qu'on trouve en pratiquant le toucher vaginal et en appuyant sur la région du trou obturateur, où le nerf du même nom quitte le pelvis.

NÉVRALGIE SCIATIQUE (fig. 648 et 649).

1° *Point fessier*, au point d'émergence du nerf sciatique à la grande échancrure sciatique ;

2° *Point poplité*, dans le creux poplité ;

3° et 4° *Points malléolaires externe et interne*, sur le trajet des branches du sciatique ;

5° *Point plantaire*, au niveau des plantaires externe et interne.

L'existence de la névralgie est établie, il importe d'en déterminer l'ORIGINE ÉTIOLOGIQUE ; pour arriver à ce diagnostic, on recherchera les différentes causes susceptibles de la produire, en procédant dans l'ordre suivant :

a. *Causes générales :*

1° Chlorose et anémie. Cachexie ;

2° Hystérie ;

3° Rhumatisme et goutte ;

4° Paludisme ;

5° Syphilis ;

6° Intoxications (mercure, tabac, etc.).

b. *Causes locales :*

1° Action du froid ;

2° Myélite ou méningite spinale ;

3° Inflammation de la colonne vertébrale (ostéo-périostite) ou tumeur de la région, comprimant une ou plusieurs branches nerveuses, ou encore compression exercée par une cause extérieure (sciatique des personnes restant longtemps assises).

4° *Affections cardio-pulmonaires*, cause fréquente de névralgie intercostale;

5° *Inflammation* ou *tumeur d'un organe quelconque* de l'abdomen, particulièrement de l'intestin;

6° *Maladies génitales.* Les maladies du corps de l'utérus et des annexes

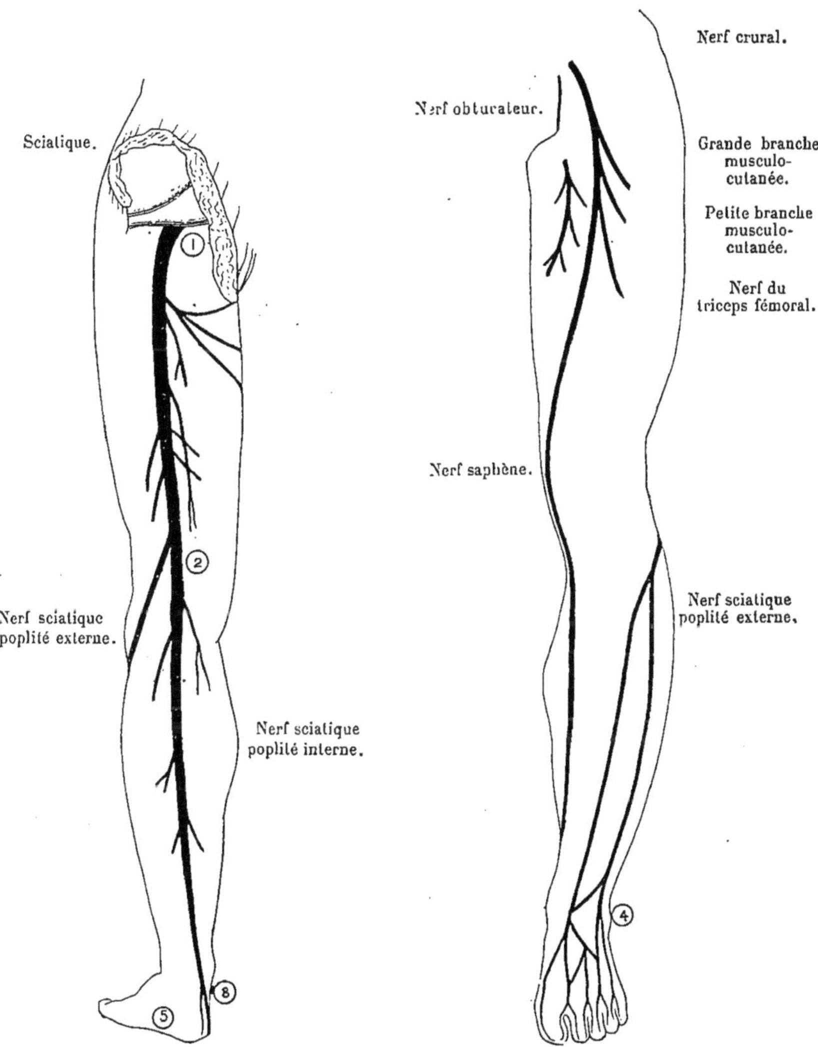

Fig. 648 et 649. — Schéma des nerfs des membres inférieurs.

retentissent plus volontiers sur les nerfs intercostaux, celles du col et du vagin sur les nerfs crural, obturateur ou sciatique.

Le retentissement douloureux, qui a pour origine le système génital, peut se faire sentir par voie réflexe non seulement sur les nerfs rachidiens, mais aussi dans le domaine du grand sympathique ; dans ce dernier cas, l'action réflexe ne sort pas du domaine de ce système.

C'est ainsi que par le plexus solaire l'irritation nerveuse se transmet à l'estomac et à l'intestin, d'où la fréquence de la dyspepsie stomacale et intestinale dans les maladies utérines. Un cercle réflexe analogue lie la vessie à l'appareil génital par l'intermédiaire du plexus hypogastrique, de telle sorte que, dans les génitopathies, la vessie peut être intéressée ou par compression directe de l'utérus ou par action réflexe.

C'est également par voie réflexe qu'on doit expliquer la *céphalalgie* symptomatique des affections utérines.

Enfin l'innervation de l'utérus nous explique la fréquence des douleurs dorso-inférieures, lombaires et sacrées, communément désignées par les femmes sous la dénomination de *douleur des reins*.

II

DYSPEPSIES

Dyspepsie (δυς difficilement, πεψις digestion) signifie digestion difficile.

Or les femmes qui digèrent mal sont nombreuses et le système génital est souvent la source de ces troubles digestifs, de telle sorte que le gynécologue doit être familiarisé avec eux.

La dyspepsie peut avoir pour origine le tube digestif même, ou prendre sa source en dehors de lui. Elle est dite *idiopathique* ou *protopathique* dans le premier cas ; *sympathique*, *réflexe* ou *deutéropathique* dans le second.

A. — DYSPEPSIE IDIOPATHIQUE

Laissant de côté l'ulcère et le cancer du tube digestif, surtout fréquents au niveau de l'estomac, affections nettement définies, à symptomatologie nette et évoluant localement, les dyspepsies idiopathiques peuvent être divisées en quatre grandes classes :

1. *Alimentaires ;*
2. *Inflammatoires ;*
3. *Mécaniques ;*
4. *Névralgiques.*

1. — DYSPEPSIE ALIMENTAIRE

Dans le règne animal, chaque espèce a le système digestif adapté à une alimentation spéciale, les herbivores pour les végétaux, les carnivores pour la chair. L'espèce humaine étant omnivore, on pourrait supposer au premier abord que tout aliment doive lui convenir, or il existe à cet égard de grandes variations individuelles.

Telle personne en effet, volontiers désignée sous le nom de *bon estomac*, digère avec facilité tous les aliments; telle autre, au contraire, ne peut supporter un ou plusieurs aliments; volontairement ou involontairement contrainte à le manger, elle aura une indigestion.

Prenons un exemple : un jeune médecin[1] ne pouvait supporter la viande; ayant été invité à dîner chez la mère d'un de ses camarades, il se força, pour ne point se faire remarquer, à manger de la viande. Le soir même il paya cette sorte de condescendance par une terrible indigestion.

Interrogeons, surtout à la ville où l'estomac est plus délicat, les personnes qui nous entourent, et, chez presque toutes, nous trouverons une aversion pour certains mets, due à la difficulté avec laquelle ils sont digérés.

Le tube digestif est, à cet égard, essentiellement capricieux, et le proverbe : « Il ne faut pas discuter des goûts et des couleurs » se trouve des plus exacts, quant à ce qui concerne l'alimentation.

Il serait difficile d'examiner toutes les faces pathogéniques de cette dyspepsie, car nous y trouverions de nombreux points d'interrogation.

Chez certaines personnes, les féculents sont mal digérés, parce que la salive est insuffisante comme quantité ou comme qualité, d'où le trouble digestif désigné sous le nom de *dyspepsie buccale.*

Chez d'autres personnes, le même trouble survient pour la digestion des albuminoïdes, par une insuffisance analogue du suc gastrique, *dyspepsie stomacale d'origine chimique.*

Quelquefois enfin ce sont les sécrétions de l'intestin lui-même ou des glandes qui y versent leurs produits (foie, pancréas), dont l'action est incomplète, donnant ainsi naissance à la *dyspepsie intestinale.*

En dehors des vomissements qui se produisent de temps en temps, la dyspepsie alimentaire est caractérisée par trois symptômes principaux :

Distension de l'estomac et de l'intestin;
Coliques;
Diarrhée.

Son caractère essentiel est de disparaître avec une alimentation convenable, alimentation que la malade, instruite par l'expérience, arrive le plus souvent à régler elle-même sans le secours du médecin.

2. — DYSPEPSIE INFLAMMATOIRE

Inflammation, c'est-à-dire catarrhe de l'estomac ou gastrite chronique, s'accompagnant souvent d'un état semblable de l'intestin.

C'est la dyspepsie des alcooliques (et on aurait tort de croire que les hommes en constituent l'unique contingent), la dyspepsie des nomades qui vont d'hôtel en hôtel, de restaurant en restaurant recherchant avant tout les

[1] *Dict. Dechambre.* Art. *Dyspepsie*, p. 176.

mets épicés. L'alcool et les épices joints aux falsifications, dont tous les ingesta sont aujourd'hui victimes, irritent le tube digestif et après une période trompeuse de bien-être conduisent l'individu à la déchéance.

L'inflammation tue les éléments actifs du tube digestif et substitue la misère physiologique à l'état normal.

Les trois principaux symptômes de cette dyspepsie sont :

La douleur épigastrique et dorsale ;
Les régurgitations avec *pyrosis ;*
Les vomissements *pituiteux.*

En résumé : *douleur*, *pyrosis*, *pituite.*

Dans la dyspepsie alimentaire les symptômes étaient surtout accentués vers la terminaison du tube digestif, ici, au contraire, à sa partie initiale ou œsophagienne.

3. — DYSPEPSIE MÉCANIQUE

Cette dyspepsie nous intéresse ici particulièrement, car elle s'observe presque exclusivement chez les femmes.

Elle a fait beaucoup parler d'elle dans ces derniers temps sous le nom d'*entéroptose* (Glénard).

Le péritoine est le porte-manteau des organes abdominaux, il les fixe tous plus ou moins en arrière à la colonne vertébrale.

Qu'une cause quelconque amène l'affaiblissement et le relâchement du péritoine, immédiatement le désordre va succéder à l'ordre normal, les organes vont flotter à la dérive, et s'abaisser sous l'influence de la pesanteur, comme le feraient les vêtements dans une garde-robe, si on enlevait les patères qui les soutiennent.

Ces chutes d'organes sont désignées sous le nom de *ptoses ;* suivant l'organe atteint, il y aura donc :

Gastroptose	Estomac.
Entéroptose	Intestin.
Hépatoptose	Foie.
Néphroptose	Reins.
Splénoptose	Rate.
Métroptose	Utérus

Ces diverses ptoses sont rarement isolées, mais s'accompagnent le plus souvent les unes les autres en nombre variable.

Il en est un peu des organes de l'abdomen comme des membres d'un ministère ; il est rare qu'un ministre tombe isolément, les autres restant en place ; la plupart du temps, la dislocation atteint tous les membres du même cabinet.

La pathogénie des *splanchnoptoses* abdominales, bien étudiée par Glénard, n'est pas encore nettement établie. Cependant il est probable que ces déplacements presque exclusifs au sexe féminin se constituent de la façon suivante :

L'utérus puerpéral, en se développant dans un abdomen vierge jusque-là, amène une véritable dislocation de la paroi abdominale ; il y a éclatement des différents éléments qui la constituent ; les vergetures au niveau de la peau en sont une manifestation.

Affaiblissement et dislocation analogues du côté du diaphragme pelvien et du périnée, à la suite de l'accouchement, surtout s'il y a eu déchirure incomplète ou complète de la cloison recto-vaginale.

De telle sorte que les enveloppes de l'abdomen, affaiblies au niveau de la paroi abdominale et du périnée, n'offrent plus qu'un soutien incomplet aux organes qu'elles sont chargées de protéger et de maintenir.

Leur élasticité nécessaire au fonctionnement de la génération, c'est-à-dire à la puerpéralité et qui est un bienfait à cet égard, devient donc un danger pour leur fonctionnement ultérieur.

L'*éventration*, qui résulte de leur affaiblissement, livre les organes de l'abdomen à l'action de la pesanteur, et le péritoine succombant sous le poids se distend petit à petit, entraîné par les organes, qu'avec une paroi abdominale physiologique et résistante, il avait peu de peine à maintenir.

Autrement dit :

1° Affaiblissement de la paroi abdominale et du diaphragme pelvien ;

2° Les organes abdominaux, n'étant plus soutenus que par le péritoine, s'abaissent sous l'influence de la pesanteur, si la résistance des liens péritonéaux est insuffisante ;

3° Conséquence : splanchnoptose.

Nous avons déjà étudié, comme nous intéressant plus directement, la métroptose sous la dénomination de prolapsus de l'utérus.

L'*entéroptose*, dont la production est favorisée chez la femme par l'usage et surtout l'abus du corset, se fait sentir sur le petit et le gros intestin.

La masse du petit intestin, entraînée par la pesanteur dans la direction du pelvis, tire sur le mésentère, qui par sa partie supérieure passe sur le duodénum (ligament suspenseur du mésentère), l'aplatit contre la colonne vertébrale et rétrécit son calibre normal, enfin, par la continuation du péritoine jusqu'au foie, ce dernier organe se trouve également attiré par l'entéroptose. Le principal résultat de la chute du petit intestin est la compression du duodénum au niveau de son abouchement dans le jéjunum, d'où gêne de la circulation des aliments à ce niveau et distension du duodénum près de l'estomac. La dilatation de l'estomac se trouve ainsi résulter de l'entéroptose, qui, d'ailleurs, ne doit être considérée que comme une de ses causes.

L'action de la pesanteur se fait également sentir sur le gros intestin et notamment sur le côlon transverse. Le coude droit du côlon étant relié au pylore, puis au foie par le péritoine (ligament pyloricolique et épiploon gastro-hépatique), la chute du côlon amène l'abaissement du pylore et aussi du foie. Le rein droit suit ce mouvement de descente. Aussi trouve-t-on associées d'habitude les coloptose, gastroptose, hépatoptose et néphroptose droite. Le tiraillement sur le pylore a pour effet de diminuer la perméabilité de la partie voisine du duodénum et de troubler la circulation des aliments à ce niveau. Le résultat au point de vue de la dilatation de l'estomac est le même que pour la chute du petit intestin.

Tels sont les effets principaux de l'entéroptose sur le petit et le gros intestin :

Gêne de la circulation[1] *duodénale;*

Production de l'hépatoptose et de la néphroptose droite.

Il est encore d'autres effets que je ne puis signaler, n'ayant pas l'intention de présenter ici un tableau complet de l'entéroptose.

L'entéroptose gênant la circulation des aliments, qui sont arrêtés surtout au niveau de l'estomac, a pour conséquence la rétraction de l'intestin, et particulièrement du gros intestin, qu'on sent à la palpation sous forme d'un *véritable cordon.* D'autres angles peuvent se former en différents points de l'intestin et gêner le passage des matières fécales.

Les symptômes subjectifs de l'entéroptose sont :

Une faiblesse générale, parfois tellement accentuée que la malade est obligée à l'inaction;

Des douleurs épigastriques avec flatulences, parfois des vomissements ;

L'irrégularité et l'insuffisance des selles.

Conséquences : phénomènes nerveux divers : insomnie — céphalalgie — mélancolie et irritabilité — palpitations — névralgies.

Symptômes objectifs.

Abdomen déprimé en bateau.

Battements épigastriques de l'aorte, « anévrysme des étudiants ». — La facilité avec laquelle on perçoit les battements de l'aorte est due à l'abaissement du côlon.

Corde colique transverse, large de 2 centimètres et demi environ, mobile de haut en bas ; mais en la poussant en haut le doigt ne tarde pas à la perdre. Cette corde, qui n'est autre que le côlon transverse, est en général un peu au-dessus de l'ombilic, mais peut se trouver plus ou moins abaissée par la ptose de l'intestin.

Cordon iliaque gauche. — Corde analogue à la précédente, dessinant le trajet du côlon descendant et de l'S iliaque, parfois réduite au volume d'une plume d'oie.

Boudin cœcal déjeté en dedans. — Sensation de boudin de 4 à 5 centimètres de diamètre. A la pression, *crépitation, fin gargouillement*, contrastant avec la constipation. *Douleur* à la pression, parfois assez intense.

Cette douleur a été souvent, ainsi que le fait remarquer *Glénard*, la cause d'erreurs de diagnostic, le gynécologue la prenant pour de l'*ovarie.* Nombre de femmes ont subi la castration en pareil cas. On enlève l'ovaire qu'on regarde à tort comme la source de tous les symptômes douloureux accusés par la femme. L'opération reste d'ailleurs sans résultat.

[1] Circulation des aliments, d'où dilatation de l'estomac.

Traitement. — Une triple médication doit être simultanément appliquée à l'entéroptose.

1. Massage.
2. Electricité.
3. Ceinture.

La ceinture maintenant le petit intestin au niveau de l'hypogastre amène le plus souvent un soulagement immédiat, et, en même temps qu'elle répond au but thérapeutique, elle devra confirmer le diagnostic de l'entéroptose. (Epreuve de la ceinture.)

4. — DYSPEPSIE NÉVRALGIQUE

La dyspepsie névralgique est caractérisée par deux symptômes :

Une douleur intense au niveau de l'estomac, survenant sous forme de crises pendant la digestion ;

Des vomissements alimentaires d'intensité et de fréquence variables.

La dyspepsie névralgique ou gastralgique, qui n'est autre qu'une névralgie de l'estomac, ne diffère de la gastralgie simple qu'en ce que cette dernière se manifeste avant les repas, et, au contraire, la dyspepsie névralgique après les repas, pendant la durée de la réplétion stomacale.

B. — DYSPEPSIE DEUTÉROPATHIQUE

La dyspepsie existe comme symptôme secondaire dans de nombreuses maladies ; on pourrait même dire que, dans tout état pathologie, les fonctions digestives sont plus ou moins atteintes.

Toute affection fébrile diminue ou supprime l'appétit et amène des indigestions quand il y a ingestion d'aliments.

Les états généraux tels que l'arthritisme, le diabète, l'anémie, l'intoxication (tabac, etc.), produisent aussi un état dyspeptique, dû le plus souvent aux altérations des sécrétions du tube digestif ou de ses glandes annexes.

Parmi les maladies localisées, susceptibles de causer la dyspepsie, surtout à forme névralgique, il convient de citer particulièrement l'ataxie (système nerveux), la tuberculose (poumon), l'albuminurie (rein), et enfin les affections génitales.

Toute affection génitale est capable de troubler la digestion, la plupart du temps en amenant de la dyspepsie gastralgique par action réflexe.

Je ne parle pas ici du prolapsus utérin, compagnon fréquent de l'entéroptose et qui rentre dans la catégorie des troubles mécaniques précédemment étudiés, mais des affections utérines sans déplacement. Parmi elles la métrite occupe, au point de vue dyspeptique, un rôle prépondérant.

La femme atteinte de métrite chronique digère mal, et si les crises douloureuses n'attirent pas l'attention du côté de l'estomac, l'amaigrissement progressif, souvent inexpliqué, conduit le médecin à une exploration attentive de tout l'organisme et assez souvent à la découverte d'une métrite à peine soupçonnée.

Toutes les fois qu'une femme maigrit sans cause nettement appréciable, examinez le système génital ; souvent vous y trouverez la source des troubles nutritifs. Il y a là une sorte de dyspepsie latente, de cause également latente l'état général éveille l'attention du médecin et l'examen génital éclaire la pathogénie.

L'endométrite, et surtout la métrite parenchymateuse, sont les affections qui sont la source la plus fréquente de troubles dyspeptiques sérieux. Je me contente de mentionner le cancer utérin, dont l'action sur l'économie est due moins à son siège génital qu'à sa nature même.

La dyspepsie intéresse le gynécologue à un double point de vue :

En premier lieu, elle peut mettre sur la piste d'une affection génitale ignorée.

En second lieu, quand elle existe simultanément avec une maladie génitale, il y a lieu de se demander si elle dépend de cette maladie, d'un autre état pathologique, ou encore si elle est idiopathique. Les affections génitales ne produisent guère que la forme névralgique, ou encore cette forme latente qui amène l'amaigrissement sans douleurs. Si la dyspepsie revêt une autre forme (soit alimentaire, soit inflammatoire), il y aura donc lieu de supposer que le système génital ne peut être incriminé. D'autres maladies que celles du système génital pouvant produire la forme névralgique, l'examen attentif des organes voisins renseignera sur la coïncidence possible d'autres états pathologiques. Dans le cas où la source même de la dyspepsie est douteuse, l'épreuve thérapeutique sera seule susceptible de lever les incertitudes. Guérissez la maladie génitale ; si la dyspepsie disparaît, la cause est trouvée, sinon traitez à son tour la maladie qui persiste, ou, en son absence, la dyspepsie même, qui était alors idiopathique.

Autrement dit, la dyspepsie d'origine génitale est de forme névralgique (à moins qu'il ne s'agisse de la forme latente ou simple amaigrissement), d'autres maladies peuvent également produire cette même forme. Commencez par guérir l'affection génitale, et si la dyspepsie persiste, traitez soit la maladie coïncidente, soit le tube digestif lui-même.

III

TUMEURS

Nous avons étudié la femme souffrant de son abdomen (Ire partie de ce chapitre), nous l'avons ensuite examinée dans ses manifestations dyspeptiques (IIe partie de ce chapitre); il nous reste à détailler la femme atteinte de tumeur abdominale, afin de savoir si cette tumeur dépend ou non du système génital.

Névralgie, *dyspepsie*, *tumeur*, tel est en effet le trépied pathologique de l'abdomen au point de vue gynécologique.

Les tumeurs susceptibles de se développer dans l'abdomen sont nombreuses ; aussi dois-je me borner ici à leur simple esquisse ; en indiquant les signes qui permettent de les distinguer des tumeurs génitales.

Au point de vue clinique, les tumeurs abdominales doivent être divisées en *petites* et *grosses ;* la limite entre ces deux variétés étant environ le volume d'une tête d'adulte.

Les petites tumeurs sont susceptibles d'être localisées à une région précise de l'abdomen, d'où une facilité relative à reconnaître leur provenance ; les volumineuses, au contraire, ont plus ou moins envahi tout l'abdomen, leur localisation devient impossible et leur diagnostic doit être établi sur des bases différentes.

Voici d'ailleurs le plan qui sera suivi dans l'étude très succincte de ces tumeurs :

A. *Petites tumeurs :*
1. Paroi abdominale.
2. Hypochondre droit (foie).
3. — gauche (rate).
4. Epigastre (estomac).
5. Ombilic (intestin grêle).
6. Flancs (reins).
7. Fosse iliaque droite (cœcum).
8. — gauche (S iliaque).
9. Hypogastre (vessie, utérus, rectum).

B. *Grosses tumeurs.*

A propos de chaque organe ou région de l'abdomen, je ferai précéder l'étude des tumeurs par celle des divers procédés d'exploration et des particularités qu'ils présentent.

A. — PETITES TUMEURS

1. — PAROI ABDOMINALE

a. Exploration. — L'inspection et la palpation sont ici les deux moyens maîtres du diagnostic.

L'*inspection* révèle la déformation de la paroi abdominale, déformation cessant brusquement aux limites de la tumeur, tandis que dans les tumeurs plus profondes, la paroi abdominale, soulevée comme un voile, estompe, pour ainsi dire, les bords du néoplasme dont les limites deviennent ainsi plus vagues.

La *palpation*, aidée de la percussion, permet de délimiter nettement les bords de la tumeur, d'en dessiner les contours et d'en déterminer la consistance. Si la tumeur est intra-abdominale, la paroi abdominale glisse à sa surface, ce qui n'a pas lieu lorsqu'elle est pariétale. De plus, dans le premier cas, les doigts ont parfois la sensation de frottement se faisant entre les deux feuillets péritonéaux.

b. Diagnostic des tumeurs.

La tumeur peut être *gazeuse*, *liquide* ou *solide*.

1° *Gazeuse :*

Emphysème survenant à la suite de la rupture traumatique d'anses intestinales. Crépitation caractéristique.

Hernie intestinale, tumeur sonore, ordinairement réductible, existant à l'ombilic, à l'orifice vaginal, au canal crural; les autres sièges sont exceptionnels.

2° *Liquide :*

Kystes séreux. — Tumeur remplie de sérosité siégeant entre le péritoine et la paroi musculaire, pouvant atteindre un volume assez considérable. — Tumeur indolente, arrondie, fluctuante ou élastique transparente.

Les *kystes hydatiques* présentent une grande analogie avec les précédents, et n'en diffèrent que par le frémissement hydatique quand il existe, et par la présence de crochets dans le liquide extrait par la ponction. Le liquide de ces kystes est clair et citrin à l'état normal, opalescent avec des hydatides mortes et purulent quand il y a des complications inflammatoires. Ces tumeurs peuvent parfois prendre un énorme accroissement et simuler un kyste de l'ovaire.

Les *tumeurs sanguines* sont de deux sortes, les unes constituées par des néoformations vasculaires : *nœvi*, — les autres par l'épanchement de sang dans le tissu musculaire ou cellulaire : *kystes sanguins*. — Les nœvi sont congénitaux et augmentent progressivement; les kystes sanguins surviennent à la suite d'un traumatisme ou d'une rupture musculaire.

Les *kystes purulents* sont produits par l'inflammation de kystes séreux ou sanguins, ou sont le résultat d'un phlegmon de la paroi abdominale.

3° *Solide :*

Hernie épiploïque, siégeant à l'un des orifices habituels à ces tumeurs (ombilic, canal inguinal, anneau crural). Ordinairement réductible.

La *gomme syphilitique* a les allures d'un phlegmon chronique ; les antécédents de la malade et le traitement jugeront la nature de la tumeur.

Les *kystes sébacés* forment de petites tumeurs indolentes, à contenu pathognomonique.

Les trois variétés qui précèdent étant éliminées, nous arrivons aux tumeurs bénignes proprement dites : soit l'*adénôme*, le *fibrôme* et le *lipôme*.

L'*adénôme* siège à l'ombilic; tumeur congénitale, pédiculée, formée aux dépens des débris du canal omphalo-mésentérique; l'intestin en est donc l'origine.

Le *fibrôme* adhère habituellement aux muscles de la paroi abdominale, il est mobile dans le relâchement musculaire et fixe pendant la contraction. La tumeur a un développement lent, elle arrive à un moment donné au contact du péritoine et de la peau sans les envahir.

Le *lipôme* peut être sous-péritonéal, intra-musculaire ou sous-cutané; cette dernière variété est la plus fréquente. Il siège en un point de la paroi abdominale, mais plus particulièrement au voisinage du canal vaginal ou de la ligne blanche, où il peut être pris pour une hernie. La palpation donne aussi à son niveau la sensation de fausse fluctuation, la ponction démontrera l'absence du liquide.

La tumeur maligne est ici comme en toute autre région le *cancer*, qui prend la forme tantôt d'épithélioma, tantôt celle de carcinôme. Elle peut être secondaire ou primitive. Caractères habituels du cancer.

Entre les tumeurs malignes et les bénignes se trouve le *sarcôme*, tumeur intermédiaire ou *bénigno-maligne*, bénigne à son début où elle prend les allures du fibrôme, maligne à une période plus avancée où elle se comporte comme le cancer. Souvent le sarcôme est pris au début pour un kyste à cause de la fausse fluctuation qu'il donne et que rectifie la ponction exploratrice.

2. — HYPOCHONDRE DROIT (Foie.)

a. Exploration. — Souvent l'inspection d'un abdomen découvert permet de deviner, à la voussure de l'hypochondre droit, empiétant plus ou moins sur les régions voisines, une tumeur du foie.

A l'état normal, le bord du foie suit la limite du rebord costal; quand, à la palpation, on sent le foie dépasser ce rebord, on peut conclure, soit à un abaissement de l'organe, soit à une tumeur. La percussion renseignera sur la limite supérieure; on sait que le bord supérieur du foie se trouve au niveau du mamelon ou du bord supérieur de la sixième côte. — Cause d'erreur : épanchement pleural abondant du côté droit, abaissant le diaphragme et le foie.

Dans le cancer du foie on peut entendre un bruit de souffle se produisant dans les vaisseaux de la glande hépatique.

Les tumeurs du foie suivent les déplacements respiratoires du diaphragme. Parmi les tumeurs de l'abdomen, il n'y a guère que celles du foie et de la rate qui suivent les mouvements du diaphragme.

b. Diagnostic des tumeurs.— Les tumeurs du foie et des voies biliaires, sauf l'hydropisie de la vésicule biliaire qui peut prendre de grandes dimensions et que nous reverrons à propos des grosses tumeurs, forment des tumeurs de volume relativement petit, que l'exploration permet de rattacher facilement au foie, et qu'on ne saurait en conséquence confondre avec les tumeurs des organes génitaux.

Leur diagnostic ne présente donc pour le gynécologue qu'un intérêt secondaire, aussi je me contente de les énumérer ici sans insister sur leurs caractères cliniques.

Tumeurs liquides :

1° Kystes séreux simples ou hydatiques ;
2° Hydropisie de la vésicule biliaire ;
3° Abcès du foie ou de la vésicule biliaire.

Tumeurs solides :

1° Périhépatite ou péritonite périhépatique ;
2° Congestion active ou passive du foie ;
3° Hypertrophie simple (diabète) ou cirrhose hypertrophique ;
4° Dégénérescence graisseuse et amyloïde ;
5° Déplacement. Hépatoptose ;
6° Sarcôme. Cancer.

3. — HYPOCHONDRE GAUCHE (Rate.)

a. Exploration. — L'inspection, à moins d'une tumeur volumineuse, ne donnera aucun renseignement spécial.

La palpation n'aura accès jusqu'à la rate qu'avec une tumeur de volume notable, ou un déplacement de l'organe l'amenant au contact de la paroi antérieure de l'abdomen.

La rate s'étend dans l'hypochondre gauche de la neuvième à la onzième côte. Aussi la matité fournie par cet organe s'étend-elle le long de la ligne axillaire de la partie supérieure de la neuvième côte à la partie inférieure de la onzième, dans une longueur de 8 centimètres environ. La matité est de 5 centimètres dans le sens antéro-postérieur; cette matité, vu la profondeur de l'organe, n'est pas toujours facile à nettement déterminer.

Dans certains cas d'engorgement de la rate on a constaté un souffle splénique.

Les petites tumeurs de la rate pourront être facilement confondues avec celles du rein gauche et du grand cul-de-sac de l'estomac, diagnostic différentiel qui intéresse peu la gynécologie; il n'en est pas de même des tumeurs volumineuses qui peuvent simuler des kystes de l'ovaire ou des fibrômes utérins.

Les caractères de ces tumeurs volumineuses seront vus ultérieurement ; quant aux petites tumeurs, je me contenterai, comme pour le foie, d'en faire ici l'énumération.

Tumeurs liquides :

1° Kystes hydatiques ;
2° Abcès.

Tumeurs solides :

1° Périsplénite ou péritonite périsplénique ;
2° Congestion (fièvres intermittentes et infectieuses) ;
3° Hypertrophie (paludisme, leucémie) ;
4° Dégénérescence amyloïde ;
5° Déplacement. splénoptose ;
6° Cancer.

Il a été dit que les petites tumeurs de la rate intéressaient peu le gynécologue, une exception doit être faite pour le déplacement de cet organe. La rate déplacée, qu'elle soit normale ou hypertrophiée, arrive parfois au voisinage des organes génitaux et simule soit une tumeur de l'ovaire, soit un fibrôme utérin. La mobilité de la tumeur qu'on peut remonter jusque dans la région splénique, la vacuité de l'hypochondre gauche, les variations de la tumeur sous l'influence de la quinine, constitueront les éléments du diagnostic différentiel.

4. — ÉPIGASTRE (Estomac.)

Exploration. — Une dilatation notable de l'estomac se traduit parfois par une voussure de la région épigastrique; une tuméfaction circonscrite de la région est en rapport avec un cancer stomacal; toutefois il ne faut pas oublier que les tumeurs de l'estomac peuvent se rencontrer en différentes régions de l'abdomen et loin de l'épigastre.

La *palpation* donne des renseignements précis sur les tumeurs accessibles de l'estomac. *Leube* a proposé d'introduire une sonde dans cet organe; le bout de l'instrument, senti à travers la paroi abdominale, permettrait de délimiter les contours de l'organe. Ce procédé d'exploration est dangereux.

On a essayé à l'aide de la percussion et après distension artificielle produite par l'ingestion de poudres effervescentes, de délimiter l'estomac, mais on n'est pas arrivé à des résultats précis à cause du voisinage du côlon transverse et du petit intestin.

L'auscultation donne des résultats intéressants pour le diagnostic de la dilatation de l'estomac; en effet, le *clapotage* ou *bruit de flot*, provoqué par une impulsion brusque imprimée à la région correspondant à l'estomac, est pathognomonique de cette affection, à la condition qu'il soit rencontré à jeun et qu'il siège au-dessous d'une ligne horizontale joignant l'ombilic aux cartilages costaux du côté gauche.

A l'aide d'instruments spéciaux (gastroscope), on a pu éclairer et voir l'intérieur de l'estomac; les résultats fournis sont peu concluants.

b. Diagnostic des tumeurs. — Laissons de côté les abcès, les myômes, les kystes qui constituent des curiosités pathologiques, et enfin l'ulcère simple où il n'y a pas tumeur; il nous reste comme tumeur de l'estomac :

La dilatation, qui peut être considérée comme une tumeur gazeuse:

Le cancer;

L'adénome ou pseudo-cancer qui, au point de vue clinique, diffère du cancer véritable par sa longue durée, par la présence dans les vomissements d'une quantité sensiblement normale d'acide chlorhydrique, enfin par le bon état de la nutrition.

Ces diverses affections n'intéressant que secondairement la gynécologie, je n'insiste pas.

Le cancer de l'estomac forme, il est vrai, une tumeur qui est rencontrée dans plusieurs points de l'abdomen, mais il est très exceptionnel qu'elle s'approche de la zone génitale, et elle de saurait prêter à confusion avec une tumeur des organes pelviens.

5. — OMBILIC (Intestin. Péritoine).

Avec la région ombilicale je m'occuperai de tout l'intestin, sauf le cœcum, l'S iliaque et le rectum, qui appartiennent à des régions spéciales; le péritoine fera également partie de la description actuelle.

a. Exploration. — L'inspection donne d'importants renseignements : ventre déprimé en bateau ; ventre saillant, ballonné. Les anses intestinales distendues peuvent se dessiner sous la paroi abdominale.

La palpation renseigne sur le contour, le volume des tumeurs, sur la consistance et permet souvent de sentir les frottements qu'on imprime aux feuillets péritonéaux altérés. Les tumeurs épiploïques sont en général multiples, et caractérisées par leur grande mobilité, ce qui les différencie des tumeurs du foie, des reins, du pancréas et des organes pelviens. Les tumeurs de l'intestin sont aussi très mobiles quand elles siègent sur l'intestin grêle, plus fixes au contraire quand elles dépendent du gros intestin. Par le fait même de la mobilité intestinale, les tumeurs du jéjuno-iléon se déplacent facilement dans le sens de la profondeur, aujourd'hui superficielles, le lendemain difficilement accessibles; ce caractère clinique est des plus intéressants.

L'intestin est toujours sonore à la percussion, même quand il y a accumulation dans son intérieur d'une grande quantité de matières fécales ; dans ce cas, la percussion, pour être sonore, doit être exécutée avec force.

L'exploration instrumentale consiste — pour l'intestin dans le cathétérisme rectal, ou dans l'insufflation d'air ou d'un gaz dans le gros intestin, de manière à le rendre perceptible à la vue — pour le péritoine dans la ponction exploratrice destinée à renseigner sur la composition d'un épanchement.

b. Diagnostic des tumeurs.

Intestin. — Péritoine. — Pancréas. — Tumeurs fantômes.

1° L'*intestin* peut être distendu par du gaz, d'où *tympanite*, ou être envahi par le *cancer*.

Tympanite. — Peau tendue, luisante, ventre sonore, la forme du ventre et la sonorité ne sont pas modifiées par les déplacements de la malade.

Cancer. — Le cancer siège par ordre de fréquence décroissante sur le rectum, l'S iliaque, le côlon, le cœcum, et enfin l'intestin grêle. Il se manifeste par une douleur locale d'intensité variable, de la constipation avec débâcles, du mélœna, par une tumeur de volume variable que le ballonnement du ventre rend parfois difficile à sentir. Il y a souvent rétrécissement intestinal, et, si le siège est le gros intestin, effilement des matières fécales.

2° Le *péritoine* (péritoine proprement dit, mésentère, épiploon, etc.) peut présenter les diverses altérations suivantes :

Inflammation { généralisée ; localisée ;

Ascite { généralisée, localisée ;

Tympanite ;
Tuberculose ;
Kystes hydatiques ;
Lipome ;
Lymphosarcome et cancer ;
Corps libres intra-péritonéaux.

Inflammation généralisée (Péritonite). — Douleur étendue à tout l'abdomen. Météorisme, ballonnement du ventre. Frissons et fièvre. Hoquets et vomissements. Constipation.

Inflammation localisée (Péritonite partielle). — Ces inflammations partielles, quand elles ne sont pas traumatiques, ont le plus souvent comme point de départ l'inflammation même de l'organe abdominal protégé par cette partie de la séreuse (périhépatie, périnéphrite, périmétrite, etc.). — Douleur localisée. Tuméfaction locale arrivant à former une véritable tumeur. Tuméfaction en rapport avec l'intensité du processus. Terminaison par suppuration ou résolution.

Ascite. — Trois mécanismes de production ; soit un trouble de la circulation générale (cardiopathie) ; soit une perturbation dans la circulation de la veine porte (cirrhose du foie) ; soit une tumeur ou inflammation chronique du péritoine déterminant une exsudation séreuse. — Abdomen augmenté de volume ; flancs élargis et étalés ; matité au niveau des parties déclives, variant avec la position de la malade ; flot.

Hydropisie enkystée du péritoine. — Cette hydropisie peut se constituer soit dans un territoire du péritoine isolé par une inflammation, soit dans l'arrière-cavité de l'épiploon par suite de l'oblitération de l'hiatus de Winslow. — Tumeur plus ou moins arrondie, fixe ou peu mobile, fluctuante, mate.

Tympanite. — La tympanite péritonéale, qu'il ne faut pas confondre avec l'intestinale, survient à la suite d'une péritonite traumatique et d'une perforation intestinale. Les gaz s'accumulent dans la cavité péritonéale. Les symptômes se confondent avec ceux de la péritonite concomitante.

Tuberculose. — Forme chronique : presque toutes les péritonites chroniques sont tuberculeuses ou cancéreuses.

Deux variétés de péritonite tuberculeuse, l'une avec l'autre sans ascite. Dans la variété avec ascite le diagnostic est difficile à établir en dehors des renseignements que fournit l'histoire et l'inspection générale de la malade, car le liquide voile plus ou moins les lésions locales, alors qu'il n'y a pas ascite : dureté de l'abdomen, surtout à l'ombilic et à l'hypogastre; parfois tumeurs circonscrites dues à l'agglutination d'anses intestinales ou à l'envahissement de l'épiploon par le processus pathologique. Sensation de froissement aux points où les fausses membranes glissent les unes sur les autres. *Edebohls* [1] a signalé l'existence de petites plaques indurées sous-péritonéales, qu'on sentirait très nettement par la palpation abdominale et dont la coexistence, avec l'état pathologique d'une ou de deux trompes indiquerait presque sûrement la nature tuberculeuse de l'affection. Dans les deux formes, fonctions digestives languissantes. Fièvre; transpirations nocturnes. Amaigrissement. Exceptionnellement cette maladie revêt une forme aiguë.

Kystes hydatiques. — Les kystes hydatiques se développent en un point quelconque de la cavité péritonéale, ordinairement dans le tissu cellulaire sous-péritonéal. Les symptômes seront ceux d'un kyste à fluctuation vague, parfois nulle, pouvant donner à la percussion la sensation de frémissement hydatique.

Lipôme. — Le lipôme peut exceptionnellement se développer dans le grand épiploon. Ces tumeurs étant très rares, inutile d'insister à leur égard.

Lymphosarcôme et cancer. — Le *sarcôme* se localise d'habitude aux ganglions prœvertébraux de l'abdomen, et s'accompagne de leucémie. Le diagnostic en est très ardu à cause de la difficulté qu'on éprouve à explorer les tumeurs ganglionnaires.

Le *cancer* péritonéal, après une période latente, se manifeste par des douleurs abdominales, par une tumeur dure, mobile, douloureuse, d'ordinaire nettement circonscrite et de siège variable. Evolution rapide avec ou sans ascite, suivant les cas. Fréquemment coexistence du cancer d'autres organes abdominaux.

Corps libres intra-péritonéaux. — Une tumeur primitivement localisée dans un organe de l'abdomen, un myôme utérin par exemple, peut, après s'être pédiculée, se détacher par rupture du pédicule et vivre libre dans la cavité péritonéale. Ces tumeurs sont toujours d'un faible volume et n'offrent qu'un intérêt clinique secondaire.

3° Le *pancréas* peut être atteint d'inflammation, d'hypertrophie simple, de kystes et de cancer.

Les kystes et le cancer nous intéressent seuls ici.

Les kystes sont tantôt hydatiques, tantôt purulents, tantôt d'origine anévrysmatique et constitués par une rupture artérielle.

Ces diverses tumeurs du pancréas sont à peu près impossibles à diagnostiquer pendant la vie.

4° Par *tumeurs fantômes* on entend des pseudo ou fausses tumeurs, simulées chez les hystériques par la contraction ou la contracture de certains

[1] *Transactions of the Am. Gyn. Society.* Sept. 1891.

muscles abdominaux. Le chloroforme les fait disparaître et constitue le meilleur élément du diagnostic.

6. — FLANCS (Reins).

a. Exploration. — Les tumeurs du rein, quand elles deviennent volumineuses, font saillie dans le flanc où l'inspection les laisse deviner. Elles respectent les hypochondres, qui sont distendus dans les tumeurs du foie et de la rate. Les tumeurs du rein, contrairement à celles du foie et de la rate, sont indépendantes des mouvements respiratoires.

La *percussion* ne donne à l'égard du rein que des résultats très vagues; il n'en est pas de même de la *palpation* qui constitue ici le meilleur mode d'exploration. La palpation peut se faire, ainsi que l'a indiqué *Glénard*, avec une seule main embrassant le flanc, le pouce en avant, les autres doigts en arrière, mais il est préférable de la pratiquer avec les deux mains, situées l'une en avant et l'autre en arrière de l'organe à explorer. On arrive ainsi à sentir le rein quand il est augmenté de volume ou devenu le siège d'une tumeur, et on lui imprime des mouvements brusques qui se traduisent par une sensation de *ballottement*, pathognomonique d'une tumeur rénale de volume moyen ou petit, car les grosses tumeurs, immobilisant le rein, ne donnent pas lieu à ce phénomène.

Enfin le rein pourra être soumis à une exploration directe, soit à l'aide d'une ponction, soit par une incision faite en avant de l'abdomen (exploration transpéritonéale), soit en arrière dans la région lombaire comme pour la néphrectomie (exploration extra-péritonéale). Je rangerai encore ici le cathétérisme des uretères, qui donne des renseignements sur la sécrétion de l'organe; malheureusement ce cathétérisme est d'une exécution difficile.

b. Diagnostic des tumeurs. — Les tumeurs du rein et de la partie attenante des voies urinaires sont les unes liquides, les autres solides.

1° **Tumeurs liquides.** — *Kystes*. — Il en existe pour le rein deux variétés : les *séreux* et les *hydatiques*. Les caractères cliniques présentent beaucoup d'analogies. Tumeurs pouvant acquérir le volume du poing et même d'une tête d'enfant. Hématuries. Altération de la sécrétion rénale. Urémie. Le kyste hydatique a pour caractéristique la présence des crochets dans le liquide ponctionné, et le frémissement hydatique quand il existe. Les kystes purulents ne sont que la transformation inflammatoire des précédents.

Pyélonéphrite. — Quand avec une suppuration des bassinets et uretères, un obstacle, un calcul par exemple, s'oppose à l'écoulement de l'urine mélangée de pus, une tumeur se forme contiguë au rein (pyonéphrose), fluctuante et douloureuse. Cette tumeur est susceptible d'acquérir un certain volume, grâce à l'élasticité de son enveloppe. Si l'uretère redevient perméable, la poche se vide et la tumeur disparaît; certaines de ces tumeurs sont ainsi intermittentes.

Hydronéphrose. — L'hydronéphrose se forme par le même mécanisme que la précédente tumeur, sous l'influence d'un calcul, ou par la compression d'une tumeur de voisinage ; elle n'en diffère que par le contenu qui n'est pas purulent, mais limpide et formé d'urine qui perd petit à petit ses éléments constitutifs, surtout l'urée. L'hydronéphrose est quelquefois double, il faut alors admettre que les uretères, ou au moins l'un des deux, n'est pas complètement imperméable, sans quoi la malade succomberait promptement. A la palpation, tumeur bosselée, ballottement rénal. En comprimant la tumeur, on provoque parfois le besoin d'uriner.

Abcès rénal et périnéal.— Les abcès du rein sont rares, leur symptomatologie présente d'ailleurs beaucoup d'analogie avec ceux qui se forment autour du rein, lesquels sont par contre fréquents. Le phlegmon périnéphrétique, origine de l'abcès en question, se manifeste par de la douleur et de la tuméfaction au niveau de la région lombaire, souvent accompagnée d'œdème local. Après un temps plus ou moins long, survient de la fluctuation. La marche ultérieure est celle des abcès.

2° **Tumeurs solides.** — *Néphroptose.* — *Rein mobile.* — La néphroptose a deux degrés : dans le premier le rein est simplement *mobile*, mais ne quitte pas sa région habituelle, le flanc ; dans le second, le rein devient *flottant* et peut errer en un point quelconque de la région sous-ombilicale de l'abdomen. Le rein mobile se reconnaît à la palpation ; il fuit entre les doigts qui l'explorent. Le rein flottant se diagnostique aussi par la palpation, car sa forme caractéristique ne le laisse pas confondre avec une autre tumeur, enfin sa mobilité, permettant de le replacer, indique la nature même de l'organe[1].

Thirion[2] a avec raison insisté sur la fréquence du rein mobile chez les malades dites gynécologiques, c'est-à-dire supposées atteintes d'une affection génitale ; d'après lui, proportion peut-être exagérée, chez 20 p. 100 des femmes atteintes d'affection génitale le rein mobile existerait, et demanderait à être

[1] Le Dr Le Gendre (*Concours médical*, 1891, p. 7) cite les deux cas suivants, intéressants comme diagnostic :

« Une dame avait un fibrôme utérin pédiculé dans la partie gauche de l'abdomen ; le médecin qui la soigne l'été, et moi, nous l'avions constaté maintes fois. Après quelques mois d'absence, elle revint, me disant de la part du confrère qu'un nouveau fibrôme était apparu, cette fois du côté droit, et que celui-là, contrairement au premier qui ne l'avait jamais incommodée, la faisait quelquefois souffrir ; elle songeait presque à réclamer une intervention chirurgicale. Une exploration minutieuse me permit de démontrer que le dernier prétendu fibrôme était le rein droit, qui s'était mobilisé sous la quadruple influence d'une dilatation gastrique, du corset, de l'amaigrissement et de l'équitation.

« Dans un cas de Mundé (*New-York med. J.*, 1888), l'ectopie rénale a fait croire à une lésion des annexes de l'utérus et c'est seulement après la laparotomie que le diagnostic a pu être posé. C'était dans la région de l'ovaire gauche qu'existaient des douleurs vives ; on trouvait là une tumeur qui fut diagnostiquée par plusieurs médecins : salpingo-ovarite avec adhérences. Quand le chirurgien, ayant fait la laparotomie, eut énucléé, avec beaucoup de difficultés, la masse entourée d'exsudats péritonitiques, il découvrit qu'il tenait dans la main le rein gauche. Sa consternation fut telle qu'il songea à remettre l'organe en place, mais la décortication était trop complète ; il lia le pédicule pour arrêter une abondante hémorragie. L'opérée guérit ; l'examen histologique du rein ne révéla aucune lésion. »

[2] *Congrès de Gynécologie*. Bruxelles, 1892.

traité opératoirement, si on veut débarrasser complètement la femme des troubles douloureux et réflexes dont elle souffre. La recherche du rein mobile ne doit jamais en effet être omis par le gynécologue, sans quoi il s'expose à un diagnostic incomplet. Quand il aura constaté le rein mobile, il devra discuter, et déterminer autant que possible quel est la part qui revient au rein et à l'affection génitale coïncidente, afin d'instituer le traitement en conséquence.

Hypertrophie du rein. — Cette hypertrophie accompagne soit la congestion, soit la néphrite parenchymateuse. Elle se manifeste à la palpation par l'augmentation de volume de l'organe et souvent par de la douleur à la pression.

Sarcôme et carcinôme du rein. — Le carcinôme rénal offre deux symptômes principaux: *hématurie* et *tumeur*. La tumeur est tardive, douloureuse; elle est tantôt dure, tantôt mollasse et présente alors une fausse fluctuation; elle est parfois le siège de battements analogues à ceux d'un anévrysme. Les symptômes du sarcôme diffèrent peu de ceux du carcinôme; le seul caractère notable est la douleur moindre.

7. — FOSSE ILIAQUE DROITE (Cœcum).

a. Exploration. — Les moyens d'exploration applicables à cette région sont l'inspection, qui révèle les déformations amenées par une tumeur, la palpation qui renseigne sur le contour et la consistance de la tumeur, la percussion, grâce à laquelle on perçoit la sonorité ou la matité; je me contente de mentionner la ponction et l'incision exploratrices.

b. Diagnostic des tumeurs. — Le cœcum est l'organe qui accapare presque toute la fosse iliaque droite, or les tumeurs qui se développent dans cette région peuvent siéger dans l'intérieur de cette partie de l'intestin, dans sa paroi ou autour de lui; donc trois variétés de tumeurs, intra-pariétales, pariétales, extra-pariétales.

1° Tumeurs intra-pariétales. — L'accumulation de matières fécales dans l'intérieur du cœcum constitue une tumeur stercorale.

La tumeur ainsi formée est nettement isolée, cylindrique, assez mobile, modifiable par la pression et le massage; parfois elle atteint une dureté pierreuse. La constipation est la règle; cependant il peut y avoir de la diarrhée, les matières étant accumulées dans le cœcum au-dessous de l'embouchure de l'iléon. Ces tumeurs sont quelquefois prises pour des cancers.

2° Tumeurs pariétales. — L'*inflammation* du cœcum ou typhlite survient d'ordinaire à la suite d'une constipation opiniâtre, les matières fécales par leur dureté et leur séjour prolongé causant un véritable traumatisme local.

La tumeur constituée par la typhlite est analogue à celle produite par l'accumulation des matières fécales, avec la douleur et les symptômes d'inflammation locale en plus; d'ailleurs, ces deux états pathologiques s'accompagnent le plus souvent. La pérityphlite, c'est-à-dire l'inflammation du tissu cellulaire et du péritoine qui entourent le cœcum, complique volontiers les typhlites et en est la conséquence.

L'*invagination*, qui est constituée par la pénétration de l'intestin dans lui-même, peut à la région qui nous occupe avoir lieu à l'union du petit et du gros intestin ou à l'union du cœcum et du côlon ascendant, il en résulte une tumeur locale avec symptômes d'*occlusion intestinale* qui dominent la scène.

Le *cancer* se manifeste au début avec les allures d'une typhlite à marche chronique ; l'aggravation progressive et l'envahissement des ganglions inguinaux conduisent ultérieurement au diagnostic.

3° **Tumeurs extra-pariétales.** — Des *fibrômes* et *sarcômes* se développent quelquefois dans la région de la fosse iliaque, siégeant le plus souvent au niveau ou au voisinage de l'épine iliaque antérieure et supérieure. Il existe également des *ostéochondrômes* ayant pour point de départ l'os iliaque.

Parmi les affections fréquentes de la région, il convient de mentionner le phlegmon, qui est tantôt *sous-péritonéal* et se développe dans le tissu cellulaire situé au contact du cœcum, tantôt *sous-aponévrotique* et se confond alors avec la psoïtis. Ces deux affections inflammatoires, voisines du ligament large, ne sauraient cependant être confondues avec le phlegmon périutérin, le siège même de la tumeur inflammatoire est absolument distinct dans les deux cas. On voit cependant les phlegmons se transmettre par propagation du ligament large au tissu cellulaire de la fosse iliaque. Il peut exister aussi une adénite de la fosse iliaque, distincte du phlegmon de la même région.

8. — FOSSE ILIAQUE GAUCHE (S iliaque).

L'S iliaque joue dans la fosse iliaque gauche un rôle identique à celui du cœcum dans la fosse iliaque droite. La pathologie de l'un ou de l'autre côté ne présente que de faibles différences, aussi je renvoie pour la fosse iliaque gauche à ce qui a été dit à propos de la droite.

9. — HYPOGASTRE

L'hypogastre, dont le pelvis peut être considéré comme une dépendance, protège comme viscères :

La vessie ;
L'utérus et ses annexes ;
Le rectum.

Les tumeurs de ces différents organes ont été étudiées dans d'autres chapitres de ce livre (voir p. 485, 710 et 744), je me contente de les rappeler :

Vessie.

Premier groupe : 1° papillômes lisses et villeux ; 2° myxômes ; 3° fibrômes ; 4° myômes.

Second groupe : 1° épithéliômes; 2° carcinômes; 3° sarcômes.

Utérus et annexes :

Fibrômes. Sarcômes. Cancer. } Utérus.

Kystes Tumeurs malignes } de l'ovaire et du ligament large.

Hémato- Hydro- Pyo- } salpingite.

Rectum.

Hémorroïdes.
Végétations.
Condylômes et syphilides.
Polypes.
Prolapsus.
Cancer.

B. — GROSSES TUMEURS

Dans la première partie de cet exposé, nous avons vu les tumeurs dont le volume ne dépasse pas celui d'une tête d'adulte et qui peuvent être localisées en une région précise de l'abdomen, localisation qui en facilite le diagnostic, j'arrive maintenant aux tumeurs dont le volume est supérieur à celui d'une tête d'adulte. Celles des organes génitaux (fibrômes utérins, kystes et tumeurs malignes de l'ovaire) nous sont connues, car elles ont été étudiées au chapitre IX, aussi je me bornerai ici à établir le diagnostic différentiel avec les tumeurs qui peuvent les simuler et induire en erreur dans leur diagnostic.

Je procéderai au diagnostic des grosses tumeurs abdominales en me conformant au plan que voici :

I. Pseudo-tumeurs :

1. Péritonite.
2. Tympanisme.
3. Ascite.
4. Adiposité.
5. Tumeurs fantômes.

II. Tumeurs vraies :

Eliminer. { Rétention d'urine. Grossesse.

a. Tumeurs ascendantes :

1. Grossesse extra-utérine.
2. Fibrômes utérins.
3. Kystes de l'ovaire et du parovarium.
4. Tumeurs malignes de l'ovaire.

b. Tumeurs descendantes :
  1. Reins : hydronéphrose.
  2. Foie : hydropisie de la vésicule et kystes hydatiques.
  3. Rate : hypertrophie.
  4. Pancréas : kystes.

c. Tumeurs stationnaires :
  1. Paroi abdominale : kystes hydatiques.
  2. Péritoine : kystes hydatiques.
  3. — péritonite partielle.
  4. — hydropisie enkystée.

I. — PSEUDO-TUMEURS

J'englobe sous ce titre les divers états pathologiques qui, augmentant le volume de l'abdomen, peuvent simuler une tumeur de cette cavité.

1. Péritonite.

Aiguë. — Douleurs abdominales vives. Nausées et vomissements. Tension uniforme de l'abdomen, douloureuse spontanément et à la pression. — Fièvre. — Etat général grave.

Chronique. — (Le plus souvent de nature tuberculeuse ou cancéreuse.) Douleurs abdominales sourdes : alternatives de constipation et de diarrhée. Météorisme et ascite ; empâtement de l'abdomen, parfois limité de préférence à certaines régions, telles que l'ombilic ou l'hypogastre. — Fièvre et cachexie.

2. Tympanisme. — Distension de l'intestin par des gaz. — Sonorité généralisée à la percussion.

3. Ascite. — Accumulation de sérosité dans la cavité péritonéale. — Matité dans les régions déclives de l'abdomen s'arrêtant à une ligne horizontale (fig. 574 et 575, p. 564), et se déplaçant avec les changements de position de la malade. Sensation de flot à la percussion.

4. Adiposité. — Chez les personnes obèses la paroi abdominale et l'épiploon sont parfois infiltrés d'une telle quantité de graisse qu'on peut souçonner à tort l'existence d'une tumeur abdominale, et lorsque cette tumeur existe, on est considérablement gêné pour en pratiquer l'exploration. La palpation attentive, pratiquée au besoin sous l'anesthésie, et ne laissant percevoir les contours d'aucune tumeur, conduira au diagnostic de l'adipose.

5° Tumeurs fantômes. — Il a déjà été question des tumeurs fantômes, erreur causée par la contracture hystérique des muscles abdominaux. Le chloroforme dissipe tous les doutes.

II. — TUMEURS VRAIES

Toutes les fois qu'on doit procéder au diagnostic d'une tumeur abdominale, il ne faut pas omettre de penser tout d'abord à la *rétention d'urine* et à la *grossesse*.

La rétention d'urine se juge par le cathétérisme.

La grossesse, quand elle est assez avancée, se reconnaît aux signes de certitude :

Ballottement abdominal ;
Sensation des mouvements fœtaux;
Bruits du cœur du fœtus ;
Audition des mouvements fœtaux ;
Ballottement vaginal ;
Sensation directe d'une partie fœtale ou de l'œuf.

Dans les premiers temps, le diagnostic, n'étant éclairé par aucun signe de certitude, peut être difficile. La suppression des règles, les phénomènes sympathiques, la consistance du corps de l'utérus, donneront, en général, une probabilité assez grande ; en cas de doute, l'expectation est d'un heureux secours, la grossesse avec le temps devenant de plus en plus nette.

La rétention d'urine et la grossesse étant éliminées, les grosses tumeurs de l'abdomen peuvent être divisées, au point de vue du diagnostic, en trois catégories :

Les *ascendantes*, qui, partant d'un des organes du petit bassin, montent petit à petit dans la cavité abdominale dans la direction du diaphragme ;

Les *descendantes*, dont le point de départ est un des organes voisins du diaphragme : foie, reins, rate, pancréas et dont l'évolution se fait en sens contraire.

Enfin les *stationnaires*, qui, nées vers la partie moyenne de l'abdomen, se développent sur place, envahissant tout autour d'elles la cavité abdominale.

Etudions en détail chacune de ces variétés.

a. TUMEURS ASCENDANTES

1° *Grossesse extra-utérine.* — La grossesse extra-utérine ne pourra donner le change avec une volumineuse tumeur de l'abdomen que dans la deuxième moitié de son évolution, alors que les signes de certitude de la grossesse ont paru. La gestation est alors facile à reconnaître ; la question est de savoir si elle est intra ou extra-utérine. Je renvoie à cet égard au chapitre de la grossesse ectopique (chap. VIII).

2° *Fibrômes utérins.* — Voir, au chapitre IX, les signes caractéristiques de ces tumeurs, soit simples, soit kystiques.

3° *Kystes de l'ovaire et du parovarium.* — Ces tumeurs ont été étudiées au chapitre IX.

4° *Tumeurs malignes de l'ovaire.* — Voir également le chapitre IX.

b. TUMEURS DESCENDANTES

1° REINS : *Hydronéphrose.* — Tumeur tantôt unilatérale, tantôt bilatérale, s'établissant progressivement, parfois avec des intermittences, coïncidant avec des accès de polyurie. L'hydronéphrose, quand elle est volumineuse, pourrait surtout être confondue avec un kyste de l'ovaire, les éléments du diagnostic différentiel sont les suivants :

KYSTE DE L'OVAIRE	HYDRONÉPHROSE
Tumeur ascendante dans son évolution.	Tumeur descendante.
Accroissement ordinairement progressif.	Accroissement parfois intermittent.
Accessible par le toucher vagino-rectal et déviant l'utérus.	Ordinairement inaccessible par le toucher vagino-rectal.
Ponction : liquide ne contenant aucun des éléments de l'urine.	Liquide contenant parfois les éléments de l'urine.
Matité (fig. 650).	Matité (fig. 651).

Dernière ressource : laparotomie exploratrice.

2° FOIE : *Hydropisie de la vésicule biliaire. Kystes hydatiques.* — L'hydropisie de la vésicule biliaire peut exceptionnellement prendre un volume

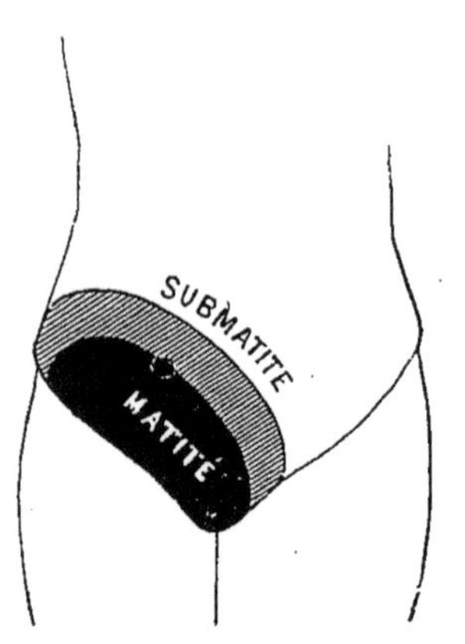

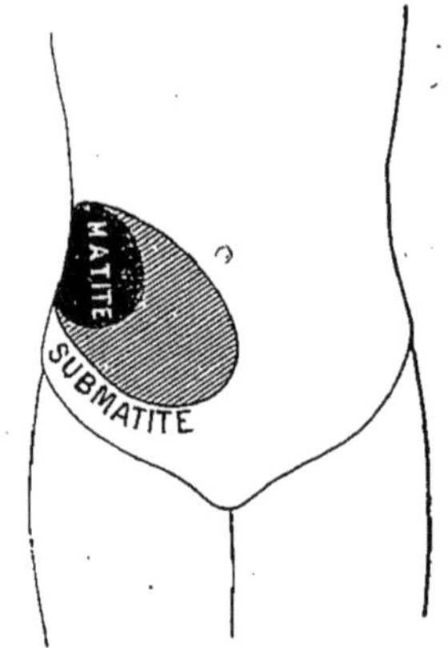

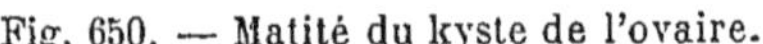

Fig. 650. — Matité du kyste de l'ovaire.

Fig. 651. — Matité de l'hydronéphrose.

tel qu'elle occupe la plus grande partie de l'abdomen. Le diagnostic, en pareil cas, devient embarrassant avec un kyste de l'ovaire.

Voici les principaux signes différentiels :

KYSTE DE L'OVAIRE	HYDROPISIE DE LA VÉSICULE BILIAIRE
Tumeur ascendante.	Tumeur descendante.
Tumeur adhérente aux organes génitaux.	Tumeur adhérente au foie.
Pas de variation à la pression.	Parfois, à la pression, on peut déterminer un écoulement de bile dans l'intestin et diminuer le volume de la tumeur.
Matité ayant son maximum vers la région pelvienne.	Matité ayant son maximum vers la région hépatique.
Ponction : liquide ne contenant aucun des éléments de la bile.	Liquide contenant les éléments de la bile.

Ressource ultime : ponction exploratrice.

Les *kystes hydatiques du foie* pourraient exceptionnellement être confondus avec une tumeur pelvienne, mais la tumeur sera le plus souvent nettement rattachée au foie.

3° RATE : *Hypertrophie et kystes hydatiques.* — L'*hypertrophie* de la rate devient parfois considérable ; *Thornton*[1] en a cité un exemple où la tumeur allait du rebord des fausses côtes au bassin, et dont le diagnostic ne put se faire qu'après laparatomie. La tumeur constituée en pareil cas par la rate est dure, égale, lisse, et présente un bord tranchant qui est en quelque sorte pathognomonique. Les causes habituelles de cette hypertrophie sont la leucémie (que l'hypertrophie soit la cause ou l'effet de cet état) et la malaria.

Un volumineux kyste hydatique de la rate en imposera exceptionnellement pour un kyste ovarien.

4° PANCRÉAS : *Kystes.* — Les kystes du pancréas peuvent être hydatiques ou simples. Ces derniers, ordinairement produits par la rupture d'un anévrysme intra-glandulaire, arrivent parfois à un volume considérable ; *Bozeman*[2] en a publié un cas où le poids était de 20 livres et demie. La rareté de ces tumeurs me dispense d'insister sur le diagnostic différentiel.

C. TUMEURS STATIONNAIRES

1° PAROI ABDOMINALE : *Kystes hydatiques.* — Le diagnostic avec un kyste de l'ovaire peut devenir délicat. L'intégrité des organes génitaux, la déformation même de la paroi abdominale, mettront sur la voie du diagnostic.

2° PÉRITOINE : *Kystes hydatiques.* — Les kystes hydatiques sont susceptibles de se développer en tous les points du corps, dans le péritoine comme

[1] Virchow. *Jahrb*, 1886, t. II, p. 426.
[2] *Med. Record*, janvier 1882.

en toute autre région. L'analogie est grande avec un kyste multiloculaire de l'ovaire. Toutefois le kyste hydatique n'est pas ascendant comme l'ovarique, les bosselures sont plus accentuées et parfois on sent le frémissement hydatique. Dans les cas douteux, la ponction ou l'incision exploratrice lèveront seules les doutes.

3° *Péritonite partielle.* — Une péritonite partielle, réunissant un paquet d'anses intestinales et formant une tumeur plus ou moins volumineuse, pourrait faire croire à une tumeur d'origine génitale, si les antécédents de la maladie, la douleur locale, la fièvre, l'intégrité des organes génitaux ne venaient le plus souvent lever les doutes.

4° *Hydropisie enkystée du péritoine.* — L'hydropisie enkystée du péritoine est observée en deux circonstances différentes, tantôt à la suite d'une péritonite partielle dont elle devient une complication, tantôt après oblitération de l'hiatus de Winslow, la sérosité s'accumulant dans l'arrière-cavité des épiploons. Dans le premier cas, l'aspect clinique diffère peu de celui d'une péritonite partielle ; dans le second, la tumeur est médiane, et occupe surtout la région de l'ombilic ; il y a de la sonorité au-dessus du pubis. Les organes du bassin sont indemnes.

IV

ASCITE

1° L'ascite est constituée par l'épanchement de sérosité dans l'intérieur du péritoine.

Le liquide est en général *libre* dans la séreuse péritonéale ; toutefois, en certains cas relativement rares, il peut être *enkysté*, donnant lieu à une ascite partielle ; je n'envisagerai ici que le premier cas, le seul qui nous intéresse dans ce chapitre.

Les symptômes classiques de l'ascite, que je me contente de rappeler, sont les suivants :

Tuméfaction de l'abdomen, en rapport avec la quantité de liquide épanché.

Exagération de la circulation collatérale, se manifestant par un développement anormal des veines de la paroi abdominale.

A la *percussion* (la femme étant couchée), sonorité dans la région ombilicale et dans la partie la plus saillante de l'abdomen ; matité commençant circulairement au niveau d'un plan horizontal et s'étendant jusqu'aux parties les plus déclives du ventre. La matité se déplace d'ailleurs suivant la position de la malade ; elle existe vers les points les plus déclives de l'abdomen où se réfugie le liquide, tandis que les régions les plus élevées de l'abdomen abandonnées par la sérosité, qui y est remplacée par l'intestin, deviennent sonores.

Outre les modifications de la sonorité, la *percussion* permet de constater les signes caractéristiques de l'ascite, c'est-à-dire la *fluctuation*. Pendant qu'une main est appliquée à plat sur un côté de l'abdomen, si avec l'autre main on imprime un brusque choc au point symétrique de la paroi abdominale, on aura la sensation d'un choc caractéristique, révélant l'existence de l'épanchement intra-péritonéal.

Dans les cas douteux une ponction peut révéler la présence d'une ascite, dont le diagnostic était difficile.

2° La présence de l'ascite étant reconnue, il importe d'en établir le *diagnostic étiologique*.

Or l'ascite peut se produire dans quatre catégories de maladies :

a. Dans tous les états cachectiques avancés ;
b. Dans la péritonite simple, tuberculeuse ou cancéreuse ;
c. Dans certaines maladies viscérales (cœur, poumon, foie, rein) ;
d. Dans les tumeurs abdominales.

Un mot d'explication sur chacune de ces catégories étiologiques :

a. L'état cachectique, quelle qu'en soit la cause, cancer ou maladie chronique incurable, est susceptible de produire l'ascite qui s'accompagne habituellement d'œdème généralisé. L'histoire même de la maladie conduira au diagnostic étiologique.

b. La péritonite, capable de conduire à l'ascite, est subaiguë ou mieux chronique, tantôt simple, tantôt tuberculeuse, tantôt cancéreuse, presque toujours tuberculeuse ou cancéreuse, la première variété étant exceptionnelle. Dans l'ascite d'origine tuberculeuse, la marche est lente, insidieuse, l'abdomen indolore, le liquide se déplace difficilement, il est peu abondant ; souvent il existe une tumeur périombilicale constituée par la dégénérescence tuberculeuse de l'épiploon ; la palpation fait parfois percevoir des frottements péritonéaux. Dans l'ascite produite par la dégénérescence cancéreuse du péritoine, le diagnostic, à moins qu'il n'existe une tumeur perceptible à la palpation, est des plus difficiles et se fera par exclusion, par la marche progressive, enfin dans certains cas par la ponction amenant une sérosité sanguinolente.

c. Les maladies viscérales à même de produire l'ascite sont celles du cœur (asystolie) du poumon (asphyxie conduisant à l'asystolie), du foie (cirrhose atrophique, tumeurs), des reins (néphrite chronique, mal de Brigth). Ces diverses maladies se reconnaîtront à leurs caractères ordinaires dont je ne puis aborder ici le détail.

d. Toute tumeur développée dans l'abdomen est susceptible, soit en entravant la circulation, soit en irritant la séreuse péritonéale, d'amener de l'ascite, telle les tumeurs de l'estomac, de l'intestin, du pancréas, de l'épiploon, de la rate, des ganglions ; il peut en être de même des tumeurs développées dans la sphère des organes génitaux ; c'est à cette dernière catégorie, qui nous intéresse ici spécialement, que je vais consacrer la fin de ce chapitre, en exposant les considérations pathologiques et thérapeutiques dues à la coexistence de l'ascite.

3° On a dit que la présence de l'ascite dans les tumeurs pelvi-péritonéales était un signe de malignité ; d'une façon générale cette opinion est exacte, mais elle souffre de nombreuses exceptions, ainsi qu'on va s'en assurer en parcourant les différentes maladies où on peut la rencontrer.

a. *Pelvi-péritonite tuberculeuse.* — La pelvi-péritonite tuberculeuse n'est souvent qu'une des localisations de la péritonite tuberculeuse généralisée à toute la séreuse abdominale.

D'après *Gusserow* [1], cette maladie dont l'existence est assez fréquente et s'accompagne souvent d'ascite peut être simulée par une affection analogue. Cet auteur a en effet examiné des nodules d'apparence tuberculeuse, extraits du péritoine et a pu se convaincre qu'ils étaient constitués par un amas de petites cellules et ne contenaient ni bacilles de la tuberculose, ni cellules géantes. Les cas, assez fréquemment observés, de guérison de la péritonite dite tuberculeuse, à la suite d'une laparotomie (souvent simplement exploratrice) s'expliqueraient donc par la nature non bacillaire de cette affection.

b. *Dans les papillômes végétants du péritoine ayant les ovaires pour point de départ.* Ces cas ont été confondus parfois avec le cancer du péritoine.

c. *Dans le cancer des ovaires et du péritoine.*

d. *Dans certaines tumeurs bénignes* de l'ovaire. *M. Gusserow* relate trois cas de ce genre : l'ascite était due dans le premier à un fibrôme de l'ovaire et dans les deux autres à des kystes de l'ovaire. *M. Gusserow* rejette la ponction exploratrice dans l'ascite gynécologique. D'une part, elle est insuffisante pour établir un diagnostic exact qui ne peut être fait que *de visu* ; d'autre part, elle ne permet pas l'évacuation complète des liquides et en outre amène des conséquences funestes, telles que : érysipèle des téguments de l'abdomen ayant la piqûre pour point de départ ; péritonite septique ; hémorragies intra-abdominales par blessure des vaisseaux (dans certaines tumeurs de l'abdomen).

L'ascite gynécologique exige toujours non pas une ponction, mais une *incision exploratrice* d'environ 6 centimètres sur la ligne médiane qui permet l'évacuation complète du liquide (au besoin, il faut enlever ses restes au moyen d'éponges), ainsi qu'un examen oculaire et digital complets. Dans les cas opérables l'incision exploratrice doit être suivie immédiatement de l'ablation de la tumeur. Dans les cas inopérables l'incision exploratrice est en même temps une intervention thérapeutique, puisqu'elle répond à une indication symptomatique importante qui est l'évacuation du liquide ascitique. Elle devient même parfois curatrice, comme dans la péritonite dite tuberculeuse.

[1] *Archiv. f. Gynak.*, 1892, p. 469, vol. 42, fasc. 3.

On ne peut nier que dans certains cas de cancer de l'ovaire et du péritoine l'incision exploratrice paraisse accélérer le dénouement fatal. Mais ces cas funestes sont largement compensés par ceux où l'incision exploratrice démontre la nature non maligne d'une tumeur qu'on croyait cancéreuse, ainsi que par ceux où, grâce à l'incision exploratrice, on peut pratiquer à temps une opération radicale.

Bien plus, il existe des exemples qui démontrent que l'évolution de la maladie peut parfois être considérablement ralentie dans les cas où, après l'ablation de l'ovaire malade, on aurait laissé sur le péritoine quelques végétations cancéreuses et même lorsqu'on se borne à une incision uniquement exploratrice sans toucher aux tumeurs.

Zweifel[1] se montre du même avis, au sujet de l'intervention dans l'ascite gynécologique, car il a eu des résultats désastreux avec l'incision exploratrice dans les cas de tumeurs abdominales malignes (mort par péritonite septique) tant qu'il n'évacuait pas complètement le liquide ascitique ; mais depuis qu'il a soin de bien vider et d'éponger la cavité péritonéale, il n'a plus perdu de malades à la suite d'incisions exploratrices.

La conclusion est que dans les cas d'ascite liée à une affection gynécologique, alors qu'il y a indication d'intervenir, mieux vaut le faire par la laparotomie que par une simple ponction aspiratrice. Lorsqu'on aura pratiqué la laparotomie et évacué le liquide ascitique, on fera l'ablation de la tumeur, si cela est possible, puis on refermera l'ouverture abdominale en se conformant à tous les détails de l'antisepsie la plus minutieuse et qui rendent l'opération inoffensive ; la laparatomie sera curatrice dans le premier cas, simplement palliative et exploratrice dans le second.

[1] *Vorlesungen über klinische Gynækologie*. Leipzig, 1892.

CHAPITRE XV

DIAGNOSTIC DES GÉNITOPATHIES

SOMMAIRE

		Pages.
I. *Troubles extra-génitaux.*		
Système nerveux	1	819
— digestif	2	820
— respiratoire	3	822
— circulatoire	4	822
Seins	5	822
Système urinaire	6	823
Etat général	7	826
II. *Troubles génitaux.*		
Interrogatoire.		
Troubles douloureux.		
Douleurs	8	827
Coliques	9	830
Prurit	10	832
Troubles fonctionnels.		
Aménorrée	11	832
Ménorragie	12	832
Dysménorrée	13	832
Stérilité	14	832
Troubles de la fonction sexuelle	15	832
Sensation de mouvements intra-abdominaux	16	832
Inspection.		
Augmentation du volume abdominal	17	833
Modifications de la coloration abdomino-génitale	18	833
Vergetures	19	834
Modifications de l'ombilic	20	834
Ulcérations et tumeurs des organes génitaux	21	835
Ecoulements non sanguins	22	835
— sanguins	23	837
Palpation et percussion.		
Tympanisme abdominal	24	838
Fluctuation addominale	25	838
Tumeurs abdominales	26	839
Auscultation.		
Bruits intra-abdominaux	27	839
Toucher.		
Modifications du vagin	28	840
— du col	29	840
Toucher intra-utérin	30	841
Tumeur pelvienne perçue au toucher	31	841

DIAGNOSTIC DES GÉNITOPATHIES

Jusqu'ici nous avons procédé de l'étude de la maladie à celle du symptôme; dans ce dernier chapitre, qui servira en quelque sorte de résumé à tout le livre, je me propose de prendre chaque symptôme en particulier et d'en faire l'étude séméiologique, c'est-à-dire de remonter du symptôme à la maladie.

J'étudierai les symptômes dans l'ordre indiqué par le sommaire.

1. — SYSTÈME NERVEUX

Le système nerveux, essentiellement impressionnable chez la femme, ne demande qu'un prétexte pour devenir maladif.

Ce prétexte, qu'il atteigne la volonté, la sensibilité, ou la motilité est souvent d'origine génitale.

Volonté. — Quand, sans cause apparente, le caractère est notablement modifié, pensez soit au début d'une grossesse, soit à une génitopathie ; l'examen direct démontrera si la cause soupçonnée existe réellement.

Sensibilité. — Les troubles de la sensibilité consistent en une impressionnabilité exagérée et en névralgies diverses.

Au paragraphe 8 il sera question des névralgies directement en rapport avec les maladies génitales telles que névralgies abdominales, crurales, sciatiques.

Les gastralgies, palpitations, céphalalgies, névralgies faciales peuvent dépendre d'une maladie génitale, qu'elle atteigne l'utérus ou les annexes. Aussi chez une femme, présentant semblables troubles douloureux, ne faut-il pas omettre d'interroger le système génital, et souvent, contrairement à l'attente de la patiente, on trouvera dans l'utérus ou son voisinage la cause du mal, et on saura y porter remède. Nombre de thérapeutes ont échoué dans la cure de ces troubles pour n'avoir pas su trouver la cause.

Motilité. — Paralysies, spasmes, convulsions, contractures, peuvent être d'origine génitale.

En dehors de la puerpéralité, qui, soit pendant la grossesse, soit pendant les accidents septicémiques du postpartum, peut être cause d'hémiplegie, paraplégie ou paralysie partielle, les maladies génitales amènent parfois des paralysies d'origine réflexe. Bien que ces paralysies soient très rares, et que leur existence ait été niée par *Aran*, quelques observations semblent cependant établir leur réalité[1]. En tous cas la présence d'une paralysie, dont la cause ne peut être trouvée, doit conduire à l'exploration attentive du système génital, et si on trouve une maladie de ce système, on tentera sa cure dans l'espoir de guérir en même temps le trouble moteur.

2. — SYSTÈME DIGESTIF

Toute maladie génitale semble avoir un écho dans le système digestif; aussi toute femme dont la digestion laisse à désirer doit-elle être examinée génitalement.

Les troubles du système digestif comprennent :

- Les modifications de l'appétit.
- Les modifications de la digestion stomacale.
  - Douleurs.
  - Vomissements.
- Les modifications de la digestion intestinale.
  - Douleurs.
  - Diarrhée et constipation.
- Les modifications de la défécation.
- Les modifications des matières fécales.

Appétit. — La diminution, l'augmentation ou la perversion de l'appétit met souvent sur la piste d'une grossesse à son début. Les maladies génitales ne font que diminuer l'appétit soit par action réflexe, soit par la fièvre dont elles sont parfois la source.

Douleurs stomacales. — La grossesse se manifeste plus volontiers par une sensation de douleur épigastrique avec sensation de brûlure remontant le long de l'œsophage (pyrosis), tandis que les maladies génitales s'accompagnent plutôt de digestion lente et pénible avec malaises et sensibilité épigastriques. Le ventre se ballonne et nécessite le relâchement des vêtements : éructations fréquentes.

Vomissements. — Les vomissements sont un accident banal de la grossesse ; ils surviennent de préférence à jeun au moment où la femme fait les premiers mouvements pour quitter le lit. Exceptionnellement la gravité de ces vomissements est telle que la vie de la femme sera mise en danger (vomissements incoercibles de la grossesse).

Les vomissements s'observent aussi avec fréquence dans les maladies géni-

[1] Esnault. *Des paralysies symptomatiques de la métrite et du phlegmon péri-utérin.* Thèse Paris, 1857. — Vallin. *Des paralysies sympathiques de l'utérus et de ses annexes.* Thèse Paris, 1858.

tales ; deux circonstances en favorisent particulièrement la production, à savoir la fièvre et l'inflammation du péritoine (pelvi-péritonite ou péritonite). Aussi dans toute génitopathie, quand on voit survenir des vomissements tenaces et intenses, faut-il redouter l'inflammation péritonéale.

Douleurs intestinales. — Trois formes de douleurs intestinales peuvent être observées dans le cours des génitopathies :

Coliques ;
Douleurs spontanées ;
Douleurs à la pression.

Les coliques intestinales ne sont pas rares dans le cours des affections génitales ; toutefois elles ne semblent pas liées à l'état même des organes génitaux, mais à la constipation ou aux troubles digestifs qui en sont la conséquence.

Chez certaines génitopathes tout le ventre devient douloureux, sorte de névralgie intestinale généralisée, qui dépend du trouble même des fonctions digestives.

La douleur à la pression existe de préférence sur le trajet du gros intestin ; la main qui explore le cæcum y réveille la douleur, et détermine en même temps des gargouillements malgré la constipation habituelle du sujet ; tout le reste du gros intestin est également douloureux, et de plus rétracté, réduit à l'état de corde, qu'on peut nettement sentir à travers la paroi abdominale.

Ces divers symptômes ont été englobés par *Glénard* dans l'affection désignée sous le nom d'*entéroptose*, variété de dyspepsie d'origine mécanique dont la nature exacte n'est pas encore complètement connue et que nous avons précédemment étudiée.

Diarrhée et constipation. — La constipation est la règle chez la femme, surtout chez la citadine ; elle s'exagère d'habitude sous l'influence de la grossesse et des maladies génitales ; la diarrhée toutefois peut survenir d'une façon intermittente ou prolongée. Toute diarrhée se produisant avec fièvre doit faire soupçonner l'existence d'accidents septicémiques ; sans fièvre elle constitue un symptôme banal de faible importance séméiologique à moins qu'il n'y ait lieu de craindre une intoxication mercurielle.

Défécation. — La difficulté de la défécation est une conséquence fréquente de la grossesse et des génitopathies. Elle reconnaît une double cause : l'exagération habituelle de la constipation observée dans ces circonstances, et l'obstacle même apporté au fonctionnement du rectum, soit par l'utérus gravide, soit par la maladie génitale dont les produits pathologiques encombrent le petit bassin ou rendent douloureux les efforts expulsifs.

La défécation peut être troublée d'une autre façon par l'existence du *ténesme* anal, c'est-à-dire le fréquent besoin d'aller à la garde-robe. En dehors des affections propres à l'anus, le ténesme résulte soit de la compression exercée sur le sphincter anal par une tumeur génitale ou par l'utérus dévié, soit d'une irritation réflexe à point de départ génital. Je me contente de mentionner en passant le ténesme, qui résulte de la pression exercée par la partie fœtale pendant la période expulsive de l'accouchement.

Matières fécales. — Les matières fécales n'intéressent le gynécologue que par la forme spéciale rubannée qu'elles peuvent prendre en cas de rétrécissement recto-anal ou de compression par une tumeur de voisinage, et par la présence du pus révélant le plus souvent l'ouverture dans l'extrémité du tube digestif d'un abcès pelvien.

L'écoulement des matières fécales par la vulve indique l'existence d'une fistule.

3. — SYSTÈME RESPIRATOIRE

En dehors de la péritonite et de la septicémie, complication possible de la puerpéralité et des génitopathies, la respiration est rarement intéressée par la grossesse et les affections génitales.

Cependant l'utérus arrivé au terme de la grossesse et les tumeurs géantes du système génital peuvent entraver la respiration.

Le seul symptôme qui mérite ici de fixer notre attention est la toux utérine [1], toux sèche, survenant par accès, et dont on ne peut trouver l'explication pathogénique dans l'état des voies respiratoires. Une lésion quelconque de l'utérus est susceptible de lui donner naissance ; la lésion guérie, la toux disparaît.

4. — SYSTÈME CIRCULATOIRE

Contrairement à la grossesse qui apporte une gêne notable à toute la circulation du sang, les maladies génitales, à moins qu'il ne s'agisse d'une tumeur volumineuse, ne troublent pas le cours normal du sang.

Les palpitations, qui se montrent souvent dans le cours des génitopathies, sont un phénomène essentiellement nerveux, se produisant par voie réflexe. L'origine génitale possible des palpitations ne doit jamais être oubliée par le clinicien, qui en guérissant une maladie utérine guérira quelquefois des palpitations rebelles à tous les autres traitements.

5. — SEINS

Les seins sont un appendice du système génital, leurs relations avec la physiologie et la pathologie de ce système sont intimes.

Sous l'influence de la grossesse les seins subissent quatre modifications principales :

Augmentation de volume, pigmentation de l'aréole, hypertrophie des tubercules de Montgommery, présence de colostrum. Ces modifications sur-

[1] Voir Muller. *De la toux utérine.* Thèse, Paris 1887.

viennent à la période initiale de la gestation, alors que le diagnostic est souvent délicat à établir, et elles peuvent être d'un grand secours au médecin pour lever ses hésitations.

Malheureusement ces modifications ne sont pas pathognomoniques de la grossesse, elles peuvent survenir de préférence chez des multipares avec certaines maladies utérines, notamment avec la métrite, où l'augmentation de volume de l'utérus simule également l'état gravidique. On les observe encore dans certains cas de kystes ovariens, de telle sorte que leur valeur séméiologique se trouve de ce fait considérablement affaiblie.

Cependant dans le diagnostic d'une grossesse douteuse il ne faudra jamais omettre de rechercher les modifications des seins; jointes aux autres signes de probabilité, elles permettront d'étayer sur une base plus sûre la présomption de la conception.

6. — SYSTÈME URINAIRE

L'urine peut devenir pathologique.

Soit par le fait de sa *sécrétion :*

> Quantité : Polyurie, oligurie, anurie ;
> Qualité : Diabète, albuminurie.

Soit par le fait de son *excrétion :*

> Hématurie, pyourie.

Les modifications de *quantité* de l'urine (polyurie, oligurie, anurie) dépendent de l'état des reins ou de celui de la circulation, elles ne sauraient donc intéresser directement le gynécologue.

Diabète. — Le diabète a une importance plus grande en obstétrique qu'en gynécologie.

La glycosurie est fréquente chez la gestante et surtout l'allaitante, elle n'est redoutable que lorsque la quantité de sucre renfermée dans l'urine dépasse une certaine limite, par exemple 10 grammes par litre. On peut alors chez la gestante redouter l'avortement, ou si la grossesse continue son cours, des complications graves et rapidement mortelles.

En gynécologie, chez toute femme atteinte de prurit vulvaire il faut penser au diabète qui en est la cause la plus fréquente et tenace. Dans le traitement de toute génitopathie chez une diabétique, il ne faudra pas oublier le traitement parallèle du diabète, de manière à placer l'état général dans les conditions les plus favorables pour permettre la guérison locale.

Albuminurie. — L'albuminurie, c'est-à-dire la présence d'albumine dans l'urine est importante chez la gestante, car elle constitue chez elle une menace d'éclampsie, menace d'ailleurs qu'on conjure le plus souvent en instituant à temps le régime lacté exclusif.

L'albuminurie n'intéresse le gynécologue qu'en lui révélant l'état pathologique des reins ou de la circulation sanguine, notion sans importance quant au diagnostic de la génitopathie, mais qui mérite une sérieuse considération quand il s'agit du pronostic ou de traitement.

Hématurie. — L'hématurie est le pissement de sang.

Le sang mélangé à l'urine provient des reins, bassinets, uretères ou de la vessie. L'hémorragie, qui a pour origine l'urètre, se fait goutte à goutte et diffère par conséquent de l'hématurie.

La femme qui pisse du sang, quand elle n'a subi aucun traumatisme portant sur les voies urinaires, est atteinte d'une maladie de la vessie, des uretères, des bassinets ou des reins. Ces diverses maladies ont été étudiées au chapitre réservé aux voies urinaires.

Après toute opération portant sur le voisinage de la vessie, il sera bon de terminer par le cathétérisme vésical. L'urine venant claire indique l'intégrité de la vessie, chargée de sang, révèle au contraire une plaie vésicale à laquelle il conviendra de remédier sur-le-champ.

Pyourie. — Dans la pyourie ce n'est plus du sang qu'on trouve dans l'urine, mais du pus. La provenance peut être la vessie, les uretères, les bassinets, les reins ou un abcès de voisinage ouvert dans les voies urinaires.

Par l'examen seul des urines, il est en général impossible de déterminer la provenance du pus, cependant une pyourie intermittente est plutôt symptomatique d'une suppuration périurinaire.

C'est par l'examen direct de la femme et par celui de ses antécédents qu'on arrive le mieux à poser le diagnostic causal de la suppuration.

Incontinence d'urine. — L'incontinence, c'est-à-dire l'écoulement involontaire d'urine, est tantôt la conséquence de la rétention dont elle constitue un épiphénomène, tantôt se produit à l'état isolé; cette dernière catégorie nous intéresse seule ici, l'autre sera vue avec la rétention.

L'incontinence vraie, c'est-à-dire sans rétention, se produit sous trois influences distinctes :

Causes locales ;
Causes de voisinage ;
Causes nerveuses.

Causes locales. — Ulcération, cancer, siégeant au col de la vessie. Dilatation et divulsion pratiquées pour l'exploration vésicale.

Causes de voisinage. — Tumeur comprimant et paralysant le sphincter vésical, compression trop prolongée exercée par la tête fœtale au moment de l'accouchement.

Causes nerveuses. — Toute maladie nerveuse, susceptible de paralyser les nerfs se rendant à la vessie ou plus particulièrement au sphincter vésical pourra causer l'incontinence d'urine. Certaines névroses, l'épilepsie par exemple, amènent parfois l'écoulement d'urine, pendant l'accès, par relâchement momentané du sphincter vésical.

A cette même classe nerveuse appartient l'*incontinence nocturne d'urine*, affection propre à l'enfance et qui se produit tantôt par l'hyperexcitabilité du muscle vésical (miction consciente, mais ne pouvant être maîtrisée), tantôt par l'anesthésie des voies urinaires (miction inconsciente).

Des considérations qui précèdent, on voit qu'en dehors des tumeurs qui viennent comprimer le sphincter vésical, l'incontinence vraie dépend exceptionnellement d'une affection génitale.

Rétention d'urine. — Toutes les fois qu'il y a impossibilité partielle ou absolue à l'évacuation du contenu vésical, on dit qu'il y a rétention incomplète dans le premier cas, complète dans le second.

Dysurie signifie simple difficulté d'uriner ; *ischurie*, une difficulté plus accentuée, *strangurie* est l'impossibilité absolue de la miction, en général accompagnée de ténesme.

La rétention d'urine, accident fréquent chez la femme, dépend d'une cause :

Tantôt urétro-vésicale ;
Tantôt de voisinage ;
Tantôt de source nerveuse.

Cause urétro-vésicale. — Paralysie du muscle vésical ou obstacle urétral. La paralysie résulte de toute inflammation ou tumeur altérant la paroi musculaire ; l'obstacle est constitué par un calcul, un corps étranger, un rétrécissement, un caillot, ou simplement un spasme du sphincter vésical.

Causes de voisinage. — Pendant la puerpéralité la rétention d'urine n'est pas rare ; dans le cours de la grossesse, elle dépend le plus ordinairement d'une rétrodéviation de l'utérus ; au moment de l'accouchement, la rétention résulte de la compression exercée par la partie fœtale sur l'urètre ; durant le postpartum la rétention assez fréquente dans le cours des premiers jours est la conséquence soit de la compression de la vessie pendant l'accouchement, d'où parésie consécutive, soit de la situation horizontale de la femme, quelques sujets ne pouvant pas uriner dans cette position ou du moins ne le pouvant qu'avec difficulté.

En gynécologie, la rétention peut être la suite d'une déviation utérine, bien que cette cause soit en général insuffisante à empêcher totalement l'écoulement d'urine. Les tumeurs périurétrales aboutiront plus sûrement à ce résultat alors qu'elles exercent une compression suffisante sur l'urètre.

Après toute opération gynécologique de même qu'après l'accouchement, la miction doit être attentivement surveillée, à cause de la fréquence de la rétention pendant les premiers jours consécutifs à l'intervention.

Causes nerveuses. — Toute maladie du système nerveux paralysant le muscle vésical ou contracturant le sphincter vésical est cause possible de rétention d'urine.

Ténesme vésical. — Par ténesme vésical on entend le fréquent besoin d'uriner. La fréquence est souvent le seul élément pathologique ; dans d'autres cas, le besoin devient douloureux, il y a *épreinte*.

Le ténesme se rencontre dans trois groupes de maladies :

Maladies vésico-urétrales ;
Maladies génitales et puerpéralité ;
Maladies nerveuses.

Toute irritation de la vessie au niveau de l'orifice urétral est source de ténesme, que cette irritation dépende d'une inflammation réelle, de la présence d'un corps étranger, d'un traumatisme ou de la composition même de l'urine (urine irritante après l'ingestion de certaines boissons, après l'application d'un vésicatoire).

Le ténesme n'est pas rare pendant la grossesse ; il est symptomatique tantôt d'une cystite coexistante, tantôt de la compression exercée par l'utérus gravide sur le réservoir urinaire.

Le ténesme, qui se produit pendant le postpartum, indique en général une complication septicémique du côté de la vessie.

Le ténesme vésical s'observe souvent dans les déviations utérines : soit en arrière, le col venant appuyer sur l'orifice urétral de la vessie et l'urètre : soit en avant, le corps augmenté de volume, parfois fixé par des adhérences reposant sur la vessie et gênant son expansion normale. Toutes les affections inflammatoires périvésicales, également susceptibles de gêner l'ampliation de la vessie, peuvent aboutir au même résultat : j'en dirai autant de certaines tumeurs.

Quelques maladies nerveuses, par exemple l'ataxie locomotrice au début, sont susceptibles de produire le ténesme et de détourner l'attention du véritable diagnostic.

La variété des causes du ténesme impose un examen étiologique attentif, alors qu'on est en présence d'une femme atteinte de ce trouble fonctionnel.

7. — ÉTAT GÉNÉRAL

Un des éléments les plus importants de l'état général est la *fièvre*.

Quand la fièvre a pour origine le système génital, elle indique une complication septicémique dans la sphère des organes génitaux, que cette septicémie aboutisse ou non à la purulence. Le degré de la fièvre mesure l'intensité même du processus septicémique.

Le pouls, depuis le thermomètre, n'a plus qu'une importance secondaire.

L'amaigrissement et la perte de forces, allant parfois jusqu'à un véritable anéantissement, sont souvent symptomatiques d'une maladie chronique des organes génitaux (métrite, salpingo-ovarite). Chez toute femme qui maigrit et s'affaiblit sans cause appréciable, il faut interroger avec soin le système génital, même quand les antécédents ou les symptômes actuels ne conduisent pas à l'idée d'une affection de ce système.

Le facies a aussi son importance dans l'évolution des maladies génitales : facies normal chez une femme génitalement malade indique un processus léger ou récent : dans les cas de maladie ancienne invétérée le visage prend une expression spéciale décrite sous le nom de *facies utérin*, qui serait mieux dénommée *facies génital*, car il est à peu près identique dans toutes les maladies génitales chroniques. « Le facies utérin, dit *Aran*[1], consiste dans un aspect tout particulier et ayant réellement quelque chose de caractéristique. La face est amaigrie, quoique assez souvent à un degré peu considérable, mais elle est surtout décolorée, pâle, d'un blanc sale, ne présentant ni la bouffissure des chlorotiques, ni la teinte des maladies cancéreuses, ni celle qui est liée au ramollissement graisseux du cœur; elle a un aspect terne, l'œil est languissant, la physionomie est sans expression avec une teinte jaunâtre particulière. » — Ce facies ne saurait être confondu avec celui désigné sous le nom de *péritonitique*, et qui accompagne l'inflammation péritonéale, car, dans ce dernier cas, tous les muscles de la face sont grippés, contracturés, donnant au visage un aspect grimaçant caractéristique.

8. — DOULEURS

Certaines localisations douloureuses ayant déjà été étudiées, par exemple les gastralgies, les palpitations, nous n'aurons ici en vue que les douleurs plus directement liées à l'appareil génital, telles les :

Douleurs lombo-sacrées ; douleurs de reins ;
Douleurs coccygiennes ; coccygodynie ;
Douleurs hypogastriques ;
Douleurs en ceinture ;
Douleurs inguinales ;
Douleurs ano-périnéo-vulvaires ;
Douleurs des membres inférieurs.

Quand, par une exploration attentive, on détermine, à l'aide de la pression, les divers points douloureux dont la femme est affectée, on peut trouver :

Les points douloureux de la névralgie lombo-abdominale ;
Les points douloureux de la névralgie sciatique crurale ou obturatrice ;
Les points douloureux ovariens ou ovarie ;
Des points douloureux vulvo-vaginaux ;
Des points douloureux utérins ;
Des points douloureux périutérins ou pelviens.

Ces divers points douloureux ont été étudiés dans un chapitre antérieur (voir p. 786) ; il est inutile d'y revenir ici en détail, je ne parlerai que de leur valeur séméiologique.

Il n'est pour ainsi dire pas d'affection génitale sans douleurs lombo-

[1] *Leçons cliniques sur les maladies de l'utérus*, p. 143.

sacrées, communément désignées sous le nom de *douleurs de reins*. Les liaisons de l'innervation génitale avec la moelle épinière nous expliquent cette fréquence douloureuse.

Tout événement génital d'importance retentit douloureusement sur la région lombaire. Mais de ce qu'une femme souffre des reins on ne saurait conclure dans tous les cas à une affection génitale. Une maladie de la moelle, du rachis, une névralgie essentielle, un simple lumbago peuvent produire des douleurs analogues. L'origine génitale ne pourra donc être déterminée qu'après examen direct, permettant de diagnostiquer la génitopathie suspectée. — D'autre part, les douleurs de reins peuvent coexister avec une lésion minime des organes génitaux, une endométrite légère, une ulcération du col, et on est en droit de se demander si les phénomènes douloureux dépendent bien de la lésion génitale, la disproportion entre la cause et l'effet paraissant manifeste. A priori, la solution de cette question est difficile, car souvent *à petite lésion correspond une grosse douleur*, ou réciproquement. Mais l'épreuve thérapeutique arrivera à lever les doutes, car en guérissant la génitopathie on pourra suivre l'évolution parallèle de la douleur lombaire.

La douleur coccygienne, désignée sous le nom de *coccygodinie*, reconnaît pour causes, tantôt une maladie génitale (agissant soit directement, soit par voie réflexe sur le coccyx); tantôt une maladie du rectum ou du tissu cellulaire qui l'enveloppe dans sa partie terminale tantôt une lésion même du coccyx); dans quelques cas enfin, la cause est indéterminable et la névralgie coccygienne paraît être essentielle (voir p. 773).

Les douleurs hypogastriques se manifestent le plus ordinairement sous forme d'une pesanteur surmontant la symphyse pubienne, pesanteur exagérée par la marche et toute fatigue; en dehors des affections du squelette pelvien antérieur et de la paroi abdominale, ces douleurs sont dues soit à une maladie de la vessie, soit plus souvent à une inflammation chronique de l'utérus.

Les douleurs en ceinture suivent le trajet des nerfs abdomino-génitaux et intercostaux inférieurs et présentent souvent les points douloureux spéciaux à ces névralgies.

Les douleurs inguinales tantôt unilatérales tantôt bilatérales, ont pour point de départ un ou plusieurs des nombreux filets nerveux, qui traversent le pli de l'aine (nerfs abdomino-génitaux, fémoro-cutané, génito-crural, crural); elles peuvent encore avoir pour siège anatomique le ligament rond dans son trajet à travers le canal inguinal; ce ligament étant tiraillé par l'utérus dévié.

La douleur inguinale unilatérale indique volontiers une lésion des annexes localisée à un côté, mais par une alternance peu explicable la douleur siège quelquefois du côté opposé à la lésion; ainsi une salpingo-ovarite droite donnera naissance à une douleur inguinale gauche.

Les douleurs ano-périnéo-vulvaires se manifestent sous les formes les plus variées, piqûres, fourmillements, prurit, élancements, pesanteur. La sensation de pesanteur est due le plus ordinairement à la rétrodéviation ou à l'abaissement de l'utérus, ou encore à une tumeur déprimant le plancher pelvien. — Les autres formes de douleur sont tantôt symptomatiques d'une affection génitale, ou recto-anale, tantôt idiopathiques et liées à un état névralgique du nerf honteux interne.

Les douleurs des membres inférieurs, siégeant sur le trajet du sciatique, du crural ou de l'obturateur, dépendent tantôt d'une affection génitale, tantôt d'une des causes ordinaires de ces névralgies ; l'examen génital ne devra jamais être oublié en pareil cas, car son omission pourrait laisser dans l'ombre la véritable source de l'état douloureux.

Parmi les points douloureux qu'on peut déterminer par une pression localisée, les uns dépendent simplement des névralgies dont il vient d'être question et ne méritent pas d'étude spéciale ; les autres, plus intéressants, demandent une analyse plus complète, tels les points *ovariens*, *vulvo-vaginaux*, *utérins*, *pelviens*.

POINT DOULOUREUX OVARIEN. *Ovarie.* — Quand on appuie à l'intersection de la ligne réunissant les deux épines iliaques antéro-supérieures avec les verticales tombant sur les éminences pectinéales, on détermine chez la plupart des hystériques un point douloureux, tantôt unilatéral, tantôt bilatéral, c'est le point ovarien, encore désigné sous le nom d'*ovaralgie* ou d'*ovarie.*

Ce point douloureux, gauche de préférence, se rencontre fréquemment chez la femme, même lorsque l'hystérie n'est qu'à l'état d'ébauche ; on en fait un signe pathognomonique de cette névrose.

Si l'existence de ce point ne saurait prêter à contestation, il n'en est pas de même de la pathogénie.

On a admis deux variétés d'origine :

Origine ovarienne, *ovaralgie* (Piorry, Négrier, Charcot).
Origine musculaire, *myodynie* (Briquet).

Ni l'une ni l'autre ne sont prouvées, aussi la dénomination de *point iliaque* de l'hystérie, accidentellement employée par *Charcot*, serait-elle préférable.

Ce point douloureux est précieux comme signal de l'hystérie latente ; il révèle l'état nerveux du sujet auquel on a affaire, et indique la nature du terrain sur lequel on doit établir diagnostic, pronostic et traitement.

POINTS VULVO-VAGINAUX. — A l'exploration digitale de la vulve, on rencontre parfois un ou plusieurs points douloureux, dus soit à une ancienne plaie cicatrisée, soit à l'inflammation d'une des glandes de Bartholin, soit à la névralgie d'un filet nerveux.

Des points analogues peuvent exister dans le vagin, mais ils dépendent le plus ordinairement de l'état pathologique d'un des organes avoisinants.

POINTS UTÉRINS. — Le toucher vaginal réveille au niveau de l'utérus une douleur :

Tantôt limitée ,
Tantôt généralisée ;
Tantôt irradiée.

En un point quelconque de l'utérus on peut rencontrer un ou plusieurs territoires douloureux pas plus grands qu'une pièce de cinquante centimes, souvent même plus petits. Ces zones douloureuses sont dues tantôt à de petits nodules cicatriciels, ainsi qu'on l'observe souvent aux commissures du museau de tanche, tantôt à de petits nodules inflammatoires, ou à de petits fibrômes siégeant en une région quelconque de la surface utérine.

La douleur, au lieu de rester localisée à un point de l'utérus, se généralise parfois à tout l'organe, qui devient également sensible dans toute son étendue. Cette sensibilité douloureuse dépend tantôt d'une métrite généralisée, tantôt d'un état névralgique de tout l'utérus, hystéralgie.

La douleur se généralise-t-elle davantage? non seulement l'utérus, mais son voisinage présente une sensibilité anormale, de telle sorte que tous les organes du petit bassin semblent plongés dans un bain douloureux. Cet état de névralgie généralisée s'accompagne ordinairemont de la congestion de tous les organes pelviens. Il est dû ordinairement à l'état pathologique de l'un d'eux, métrite, ovarite, avec complication inflammatoire du côté du péritoine ou du tissu cellulaire ; dans d'autres cas, l'élément douloureux semble exister seul avec l'élément congestif, mais sans inflammation réelle, de telle sorte que la pathogénie de cette hypéresthésie nous échappe. Ce sont ces cas qu'on tend actuellement à rattacher à un même état pathologique du système nerveux sous le nom de *neurasthénie*, sorte de détraquement fonctionnel qui a les centres nerveux comme point de départ.

Points périutérins ou pelviens. — En dehors de la douleur généralisée dont il vient d'être question, on trouve dans le bassin des points douloureux localisés aux ovaires, aux trompes, à certains territoires des ligaments larges, du rectum, de la vessie. Ces divers points douloureux dépendent soit d'un état inflammatoire de l'organe sensible, soit d'une simple névralgie.

D'une façon générale toutes les fois que le médecin se trouve en présence d'une douleur, soit circonscrite, soit étendue à toute une région, il doit au point de vue étiologique établir deux catégories distinctes ; la névralgie dont dépend cette douleur peut être :

1° Soit essentielle et dépendre :

- 1° Tantôt de la chloro-anémie;
- 2° Tantôt de l'arthritisme (rhumatisme et goutte);
- 3° Tantôt de la névropathie (hystérie, neurasthénie) ;
- 4° Tantôt de la syphilis.

2° Soit symptomatique, et être produite :

- 1° Tantôt par une inflammation génitale;
- 2° Tantôt par une tumeur;
- 3° Tantôt par une grossesse anormale.

9. — COLIQUES

Quand un organe pourvu de fibres musculaires lisses se contracte douloureusement, la colique existe.

Suivant l'organe on aura donc :

Intestins.	Colique intestinale.
Voies biliaires	Colique hépatique.
Bassinets et uretères .	Colique néphrétique.
Vessie	Colique vésicale.
Trompes.	Colique salpingienne.
Utérus.	Colique utérine.

La colique est constituée par une douleur *intermittente*, comme les contractions qui leur donne naissance et dont les caractères concomitants permettent le plus souvent d'établir la nature.

Colique intestinale. — Douleur en général périombilicale ; ordinairement coexistence de diarrhée, à moins qu'il ne s'agisse d'une cause spéciale (intoxication saturnine, occlusion intestinale).

Colique hépatique. — Douleur au creux épigastrique, dans l'hypochondre droit au niveau du foie, dans l'épaule droite, en particulier à l'angle inférieur de l'omoplate (point scapulaire). Début après les repas, durée six à douze heures. Vomissements et ictère fréquents. Quelquefois on trouve le calcul pathogène dans les matières fécales.

Colique néphrétique. — Douleur aiguë débutant brusquement, localisée dans la région lombaire, avec irradiations vers la vessie, l'urètre, le canal inguinal, la grande lèvre. Durée de quelques heures à quelques jours. Quelquefois on peut trouver dans l'urine le calcul pathogène de la crise.

Colique vésicale. — Douleurs hypogastriques intermittentes, accompagnées de ténesme vésical avec ou sans difficulté de la miction. Cause : surdistension ou inflammation de la vessie, corps étranger intra-vésical.

Colique salpingienne. — Douleurs intermittentes survenant par crises et siégeant sur un des côtés de l'utérus. Évacuation par l'utérus de sérosité ou de pus pendant la durée de la crise.

Colique utérine. — Douleur intermittente occupant en général l'hypogastre avec retentissement dans la région lombaire, gagnant l'hypogastre sous forme de ceinture ; irradiation à la partie antérieure et postérieure des cuisses. Ces coliques sont normales au moment de l'accouchement et constituent les douleurs de l'enfantement, pathologiques pendant la grossesse et aussi pendant le postpartum où elles sont habituellement désignées sous le nom de tranchées. En dehors de la puerpéralité, les coliques utérines se montrent au moment des règles chez les femmes atteintes de dysménorrée ; on les voit aussi se produire momentanément à la suite d'une exploration intra-utérine, ou de l'application d'une tige médicamenteuse dans l'utérus. Ces coliques peuvent enfin se produire alors qu'il existe de la congestion ou de l'inflammation soit de l'utérus, soit des annexes utérines. La colique utérine constitue donc un accident fréquent dont la cause doit être recherchée dans l'état pathologique même du système génital.

10. — PRURIT

Le prurit vulvaire est caractérisé par une démangeaison plus ou moins intense occupant la vulve et se prolongeant souvent au pourtour de l'anus (voir p. 774).

Ce prurit peut être d'origine vulvaire, génito-urinaire, ou centrale.

Vulvaire, quand une affection locale, eczéma, psoriasis, parasites (oxyures), agit directement sur les extrémités nerveuses.

Génito-urinaire, alors que les propriétés irritantes de l'urine (glycosurie, pyourie) enflamment la vulve, ou qu'une affection génitale produit une irritation analogue, soit par l'écoulement dont elle est la source, soit par action réflexe.

Centrale, lorsque le prurit dépend d'une maladie du système nerveux.

Le prurit anal se développe dans les mêmes conditions, mais aussi dépend souvent d'une fissure ou d'hémorroïdes.

11. — AMÉNORRÉE

L'étude de l'aménorrée a été faite complètement au chapitre x ; je me contente donc de la mentionner ici.

12. — MÉTRORRAGIE

Voir également le chapitre x.

13. — DYSMÉNORRÉE

Voir aussi le chapitre x.

14. — STÉRILITÉ

La stérilité, dont la cause peut être masculine ou féminine, a fait l'objet du chapitre xi, et toutes les causes qui sont susceptibles d'en être l'origine de part et d'autre ont été passées en revue.

15. — TROUBLES DE LA FONCTION SEXUELLE

Les troubles de la fonction sexuelle ont été étudiés avec la stérilité (voir p. 661).

16. — SENSATION DE MOUVEMENTS INTRA-ABDOMINAUX

Quand une femme, suivant l'expression consacrée, *sent remuer*, la grossesse est pour elle certaine. Cette certitude ne saurait être acceptée par le médecin, car de temps en temps on rencontre des femmes aux confins de la ménopause ou atteintes d'une tumeur abdominale, qui éprouvent ces mouvements dus soit à des contractions intestinales, soit aux pulsations de l'aorte, soit purement imaginatifs, et qui ne sont nullement enceintes. Donc tout en tenant compte des renseignements fournis par les patientes, et qui sont exacts dans la majorité des cas, il faut, pour établir le diagnostic différentiel de la grossesse ou d'une autre affection possible, se baser sur les signes de certitude ou de probabilité ordinaires.

17. — AUGMENTATION DU VOLUME ABDOMINAL

Quand l'abdomen féminin est le siège d'une augmentation progressive de volume, les deux idées qui viennent d'abord à l'esprit du gynécologue, c'est la possibilité d'une grossesse ou d'une tumeur, la première étant en somme une tumeur physiologique.

Mais à côté de ces tumeurs réelles il en est de fausses, encore connues sous la dénomination de *tumeurs fantômes*, ce sont :

Le tympanisme, }
L'obésité, } (Gaz, graisse, liquide.)
L'ascite. }

Le tympanisme se manifeste par une sonorité exagérée de tout l'abdomen; il varie volontiers d'une exploration à l'autre; il disparaît avec le chloroforme, qu'il faut parfois administrer pour compléter un diagnostic douteux.

L'obésité est tantôt généralisée, tantôt localisée à l'abdomen, surtout trompeuse dans ce dernier cas. En pinçant la paroi abdominale, on apprécie son épaisseur ; le développement adipeux ne permet au palper aucune localisation de tumeur, les doigts nageant dans le vague.

L'ascite se révèle par ses signes classiques : matité vers les parties déclives de l'abdomen, variant avec la position de la femme ; sensation de flot.

En résumé, auprès d'un gros ventre, nous nous poserons successivement chez la femme les questions suivantes :

1° Y a-t-il tympanite?
2° Y a-t-il obésité?
3° Y a-t-il ascite ?
4° Y a-t-il grossesse?
5° Y a-t-il tumeur?

18. — MODIFICATIONS DE LA COLORATION ABDOMINO-GÉNITALE

Chez la gestante, diverses régions du corps se pigmentent, notamment la ligne médiane de l'abdomen (ligne brune), ainsi que la vulve surtout dans les parties les plus saillantes de ses replis. Bien que cette pigmentation, qu'accompagne une coloration violacée de toute la muqueuse génitale, soit un assez bon signe de grossesse, il faut se garder d'en faire un signe pathognomonique de la gravidité, car elle peut s'observer avec toute entrave de la circulation, notamment avec les tumeurs de l'abdomen qui gênent le retour du sang vers le cœur.

19. — VERGETURES

Les éraillures sous-épidermiques, qui constituent les vergetures, et qu'on observe le plus habituellement sous l'influence de la grossesse, se produisent

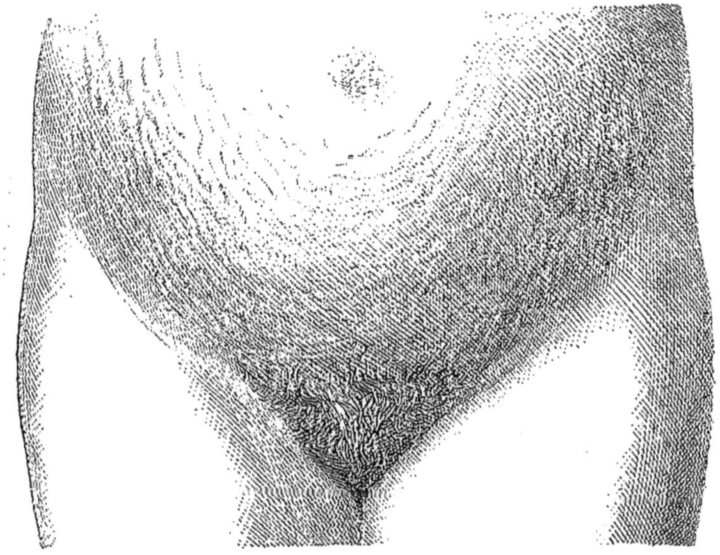

Fig. 652. — Vergetures abdominales.

avec toute hypertension de la peau ; leur valeur séméiologique est donc de valeur très secondaire.

20. — MODIFICATIONS DE L'OMBILIC

Sous l'influence de la grossesse, la dépression ombilicale commence par se creuser; elle s'aplatit de trois à six mois ; la dépression est remplacée par une légère saillie dans le dernier trimestre.

Dans l'ascite, à mesure que l'épanchement augmente, la cicatrice ombilicale se déplisse, puis arrive à faire une saillie, qui varie du volume d'une noisette à celui du poing.

Avec une tumeur abdominale, à moins d'adhérences, les modifications sont analogues à celles produites par l'ascite.

Ces diverses modifications doivent être connues des médecins, mais elles n'ont en somme aucune valeur séméiologique importante.

21. — ULCÉRATIONS ET TUMEURS DES ORGANES GÉNITAUX

Les ulcérations et tumeurs des organes génitaux ont été étudiées au chapitre IV, auquel je renvoie pour les détails de leur diagnostic.

22. — ÉCOULEMENTS NON SANGUINS

Hydrorrée. — Leucorrée. — Ichorrée.

LEUCORRÉE signifie écoulement blanc (λευκος blanc, ρειν couler) et englobe tous les écoulements :

Muqueux ;
Purulents ;
Muco-purulents,

qui se font par la vulve. Cet écoulement n'est donc pas toujours blanc, mais souvent jaune verdâtre, cette dernière coloration indiquant la présence du pus.

Quant la leucorrée devient fétide, elle prend le nom d'ICHORRÉE (ιχωρ sanie) ; c'est donc l'odeur qui constitue l'élément caractéristique de l'ichorrée, c'est par l'odorat qu'on fera son diagnostic. Souvent, en cas d'ichorrée, l'écoulement se montre sanguinolent, mais ici la couleur représente un élément accessoire, c'est l'odeur qui donne la note dominante et caractéristique.

L'HYDRORRÉE (υδωρ eau, ρειν) est constituée par l'écoulement de sérosité plus ou moins transparente.

Ainsi :

Leucorrée. Ecoulement muco-purulent ;
Ichorrée. Ecoulement fétide ;
Hydrorrée. Ecoulement séreux.

L'ICHORRÉE se rencontre dans deux circonstances :

Avec les néoplasmes cancéreux ;
Avec toute putréfaction intra-génitale.

L'odeur nauséabonde de l'écoulement cancéreux est bien connue et ne demande pas insistance.

Tout corps se putréfiant dans les organes génitaux (tumeur fibreuse, fœtus, placenta) donne naissance à un écoulement fétide qui persistera autant que la cause qui en est l'origine.

L'HYDRORRÉE peut exister pendant la puerpéralité ou en dehors d'elle.

Puerpérale, elle se montre pendant la grossesse ; elle est amenée soit par la rupture de l'œuf (hydrorrée amniotique), soit par l'inflammation plus ou moins localisée de la caduque et de ses glandes (hydrorrée déciduale), sorte d'endométrite séreuse compatible avec la continuation de la grossesse jusqu'à terme, alors qu'avec l'hydrorrée amniotique, l'œuf étant rompu, la femme est menacée d'avortement à assez brève échéance.

Apuerpérale, l'hydrorrée est excessivement rare ; on la rencontre avec l'hydrométrie, l'hydrosalpinx, alors que l'orifice utérin ou tubaire n'est pas complètement oblitéré et livre passage à une partie du contenu pathologique.

La LEUCORRÉE a pendant longtemps été décrite comme une maladie, à tort, car elle n'est qu'un symptôme, et c'est seulement à ce dernier titre qu'elle doit être examinée.

Mais avant de parler de l'écoulement pathologique des organes génitaux, disons un mot des *sécrétions normales*.

Les glandes vulvaires, notamment celles de Bartholin, les deux reines de la région, sécrètent une substance grasse dont la coagulation dans les plis vulvaires amène la formation du smegma. La sécrétion de ces glandes devient active, surtout au moment du coït, de manière à favoriser la pénétration pénienne.

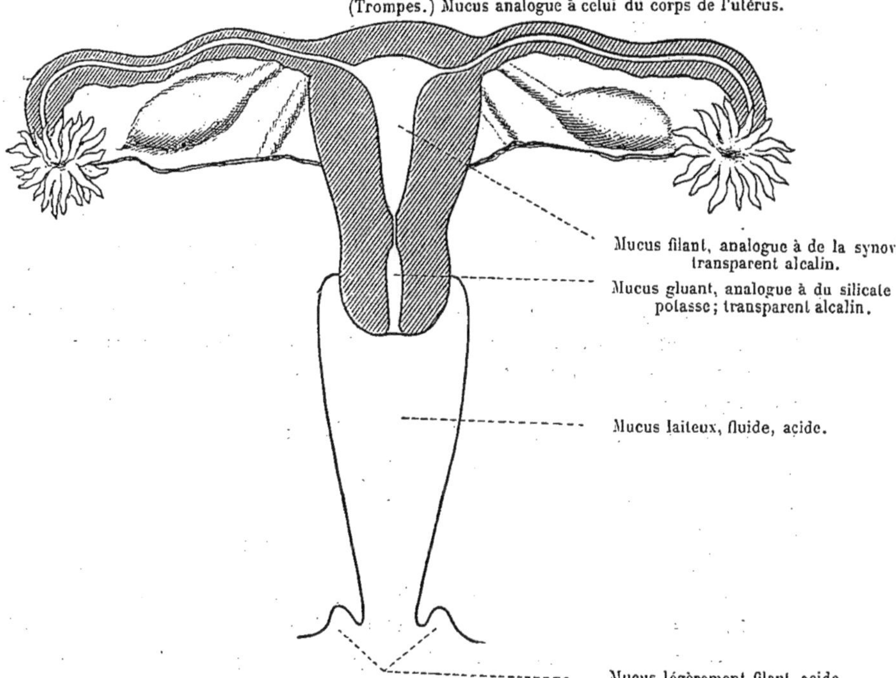

Fig. 653. — Caractères et réaction des sécrétions génitales.

La sécrétion du vagin est analogue à du lait dilué. Ce mucus opalescent, sécrété en faible quantité, se coagule dans le vagin et forme des fragments caséeux.

Tandis que la sécrétion du vagin est fluide et acide, celle de l'utérus est visqueuse et alcaline. Ce liquide gluant, que les femmes comparent volontiers à du blanc d'œuf, est transparent.

La sécrétion des trompes est à peu près nulle ; ses caractères la rapprochent de celle de l'utérus.

La figure 653 schématise les données qui précèdent.

A l'état normal, la sécrétion génitale est d'abondance assez faible pour constituer une simple humidité de surface sans souiller le linge de corps; une chemise tachée indique un état pathologique, à plus forte raison, si l'écoulement est suffisant pour nécessiter l'usage de linges spéciaux, destinés à absorber la sécrétion génitale.

Cet écoulement leucorréique, par ses caractères, peut mettre sur la voie du processus et de la localisation pathologique dont il dérive.

Une distinction très importante s'impose au seuil de cette étude, il y a deux sortes de leucorrée :

L'une purulente;
L'autre apurulente, c'est-à-dire sans pus.

a. La *leucorrée purulente* se reconnaît au microscope par la présence du pus, mais l'œil même suffit à la diagnostiquer : couleur jaune, en effet, signifie purulence et purulence implique inflammation. En présence d'un écoulement jaunâtre, on peut donc affirmer l'inflammation d'une région quelconque des organes génitaux, *fluide* quand la provenance est vulvo-vaginale, *gluant* quand elle est utérine ou tubaire.

b. La *leucorrée apurulente* se reconnaît à ses caractères négatifs, absence de coloration jaune. Cet écoulement, désigné autrefois sous le nom de catarrhe, mot inutile, car il n'a pas de signification précise, résulte d'une hypersécrétion génitale, tantôt momentanée, tantôt prolongée. — Les causes de cette hypersécrétion ne sont pas encore parfaitement connues; voici cependant celles dont l'influence paraît la plus nette :

Corps étrangers occupant le vagin ou la cavité utérine (pessaire);

Vêtement serré gênant la circulation génitale ;

Affection périgénitale entretenant une irritation continue de l'utérus et du vagin ;

Constipation opiniâtre ;

Action du froid sur les extrémités ;

La scrofule semble prédisposer d'une façon notable à la leucorrée ; peut-être suffit-elle à elle seule pour amener la permanence de cet écoulement.

La grossesse produit aussi la leucorrée chez certaines femmes.

Je mentionnerai également comme cause de leucorrée : la masturbation, la malpropreté des organes génitaux les entretenant dans un état constant d'irritation.

Certains aliments, notamment le café au lait, sont incriminés par nombre de femmes et d'anciens médecins ; les preuves scientifiques manquent.

23. — ÉCOULEMENTS SANGUINS

L'écoulement sanguin qui provient des organes génitaux, ou *génitorragie* dont la métrorragie constitue la variété la plus importante, a été étudié en détails au chapitre x avec l'emménologie.

24. — TYMPANISME ABDOMINAL

Par tympanisme abdominal, on entend la tension du ventre sous l'influence des gaz. En cas de péritonite septique, ces gaz peuvent occuper la cavité même du péritoine, mais c'est là une grande exception, ils sont d'habitude accumulés dans la cavité intestinale.

Cette accumulation se fait sous une des trois influences suivantes :

1° Formation excessive de gaz résultant d'une digestion vicieuse ;

2° Manque de tonicité des parois intestinales et abdominales, ainsi qu'on l'observe chez les hystériques et les femmes fatiguées par des grossesses nombreuses ;

3° Obstacle au cours des matières fécales, alors qu'il y a rétrécissement ou occlusion de l'intestin.

C'est dans une de ces catégories qu'il faudra chercher la cause du tympanisme constaté et instituer un traitement en rapport avec la pathogénie.

25. — FLUCTUATION ABDOMINALE

Quand du liquide est enfermé dans la cavité abdominale, il peut à l'exploration manuelle fournir deux sortes de sensations :

Tantôt (fig. 654), en appliquant une main de chaque côté de l'abdomen, si

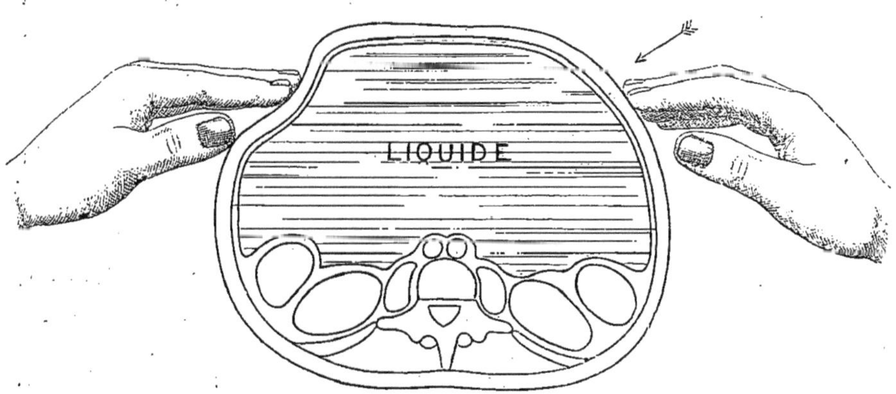

Fig. 654. — Fluctuation. — Sensation de soulèvement.

on exerce une pression d'un côté, on éprouve de l'autre une *sensation de soulèvement*, c'est la fluctuation proprement dite ; — tantôt (fig. 655), une main étant posée à plat sur la paroi abdominale, si avec l'autre on imprime un choc brusque à un point opposé, la première main éprouve un choc, c'est la *sensation de flot.*

Donc : *Sensation de soulèvement ;*
Sensation de flot.

La sensation de soulèvement existe avec tous les kytes uniloculaires ou pauciloculaires, quand il y a faible tension intérieure ; on la trouve également dans la grossesse normale ; elle disparaît quand la tension intra-kystique devient trop considérable.

La sensation de flot se rencontre dans trois cas :

Avec l'ascite, cause la plus fréquente de sa production :

Avec la grossesse compliquée d'hydramnios, l'exagération dans la quantité

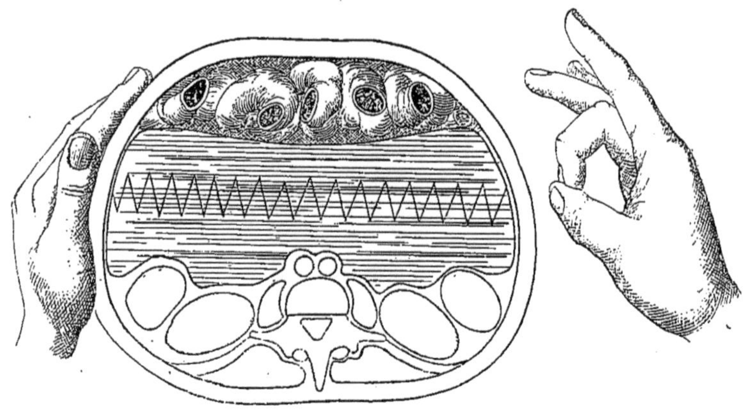

Fig. 655. — Fluctuation. — Sensation de flot.

du liquide amniotique est indispensable pour sa production, car dans les conditions normales le fœtus fait écran, et la transmission de l'ondulation est arrêtée ;

Avec certains kystes monoculaires, à grand développement et à faible tension, quand par exemple une partie du contenu a été évacuée par une ponction.

26. — TUMEURS ABDOMINALES

L'étude des tumeurs abdominales a été faite au chapitre XIV, où on trouvera tous les détails relatifs à leur diagnostic.

27. — BRUITS INTRA-ABDOMINAUX

En appliquant l'oreille sur un abdomen féminin on peut entendre :

Soit des bruits intestinaux ;
Soit des bruits vasculaires ;
Soit des bruits fœtaux, alors qu'il y a grossesse.

Les bruits intestinaux n'ont aucune valeur séméiologique.

En dehors du souffle perçu, alors qu'on déprime la paroi abdominale audevant de l'aorte, on peut pendant la grossesse en un point quelconque de l'utérus, mais de préférence sur les côtés, entendre un souffle synchrone aux pulsations maternelles. La constatation de ce souffle n'a d'ailleurs qu'un intérêt théorique, car on peut le rencontrer avec des tumeurs utérines n'ayant aucun rapport avec la puerpéralité.

Les bruits fœtaux sont au contraire caractéristiques d'une grossesse, et leur constatation est du plus haut intérêt, alors qu'on a à poser le diagnostic de l'état de gravidité.

Les bruits fœtaux sont au nombre de trois :

Le double battement fœtal, résultat du fonctionnement cardiaque de l'enfant ;

Le souffle fœto-funiculaire ;

Les chocs produits par les mouvements fœtaux.

28. — MODIFICATIONS DU VAGIN AU TOUCHER

Pendant la grossesse, un vagin sec indique l'absence de travail, un vagin granuleux révèle la présence d'une vaginite. Alors que la partie fœtale est engagée, le doigt peut, en déprimant les tissus à sa surface, sentir des pulsations artérielles, pouls vaginal d'Osiander, qui révèle simplement la suractivité circulatoire due à la puerpéralité.

En dehors de la puerpéralité, les renseignements fournis par le toucher vaginal ont trait soit aux blessures, soit aux tumeurs, soit aux déplacements par des néoplasmes de voisinage.

29. — MODIFICATIONS DU COL AU TOUCHER

Le toucher renseignera sur la situation, sur la consistance et sur la forme du col.

Situation. — Le col est placé au fond du vagin juste à portée du doigt explorateur. Si le doigt rencontre le col avant sa pénétration complète dans le vagin, c'est qu'il y a abaissement de l'utérus, et s'il ne peut le trouver après pénétration complète, c'est qu'une déviation utérine, soit pendant la grossesse, soit en dehors d'elle, a entraîné le col ou en arrière ou en avant, loin de sa position normale.

Consistance. — Le col fournit au doigt explorateur une consistance à peu près analogue à celle de la langue volontairement pointée hors de la bouche. Le col se ramollit sous l'influence des règles, de la grossesse, d'une inflammation aiguë ; il se durcit au contraire à la suite d'un processus inflammatoire chronique, en cas d'allongement hypertrophique, quand il y a envahissement épithéliomateux.

Forme. — Les modifications de forme sont surtout intéressantes pendant la puerpéralité. Le col s'hypertrophie durant la grossesse, il s'efface et se dilate au moment de l'accouchement, puis reprend progressivement son ancienne forme pendant le postpartum. — En dehors de la puerpéralité, les modifications de forme sont celles qui surviennent à la suite de déchirure, d'ectropion, de l'hypertrophie par l'envahissement des tumeurs fibreuses et cancéreuses. Je ne fais que mentionner les déformations congénitales du col, dont il a été question à propos de la stérilité.

30. — TOUCHER INTRA-UTÉRIN

Pendant la puerpéralité, le toucher intra-utérin est quelquefois indispensable pour diagnostiquer soit la présence, soit la position du fœtus, soit le contenu de l'utérus ; ce toucher sera tantôt digital, tantôt manuel.

En dehors de la puerpéralité, après dilatation préalable et abaissement de l'utérus, on pourra avec le doigt explorer toute la cavité utérine, afin de se renseigner sur la présence de tumeurs, et sur leur mode d'implantation.

31. — TUMEURS PELVIENNES PERÇUES AU TOUCHER

Le doigt qui a franchi l'orifice vulvaire et qui chemine dans la direction de l'utérus peut rencontrer une tumeur.

Soit le long des parois vaginales. Tumeur vaginale ;
Soit au niveau même de l'utérus. Tumeur utérine ;
Soit dans un des culs-de-sac vaginaux. Tumeur des culs-de-sac.

Quelques mots sur chacune de ces variétés :

Tumeur vaginale. — La tumeur, qui siège dans la paroi même du vagin, est le plus souvent un kyste. Autour du vagin nous avons en avant les tumeurs de la vessie et de l'urètre, en arrière celles du rectum, latéralement celles du tissu cellulaire. Sur les côtés du vagin ou en arrière de lui on peut rencontrer parfois l'intestin hernié.

Tumeur utérine. — Tantôt cervicale, tantôt corporéale.

Cervicale. — Fibrôme, cancer, hypertrophie et allongement.

Corporéale. — Grossesse, fibrôme, cancer, sarcôme, exceptionnellement môle hydatiforme, hydrométrie, physométrie, hématométrie, kystes hydatiques.

Tumeur des culs-de-sac. — Culs-de-sac antérieur, postérieur, latéraux.

CUL-DE-SAC ANTÉRIEUR.

1. *Antédéviation utérine*. — Tumeur ordinairement mobile, quelquefois fixe, rappelant exactement par sa forme et sa consistance le corps de l'utérus.

2. *Fibrôme*. — Tumeur dure, en général arrondie, appendue à la face antérieure de l'utérus et perceptible au doigt.

3. *Tumeur inflammatoire*. — Pelvi-péritonite ou pelvi-cellulite. Fièvre, mauvais état général. Empâtement local ; fluctuation et suppuration.

4. *Tumeur vésicale*. — Cancer et fongus vésical, calcul, cystite avec péricystite, amenant un épaississement plus ou moins considérable du tissu cellulaire périvésical.

Cul-de-sac postérieur. — Ne pas prendre pour une tumeur les matières fécales souvent accumulées dans le rectum.

1. *Rétrodéviation utérine.* — Le corps de l'utérus, reconnaissable à sa forme et à sa consistance, occupe le cul-de-sac de Douglas ; impossibilité de sentir le corps de l'utérus dans sa situation normale.

2. *Tumeur inflammatoire.* — Pelvi-péritonite. En arrière de l'utérus empâtement douloureux, avec fluctuation s'il y a suppuration. Fièvre, vomissements.

3. *Hématocèle intra-péritonéale.* — Masse d'abord fluctuante, puis s'indurant progressivement, et occupant toute la loge péritonéale rétro-utérine. Début brusque et violent au moment des règles, avec suppression de l'écoulement menstruel. En général, résolution progressive, parfois suppuration.

4. *Fibrôme.* — Tumeur dure égale, tantôt mobile, tantôt immobile, indolente ou douloureuse suivant les cas, repoussant l'utérus en avant vers la symphyse pubienne. Les mouvements qu'on lui imprime se communiquent à l'utérus.

5. *Tumeur ovarienne.* — Ovaire séro-kystique ou purulent. Kyste multiloculaire au début. La tumeur, tombée dans le cul-de-sac de Douglas, est difficile à distinguer d'un fibrôme utérin, et l'erreur n'est souvent reconnue qu'après laparotomie.

6. *Tumeur rectale.* — Cancer, tumeur inégale, en général accessible par le toucher rectal.

Culs-de-sac latéraux.

1. *Latérodéviation utérine.* — Mêmes caractères que les déviations en avant ou en arrière, sauf la direction du corps utérin.

2. *Fibrôme.* — Tumeur ronde, égale, mobile avec l'utérus, mais ici la mobilité est restreinte, la tumeur étant en général emprisonnée dans le ligament large.

3. *Tumeur inflammatoire.* — Salpingo-ovarite, phlegmon du sommet ou de la base du ligament large. Tumeur douloureuse, en forme de virgule renversée quand il s'agit de salpingo-ovarite, occupant le diamètre transversal du ligament large quand il y a phlegmon du ligament large, facilement accessible s'il s'agit du phlegmon de la base, plus difficilement avec un phlegmon du sommet. Etat général fébrile, en rapport avec l'intensité de l'inflammation locale.

4. *Hématocèle sous-péritonéale.* — Tumeur molle d'abord, puis s'indurant progressivement, jusqu'à prendre une consistance ligneuse ; siège dans le ligament large, souvent avec un prolongement rétro-utérin, envahissant en partie le ligament large du côté opposé. Déviation de l'utérus du côté opposé à la tumeur et en avant. Début brusque analogue à celui de l'hématocèle intra-péritonéale. Terminaison par résolution, exceptionnellement par suppuration.

5. *Grossesse extra-utérine.* — Tumeur difficilement perceptible au début, occupant d'abord le cul-de-sac latéral, et ne tardant pas à envahir le postérieur. Signes locaux analogues à ceux fournis par un kyste de l'ovaire avec développement rapide. Phénomènes sympathiques de la grossesse. Douleurs locales, hémorragies utérines, accidents possibles de rupture et d'hématocèle, sinon, apparition des signes de certitude de la grossesse; difficulté à ce moment, non de diagnostiquer la grossesse qui devient évidente, mais de savoir si elle est intra ou extra-utérine.

6. *Tumeur volumineuse.* — Toute tumeur abdominale peut à un moment de son évolution envahir le petit bassin, et être perceptible dans un des culs-de-sac vaginaux. Le toucher fournira alors des renseignements précieux, qui permettront de compléter ceux donnés par l'exploration abdominale, et aideront ainsi à parfaire le diagnostic.

TABLE ANALYTIQUE DES MATIÈRES

Pages.

INTRODUCTION I

CHAPITRE PREMIER
PATHOLOGIE GÉNÉRALE

I. *Étiologie générale.*

1. Congestion. 7
2. Microbes 8
3. Traumatismes 8
4. Troubles dans la statique utérine 9
5. Malformations congénitales et acquises. 9
6. Tumeurs 9
7. Maladies cutanées. 9
8. Troubles fonctionnels 9

II. *Symptomatologie.*

1. Douleurs. 10
2. Troubles fonctionnels 11
3. Modifications de l'état général. 11
4. Changements de couleur et d'aspect des organes génitaux. 11
5. Modifications de la sonorité abdominale 11
6. Modifications de forme, de volume, de situation et de consistance. 11
7. Changements produits dans la circulation génitale. 11

III. *Diagnostic général.*

Généralités.

1° Interrogatoire de la malade 12

2° Examen direct du système génital. 13

Tables à examens. 14

Position de la femme. Horizontale. { dorsale. 16
latérale. 16
génupectorale. . . . . 16 }

— — Verticale 18

a. Inspection. 18

b. Palpation et percussion 18

c. Auscultation. 20

d. Toucher. . . . . { urétro-vésical 20
ano-rectal 22
vagino-utérin. . . . . 24 }

Pages.

e. Exploration instrumentale.
- exploration génitale 30
- — urinaire 41
- — intestinale 43

f. Procédés d'exception. . . .
- 1. Examens micrographique et microbiologique 44
- 2. Anesthésie exploratrice 44
- 3. Laparotomie exploratrice 44

3° Étude des autres systèmes et de l'état général. 45

IV. *Pronostic général.*

CHAPITRE II

THÉRAPEUTIQUE GÉNÉRALE

1. Médicaments pris à l'intérieur 49
(Ergot; morphine; hydrastis; viburnum; hamamelis; apiol; sabine) 49
2. Hydrothérapie. 50
Divers procédés. 51
Mode d'action 51
Indications et contre-indications. 52
3. Eaux minérales 52
4. Hygiène du vêtement (vêtements, ceinture) 54
Corset. — Ceinture hypogastrique. — Ceinture abdominale 54
5. Émissions sanguines locales. — Révulsifs. — Caustiques. 56
6. Antiseptiques. 58
7. Injections cavitaires et interstitielles 63
Injections interstitielles. 63
Injections cavitaires 63
a. Vaginales 63
b. Utérines. 69
c. Vésicales. 71
d. Rectales 72
8. Tampons, suppositoires, topiques 74
9. Pessaires 77
Médicamenteux 77
Instrumentaux 77
10. Gymnastique, massage 82
11. Électricité 86
Franklinisation 87
Faradisation 89
Galvanisation 93
12. Opérations. (Principes généraux.) 98
Généralités 98
Opérations. 100
Abdominales 100
Vulvaires 106
Appendice. 110

CHAPITRE III

MALFORMATIONS GÉNITALES

Pages.

1. Développement des organes génitaux. . . . .
   a. Développement des organes profonds. 116
   b. Développement des organes superficiels. 118
2. Bifidités 118
   a. Développement égal des deux moitiés. 119
   b. Développement inégal des deux moitiés. 120
3. Abouchements anormaux et imperforations 121
   a. Abouchements anormaux. 121
   b. Imperforations. 122
4. Hermaphrodisme 127
   a. Gynandrie 128
   b. Androgynie. 129
5. États rudimentaires. 130
   a. Vulve. 130
   b. Vagin. 130
   c. Utérus. 130
6. Malformations diverses. 132
   a. Anneaux congénitaux. 132
   b. Brides. 132
7. Fistules 134
   a. Fistule vésico-vaginale. 136
   b. Fistule vagino-rectale. 141
   c. Fistule urétro-vaginale 144
   d. Fistule vagino-anale. 144
   e. Fistule vésico-utérine 146
   f. Fistule recto-utérine 146
   g. Fistule uretéro-vaginale. 147
   h. Fistule entéro-vaginale 148

CHAPITRE IV

VULVE ET VAGIN

1° *Anatomie et physiologie.*

Premier plan : Mont de Vénus. 151
Grandes lèvres 151
Périnée 151
Deuxième plan : Capuchon 151
Clitoris.. 151
Petites lèvres 151
Fourchette. 151
Troisième plan : Vestibule 153
Méat et tubercule 153
Vagin. 153
Hymen 153

Pages.

2° *Inflammations.*
a. Inflammations deutéropathiques 160
b. Inflammations protopathiques 163

3° *Eruptions et ulcérations.*
a. Contagieuses 170
b. Non contagieuses 175

4° *Tumeurs.*
a. Gazeuses 177
b. Liquides 178
c. Solides 181

5° *Traumatismes*
Variétés 185
Résultats et inconvénients 187
Traitement. — *Périnéoraphie* 188

6. *Parasites. — Névralgies. — Prurit* 195

CHAPITRE V

GÉNITALITE

Généralités 199

I. *Anatomie normale et pathologique ; symptomatologie* 202
Utérus 202
Anatomie normale et pathologique. — Symptomatologie 202
Trompes et ovaires 212
Anatomie normale et pathologique. — Symptomatologie 212
Tissu cellulaire et péritoine 226
Anatomie normale et pathologique. — Symptomatologie 226

II. *Pathogénie et étiologie* 240
1. Métrite puerpérale 240
2. — blennoragique 242
3. — accidentelle 244
4. — tuberculeuse 245
5. — secondaire 246
6. — crépusculaire 246
7. — diathésique 247
8. Congestion utérine 248

III. *Diagnostic et traitement* 249
a. *Accidents aigus* 249
Diagnostic 249
Métrite 249
Salpingo-ovarite 249
Pelvi-cellulite 250
Pelvi-péritonite 251
Traitement 251
b. *Accidents chroniques* 253
1° *Endométrite* 253
Diagnostic. — Traitement 253
2° *Métrite généralisée* 271
Diagnostic. — Traitement 271

Pages.
3° *Salpingo-ovarite* 283
Diagnostic. — Traitement. 283
4° *Pelvi-cellulite et pelvi-péritonite*. 287
Diagnostic. — Traitement. 287
5° *Suppurations pelviennes* 290
Diagnostic. — Traitement. 290

CHAPITRE VI

DÉVIATIONS UTÉRINES

Statique normale de l'utérus.
Axe de l'utérus. 323
Ligaments utérins 324
Diaphragme pelvien. 327
Anatomie pathologique, symptomatologie, pathogénie, étiologie.
1. Flexions 328
a. Antéflexion. 328
b. Rétroflexion 333
2. Versions. 336
a. Antéversion 337
b. Rétroversion. 340
3. Prolapsus 341
a. Prolapsus utéro-vaginal. 342
b. Prolapsus vagino-utérin 344
c. Pseudo-prolapsus. 349
Diagnostic des déviations utérines 352
1. Diagnostic du prolapsus externe. 352
2. — — interne. 355
3. — de la version 357
4. — de la flexion 360
Traitement des déviations utérines.
Généralités.
I. *Traitement des antédéviations.*
a. Ressources thérapeutiques 362
b. Traitement clinique 368
II. *Traitement des rétrodéviations.*
a. Ressources thérapeutiques. 372
b. Traitement clinique 413
III. *Traitement du prolapsus.*
a. Ressources thérapeutiques. 418
b. Traitement clinique 435

CHAPITRE VII

INVERSION UTÉRINE

Définition.
Anatomie pathologique.
1ᵉʳ degré. Inversion intra-utérine. 442
2ᵉ — — intra-vaginale 442
3ᵉ — — extérieure 442

Pages.

Etiologie.

Variété puerpérale 443
— apuerpérale. 443

Symptômes et diagnostic.

Inversion puerpérale 443
— apuerpérale. 444

Traitement.

a. Inversion puerpérale. 450
1. Récente 450
2. Ancienne. 451
a. Traitement manuel 451
b. Traitement instrumental. 453
c. Traitement opératoire 454
1. Réduction 454
2. Hystérectomie 455
b. Inversion apuerpérale ou polypeuse. 456
Traitement opératoire. 456

CHAPITRE VIII

HÉMORRAGIES PÉRI-UTÉRINES

Généralités.

Anatomie pathologique, étiologie et pathogénie.

I. *Hémorragie résultant d'une grossesse extra-utérine.*
1. Période latente. Grossesse tubaire. 462
2. Période de rupture de 3 à 20 semaines 463
A. Rupture intra-péritonéale. 463
1. Rupture complète 463
2. — incomplète. { Placenta supérieur 464
{ — latéro-inférieur 467
a. Evolut. sans accidents . . 467
b. Evolut. avec accidents. . . 468
B. Rupture extra-péritonéale 468
1. Hématocèle . . . { Résorption 469
{ Suppuration 470
2. Grossesse évoluant. { Rupture secondaire. 472
{ Mort et lithopédion. 472
{ Complications, suppuration. . . . 472

II. *Hémorragie d'origine non puerpérale.* 472
1. *Intra-péritonéale.* . { 1. Traumatisme opératoire. 472
{ 2. Varices 472
{ 3. Apoplexie ovarienne 473
2. *Extra-péritonéale* . { 4. Reflux tubaire 473
{ 5. Pachypéritonite. 473

Symptômes, diagnostic et traitement.

7 cas à envisager.
1. Grossesse extra-utérine évoluant normalement. 474
2. Kyste fœtal mort. 477
3. Hémorragie intra-péritonéale (sans hématocèle). 478

Pages.

4. Hématocèle intra ou extra-péritonéale 479
5. Rupture secondaire du kyste fœtal 481
6. Péritonite 482
7. Suppuration localisée 482

CHAPITRE IX

TUMEURS GÉNITALES

Généralités.

I. *Tumeurs malignes.*

a. *Utérus.* — Cancer		1	485
	Anatomie pathologique		487
	Symptômes et diagnostic		493
	Traitement		499
b. *Trompe.* — Cancer		2	517
c. *Ovaire.* — Cancer		3	517
d. *Ligament large.* — Cancer		4	518

II. *Tumeurs bénignes à grand développement.*

a. *Utérus*	Tumeurs puerpérales	5	519
	Fibrômes	6	520
b. *Ovaires.*	Kystes géants	7	555

III. *Tumeurs bénignes à petit développement.*

a. *Utérus.*			
Tumeurs fluides	Physométrie	8	575
	Hydrométrie	9	576
	Hématométrie	10	577
	Kystes hydatiques	11	577
Tumeurs solides	Polypes muqueux	12	577
b. *Trompe.*			
Tumeurs liquides	Hydrosalpinx	13	580
	Hématosalpinx	14	580
	Pyosalpinx	15	580
Tumeurs solides	Papillome	16	586
c. *Ovaire.*			
Tumeurs liquides	Kystes nains (Dég. scléro-hystique)	17	587
Tumeurs solides	Fibrômes	18	588
d. *Ligaments ronds.*			
Tumeurs liquides	Hydrocèles	19	590
Tumeurs solides	Fibrômes	20	590
e. *Ligaments larges.*			
Tumeurs liquides	Echinocoques	21	591
	Varicocèle	22	591
Tumeurs solides	Fibrômes	23	593
	Lipômes	25	593

CHAPITRE X

EMMÉNOLOGIE

I. *Menstruation normale.*

1. Description de la menstruation.	Ecoulement de sang	597
	Modifications locales et générales.	597

Pages.

2. Théories de la menstruation 599
3. Evolution de la menstruation.
   - Puberté 603
   - Période génitale 604
   - Ménopause 604
   - Irrégularités 604
4. Hygiène menstruelle 605

II. *Aménorrée.*
1. Description et variétés 606
   Règles supplémentaires 607
2. Etiologie 607
   1. Causes génitales 609
   2. — organiques non génitales 611
   3. — nerveuses 611
   4. — extérieures 612
   5. — introuvables 613
3. Valeur séméiologique 613
4. Traitement 614

III. *Métrorragie.*
1. Description et variétés 614
2. Etiologie 614
   1. Causes génitales 615
   2. — organiques non génitales 617
   3. — nerveuses 618
   4. — extérieures 619
   5. — introuvables 619
3. Valeur séméiologique 619
4. Traitement 620
   1. Etiologique 620
   2. Symptomatique 621

IV. *Dysménorrée.*
1. Définition, nature, variétés 621
2. Description symptomatique 623
3. Etiologie 629
   a. Causes génitales 629
   b. — nerveuses 630
4. Traitement 630
   a. Dysménorrée d'origine génitale 631
   b. — — nerveuse 632

V. *Synthèse des troubles menstruels* 632

CHAPITRE XI

STÉRILITÉ

I. *Généralités.*
De la fécondation 638
De la stérilité en général 642

II. *Causes féminines.*
1. Vulve : Malformations. — Vulvite et éruptions. — Tumeurs 642
2. Vagin : Malformations. — Vaginite. — Tumeurs 643
3. Utérus : Métrite et endométrite. — Déviation. — Ectopie. — Malformations. — Sténose et atrésie du canal utérin. — Déformations du col. — Tumeurs. — Ecoulements utérins . . . 643

Pages.
4. Trompe : Salpingite. — Déviation. — Malformations. — Tumeurs. . 651
5. Ovaire : Ovarite. — Déplacement. — Malformations. — Tumeurs. — Menstruation et fécondation 653
6. Perigenitalia : Pelvipéritonite. — Tumeurs périgénitales. 654
7. Surmenage génital 655
III. *Causes masculines.*
1. Testicule : Anomalie 656
2. — Atrophie 656
3. — Tumeur. 657
4. Canal déférent : Maladies. 657
5. Vésicules séminales : Maladies 657
6. Maladies et malformations de la prostate et de l'urètre 658
7. Spermatorrée 658
8. Etats pathologiques du sperme. 659
9. Excès sexuels 659
10. Maladies générales. — Influences diverses. 659
11. Actions médicamenteuses 660
12. Vices de conformation des organes génitaux 660
13. Anomalies de l'éjaculation. 660
14. Age 661
IV. *Causes coïtales.*
1. Erreurs du coït 662
2. Impuissance. 662
a. *Masculine.*
Par défaut d'énergie. — Par perversion d'énergie. — Par excès d'énergie. — Par troubles de l'appareil digestif. — Par l'alimentation. — Par obésité et maigreur. — Par intoxication. — Par exercice et surmenage. — D'origine nerveuse. — Par abus de l'organe intellectuel. — Par excès sexuels. — Par maladie de l'appareil génito-urinaire. — Impuissance fantôme 662
b. *Féminine.*
Origine morale : Frigidité. Coïtophobie. 664
Origine physique : Vaginisme. 664
V. *Causes vagues.*
Maladies générales. — Maladies du système nerveux. — Hygiène et alimentation. — Gémellité. — Consanguinité et hérédité. — Age. — Volonté. — Stérilité énigme 667
VI. *Résumé des diagnostic et traitement.*
Diagnostic 669
Fécondation artificielle : Indications, Manuel opératoire 671

CHAPITRE XII

VOIES URINAIRES

I. *Anatomie et physiologie.*
1. Bassinets et uretères. 679
2. Vessie 680
3. Uretère. 682
4. Physiologie. 683

Pages.

II. *Pathologie de l'urètre.*
1. Rétrécissements. 685
2. Urétrocèle. 688
3. Tumeurs. 689

III. *Pathologie de la vessie.*
1. Cystites. 691
2. Tuberculose 699
3. Calculs. 702
4. Corps étrangers. 709
5. Tumeurs. 710

IV. *Pathologie des uretères et bassinets.*
1. Uretéro-pyélites. 714

V. *Séméiologie urinaire.*
1. Rétention d'urine. 718
2. Incontinence d'urine 720
3. Hématurie 722
4. Pyourie. 725
5. Examen des urines. 726

CHAPITRE XIII

RECTUM ET BASSIN

Anatomie et pathologie.
Bassin 731
Rectum. 732
Anus. 733

Traumatismes.
Plaies 734
Corps étrangers 736

Inflammations.
Rectite. 739
Phlegmon et abcès 740

Ulcérations, rétrécissements, tumeurs.
Hémorroïdes 744
Végétations 748
Condylômes et syphilides. 749
Polypes. 750
Prolapsus. 752
Rétrécissements 757
Cancer 760

Solutions de continuité.
Fissures 764
Fistules 766

Tumeurs pelviennes. 770

Névralgies.
Coccygodynie. 773
Prurit anal. 774

CHAPITRE XIV

ABDOMINOPATHIES SIMILI-GÉNITALES

Pages.
1° [Consi]dérations générales sur l'abdomen. Description topographique 779
2° Affections simili-génitales 782
I. *Névralgies.*
Intercostales 785
Lombaires 786
Crurales 786
Obturatrices 786
Sciatiques 787
II. *Dyspepsies.*
A. Idiopathique.
1. Alimentaire 788
2. Inflammatoire 790
3. Mécanique 792
4. Névralgique 794
B. Deutéropathique 794
III. *Tumeurs.*
A. Petites tumeurs.
1. Paroi abdominale 786
2. Hypochondre droit (foie) 786
3. — gauche (rate) 788
4. Epigastre (estomac) 800
5. Ombilic (intestin) 801
6. Flancs (reins) 804
7. Fosse iliaque droite (cœcum) 806
8. — gauche (S iliaque) 807
9. Hypogastre (vessie, utérus, rectum) 807
B. Grosses tumeurs.
1. Pseudo-tumeurs 809
2. Tumeurs vraies 810
IV. *Ascite.*
1. Définition. Symptôme et diagnostic 813
2. Diagnostic étiologique 814
3. Valeur séméiologique et traitement de l'ascite gynécologique 815

CHAPITRE XV

DIAGNOSTIC DES GÉNITOPATHIES

I. *Troubles extra-génitaux.*
Système nerveux 1 819
— digestif 2 820
— respiratoire 3 822
— circulatoire 4 822
Seins 5 822
Système urinaire 6 823
Etat général 7 826

		Pages.
II. *Troubles génitaux.*		
Interrogatoire.		
Troubles douloureux.		
Douleurs	8	827
Coliques	9	830
Prurit	10	832
Troubles fonctionnels.		
Aménorrée	11	832
Ménorragie	12	832
Dysménorrée	13	832
Stérilité	14	832
Troubles de la fonction sexuelle	15	832
Sensation de mouvements intra-abdominaux	16	832
Inspection.		
Augmentation du volume abdominal	17	833
Modifications de la coloration abdomino-génitale	18	833
Vergetures	19	834
Modifications de l'ombilic	20	834
Ulcérations et tumeurs des organes génitaux	21	835
Ecoulements non sanguins	22	835
— sanguins	23	837
Palpation et percussion.		
Tympanisme abdominal	24	838
Fluctuation addominale	25	838
Tumeurs abdominales	26	839
Auscultation.		
Bruits intra-abdominaux	27	839
Toucher.		
Modifications du vagin	28	840
— du col	29	840
Toucher intra-utérin	30	841
Tumeur pelvienne perçue au toucher	31	841

TABLE ALPHABÉTIQUE DES MATIÈRES

A

Abcès, anus et rectum, 740.
— glandes Bartholin (fig. 191), 180.
— rénal, 805.
— vulvo-vaginaux, 179.
Abdomen. Inspection, 18.
— Modifications de la sonorité, 11.
Abdominopathie simili-génitale, 779.
Ablation du corps utérin, 512.
Abouchements anormaux, 191.
Absorption du vagin, 159.
Accolement vagino-cervical de Sims, 367.
— vésico-utérin de Pryor, 413.
Acide borique, 58.
— chlorhydrique, 57.
— chromique, 57.
— nitrique, 57.
— phénique, 57-58.
— sulfurique, 57.
Actions médicamenteuses et stérilité, 660.
Adéno-phlegmon. 201.
Adénome malin, 486.
Adhérences génito-rectales (fig. 340), 336.
— et kystes de l'ovaire, 562.
— péritonéales, cause de rétroflexion (fig. 339), 335.
— rétro-utérines (fig. 255), 235.
— tubo-ovariennes (fig. 256), 236.
Adiposité, 809.
Affaiblissement du plancher pelvien, 344.
Affinité tubo-ovarienne (fig. 232), 215.
Age critique, 604.
— et stérilité, 661, 668.
Aiguille de Schucking (fig. 408), 393.
— de Torgren (fig. 410), 395.
Albumine dans l'urine, 727.
Albuminurie, 893.
Alcool absolu, 501.
Alimentation et stérilité, 668.
Aménorrée, 9, 53, 606, 832.
— apparente, 610.
— causes extérieures, 612.
— cause introuvable, 613.
— causes nerveuses, 611,
— claustrale, 613.
— crépusculaires, 611.
— de la lune de miel, 613.
Aménorrée essentielle, 613.
— fantômes, 612.
— idiopathique, 613.
— et maladies, 614.
— causes organiques non génitales, 611.
— ovarienne, 610.
— psychique, 612.
— réelle, 610.
— et stérilité, 613.
— tubaire, 610.
— utérine, 610.
Amputation du col, 432.
— intra-vaginale du col, 433.
— supra-vaginale de Chaput, 310.
— sus-vaginale du col, 433.
— sus-vaginale d'Huguier, 503.
Androgynie, 129.
Anesthésie, 100.
— exploratrice, 44.
Anneaux congénitaux, 132.
— élastiques, 379.
Annexes, 41.
Anomalies de l'éjaculation, 660.
— testiculaires et stérilité, 656.
Anorchidie et stérilité, 656.
Antédéviation avec effondrement vulvo-vaginal, 371.
— avec inflammation péri-utérine, 371.
— avec métrite, 370.
— avec tumeur, 370.
Antéflexion. 328.
— 1er et 2e degré (fig. 331, 332), 329.
Antéposition utérine, 323.
Anthrax vulvaire, 181.
Antéversion, 337.
— (fig. 342), 338.
— et fibrome (fig. 343), 339.
Antisepsie, 38.
— intra-utérine, 61, 254.
— des mains, 59.
Antiseptiques, 58, 74.
Anus, 733.
— et rectum, 43.
— (fissure de l'), 764.
— (fistule à l'), 766.
— (phlegmon et abcès de l'), 740.
Apiol, 50.
Aponévroses du périnée (fig. 179), 157.

Apoplexie ovarienne, 473.
Appareil à chariot portatif de Tripier (fig. 80), .
Appareil génital, femelle (fig. 603). 639.
— — mâle (fig. 602), 638.
— ligamenteux de l'ovaire (fig. 605), 641.
Appétit, troubles, 820.
Application de glace sur l'abdomen (fig. 268), 252.
— du lien élastique, 545.
— du spéculum univalve dans la position latérale (fig. 23), 33.
— des sutures, 503.
Artères utérines (ligature des), 503.
Ascite, 809, 813, 833.
— et kyste ovarique, 568.
Asepsie des organes génitaux, 60.
Astringents, 74.
Ataxie menstruelle, 607.
Atrophie génitale, 131.
— des testicules et stérilité, 656.
— tubaire, 222.
Attitude verticale, 18.
Augmentation du volume abdominal, 833.
Auscultation, 20.
Autopexies utérines, 392.
Avortement et dysménorrée, 627.

B

Bains, 51.
— électrique franklinien, 88.
— général, 51-52.
— local, 51-52.
— médicamenteux, 51.
— simple, 51.
— de vapeur, 52.
Ballottement, 19.
— rénal, 716.
Bartholinite, 166, 181.
Basculement de l'utérus, 503.
— de l'utérus après exécution de la section médiane antérieure (fig. 522), 508.
— de l'utérus en arrière (fig. 519), 507.
Bassin, 731.
— pour irrigation, 68.
Bassinets, 679.
Batterie portative à grands éléments (Chardin) (fig. 87), 94.
Beinhalter de Saënger (fig. 109, 110, 111), 109.
Bichlorure de mercure, 58.
Bifidité génitale, 118.
Blennoragie génitale, 164.
— utérine, 242.
Blessure de l'uretère dans l'ovariotomie, 575.
Bloc cancéreux, 492.
Bougies, 77.
Boule exploratrice dans l'utérus (fig. 610), 646.
Brides cervico-vaginales (fig. 141), 133.
— génitales, 132.
Bruits intra-abdominaux, 839.

C

Caillots et règles, 597.
Calculs vésicaux, 702.
Canaux de Müller, 117.
Cancer ayant envahi les annexes, 517.
Cancer du col, 273.
— diffus de l'utérus (sarcome) (fig. 513), 491.
— douleur, 493.
— exubérant du corps, 492.
— exubérant du corps. Examen local, 496.
— exubérant de l'utérus (sarcome interstitiel) (fig. 514), 492.
— insidieux du corps, 490.
— insideux du corps. Toucher, 496.
— Intervention curative, 502.
— du ligament large, 518,
— limité à l'utérus, 517.
— localisé du corps utérin (carcinome) (fig. 512), 490.
— de l'ovaire, 517.
— des deux ovaires. Sarcome (fig. 533), 518.
— de la trompe, 517.
— ulcéreux de la cavité utérine (fig. 509), 489.
— ulcéreux du col, 488.
— ulcéreux du col (fig. 508), 489.
— ulcéreux du col. Toucher, 495.
— ulcéreux intra-cervical (fig. 507), 488.
— utérin. Anatomie pathologique, 487.
— utérin compliqué de fistules vésicales et rectales (fig. 510), 490.
— utérin. Écoulement, 494.
— utérin. État général, 495.
— utérin. Examen local, 495.
— utérin. Expectation, 499.
— utérin. Exploration digitale intra-utérine, 498.
— utérin. Hystérométrie, 498.
— utérin. Intervention palliative, 500.
— utérin limité (sarcome) (fig. 511), 490.
— utérin. Microscope, 498.
— utérin. Pansements désinfectants, 499.
— utérin. Spéculum, 498.
— utérin. (symptômes et diagnostic), 493.
— utérin. Traitement, 409.
— de l'utérus, 485.
— végétant du col, 487.
— végétant du col. Toucher. 495.
— végétant du col avec envahissement de la paroi vaginale (fig. 506), 488.
— vulvo-vaginal, 184.
— du rectum, 760.
Canule vaginale, 64.
— urétrale à jet rétrograde, 72.
Caoutchouc cannelé dans l'utérus (fig. 287), 268.
Capitonnement vaginal, 430.
Carcinôme, 486.
— du rein, 806.
— utérin (fig. 504), 486.
Caroncules hyménéales, 154.
— myrtiformes, 154.
Castration, 542.
— utérine par la voie vaginale, 301.
Cataclysmique de Robert Barnes, 479.
Catgut, 103.
Cathéter uretérin de Pawlik (fig. 37), 42.
Cathétérisme des trompes, 296.
Causes coïtales et stérilité, 661.
Caustiques, 56, 74.
— de Filhos, 57.
Cautérisation du col au fer rouge, 283.
— intra-utérine (fig. 280), 262.

Ceinture abdominale, 55.
— abdominale (fig. 42), 55.
— abdominale à mailles (fig. 43), 55.
— et antédéviation, 365.
— de Glénard, 56.
— hypogastrique (fig. 41), 54.
— hypogastrique à pelote (fig. 371), 364.
— et prolapsus, 418.
— et rétrodéviations 378.
Gélibat, 9.
Cellulite pelvienne, 201.
Céphalalgie utérine, 8, 248.
Chancre induré, 173.
— mou, 36, 172.
— mou du col, 273.
Chimicaustic intra-utérine, 96-97.
Chlorure de zinc, 56.
Choc, 106.
Circulation génitale (changement produit dans la), 11.
— génitale (schéma, fig. 247), 230.
Clitoris, 151.
Cloisonnement vaginal, 430.
Coccycodynie, 209, 773.
Cœcum. Tumeur, 806.
Coït et menstruation, 605.
— more bestiarum, 369.
Col enflammé en ectropion (fig 222), 206.
— en éteignoir (fig. 611), 647.
— mis à découvert à l'aide de deux écarteurs vaginaux (fig. 28), 35.
— Modifications au toucher, 840.
— recourbé en porte-manteau (fig. 614), 647.
— (section du), 503.
— tapiroïde (fig. 615), 647.
— en toupie (fig. 612), 647.
— en trompe d'éléphant (fig. 613), 647.
Colepexie, 756.
Coliques hépatiques, 478, 831.
— intestinales, 831.
— néphrétiques, 478, 831.
— salpingiennes, 219, 831.
— utérines, 831.
— vésicales, 831.
Colonnes rugueuses du vagin, 158.
Coloration abdomino-génitale, 833.
Colpocèles, 345.
— antérieure isolée (fig. 353), 348.
— antérieure et postérieure (fig. 362), 356.
— postérieure isolée (fig. 354), 348.
Colpocystotomie, 699.
Colpo-périnéoraphie, 424.
Colporectocèle et cystocèle, 356.
Colporaphie antérieure, 422.
— multipliée, 428.
— postérieure, 424.
Commissures naviculaires, 153.
Compression intermittente, 285.
Conduit ano-rectal (coupe schématique, figure 636), 710.
Condylôme de l'anus, 749.
Congestion utérine, 7, 248.
Consanguinité et stérilité, 668.
Constipation, 821.
Corps étrangers intra-utérins, 246.
— étrangers du rectum, 736.
— étrangers de la vessie, 709.
— jaune, 216,
— de Rosenmüller (fig. 115), 116.
— de Rosenmüller (fig. 568), 558.
Corset, 54.
Coton hydrophile, 62.
Coupe du col utérin (fig. 217), 204.
— d'un fibrome (fig. 534), 520.
— horizontale de l'excavation pelvienne en cas d'hématocèle extra-péritonéale (fig. 495), 470.
— de l'ovaire (fig. 230), 214.
Courant de quantité, 91.
— de tension, 91.
Courroie fixatrice (fig. 106, 107), 108.
Crayon de chlorure de zinc, 259.
— de chlorure de zinc Dumontpallier, 57.
— intra-utérin (fig. 63), 76.
— intra-utérins, 244.
— d'iodoforme, 254.
— de nitrate d'argent, 57.
— de sublimé, 255.
— dans l'utérus (fig. 269 et 270), 255.
Créosote de hêtre, 57.
Crin de Florence, 103.
Cryptorchidie et stérilité, 656.
Cul-de-sac antérieur, 30.
— de Douglas (fig. 234), 217.
— latéraux, 30.
— postérieur, 29.
Cunehystérectomie de Thiriar, 413.
Curage, 260.
— Fibromes, 538.
— de la vessie, 699.
Curette irrigatrice (fig. 105), 108.
Cystites, 166, 691.
— aiguë, 692.
— blennoragique, 695.
— calculeuse, 697.
— chronique, 694.
— par ingestion de médicaments, 697.
— tuberculeuse, 695.
— et tumeurs de la vessie, 696.
Cystopexie, 435.

D

Débridement préventif de la vulve pour l'hystérectomie, 509.
Déchirure centrale du périnée (fig. 197), 187.
— par coït, 185.
— du col (fig. 260, 261, 262), 242.
Décortication d'un fibrome intra-utérin, avec les doigts (fig. 551), 539.
Défécation, 466, 821.
Déformation du col, 646.
Dégénérescence scléro-kystique de l'ovaire, 587.
Dénudation du col, 503.
Déplacement de l'orifice utérin par un fibrome (fig. 619, 620, 621), 649.
— des ovaires et stérilité, 653.
— tubo-ovariens (fig. 233), 214.
Dépresseur de Sims (fig. 24), 33.
Développement des organes génitaux, 115.
Déviations, 9.
— des trompes et stérilité, 652.
— utérines, 321, 644.
Diabète, 823.
Diagnostic général, 12.
— des déviations utérines, 352.
— des génitopathies, 817.
Diarrhée, 821.
Diathèses, 9.

Dilatateurs métalliques de volume progressif (Auvard) (fig. 32), 37.
— utérin (fig. 112), 107.
Dilatation du col et fibromes, 538.
— forcée de l'urètre, 699.
— intra-péritonéale de l'utérus inversé (fig. 484), 455.
— prolongée de l'utérus, 296.
— de l'utérus (fig. 278), 260.
Disque fixe laminaire (fig. 271, 272, 273), 257.
Diphtérie vulvaire, 161.
Douches, 51.
— révélatrice, 254.
Douleur intestinale, 821.
— et métrite, 209.
— et ovarite, 223.
— de reins, 209.
— stomacales, 820.
Drain en caoutchouc, 267.
— de Chéron, 265.
Drainage, 549.
— abdominal (fig. 580), 573.
— après marsupialisation, 574.
— péritonéo-vaginal (fig. 564), 550.
— utérin, 263.
— vaginal (fig. 581), 573.
— vagino-abdominal (fig. 532), 515.
— vagino-péritonéal (fig. 531), 514.
Dysménorrée, 9, 53, 369, 621, 832.
— nerveuse, 630.
Dyspepsies, 789.
Dyspepsie alimentaire, 789.
— deutéropathique, 794.
— idiopathique, 789.
— inflammatoire, 790.
— mécanique, 791.
— névralgique, 794.

E

Eau, 62.
Eaux acidulées gazeuses, 53.
— alcalines, 53.
— bouillante, 61.
— ferrugineuses, 53.
— minérales, 52.
— salines, 53.
Écarteur Péan (fig. 96), 102.
— vaginal (fig. 27), 35.
Écharpe de Dickison (fig. 108), 109.
Écoulement et salpingo-ovarite, 224.
— utérins, 649.
Ectopie utérine, 645.
Ectropion, 274.
— cervical, 205.
Eczéma vulvaire, 175.
Electricité, 86.
— Applications pratiques. Indications, 97.
— Contre-indications, 98.
— et prolapsus, 420.
— et antédéviations, 366.
— et rétrodéviations, 387.
Électrode bipolaire utérine de Brivois (fig. 85), 92.
— de Brivois (fig. 90), 95.
— utérine bipolaire d'Apostoli (fig. 83), 91.
Électrolyse, 96.
Éléphantiasis de la vulve, 182.
Elytrotomie, 475.
Élytrorraphie, 422.
Émissions sanguines, 56.
— sanguines. Révulsifs. Caustiques, 56.
Emménologie, 595.
Emphysème utérin, 575.
Enchondrome du bassin, 771.
Endométrite, 166, 201.
— gravidique, 212.
— (traitement de l'), 253.
Endo-salpingite, 201, 219.
Endoscope, 40.
Endothéliome, 517.
Entérocèle vaginale (fig. 361), 354.
Entéroptose, 56, 792.
Enucléation, 539, 543.
Eponges, 62, 103.
— hémostatique, 299.
— purulente, 301.
Épigastre. Tumeurs, 800.
Épistaxis utérines, 618.
Epithélioma, 485.
— du corps de l'utérus (fig. 503), 486.
— cylindrique, 486.
— pavimenteux, 486.
Épithélium vésical (fig. 630), 682.
Équinocoques du ligament large, 591.
Eructation vaginale, 158.
Ergot de seigle, 49.
Éruptions vulvo-vaginales, 169.
Esthiomène, 169.
Estomac. Tumeur, 800.
Étape pelvienne, 29.
— péri-utérine, 28.
— utérine, 28.
— vulvaire, 27.
États pathologiques du sperme. Stérilité, 659.
— rudimentaires, 130.
Étude des autres systèmes et de l'état général, 45.
Étuve sèche, 61.
— sèche de M. Poupinel (fig. 48), 61.
Éventails périnéaux, 327.
Évolution des fibromes utérins (fig. 536), 522.
Examen direct du système génital, 13.
— gynécologique de la femme à son domicile (fig. 1), 14.
— micrographique et microbiologique, 44.
Excès sexuels, stérilité, 659.
Excitateurs, 87.
— (fig. 79), 89.
— vaginal bipolaire d'Apostoli (figure 81), 90.
— utérin simple de Tripier (fig. 82), 90.
Exostose du bassin, 771.
Explorateurs utérins (fig. 609), 646.
Exploration digitale combinée, 26.
— digitale et métrite, 211.
— digitale et salpingo-ovarite, 224.
— génitale, 30.
— instrumentale, 18-30.
— intestinale, 30.
— urinaire, 30.
Extirpation du placenta. Drainage de la cavité (fig. 500), 476.
— du placenta en laissant le sac, 476.
Exsudats péri-utérins simulant une déviation utérine (fig. 366), 359.

Extirpation du sac. Formation d'un pédicule (fig. 499), 476.

F

Faciès génital, 827.
— utérin, 827.
Faradisation, 89.
— extra-utérine, 91.
— utérine, 90.
Faux travail, 468.
Fécondation artificielle, 671.
Femme prenant une injection vaginale dans la position horizontale (fig. 52), 67.
— couchée sur la table d'examen en position latérale gauche. Position de Sims (toucher et spéculum) (fig. 5), 17.
— étendue sur la table d'examen pour permettre la palpation (fig. 2), 14.
— placée sur la table d'examen en position génu-pectorale (fig. 6), 17.
— en position vulvaire (fig. 46), 60.
— en position vulvaire, les membres inférieurs maintenus par des croissants (toucher et spéculum) (fig. 3), 15.
— en position vulvaire. les membres inférieurs étant maintenus par des étriers (fig. 4), 16.
Fibrome (fig. 471), 447.
— du bassin, 772.
— accessibles, 534.
— corporéo-cervico-vaginal (fig. 548), 531.
— Diagnostic, 528.
— douloureux, 554.
— Electricité, 536.
généralisés circonscrits (fig. 537), 523, 524.
— généralisés diffus, 523.
— hémorragiques, 554.
— inaccessibles, 534.
— indifférents 553.
— interstitiel, 521.
— interstitiels ou centraux, 522.
— intra-corporéal (fig. 546), 530.
— intra-corporéo-cervical (fig. 547), 530.
— interstitiels localisés, 525.
— intra-vaginal, d'origine cervicale (fig. 545), 529
— corporéo-cervical (fig. 550), 533.
— kystique (fig. 535), 521.
— du ligament large, 593.
— occupant le ligament large (fig. 542). 527.
— du ligament rond, 590.
— d'origine cervicale (fig. 544), 529.
— de l'ovaire, 588.
— ovarien (fig. 593), 589.
— de la paroi antérieure de l'utérus (fig. 539), 525.
— de la paroi postérieure de l'utérus (fig. 538), 524.
— sessile (fig. 543), 528.
— simulant une antéversion (fig. 363, 364), 357.
— sous-muqueux ou concentriques, 528.
Fibrome sous-séreux ou excentriques, 526.
— (traitement des), 535.
— (traitement chirurgical des), 537.
— (traitement clinique des), 553.
— (traitement médical des), 535.
— utérins, 520, 810.
— utérins et hémorragiques (fig. 549), 532.
— utérin et kyste ovarique, 566.
— voluminenx utérins (fig. 541), 527.
— de la vulve, 183.
Fibro-myomes, 520.
Fièvre, 466.
Fil d'argent, 104.
Fishing gut, 103.
Fissure à l'anus, 764.
Fistules ano-rectales (fig. 639), 766.
— à l'anus, 766.
— entéro-vaginale, 148.
— génitales, 134.
— intestino-génitales, 9.
— pelvi-rectale inférieure (fig. 640), 767.
— recto-utérine, 146.
— urétro-vaginale, 144.
— uretéro-vaginale, 147.
— urino-génitales, 9.
— vagino-anale, 144.
— vagino-rectale, 141.
— vésico-utérine (fig. 160), 146.
— vésico-vaginale, 136.
— vulvo-anale, 144.
Fixation et développement de l'ovule fécondé dans la cavité utérine (fig. 606, 607, 608), 641.
— du moignon (fig. 565), 552.
— du moignon à la paroi abdominale (fig. 559, 560), 547.
— de l'ovule fécondé dans l'utérus (fig. 486), 460.
Flambage, 61.
— avec une lampe à alcool (fig. 47), 61.
Flancs, tumeurs, 804.
Flexions utérines, 328.
Flot, 19.
Fluctuation (fig. 654, 655), 19, 838
Fœtus, extraction, 475.
Folliculite vulvaire, 171.
Forcipressure, 506-509.
Fosse naviculaire, 153.
Fossette rétro-ovarienne (fig. 234), 217.
Fourchette, 151.
Franklinisation, 87.
Frémissement hydatique, 20.
Furoncle vulvaire, 181.
Frigidité, coïtophobie, 664.

G

Galvanomètre, 93.
— apériodique (Gaiffe) (fig. 88), 94.
Gangrène de la vulve, 160.
Garulitas vulva, 158.
Gaze iodoformée, 62.
— simple, 62.
Gémellité et stérilité, 668.
Génitalite, 196.
Génitorragie, 614, 837.
Génitorrée, 494.

Gigantisme utérin, 523.
Glandes de Bartholin, 155.
— de l'urètre (fig. 631), 682.
— vulvaires, 155.
Gommes vulvaires, 174.
Gonocoques (fig. 183, 184), 165.
Goutte militaire, 167, 243.
Grandes lèvres, 151.
Granulations vaginales (fig. 182), 162.
Grossesse, 9.
— abdominale, 461.
cancéreuse, 492.
— ectopique, 461.
— ectopique (continuation de la), 471.
— ectopique intra-péritonéo-pelvienne. Rupture secondaire (fig. 498), 471.
— extra-utérine, 810.
— extra-utérine, deuxième moitié, 474.
— extra-utérine évoluant normalement, 474.
— extra-utérine. Evolution avec accidents, 468.
— extra-utérine. Evolution sans accidents, 467.
— extra-utérine. Extirpation du sac, 475.
— extra-utérine. Hémorragie, 459.
— extra-utérine, première moitié, 474.
— extra-utérine. Rupture intra-péritonéale, 463.
— extra-utérine Rupture extra-péritonéale, 468.
— extra-utérine. Rupture incomplète. 464.
— extra-utérine. Rupture de la tumeur, 463.
— extra-utérine. Symptômes, diagnostic et traitement, 473.
— extra-utérine. Symptômes généraux, 462.
— extra-utérine. Symptômes locaux, 462.
— extra-utérine. Technique de la laparotomie pour, 475.
— interstitielle (fig. 488), 461, 462.
— et kystes ovariens, 565.
— et kyste ovarique, 566.
— ovarienne, 461.
— tubaire, 461.
— tubaire proprement dite (fig. 487) 461.
— tubo-abdominale, 467.
Gymnastique active, 82.
— Massage, 82.
— passive, 82.
Gynandrie, 128.
Gynécopathie, 1.

H

Hamamelis virginica, 49.
Hermaphrodisme, 127.
Hématocèle, 459.
— récidivante, 480.
— Traitement, 480.
— extra-péritonéale et phlegmon des ligaments larges, 480.
Hématocèle, extra-péritonéale (symptômes de l'), 470.
— extra-péritonéale (fig. 494), 469.
— extra-péritonéale. Coupe horizontale de l'excavation pelvienne (fig. 495), 470.
— extra-péritonéale et intra-péritonéale. Diagnostic différentiel, 480.
— extra-péritonéale. Utérus latéral (fig. 497), 471.
— intra ou extra-péritonéale, 479.
— intra-péritonéale (fig. 491), 465.
— intra-péritonéale et rétroversion de l'utérus gravide, 480.
— intra-péritonéale, utérus médian (fig. 496), 471.
— sans suppuration, 481.
— suppurée, 480.
— stationnaire, 481.
— Suppuration, 481.
— trop volumineuse, 481.
— intra-péritonéale et pelvi-péritonite, 479.
Hémato-ovarie, 223.
Hématomes génitaux, 179.
Hématocolpomètre, 124.
— latéral, 126.
Hématocolpos, 124.
Hématomètre, 123.
Hématométrie, 577.
Hématorrée, 494.
Hématoovarie, 588.
Hématosalpinx, 127, 580.
Hématurie, 711, 722, 824.
Hémorragie, 106.
— intra-péritonéale sans hématocèle, intervention, 478.
— non puerpérale, utérine, 472.
— péri-utérines, 457.
— péri-utérines. Symptômes, diagnostic et traitement, 473.
— résultant d'une grossesse extra-utérine, 459.
— utérines, 462.
Hémorroïdes, 744.
Hernie labiale antérieure (fig. 186), 178.
— labiale postérieure (fig. 187), 178.
— vulvaires, 177.
Herpès, 170.
— du col, 273.
— gestationis, 171.
Historique du traitement des suppurations pelviennes, 312.
Hydatides de Morgagni, 118.
Hydrastis canadensis, 50.
Hydrate de chloral, 499.
Hydrocèle du ligament rond, 590.
Hydrométrie, 576.
Hydronéphrose, 805, 811.
Hydro-ovarite, 223.
Hydro-ovarie folliculaire, 587.
Hydropisie enkystée et kyste ovarique, 568.
— enkystée du péritoine, 813.
— de l'ovaire, 587.
Hydrorrée, 494, 835.
Hydrosalpinx, 580.
Hydrosalpinx double (fig. 589), 582.
— et kyste ovarique, 566.
Hydrothérapie, 50.
Hygiène du pessaire, 381.
— et stérilité, 668.

Hymen, 153, 154.
Hyperesthésie vulvo-vaginale, 195.
Hyperostose du bassin, 772.
Hypertrophie intra-vaginale du col utérin, 349.
— sus-vaginale de l'utérus, 346.
Hypochondre droit. Tumeurs, 798.
— gauche. Tumeurs, 799.
Hystérectomie, 435.
— abdominale partielle, 544.
— abdominale totale. Procédé de Martin, 510-552.
— Débridement préventif de la vulve pour l', 509.
— mixte, vagino-abdominale, 552.
— partielle, 503.
— totale. 435, 503.
— vaginale totale, 455, 504.
Hystéromètre, 36.
— flexible de M. Terrillon, avec cadran indicateur (fig. 31), 36.
— (introduction de l') sans le spéculum, à l'aide des doigts (fig. 33), 39.
— malléable de Sims, (fig. 30), 36.
— rigide (Auvard), (fig. 29), 36.
— en platine d'Apostoli (fig. 89), 95.
Hystérométrie, 38.
— Cancer utérin, 498.
Hystéropexie inguinale, 402.
— intra-abdominale, 409.
— ligamentaire intra-abdominale, 435.
— pariéto-abdominale, 405, 435.
— vaginale, 393, 399.
Hystérophyse, 575.

I

Ichorrée, 494, 835.
Imperforations génitales, 122.
Impuissance et stérilité, 662.
— féminine et stérilité, 663.
— masculine et stérilité, 662.
Incision du col, 538.
— d'un des côtés de la vulve (fig. 523, 524, 525), 509.
— pour l'énucléation d'un fibrome sous-séreux (fig. 555), 544.
— et ligature du vagin au niveau du cul-de sac antérieur (fig. 516), 505.
— médiane de l'utérus pour faciliter le basculement (fig. 221), 508.
Incontinence d'urine, 720, 824.
— nocturne d'urine, 721.
Infection mixte, 244.
Inflammation circumutérine, 201.
— salpingienne. Schéma (fig. 237), 220.
— vulvo-vaginale, 159.
Inhibition, 70.
Injecteur, 64.
— vaginal émaillé (fig. 51), 66.
— siphon (fig. 49), 64.
Injections, 63.
Injections. Action sur le col, 70.
— Action sur le corps de l'utérus, 70.
— antiseptique, 65.
— cavitaires, 63.
— interstitielles, 63.
— mécanique, 68.
— médicamenteuse, 68.
— rectales, 72.
— thermique, 66.
— rectale avec sonde à double courant (fig. 58), 73.
— urétrale, 72.
— utérine, 69.
— vaginales, 63, 289.
— vaginale, donnée dans la position longitudinale (fig. 54), 68.
— et vaginite, 168.
— vésicale, 71.
Irrigation continue, 64.
— temporaire, 64.
Insertion placentaire, 460.
Inspection, 18.
— de l'abdomen, 18.
— directe, 40.
— des organes génitaux externes, 18.
Instauration mensuelle, 603.
Instruments en gomme et en caoutchouc, 62.
— en verre, 62.
Insuffisance primordiale du plancher pelvien, 346.
Insufflateur (fig. 59), 74.
Intestin, tumeur, 801.
Interrogatoire de la malade, 12.
Introduction du pessaire élastique, 380.
— dans l'utérus de l'électrode bipolaire (fig. 84), 92.
Intoxication, 59.
Inversion (fig. 472), 447.
— apuerpérale, 444.
— apuerpérale ou polypeuse. Traitement, 456.
— extérieure, 449.
— extérieure troisième degré (fig. 465), 442.
— intra-utérine, 448.
— intra-utérine ou du premier degré (fig. 463), 441.
— intra-vaginale (fig. 474), 448.
— intra-vaginale, deuxième degré, 442.
— intra-vaginale ou du second degré (fig. 464), 441.
— et polypes fibreux. Diagnostic différentiel, 449.
— puerpérale, 443.
— puerpérale ancienne. Traitement, 451.
— récente. Traitement, 450.
— du troisième degré (fig. 468), 449.
— utérine, 441.
— utérine extérieure pouvant simuler le prolapsus simple (fig. 478), 449.
— utérine, premier degré, 442.
— utérine du premier degré. Exploration digitale (fig. 466), 444.
— utérine du second degré. Exploration digitale (fig. 467), 445.
— utérine, troisième degré avec polype fibreux (fig. 469), 446.
Involution puerpérale pathologique, cause de rétroflexion (fig. 338), 335.
Iodoforme, 58.

K

Kraurosis vulvæ, 176.
Kystes aréolaires de l'ovaire (fig. 567), 557.
— des corps jaunes, 556.
— dermoïdes, 560.
— dermoïdes de l'ovaire (fig. 572), 561.
— fermés ou glandulaires, 556.
— fœtal mort, 477.
— fœtal. Rupture secondaire, 468, 481.
— fœtal (suppuration du), 468.
— gazeux, 177.
— géants de l'ovaire, 555.
— de la glande de Bartholin (fig. 188), 178.
— hématique de la vulve (fig. 189), 179.
— hydatiques du bassin, 772.
— hydatiques de l'utérus, 577.
— liquide de la vulve, 178.
— mixtes, 561.
— multiloculaires de l'ovaire (fig. 566), 556.
— nains de l'ovaire, 587.
— ouverts ou papillaires, 558.
— de l'ovaire, 811.
— du paraovarium, 556.
— pariétaux de la trompe, 583.
— résiduaux, 556.
— séreux du vagin (fig. 190), 179.

L

Laminaire, 256.
Laparo-hystéropexie, 405.
Laparotomie, 475.
— exploratrice, 44, 226.
— pour grossesse extra-utérine. (Technique de la), 475.
— sous-péritonéale, 309.
— transpéritonéale, 310.
Latéroposition utérine, 328.
Lavements, 72, 289.
Laveur péritonéal (fig. 98), 102.
Leucorrée, 54, 494, 835.
Libération utérine, 388, 405.
Lien élastique autour de l'isthme utérin (fig. 527, 558), 512, 547.
Ligament infundibulo-pelvien, 216.
— larges. Ligature et section, 505-510.
— larges. (Pincement et ligature des), (fig. 557), 546.
— utérins, 325.
— des artères utérines, 503.
— circulaire du vagin; col enlevé (fig. 530), 514.
— circulaire du vagin faite par l'abdomen (fig. 529), 513.
— complète des ligaments larges (fig. 518), 506.
— et détachement circulaire du vagin, 504, 512.
— des ligaments larges (fig. 517), 506.
— de la partie supérieure des ligaments larges (fig. 526), 512.
Ligature-scie, 512.
Ligature et section des ligaments larges, 505-510.
Lipomes du ligament large, 593.
— de la vulve, 183.
Lithotritie, 706.
Lupus vulvaire, 169, 174.
Lymphatiques génitaux (fig. 248), 231.
Lympho-phlegmon, 201.

M

Machine Carré (fig. 78), 87, 88.
— de Wimhurst (fig. 77), 87.
Maladies du canal déférent et stérilité, 657.
— cutanées, 9.
— générales et stérilité, 659, 668.
— kystiques de l'ovaire, 587.
— et malformations de la prostate et de l'urètre et stérilité, 658.
— des vésicules séminales et stérilité, 657.
Malformations, 9.
— génitales, 113.
— des trompes et stérilité, 653.
— des ovaires et stérilité, 653.
— utérines, 645.
Mains (antisepsie des), 59.
— obturant la vulve pour empêcher le reflux du liquide injecté dans le vagin (fig. 53), 67.
Manœuvre vagino-rectale pour redresser l'utérus rétrofléchi (fig. 384), 376.
Marsupialisation, 573.
Massage, 83.
— et antédéviations, 367.
— calmant (fig. 75), 83, 84.
— contre-indications, 86.
— excitant (fig. 75), 83-85.
— et prolapsus, 420.
— et retrodéviations, 387.
— du sphincter vésical (fig. 633), 722.
Matériel à sutures, 103.
Matité. Ascite et kyste ovarien (fig. 574, 575), 564.
Matite, kyste de l'ovaire et hydronéphrose, 811.
Méat urinaire, 153.
Médicaments pris à l'intérieur, 49.
Membranes déciduales expulsées à la suite d'un avortement (fig. 599), 627.
— dysménorréiques (fig. 595, 595, 596), 624.
Ménopause, 9, 604.
— tardive, 605.
Menstruation et fécondation, 654.
— normale, 597.
— et ovulation, 602.
— précoces, 604.
— vicaria, 607.
Mésosalpingite, 219.
Méthode de Dudley, 411.
— de Polk, 411.
— de Wylie Ruggi, 410.
Métrite accidentelle, 244.
— aiguë, 211.
— arthritique, 247.
— blennorragique, 242.
— Classification, 208.
— chronique, 54, 211.

Métrites constitutionnelles, 247.
— crépusculaires, 246.
— diathésiques, 247.
— et endométrite, 643.
— généralisée, 271.
— goutteuse, 248.
— de la grossesse, 240.
— herpétique, 247.
du post-partum, 240.
— de la ménopause, 247.
— de la puberté, 247.
— puerpérale, 240.
— putride cardio-sénile, 247.
— secondaires, 246.
— scrofuleuse, 247.
— syphilitique, 247.
— tuberculeuse, 245.
Métrorragie, 614. 832.
— crépusculaires, 617.
— grippales, 618.
— passive, 53.
Meuble de cabinet (Gaiffe) (fig. 86), 93.
Miction, 466.
Microbes, 8.
— médicaux, 8.
— puerpéraux, 8.
— sexuels, 8.
Microscope. Cancer utérin, 498.
Modifications de l'état général, 11.
— de l'utérus, 11.
Moignon, 548.
— utérin évidé (fig, 562), 549.
— utérin sectionné (fig. 561), 549.
— utérin avec trois étages de sutures (fig. 563), 549.
Môle hydatiforme, 519.
Molimen menstruel, 607.
Monorchidie et stérilité, 656.
Mont de Vénus, 151.
Montagnes cellulaires du petit bassin (figure 245), 228.
Morcellement, 540.
— central conoïde, 541.
— d'un fibrome intra-utérin (fig. 532), 540.
— utérin, 301.
— en V (fig. 553), 541.
Morphine, 49.
Mouvements contrariés, 83.
— intra-abdominaux, 832.
Mucométrie, 577.
Muqueuse utérine, 203.
— utérine et dysménorrée, coupe histologique (fig. 597, 598), 625.
— utérine après curage (fig. 288), 270.
— utérine et règles, 598.
Muscles périnéaux (fig. 178), 156.
Myodynie, 829.
Myomes, 520.
— du ligament rond, 591.
— de la vulve, 183.
Myomectomie abdominale, 543.
— vaginale, 538.
Myométrite, 201.
Myosalpingite, 201, 219.
Myxome chorio-placentaire, 519.

N

Narcotiques, 499.
Nerf intercostal (fig. 646), 785.
Néphroptose, 805.
Névralgie crurale, 787.
— essentielle de l'anus, 765.
— ilio-lombaire, 786.
— intercostale, 785-786.
— lombaire, 786.
— obturatrice, 787.
— sciatique, 787.
— vulvo-vaginales, 195.
Nitrate acide de mercure, 57.
— d'argent, 57.
Nœud chirurgical. 104.
Noma pudendi, 160.
Nubilité, 603.

O

Obésité, 833.
Oblitération du vagin (fig. 151), 139.
Occlusion de la cavité utérine (fig. 617-618), 648.
— des deux trompes par des fibromes (fig. 616), 648.
— de la vulve, 421.
Œdème vulvo-vaginal, 180.
Œuf de Naboth, 205.
Ombilic, modifications, 834.
— tumeur, 801.
Opérations, 98.
— abdominales, 100.
— d'Alquié (Alexander-Adam), 402.
— contre rétro-déviations, 388.
— d'Emmett, 277.
— énucléatrice, 455.
— de Péan, 301.
— de Pryor, 413.
— réductrice, 454.
— de Sänger, 280.
— de Schrœder, 278.
— vulvaire (dispositif général), (figure 112), 110.
Orchiépididymite et stérilité, 656.
Organes génitaux (asepsie des), 60.
— génitaux (changements de couleur et d'aspect des), 11.
— génitaux vus par l'abdomen (fig. 226), 212.
— génitaux externes (inspection des), 18.
Orifice urétral (situation de l'), 27.
— vaginal (recherche de l'), 27.
Ostéosarcome du bassin, 771.
Ouate hydrophile, 76.
Ouverture du cul-de-sac postérieur du vagin (fig. 528), 513.
— du cul-de-sac postérieur et ligature circulaire du vagin (fig. 515), 504.
— de la trompe obturée (fig. 622-23), 652.
— vaginale du cul-de-sac postérieur, 388.
Ovaires, 212.
— accessoire (fig. 229), 214.
— (direction de l'), 30.
— hémato-kystique, 223, 588.
— pyo-kystique, 223, 588.
— séro-kystique, 223
— scléro-kystiques, 556.
— — (fig. 592), 587.
Ovarie 829.
Ovariotomie, 570.

Ovariotomie disséminée, 574.
— pédiculée, 570.
— sessile, 572.
Ovaro-salpingite, 283.
Ovarite, 166.
— (classification des), 218.
— kystiques, 223.
— et stérilité, 653.
Ovarragie, 614.
Ovulation et menstruation, 602.
Ovule, 637.
— (fig. 604), 639.
Oxyures vermiculaires, 774.

P

Pachy-péritonite, 473.
Pachy-salpingite, 221.
Palpation et percussion, 18.
Palper abdominal, 25.
Pancréas, kyste, 812.
Papillomes des trompes, 586.
— vulvaire, 181.
Paramétrite, 201.
Parasites vulvo-vaginaux, 195.
Paroi abdominale, kyste hydatique, 812.
Pâte de Vienne, 57.
— de Canquoin, 57, 501.
Pathologie générale, 7.
— de l'urètre, 685.
— de la vessie, 691.
Pédicule, 475.
— (traitement extra-péritonéal), 545.
— (traitement intra-péritonéal), 548.
— (traitement mixte), 551.
Pelvi-cellulite (traitement), 287.
Pelvi-péritonite, 166, 201.
— antérieure, 236.
— anté-utérine (fig. 258), 237.
— et hématocèle intra-péritonéale, 479.
— postérieure 236.
— rétro-utérine (fig. 257), 237.
— et stérilité, 654.
— (traitement de la), 287.
Pemphigus, 176.
Perchlorure de fer, 57.
Percussion et palpation, 18.
Périmétrite, 201.
Périnée, 151.
Périnéoraphie, 189, 421.
— secondaire, 190.
Période embryonnaire, 2.
— d'épanouissement, 3.
— de la femme, 597.
— péri-utérine. Période du bistouri, 2.
— utérine. Période de l'hystéromètre, 2.
— vaginale. Période du spéculum, 2.
— vulvaire, 2.
Périovarite, 222.
Périsalpingite, 219.
Péritoine, kyste hydatique, 812.
— pelvien (fig. 242), 226.
— tumeur, 801.
Péritonite, 106, 481, 809.
— partielle, 813.
Pertes blanches, 207.
— et métrite, 210.
Pertes rouges, 207.
Pessaires, 77.
— à air, gonflé dans le vagin pour réduire l'utérus inversé (fig. 483), 454.
— anneau de Dumontpallier (fig. 69), 79.
— et antédéviation, 365.
— combiné de Studley (fig. 74), 81.
— d'Auvard, 386.
— de Dumontpallier, 80.
— de Dumontpallier en place (fig. 70), 80.
— de Gariel, 454.
— de Intosh, 419.
— intra-utérin, 80.
— de Fritsch, 384.
— de Gaillard Thomas, 366, 381.
— intra-utérins de Greenhalg (fig. 73), 81.
— de Hodge (fig. 65), 78, 381.
— de Hodge en place (fig. 66), 78.
— intra-utérin de Lefour, modifié par Auvard (fig. 71), 81.
— intra-utérin de Simpson (fig. 72), 81.
— médicamenteux, 77.
— médicamenteux de Simpson, 75.
— mixtes, 81.
— et prolapsus, 418.
— et retrodéviations, 378.
— de Scanzoni, 419.
— de Schultze, 80.
— de Schultze appliqué (fig. 68), 79.
— de Schultze en 8 (fig. 67), 78.
— de Sims, 386.
— vaginaux, 77.
— vagino-abdominal de Courty (figure 64), 77.
— vagino-abdominaux, 77.
— de G. Withe, 366.
Petites lèvres, 151.
— tumeurs, paroi abdominale, 796.
Phagédénisme, 172.
Phénomènes sympathiques, métrite, 210.
Phlegmon et abcès de l'espace pelvi-rectal supérieur, 743.
— et abcès de la fosse ischio-rectale, 742.
— anus et rectum, 440.
— base, ligament large (fig. 251), 233.
— de la cavité de Retzius (fig. 254), 234.
— des ligaments larges, 201.
— des ligaments larges et hématocèle extra-péritonéale, 480.
— péri-cervical en fer à cheval (figure 252), 233.
— sommet, ligament large (fig. 250), 232.
— utéro-sacré (fig. 253), 234.
Physiologie de l'excrétion urinaire. Miction, 683.
Physomètre, 575.
Physométrie, 575.
Piles fixes, 93.
— portatives, 93.
Pince de Chassagnac (fig. 94), 101.
— pour introduire pessaire, 379.
— longuette (fig. 95), 101.
— de Nélaton (fig. 93), 101.
Pincement des annexes pour en opérer la ligature (fig. 554), 543.
— des ligaments larges (fig. 520), 507.
Placenta, extirpation en laissant le sac, 476.
— inséré sur les parois inférieures de la trompe, 467.

Placenta inséré sur la paroi supérieure de la trompe, 464.
Plaies du rectum, 734.
Plastron abdominal, 234.
Plis du vagin, 158.
Points douloureux, 827.
— douloureux ovariens, 829.
— péri-utérins, 830.
— utérins, 829.
— vulvo-vaginaux, 829.
Polypes du rectum, 750.
— fibreux (fig. 470), 447.
— muqueux de l'utérus, 577.
— muqueux utérins (fig. 583, 584, 585, 586), 579.
— muqueux multiples de la cavité utérine (fig. 587), 580.
— sous-muqueux, 522.
— sous-séreux, 521.
— sous-séreux de l'utérus (fig. 540), 526.
— utérin descendu dans le vagin (figure 475), 448.
— utérin descendu dans le vagin; occlusion de la cavité (fig. 476), 448.
Polyurie, 716.
Ponction électrique, 96.
— exploratrice, 292.
— Laroyenne, 297.
Ponte ovulaire, 602.
Porte-aiguille (fig. 99), 102.
— caustique intra-utérin (fig. 44), 57.
— caustique intra-utérin (fig. 274, 275), 258.
— pommade Auvard (fig. 60), 75.
Position dorsale, 16-33.
— abdomino-pelvienne, 111.
— de la femme et réduction de l'utérus, 374.
— génupectorale, 16-32.
— latérale, 16-32.
— latérale de Sims, 110.
— longitudinale, 66.
— opératoires, 112.
— de Sims (fig. 5), 17.
— de Trendelenburg (fig. 113), 111.
— de l'utérus, alors que la vessie est vide, ou presque vide (fig. 12), 24.
— de l'utérus, alors que la vessie est modérément pleine (fig. 13), 24.
— de l'utérus, alors que la vessie est distendue de liquide (fig. 14), 24.
— vulvaire, 16, 60-66.
Prière mahométane, 377.
Procédé de Braithwaite, 398.
— de Czerny, 407.
— de Doléris (colpopérinéoraphie), 426.
— de Durhssen, 401.
— de l'éponge, 299.
— d'exception, 44.
— de Freund, 412, 515.
— de Hégar (colporaphie), 422.
— de Huguier (amputation du col), 433.
— Lawson Tait (périnéoraphie), 194.
— de Lefort (cloisonnement), 430.
— de Léopold, 406.
— de Martin (colpopérinéoraphie), 424.
— de Nicolétis, 400.
— de Pawolik, 42.
— de Péan (capitonnement), 430.
— de Pozzi, 407.
— de Rabeneau, 398.
— de Richelot Byford, 400.
— de Sanger, 399, 413.
Procédé de Schucking, 392.
— de Simon (périnéoraphie), 193.
— de Simon et Markwald (amputation du col), 433.
— de Terrillon (colporaphie multipliée), 428.
— de Torngren, 395.
— de Winckel (colporaphie), 423.
— de Zweifel, 395.
Profil du péritoine pelvien (fig. 244), 227.
— périnéo-vulvaire (fig. 167), 153.
Prolapsus, 9, 341.
— externe (fig. 358), 353.
— des ovaires avec adhérences (figure 235), 217.
— avec rectocèle et cystocèle (fig. 360), 354.
— sans rectocèle ni cystocèle (figure 359), 353.
— du rectum, 752.
— (traitement du), 418.
— (traitement clinique du), 435.
— utéro-vaginal, 342.
— utéro-vaginal externe (fig. 346), 343.
— utéro-vaginal interne (fig. 345), 342.
— de l'utérus (fig. 477), 449.
— du vagin (fig. 349), 345.
— vagino-utérin, 344.
— vagino-utérin (fig. 348), 345.
Prurit anal, 774.
— génital, 832.
— vulvo-vaginal, 195.
Pseudo-hermaphrodisme, 127.
— prolapsus, 349.
Psoriasis, 176.
Puberté, 9, 603.
Pyométrie, 577.
Pyooophorosalpinx (fig. 590), 583.
Pyo-ovarie, 223, 588.
Pyosalpinx (fig. 588), 580, 582.
Pyourie, 725, 824.

R

Raccourcissement des ligaments ronds, 402.
— des ligaments ronds (intra-abdominal), 409.
— des ligaments larges, 409.
— des ligaments utéro-sacrés, 409.
Raclage de la muqueuse utérine (fig. 279), 261.
Rapports du col (fig. 213), 203.
Rate, hypertrophie. Kyste hydatique, 812.
Râteau utérin (fig. 289), 275.
Ratissage utérin (fig. 292), 276.
Rectite, 739.
Rectum, 732.
— et anus. (Coupe antéro-postérieure) (fig. 635), 732.
— (cancer du), 760.
— phlegmon et abcès du), 740.
— (polypes du), 750.
— (prolapsus du), 752.
— (rétrécissement du), 757.
Redressement digital de l'utérus rétroversé (fig. 385), 376.
— par la position génupectorale, 376.
— utérus antédévié, 363.

Redressement de l'utérus avec l'hystéromètre, 375.
— de l'utérus avec l'hystéromètre (fig. 386), 377.
— de l'utérus rétrofléchi, 373.
Réduction instrumentale, 451.
— manuelle, 451.
— de l'utérus, 451.
— de l'utérus par la position génu-pectorale (fig. 387), 377.
Reflux tubaire, 473.
Règles, 597.
— blanches, 607.
— supplémentaires ou déviées, 607.
Rein flottant, 805.
— mobile, 805.
— tumeurs, 804.
Rendez-vous de l'ovule et du spermatozoïde au tiers externe de la trompe (fig. 485), 460.
Repaires blennoragiques, 167.
Résection tubaire, 310.
— utérine, 311.
— utéro-annexielle (fig. 325), 311.
Réservoir à urine (fig. 152), 140.
Résorption graduelle, 466.
Résumé des traitements de l'endométrite, 269.
Rétention d'urine, 718, 825.
Rectopexie, 756.
Rétrécissement du rectum, 757.
— de l'urètre, 685.
Rétrodéviations non compliquées, 414.
— avec effondrement vulvo-vaginal, 416.
— indifférente, 413.
— avec inflammation péri-utérine, 416.
— avec métrite, 415.
— traitement, 372.
— avec tumeur, 415.
Rétroflexion, 333.
— et fibrome (fig. 341), 336.
— des premier et second degrés (fig. 336, 337), 333.
Rétro-position utérine, 323.
Rétroversion, 340.
— utérine (fig. 344), 340.
— de l'utérus gravide et hématocèle intra-péritonéale, 480.
Révulsifs, 56.
Rupture complète intra-péritonéale (fig. 489), 464.
— extra-péritonéale. Grossesse extra-utérine, 468.
— incomplète avec insertion inférieure du placenta (fig. 493), 467.
— incomplète avec insertion supérieure du placenta (fig. 490), 464.
— intra-péritonéale suppurée (fig. 492), 466.
— des kystes ovariens, 565.
— secondaire du kyste fœtal, 468, 481.
Rut et règles, 601.

S

Sabine, 50.
Sarcome diffus de la muqueuse utérine (figure 505), 487.
Sac fœtal (ouverture du), 475.
Sacro-coxalgie, 772.
Sacs de plomb, 286.
Saignée, 56.
Salle d'opération, 99.
Salpingite, 166.
— classification, 218.
— coupes (fig. 238, 239), 221.
— kystique double (fig. 241), 225.
— et stérilité, 651.
Salpingo-ovarite (traitement), 283.
Salpingorragie, 614.
Sangsues, 56.
Sarcome de la vulve, 183.
Scarificateurs du col, 276.
Scarifications, 56.
Schéma de la circulation génitale (fig. 247), 230.
— général des ligaments utérins (figures 329, 330), 326.
— des lymphatiques génitaux (fig. 249), 232.
— des nerfs ilio-lombaires (fig. 647), 786.
— des nerfs des membres inférieurs (fig. 648 et 649), 788.
— du système urinaire (fig. 626), 677.
Sécrétions génitales (fig. 653), 836.
Section du col, 503.
— de l'utérus, 546.
Seins, modifications, 822.
Séméiologie urinaire, 718.
Septicémie vulvo-vaginale, 164.
Seringue de Braun pour fécondation artificielle, 672.
S. iliaque, tumeur, 807.
Silk wormgut, 103.
Smegma, 650.
Soie, 103.
Sonde de M. Doléris (fig. 55), 69.
Sonde formant soupape (fig. 150), 139.
— de Pezzer, 549.
— vésicale à double courant (fig. 56), 71.
Spéculum ano-rectal de Trélat (fig. 39), 44.
— auto-fixateur (fig. 104), 107.
— bivalve, 31-34.
— bivalve de Cusco (fig. 20), 31.
— bivalve (Introduction) (fig. 25), 34.
— cancer utérin, 498.
— combiné, 32.
— découverte du col (fig. 26), 34.
— de Fergusson (fig. 18), 31.
— grillagé pour bains (fig. 40), 51.
— intra-utérin de Barnes (fig. 35), 41.
— métrite, 211.
— multivalve, 31.
— quadrivalve de Ricord (fig. 19), 31.
— tubulés, 31-33.
— univalve, 32.
— univalve et bivalve (Auvard) (figure 22), 32.
— de Sims (fig. 21), 32.
— urétral (fig. 36), 41.
— valvés, 31.
Spermatorrée et stérilité, 658.
Spermatozoïde (fig. 601), 637.
Sphincter interne. Anus, 734.
— externe. Anus, 734.
Statique génitale, 9.
— normale de l'utérus, 323.
Sténose et atrésie du canal utérin, 645.
Stérilité, 9-54, 369, 635, 637, 832.
— (causes féminines de la), 642.
— (causes vagues de la), 667.

Stérilité (énigme), 668.
Structure de l'urètre (fig. 632), 683.
Subinvolution utérine (fig. 259), 242.
Sucre dans l'urine, 727.
Sulfonal, 499.
Suppuration, 466.
— du kyste fœtal, 468.
— localisée, 481.
— pelviennes, 290.
Suppositoire, 75.
— et pessaires médicamenteux (fig. 61), 76.
— et vaginite, 168.
Surmenage génital et stérilité, 655.
Surménorrée, 609.
Suture après énucléation d'un fibrôme sous-séreux (fig. 556), 544.
— du péritoine (fig. 559), 547.
— en rosette, 503.
Symptomatologie générale, 10.
Symptômes objectifs, 11.
Synalgies, 9.
Synthèse et troubles menstruels, 632.
Syphilides de l'anus, 749.
— érosives, 173.
— papulo-tuberculeuses, 174.
— ulcéreuses, 174.
Syphilis vulvaire, 173.
Système circulatoire. Troubles, 822.
— génital. Examen direct, 13.
— respiratoire. Troubles, 822.
— nerveux et stérilité, 668.
— urinaire. Troubles, 823.

T

Table étagère pour instruments (fig. 92), 100.
— à instruments, 99.
— d'opérations, 99.
— d'opération roulante (Auvard), (fig. 91), 99.
Taille vésicale, 707.
Tampon d'épreuve, 210. 253.
— vaginal (fig. 62), 76.
— et vaginite, 168.
Tamponnement intra-abdominal, 311.
— intra-utérin (fig. 281), 263.
— Mikulicz (fig. 324), 311.
— utérin, 620.
— vaginal (fig. 282), 264, 620.
Taxis, 451.
— central (fig. 480), 452.
— latéral (fig. 481), 452.
— périphérique (fig. 482), 453.
— de l'utérus (fig. 479), 451.
Ténesme vésical, 826.
Teinture d'iode, 57.
Thérapeutique générale, 49.
Théorie de l'aspiration, 640.
— de la capillarité, 640.
— des cils vibratiles, 640.
— de l'emboitement, 640.
— de la gouttière, 641.
— du lac menstruel, 641.
— de la projection, 640.
— de la menstruation, 599.
— de la migration accidentelle, 641.
— spermatique, 640.
Thrombus génitaux, 179.
Tige Lefour-Auvard (fig. 283), 265, 385.
Tissu cellulaire pelvien, 226.
Topiques intra-utérins, 76.
— suppositoires. Tampons, 74.
Topographie des organes urinaires (fig. 627), 678.
— utérine (fig. 212), 203.
Torsion, 539.
— du pédicule, 565.
Toucher, 20.
— ano-rectal, 22.
— ano-rectal avec abaissement artificiel de l'utérus (fig. 10), 23.
— ano-rectal combiné à la palpation abdominale (fig. 9), 22.
— bigidital, 26.
— intra-utérin, 841.
— intra-utérin avec abaissement de l'utérus (fig. 34), 40.
— manuel, 22-26.
— manuel du rectum (méthode de Simon) (fig. 11), 23.
— péri-utérin (fig. 17), 29.
— unidigital, 26.
— urétro-vésical (fig. 7), 20, 21.
— utérin, 41.
— urétro-vésical exécuté en vue du cathétérisme des uretères (fig. 8), 21.
— vaginal combiné à la palpation abdominale (toucher, palper) (fig. 15), 25.
— vagino-rectal combiné (Récamier), (fig. 16), 26.
— vagino-utérin, 24.
Toxique, 59.
Trachéloraphie, 277.
Trachélotomie, 278.
Traitement des déviations utérines, 360.
Traumatismes, 8.
— accidentel, 8.
— médical, 9.
— obstétricaux, 188.
— sexuel, 8.
— opératoire, 472.
— vulvo-vaginaux, 185.
Trigône vésical (fig. 629), 681.
Trocart à ovariotomie (fig. 97), 102.
— sonde, Laroyenne (fig. 310), 298.
Trompes, 212.
Trompes-Coupes (fig. 228), 213.
Troubles fonctionnels, 9-11.
— de la motilité, 819.
— de la sensibilité, 819.
— de la volonté, 819.
Tube de pastilles antiseptiques (fig. 45), 59.
Tubercule urinaire, 153.
Tuberculose génitale, 245.
— de la vessie, 699.
— vulvaire, 174.
Tumeurs, 9, 795.
— du bassin, 770.
— bénignes, 485.
— de l'épigastre, 800.
— érectiles vulvo-vaginales, 180.
— fantômes, 803.
— fibreuses de l'utérus, 54.
— de la fosse iliaque droite, 806.
— de la fosse iliaque gauche, 807.
— génitales, 483.
— du ligament large, 593.
— du ligament rond, 590.

Tumeurs de l'hypocondre droit, 798.
— de l'hypocondre gauche, 799.
— de l'hypogastre, 807.
— maligne, 485.
— ovarienne simulant rétroversion (fig. 365), 358.
— des ovaires et stérilité, 654.
— de la paroi abdominale, 796.
papillaires de l'ovaire (fig. 571), 560.
— papillaires et polypoïdes de l'urètre, 689.
— pédiculée, 522.
— pelvienne perçue au toucher, 841.
— péri-génitales et stérilité, 655.
— de la rate, 799.
— du testicule et stérilité, 657.
— des trompes et stérilité, 653.
— utérines, 647.
— du vagin, 643.
— végétantes du péritoine pelvien (fig. 570), 559.
— de la vessie, 710.
— de la vulve, 643.
— vulvo-vaginales, 177.
Tympanisme, 809, 833.
— abdominal, 838.
— utérin, 575.

U

Ulcération, 36.
— du col, 206, 272.
— syphilitiques du col, 273.
— traumatiques du col, 274.
— tuberculeuses du col, 274.
— vulvo-vaginales, 169.
Uretères, 42, 679.
— Rapports (fig. 246), 220.
Uretéro-pyélite, 714.
Urètre, 41, 682.
Urétrocèle vaginale, 688.
Urine et cystite aiguë, 693.
— Examen, 726.
Utérocèle vaginale, 341.
Utérus, 36.
— Atrophie, 130.
— bifide (fig. 123), 120.
— bilobé (fig. 122), 119.
— cloisonné (fig. 121), 119.
— cloisonné (fig. 473), 447.
— Dimensions, 202.
— double (fig. 124), 120.
— infantile, 131.
— en situation normale (fig. 326), 323.
— unicorne (fig. 125), 121.
— et vessie, 331.

V

Vagin, 30-75, 153.
— Atrophie, 130.
— courbe sigmoïde (fig. 180), 157.
— doubles, 28.
— (Ligature et détachement circulaire du), 504-512.
Vagin. Malformations, 643.
— Modifications au toucher, 840.
Vaginisme, 9, 664.
— contractural, 665.
— contracturo-hypéresthésique, 665.
— hypéresthésique, 664.
— inférieur, 28.
— supérieur, 28.
— Traitement, 666.
Vaginite, 643.
Vagino-fixation, 430.
Vaginorragie, 614.
Valve vaginale pesante (fig. 103), 107.
Varices, 472.
— vulvo-vaginales, 180.
Varicocèle du ligament large, 591.
— pelvien, 591.
Végétations anales, 748.
— du péritoine pelvien (fig. 569), 559.
— vulvaires, 181.
Veines variqueuses de l'anus et de la partie terminale du rectum (fig. 637), 745.
Ventouses scarifiées, 56.
Vergetures, 834.
Versions, 336.
Vésicule de de Graaf (fig. 231), 215.
Vessie, 41, 680.
— à colonnes, 681.
Vestibule, 153.
Vêtements, ceintures, 54.
Viburnum prunifolium, 50.
Vices de conformation des organes génitaux et stérilité, 660.
Vide-bouteille, 64.
— de M. Galante (fig. 50), 65.
Voies diverses pour opérations pelviennes, 295.
— urinaires, 675.
Volonté et stérilité, 668.
Volta-puncture, 96.
Voltaïsation. Électrolyse. Galvanisation, 93.
Vomiques salpingiennes, 219.
Vomissements, 820.
Vulve, 74.
— et vagin, 149.
— Atrophie, 130.
— Débridement préventif pour l'hystérectomie, 509.
— Malformations, 642.
— vierge (fig. 166), 152.
Vulvite et éruption, 642.
Vulvorragie, 614.
Vulvo-vaginite aphteuse, 160.
— blennoragique, 164.
— diphtérique, 161.
— diphtéroïdique, 160.
— dysentérique, 161.
— gangréneuse, 160.
— gravidique, 162.
— sénile, 163.
— traumatique, 163.
— ulcéreuse, 160.

Z

Zones douloureuses. Métrite, 209.

ÉVREUX, IMPRIMERIE DE CHARLES HÉRISSEY

PLANCHE I

Fig. 1. — Vulvite aphteuse.

(Parrot : Musée de l'hôpital Saint-Louis.)

Fig. 2. — Gangrène de la vulve, suite de rougeole chez une enfant de cinq ans et demi.

(Péan : Musée de l'hôpital Saint-Louis.)

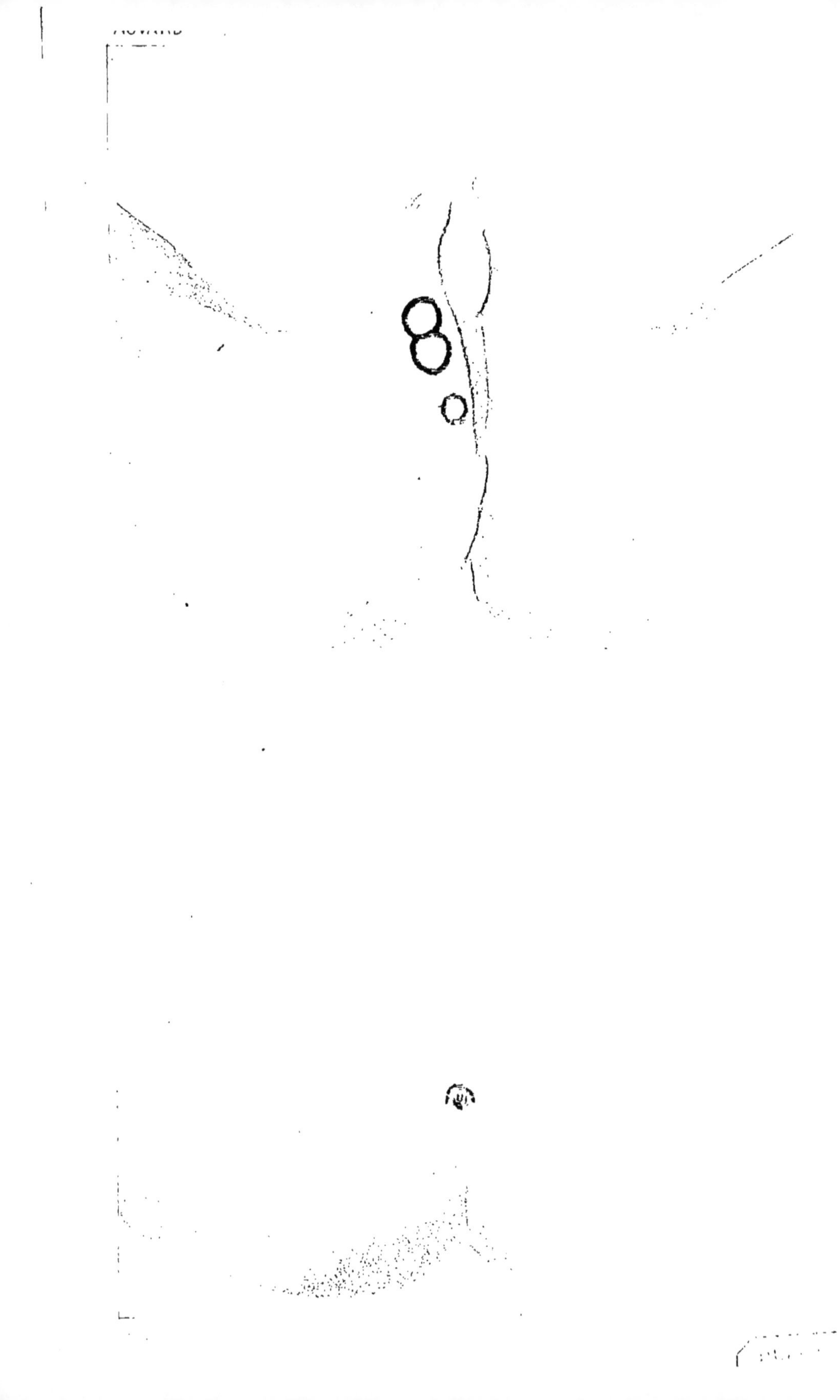

PLANCHE II

Fig. 1. — Herpès confluent de la région vulvaire.

(Fournier : Musée de l'hôpital Saint-Louis.)

Fig. 2. — Folliculite vulvaire.

(Fournier : Musée de l'hôpital Saint-Louis.

AUVARD

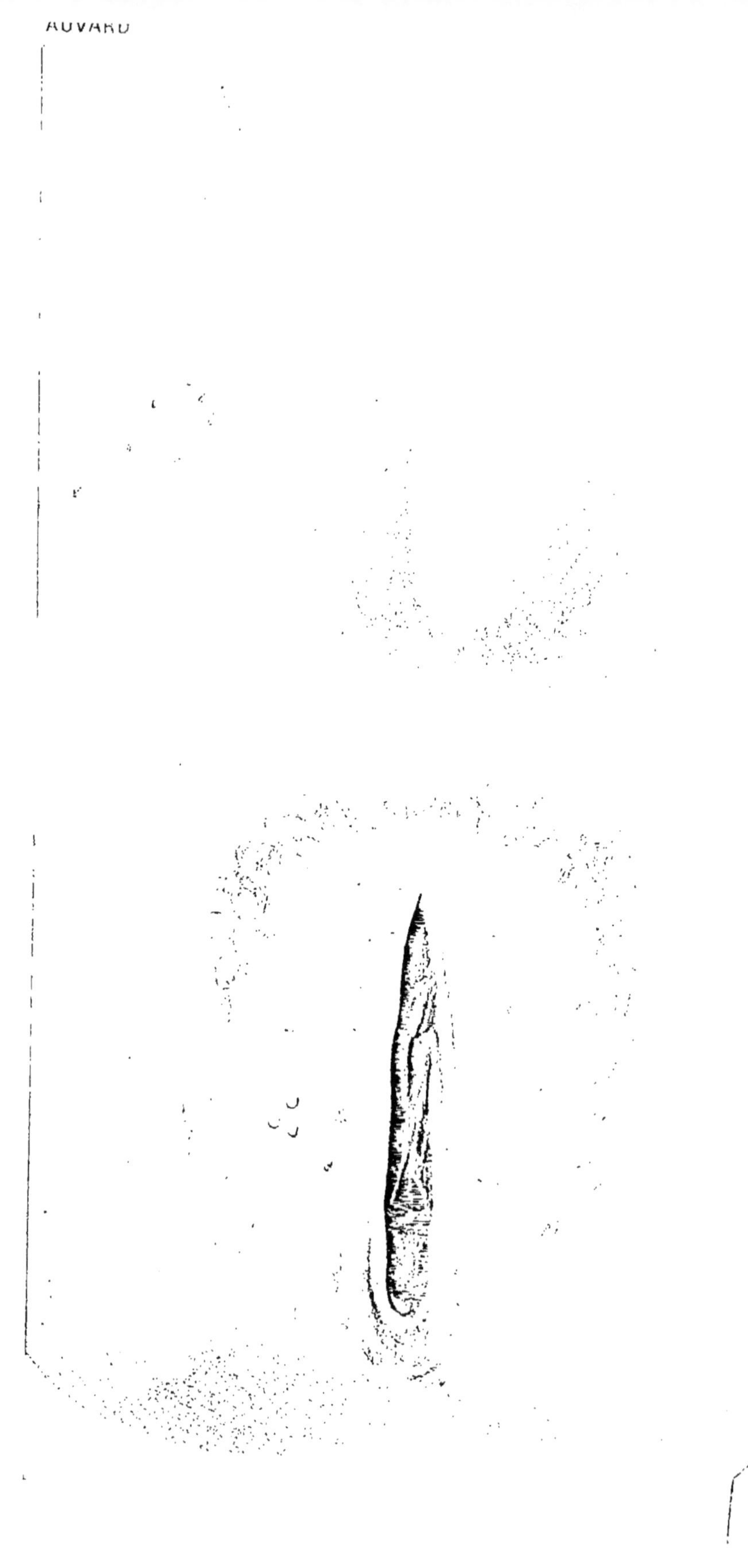

PLANCHE III

Fig. 1. — Chancres mous multiples.

(Guibout : Musée de l'hôpital Saint-Louis.)

Fig. 2. — Chancres simples vulvaires ; forme phagédénique ; phagédénisme gangréneux.

(Fournier : Musée de l'hôpital Saint-Louis.)

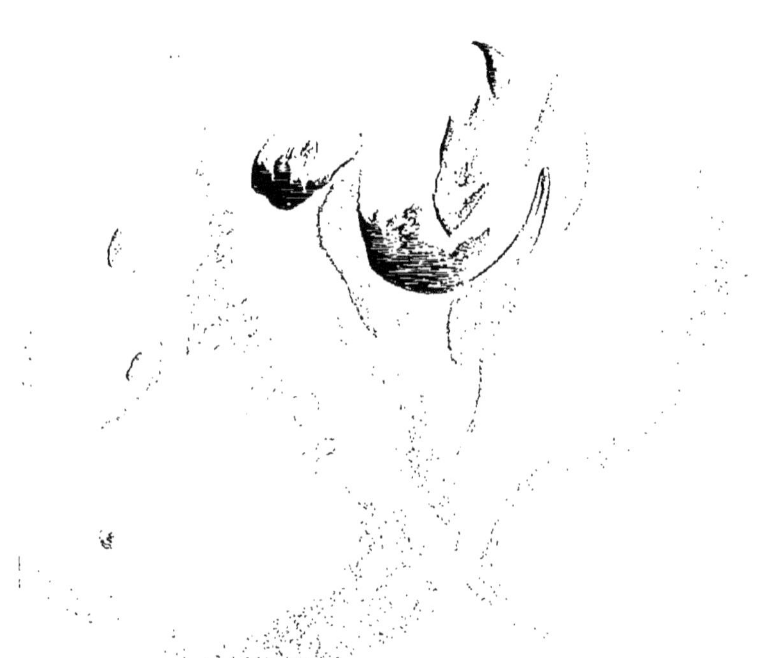

PLANCHE IV

Fig. 1. — Syphilides érosives.

(Fournier : Leçons cliniques sur la syphilis.)

Fig. 2 et 4. — Chancres syphilitiques.

(Fournier : Leçons cliniques sur la syphilis.)

Fig. 3. — Syphilides papulo-tuberculeuses.

(Fournier : Leçons cliniques sur la syphilis.)

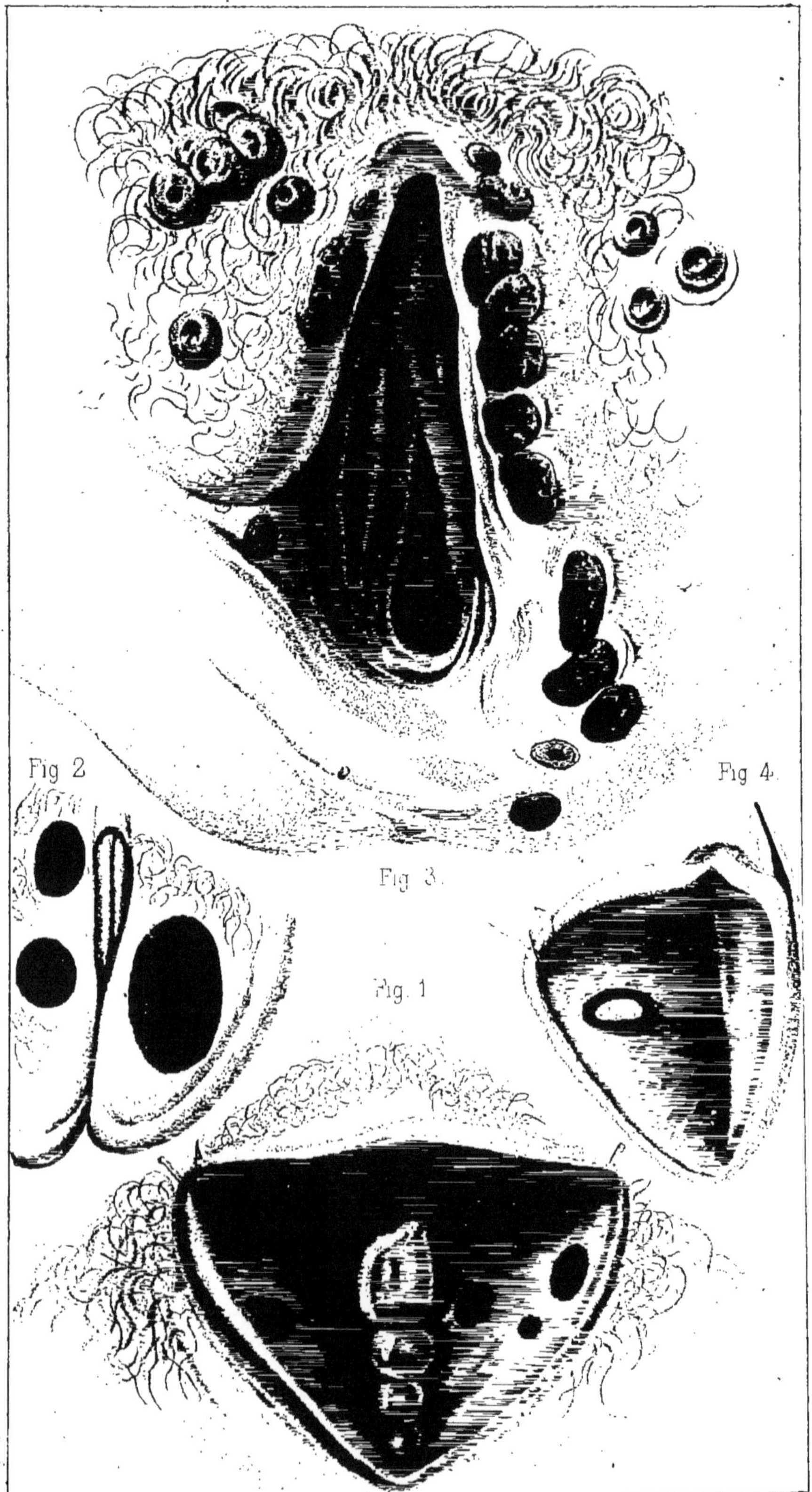

A. Lefèvre, Pinx & lith
O. DOIN, Editeur.
Imp. Monrocq, à Paris

PLANCHE V

Fig. 1. — Syphilides papulo-ulcéreuses.

(Fournier : Leçons cliniques sur la syphilis.)

Fig. 2. — Syphilides gommeuses ulcérées.

(Fournier : Musée de l'hôpital Saint-Louis.)

AUVARD

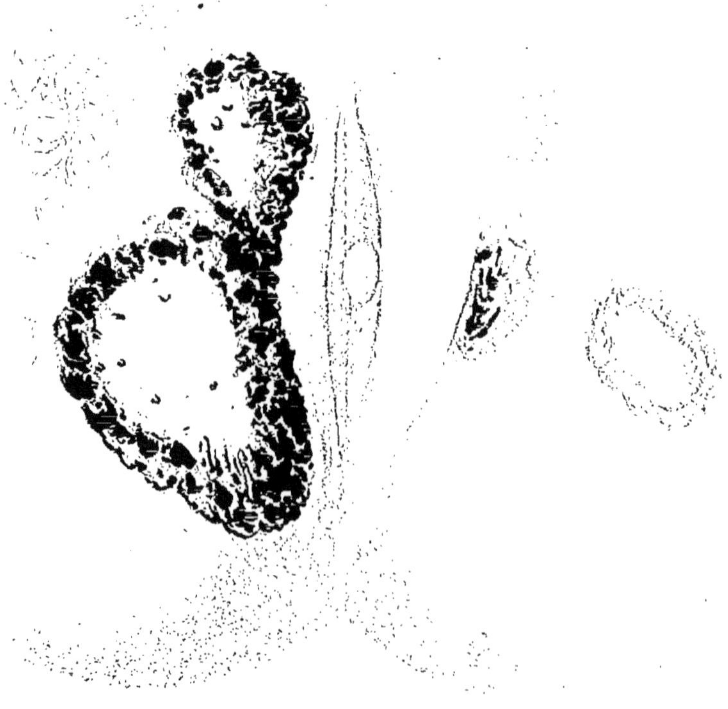

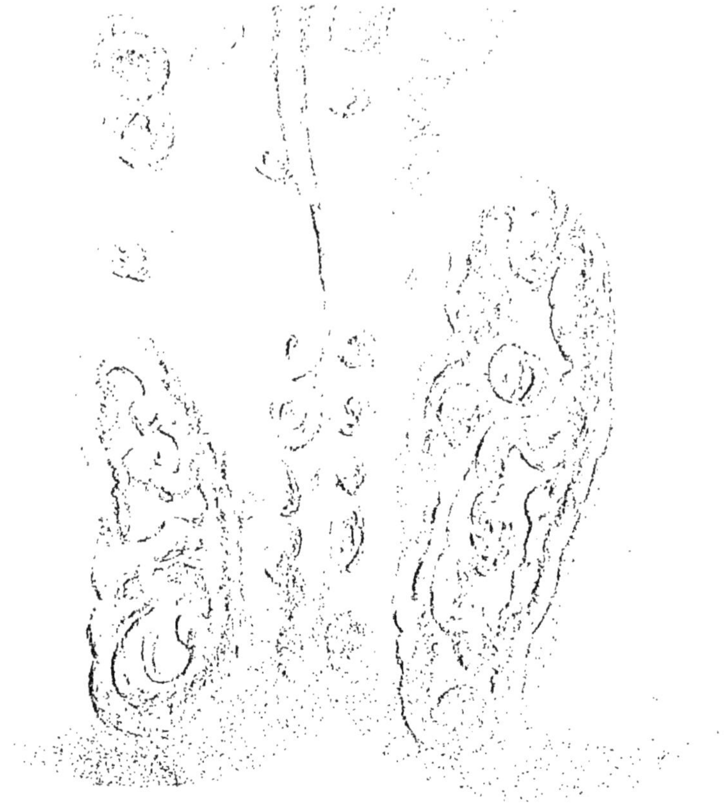

PLANCHE VI

Fig. 1. — Esthiomène de la vulve.

(Péan : Musée de l'hôpital Saint-Louis.)

Fig. 2. — Esthiomène de la vulve ; tuberculose vulvaire pachydermique.

(Siredey : Musée de l'hôpital Saint-Louis.)

AUVARD

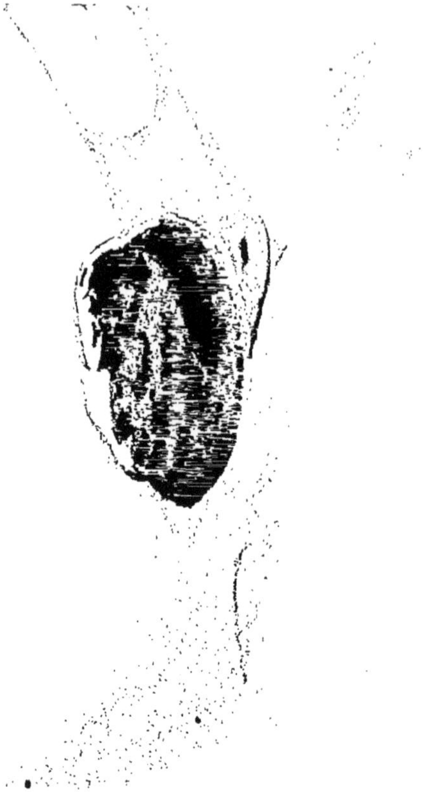

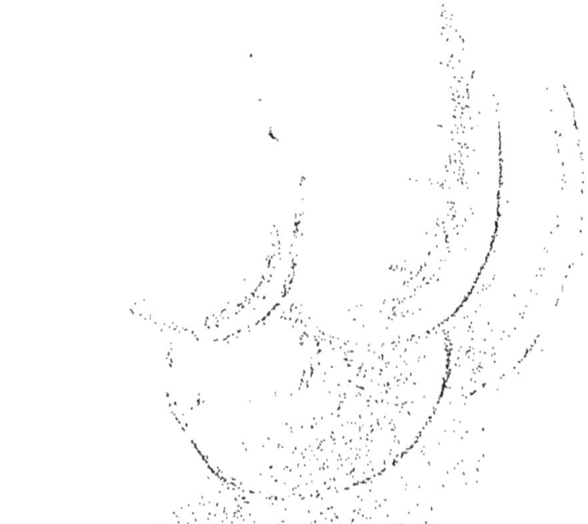

PLANCHE VII

Fig. 1. — Eczéma de la vulve.

(Auvard.)

Fig. 2. — Psoriasis de la vulve.

(Fournier : Musée de l'hôpital Saint-Louis.)

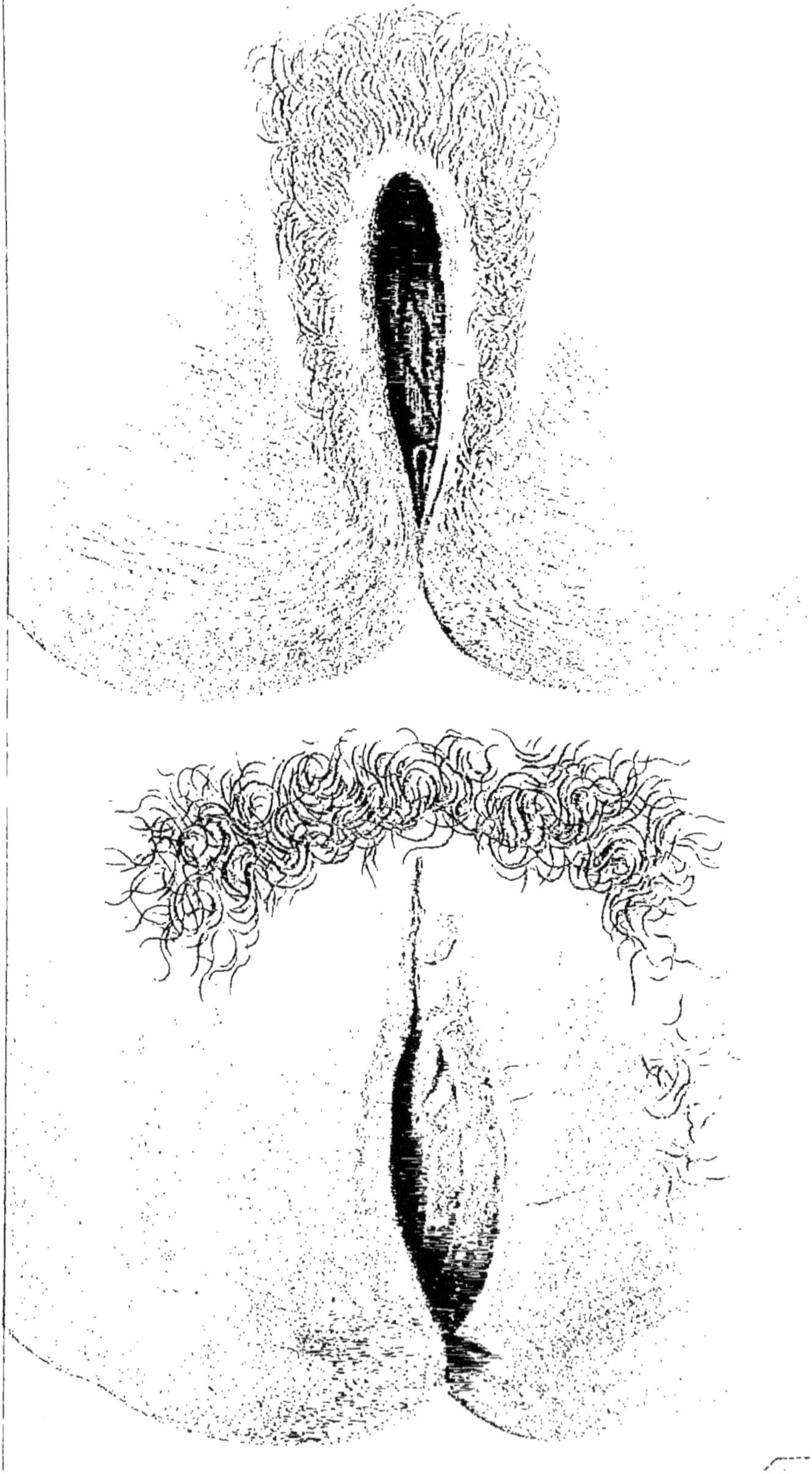

PLANCHE VIII

Fig. 1. — Végétations vulvaires pendant la grossesse.

(Le Dentu : Musée de l'hôpital Saint-Louis.)

G. DOIN

PLANCHE IX

Fig. 1. — Cancer ulcéreux de la vulve.

(Péan : Musée de l'hôpital Saint-Louis.)

Fig. 2. — Cancer végétant de la vulve.

(Fournier : Musée de l'hôpital Saint-Louis.)

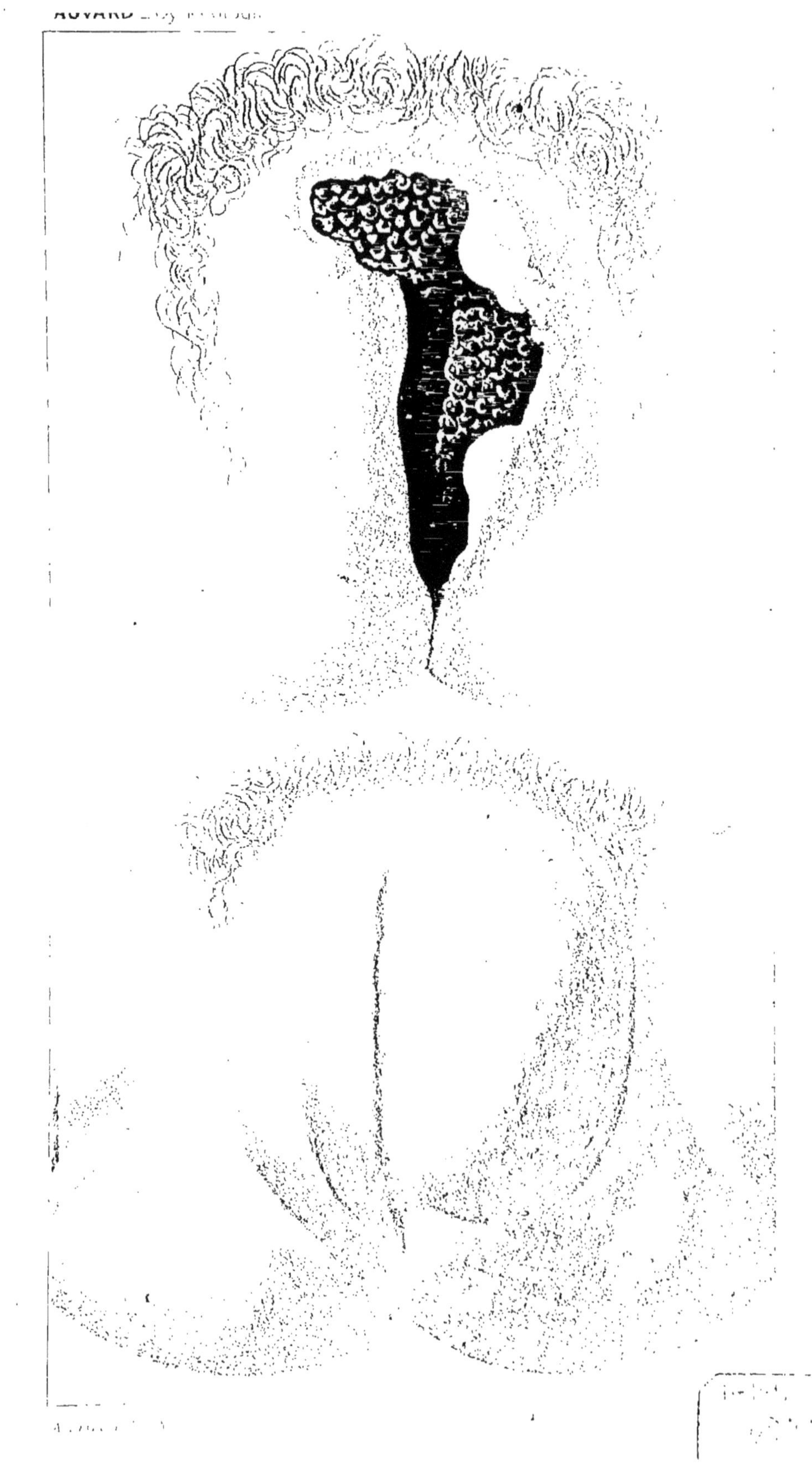

PLANCHE X

Fig. 1. — Granulations du col ; vaginite.

(Mann.)

Fig. 2. — Ectropion du col d'aspect granuleux.

(Mann.)

Fig. 3. — Déchirure multiple du col avec endométrite légère.

(Mann.)

Fig. 4. — Lacération du col avec ectropion formant 3 lobes distincts.

(Mann.)

Fig. 5. — Ectropion de la lèvre antérieure.

(Mann.)

Fig. 6. — Orifice externe de l'utérus béant, et laissant voir la muqueuse cervicale enflammée.

(Mann.)

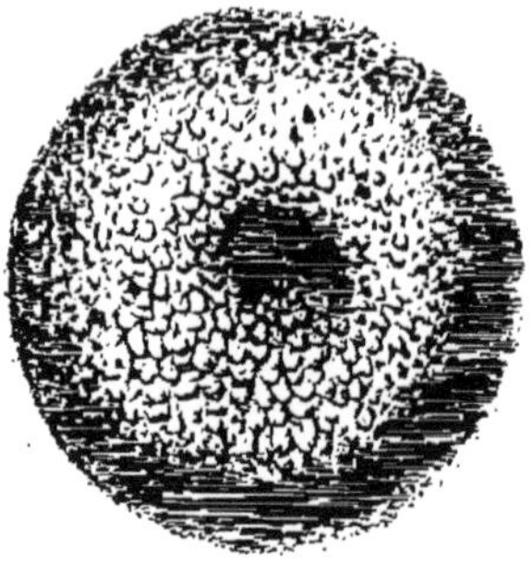

Fig. 1

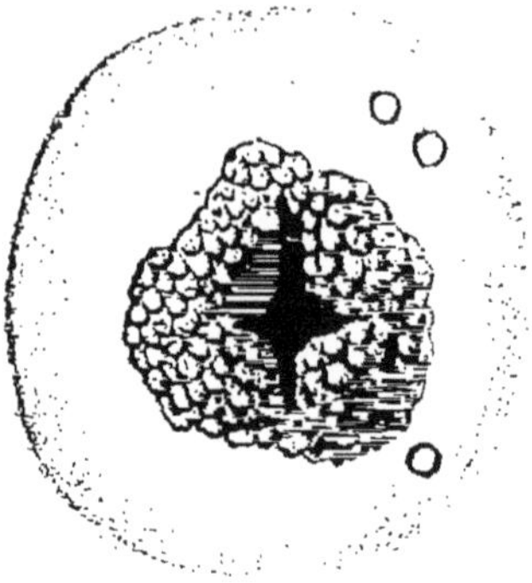

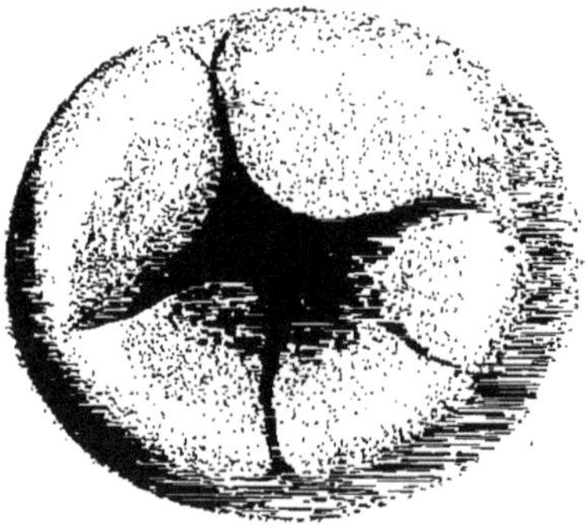

Fig. 3

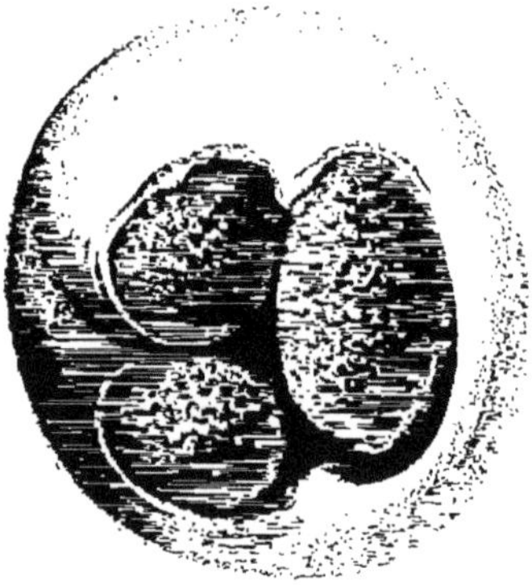

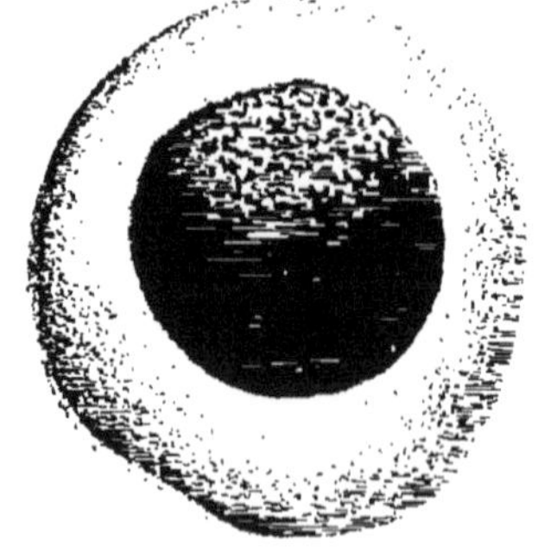

Fig. 5.

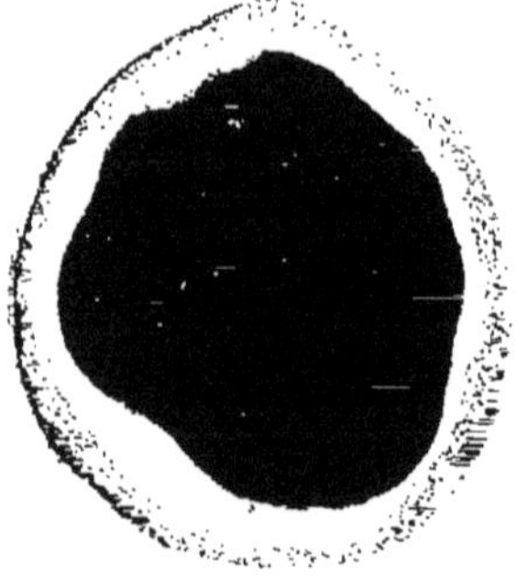

A. LEFÈVRE, Pinx. & lith. O. DOIN, Éditeur

PLANCHE XI

Fig. 1. — Déchirure latérale gauche du col, avec inflammation au niveau de la déchirure.

(Mann.)

Fig. 2. — Déchirures du col, de forme étoilée, avec ectropion inflammatoire.

(Mann.)

Fig. 3. — Déchirures multiples du col, surtout prononcées transversalement; ectropion inflammatoire.

(Mann.)

Fig. 4. — Déchirures multiples du col, large ectropion inflammatoire recouvrant toute la surface visible du col.

(Mann.)

Fig. 5. — Large déchirure transversale du col avec ectropion inflammatoire.

(Mann.)

Fig. 6. — Déchirure irrégulière du col, avec ectropion inflammatoire, prédominant à la lèvre postérieure et prenant une forme végétale.

(Mann.)

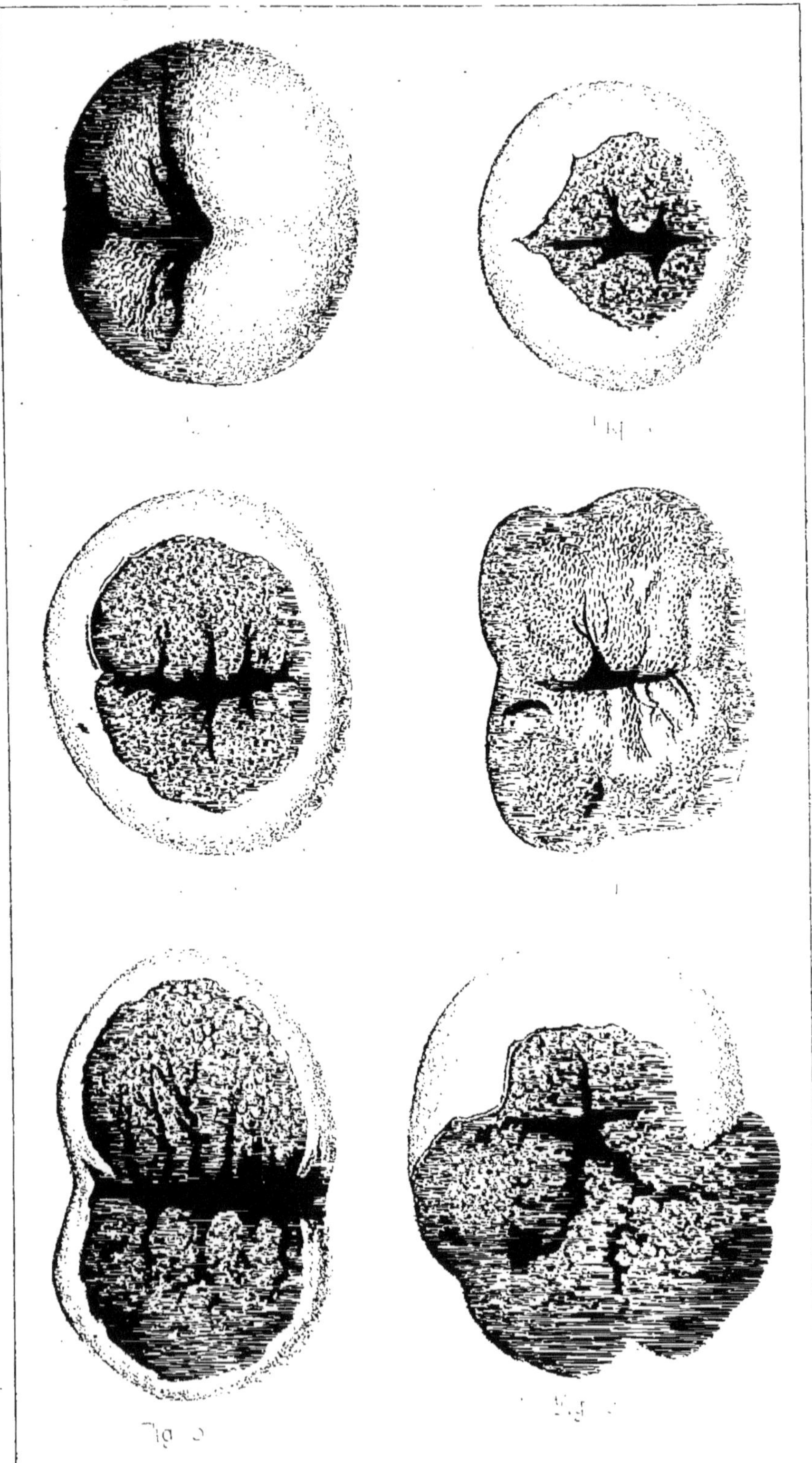

A. Lefèvre, Pinx. & lith. O. DOIN, Éditeur

PLANCHE XII

Fig. 1. — Chancres syphilitiques du col.

(Fournier : Leçons cliniques sur la syphilis.)

Fig. 2. — Syphilides érosives et papuleuses du col.

(Fournier : Leçons cliniques sur la syphilis.)

Fig. 3. — Syphilides papulo-hypertrophiques du col.

(Fournier : Leçons cliniques sur la syphilis.)

Fig. 4. — Syphilides opalines en cocarde.

(Fournier : Leçons cliniques sur la syphilis.)

Fig. 5. — Syphilides diphtéroïdes.

(Fournier : Leçons cliniques sur la syphilis.)

Fig. 6. — Herpès du col.

(Auvard.)

Fig. 7. — Chancres mous du col.

(Auvard.)

Fig. 8. — Cancer du col au début.

(Auvard.)

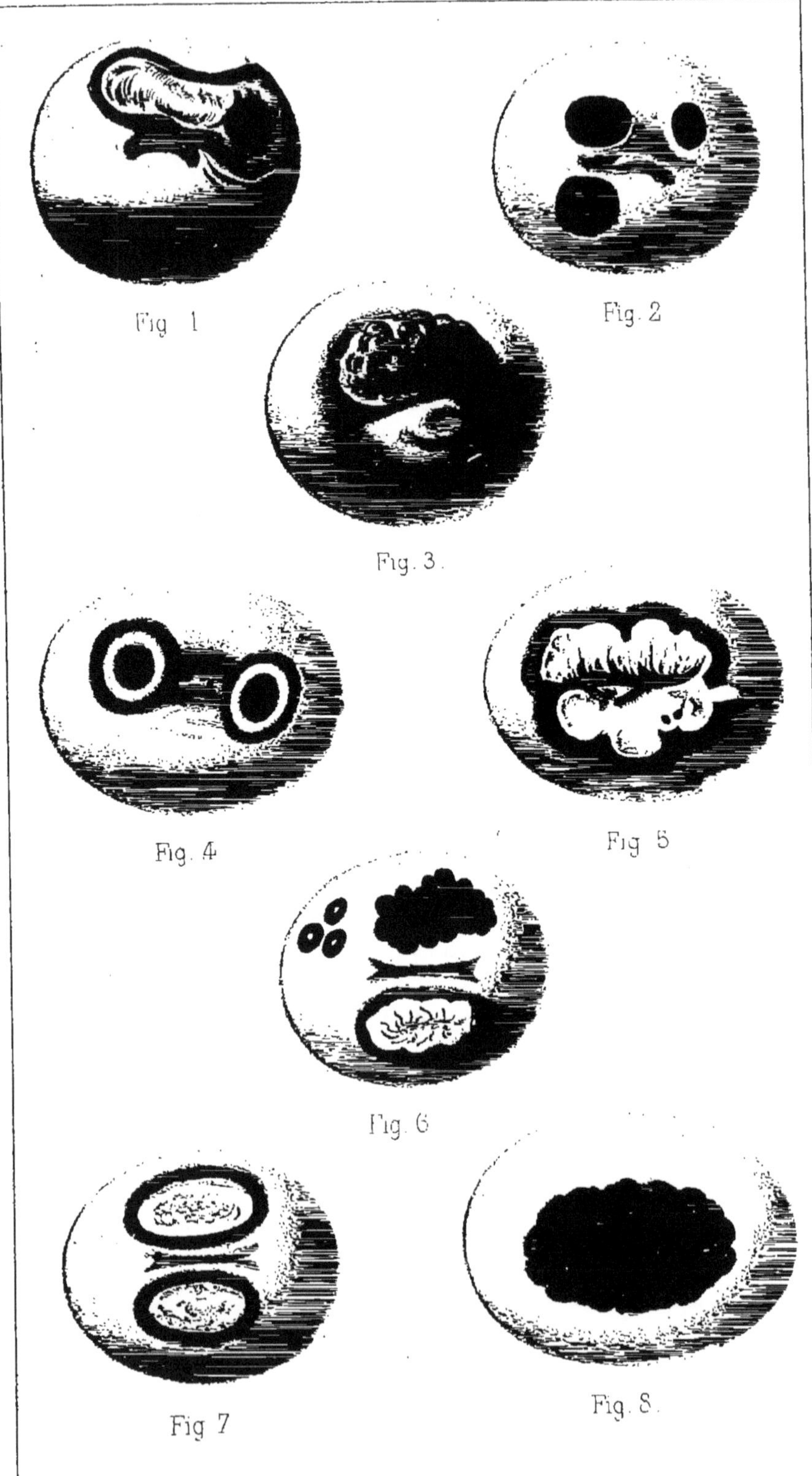

Fig. 1

Fig. 2

Fig. 3.

Fig. 4

Fig. 5

Fig. 6

Fig. 7

Fig. 8.

A. LEFÈVRE, Pinx. & lith. O. DOIN, Editeur Imp. Monrocq, à Paris

www.ingramcontent.com/pod-product-compliance
Ingram Content Group UK Ltd.
Pitfield, Milton Keynes, MK11 3LW, UK
UKHW021835190726
13855UKWH00001B/5